• 现代外科手术并发症的预防与处理丛书 •

仲剑平　方国恩　总主编

骨科手术并发症病例分析与处理

侯春林　曾炳芳　主　编

中国协和医科大学出版社

图书在版编目（CIP）数据

骨科手术并发症病例分析与处理／侯春林，曾炳芳主编．—北京：中国协和医科大学出版社，2008.11
（现代外科手术并发症的预防与处理／仲剑平，方国恩主编）
ISBN 978-7-81136-083-7

Ⅰ．骨… Ⅱ．①侯… ②曾… Ⅲ．骨科学-外科手术-并发症-防治 Ⅳ．R680.6

中国版本图书馆 CIP 数据核字（2008）第150345号

现代外科手术并发症的预防与处理丛书
骨科手术并发症病例分析与处理

主　　编： 侯春林　曾炳芳
责任编辑： 刘永春　谢　冰

出版发行： 中国协和医科大学出版社
（北京东单三条九号　邮编100730　电话65260378）
网　　址： www.pumcp.com
经　　销： 新华书店总店北京发行所
印　　刷： 北京丽源印刷厂

开　　本： 889×1194毫米　1/16开
印　　张： 23
字　　数： 700千字
版　　次： 2009年5月第一版　　2009年5月第一次印刷
印　　数： 1—3000
定　　价： 96.00元

ISBN 978-7-81136-083-7/R·083

现代外科手术并发症的预防与处理丛书

骨科手术并发症病例分析与处理

作者名单

主　　编　侯春林　曾炳芳

主编助理　钟贵彬　王　磊　徐　镇

编 著 者（以姓氏笔画为序）

于沈敏	马金忠	马海燕	王　健	王　臻	王　蕾
王　磊	王仁忠	王金武	王道新	王新伟	邱　勇
冉学军	史其林	叶绍明	宁漱岩	田永祥	刘　丹
刘　璠	刘建国	刘　强	孙玉强	安智全	朱海波
汤锦波	余　健	吴　斗	吴海山	张长青	张世民
张春林	李　平	李　琦	李　鑫	李印良	杨　雯
杨明杰	杨迪生	杨述华	沈　灏	肖增明	陈云丰
陈安民	陈亮清	陈晓东	陈德玉	孟国林	官士兵
林成寿	罗从风	范存义	郑宪友	金大地	侯春林
侯铁胜	俞光荣	宣昭鹏	施忠民	祝云利	钟贵彬
徐　镇	徐永清	徐向阳	徐建广	徐瑞生	唐举玉
柴益民	秦　智	秦晓东	郭　征	钱齐荣	梅　炯
梅德宏	黄煌渊	曾炳芳	董　扬	董英海	蒋　垚
谢　军	谢松林	楼列名	詹新立	路来金	谭　军
燕晓宇	瞿东滨				

作 者 名 单

（以书中出现先后顺序排列）

曾炳芳　上海交通大学附属第六人民医院骨科
杨发民　上海交通大学附属第六人民医院骨科
柴益民　上海交通大学附属第六人民医院骨科
侯春林　第二军医大学附属长征医院骨科
钟贵彬　第二军医大学附属长征医院骨科
刘　璠　南通大学附属医院骨科
官士兵　山东省立医院手足外科
张世民　上海同济大学附属同济医院
李印良　吉林大学第一医院骨科
李　鑫　吉林大学第一医院骨科
汤锦波　南通大学附属医院手外科
谭　军　南通大学附属医院手外科
安智全　上海交通大学附属第六人民医院骨科
陈云丰　上海交通大学附属第六人民医院骨科
孙玉强　上海交通大学附属第六人民医院骨科
钱齐荣　第二军医大学附属长征医院骨科
吴海山　第二军医大学附属长征医院骨科
吴宇黎　第二军医大学附属长征医院骨科
宁苏江　第二军医大学附属长征医院骨科
张长青　上海交通大学附属第六人民医院骨科
杨述华　华中科技大学同济医学院附属协和医院骨科
傅德皓　华中科技大学同济医学院附属协和医院骨科
徐瑞生　无锡市第三人民医院骨科
陈晓东　上海交通大学医学院附属新华医院骨科
楼列名　上海同济大学医学院附属第十人民医院骨科
吴卫平　上海同济大学医学院附属第十人民医院骨科
顾　欣　上海同济大学医学院附属第十人民医院骨科
梅德宏　江苏省东台市新农医院
林成寿　福建省宁德市闽东医院骨科
李　平　山西医科大学第一医院骨科
田永祥　山西医科大学第一医院骨科
罗从风　上海交通大学附属第六人民医院骨科
陈安民　华中科技大学同济医学院附属同济医院骨科

李印良　吉林大学第一医院骨科
宁漱岩　吉林大学第一医院骨科
徐　镇　第二军医大学附属长征医院骨科
徐向阳　上海交通大学医学院附属瑞金医院骨科
俞光荣　上海同济大学医学院附属同济医院骨科
施忠民　上海交通大学附属第六人民医院骨科
谢　军　广西岑溪市人民医院骨科
王新伟　第二军医大学附属长征医院骨科
徐建广　上海交通大学附属第六人民医院骨科
董　军　第二军医大学附属长征医院骨科
邱　勇　南京大学医学院附属鼓楼医院骨科
蒋　垚　上海交通大学附属第六人民医院骨科
沈　灏　上海交通大学附属第六人民医院骨科
祝云利　第二军医大学附属长征医院骨科
于沈敏　上海市黄浦区中心医院
陈亮清　深圳市保安区福永人民医院骨科
范存义　上海交通大学附属第六人民医院骨科
唐举玉　南华大学附属南华医院
谢松林　南华大学附属南华医院
肖增明　广西医科大学第一附属医院脊柱骨病科
詹新立　广西医科大学第一附属医院脊柱骨病科
王　健　南方医科大学南方医院脊柱骨病外科
瞿东滨　南方医科大学南方医院脊柱骨病外科
金大地　南方医科大学南方医院脊柱骨病外科
陈德玉　第二军医大学附属长征医院骨科
王道新　南京医科大学第一附属医院骨科
秦晓东　南京医科大学第一附属医院骨科
秦　智　新疆哈密地区中心医院骨伤中心
杨　雯　新疆哈密地区中心医院骨伤中心
黄煌渊　复旦大学附属华山医院骨科
徐建广　第二军医大学附属长征医院骨科
侯铁胜　第二军医大学附属长征医院骨科
朱海波　上海市徐汇区中心医院骨科
王仁中　第二军医大学附属长征医院骨科
李印良　吉林大学第一医院骨科
刘建国　吉林大学第一医院骨科

董　扬　上海交通大学附属第六人民医院骨科
梅　炯　同济大学医学院附属同济医院骨科
王金武　上海交通大学附属第六人民医院骨科
李　琦　上海交通大学附属第六人民医院骨科
张春林　上海交通大学附属第六人民医院骨科
杨迪生　浙江大学医学院附属第二医院
叶招明　浙江大学医学院附属第二医院
王　臻　第四军医大学附属西京医院骨科
郭　征　第四军医大学附属西京医院骨科
孟国林　第四军医大学附属西京医院骨科
李　靖　第四军医大学附属西京医院骨科
冉学军　四川省广安市人民医院骨科
郑宪友　上海交通大学附属第六人民医院骨科
路来金　吉林大学附属第一医院骨科
宣昭鹏　吉林大学附属第一医院骨科
董英海　上海交通大学医学院附属仁济医院
史其林　复旦大学华山医院手外科
杨明杰　复旦大学华山医院手外科
余　健　山东曹县人民医院
马海燕　山东曹县人民医院
刘　丹　山东曹县人民医院
董建军　山东曹县人民医院
徐永清　成都军区昆明总医院骨科

内容提要

本书介绍了骨科手术并发症的防治经验，涉及创伤篇、骨病篇、肿瘤篇、神经篇及其他等五个方面。全书通过77个典型病例分析，介绍各种骨科并发症的防治经验，对提高临床医师诊治水平、防治骨科并发症的发生有很大启迪作用。本书适合从事骨科、手外科、关节外科、显微外科、创伤与修复重建外科医师阅读。

前　言

近年来，随着工业和交通事业迅速发展，骨科病人日益增多，促进骨科学技术和知识的更新，不断有新技术、新材料、新器械在临床应用，伴随而来的各种各样的骨科手术并发症也逐年增多，轻则影响病人疗效，重则造成病人终身残疾。目前出版的骨科专著很多，但专门介绍骨科并发症防治的还很少。常言道，失败是成功之母。其实，作为临床学科医生，从失败病例中汲取教训，甚至比从成功病例中学习经验来得重要。本书编写目的就是希望临床骨科医生在学习新知识、开展新手术的同时，能重视并发症的防治。由于国内已有专著系统介绍骨科手术并发症的防治，为避免重复，本书在编写过程中采用一病一议的写法，即通过介绍一个个发生手术并发症的典型病例，深入分析发生并发症的原因，并提出正确的防治措施。这些病例，虽然互不关联，但十分真实。每一个病例，都是一面镜子，告诫我们在临床工作中，应高度重视并发症的防治，一旦出现能给予恰当处理，亡羊补牢，以将并发症的危害减少到最低限度，使病人得到最佳的治疗效果。

本书共分5大部分，77个典型病例，每个病例均包含病例介绍、原因分析、防治措施三个部分，并配以临床病例照片，以突出真实性。本书是作者利用业余时间编写而成，不足之处恳请广大读者提出宝贵意见。

侯春林　曾炳芳

2009年2月

目 录

创 伤 篇

骨病篇

肿 瘤 篇

神 经 篇

其 他

创 伤 篇

上 肢

1. 肱骨中段骨折内固定失效导致骨不连接的处理

肱骨不像股骨那样负重，发生骨折后只要处理得当，多能顺利愈合。其间除了治疗方法和内植入物的选择之外，固定的稳定性有着举足轻重的作用：固定不牢靠，轻者影响骨折愈合的速度和质量，重者引发内固定失效或植入物断裂，最终导致骨折不连接，给肢体功能的恢复投下阴影，甚至会给患者带来额外的痛苦。骨折不愈合的诊断一旦成立，治疗的难度陡然增加，患者的不满意还可能引发不必要的纠纷，值得骨科同道给予足够的重视。本节介绍一例肱骨骨干骨折由于内固定失效导致骨不连接，再次手术改用锁定钢板固定治疗最终愈合的病例，希望给读者一些启迪，从中吸取一些有益的教训和经验，作为自己处理类似病例的借鉴。

【病例介绍】

患者，男性，61 岁，骑车时不慎摔伤，导致上臂和肩关节疼痛、功能障碍。当地医院拍片检查，发现右侧肱骨大结节粉碎性骨折，没有明显移位，肱骨上中段长螺旋形骨折（图 1），没有桡神经损伤症状。经治医生用 U 形石膏固定右上肢及肩关节，行保守治疗。6 个月后，肱骨大结节骨折愈合，但骨干骨折的部位没有骨痂形成（图 2）。遂在当地医院行切开复位加压钢板内固定（图 3），未作其他形式的外固定辅助。术后 1 个月发现近侧固定螺钉松动拔出，遂给予外展支架固定（图 4）。可惜，这个举措没能阻止螺钉的松动和进一步拔出，在其后的两年中松动螺钉周围骨质逐渐被吸收，骨折端形成不规则肥厚性骨痂，骨折间隙越加清晰，骨折不连接（图 5）。患者转而到上海交通大学附属第六人民医院医院求治，希望使骨折愈合，消除上臂疼痛，恢复上肢的功能。经术前检查和准备就绪后，原切口进入，暴露并取出松动的钢板螺丝钉，见骨折部位骨痂无序生长，解剖关系紊乱，只得在术中通过摄片确定肱骨的轴线，彻底清理骨折端瘢痕和纤维组织，用六孔锁定钢板固定。先用 2 枚普通螺钉通过加压孔将钢板固定在骨折线远近两侧，确认对线和旋转排列后，旋入4枚锁定螺钉完成内固定（图6）。在骨折线周围放置自体髂骨碎块和含有妥布霉素的磷酸钙人工骨（美国Wright公司生产），进行混合植骨。术中被动活动患肢，证实固定的即时稳定性很好。因此，术后未予外固定，待伤口疼痛减轻即开始肩肘关节功能锻炼，先被动、小范围，逐渐转主动、大范围。术后12个月随访证实骨折完全愈合（图7），右肘活动范围0°~135°，右肩关节除上举轻度受限外，活动基本正常。

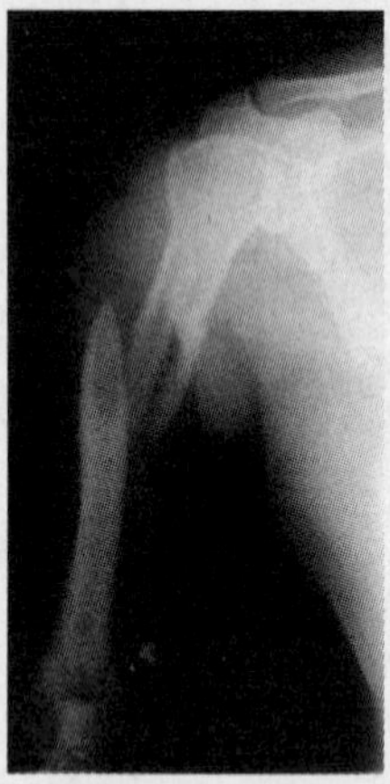

图1　肱骨中段短螺旋骨折，骨折线延伸至肱骨大结节，无移位

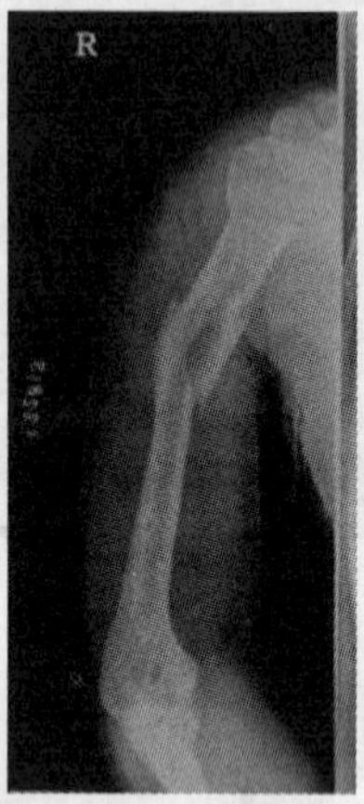

图2　手法复位石膏固定5个月骨折未愈合

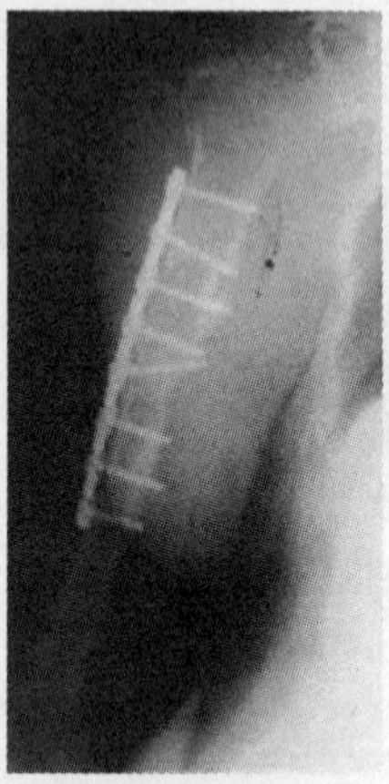

图3　外伤后6个月切开复位钢板内固定

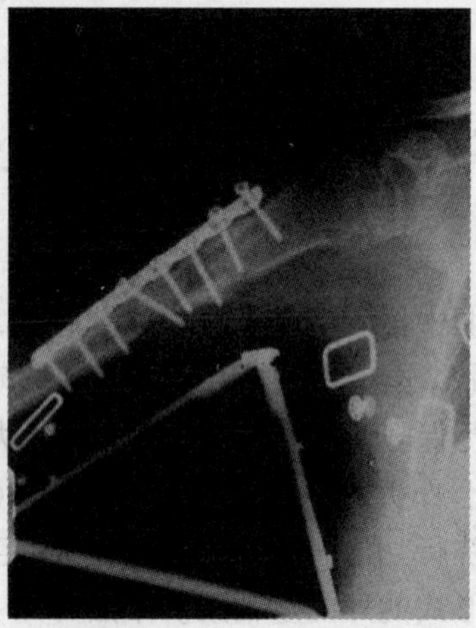

图4　术后1个月螺钉拔出，固定钢板松动，加用外展支架固定

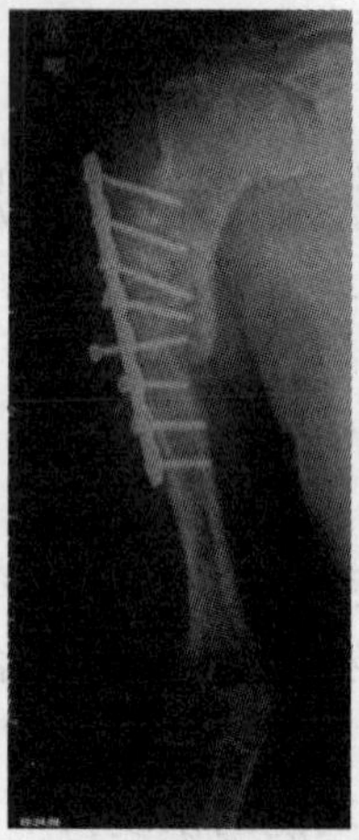

图5　术后14个月，内固定螺钉完全松动、钉道孔周围骨质吸收、肥厚性骨痂形成，骨折间隙清晰

【讨论】

本病例位老年男性的肱骨闭合性骨折，肱骨中段为长螺旋骨折，隐性骨折线向上延伸，累及肱骨大结节，选择保守治疗应该也是一个不错的选择。正如文献所报道，肱骨中段骨折非手术治疗，可以达到87%~100%的愈合率，而手术治疗的病例反而有15%~30%的不愈合率。其实，保守治疗对骨科医师的要求比手术治疗的还高，因为医师不但要考虑如何闭合复位，使用有效的外固定来维持骨折的复位，同时还要注意消除影响骨折愈合的不利因素。肱骨不像股骨那样要负重，本病例为骨干长螺旋形骨折，复位后用U形石膏托固定，固然能维持骨折的对线，但是不能很好控制肩肘关节的活动，无法有效消除上肢活动所产生的对骨折愈合不利的旋转应力；此外上肢悬垂的重力还使骨折块之间的

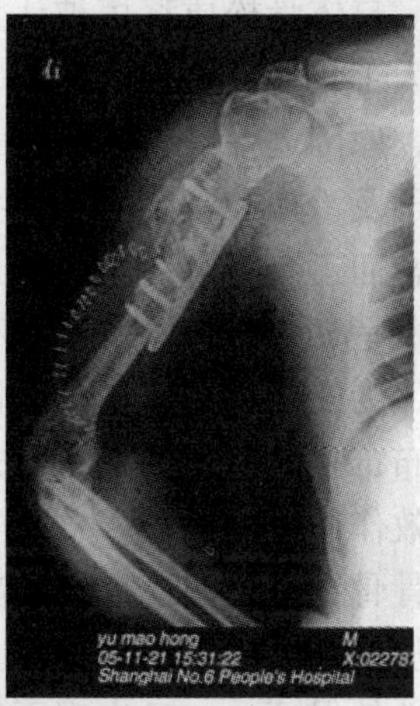

图6 术后2年再次手术，术后X线片，显示锁定钢板固定在位

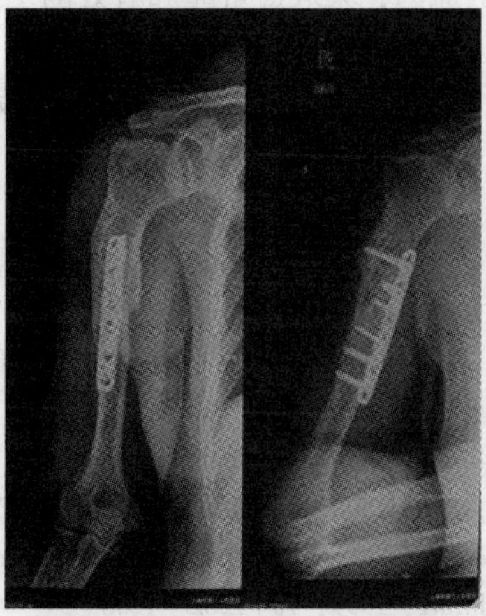

图7 第二次术后12个月随访X线片，显示骨折愈合，骨骼塑型良好

分离应力增加。所有这些不利因素混合在一起，导致肱骨骨不连。如果使用外展支架，肩肘关节制动了，上臂又被固定在水平位置，能够有效地消除肱骨骨折端的旋转应力、维持骨折的稳定，同时减少了上肢悬垂的重力，增加骨折间的压应力，有利于促进骨折的愈合。保守治疗未能奏效，改行切开复位内固定手术治疗是顺理成章的事情。本病例的问题在于内置入物的选择和术后的处理欠妥当。患者为老年人，其骨骼质量不及年轻人，加上近6个月的制动，患肢多少有失用性骨折疏松，这些都会影响骨骼对固定螺钉的把持力，成为术后螺钉松动和拔出的内在原因。如果能选用长一点的钢板，固定的牢靠程度也许能够增加；要是术后能使用外展支架辅助固定，也许能够防止螺钉拔出。

骨不连的原因是多方面的，治疗上必须针对具体的病因采取对应的措施才能够手到病除，求得骨折的愈合。骨折端的血液供应是最重要的内在因素，而外在因素中首当其冲的要算是骨折固定的稳定性。有很多治疗方法可以提供足够的固定稳定性和改善骨折端的成骨能力：加压钢板加植骨治疗、外固定支架钢缆加固辅以植骨、游离腓骨加有限内固定治疗，均有很多成功经验的报道。治疗骨不连，无论选择什么方案都必须遵循以下基本原则：提供骨折端足够稳定的内固定；提高骨折端成骨的能力；预防和控制感染。选择的手术治疗方案要尽可能避免和纠正导致骨不连的不利因素。例如，对于存在感染和隐性感染的病例，外固定支架加钢缆技术应是一个不错的选择，拉紧的钢缆结合外固定支架能给骨折端提供足够的压应力和固定强度，而应用钢缆使局部血运破坏少，异物留置量小，符合微创的原则，并且不会明显增加感染的发生。

本病例骨不连的主要原因是内固定失效，使骨折固定的稳定性丧失殆尽。治疗的中心是选择合适的内固定材料和可靠的固定方式。当然手术时还得首先对骨折部位进行清理。在鉴别、游离和保护好桡神经之后，把包绕骨折端的瘢痕组织、肥厚而不规则骨痂进行修整，恢复肱骨原来的解剖结构。如果怀疑骨折端有炎性组织，有潜在感染的可能，就要从不同层次不同部位切取适量组织，进行病理检查、细菌培养和药物敏感试验，为日后选用抗生素提供借鉴和依据。骨折端失去活力的骨碎片要彻底清理，因为没有活力的骨块不会愈合，相反可能引发感染，导致手术失败，后患无穷！复位时也要遵循生物学固定的原理，尽量减少对骨折端骨膜和附着软组织的剥离，保护骨折端的局部血液循环。对骨骼的解剖关系辨认不清时，要使用术中X线透视和摄片等影像学手段来辅助手术。像本病例一样，由于骨折端有大量的不规则骨痂形成，以至于无法辨认骨干的髓腔，就在术中用C臂机透视指导辨认髓腔，分别在远近两端分别插入1根斯氏钉，通过术中拍片来确定髓腔和骨折的位线，打通髓腔时就不至于穿透肱骨菲薄的皮质，影响螺钉固定的牢度。选择内固定材料常常是治疗骨不连接的关键。一般情况下，内固定选择应满足两个条件，即提供足够强度的内固定和提供骨折端足够的压应力。加压钢板辅以自体骨松质植骨是目前认为治疗骨不连较为标准的治疗方案。加压钢板内固定效果确实，通过不对称孔的设计能给骨折端加压。可是，对于骨质疏松的患者，由于骨骼质量差，对螺钉的把持力差，其内固定效果往往不够理想。在这种情况下，锁定钢板提供一个比较有效的解决办法。锁定钢板的设计特点是，螺钉头与钢板螺孔之间有匹配的螺纹，固定到位后产生很强的角稳定性。其作用如同内固定支架，钢板不需要紧贴在骨骼上，因此毋需塑形，给骨折翻修病例的固定提供极大的方便。本病例，由于骨折局部的变形，骨折复位后并未能完全恢复骨干本来的形态，使用锁定钢板时，首先通过钢板混合孔中的普通螺孔旋入皮质骨螺钉，将钢板固定在骨折端两侧的骨骼上，再通过锁定螺钉孔打入自攻螺钉，完成骨折的固定。本病例最终毫无意外地顺利达到骨折愈合，充分显示锁定钢板的有效性和优越性。

促进骨折的愈合的诸多因素中，骨折端的成骨能力不容忽视，因此处理骨不连病例时局部植骨成了重要的一环。自体骨松质移植被认为是植骨的金标准，但随着人工骨替代材料的发展，其临床应用有扩大的趋势，原因之一是它可以加载骨折治疗所需要的生长因子及治疗和预防感染的抗生素，还能随着骨折的愈合而逐渐降解。本病例最后一次手术与上一次手术相隔近 24 个月，不能不想到有潜在感染的可能性，为安全起见，在自体髂骨植骨的同时移植含有妥布霉素的磷酸钙人工骨，取得了良好的效果，其有效作用可见一斑。

总之，肱骨骨干骨折的治疗也和其他长骨骨折的治疗一样，从一开始就要注重治疗方法的选择和提供足够稳定性的保证，一旦出现不利情况就应当采取适当措施予以对应，坐视不管是错误的，而选择不恰当的治疗方法更是应当避免的。如果不幸发生骨不连，应认真对待，从既往治疗中吸取教训，针对发生的原因，采取最可靠和有效的手术方法和治疗手段，骨折的愈合就在意料之中了。

（曾炳芳　杨发民）

参考文献

1. David AV, James AS, Jorge EA. Nonunions of the humerus. Clin Orthop, 2004, 419:46－50.
2. Marti RK, Verheyen CC, Besselaar PP. Humeral shaft nonunion: Evalu－ation of uniform surgical repair in fifty－one patients. J Orthop Trauma, 2002, 16:108－115.
3. Sudhir Babhulkar, Dsc Orh, Ketan Pande, et al. Nonunion of the diaphysis of long bones. Clin Orthop Relat Res, 2005, 431:50－56.
4. 曾炳芳，蒋垚，张长青，等．钢缆接骨术在骨不连治疗中的应用．中华创伤骨科杂志，2005，7（5）：401－404.
5. Bosch U, Skutek M, Kasperczyk WJ, et al. Nonunion of the humeral diaphysis: Operative and nonoperative treatment. Chirurg, 1999, 70:1202－1208.

2. 肩关节前脱位治疗失误

肩关节是全身关节脱位中最常见的部位之一，占全身所有关节脱位的一半以上，个别报道甚至达2/3。肩关节脱位常由肩部直接暴力、肘部跌伤和手掌直接受力传导引起，可合并大小结节、肱骨近端及中上段骨折，累及神经、血管及肩袖损伤。肩关节也可因病理性的肩部肌肉萎缩、关节囊韧带的松弛等内在因素存在下，轻微外力下或无明确外力导致关节脱位。此类继发性脱位以及肱骨骨折合并肩关节脱位，常常被局部的表面征象掩盖，导致漏诊或误诊，从而延误脱位的治疗，影响关节功能的恢复。

【病例介绍】

患者，女性，51岁。因右上肢疼痛不适1个月余就诊。1年前因脑梗死致右侧肢体偏瘫，运动障碍，曾在当地医院就诊。考虑疼痛因肢体偏瘫、运动障碍引起，给予对症处理，加强功能锻炼。症状未缓解来我院就诊。追问病史未发现明确的外伤病史。查体：右侧肢体运动障碍，肌力1级。肩部肌肉萎缩明显，肩峰明显突出，肩关节被动活动受限，固定，关节盂空虚，喙突下可及肱骨头。X线片提示肩关节前脱位（图1）。诊断：陈旧性肩关节脱位。由于患者疼痛症状明显，影响生活，遂入院在臂丛麻醉下行右肩关节脱位切开复位术。术中切除关节囊周围瘢痕，肱骨头复位，关节囊重叠缝合。但关节周围韧带松弛，关节复位后不稳定，给予两枚克氏针固定肱骨头于关节盂上（图2）。术后患肢疼痛症状消失。

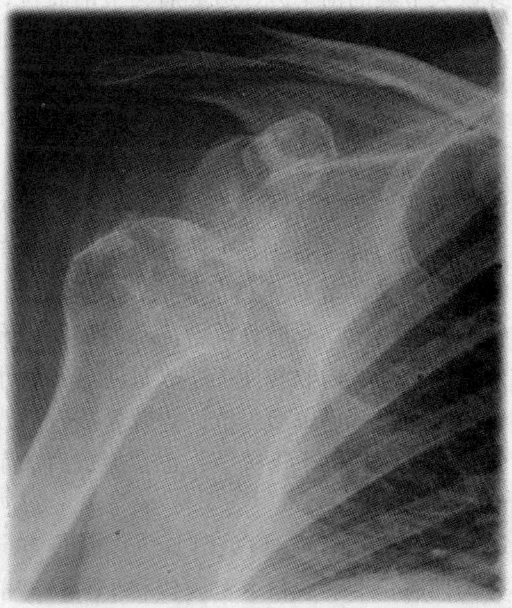

图1 肩关节前脱位（术前）

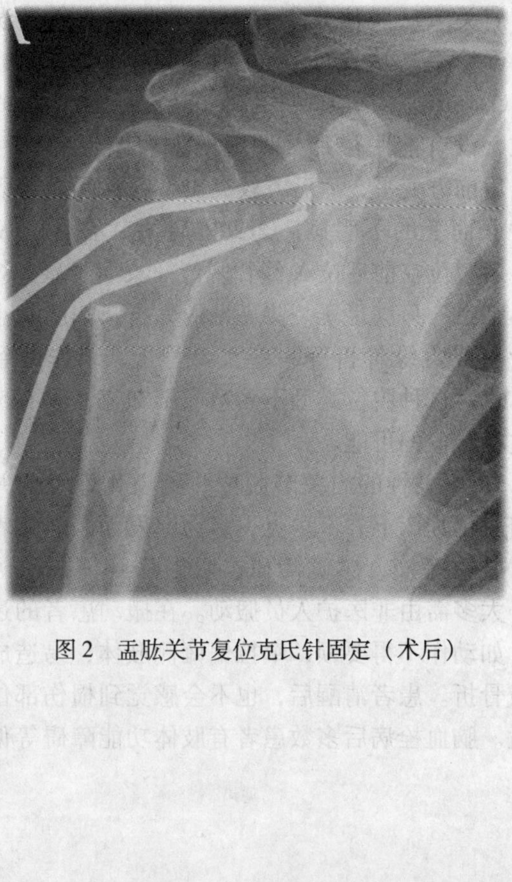

图2 盂肱关节复位克氏针固定（术后）

【原因分析】

肩关节盂小且浅，而肱骨头大，头盂之比为5∶1，两关节面显著不对称，这使其较其他关节有更大的活动范围。同时肩关节关节囊松大薄弱，前下方缺少韧带和肌肉覆盖，仅仅肩上方有肌腱帽和喙肩弓加强。因此，肩关节很不稳定，极易发生脱位。临床实践中，肱骨骨折合并肩关节脱位、肩关节后脱位及继发性的脱位等，常常出现漏诊误诊，延误治疗时机。分析原因如下：

1. 肩关节脱位合并肱骨骨折　肩关节脱位合并肱骨骨折临床少见且损伤复杂。骨折脱位的首诊误诊率超过50%。该类损伤多是由于传导暴力或传导暴力和直接暴力共同作用而造成的。一般受伤机制是肩过度外展位跌伤或坠落伤、手掌或肘部着地，使暴力纵向传导至肱骨头。由于杠杆作用，肱骨头穿破关节囊的前下方，造成肩关节前脱位；如果暴力继续作用，对肱骨颈附近产生一外翻的应力，造成肱骨颈附近的骨折；或肱骨干又受到另一直接暴力打击，造成肱骨干骨折。分析漏诊原因主要有以下几点：①患者就诊时常主诉上臂疼痛、肿胀、活动受限，而忽视肩关节疼痛；②查体欠全面。由于肱骨骨折（特别是上段骨折）造成局部肿胀严重，肩关节的轮廓不清楚，方肩畸形不明显，杜加征又不能引出，而肱骨反常活动明显，可允许上肢旋转、屈伸、内收和外展。故只注意肱骨干骨折的诊断，而忽视肩关节脱位；③摄X线片时没有包括骨折相邻部位的上下关节，也会造成肩关节脱位漏诊。

2. 肩关节后脱位　肩关节脱位以脱位方向不同，分为前脱位、后脱位、上脱位和下脱位。前脱位占95%～97%，后脱位占2%～4%，下脱位占0.5%，上脱位罕见。后脱位多由间接暴力引起，如摔倒时上肢伸展位、上臂内收、内旋、前屈位着地。肩关节后脱位是所有大关节脱位中最易误诊的，误诊率高达60%。主要由以下几个方面的因素：①临床症状不典型，肩关节后脱位多为肩峰下脱位，没有前脱位那么明显的方肩畸形和弹性固定，肩前方变平，肩后方较突出。喙突和肩峰因局部肿胀而变的不明显；②只摄肩关节前后位X线片，后脱位在前后位X线片脱位征象不明显；③阅片不细致，只满足于一些可见的骨折，如肱骨小结节骨折或盂缘骨折等一些次要骨折，未作细致分析；④对这种脱位类型不熟悉或不知道，没有考虑到这种脱位的可能。

3. 继发性的肩关节脱位　脑梗死患者合并肩关节脱位临床上并不少见，多为继发而来。患者发病时肢体瘫痪、感觉障碍、肌肉松弛，在送医途中，大多需由非医护人员搬动。在搬动患者的过程中，如动作不得要领，牵拉偏瘫侧肢体，易造成脱位或骨折。患者清醒后，也不会感觉到损伤部位的不适。脑血栓病后多数患者有肢体功能障碍等偏瘫症状，病后一段时间患肢不论主动与被动运动，功能锻炼均不够。且有少数患者不能配合功能锻炼。诸多原因造成偏瘫上肢肩部肌肉萎缩，韧带松弛，即失用性肌萎缩。直立时因上肢自身重力下沉，肩关节逐渐下垂，出现脱位表现。由于是偏瘫的上肢，又无外伤史，往往容易被忽视。随着时间的推移，肌肉萎缩和韧带松弛等症状逐渐加重，肩关节脱位程度也日趋严重。

4. 合并血管神经及肩袖损伤　肩关节脱位可合并血管神经的损伤，肱骨头前脱位时，顶压腋血管向前移位，使血管受压变形或挫伤，血栓形成。临床出现患肢的苍白或发绀，皮温降低，动脉搏动消失，肢体麻痹。肩关节脱位神经损伤多为腋神经，其次臂丛。肱骨头前脱位时，肱骨头连带肩胛下肌及其肌腱向前移位，使腋神经受到牵拉或挤压伤，三角肌麻痹，肩外展功能障碍和肩外侧皮肤感觉麻木。肩袖是由岗上肌、岗下肌、小圆肌和肩胛下肌组成，分别附着在肱骨大小结节上。肩关节脱位常伴有大结节骨折，同时也有肩袖损伤。肩袖损伤分完全撕裂和不完全撕裂，其损伤可造成肩外展功能障碍。肩袖为肌性结构，X线片不显影，其诊断主要依靠临床表现。肩关节脱位所造成的主要病理损伤表现为严重疼痛和明显功能障碍，常常掩盖和混淆了肩袖损伤的体征，易导致漏诊。

5. 复发性肩关节脱位　复发性肩关节脱位与第一次脱位的年龄密切相关。有作者报道前脱位复发中，年龄小于20岁的复发率为66%，个别报道高达94%；年龄大于40岁的复发率为14%。可见，年龄是很重要的影响因素。除年龄外，还有其他因素与复发有关：①Hill－Sache损伤（图3），即肱骨头后外侧缺损，是由于肩关节前脱位时，肱骨头的后外侧边缘撞击盂唇边缘，造成肱骨头后外侧的压缩骨折。上臂外展外旋时，肱骨头的缺损部位转向前方，失去与盂唇前缘正常的咬合关系，极易向前脱出；②Bankart损伤（图3），即盂唇前缘的撕脱，盂唇软骨损伤合关节囊前缘附着点撕脱，前方不稳定，肱骨头从破口脱出；③肩胛下肌损伤，肩胛下肌是防止肱骨头向前脱位的重要动力因素。脱位导致的肩胛下肌牵拉伤及肌腱止点的部分断裂，使肩胛下肌松弛无力，丧失控制肱骨头向前脱位的作用。

【防治措施】

对肩关节脱位的处理应本着慎重的原则，全面

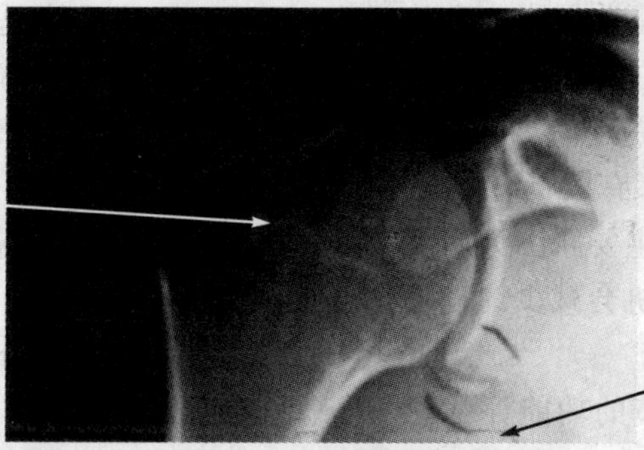

图 3 Hill - Sache 损伤和 Bankart 损伤

综合考虑病情，提高警惕，早期诊断，正确处理。只有这样才能避免医源性的损伤，防治漏诊误诊，最大可能地恢复关节的功能。

1. 诊断及影像学检查 临床上凡遇到上臂骨折同时伴有肩关节肿胀症状时，首先应考虑到有否肩关节损伤。应详细询问病史，仔细查体，摄 X 线片时应包括骨折两端相邻的肩肘关节，才能确定诊断，避免漏诊。肱骨骨折近端骨端过度外展，提示肩关节前脱位，就像股骨干骨折近端内收强烈提示髋关节后脱位一样。除正位和穿胸位 X 线片外，应常规摄腋位片，避免遗漏后脱位。正位 X 线片有小结节或盂唇前缘骨折者，应高度怀疑后脱位。肩袖损伤的诊断主要是检查肩部外展功能，CTA（CT 关节造影）对肩袖的诊断意义非常大；MRA（MR 关节造影）可提高诊断的准确率；超声也可用于肩袖损伤的诊断。对于继发性的脱位，只要考虑到诊断的可能，一般不会漏诊。

2. 闭合复位 多数肩关节脱位可以通过在局麻或臂丛麻醉下闭合复位。闭合复位的方法很多，基本原理是牵引与对抗牵引。对年轻患者，可采用 Hippocrates 和 Kocher 法，年老体弱，骨质疏松者，采用上述方法可能造成医源性的肱骨骨折或臂丛牵拉伤，可采用牵引推拿复位法或 Stimson 法。上举过肩法和 Spaso 法，适合一人操作。自我复位法可让患者自我调节疼痛，也不失为一种简单易行的复位方法。但是，没有哪一种复位方法可达到 100% 成功的，一种方法未能复位时，可改用另一种方法。对于怀疑有神经损伤的患者，复位成功后，再次检查神经支配区的功能，以明确诊断。肩关节脱位合并肱骨颈或干骨折者，应先尝试肱骨头的复位，然后考虑骨折治疗。牵引复位听到弹响后，应继续做完复位动作，检查杜格征，防止复位不全。肩关节复位的征象为：①施术者感觉到肱骨头滑入盂窝时的还纳感；②方肩畸形与肩峰下空虚感消失，肩部恢复圆隆饱满；③肱骨头的异位隆起消失；④杜格氏征转为阴性；⑤X 线片证实肱骨头与肩盂关节已恢复正常。

3. 手术治疗 对肩关节脱位合并肱骨骨折的患者，以及怀疑血管神经损伤的患者，应考虑手术治疗。手术时，应先治疗肱骨干骨折，使骨折两断端呈连续状态，无反常活动。恢复复位肩关节时的力臂，有利于手法整复肩关节脱位。血管损伤者，应急诊探查血管，取栓或切除挫伤血管，显微修复血管的连续性。臂丛损伤一期修复，效果较好。腋神经损伤多数为牵拉或挤压伤，可保守治疗，3 ~ 5 个月内完全恢复。Depalma 认为，肩关节受伤后 3 ~ 4 周无腋神经麻痹而持续外展功能受限时应高度怀疑肩袖撕裂，对这种损伤应早期修复缝合。肩袖撕裂可在关节镜下修补或小切口修补。Bankart 损伤可行关节囊附着点重建术。对于肩胛下肌松弛导致的复发性脱位，可采用肩胛下肌外移术。在肱骨近端肩胛下肌止点外侧 1.5cm 处重建止点，可增加肩胛下肌张力，加强肩关节前方的稳定性。术中观察肩关节囊的松弛情况，如关节囊松弛或破裂，应折叠缝合加强关节囊。

4. 肩关节功能康复 复位后外周固定时间不得少于 3 周，这样可预防青年患者发生复发性肩关节脱位。40 岁以下的患者复位后贴胸位固定、上臂内收内旋位、肘屈曲 90°。固定期间作手、腕全幅度功能活动。3 周后去除固定，做包括肩胛带在内的伤侧功能活动及爬格锻炼。6 周后允许逐步持重和进行抗阻力锻炼。40 岁以上的患者复位后用正规三角巾固定，待急性疼痛缓解后立即进行小幅度肩部活动，包括在三角巾悬吊下前屈内收和俯身回旋摆动，回旋幅度由小到大。在3周内外展不能超过45°，锻炼中禁止肩外旋外展动作。40岁以上患者强调非严格固定和早期肩部有限活动的理由是，年长者肩关节脱位后病变的主要原因为肩关节粘连，而由于激烈和大幅度活动机会减少，复发性肩关节脱位的发生率不高。

5. 肩关节功能评价　肩关节的功能评估由于医师和患者使用的权重不同，出现了多种评价系统。Constant肩关节评分系统，被定为欧洲肩关节协会的评分系统。该系统是一个简单的百分制系统，不需要换算。主观和客观成分的比例是35/65。其中疼痛15分，日常活动20分，肩关节活动范围40分，力量测试25分。美国肩与肘协会评分系统（ASES）。该系统是一个需要换算的百分制系统，患者评估部分的疼痛（占50%）和累计日常活动（50%）构成计分部分。患者自己评估部分有疼痛、稳定性和日常活动；医师评估部分有活动度、体征、力量测试和稳定性。加州大学肩关节评分系统（UCLA）是Ellman用于肩袖损伤修复的终检结果评分。总分为35分，疼痛10分，功能10分，主动前屈活动度5分，前屈力量测试5分和患者满意度5分。可以分为3个级别，优（34～35分），良（29～33分），差（<29分）。目前为止世界上还没有一个统一的肩关节功能评估系统。

（柴益民）

3. 锁骨外端骨折治疗的失误及处理

锁骨外端骨折占所有锁骨骨折的10% ~20%，通常由直接暴力所致，常伴有喙锁韧带断裂而引起骨折端移位。对于移位的外端骨折需行手术治疗。但手术时经常由于内固定选择和操作方法不当，引起内固定失败，更有内固定物断裂、移位等并发症发生。

【病例介绍】

病例1 患者，男性，46岁，因骑自行车不慎摔伤致右锁骨区肿胀疼痛，右侧肩关节因疼痛不敢活动，当即到医院摄X线片检查，提示：右锁骨外端骨折，骨折断端无粉碎，肩锁关节无脱位。患者在外院行切开复位、骨折断端克氏针内固定术，术后患者行肩肘U形石膏托外固定。患者因无法忍受长时间石膏托固定，于2周后自行拆除了石膏托。后渐行右肩关节活动。患者肩关节锻炼时感骨折端疼痛，骨折断端有活动。术后6个月经常出现胸痛、胸闷、呼吸急促，到医院摄X线片复查，见锁骨内侧端有两枚克氏针，已进入胸腔（图1），后经开胸手术取出。

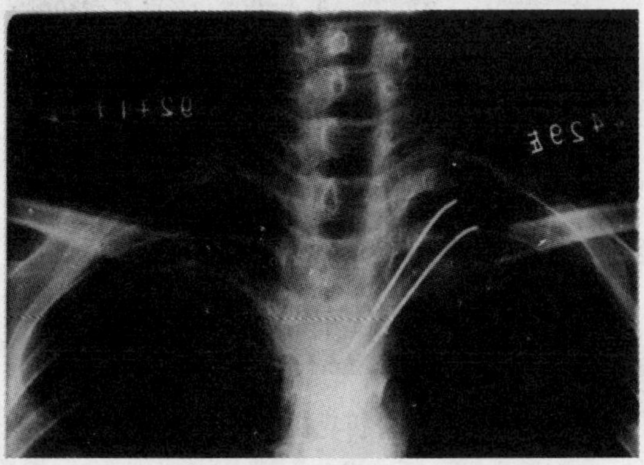

图1 克氏针进入胸腔

病例2 患者，男性，34岁，因不慎摔倒后致左锁骨外端疼痛、肿胀，在当地医院摄X线片示：锁骨外端骨折，肩锁关节无脱位。在外院行切开复位，克氏针固定手术。术后患者行石膏外固定。2周后患者因疼痛不适自行拆除石膏，未予任何外固定。8个月后门诊复查摄X线片发现，患者锁骨外端骨折处固定克氏针弯曲，骨折不愈合（图2）。

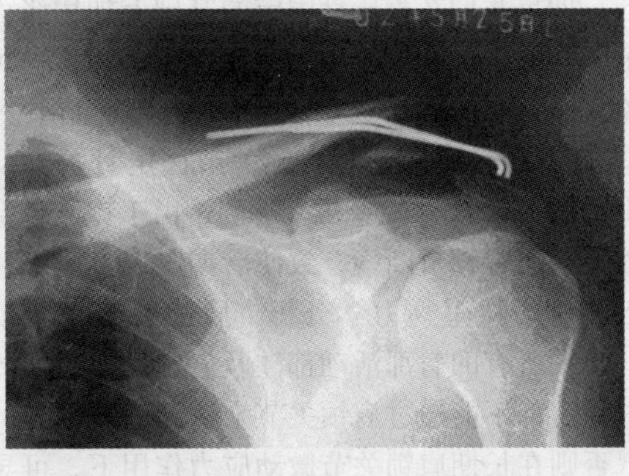

图2 锁骨骨折固定克氏针弯曲

【原因分析】

根据患者的X线、体检和手术中探查发现，分析认为，出现锁骨骨折内固定克氏针迁移、断裂和锁骨骨折不愈合的原因大致有以下3种。

1. 锁骨骨折内固定方法选择失误 通过对病例2的骨折部位和原因分析，不难发现，患者骨折位于锁骨的外端1/3、紧靠肩锁关节，为Neer分类的Ⅱ型，属于不稳定性骨折。患者喙锁韧带完全从骨折近端断离，骨折远端在上肢重力的牵拉作用下向下移位，骨折近端失去喙锁韧带的限制，同时在斜方肌的作用下向上移位（图3）。对患者再次行手术发现，患者骨折断端无骨痂生长，纤维组织充填在骨折断端，骨折端固定的克氏针已松动，无任何固定作用。我们可以直接从针尾拔出原来用作固

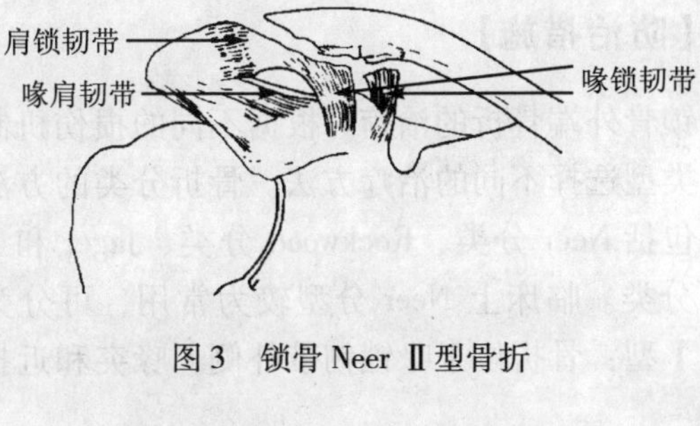

图3 锁骨NeerⅡ型骨折

定的克氏针。对于 NeerⅡ型骨折，仅仅通过两枚克氏针固定而想达到骨折的稳定固定是困难的。从患者术后 X 线检查也可看到骨折端复位不理想，骨折近端仍向上移位，克氏针在骨折断端活动的应力作用下发生弯曲，虽然手术中尝试通过克氏针平行固定来加强固定骨折端，但骨折近端克氏针穿过的皮质较少，不能获得牢固的抓持作用力，同时骨折断端活动使克氏针形成疲劳弯曲，这样的内固定就失去了牢固固定作用，也难以达到使患者早期活动的目的。如果我们在克氏针固定的基础上加用张力带固定，其效果远远好于单用克氏针固定。这样可以避免克氏针弯曲、断裂和骨折不愈等不良结果。

2. 克氏针不应穿过肩锁关节固定骨折　从病例 1 术后的 X 线片检查可以看到，由于克氏针穿过肩锁关节固定骨折断端，致使后期出现克氏针移位进入胸腔。从生物力学分析，肩锁关节是微动关节，几乎所有的肩部活动都涉及肩锁关节，因此任何内固定都不能通过肩锁关节来达到固定锁骨的目的，否则在长期肩锁关节微动应力作用下，可导致克氏针发生弯曲断裂，甚至移位。

3. 固定锁骨骨折的克氏针尾未做处理　锁骨骨折内固定手术中，选择合适的内固定和规范操作是预防内固定失败的有效手段。克氏针内固定治疗锁骨骨折是一种传统的治疗方法。其优点是切口小，操作简便。但是克氏针固定容易松动滑脱，甚至有可能滑入胸腔、肺和主动脉等部位。对病例 1 第二次手术中发现，在胸腔内取出的移位克氏针针尾未作折弯处理。在患者术后功能锻炼的过程中，由于骨折断端未达到稳定的固定，这两枚克氏针在肩关节和骨折断端活动作用下逐渐出现松动和移位，最终完全移出到锁骨之外，进入胸腔内。因此作者认为，如采用克氏针固定锁骨骨折，应将克氏针尾作折弯处理，折弯的针尾深埋在骨膜表面。这样可避免在针尾弯头与锁骨之间的软组织在肩部活动时的持续拔动作用，克氏针移位的机会就会大大降低。

【防治措施】

锁骨外端骨折的治疗可根据不同的损伤机制和骨折类型选择不同的治疗方法。骨折分类的方法较多，包括 Neer 分类、Rockwood 分类、Jager 和 Breitner 分类。临床上 Neer 分型较为常用，可分为三型：Ⅰ型：骨折位于喙锁韧带外侧，喙突和近折段之间的喙锁韧带完整，为稳定型骨折；Ⅱ型：喙锁韧带完全从内折段分离，内折段失去喙锁韧带的限制，容易向上移位，为不稳定骨折；Ⅲ：喙锁韧带附着点外侧经肩锁关节的锁骨外端关节内骨折，喙锁韧带完整。Ⅰ型和Ⅲ型锁骨外端骨折为稳定骨折，常用吊带治疗即可，也可使用顶压石膏或肩肘带固定。但Ⅲ型骨折后期有发生骨关节炎的危险而需要行锁骨外端切除术。Ⅱ型骨折为不稳定骨折，骨折远端由于上肢重力而向下移位，骨折近端在斜方肌的牵拉作用下向上移位，因此Ⅱ型骨折多建议手术治疗。手术内固定治疗的方法主要有以下 5 种。

1. 克氏针钢丝张力带内固定　由于克氏针钢丝张力带固定具有手术创伤小，取针容易，固定牢固等优点，因此深受广大临床医师的欢迎。固定时要注意克氏针不能穿过肩锁关节。因为肩锁关节是微动关节，在肩关节活动中具有重要的作用，如果穿过肩锁关节固定，可使克氏针发生断裂、滑脱、松动，故在进行克氏针固定时不能超过肩锁关节。用以固定的克氏针尾做折弯处理，用钢丝和折弯的克氏针尾端形成“8”字张力带固定，将针尾埋至锁骨外端的骨膜下，这样就可避免针尾与软组织在肩部活动时的持续拔动作用（图 4）。

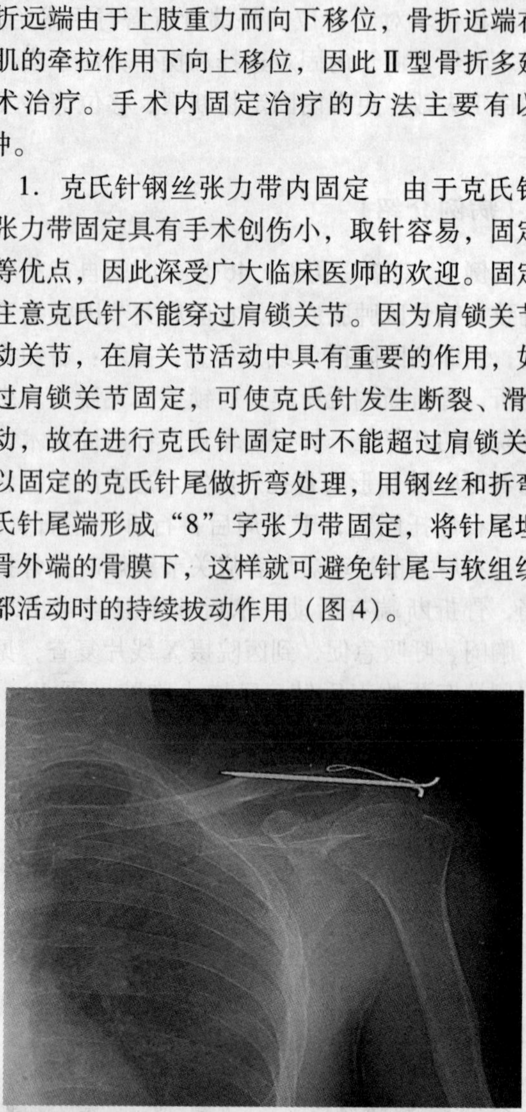

图 4　锁骨外端骨折克氏针钢丝张力带固定

2. 涤纶带或钛缆固定　Webber 自 1988 年起用涤纶带固定治疗 NeerⅡ型锁骨外端骨折，他认为对 1 个月以内的急性骨折，仅用涤纶带固定就可获得很好的疗效而无需植骨。但是对于陈旧性或骨不连的锁骨外端骨折仅单纯的涤纶带固定可能难以保持骨折的复位。这时需要加用 AO 骨片间拉力螺钉通过骨折处和移植的髂骨固定。近来钛缆作为一种内固定材料在骨折治疗中逐渐开始应用，也适用于锁骨外端骨折。手术中通过钛缆将喙突与移位的骨折近端捆绑固定。手术的同时要修复喙锁韧带。用涤纶带或钛缆固定锁骨外端骨折，保留肩锁关节的微动功能，符合生物力学的稳定性，是一种较为理想的治疗方法。

3. PDS（polydioxanone suture，聚二氧六环酮缝线）带或人工韧带内固定　PDS带内固定治疗锁骨外端骨折的原理是在喙突与锁骨以及肩峰和锁骨之间起环扎的作用。主要用于骨折远折段较小，难以用钢板内固定的锁骨外端骨折。通常用5mm和10mm的PDS带重建并加强断裂的肩锁和（或）喙锁韧带，操作时尽可能行肩锁关节外固定，保持肩锁关节的活动性。只有在远折段较小或伴有肩锁韧带损伤时才行经关节固定（图5）。

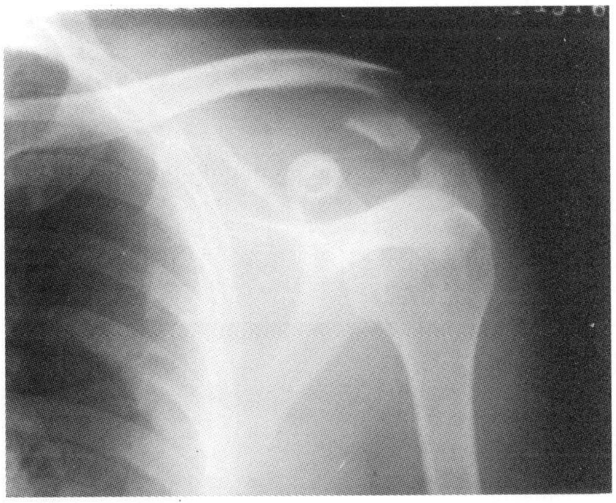

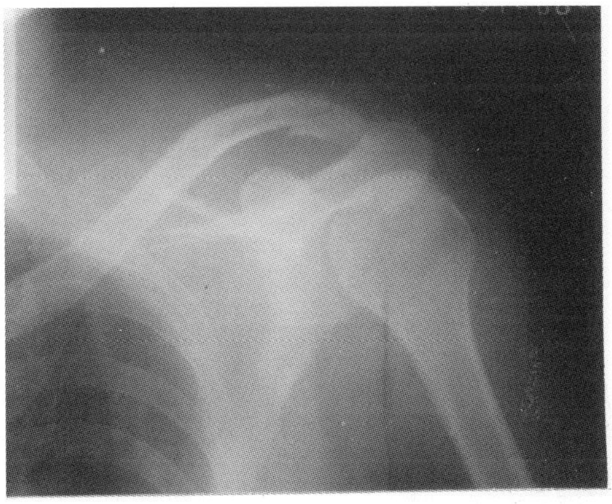

图5　锁骨外端骨折用可吸收人工韧带内固定

4. 钢板内固定　锁骨外端骨折后，如果外折段较大，也可考虑用T形钢板或三叶草形钢板进行固定，远折段也可用2～3枚螺钉固定，从而保证了骨折复位后的牢固固定，中间的螺钉还可以同时行喙锁间固定；对于外折段较小无法用上述钢板固定时，可用肩锁钩钢板进行固定。钢板内固定时肩锁关节无任何金属固定物穿过，不影响肩锁关节的活动，是一种符合生物力学的内固定方法（图6）。

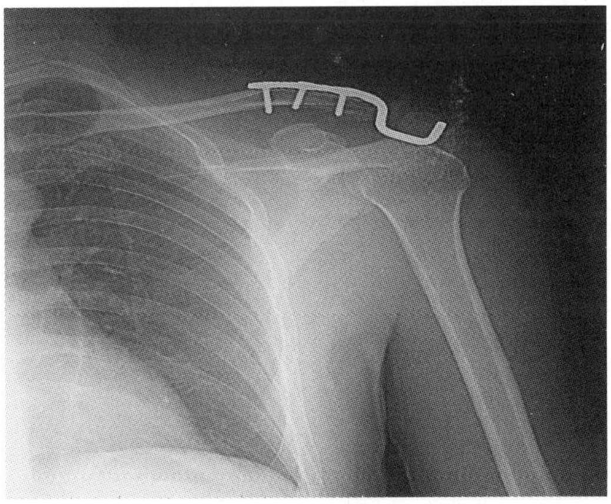

图6　锁骨钩钢板内固定

5. 喙锁螺钉固定　1941年Bosworth介绍用喙锁螺钉技术来治疗肩锁关节脱位。Ballmer（1991年）和Yamaguchi（1998年）报告用此项技术固定锁骨外端不稳定骨折也取得了良好疗效。手术以前在X线片上测量胸锁关节至喙突以及喙突至骨折线之间的距离，从而判定内折段锁骨上钻孔的位置。自喙突上作军刀形切口，仔细分离三角肌和斜方肌间的筋膜，骨膜下剥离暴露喙突上方的锁骨，同时暴露喙突基底部。从术前确定的钻孔位置在锁骨上钻1个3.5mm的孔，然后拧入40～45mm长AO骨松质螺钉直至喙突基底部。根据骨折间接复位的原理，骨折复位后螺钉有拧紧的感觉。骨折端不暴露，通过触诊判断其复位情况。同时修补喙锁韧带，仔细修补三角肌和斜方肌之间的筋膜。喙锁螺钉固定不影响肩锁关节的活动，在牢固固定锁骨骨折的基础上保持了肩锁关节良好的微动功能。

（侯春林　钟贵彬）

4. 肩关节后脱位的漏诊及治疗

肩关节后方不稳定发病率较低，其发病率仅占所有肩关节不稳定的2%～4%，可与前方不稳定合并存在或是多向不稳定的表现之一，故其诊断比较困难，临床漏诊、误诊较常见。肩关节后脱位是后方不稳定的表现之一，多由外伤、电击或癫痫引起。其漏诊率高达70%，其原因主要由于在临床检查中没有获得正确的及充分的影像学资料，同时与医师没有很好认识肩关节后脱位的影像学表现有关。

【病例介绍】

病例1 患者，男性，30岁，1.5个月前因为乙醇和安眠药戒断症状发作，致意识丧失，全身抽搐，予急诊内科对症处理。醒来后主诉左肩关节疼痛，活动受限，肩关节正位X线平片摄片示，“盂肱关节大致正常”（图1）而未予特殊处理。三角巾悬吊，因左肩关节活动受限并伴有疼痛，来我院骨科就诊，查体见左肩峰明显突出，左肩前部空虚，后部饱满，上臂呈内旋内收位，肩关节有部分前屈和后伸功能，但主动外展活动明显受限。CT检查示：左肩关节后脱位合并肱骨小结节骨折。收入院，予改良McLaughlin手术切开复位内固定治疗。术中见左肩关节后脱位，小结节骨折，左肱骨头前方部分骨缺损（约占关节面40%）（图2、3）。关节复位后应用可吸收螺钉将撕脱的肱骨小结节固定于肱骨头骨缺损处（图4）。经积极的术后功能操练，肩关节功能恢复良好。

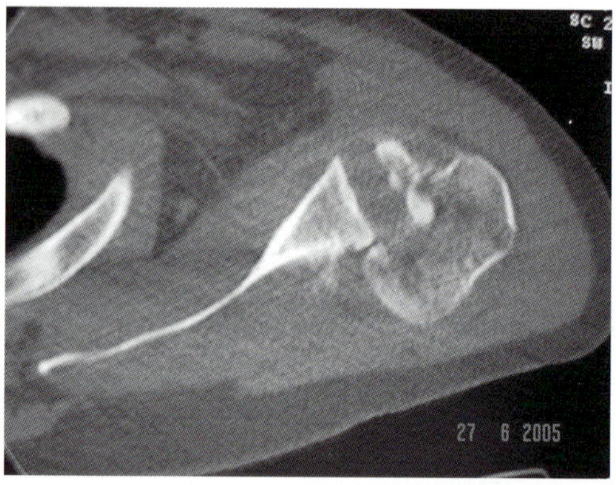

图2 CT平扫示肩关节后脱位合并肱骨小结节骨折

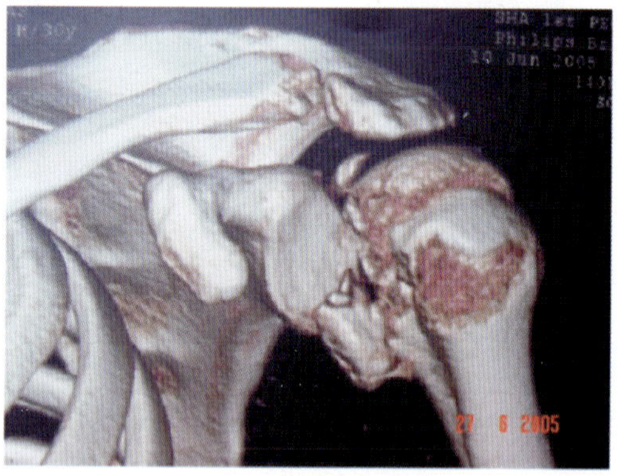

图3 CT三维重建示肩关节后脱位，伴有肱骨小结节骨折，左肱骨头关节面前方骨缺损占关节面的40%

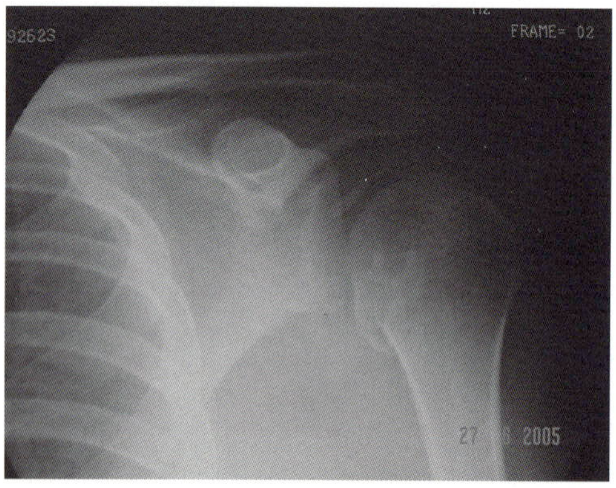

图1 肩关节伤后即刻正位片“盂肱关节大致对位”，但注意肱骨头呈内旋位，大结节消失，肱骨头与肩胛骨的半月形阴影消失

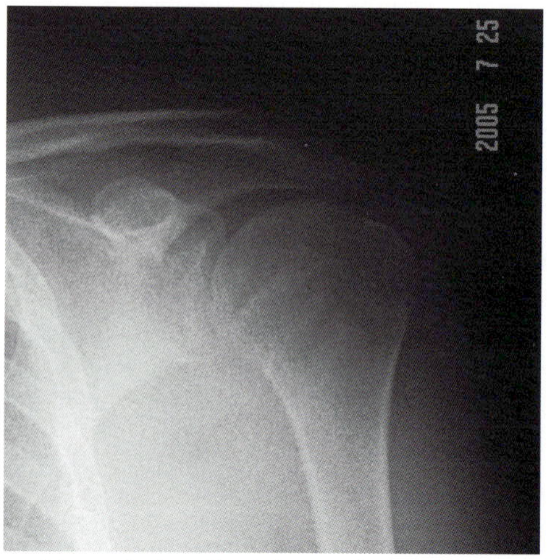

图4 术后X线平片，盂肱关节结构正常，可见大结节及肱骨头与肩胛骨的半月形阴影

病例 2 患者，男性，32 岁，工作中遭电击，跌倒后致左肩关节疼痛、活动受限。在当地医院就诊摄 X 线片，诊断左肩关节软组织损伤。嘱其功能锻炼。7 个月后未见好转，尤以外旋受限为甚。来我院就诊，从肩关节轴位片及 CT 检查，确诊为肩关节后脱位伴交锁（图 5 ~7）。对其行切开复位，Mclaughlin 修补术（图 8、9）。

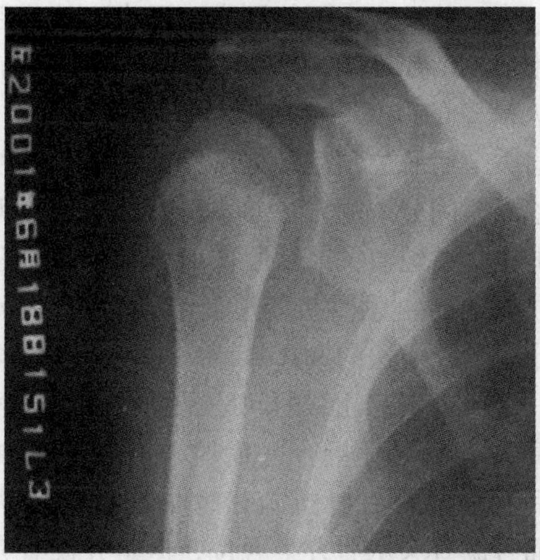

图 5 X 线正位片示肩胛盂肱骨头重叠像丢失而显示“真空肩胛盂”

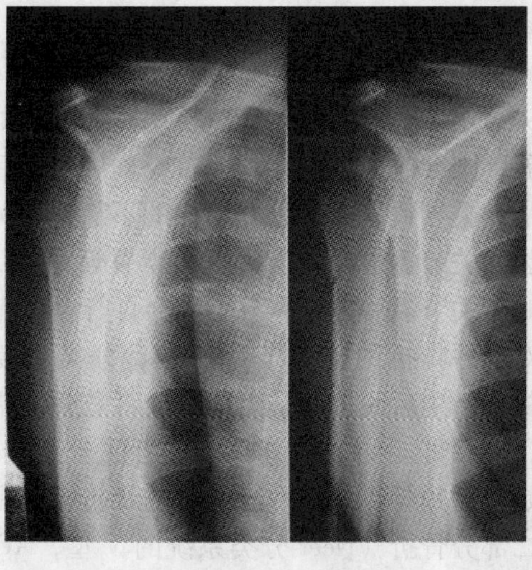

图 6 肩胛骨 X 线切线位示肱骨头位于肩胛盂后方

【原因分析】

根据病例患者的病史、体检、X 线和 CT 以及手术中所见，作者认为，出现肩关节脱位漏诊的原因如下：

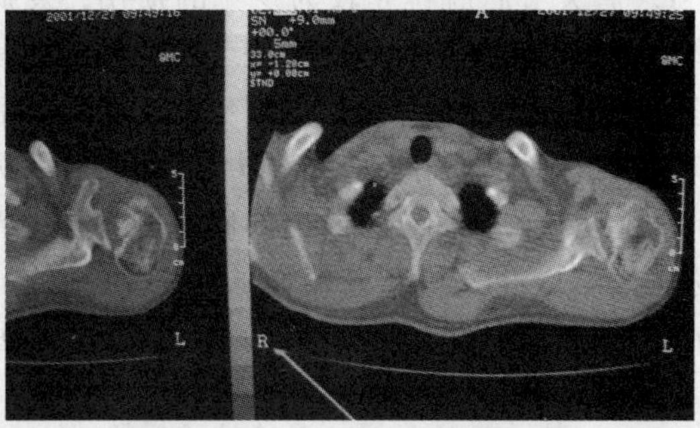

图 7 CT 示肱骨头交锁于肩胛盂的后方伴肱骨头缺损

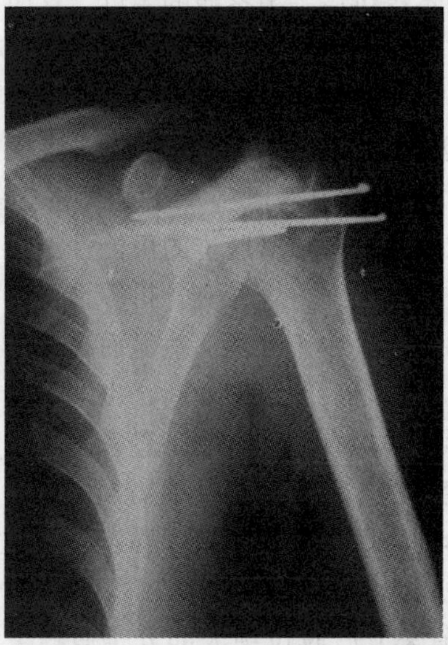

图 8 术后 X 线正位片，克氏针固定 2 周

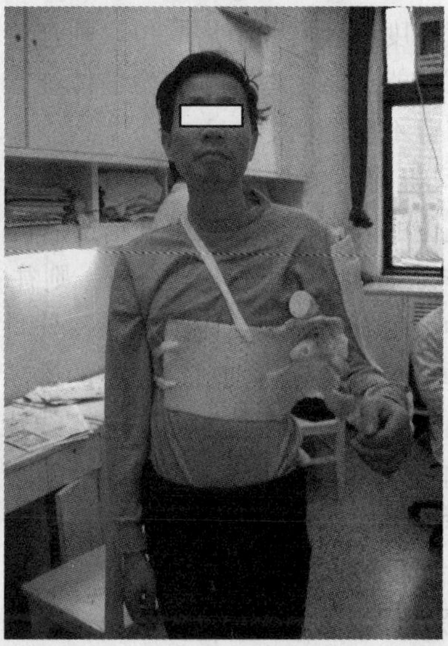

图 9 术后患肢固定位置

1. 肩关节后脱位是较为少见的损伤，发病率低，一些医师对其诊断和治疗缺乏经验，因此易于误诊，尤其是急性损伤早期。据估计，肩关节后脱位初次就诊的误诊率高达50%以上。6周后因为肩关节功能明显障碍而被诊断出的肩关节后脱位曾经被称之为“慢性的”、“忽略性的”、“绞锁的”肩关节脱位，但是目前已不再推荐使用这些命名法。

2. 急性肩关节后脱位的主要表现为疼痛，但是因为该病大都见于发作性疾病，比如癫痫或者乙醇、药物戒断症状发作时，因此患者的疼痛反应可能被原发疾病减弱。主诉可能疼痛不重或者因为精神状态而不提供肩关节疼痛的主诉。这时如果医师没有丰富临床经验，没有充分考虑到本病的可能，就不大会进行相关的体检和影像学检查。

3. 因为癫痫或乙醇、药物戒断症状发作导致昏迷等，使急诊内科医师忙于处理昏迷等严重情况，而忽略了肩关节后脱位的可能性。在多发伤或者同一肢体其他地方合并有骨折等损伤时，急诊医师注意力往往集中于处理那些显而易见的外伤，而忽略了对肩关节后脱位的诊断，也就不会进行相关体检和影像学检查。如本例①患者，因为乙醇和药物戒断症状发作，导致全身抽搐、昏迷，急诊送医院，急诊内科医生因忙于处理昏迷等严重病症，对肩关节脱位未能充分考虑。

4. 肩关节后脱位绝大部分是肩峰下脱位，因此急性期没有像前脱位那样典型的方肩畸形和肩关节弹性绞锁现象，患者上臂可以靠于胸前，并有部分前屈和后伸功能，Dugas征可以阴性。如果急诊医师没有高度怀疑肩关节后脱位，则查体往往不严格，从而可能忽略一些比较细微的体征，如上臂前屈时，前臂不能旋后。

5. 只摄前后位X线片时，X线片中肱骨头没有明显脱位的表现，如果仅仅凭借前后位X线片就草率的排除肩关节后脱位的诊断，则往往导致漏诊。这种情况是常见的。因为在急诊外科，很多时候医师并不会考虑到肩关节后脱位的诊断，所以只会常规拍肩关节的前后位和穿胸位X线片，不会特意去拍轴位片（腋位片）。或者因为患者患侧上臂外展困难而难以拍标准腋位片，这些因素都会导致肩关节后脱位的漏诊。

6. 受到X线片上其他一些表现的干扰，肩关节后脱位损伤时候，往往因为暴力较大，会合并肱骨头的压缩性骨折，小结节的撕脱骨折等，如果医师缺乏经验，把肩关节疼痛的原因全部归因于这些损伤，则就会漏诊肩关节后脱位。

【防治措施】

一、诊断

肩关节后脱位患者，在临床非常少见，据估计只占所有肩关节脱位患者的2%～4%。多见于35～55岁的男性患者。但是其实很多的病例都被漏诊，因此其真正的发病率可能更高。因为肩关节后脱位发病率低，治疗复杂，疗效不确切，所以目前还没有令人满意的有关肩关节后脱位的详细分类方法。因为肩关节后脱位预后和许多因素相关，所以单纯根据诊断时间分类的方法并不可取。有关分类得到共识的是：单纯肩关节后脱位应该和后脱位合并结节骨折或者解剖颈骨折等肱骨近端骨折区分开来，其决定了治疗方法的选择。

一个需要引起注意的问题是：在诊断时候应该区分肩关节近端骨折合并后脱位和骨折合并半脱位。后者一般都有骨折疏松，早期就有多块骨折块，而且肱骨头从后方半脱位，但是并没有完全脱出于关节盂或者卡压于关节盂的现象。

对单纯的肩关节后脱位，可以根据诊断时间分类。以伤后6周为界限，6周以后的就称之为“慢性的”“绞锁的”“忽略的”肩关节后脱位。实际上，诊断的暂时延误却是个病理持续发展的过程。因为肩关节未被复位，由于旋转运动的磨损效应，肱骨头会发生畸形，如乒乓球挤压样畸形，如果继续发展，则会成为创伤性骨关节炎。肩关节后脱位急性期，会导致肩关节后方结构的不稳，如关节盂唇撕裂、关节盂边缘骨折、肩袖撕裂等。在复位肩关节时，关节囊后方撕裂有可能会自行愈合。

对合并骨折的肩关节后脱位，分类更复杂一些。如果产生后脱位的暴力很大或者肱骨近端骨质疏松，那么可能导致结节骨折或者肱骨近端骨折，通常是解剖颈骨折。三种最常见的骨折模式是小结节的二部分骨折（Neer分类系统的V型，AO分类系统中不包括此型）、解剖颈的二部分骨折（Neer分类系统的VI型和AO分类系统的C3.1型）和复杂的三部分、四部分骨折（Neer分类系统的VI型和AO系统的B3.3，C3.2和C3.3型）。

从上可以看出，肩关节后脱位如果能及时诊断，则并发症发生率会大大减低，功能预后良好，所以临床医师应该对此病高度重视。在诊断方面应该做到以下几点：

（一）病史

对患者进行仔细的病史询问和临床评估至关重要。肩关节后脱位常常由癫痫、乙醇或者药物戒断症状发作、上肢外展位摔伤、电击等所致。在肌肉不自主收缩的情况下，肩关节内旋肌力（背阔肌、胸大肌、肩胛下肌、大圆肌）明显大于外旋肌力（冈下肌、小圆肌），因此对这部分患者如果主诉有肩关节疼痛，则必须排除肩关节后脱位的诊断。疼痛是急性肩关节后脱位的典型表现，但是在某些药物或者乙醇戒断症状者，疼痛反应可能不是很严重，对这一点需要注意。在没有癫痫等病史的患者，如果见到小结节骨折等，也必须考虑到有肩关节后脱位的可能性。肩关节后脱位急性期未能诊断出，则往往导致肩关节功能明显受限。尤其是外旋外展功能受限，可导致患者不能完成梳头、洗脸等日常活动。如果在门诊遇到这样的患者，一定要详细询问患者的既往史，而不能简单的以“肩周炎”、“创伤性关节僵硬”等诊断了事，这样只会更加延误本病的诊断。

（二）体检

典型的肩关节后脱位上臂固定于内收内旋位，患者固定于内旋10°~60°，不能进行主动或者被动的外旋活动，肱骨头固定于关节盂后缘。Rowe和Zarins介绍了一种检查方法：肩关节后脱位时，患侧肩关节内旋畸形，当上臂前屈时候，前臂不能旋转。也可发现逐渐明显的喙突前移和肱骨头后移，但这些表现都比较细微而难以发现。同时还可能有特征性的上臂内旋合并80°~100°外展、前举受限。合并肩袖撕裂伤或者神经血管损伤不常见，但是应该排除这些诊断。

（三）影像学检查

1. X线片　外伤后应该拍摄标准肩关节片以排除肩关节后脱位诊断。包括肩胛骨平面的前后位片、腋位片和肩胛骨侧位片。标准前后片往往显示肩关节正常或者有细微的异常改变。在肱骨头的前部分位于关节内，后部分位于关节外时，前后位片就难以解释这种改变。在前后位片上有一些征象提示存在后脱位：肱骨内旋、关节盂空虚、肱骨头灯泡样改变、镶边征（关节盂前缘与肱骨头之间的距离大于6mm），槽线征（肱骨头骨折形成的垂直线）等，Arndf和Sears等指出镶边征出现应高度怀疑位后脱位。但是这些改变对诊断肩关节后脱位其实并不可靠。

腋位X线片对诊断肩关节后脱位及评估肱骨头前内侧缺损具有重要意义。它是盂肱关节的侧位投影，对于盂肱关节的骨折或脱位可以提供更为清晰、明确的影像。可清楚显示头与盂的前后关系以及肱骨头、结节的骨折情况。临床上常因为疼痛而外展受限，不能得到理想的腋位片，此时可以考虑顶斜位、Velpeau位或者改良腋位片，这些体位的X线片即便是在臂部被悬吊时候也可以获得。

肩胛侧位片也是盂肱关节的侧位像，正常肩关节影像为肱骨头位于盂窝中央，后脱位时候显示肱骨头位于盂的后方。

肩关节穿胸位片有时候也用来诊断后脱位，它是肩关节的斜位片。肩胛骨腋窝缘与肱骨上端内侧缘的影像形成一光滑的弧形曲线，称为Moloney线。后脱位时，由于肱骨头以及颈向后上方移位，Moloney弧形变狭窄，顶上变尖。

2. CT　CT对评估肱骨头缺损面积以及关节盂的改变非常有用。它能更精确的分辨肱骨近端骨折损害程度以决定是否需要治疗，它可以分辩出隐匿性的肱骨解剖颈骨折，可以更精确的评估肱骨头缺损面积的大小以及剩余肱骨头的外形和退行性变的程度。一般而言，肱骨头缺损的皮质化程度和大小的评估有助于明确最近是否有肩关节后脱位或者是否脱位已经持续了更长的时间。三维CT重建在计划进行肩关节重建手术时候是非常有用的（图10）

3. MRI　MRI可以提供有关肩袖和肩关节韧带软组织损伤情况的有用信息，但是因为肩关节后脱位极少合并软组织损伤，而且MRI价格昂贵，所以MRI检查并非必须。

4. 超声　在过去的数十年里，超声已经被用来诊断肩关节损伤，尤其是肩袖撕裂。超声可以评价盂肱关节不稳定，它可以清晰显示肱骨头并且允许在活动肩关节的情况下观察整个肱骨头表面，显示肱骨头的畸形、凹陷或者缺损。它可以用来诊断盂肱关节不稳定的方向。在后脱位时，肱骨头位于关节盂后缘的后方，在前脱位，关节盂窝空虚，肱骨头位于喙突下。因为超声价格低廉，为无创检查，有些骨科医师推荐在急诊肩关节损伤时候作为常规检查。但是也有医师认为超声诊断肩关节脱位需要专门的培训，而且超声也不能精确说明骨改变的病理学情况。因此在很多医院，普及这项技术尚有困难。

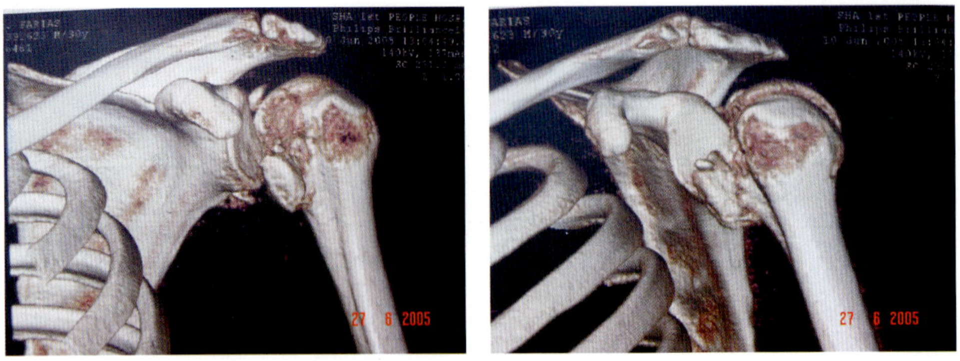

图 10　肩关节后脱位的 CT 三维重建影像，肩关节后脱位并肱骨小结节骨折

如果临床医师对肩关节后脱位有比较全面的认识，结合病史，体检和影像学检查，应该可以减少肩关节后脱位的诊断误诊率。

二、治疗

对肩关节后脱位如何进行治疗，是临床医师关心的问题。因为其发病率低，目前还没有基于循证医学的治疗指南，因此慢性肩关节后脱位的治疗还是个难题。最重要的是从病史、体检和影像学检查中尽早辨清肩关节的情况。癫痫、乙醇或者药物戒断症状发作、电击等病史即提示外科医师患者有肩关节后脱位的可能，最具特征的体征是上臂弹性固定于内旋位。

在进行任何治疗之前，都应该对患者进行全面的评估，包括肱骨头缺损面积、脱位病程的长短、患者年龄、体质、癫痫等原发疾病控制情况以及日常活动情况。如果肩关节后脱位发病和诊断的间隔时间很长，则宁可不去治疗后脱位。尤其在患者虚弱、高龄、精神错乱、癫痫不稳定、或者仅有轻微功能不适的情况下更该如此。在物理治疗后，鉴于这部分患者对功能要求不高，所以最终遗留的功能不良程度相对来说都是很小的。对其他患者而言，应该进行积极的治疗，目的在于获得解剖的、稳定的、功能良好的、无痛的肩关节。包括从简单的闭合复位到复杂的肱骨头置换的一系列的重建技术，都可用来治疗这些复杂的损伤。

（一）非手术治疗

尽管肩关节有很明显畸形，并失去旋转功能，但是慢性后脱位患者可以很好耐受这种异常，尤其在老年人。患者疼痛轻微并且有足够的前举运动来完成一些日常活动。如果对侧肩关节功能正常，则这部分老年患者可以试行所谓的“功能治疗”。

闭合复位：

闭合复位能否成功取决于脱位病程的长短和肱骨头缺损面积的大小。如果脱位时间不超过 3 周，肱骨头缺损面积小于 25%，可以尝试闭合复位。脱位时间超过 3 周的，闭合复位成功率低。急性创伤性后脱位应该在全麻下闭合复位。当然关于如何划分急性还是慢性后脱位，目前并没有取得一致意见，有人认为是 3 周，有人认为是 6 周。

在全麻后肌肉松弛情况下，轴向牵引上臂同时屈曲内收，可以获得复位，从肱骨头下方直接推挤有助于复位。如果肱骨头在关节盂绞锁，轻微内旋有助于将肱骨头从后关节囊和肩袖牵出。侧方牵引可以使肱骨头从关节盂解绞锁。一旦解绞锁，肱骨头便会轻度外旋。复位成功后，还必须仔细评估肩关节的稳定性。如果内旋位肩关节保持稳定，则可将上臂在旋转中立位制动 3 周。如果内旋位不稳定，则必须将上臂外旋 20°位制动 6 周。如果闭合复位失败，应该在全麻下行切开复位。

（二）手术治疗

肩关节后方不稳定的手术治疗可分为开放手术和关节镜下手术，以及最近发展的关节镜下热缩成型术。经典的开放手术仍然是多数医师的选择，因为效果更可靠。关节镜技术的发展已经极大的提高了治疗效果，最近的报道表明只要病例选择合适，关节镜可以取得与开放手术同样的效果，而且手术创伤更小，并发症更少，术后恢复更快。但肩关节后脱位的患者由于多为陈旧交锁的病例，后期多选择开放手术。

1. 肱骨头小面积缺损（<25%）　切开复位：闭合复位失败的患者如果肱骨头关节面缺损面积小于 25%，则可行经三角肌胸大肌入路切开复位。患

者沙滩椅体位，全麻，肘关节与肩关节位于同一水平，且上臂可以在术中充分活动。切口起自喙突顶部，沿三角肌胸大肌沟稍偏外侧入路，以备术中需要延长切口至三角肌止点所需。因为上臂明显内旋畸形，术中可以肱二头肌腱为标志寻找小结节以及旋肌间隙（rotator interval），它们通常位于胸大肌肱骨止点上缘的下方。打开旋肌间隙，有时候可以将肩胛下肌腱上缘同前关节囊分开以更好地暴露肩关节。此时可先内旋肩关节以解除绞锁，再侧方牵引加外旋以及从后方推挤肱骨头，直视下复位。一旦复位成功，必须检查肱骨头关节面和骨缺损的大小。关节盂后缘常有损伤，但极少引起进一步的肩关节不稳。如果关节面软骨良好，缺损面积小，关节稳定，则复位一般都比较满意。然后关闭旋肌间隙，如果关节不稳，上臂内旋，可以用非吸收线将上 1/3 肩胛下肌腱通过骨洞转移至缺损处。线结应置于肱二头肌间沟的后方，这样可以使肩关节比较稳定，并将上臂置于轻度外旋位制动 3 周。

2. 肱骨头中等面积缺损（25% ~50%） 小结节转移术：如果肱骨头骨折缺损面积为 25% ~50%，一般推荐行切开复位小结节转移术。Mclaughlin 首先报道对于缺损在 20% ~40% 的患者行肩胛下肌转移术，将肩胛下肌腱置入骨洞内。Hughes 和 Neer 改良了 Mclaughlin 法。他们将小结节截骨连同肩胛下肌转移至骨缺损处。这种方法的优点是可以更好的填充肱骨头骨缺损并使肩胛下肌获得良好的固定。本例患者就是运用这个方法。行三角肌胸大肌入路，以肱二头肌腱为标志找到小结节，辨清旋肌间隙和肩胛下肌下缘，结扎旋肱血管，在此间隙内，直视下从肱二头肌间沟至肱骨头缺损处行小结节截骨。将小结节连同附着的肩胛下肌牵开，以暴露肱骨头和关节盂。慢性绞锁的脱位合并肱骨头较大面积缺损者复位比较困难，需要适当松解软组织以利复位。当肱骨头到达关节盂侧方水平时候，稍微外旋肩关节即可复位，然后用两枚骨松质拉力螺钉（或可吸收螺钉）将小结节连同肩胛下肌腱固定于骨缺损处。此时，如果肩关节稳定，则将上臂旋转中立位制动 4 周。

其他手术方法：肱骨头 25% ~50% 面积缺损的其他手术方法有：肱骨旋转截骨、自体或者异体骨植骨重建肩关节。

肱骨旋转截骨：切开复位后，行肱骨外科颈水平截骨，然后内旋肱骨干，再加用带刃角钢板固定。此增大的内旋保证在整个肩关节活动范围内肱骨头缺损始终位于关节盂前方。此法的优点是可以获得稳定的接骨并允许早期康复锻炼。缺点是外旋受限不能改善。其适应证是除了此法只能行肩关节置换术的年轻患者。

同种异体骨移植重建肩关节：用取自股骨头的同种异体骨修复骨缺损处，术前需要事先设计好需要恢复的肱骨头的球形关节面，并以骨松质螺钉固定。这种方法可以取得与肩胛下肌转移术同样的效果，而且不破坏肱骨近端解剖结构，适应于那些存留肱骨头骨质较好并且没有骨关节炎的患者。

自体骨移植重建肩关节：在急性双侧肩关节后脱位患者，可用自体肱骨头骨软骨移植修复重建关节面前内侧中等面积或者大面积缺损。在行对侧半肩关节置换术时，可从取下的肱骨头获得适合另一侧缺损形状的骨软骨移植骨块，用 Herbert 螺钉固定。

3. 肱骨头大面积缺损（>50%） 肩关节置换术：半肩关节置换术用于关节面缺损大于 50% 的患者或者肱骨头骨质疏松移植骨不能存活者。全肩关节置换术用于关节盂显著破损时。半肩关节置换术和全肩关节置换术这两种方法目前并没有直接的比较。有些人认为全肩关节置换只用在关节盂有相应关节炎改变的患者。然而另一些人则认为应该常规使用全肩关节置换，这样可以更好的减轻疼痛，获得解剖复位。在关节置换手术中一个问题应注意：由于前后关节囊和肩胛下肌的挛缩假体有发生向后半脱位或者脱位的倾向。中立位或者相对前倾位植入假体可能会减少这一风险，但是关节囊松解和假体正常置于后倾位则被许多作者推荐。术前决定行关节置换术者，不可同时施行小结节截骨转移术，因为如果施行了截骨术再重建小结节可能会导致畸形愈合或者不愈合。如果关节面缺损较大而且脱位超过 6 周，复位将很困难。此时，关节周围软组织松解术非常重要。在侧方牵引和外旋下，可以用一个撬拨器或者牵引器的背面作为杠杆，置于关节盂后缘和肱骨头后方或者缺损面之间进行缓慢复位。当肱骨头靠近关节盂后缘时候，将上臂外旋即可使关节复位。为保持置换后的稳定性，需要将上臂外旋 10° ~20°制动。

固定期结束后，门诊拆除石膏，再次摄肩关节系列 X 线片。如 X 线片证实肱骨头在盂内位置良好，患者可改行吊带固定 10 ~14 天，并开始肘、腕及手部的主动活动锻炼，同时继续行握力和三角肌等长收缩锻炼。吊带固定结束后，可指导患者使用上肢完成日常活动，但禁止使用5磅（2.3kg）以上的力量完成拉、推、拽动作。患者还可开始肩部主动活动度锻炼，包括前屈、外旋和内旋活动，并进行内外旋肌等长收缩锻炼。术后10周，如活动范围恢复不满意，应指导患者进行轻柔的拉伸锻炼。术后12周，可开始抗阻力力量锻炼。随着患者康复，逐渐增加活动内容和活动量。一般而言，术后4月时活动度应恢复到90%，术后1年内还可逐步提高；术后6个月时患者可以恢复除重体力劳动和接触性运动以外的所有活动。但真正不受限制的活动应在1年以后进行。值得注意的是必须根据患者的具体情况制定个体化的康复锻炼计划，并根据康复过程的具体进展做出适当的调整。

手术的主要并发症是不稳定复发和肩关节僵直。不稳定复发的原因主要是：①转位位置不当，未达到理想的填充效果；②术后制动位置不正确或时间不足；③肱骨头缺损大于45%却选择了转位手术。不稳定复发应根据其原因做相应处理：转位位置不当时需重新手术，调整转位位置；因制动不正确而导致的不稳定复发可在麻醉下复位，然后在正确的位置固定适当的时间；肱骨头缺损大小判断错误则需改行关节置换术。

（马金忠　王　蕾）

5. 肱骨干骨折治疗的失误

肱骨干骨折大约占全身骨折的1%，可由直接暴力引起，也可由较大的旋转暴力所致。肱骨干骨折后常易产生神经并发症，如近端骨折易导致腋神经损伤，中1/3和下1/3骨折可导致桡神经损伤，但对这类并发症只要在临床检查时注意并予以及时正确处理，多数不致造成严重失误。一般而言，肱骨干骨折合并血管损伤的比例较小。

与神经并发症相比，肱骨干骨折本身的治疗如果处理不当容易造成失误。肱骨干骨折可采用保守及手术治疗。长期临床经验证实保守治疗可适用于多数骨折类型并能获得满意效果。只有在以下情况下才考虑作为手术适应证（参见下表）：

肱骨干骨折手术治疗的适应证

1	功能性的石膏固定或支具无法有效维持对线
	断端成角 >15°
	患者不合作或无法耐受
2	多发伤
	脊髓损伤
	下肢损伤无法负重
	多处长骨骨折
	损伤后需长期卧床
3	病理性骨折
4	同侧的桡骨和尺骨骨折（浮肘）
5	双侧肱骨干骨折
6	合并血管损伤
7	合并臂丛损伤
8	多段骨折

*摘自 Fractures in Adults，Lippincott Williams & Wilkins.

肱骨干骨折手术复位后目前主要采取两类内固定方式：钢板螺钉与交锁髓内钉固定。目前达成共识的是肱骨近端、远端骨折采用钢板螺钉固定；而骨干部则首选交锁髓内钉固定。理论上交锁髓内钉因其可有效避免畸形愈合、感染、医源性神经损伤等，特别是闭合复位、微创固定等技术理念的应用可提高骨折的愈合率。但是，临床上常常可见手术所致的并发症，其中骨折不愈合与肩关节功能障碍最为多见。

【病例介绍】

患者，女性，42岁，摔倒致右上臂肿痛、畸形急诊入院，摄X线片提示肱骨干骨折（AO 12－B2，图1）。患者体检表现为伤处畸形、肿胀，有骨擦感，没有血管、神经损伤表现。入院后即在臂丛麻醉下行手法复位，但断端不稳定，石膏固定无法有效维持复位，则行闭合复位，扩髓后顺行交锁髓内钉固定。术后3天时摄片见骨折复位后力线满意，但断端间有轻度分离（图2），给予三角巾悬吊患肢保护。约4周后开始上肢及肩关节功能锻炼。术后3个月来院随访摄X线片发现骨折部位仅少量骨痂形成，予以患肢石膏制动。术后10个月复查，X线片提示骨折未愈合，并有断端吸收形成明显间隙，诊断为骨不连（图3）。

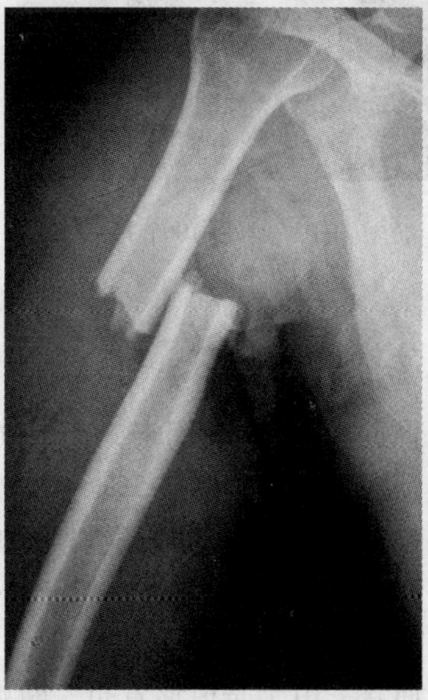

图1 术前

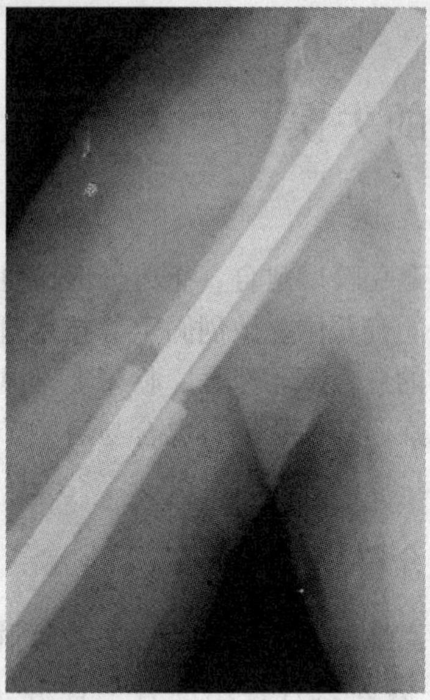

图2　术后

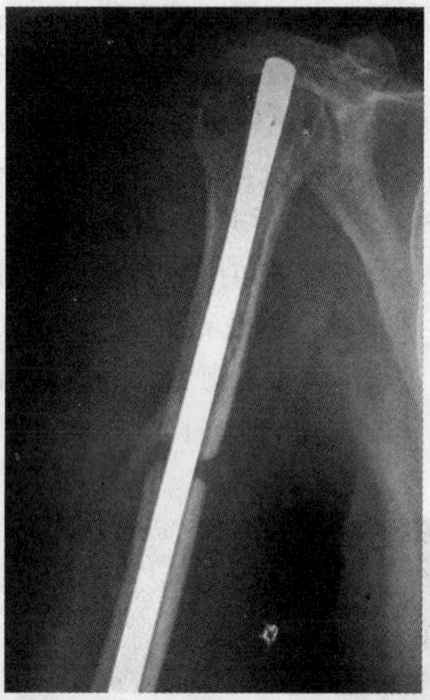

图3　术后10个月

【原因分析】

肱骨干骨折采用髓内钉固定，其不愈合率远高于下肢，文献报道的发生率在5%～10%之间。原因主要有两方面：①只注意恢复肱骨干的解剖连续性，忽视了骨折断端的加压技术；②地心重力的影响使得断端持续存在分离倾向。

就本例而言，由于是横形骨折，断端不稳定，容易受重力影响而产生断端间分离。在外固定难以有效维持复位的情况下，采用手术内固定是有指征的。然而，手术失败的原因是什么呢？仔细分析本例的术前、术后及随访资料不难发现，产生骨不连的最主要原因为忽视了断端间接触、加压。手术者只强调了骨折闭合复位，寄希望于减少对断端间的侵扰，保护其间的血供，通过断端间血肿机化演变成骨，但未采取有效的术中加压操作以致手术后断端间发生比较明显的分离。前人的经验和教训提示我们上肢骨折与下肢骨折的治疗存在一些异同点。如下肢骨折经交锁髓内钉固定后，只要力线得到正确恢复、有效维持，通过早期负重，断端间可以得到充分的应力刺激而迅速成骨。即使断端间有轻度分离，也可以通过动力性固定获得断端间的接触、愈合。而对于上肢特别是肱骨而言，骨折部位在愈合过程中难以像下肢一样得到充分的应力刺激。如果手术不能获得断端间有效的接触、加压，加上术后重力的影响，断端间分离倾向会更加明显，不愈合的可能性将进一步增加。

【防治措施】

对于肱骨干骨折的治疗，首先应严格把握手术适应证。能用保守治疗的不必强求手术。其次，绝不应为手术而做手术以致带来不良后果。美国科罗拉多州立大学丹佛创伤骨科中心 Wade Smith 教授曾介绍一例完全本来可以用石膏固定治疗的肱骨干骨折，辗转多家医院，经历了交锁髓内钉、钢板、锁定钢板等多种内固定方式，多次手术花费约50万美元仍造成一副难以收拾的残局。本例给骨科同道以十分深刻的启迪，手术并非万能，严格掌握适应证显得非常重要。何况，如骨科医师未经正规训练，不注意手术要点，手术本身的优点也可能成为缺点。

手术治疗时选择内固定方式应综合考虑多种因素，即根据骨折的具体部位和形态、骨的质量、髓腔大小、术者的技术等选用合适的内固定。尽管对于四肢骨干骨折，绝大多数医师会将交锁髓内钉作为治疗的首选，但对肱骨干骨折仍有许多学者推崇加压钢板固定。在钢板的选用上，以往多建议使用宽4.5系列钢板，如今更多建议使用窄4.5系列LC－DCP钢板。此类钢板适用于置放在骨干后方或外侧固定，更重要的是螺钉可以多方向灵活固定，而不是平行依次固定，如此可有效避免受到旋转暴力时发生疲劳骨折。近年来，作者更多选择锁定钢板（LCP）固定，原因在于这种钢板可更灵活的适应于不同的骨干形态并可根据不同的骨折形态在骨干不同部位完成固定。在利用微创技术间接复位时，这种灵活性显得尤为重要。此外，LCP锁定钉孔与普通钉孔双重设计可以让术者灵活的选择钉板-骨间锁定固定或断端间加压固定。选用LCP的另一优点是可以获得更加有效的固定。术后患肢无需外固定，可让肱骨干骨折患者早期进行屈肘功能锻炼，从而增加断端间的应力刺激，防止骨不连，促进愈合。

在选择髓内钉固定时，要充分考虑到骨折不愈合和肩关节功能障碍等并发症的可能性。虽然扩髓对骨折愈合的影响尚未确定，但手术应尽可能选择非扩髓的髓内钉。为了避免发生前述病例的情况，对横断骨折和短斜形骨折可以使用特殊的加压装置。以AO非扩髓UHN为例，加压装置必须在开始时与插入手柄和髓内钉相连，可用于顺行插入或逆行插入，加压范围最大可以达到8mm。以顺行插入为例，完成远端交锁后，在近端通过加压交锁孔拧入螺栓时，是通过加压手柄在透视监测下拧紧加压交锁螺栓，从而完成断端间的加压固定。为尽可能减少术后对肩关节功能的影响，手术可以选择逆行插入的方式，术中还要特别注意髓内钉尾端最好埋入皮质下约1cm左右，并且确保在各个透视角度下均不突出于皮质外。

（刘 播）

参考文献

1. Blum J, Rommens PM, Janzing H. The unreamed humeral nail: a biological osteosynthesis of the upper arm. Acta Chir Belg, 1997, 97:184-189.
2. Sims SH, Smith SE. Intramedullary nailing of humeral shaft fractures. J South Orthop Assoc, 1995, 4:24-31.

6. 骨质疏松性肱骨骨折交锁髓内钉固定失败

老年人骨质疏松，骨量减少、骨松质与皮质骨的结构与物理性能均下降，容易导致骨折；加之听觉、视觉功能下降，神经－肌肉运动系统功能减退，使外伤的机会增加，因此，随着人口老龄化的形成，骨质疏松性骨折对个人乃至社会造成了很大影响。骨质疏松性骨折骨痂成熟与新骨形成迟缓，骨的矿化与骨痂质量相对较差，骨折愈合能力差，有骨折不愈合的危险，并且发生再次骨折几率较大。对于这类患者，在临床治疗中不同于一般的骨折，如处理不当容易造成骨不连、内固定松动、断裂等并发症。

【病例介绍】

患者，女性，73 岁，2002 年 10 月 11 日因摔伤致右肱骨中段骨折。2002 年 10 月 17 日行右肱骨骨折切开复位交锁髓内钉内固定（远近端均予交锁），手术及术后恢复顺利。2003 年 4 月 14 日复查 X 线平片提示患者骨折对位对线好，远端交锁钉位于髓内主钉的交锁孔内（图 1）。此后患者未再到本院复诊。直到 2006 年 4 月左右患者感到患肢疼痛，再次复查，摄 X 线平片发现骨折端部分移位，骨折不愈，远端交锁螺钉脱出于髓内钉的交锁孔外（图 2）。

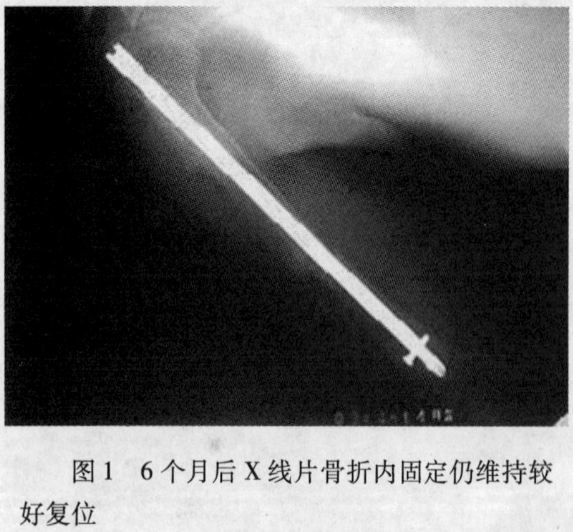

图 1　6 个月后 X 线片骨折内固定仍维持较好复位

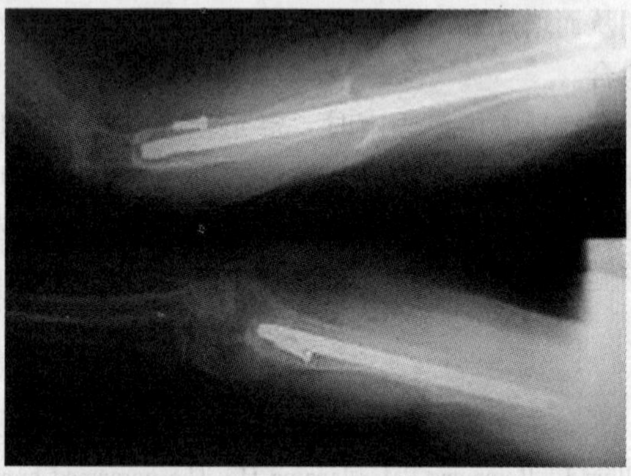

图 2　2 年 6 个月后 X 线片交锁钉脱出于髓内钉的交锁孔外

【原因分析】

患者肱骨中段骨折诊断明确，骨折本身并不复杂，采用交锁髓内钉治疗，手术适应证及内固定选择恰当，髓内钉内固定手术及术后恢复顺利，复位及固定效果满意。半年后 X 线平片提示仍维持较好复位，整个诊疗过程符合诊疗常规。分析造成骨折不愈锁钉脱出的原因为：

1. 骨质疏松是造成本例骨折治疗失败的根本原因　患者，73 岁，高龄女性，存在骨质疏松危险因素，术后 0.5 年及 3.5 年随访 X 线平片显示存在着越来越明显的骨质疏松。骨质疏松导致骨折愈合能力差，致使骨折长期不愈，存在异常活动，最终导致交锁螺钉脱出，内固定失败。骨质疏松对骨折愈合的影响：一般骨折愈合的组织学过程经历炎性阶段、修复阶段与改建阶段。三个发展阶段有一定程度的相互重叠，其中修复阶段历经纤维骨痂、软骨性骨痂至骨性骨痂。骨质疏松性骨折同样要经历这三个阶段。但在骨质疏松性骨折愈合过程中，由膜内成骨与软骨内成骨形成的小梁状骨的骨吸收明显加快，而相应的骨形成作用却缓慢或不足。在老年女性人群中，因雌激素降低后使得破骨细胞数目增多且功能活性增强，而雌激素降低可抑制成骨细胞增殖、分化并抑制基质蛋白的合成。由此导致小梁状骨的过分丢失与骨吸收，新生骨的相对不足，骨折愈合质量降低。比较统一的意见是：骨质疏松对骨折愈合的各期均有影响，但对骨折愈合早期的影响似乎不太明显，其影响主要是在骨折愈合的后期。在骨质疏松性骨折愈合过程中，软骨性骨痂向骨性骨痂演变过程延缓。而在编织骨向成熟骨改建过程中，小梁状骨表面成骨细胞数量减少，成骨能力降低；相反，破骨细胞吸收能力旺盛，导致骨结构松散，骨痂质量下降。而该例患者在手术半年后失访，恰是骨质疏松对骨折愈合的影响较明显的骨折愈合的后期，因此在此时没有得到进一步的指导和治疗对该患者是极为不利的。

2. 长期静力型固定应力遮挡　肱骨骨折交锁髓内钉固定远近端锁定属静力型固定，对骨折端形成应力遮挡，骨折端局部得不到应力刺激。由 Wolf 定律可知，这样限制了骨痂形成及骨折的愈合。该例患者由于术后在长达3年多的时间内未回医院复查，未能及时根据骨折愈合进程进行相应处理，骨折端长期处于应力遮挡之下，阻碍了骨折的愈合。

3. 在治疗骨折的同时没有进行抗骨质疏松治疗　该患者术后半年随访后，未再进一步随访，难以得到及时指导进行针对骨质疏松性骨折的综合治疗；2006 年复诊时，回顾性追问患者也证实其没有针对骨质疏松进行治疗。

【防治措施】

髓内针固定对大多数长管状骨干部骨折都能取得满意疗效，本例患者肱骨中段骨折，采用交锁髓内钉治疗，手术适应证及内固定选择是恰当的。从力学方面分析，髓内针固定比钢板螺钉内固定和外固定有更多优势：由于髓腔的方向更接近骨的力学轴，髓内针固定属中央性内固定，钢板固定在骨表面，属偏心性固定，所以髓内针比钢板承受更小的弯曲应力，不易发生疲劳折断；髓内针与骨皮质接触，是一种应力分享式固定，如果在针的远近端不加锁定，髓内针将作为滑动夹板使骨折端获得动力加压；随着髓内针进入髓腔，骨折可取得自动对线复位。从生物学方面分析，髓内针的优势是不必像钢板固定那样广泛的剥离周围软组织，对骨折端血供破坏影响小，有利于骨折的愈合。

鉴于本例患者髓内针固定失败的原因分析，我们应当从中获得的教训或防治措施主要包括两方面。

一方面，应强调患者的个体化治疗，加强随访，及时指导，针对治疗过程中出现的问题随时进行相应处理，促进骨折愈合，最大限度地恢复肢体功能。例如：骨质疏松骨折内固定治疗后，如果固定不牢固，可适当加用外固定，维持稳定；针对应力性遮挡效应，可使内固定动力化，或及时取出内固定，适度加强骨折端的应力刺激，促进骨折愈合。本例患者老年女性，伴有严重骨质疏松，骨折内固定后在长达 3.5 年时间内不复诊，不接受治疗和指导，其治疗失败是很难避免的。

另一方面，对于骨质疏松性骨折的治疗，在治疗骨折的同时给予骨质疏松的病因学治疗，提倡综合性治疗。骨质疏松性骨折与其他骨折相比处理上有其特点。此类骨折可看作是原发病骨质疏松症的并发症之一，所以在治疗骨折的同时需处理原发病。刘中坡等在治疗髋部骨折时将 60 例患者分成两组，并且严格按统计学排除年龄、性别、骨折类型、骨质疏松 Singh 分度及骨科治疗方法上的差异。第 1 组患者单纯给以骨科牵引或手术治疗，第 2 组患者除此外，同时给以抗骨质疏松症治疗，两组患者保守牵引方式，手术适应证及手术方式选择均相同。抗骨质疏松症治疗包括雌激素、降钙素、补钙及维生素 D、中药治疗、物理治疗及康复运动治疗。对两组患者随诊 2～20 个月，进行疗效评定，结果显示优良率：第 2 组为 95%，第 1 组为 74%。而且，第 1 组并发症如人工股骨头置换术后下沉，一段时间后对侧髋关节骨折，骨折延迟愈合或不愈合的发病率高。因此，应特别强调在老年性骨质疏松性骨折诊疗计划中，要充分认识到骨质疏松在骨折愈合过程中的影响。对骨质疏松性骨折治疗时采用骨折固定与促进骨质生长、骨钙沉积、骨质形成的药物相结合。抗骨质疏松药物治疗包括雌激素、甲状旁腺激素、降钙素、补钙及维生素 D、中药等。骨折早期，破骨细胞活跃，骨吸收增强，而且因制动导致骨量的进一步丧失，因此宜用抗骨质吸收药抑制破骨，如降钙素等药物；在恢复期和功能康复期，活性维生素 D 不仅有增加骨量、降低再骨折率的作用，而且有助于改善神经、肌肉功能，能防止跌倒，降低再骨折发生率；重度骨质疏松性骨折可以两种或两种以上药物联合使用。

（官士兵）

参 考 文 献

1. 荣国威，王承武. 骨折. 北京：人民卫生出版社，2005，536－548.
2. 黄公怡. 骨质疏松性骨折及治疗原则. 国外医学内分泌学分册，2003，23（2）：111－113.
3. 韦永中，范卫民，王美莲. 中老年妇女骨折后再骨折的观察. 中国骨质疏松杂志，2005，11（1）：77－79.
4. 刘中坡，赵立力，张艳玲等. 老年髋部骨质疏松性骨折综合治疗探讨. 中华骨质疏松杂志，1999，5（4）：69－70.
5. Bischoff HA，Stahelin HB，Dick W，et al. Effects of vitamin D and calcium supplementation on falls：a randomized controlled trial1. J Bone Miner Res，2003，18：343－351.

7 肘关节复杂骨折脱位

肘关节是一个包含肱尺关节（肱骨滑车－尺骨滑车凹）、肱桡关节（肱骨头－桡骨头凹）和上尺桡关节的复合关节。临床诊断肘关节脱位，一定包含肱尺关节的咬合异常。按前臂（尺桡骨）相对于肱骨的位置，肘关节脱位可分为后脱位、前脱位、侧方脱位（桡侧、尺侧）、分离脱位（尺桡骨分离）4 种。按是否伴有肘部骨折，肘关节脱位可分为单纯脱位（无骨折）和复杂脱位（伴发骨折）。

临床肘关节脱位的发生率约占人体全部关节脱位的 20%，仅次于肩关节脱位，居于第二位。肘关节后脱位或后外侧脱位最常见，占全部肘关节脱位的 80% 以上。研究发现，在单纯肘关节后脱位的患者，100% 伴有肘外侧副韧带的撕裂，前关节囊及肱肌的严重损伤也很常见。但在手法复位后，肘关节大多十分稳定，这也证实了 Morrey 等（1983）的生物力学实验，即咬合良好的肱尺关节（肱骨滑车和尺骨鹰嘴）为肘关节提供了 50% 以上的稳定性。单纯肘关节脱位保守治疗的效果很好。Josefsson（1984）报道了 52 例单纯肘关节脱位，复位后经平均 24 年的随访，发现 50% 没有任何残留症状和肘关节不稳定的主诉，19 例有肘关节运动幅度的部分丧失，放射学检查没有关节间隙的狭窄，但 76% 有关节周围的钙化。

临床上将伴有肘关节骨折的肘关节脱位称为复杂骨折脱位（complicated fracture dislocation of the elbow），是肘关节损伤中复杂的、累及关节多结构的骨与韧带损伤，处理较困难，治疗一直存在争议。治疗不当可导致肘部慢性疼痛、关节不稳定及关节活动度的丧失等，并可导致创伤性僵硬、肱尺关节炎、退行性变等并发症。虽然肘关节复杂骨折脱位只占肘部损伤的 10% ~20%，但后果严重，应引起临床足够重视。

【病例介绍】

病例 1 患者，男性，28 岁。因高处坠落致左肘及腕部肿痛畸形 2 小时急诊入院。摄 X 线片发现左肘关节后脱位，伴发桡骨头骨折（Mason 法Ⅲ型，Johnson－Mason 改良法Ⅳ型）、尺骨冠突骨折（Regan－Morrey 法Ⅱ型），及尺骨近段骨折（冠突远侧），同时腕部有桡骨远端粉碎骨折和下尺桡关节分离，前臂骨间膜撕裂，即肘－腕双极损伤（Essex－Lopresti 损伤，图 1）。经术前准备后，手术治疗。先固定腕部桡骨远端，再做肘部手术。术中发现桡骨头粉碎，难以固定，行桡骨头切除；尺骨近段骨折以解剖钢板内固定；尺骨冠突复位后以 2 枚 3.0mm 空心拉力螺钉固定；缝合修复肘内侧副韧带。术后石膏托固定 1 个月，拆除后进行屈伸和旋转功能锻炼。但患肘关节僵硬，活动幅度增加不明显。15 个月后拆除内固定，肘关节屈伸活动 70°（幅度：50° ~120°），前臂旋转活动 30°（幅度：旋前 25° ~旋后 5°）。该例损伤严重，且因经济原因未能用桡骨头假体重建，治疗效果受限。肘关节虽然僵硬，但无疼痛。

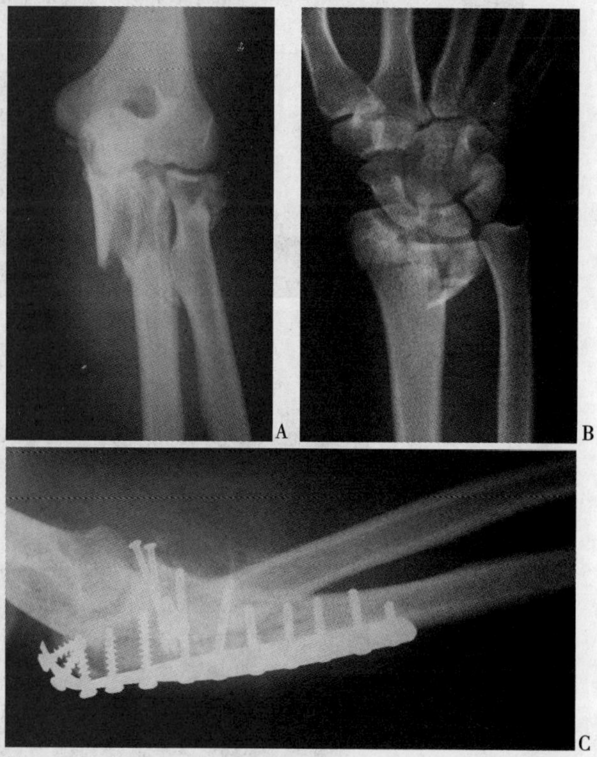

图 1 病例 1

A：尺桡骨近端骨折术前 X 线片；B：桡骨远端骨折伴下尺桡分离；C：肘关节术后 X 线片。

病例2 患者，男性，23岁。因坠落致左肘关节肿痛畸形1小时急诊入院。摄片发现左尺骨近段骨折（冠突远侧），肘关节后脱位，伴有尺骨冠突（Regan－Morrey法Ⅱ型）和桡骨头骨折（Mason法Ⅱ型，图2）。经术前检查与准备，经后路暴露尺骨冠突和桡骨头，见桡骨头骨折为3块粉碎骨折。因经济费用困难，未能采用微型空心螺钉固定，而采用多枚细克氏针经皮固定。冠突骨折复位后，以2枚3.0mm空心拉力螺钉从后向前咬住冠突骨块，固定牢固。尺骨近段骨折以钢板固定。缝合修复肘内侧副韧带。术后以石膏托在肘关节90°位固定4周，拔除细K针，再石膏固定2周后拆除。进行屈

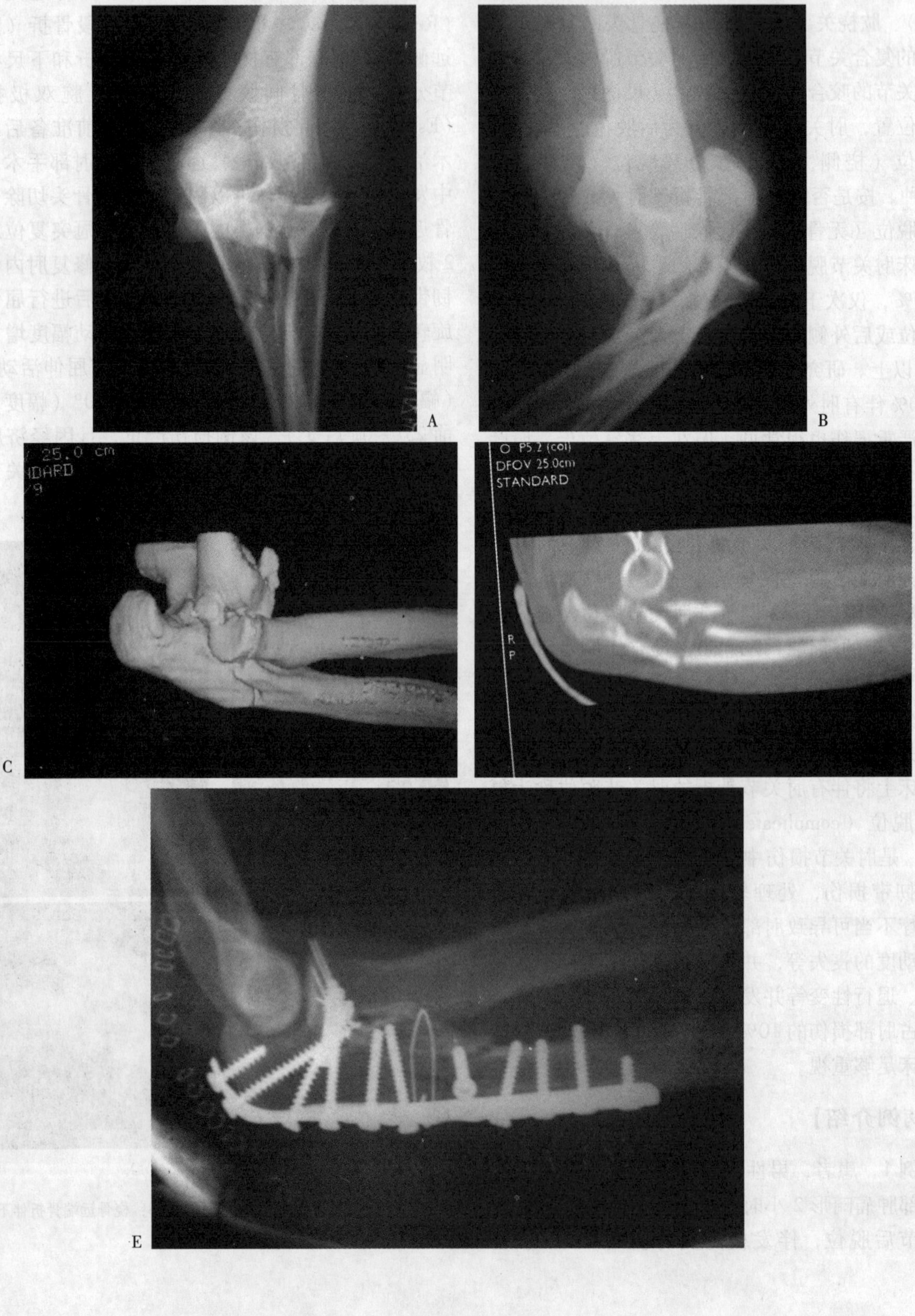

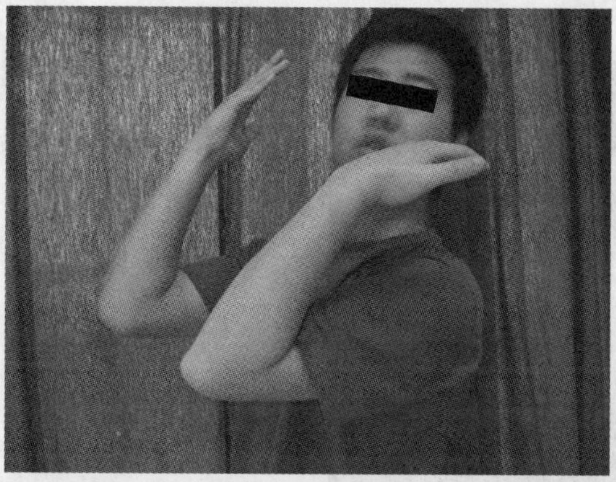

F

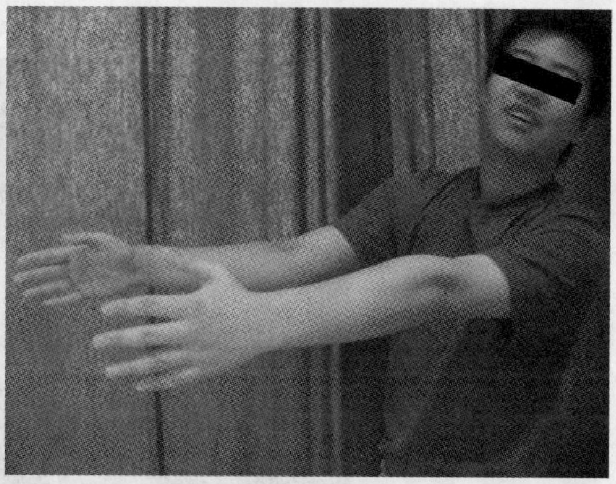

G

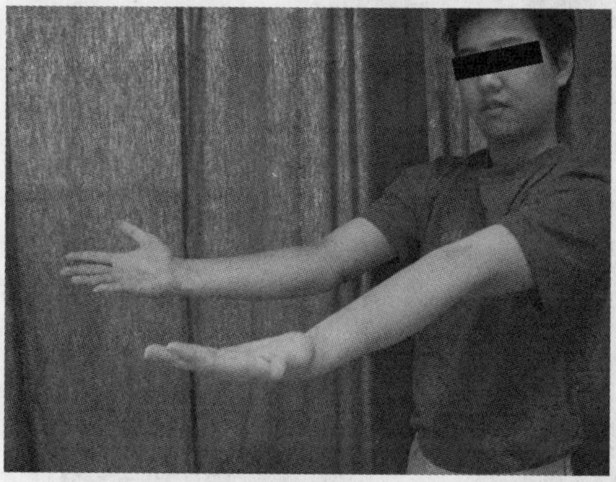

H

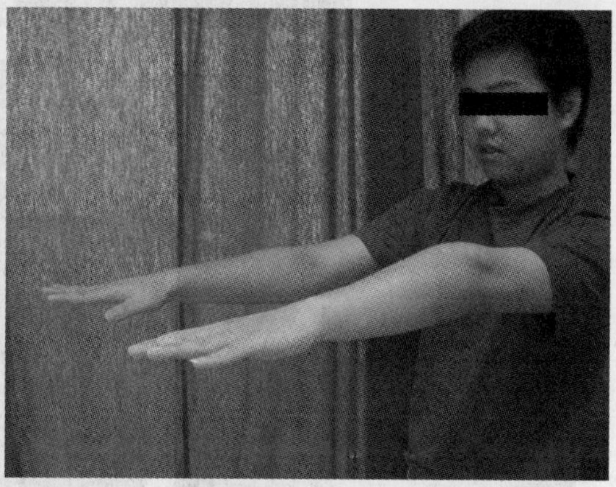

I

图2 病例2

A：术前正位；B：术前侧位；C：术前三维重建；D：冠突骨折矢状面扫描；E：术后；F、G：术后功能，肘关节屈伸幅度；H、I：前臂旋转功能（旋前、旋后）。

伸和旋转功能锻炼。术后1年取内固定时随访，屈伸和旋转功能良好。

病例3 患者，女性，63岁。因跌倒致右肘关节肿痛畸形1小时急诊入院。摄X线片发现右尺骨鹰嘴骨折，肘关节经鹰嘴间脱位，伴有尺骨冠突（Regan－Morrey法Ⅱ型）和桡骨颈骨折（Mason法Ⅰ型，图3）。经术前检查与准备，后路鹰嘴间暴露尺骨冠突和桡骨头，见桡骨颈骨折嵌插无移位，故未予内固定。冠突骨折复位后，以2枚3.0mm空心拉力螺钉从后向前咬住冠突骨块，固定牢固。将肘关节复位，以2枚克氏针加张力带固定鹰嘴骨折。缝合修复肘关节内侧副韧带。术后以石膏托在肘关节90°位固定2周，拆除石膏进行屈伸和旋转功能锻炼。1年后随访，屈伸活动150°（幅度：10°～160°），旋转活动100°（幅度：旋前70°～旋后30°），功能满意。该例因损伤较轻，桡骨颈骨折为嵌插稳定型，冠突和鹰嘴骨折固定牢靠，能早期活动，故治疗效果最好。

病例4 患者，男性，46岁，因左上肢陈旧性多发性骨折脱位，颅脑外伤术后3月入院。患者3月前因车祸导致颅脑外伤，左上肢多发性骨折脱位。颅脑外伤抢救治疗3月，病情稳定后转入骨科就诊。查体：左腕桡偏畸形，前臂旋转消失；肘关节伸直位固定，屈伸不能；肩关节部分活动受限。X线片可见：肱骨近端畸形愈合；肘关节陈旧性脱位，尺骨鹰嘴骨折，桡骨近端粉碎骨折；桡骨远端骨折畸形愈合，短缩，桡偏（图4）。在臂丛麻醉下行肘关节粘连松解，尺骨鹰嘴骨折切开复位张力带固定，桡骨小头切除，Orthofix单边带轴肘关节支架固定；尺骨短缩LCP钢板内固定。术中肘关节活动半径115°。术后肘关节带轴支架功能早期操练。

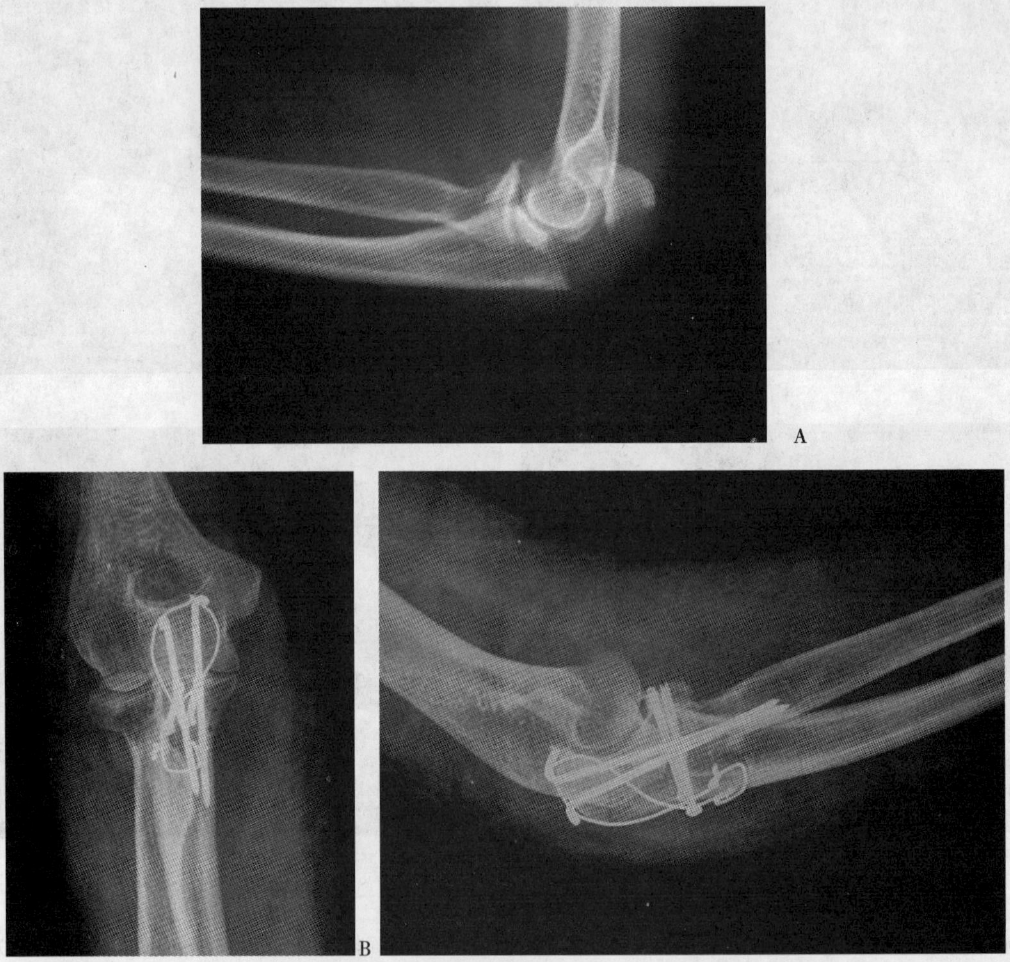

图3　病例3

A：术前X线片；B：术后正位X线片；C：术后侧位。

【原因分析】

肘关节是一个包含肱尺关节（肱骨滑车－尺骨滑车凹）、肱桡关节（肱骨头－桡骨头凹）和上尺桡关节的复合关节。肘关节的骨折脱位多是高能量损伤所致。坠落和车祸是常见原因。肘关节的稳定除了肱骨头、滑车、桡骨头、冠状突和尺骨鹰嘴等骨性结构外，还有重要的内外侧副韧带及关节囊的参与。因此，在常规X线片检查的同时，要仔细查体，了解肘关节软组织损伤及关节内外翻稳定、屈伸活动情况，全面判断肘关节的损伤，避免诊断和治疗上的遗漏。需特别强调冠突骨折对肘关节稳定的意义。

1. 创伤性肘关节不稳　创伤性肘关节不稳占所有肘部损伤的11%～28%。对于肘关节的稳定，骨性结构的支撑和阻挡与软组织韧带的束缚同等重要。肱骨远端与尺、桡骨近端的关节面相互适应是维持肘关节稳定性的主要因素，其中尺骨的冠状突、鹰嘴以及桡骨头的作用极其重要。尺骨冠状突骨折超过50%（Ⅲ型），可引起肘关节的复发性脱位和半脱位。Pugh等特别强调冠状突骨折对诊断肘关节不稳定的特异性价值。如发现伴有尺骨冠状突骨折，则无论患者有无肘关节后脱位，都应想到肘关节不稳定的可能性。这是因为，冠突尖部（约0.5cm）是完全位于肘关节腔内的结构，冠突尖的骨折也是纵轴压缩暴力引起的，而不是关节囊或肱肌止点的撕脱骨折。桡骨头是除内侧副韧带（MCL）外第二位的对抗外翻应力的稳定结构。桡

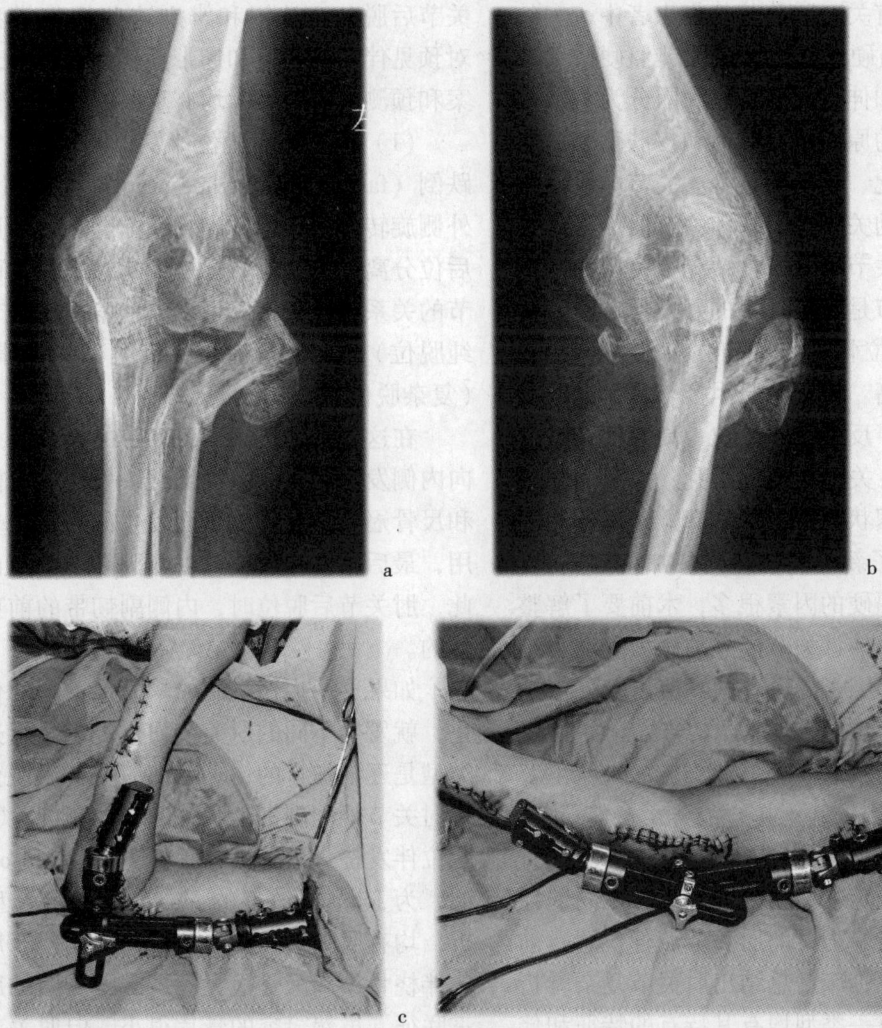

图4 病例4

A、B：术前肘关节陈旧性骨折脱位；C、D：术中肘关节屈伸位置。

骨头骨折占肘关节骨折的30%。内侧副韧带分前束、后束和横束，Morrey等认为前束在肘关节屈曲90°时，可提供90%的外翻阻挡作用，而外侧副韧带只占9%。因此，前束是肘关节屈曲外翻应力的重要稳定结构。前束损伤后，桡骨头就成为阻挡肘外翻的主要结构。肘内侧的淤斑提示内侧副韧带损伤可能。外侧副韧带损伤常与尺骨冠状突骨折伴发，而内侧副韧带损伤常与桡骨小头骨折伴发。熟悉肘关节稳定结构的相互关系及生物力学特性，可以使临床医师从简单的骨折表现中，发现肘关节不稳的潜在危险，有利于手术方案的制定。

2. 肘关节恐怖三联征　肘关节后脱位同时伴有尺骨冠状突骨折和桡骨头骨折，称为“肘关节恐怖三联征（terrible triad of the elbow）”。肘关节三联征的发生机制是肘关节在伸直位，遭受施加于上肢纵轴方向的高能量压缩和剪切暴力。除了三联损伤外，还常伴有肘内、外侧副韧带和前臂骨间膜的撕裂，桡骨和/或尺骨的骨折，下尺桡关节分离等。因此，整个肘部和前臂显得十分不稳定。在肘部三联征中，所有的桡骨头骨折均属Mason－Johnson Ⅳ级，因为骨折均伴有肘关节后脱位。如果内侧副韧带完整，桡骨头骨折对肘关节外翻稳定影响不大。反之，则外翻不稳。尺骨冠状突骨折多为Ⅱ～Ⅲ型，由于限制外翻的肘内侧副韧带前束止于冠突基底。因此，Ⅲ度的冠突骨折均将导致肘关节的后方和外翻不稳定。对于此类严重骨折脱位，CT三维重建具有较重要的临床应用价值，它能直观地显示肘关节骨折移位、骨块位置等情况，有助于骨折正确分型，为手术治疗提供依据。

3. 创伤性肘关节僵硬　创伤性的肘关节僵硬

原因不明，一般认为与损伤的严重程度、固定时间过长、个人体质等有关。肘关节外伤患者中，大约有5%发生肘关节僵硬。创伤性肘关节僵硬按关节挛缩的位置分屈曲和伸直两型。按病因分为关节内和关节外。关节外的原因包括肌肉和皮肤挛缩、韧带和关节囊的纤维化、异位骨化等。关节内包括纤维脂肪增生所导致的关节腔闭塞和关节面不平整导致的继发性的骨性关节炎。通常情况下，两种因素都同时存在。肘关节是异位骨化的好发部位，肘关节脱位骨折并发异位骨化致关节强直的发病率较高，尤其成年人更高。其发生原因多与骨面的损伤渗出、关节囊血肿、反复手法复位、高强度的锻炼等有关。X线片可见关节结构的紊乱，关节间隙狭窄或消失，大量的絮状高密度影。麻醉条件下的手法强力复位，造成了新的损伤，无疑加重了病情。造成创伤性肘关节僵硬的因素很多，术前要了解整个治疗的过程，充分估计关节内外的静力和动力结构，活动受限的阻挡因素，患者的意愿以及可能达到的活动半径，以此参照选择手术的方式。

【防治措施】

1. 熟悉损伤机制，防止漏诊　肘关节复杂骨折脱位，往往按照一定的损伤类型发生。不同的损伤类型，往往与遭受暴力时的肘关节屈伸位置、前臂的旋转位置有关。临床已总结出肘关节复杂骨折脱位的几种类型，每一类型均有其特有的特征和伴发损伤，即：①肘关节后脱位伴桡骨头骨折；②肘关节恐怖三联征；③肘关节后脱位伴冠突内侧骨折；④鹰嘴骨折伴肘关节前脱位；⑤鹰嘴骨折伴肘关节后脱位。认识和辨别这些损伤类型（表1），对预见伴发的骨折和韧带损伤、制订合理的治疗方案和预测治疗效果，均有重要的临床意义。

（1）肘关节后脱位伴发骨折　肘关节在伸展位跌倒（fall on outstretched arm），由外翻、轴向和后外侧旋转暴力引起。尺骨和前臂相对于肱骨是在旋后位分离，发生后脱位（肱尺关节），而上尺桡关节的关系往往正常。可以单独发生肘关节脱位（单纯脱位），或伴发桡骨头和（或）尺骨冠突骨折（复杂脱位）。

在这一损伤机制中，韧带的撕裂是从外侧逐渐向内侧发生的；如果损伤继续发展，可能有桡骨头和尺骨冠突与肱骨撞击而发生的骨折；暴力继续作用，最后才发生肘关节内侧副韧带前束的断裂。因此，肘关节后脱位时，内侧副韧带的前束可能是完整的。

如果这一损伤机制的暴力在不同的作用时期终止，就发生不同的肘关节损伤类型。下述3种损伤类型是逐渐加重的：①单纯肘关节后脱位，往往伴有肘关节外侧副韧带和关节囊的撕裂；②肘关节后脱位伴发桡骨头骨折，骨折可以是Mason的任一类型，为Johnson改良的Mason分类第Ⅳ型桡骨头骨折，均有肘关节外侧副韧带的损伤；③肘关节后脱位伴桡骨头和尺骨冠突骨折，即所谓的肘关节恐怖三联征，虽然冠突的骨片很小，但肘关节十分不稳定，多需手术治疗，处理不当将后遗严重的肘关节不稳定。

表1　肘关节复杂骨折脱位的类型特征

	脱位	桡骨头骨折 Mason 分类	冠突骨折 Regan - Morrey 分类	鹰嘴骨折	侧副韧带损伤
后脱位伴桡骨头骨折	后脱位	骨折	完整	-	外侧副韧带
肘关节三联征	后脱位	骨折	Ⅰ～Ⅱ型	无	外侧副韧带 内侧副韧带
肘关节内翻旋转半脱位	旋转半脱位	完整	Ⅱ～Ⅲ型	-	鹰嘴骨折或外侧副韧带损伤
鹰嘴前方（经鹰嘴）骨折脱位	前脱位	完整	均为Ⅲ型	有	-
鹰嘴后方骨折脱位	后脱位	骨折	均为Ⅲ型	有	外侧副韧带撕脱，从肱骨外上髁

（2）肘关节内翻位后内侧旋转损伤（varus posteromedial rotatory injury） 是在肘关节伸展位跌倒，由内翻、轴向和后内侧旋转暴力引起。这一损伤机制的特征是发生较大的冠突前内侧的骨折（骨块连带肘内侧副韧带前束）。冠突前内侧骨折通常还伴发其他损伤，如肘关节外侧副韧带的断裂、鹰嘴骨折、冠突基底骨折。

（3）鹰嘴骨折伴肘关节脱位 有2种类型。在这2种损伤类型中，上尺桡关节的关系基本正常。①鹰嘴前方骨折脱位（Anterior olecranon fracture - dislocation），又称经鹰嘴肘关节骨折脱位（trans - olecranon fracture - dislocation）。尺骨和前臂经鹰嘴的骨折部位向前方脱位。此类损伤的特点是：肘关节前脱位，鹰嘴骨折，冠突骨折块大，桡骨头完整，肘关节外侧副韧带没有损伤。多由高能损伤引起，发生在青壮年；②鹰嘴后方骨折脱位（posterior olecranon fracture - dislocation），尺骨和前臂向后方脱位。其损伤特点是：肘关节后脱位，鹰嘴骨折，桡骨头骨折，冠突骨折块大，外侧副韧带撕裂。多发生在骨质疏松的患者。

2. 选择恰当的治疗方法稳定关节，及早功能锻炼 治疗肘关节复杂骨折脱位的一个重要原则是为肘关节提供足够的稳定，以期尽早进行功能锻炼。只有重建肘部结构的稳定性并早期活动，才能获得较好的关节功能。治疗方法包括闭合复位制动、骨折切开复位内固定、桡骨头切除或置换、外固定支架固定、内外侧副韧带的重建等。治疗的最终目标是恢复一个无痛的、稳定的、有一定功能活动范围，能进行日常活动的肘关节。

（1）闭合复位外固定 肘关节后脱位复位后，要在麻醉下检查肘关节的屈伸及外翻应力，确保肘关节的活动无机械性阻挡。肘关节稳定无再脱位倾向者短期制动3～6天，早期活动。尺骨冠状突Ⅰ型及桡骨头骨折Mason Ⅰ型，均可保守治疗。对于合并的韧带损伤是否修补，取决于肘关节的稳定性。韧带修补的适应证是修补的韧带能提供肘关节的稳定，以便早期活动。Schnettler认为不在于韧带是否修补而是制动时间的长短决定肘关节最终的结果。对于有明显软组织损伤者，常规口服吲哚美辛50mg，1日3次，连服4周，预防异位骨化的发生。

（2）切开复位内固定 与肘关节的单纯脱位不同，伴有骨折脱位的肘关节损伤一般均需手术治疗。尺骨近端骨折伴桡骨头脱位的Monteggia骨折，多行切开复位尺骨鹰嘴内固定。内固定的方法有DCP、重建钢板、骨松质螺钉、张力带、1/3管形钢板等。对于MasonⅡ型、Ⅲ型桡骨小头骨折尽量采取ORIF，T形钢板、空心钉固定。对于MasonⅣ骨折，行简单的桡骨头切除，可导致原发和继发性的肘关节外翻阻抑减弱，肘关节过早的出现退行性改变。可行人工桡骨头置换，减少桡骨头切除的机会。Morrey等认为应至少保留冠状突高度的50%，才能保持肘关节的稳定性。以此可以预估重建后的冠状突高度应至少达原来高度的1/2以上，而无需恢复冠突本身原有的高度，并同时修复内侧副韧带前束。

（3）带轴肘关节外固定支架固定 带轴可动跨关节外支架为复杂性肘关节不稳的治疗带来全新的思路和希望。当外固定支架的旋转轴与肘关节固有伸屈旋转轴相一致时，外固定支架不但能增强内固定的稳定性，而且能允许肘关节作伸屈功能锻炼。通过附加牵拉装置，可将关节间隙牵开2～3 mm。施于尺骨向前的牵引力，从而消除了在肘关节屈伸过程中由伸屈肌群传递到骨折部位的动态应力，阻止了肘关节再次后脱位，提高了关节骨折内固定的功效。外固定支架还能替代侧副韧带提供关节侧方稳定性，限制肘关节异常内外翻活动，有利于肘关节侧副韧带的修复。肘部骨折在韧带和附着肌肉的牵拉下发生旋转，单纯的外固定不能使关节面完全复位，可有限切开内固定，关节面平整后，再放置外固定器，借助外固定器的牵引作用维持力线。带轴外固定支架也可应用于脱位患者，外固定支架不但提供早期的控制活动，而且有助于保持适当的肘关节间隙，避免关节面的过度压迫。对于陈旧性肘关节不稳，带轴外固定支架在重建骨与韧带的基础上，提供早期功能锻炼的机会。肱尺关节的韧带允许有3°～4°内外翻松弛，其旋转轴心线相对上髁平面有3°～8°内旋，提携角为外翻10°～15°，应用外固定架必须考虑到这些因素。带轴肘关节外固定支架必须使旋转轴和运动轴保持一致，并满足前臂的旋转功能。去掉外固定架的时间取决于肘关节的稳定性、骨折愈合、关节活动度增加和针道情况。

（4）创伤性肘关节僵硬的手术治疗 由于创伤性肘关节僵硬的发生为多因素性，术前应对肘关节的功能及软组织、关节间隙、神经、异位骨化等有一个综合的评价。邻近关节（肩和腕）的功能也要综合评估。肘关节的疼痛是充分考虑的一个因素。创伤性肘关节僵硬在休息时不会产生疼痛，即使在屈伸运动时也不会疼痛。运动时出现疼痛，要考虑关节内的病变，疼痛是由关节面的不平整引起的。静息时疼痛，要考虑低度感染存在的可能，特别是对有手术史的患者，术前要检查C－反应蛋白及血沉。早期治疗主要是有限切开，80%～90%的患者活动可增加50°～70°活动度。广泛的暴露和手术操作会导致关节周围的进一步损伤，是异位骨化的诱发因素。严重骨折损伤累及关节面者，可行关节成形术。关节置换一般不作为肘关节僵直的治疗，除非患者年龄65岁以上。采用半限制假体，80%的患者可获得接近正常的肘关节功能。关节活动度小于100°及屈曲受限的关节粘连，适合带轴肘关节外支架固定。常规不做软组织的松解，因为固定器的牵引作用可使韧带及关节囊延长。关节内的游离骨片及异位骨化的骨桥则需要手术去除，否则影响关节复位。累及尺骨鹰嘴、冠状突和桡骨小头的关节内骨折也需要处理。术前有尺神经症状者，要首先探查尺神经，尺神经减压也是关节僵硬治疗的一部分。肘关节僵硬的关节镜下治疗，微创清理关节内的软组织粘连，术后无痛状态下的CPM肌锻炼，对一些不涉及骨关节的、关节间隙尚存在、屈曲活动影响较小的软组织挛缩患者，不失为一种有效的选择。

（张世民　柴益民）

参 考 文 献

1. Hildebrand KA, Patterson SD, King GJW. Acute elbow dislocations: simple and complex. Orthop Clin North Am, 1999, 30:63－79.
2. Broberg MA, Morrey BF. Results of treatment of fracture－dislocations of the elbow. Clin Orthop, 1987, 216:109－119.
3. Josefsson PO, Gentz CF, Johnell O, et al. Dislocations of the elbow and intraarticular fractures. Clin Orthop, 1989, 246:126－130.
4. Saati AZ, McKee MD. Fracture－dislocation of the elbow: diagnosis, treatment, and prognosis. Hand Clin, 2004, 20:405－414.
5. McKee MD, Bowden SH, King GJ, et al. Management of recurrent, complex instability of the elbow with a hinged external fixator. J Bone Joint Surg, 1998, 80B:1031－1036.

8. 儿童陈旧性桡骨小头脱位手术失误与处理

桡骨小头脱位见于孟太奇骨折和单纯桡骨小头脱位。桡骨小头脱位合并尺骨骨折，又称孟太奇骨折（Montaggia Fracture）。单纯桡骨小头脱位少见，有人认为是孟太奇骨折在儿童期的特殊类型。新鲜桡骨小头脱位或合并尺骨骨折，应首先采用手法复位，多数病例可达到满意的复位。仅少数病例因尺骨骨折不稳定、固定效果不佳、及儿童少数病例延误治疗，骨折畸形愈合，形成陈旧性桡骨小头脱位。儿童陈旧性桡骨小头脱位需要手术治疗。儿童不能切除桡骨小头，需在矫正尺骨畸形愈合的基础上做桡骨小头切开复位，环状韧带修复或成形。儿童单纯桡骨小头脱位也需手术治疗，适于做切开复位，环状韧带修复或成形术。临床在对桡骨小头脱位手术治疗时，由于有时对尺骨畸形、桡骨过长等妨碍桡骨小头复位和稳定的因素认识不足，术中也未作适当处置，结果术后又发生再脱位。

【病例介绍】

患儿，男性，9 岁，发现右肘部变形 3 个月（图1），摄双肘正侧 X 线片，右桡骨小头前脱位（图2）。临床诊断：右侧单纯性桡骨小头脱位。全麻下行桡骨小头切开复位，环状韧带成形术（图3）。术中发现桡骨小头脱位环状韧带不连续。先将桡骨小头复位，拉拢缝合不连续韧带，同时切取尺侧深筋膜折成条状修补加强环状韧带。屈肘 90°位，通过肱骨小头向桡骨小头穿一根克氏针固定，3 周后拔针。3 个月后摄 X 线片复查发现桡骨小头再脱位（图4）。仔细阅读 X 线片发现桡骨过长，尺骨近端略向桡侧弓。第二次入院诊断：儿童陈旧孟太奇骨折术后再脱位。认为尺骨畸形、桡骨小头过长是引起术后桡骨小头再脱位的原因。决定行尺骨截骨桡骨小头切开复位术（图5）。术中发现桡骨小头处于脱位状态，上次手术重建的环状韧带完整，但已变松弛。先于尺骨近端冠状面上作短斜形不全截骨，再使脱位桡骨小头复位，屈肘 90°位，使桡骨小头复位。桡骨小头复位同时延长了尺骨并矫正了尺骨畸形。通过肱骨小头向桡骨小头穿 1 根克氏针固定，尺骨截骨不作内固定，屈肘位石膏托固定，3 周后拔针。3 个月后摄 X 线片复查发现桡骨小头已复位，尺骨截骨愈合，前臂旋转不受限，肘关节功能良好。

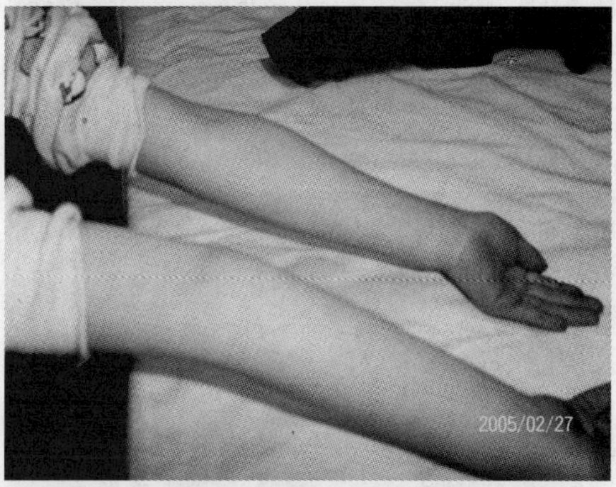

图1 伸肘位桡骨小头向外凸出

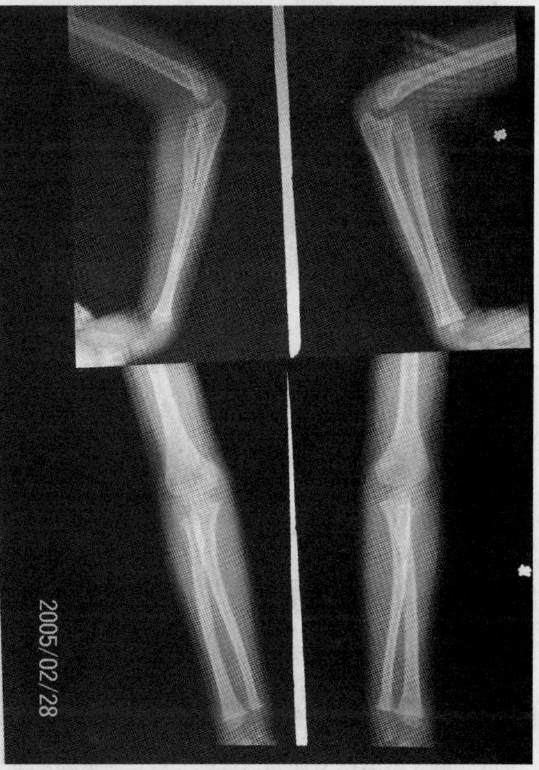

图2 第 1 次手术前 X 线片，右桡骨小头脱位，桡骨过长

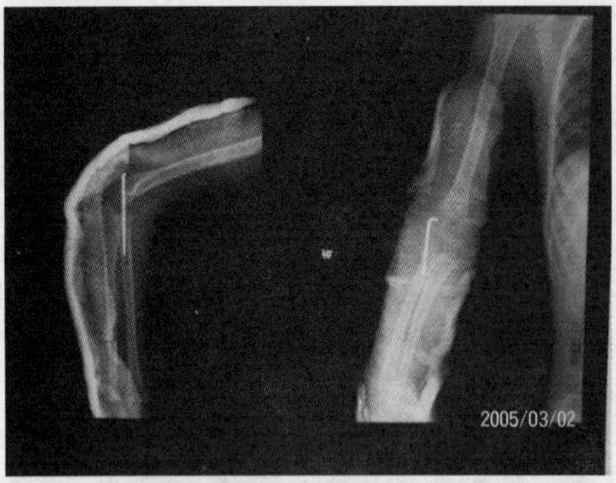

图3 第1次术后X线片，桡骨小头已复位，肱桡关节压力大，尺骨向桡骨侧有弓状弯曲

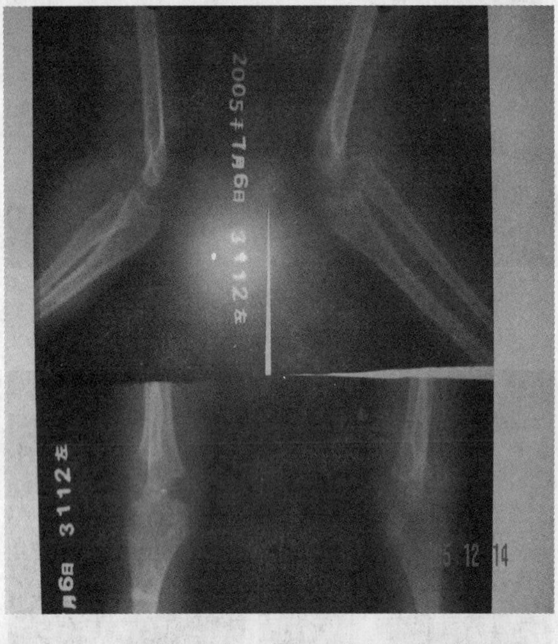

图4 术后3个月X线片，桡骨小头再脱位

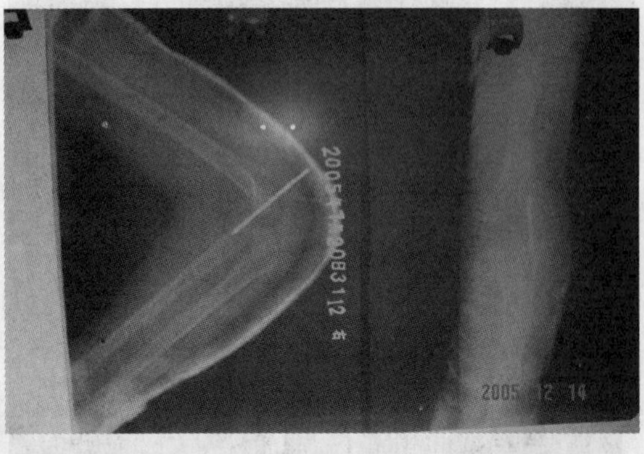

图5 第2次术后X线片，尺骨上端短斜形截骨术

【原因分析】

通常认为陈旧性桡骨小头脱位，阻碍复位因素是尺骨畸形和环状韧带断裂。本例第一次入院诊断先天性桡骨小头脱位，虽然作了环状韧带修复，可术后又发生脱位。脱位后才发现尺骨畸形和桡骨过长。分析脱位原因认为与尺骨畸形和桡骨过长有关，依据病理变化而诊断应为儿童陈旧性孟太奇骨折。众多研究表明尺骨畸形阻碍桡骨小头复位和桡骨小头复位后的稳定。有时儿童陈旧尺骨骨折愈合后畸形不易察觉，例如弓状变形或尺骨上端增粗等，常易疏漏。本例术前尺骨就存在弓状变形，术前未明确是否存在有尺骨畸形，术中对存在的尺骨畸形也未予矫正，是本例术后再脱位的原因之一。另外还有研究表明桡骨小头长期脱位，桡骨过度生长及继发畸形，复位后肱桡关节压力大，关节不稳，是发生再脱位的另一个原因。本例除了存在尺骨弓状畸形，同时还存在桡骨过长，因此认为桡骨过长是本例术后再脱位的另一个原因。第二次手术依据病理特点作了尺骨上端冠状面不全截骨术，结果矫正了尺骨畸形，同时延长了尺骨。去除了阻碍桡骨小头复位和复位后不稳定的因素－尺骨畸形和桡骨过长。因此二次手术成功，桡骨小头获得了复位和稳定。

【防治措施】

1. 儿童陈旧性孟氏骨折的治疗原则　儿童孟氏骨折早期绝大部分都能闭合复位成功，如无并发症，预后是极好的。但对陈旧性孟氏骨折，如何进行治疗曾有不同意见。一部分人认为对于陈旧孟氏骨折，应听其自然，不予治疗，待成人后如桡骨小头突出明显影响功能，可做桡骨小头切除术。这样对前臂功能活动损失较小，不容易发生关节僵硬和骨化性肌炎等并发症。近年来随着人们对前臂功能认识的深入，以及内固定器材的发展，越来越多的人主张做尺骨切开复位固定及环状韧带重建术。对何时进行手术也有不同看法。1974 年 Creer 复习了 12 例孟氏骨折患者，认为早期手术会引起肱桡关节僵硬和骨化肌炎。Domas 总结了加拿大多伦多儿童医院 51 例儿童孟氏骨折，认为孟氏骨折在 3 个月后进行手术会发生尺桡骨融合。因此他建议手术应在 3 个月以内或 2 年以后进行。史颖奇等主张对陈旧孟氏骨折应尽早进行桡骨小头切开复位术。原因是：①早期手术做桡骨头切开复位虽有发生骨化性肌炎的危险，但这种机会是很少的；②早期切开复位，关节囊和环状韧带尚未退化变性可做修补术，比环状韧带重建术效果更为理想；③早期不会发生下尺桡关节变化，桡骨头很容易复位；④环状韧带重建术，虽然对前臂旋转活动有一定影响，但处理得当功能活动还是较理想的。早期手术还可以防止桡骨小头过度生长，因此早期手术为好。

2. 正确选择术式是手术成功的关键 首先术前要做出正确诊断分析脱位原因，研究病理改变。术前双侧 X 线片对比，观察尺骨有否畸形，桡骨是否过长等，正确选择术式，以免手术失误。目前手术方法较多，主要有以下 3 种。应根据不同病例来选择。有时需 2 种甚至 3 种术式同时应用。

(1) 环状韧带成形 做桡骨小头后外侧切口，切开皮肤深筋膜，于桡骨小头及颈部后外侧显露并分离破裂的关节囊及环状韧带，充分游离桡骨小头，进行整复，如复位满意，即可修复环状韧带。如环状韧带完整，断裂处可以直接缝合修复，修复困难者应切除残留韧带，做重建手术。取肱二头肌腱，就近取材，简单方便。于肱二头肌腱外侧取一长 8cm，宽 1cm 腱膜条，从桡骨后内侧绕至前外侧，穿过尺骨上端后方相应水平的穿孔而绕回，与腱膜条另端缝合。采用切口局部尺侧深筋膜条重建环状韧带，也是就近取材。特点是成形韧带一端与尺骨相连，筋膜成形韧带固定方便，但筋膜强度不如韧带。采用阔筋膜条成形需在大腿作切口。从同侧肢体前臂取掌长肌腱做环状韧带成形，是一条完整肌腱，韧性好又不容易退行性变，成形韧带效果较好。为了防止脱位，在桡骨小头整复，环状韧带成形后，可在屈肘 90°位通过肱骨小头向桡骨小头穿一克氏针，固定 2 周后拔去，同时以长臂石膏托外固定 3 周（图6）。

(2) 尺骨截骨 第一种方法：如果尺骨畸形愈合妨碍桡骨小头复位，可先做楔形截骨，矫正后以髓内钉固定或钢板固定，再修复环状韧带。第二种方法：尺骨成角截骨，手术松解桡骨头周围的瘢痕粘连，使桡骨小头复位，当桡骨小头复位困难或复位后不稳时，根据桡骨小头复位的方向，行尺骨上段截骨。通过截骨后尺骨反向成角来复位桡骨头并使桡骨头复位稳定。例如桡骨小头向前脱位，则尺骨上段向后成角来复位桡骨小头并使桡骨小头复位稳定。不做钢针固定肱桡关节，也不修复桡骨小头环状韧带，术中尺骨截骨用克氏针或小钢板固定（图 7）。第三种方法：尺骨上端冠状面短斜形不全截骨，矫正畸形，桡骨小头复位后，屈肘位肱桡骨穿克氏针，长臂石膏托外固定 3 周。尺骨不作内固定也不作环状韧带成形（图5）。

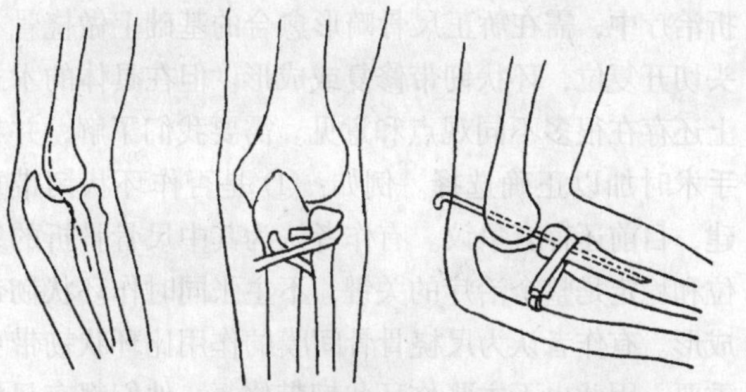

图6 环状韧带成形术

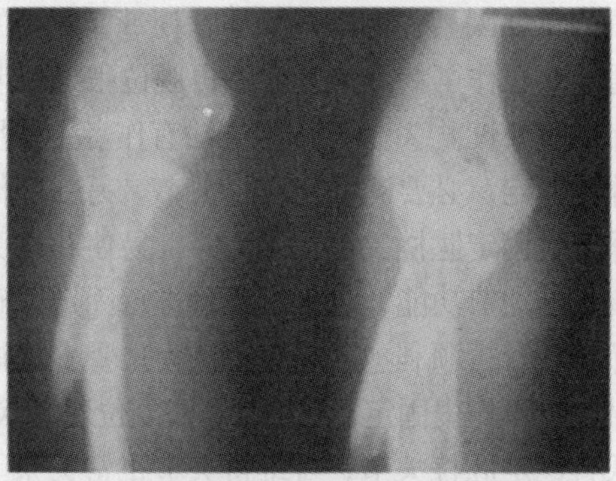

陈旧性孟氏骨折术前X线片显示桡骨头移位

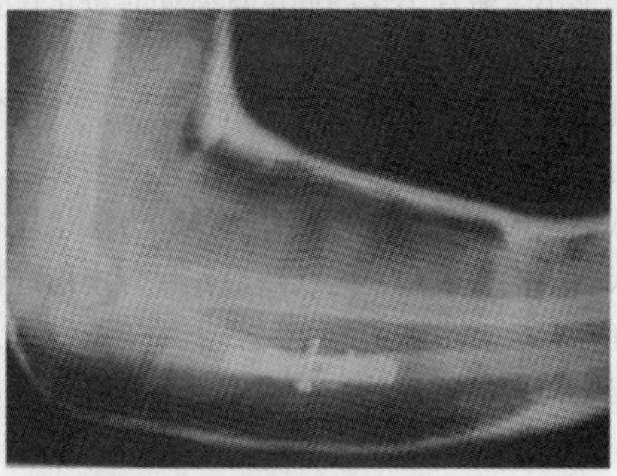

尺骨成角截骨术后X线片显示桡骨头复位

图7 尺骨成角截骨术

(3) 桡骨短缩术和尺骨延长术 陈旧桡骨小头脱位桡骨失去关节束缚易发生过度生长以及继发畸形，影响桡骨小头复位和复位后的稳定。可作桡骨短缩术或尺骨延长术。桡骨短缩术是在桡骨上端作短缩截骨。尺骨延长术是对尺骨成角部位做骨膜外剥离，并对尺骨做横断不全截骨，使截骨断端楔形张开，在尺骨上端取三角形骨块嵌入截骨端。由于尺骨外骨膜的存在及不全截骨，截骨断端反回成角压力较大，嵌入的骨块很稳，无需用内固定。而且尺骨被延长。尺骨上端短斜形截骨也是一种尺骨延长术。尺骨减长术可减少肱桡关节压力，使桡骨头复位后稳定。

关于术式选择原则：通常认为儿童陈旧孟太奇骨折治疗中，需在矫正尺骨畸形愈合的基础上做桡骨小头切开复位，环状韧带修复或成形。但在具体的术式上还存在很多不同观点和意见。需要我们了解，并在手术时加以正确选择。例如：① 是否作环状韧带重建，目前还存有争议。有作者认为其中尺骨骨折的复位和稳定是整个治疗的关键，不主张同时作环状韧带成形。有作者认为尺桡骨骨间膜的作用比环状韧带更重要，因此也不主张作环状韧带修复。他们都有只作截骨不修复环状韧带，桡骨小头就不再脱位的成功病例。而另一些作者则认为环状韧带是维持桡骨小头正常位置的重要因素，应该修复环状韧带，成功的例子是桡骨小头只作了韧带修复就不再脱位很好说明了环状韧带的重要性。② 关于固定方法有作者主张尺骨截骨不作内固定，必要时固定肱桡关节。另一些作者主张不作穿针固定肱桡关节，认为穿针易使肱桡关节退行性变影响关节功能，主张对尺骨进行固定以确保畸形的矫正和骨折顺利愈合。笔者认为尺骨上端短斜形不全截骨可不作内固定，在桡骨小头复位屈肘状态下，用克氏针固定肱桡关节，可维持关节正常关系。尺骨上端横形不全截骨不作内固定具有同时矫正尺骨畸形和矫正尺骨相对短缩的作用，在愈合中，可恢复尺骨正常曲度和长度，重建肱尺关节关系，最终恢复关节稳定性；③ 依据畸形选择术式 不同类型骨折，尺骨所形成的畸形有所不同，截骨部位和方法也应有所选择。尺骨上端有成角、弓状畸形作尺骨楔形截骨或尺骨成角截骨，畸形在上端作尺骨上端不全截骨，尺骨没有畸形可单纯行环状韧带成形术。而桡骨过长应作尺骨延长截骨或尺骨截骨同时行桡骨短缩截骨术。在治疗中尺骨长度的恢复与尺骨畸形矫正同样也是重要的。

3. 尽量防止陈旧性孟氏骨折的发生　在临床工作中，对于前臂损伤，一定要检查上下尺桡关节。对可疑病例，X 线片检查必须有一个标准肘关节为中心的正侧位 X 线片，包括前臂全长。对于尺骨骨折，不要疏忽了对上尺桡关节的检查，对于尺骨骨折存有成角或重叠移位而不合并桡骨骨折时，应怀疑是否有桡骨小头脱位。儿童骨骼韧性好，对应力反应易发生尺骨青枝骨折或过度弯曲，这时也要注意是否存在桡骨小头脱位。正常情况下任何位置桡骨纵轴线一定通过肱骨小头骨化中心，桡骨小头脱位时肱桡线发生变化，不通过肱骨小头中心。这时可作对侧肘关节的对照 X 线片。王晓等研究认为正常儿童只有标准片，即标准正侧位像，桡骨纵轴线才通过肱骨小头，而非标准片肱桡线出现非中心相交。遗憾的是儿童肘部损伤时，由于难于配合或投照因素，临床医师不得不接受大量非标准位 X 线片。临床除了应争取摄标准片外，还要认真阅读 X 线片，并应了解非标准片肱桡线的非相交特点，以免造成误诊、漏诊。在明确诊断为孟氏骨折后，闭合复位时要恢复并维持尺骨的力线。否则虽然桡骨小头勉强复位，石膏拆除后，会出现晚期桡骨小头再脱位。目前对尺骨复位要求愈来愈严格，对成角大于 10°，旋转畸形大于 10°均应手术治疗，否则将影响前臂功能。尺骨的对线对位要合理稳固，若手法复位较难维持，也不要过分强调非手术治疗，使一部分本应手术治疗的患儿错过最佳治疗时机。治疗过程中要加强随访，复查 X 线片很重要。可根据病情的变化及时更改治疗措施，以防止陈旧性孟氏骨折的发生。

（李印良　李　鑫）

参 考 文 献

1. 朱通伯，戴尅戎主编. 骨科手术学. 第 2 版. 人民卫生出版社，1998，380.
2. 王澍寰主编. 临床骨科学. 上海科技出版社，2005，870.
3. 冯传汉，张铁良主编. 临床骨科学. 第 2 版. 北京：人民卫生出版社，2004，890.
4. 史颖奇，朱振华，王承斌. 儿童陈旧孟氏骨折的手术治疗及随诊结果. 创伤骨科学报，1991，1∶4.
5. 陈博昌，吴守义. 切开复位治疗 Monteggia 骨折（附 7 例报告）. 骨与关节损伤杂志，1994，9（3）∶192.
6. 阎桂森，王承斌，史颖奇等. 儿童陈旧孟氏骨折形成原因分析及预防措施. 创伤骨科学报，1997，（4）∶210.
7. 徐蕴岚，杨根兴，陈博昌. 尺骨成角截骨治疗儿童陈旧性孟氏骨折. 骨与关节损伤杂志，2003，18（4）∶264－265.
8. Wiley JJ，et al. Traumatic dislocation of the radius at the elbow. JBJS（Br），1974，56（3）∶501.
9. 王晓，张世清，刘洋等. 儿童肘关节 X 线片中的肱桡关系. 骨与关节损伤杂志，2001，16（5）∶324－329.

9. 桡骨远端骨折外固定后再移位的处理和预防

桡骨远端骨折是常见骨折，在成人常指在距关节面3cm以内的骨折。有多种治疗方法可用于治疗这类骨折，但是往往对复位和腕功能的恢复强调不够。手法复位外固定是治疗无移位的或稳定性骨折的主要方法，但对不稳定性的骨折复位后若单纯采用外固定，则部分患者会发生再移位。这类骨折的稳定程度并非单纯X线能准确判断，所以，这一部分骨折在临床处理中常常出现不当。治疗初期的骨折复位质量、保守治疗和手术治疗的适应证和时机的掌握、X线随诊及发现再移位后的及时正确处置与患者日后的功能恢复密切相关，治疗不当会产生明显的功能障碍。

【病例介绍】

病例1 患者，女性，50岁，因摔倒左手（左手非优势手）撑地致左腕部肿痛畸形就诊，X线片示左桡骨远端骨折，关节面骨折，移位明显。AO分型C1型，Frykman分型V型。患者及家属要求保守治疗。急诊行手法复位，掌屈位背侧石膏托外固定。3周后改功能位石膏固定。8周后摄片骨折不愈合，桡骨干侧方有移位。继续固定4周，仍无明显愈合倾向。解除外固定。伤后16周后MRI显示骨折不愈合，侧方移位（图1）。

病例2 患者，女性，38岁，因外伤致左腕部（左手非优势手）肿痛畸形3周来院就诊。伤后急诊在它院行手法复位，小夹板外固定。3周后摄片桡骨短缩移位，下尺桡关节脱位（图2）。

【原因分析】

根据患者的年龄、伤后及复位后的X线，作者分析认为，出现桡骨远端骨折不愈合、再次移位的原因大致有以下4种。

1. 保守治疗和切开复位、内固定的适应证掌握不当 保守治疗（仅作外固定的非手术治疗）的最佳适应证为不全骨折和不移位的关节内或关节外的骨折；有移位但手法复位后能保持稳定的骨折，

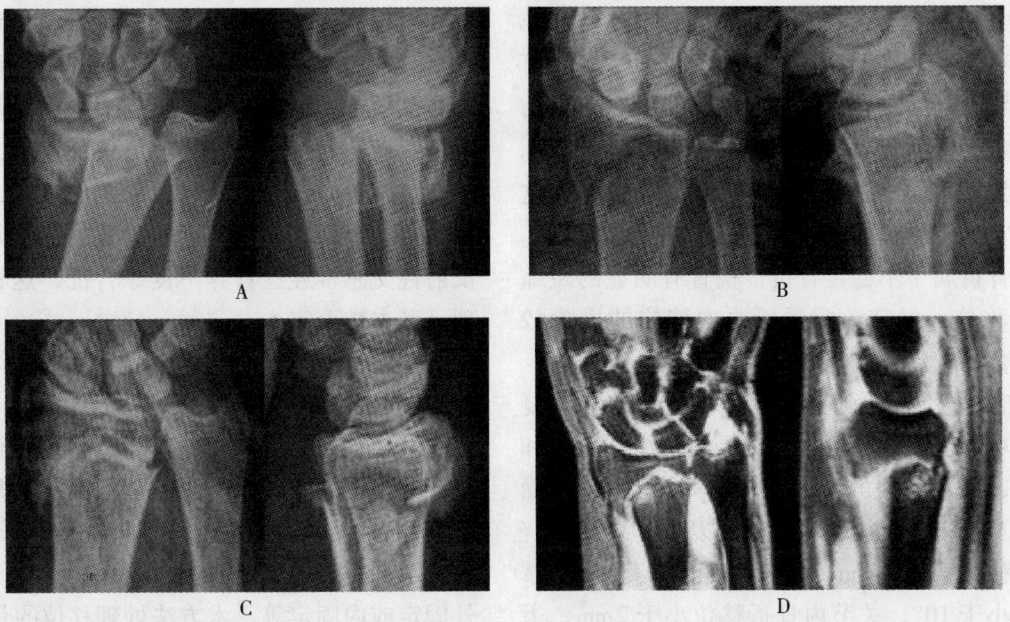

图1 不稳定桡骨远端骨折及复位后石膏外固定后再移位

A：不稳定桡骨远端骨折后的正侧位片；B：急诊手法闭合复位后的X线片；C：复位8周后的X线片，示骨折发生移位，骨折不愈合；D：复位16周后的MRI显示骨折不愈合，侧方移位。

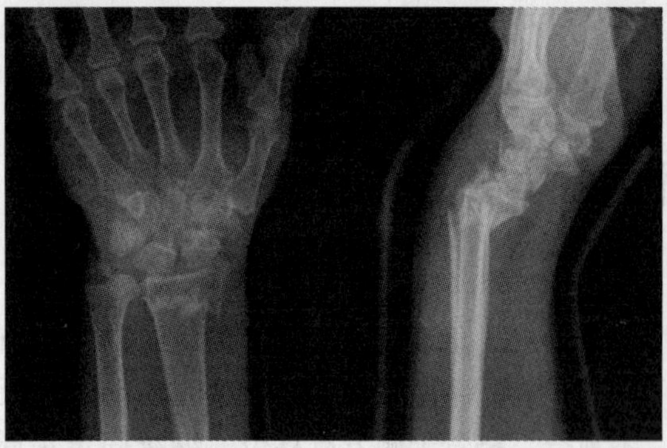

A

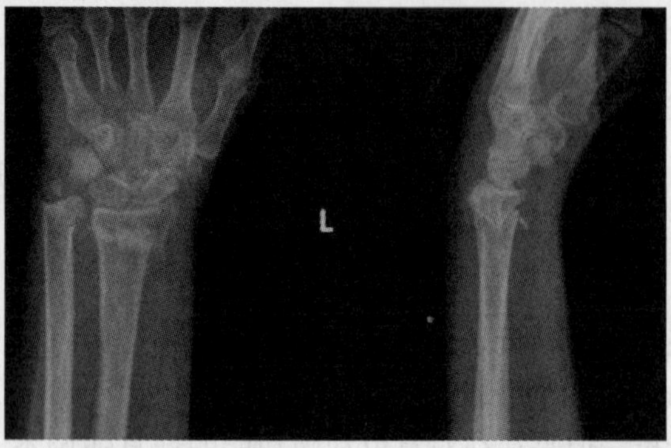

B

图2 桡骨远端骨折复位后小夹板外固定后再移位

A：桡骨远端骨折急诊复位后的正侧位片，桡骨短缩未纠正到位，掌倾角的移位加重；B：复位3周后X线片复查，示骨折桡骨短缩移位，下尺桡关节脱位。

或者对腕关节功能恢复要求不高的老年患者的桡骨远端骨折也是保守治疗的指征。不稳定骨折指即使初期达到解剖复位固定，但仍极易发生再次移位的骨折。X线判断不稳定骨折的标准主要有：掌倾角变化超过20°；远侧骨片侧方移位超过2/3；骺端粉碎性骨折；桡骨短缩超过5mm；关节内骨折碎片移位；伴随有尺骨干骨折或发生尺桡关节脱位（包括半脱位）等。这类骨折应考虑手术复位并作内固定。方法包括X线辅助下经皮内固定或切开复位直视下作内固定。对于明显有移位倾向的不稳定骨折的内固定，这一点在我国以往强调不够，即使在不少教科书中也未有阐明，故应十分重视对这部分病例的内固定要求。当然对于部分病例，例如仅有部分骨折片移位，但绝大多数骨折片仍复位较好，可尝试作可靠的外固定，观察1~2周以视有否移位，而可以不在骨折发生的很早期作切开复位内固定。这属于交界性病例，是保守还是手术有争议，对这些骨折的处理根据医师自己的认识和经验来决定。病例1的骨折属于不稳定骨折，桡骨有明显的短缩和桡侧方移位，保守治疗骨折再次移位的风险较大，不适合保守治疗。

2. 初次复位未达到要求　骨折初期的解剖复位是以后功能恢复的基础。复位要纠正桡骨短缩和侧方移位，恢复尺倾角、掌倾角，争取消除关节面不平整以及整复下尺桡关节脱位。复位的标准：桡骨短缩、移位小于2mm，尺倾角变化小于5°，掌倾角变化小于10°，关节内骨折移位小于2mm，下尺桡关节脱位（包括半脱位）已复位。

3. 复位后使用短臂背侧石膏托或夹板失误　这是一常见的失误。桡骨远端骨折复位后，使用外固定是通过外围托接触、软组织张力和组织水肿的张力共同维持骨折稳定。固定必须可靠以防止骨折再移位，即使对不全骨折至少也要维持3周，完全骨折至少固定5~6周（儿童可短至4~5周）。通常采用的前臂石膏托或夹板固定，往往不能维持复位和保持前臂于良好的位置。采用单个石膏托固定完全骨折是一个错误的方法，采用前后石膏托固定完全骨折虽不能称为错误方法，但不是稳妥的方法。正确的方法是对完全骨折做管型石膏固定。当患肢有肿胀时，在复位后可以作前后托固定，但固定后一周内在门诊复诊，肿胀消退后应及时换成管型石膏。至于管型石膏的近端塑型到肘上还是肘下存在争议。我科通常作肘下石膏管型，并且将使用管型石膏而非石膏托（尤其是单托）视作是治疗这类病例的一种标准治疗。病例2复位后使用的腕关节极度屈曲尺偏、前臂旋前位外固定法，由于其明显增加腕管内压并限制了屈肌腱的活动，易引起急性腕管综合征和掌指、指间关节的僵硬并由此继发反射性交感神经性营养不良综合征，这种固定位置现已基本被否定。

4. 复位后随诊早期出现再移位未作进一步治疗　桡骨远端骨折采用保守治疗复位后的早期（3周内）应对骨折片的位置进行严格的随诊。尤其对于容易发生移位的骨折必须保证至少一周一次的X线摄片以确保骨折在位，如果出现骨折再次移位，失去解剖位置，应及时做出处理，通过更为牢固的外固定或内固定等手术方法处理移位的骨折。

【防治措施】

桡骨远端骨折的治疗应根据患者的年龄、骨质情况、职业、骨折特点、局部组织损伤及全身情况、诊治医师的经验以及患者的经济条件综合评判，选择最适合的治疗手段。掌握保守治疗外固定技术是治疗桡骨远端骨折的基本功。如果对不移位的或稳定的骨折采取激进的方法进行手术内固定或外固定，或者采取保守治疗但由于治疗技术原因造成骨折复位不良、复位后骨折再次移位畸形愈合，都会增加患者的负担和痛苦。所以在某种程度上而言，掌握保守治疗技术比掌握手术治疗技术更为重要。

1. 掌握保守治疗的适应证　桡骨远端骨折有多种分型方法，如 AO 分型、Frykman 分型、Melone 分型、Mayo Clinic 分型、Fernandez 分型等。但目前还没有一种分型方法可以明确稳定、不稳定的确切标准。判断骨折是否稳定要根据医生的临床经验和 X 线阅片能力。对于关节外骨折掌倾角变化小于5°，桡骨短缩小于 2mm，关节内骨折移位小于2mm，一般认为是稳定性骨折，可采用保守治疗。

2. 无移位的桡骨远端骨折的治疗　不需要经过复位即可进行固定，一般采用背侧长臂肘下石膏托或支具伸直位固定 3 周（老年人或活动量低的固定 2 周），改为短臂石膏托功能位固定 3 周，骨折达到临床和 X 线愈合标准后，解除固定石膏托。

3. 移位的桡骨远端骨折的手法复位　复位前的满意麻醉是解剖复位的基础，麻醉方法是采用1%～2%的利多卡因 5～10ml（不加肾上腺素）局部阻滞麻醉，进针点选用骨折断端、下尺桡关节和尺骨茎突。对于反复复位的或局部皮肤、软组织条件较差的可以实施臂丛麻醉或全身静脉用药。移位的桡骨远端骨折复位可通过牵引反折回复手法直接复位骨折块。另一途径就是纵向牵引间接复位，通过拇示指和肘上的对抗牵引，通常桡骨高度、尺偏角以及下尺桡关节的脱位都能得到较好的整复，但掌倾角的恢复必须在持续牵引后，直接施力于手掌，通过掌中关节转换力量复位。

4. 移位的桡骨远端骨折复位后的外固定　骨折复位后的早期（2～3 周）是骨折愈合的关键时期。维持复位的稳定是外固定的主要目的，这个时期采用肘上或肘下管型石膏或前后石膏托固定。石膏托远端背侧至掌指关节，掌侧至掌横纹。对于有肿胀的患者，采用前后托固定 3～4 天后外加用或换用石膏管型固定，以防止软组织肿胀消退后石膏松动。根据 Fernandez 的观点 Colles 骨折复位后，前臂于旋前（25°）位，腕关节轻度掌屈（15°～20°）稍尺偏（10°～15°）位固定，2～3 周后改肘下石膏托或支具功能位固定 3 周。Smith 骨折复位后，前臂旋后 40°腕关节处于背伸 20°位，固定 4 周。

5. 桡骨远端骨折复位后固定时间及复诊　对移位的桡骨远端骨折复位外固定后的患者，在开始的 2～3 周内必须保证每周至少复诊 1 次，复查 X 线片，了解骨折有无再次移位。如果是由于石膏固定技术原因（石膏不伏贴、松动等）造成骨折在支具或石膏中发生移位，可以再次手法复位固定。否则必须及时做出积极处理，如再次手法复位外固定或采取经皮克氏针内固定、切开复位内固定、外固定支架外固定，还可以通过关节镜辅助进行固定。

对不移位的或稳定的骨折一般固定 3～4 周，而对移位的不稳定骨折，必须至少固定 6 周。建议对所有桡骨远端骨折患者在完全去除石膏后使用可拆卸保护支具 2～3 周。患者日常生活时戴上保护，洗澡或功能锻炼时自行拆下支具，每日锻炼至少 3 次，可以明显缩短患者的康复时间。在石膏固定和支具保护期间，患者要坚持每日的手指、肘部、肩部的功能锻炼。对有腕关节运动幅度减少的病例，应进行专门康复治疗。

6. 桡骨远端骨折可以接受的畸形愈合最低限度　Fourrie 等对 64 例桡骨远端骨折畸形愈合的患者进行了随访，他们认为如果桡骨远端骨折骨折畸形愈合 X 线表现桡偏角变化不超过 20°～30°，掌倾角变化小于 10°～20°，桡骨短缩小于 2mm，一般不会有明显的症状。尽管如此，对桡骨远端骨折治疗仍应该争取解剖复位并固定维持其位置。

【手术治疗】

1. 桡骨远端骨折切开复位固定的适应证　手术治疗的适应证主要包括移位明显的不稳定的桡骨远端骨折（关节内、外粉碎性骨折）、骨折移位有明显的神经卡压症状需要切开减压、骨质疏松或缺损复位后容易发生再次移位或不愈合、经复位后仍达不到解剖复位要求（如桡骨短缩明显超过 3～5mm，关节内骨折块移位超过 2mm，掌倾角消失出现背倾）、经保守治疗复位后发生再次移位失去正常解剖位置、骨折畸形愈合或者骨不连影响腕部功能的陈旧性骨折等。

2. 切开复位固定的手术方法

（1）掌侧钢板内固定　掌侧入路内固定是目前

手术切开复位内固定的首选方法。内固定板材主要包括掌侧解剖钢板、T型钢板、多孔钢板、LCP（locking compressing plate，锁定加压钢板）等。目前最常用的是LCP，由于螺钉和钢板之间存在自锁系统，复位固定无需使钢板与桡骨紧密贴合，可以有效支撑桡骨高度防止桡骨塌陷（图3）。在使用钢板螺钉内固定同时，还可以辅以克氏针、螺钉复位桡骨茎突、尺骨茎突或下尺桡关节脱位。

（2）背侧钢板内固定　对于桡骨背侧有碎骨块塌陷或缺损可使用背侧入路钢板内固定。所使用的钢板包括∏形、L形、T形钢板、多孔型钢板等。背侧入路固定较掌侧使用要少得多，背侧钢板直接置于伸肌腱的下方，这是其缺点。

（3）切开复位外固定支架固定　对于皮肤软组织条件差或者骨折粉碎无法适用钢板固定的可以使用切开复位后再行外固定支架固定（图4）。

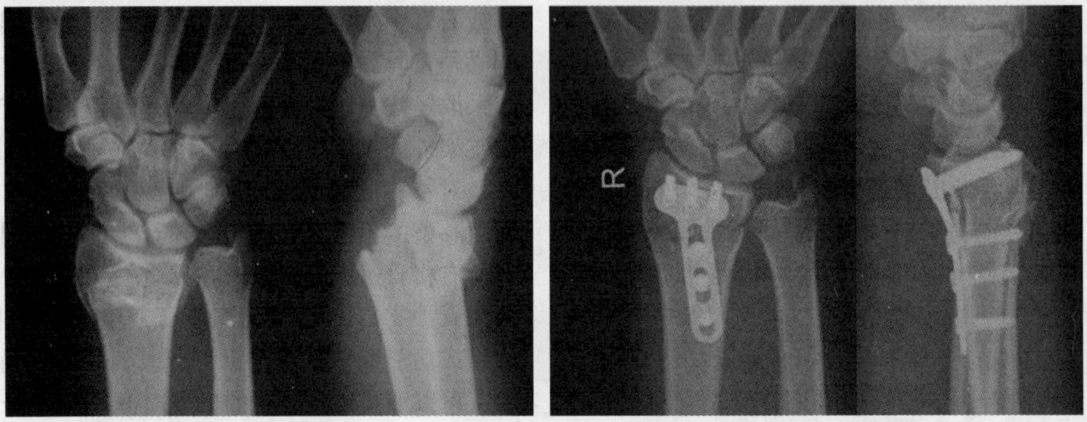
A　B

图3　桡骨远端骨折切开复位LCP内固定治疗

A. 桡骨远端骨折手术前X线表现，Frykman分型Ⅳ型；B. 使用LCP治疗桡骨远端骨折。

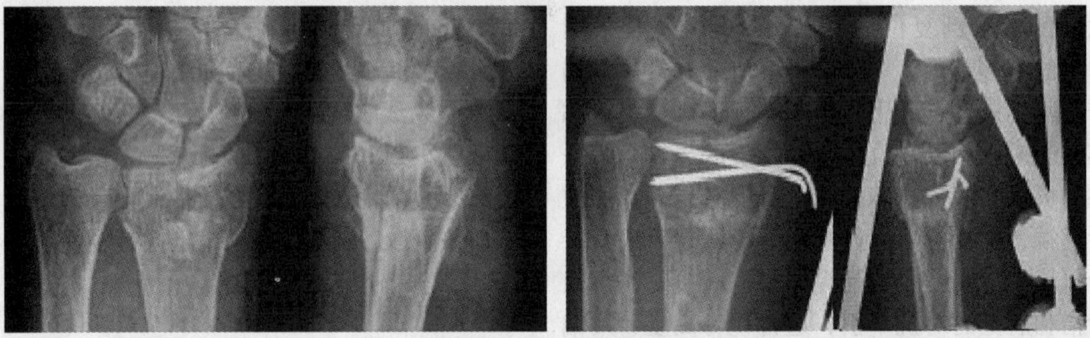
A　B

图4　开放性桡骨远端骨折联合适用外固定支架及克氏针切开复位内固定

A：桡骨远端骨折术前；B：术中使用外固定支架及克氏针切开复位内固定。

3. 关节镜技术和植骨的应用　随着关节镜技术的发展，目前关节镜已经应用于治疗桡骨远端骨折。关节镜除了可以辅助复位外还能发现并处理伴随的韧带损伤。以关节镜辅助直视下确定关节面完好复位，同时早期修复损伤韧带（如TFCC，下尺桡关节韧带等），对功能恢复十分有益。桡骨远端骨折常有干骺端的骨质缺损，因此在使用钢板或外固定支架固定时，需要植骨或骨替代物以填充骨缺损，增加固定的稳定性，减少再移位的发生。这些辅助技术的发展和日益成熟给桡骨远端骨折治疗带来了更为广阔的前景。

桡骨远端骨折是急诊的常见病多发病，只有正确掌握治疗的适应证、保守治疗技术和手术方法，才能早期正确处理好骨折，减少致畸、致残率的发生，满足人们对手部功能要求的不断提高。

（汤锦波　谭　军）

10. 桡骨远端骨不连的发生机制和防治措施

桡骨远端骨折是常见的腕部损伤，以老年的关节外骨折（Colles fracture）最多见，多数都能够获得良好的骨愈合。桡骨远端骨折最常见的并发症是畸形愈合。桡骨远端骨不连比较罕见，文献报告[1]仅为0.2%，多因处理不当或原发损伤造成的骨缺损导致骨折愈合障碍。

【病例介绍】

患者，男性，34岁，右腕部机器轧伤入院。检查发现右腕呈掌屈桡偏畸形，右腕背桡侧不规则4.0cm伤口，达骨皮质，可见骨折断端外露。腕部血管、神经和肌腱检查未发现损伤征象。X线片显示桡骨远端粉碎性骨折，远端向掌侧和桡侧移位。当时急诊予以清创，骨折复位后采用超关节支架固定。术后6个月拆除外固定支架。术后13个月发现右腕仍存在桡偏畸形，腕关节横径增宽。腕关节掌屈和背伸中度受限，前臂旋转重度受限。X线片显示原骨折断端硬化，骨折线清晰，桡骨远端关节面高度较尺骨远端降低1.5cm。桡骨茎突较尺骨茎突减低1.6cm，桡骨远端关节面尺偏角为0°，掌倾角30°（图1）。在臂丛麻醉下，经掌侧Henry切口，显露骨折断端，清除硬化骨和瘢痕组织，直到

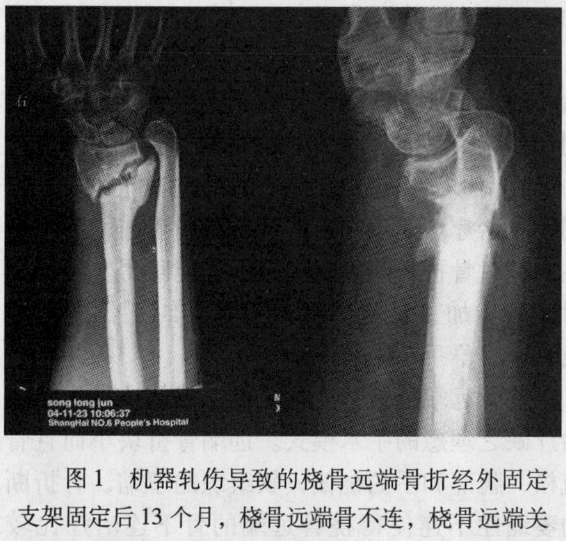

图1 机器轧伤导致的桡骨远端骨折经外固定支架固定后13个月，桡骨远端骨不连，桡骨远端关节面高度降低，腕关节桡偏畸形

正常骨组织，手法牵引，恢复桡骨远端关节面的高度，测定骨缺损范围2.6 cm×2.2 cm×2.7cm，取体积相当的带皮质髂骨植入缺损部位。并用掌侧桡骨远端钢板固定（图2）。术后用掌侧石膏托辅助固定，6周后拆石膏，主动腕关节功能锻炼。

术后2个月骨折愈合（图3），腕关节掌屈活动度与健侧相等，背伸较健侧降低10°，前臂旋转功能完全正常（图4）。术后13个月拆除内固定。

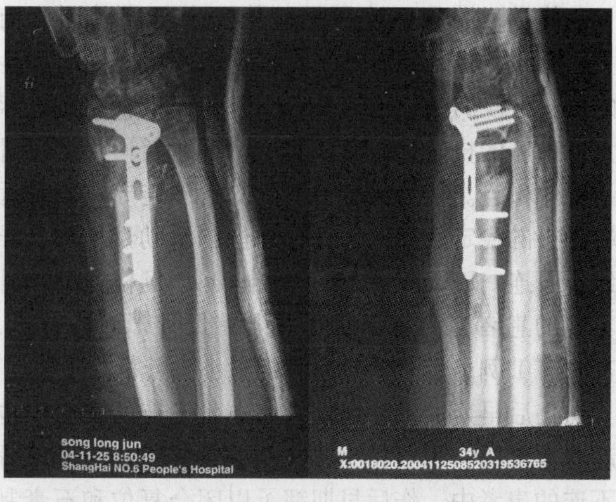

图2 采用切开复位，切除骨折断端硬化的骨组织，取带皮质髂骨植骨，恢复桡骨远端高度和尺偏，掌侧钢板固定并辅以石膏外固定

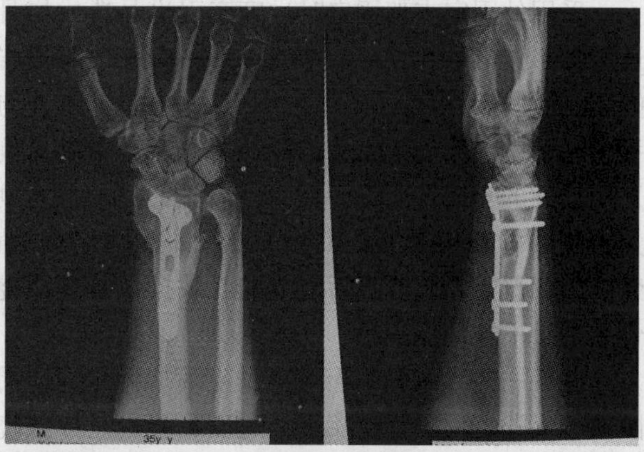

图3 术后13个月，骨折愈合

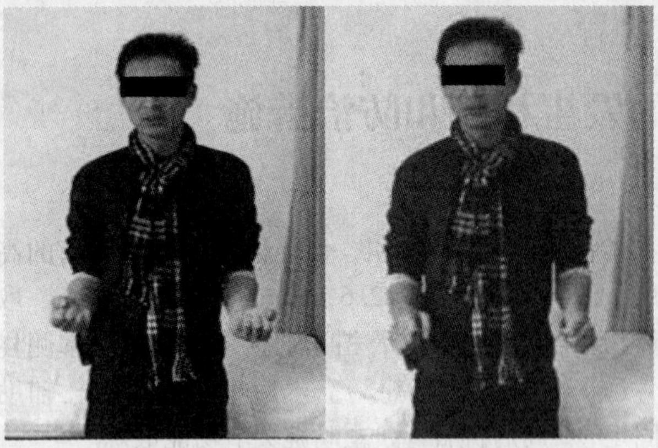

图4 腕关节功能恢复

【原因分析】

桡骨远端骨不连罕见，其发生与多种因素有关。有报告认为桡骨远端骨不连的发生与同时发生的尺骨下段的骨不连有关。McKee 等报告 4 例老年女性患者的桡骨远端骨不连，4 例患者均并发尺骨下段骨不连。认为尺骨干下段的骨不连导致桡骨远端骨折的稳定性降低，骨折部位的活动性增加，导致骨不连。Prommersberger 等报告 23 例桡骨远端骨不连的患者当中有 9 例也并发有尺骨干下段骨折，其中有 1 例患者合并有同侧桡骨小头骨折。

伤后早期的治疗在桡骨远端骨不连的发生中也起着重要的作用。在 McKee 等报告 4 例桡骨远端骨不连的患者中，伤后早期都予以闭合复位和石膏制动。而在 Prommersberger 等报告的 9 例合并有尺骨干下段骨折的患者中，只有 3 例患者尺骨远端的稳定性得到恢复，分别有 1 例患者的桡骨小头和尺骨远端被一期切除，并由此降低桡骨远端的稳定性。

采用外固定支架固定时过度牵引也是造成桡骨远端骨不连的原因之一。在 Prommersberger 等报告的 23 例桡骨远端骨不连患者中 11 例患者骨不连与手术时采用支架固定有关，而这些患者当中有 5 例采用辅助的克氏针固定。在 23 例患者当中有 18 例为干骺端的粉碎骨折，其中只有 2 例采用一期植骨。因此严重粉碎骨折后造成的骨缺损也是造成桡骨远端骨不连的原因。

此外一些导致骨不连的全身疾病如糖尿病，周围血管疾病，周围神经疾患，过度肥胖也是导致桡骨远端骨不连的原因。一些不良嗜好如吸烟，酗酒也会导致桡骨远端骨不连。

就该患者而言，损伤的原因是机器的直接压轧导致开放骨折，在骨折严重粉碎的同时伴有骨折部位软组织的严重损伤是导致骨不连的因素之一，此外，伤后采用外固定支架造成的骨折断端过度分离也可能是造成骨不连的原因。

【防治措施】

桡骨远端骨折是常见的腕部损伤。常见的治疗方法包括闭合复位，石膏或夹板固定，也可采用闭合复位、经皮克氏针合并石膏或支具固定。采用外固定支架固定是近几年来治疗桡骨远端骨折新的选择。此外采用切开复位桡骨远端解剖钢板固定也能够获得良好的结果，是治疗桡骨远端骨折的另一种选择方法。因此 Ring 等认为随着内固定技术的不断进步，桡骨远的骨不连的发生率应逐年降低。

根据 Mckee 等的报告，桡骨远端骨折的稳定性降低，骨折断端分离以及严重粉碎骨折导致的骨缺损是导致桡骨远端骨不连的原因. 这种骨不连多发生在干骺端，为关节外的骨折。因此在伤后早期的治疗过程当中减少上述骨不连发生的因素是防止桡骨远端骨不连的关键所在。对于同时合并有尺骨干下段骨折的桡骨远端骨折，McKee 认为是一种不稳定性骨折，采用闭合复位石膏或夹板固定是不适当的，应予以手术治疗，同时将桡骨远端和尺骨干下段固定，以恢复桡骨远端的稳定性。此外严重粉碎骨折在通过外固定支架或钢板固定的同时，应予以植骨，以恢复骨折断端本身的稳定性。在用外固定支架治疗此类骨折时，防止过度牵引，以免造成骨折断端分离，导致骨不连。此外对于影响骨折愈合的全身性疾病应及早予以治疗。

对于桡骨远端骨不连的治疗，通常认为非手术治疗适应于功能要求不高的老年患者，可采用支具制动以减少疼痛。对于萎缩性骨不连和假关节产生的严重畸形，不稳定、疼痛和严重功能障碍，可采用手术治疗。对于稳定的纤维性骨不连，手术矫治主要针对骨折力线异常导致的功能障碍。延长制动时间只会加重功能障碍，而不会纠正骨折断端力线，应尽早手术干预。

桡骨远端的骨不连很罕见，因此这种骨不连的治疗缺乏理想的手术模式。远端骨折块小而且骨质疏松，腕部和手的桡偏，软组织的挛缩，骨折断端的萎缩性不连使得桡骨远端的骨不连治疗比较棘手，因此有人建议采用腕关节融合。

Segalmen 等建议以骨不连的远端骨折块的软骨下骨的长度决定治疗方法。如果长度大于 5mm，可尝试获得骨愈合。如果小于 5mm，推荐腕关节融合。但是 Prommersberger 等人对两组桡骨远端骨不连的患者的比较研究发现，即使是骨不连的远端骨块长度小于 5mm 也可获得与远端骨块长度大于 5mm 的患者同样好的治疗结果。因此远端骨折块小于 5mm 也应尽可能采用植骨和内固定的方式恢复腕关节的功能。

注意事项：

术前应仔细进行体格检查，了解患者的意愿，确认下尺桡关节活动度和腕关节的活动范围，并与健侧比较，同时治疗影响骨折愈合的全身性疾病。

摄双侧腕关节标准的正位和侧位 X 线片，以了解腕关节的力线变化，如桡偏的角度，尺偏指数，桡骨远端关节面的倾斜角度。必要时用 CT 确认远端骨块的大小以评估使用何种内置物，同时了解下尺桡关节的不匹配程度和稳定性。

术式的选择取决畸形的类型和方向、远端骨块的结构、软组织条件和下尺桡关节的功能以及手术医师的经验和喜好。

手术的原则包括：骨不连部位的清创，清创时要同时清除滑膜和缺血的骨组织，重建骨折力线，植骨和固定。多数骨不连的主要特征是桡骨短缩，因此首先应恢复桡骨长度。Prommersberger 主张桡骨远端开放截骨，在矢状面和冠状面上调整远端骨折方向。如缺损不大可采用小的牵开器恢复桡骨远端高度。如果软组织挛缩严重，桡骨远端高度减低大于 12mm，可采用大的牵开器，并配合手法牵引。可分 2 次完成，也可一次完成。首先恢复长度，然后植骨和钢板固定。如果桡偏和短缩严重，可同时将肱桡肌腱切断或 Z 字形延长。缺损部位可采用带皮质的髂骨块植骨。也有人主张骨松质植骨，认为骨松质容易愈合，并能减少供体部位并发症。Crow 等报告在采用髂骨植骨失败后，采用同侧带血管蒂的第二掌骨基底转移同时辅以异种骨植骨也可获得骨愈合，如同时合并尺骨下段骨不连可同时将尺桡骨缩短，以恢复桡骨远端相对于尺骨和腕骨的解剖位置。

由于这种病例比较少见，很难推荐理想的内固定方法。如果能够达到好的稳定性，似乎各种内固定方法都可获得更好的结果。随着内固定技术的不断进步似乎角稳定性钢板可获得更好结果，因为这种钢板可用于骨质疏松的患者。桡骨远端骨不连患者一般情况下桡骨茎突骨质较好，采用内固定时螺钉尽可能集中在桡骨茎突，以获得比较好的稳定性。有人主张双钢板固定，其中一块钢板置于桡骨远端的桡侧，另外一块钢板置于掌侧或背侧。另一种固定的方法是选用外固定支架。支架的固定便于调整。

另一个注意的问题是下尺桡关节。桡骨远端骨不连常并发有下尺桡关节的紊乱。前臂旋转功能障碍主要是由于下尺桡关节不匹配，撞击以及由于掌侧关节囊的挛缩所导致关节僵硬。应该说下尺桡关节不稳或骨关节炎不是影响桡骨远端重建的因素。Prommersberger 认为如果恢复桡骨远端的高度就能够在整体上重建下尺桡关节的稳定性。如果桡骨远端缩短明显，不能够恢复高度，可采用尺骨远端切除（Darrach 手术）。如果下尺桡关节严重僵硬，可在重建桡骨远端的同时进行下尺桡关节的成形。如果存在下尺桡关节的骨关节炎，在恢复桡骨远端的正常力线和高度后，患者仍疼痛时，采用 Bowers 关节成形术。

（安智全）

参 考 文 献

1. Bacon RW, Kurtzke JF. Colles fracture: a study of two thousand cases from the new York State Workmens compensation Board. J Bone Joint Surg, 1953, 35A: 643 – 658.
2. McKee MD, Waddell JP, Yoo D, et al. Nonunion of distal radial fractures associated with distal ulnar shaft fractures: a report of four cases. J Orthop Trauma, 1997, 11 (1): 49 – 53.
3. Prommersberger KJ, Fernandez DL. Nonunion of distal radius fractures. Clin Orthop, 2004, 419: 51 – 56.
4. Segalman KA, Clark GL. Un – united fractures of the distal radius: a report of 12 cases. J Hand Surg [Am], 1998, 23 (5): 914 – 919.
5. Smith VA, Wright TW. Nonunion of the distal radius. J Hand Surg [Br], 1999, 24 (5): 601 – 603.
6. Egol KA, Paksima N, Puopolo S, et al. Treatment of external fixation pins about the wrist: a prospective, randomized trial. J Bone Joint Surg Am, 2006, 88 (2): 349 – 354.

7. Ruch DS, Papadonikolakis A. Volar versus dorsal plating in the management of intra - articular distal radius fractures. J Hand Surg [Am], 2006, 31 (1):9 - 16.
8. Kamano M, Koshimune M, Toyama M, et al. Palmar plating system for Colles' fractures - a preliminary report. J Hand Surg [Am], 2005, 30 (4):750 - 755.
9. Musgrave DS, Idler RS. Volar fixation of dorsally displaced distal radius fractures using the 2.4 - mm locking compression plates. J Hand Surg [Am], 2005, 30 (4): 743 - 749.
10. Segalman KA, Clark GL. Un - united fractures of the distal radius: a report of 12 cases. J Hand Surg [Am], 1998, 23 (5):914 - 919.
11. Prommersberger KJ, Fernandez DL, Ring D, et al. Open reduction and internal fixation of un - united fractures of the distal radius: does the size of the distal fragment affect the result? Chir Main, 2002, 21 (2):113 - 123.
12. Crow SA, Chen L, Lee JH, et al. Vascularized bone grafting from the base of the second metacarpal for persistent distal radius nonunion: a case report. J Orthop Trauma, 2005, 19 (7):483 - 486.
13. Ring D, Jupiter J. nonunion of the distal radius. Techniques in hand and upper Extremity surgery, 2002, 6 (1): 6 - 9.

11. 尺骨鹰嘴骨折张力带固定致内固定断裂

克氏针张力带钢丝固定是骨科常用的内固定方法，因其操作简单，固定牢靠，价格低廉而在某些特定骨折部位广为应用，如尺骨鹰嘴骨折是张力带钢丝固定的良好手术适应证。但张力带钢丝固定仍存在克氏针滑动，断裂，钢丝脱落等并发症，最终导致骨不连。

【病例介绍】

患者，男性，40 岁，因锐器伤致左肘部疼痛出血活动受限就诊。X 线片示尺骨鹰嘴开放性骨折，给予牵引复位张力带内固定。术后患肘 150°非功能位固定，术后 4 周去除外固定功能锻炼。术后 4 个月因摔伤患肘再次入院。X 线片示：尺骨鹰嘴骨折，张力带克氏针折弯（图 1）。

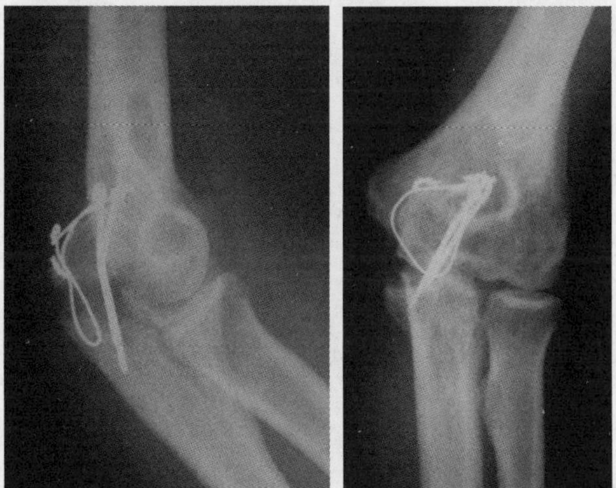

图 1　尺骨鹰嘴内固定术后再骨折

二次手术重新切开复位张力带内固定（图 2）。选择的张力带克氏针较前次加长加粗，并进行适当肘关节周围软组织松解，术后给予患肘石膏固定。一个月后复查患肘屈曲达 100°，但生活及工作仍受一定的影响。

【原因分析】

尺骨鹰嘴骨折属关节内骨折，由于肱三头肌的

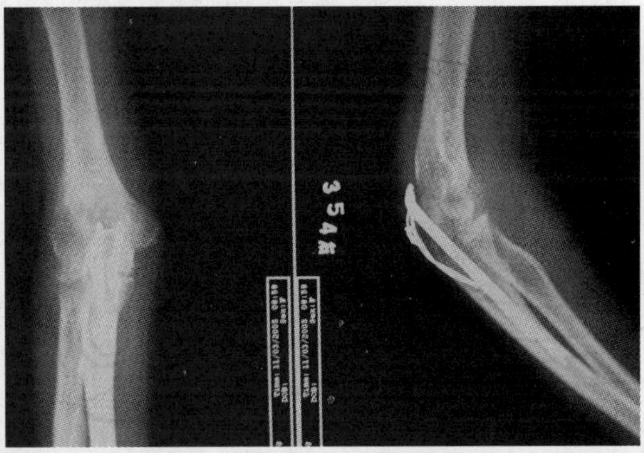

图 2　术后两周 X 线片

作用，骨折两端往往形成明显的分离移位，非手术治疗很难使骨折复位，故尺骨鹰嘴骨折多采用内固定手术治疗。张力带内固定是尺骨鹰嘴骨折最常用的内固定方式。尺骨鹰嘴属偏心位承重的骨骼，典型应力分布是凸侧产生张应力，而凹侧产生压应力，这也是为什么这样的骨骼发生骨折时，移位表现为张力侧的分离。为使偏心位承重的骨折能恢复承重能力，必须利用张力带来吸收张力，同时骨骼本身能接受轴向加压，钢板的预应力也能产生折块间轴向加压。牢固合适的张力带内固定，可使患者早期进行关节的被动活动，进而早期主动锻炼，尽早恢复关节功能。本病例虽有二次外伤的因素，但张力带装置中选择的克氏针较短而且较细，张力带钢丝距骨折端较近，也是再次骨折的一个原因。

【防治措施】

对于尺骨鹰嘴骨折，坚强的张力带内固定，可使肘关节早期功能锻炼，最大限度保留肘关节的功能。如选择张力带内固定，内固定材料选择及固定不当可影响手术效果。如选择的钢丝及克氏针过细，钢丝入尺骨处距骨折线过近，均可影响张力带的固定效果。术后因内固定不牢靠而不敢行肘关节功能锻炼，失去张力带内固定的意义。如克氏针太粗太长，又增加了不必要的组织损伤。我们认为，

选择张力带内固定装置，应使克氏针与尺骨干纵轴平行，以便张力带在加压时对骨折端产生轴向压力，或克氏针尖端穿出尺骨前侧皮质，防止功能锻炼时克氏针从鹰嘴处滑出，张力带失去固定点。鹰嘴的张力侧在表面，在鹰嘴轴心后面做张力带，可使骨骼更好地承受轴向压力，而张力带吸收张力。张力带中的钢丝在骨折远端的位置应距骨折线2～3cm为宜，以便更好地吸收张力（图3）。

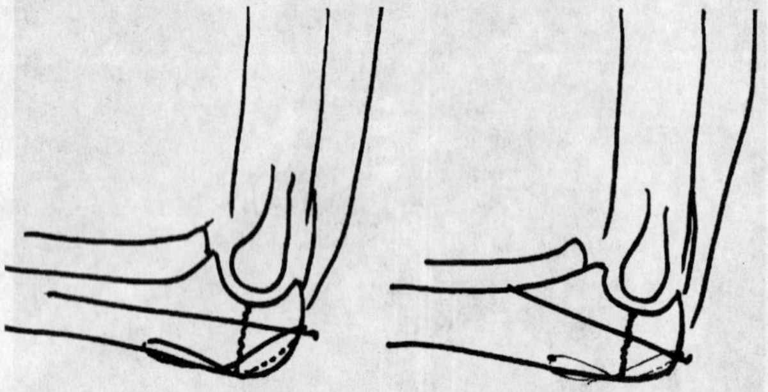

图3 尺骨鹰嘴骨折张力带固定示意图

本病例二次手术，重新选择内固定材料的型号，并距骨折端约2.5cm处打孔穿张力带钢丝，术后肘关节功能位固定，术后第二天开始被动活动肘关节，两周摄X线片如图2。

总之，内固定手术中，内固定材料的应用对手术效果可能产生重要的甚至是决定性的影响。坚强的内固定不仅能达到骨折端严格制动，还可以早期进行关节肌肉的功能锻炼，为骨折愈合提供了必要的生长条件，并利于肢体的恢复。内固定的方法有很多种，各有特色，关键是使用得当。具体使用哪种内固定材料根据医师自己的临床经验决定，目的是使各种内固定方式在它适应的范围内充分发挥作用。当现有的条件不能达到确切的内固定效果时，应加用外固定或辅助固定（如防旋鞋、皮牵引、石膏托等），并在医师指导下进行肌肉及关节的功能锻炼，以避免或减少并发症的发生，最大限度地恢复肢体的功能。

（李　平　田永祥）

12. 尺骨远端骨折治疗的失误

尺骨远端骨折是指骨折部位距离下尺桡关节50mm范围内的骨折，其占前臂骨折的发生率尚未有文献报道。造成骨折的原因绝大多数是低能量直接暴力。随着板钉系统运用于骨折治疗以来，前臂骨折的不愈合病例越来越少见，治疗不当造成尺骨远端骨缺损性骨不连的约占1.4%。前臂骨折的骨不连往往是由于复合伤、感染和内固定不牢靠引起的，而且大多数的骨不连发生萎缩，最终导致骨缺损。

【病例介绍】

病例1 患者，男性，30岁，因工作时操作不慎被机器绞伤前臂远端，造成腕部的开放性损伤，到当地医院就诊。摄X线片显示：左尺骨远端骨折。诊断：左尺骨远端开放性骨折。急诊行清创和普通钢板固定。术后伤口感染，经换药和多次清创，于术后3个月伤口愈合。术后1年，腕部活动时仍疼痛，活动障碍，当地医院摄X线片显示：左尺骨远端骨不连。遂来我院门诊，检查：前臂远端可见20mm×40mm瘢痕，部分皮肤挛缩，腕关节轻度尺偏，局部无明显压痛，轻度叩击痛，腕关节背伸80°，掌屈80°，前臂旋前60°，旋后50°，前臂旋转时疼痛加剧。摄X线片显示：左尺骨远端缺损性骨不连，向桡侧成角20°（图1）。收入院后，取出原有钢板，行锁定钢板重新内固定和自体髂骨植骨。术中彻底清除骨不连两端的硬化骨，发现骨缺损4mm，同时发现下尺桡关节不稳定，予以克氏针固定。术后摄X线片显示：尺骨对位对线矫正，骨缺损处填满髂骨（图2）。术后6周拔出克氏针后，主被动前臂旋转功能操练。术后3个月腕部活动和前臂旋转时无疼痛症状，前臂旋前80°，旋后70°，临床症状和功能恢复良好。摄X线片显示：骨折愈合（图3）。

病例2 患者，男性，13岁，因在学校玩耍时右前臂不慎摔伤，即刻肿痛难忍，活动障碍，到当地医院就诊，摄X线片显示：右尺桡骨远端骨折，移位明显。经手法复位石膏固定失败后，行切开复

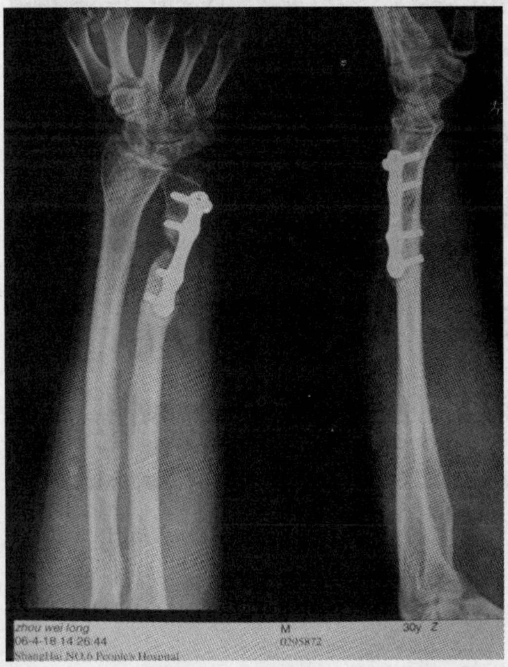

图1 首次内固定术后X线片

左尺骨远端骨缺损性骨不连。

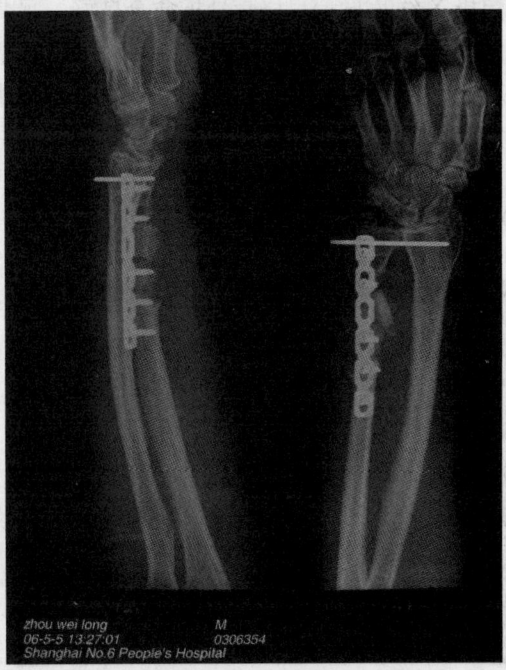

图2 第二次内固定术后X线片

锁定钢板重新固定，自体髂骨填充骨缺损，下尺桡关节克氏针固定。

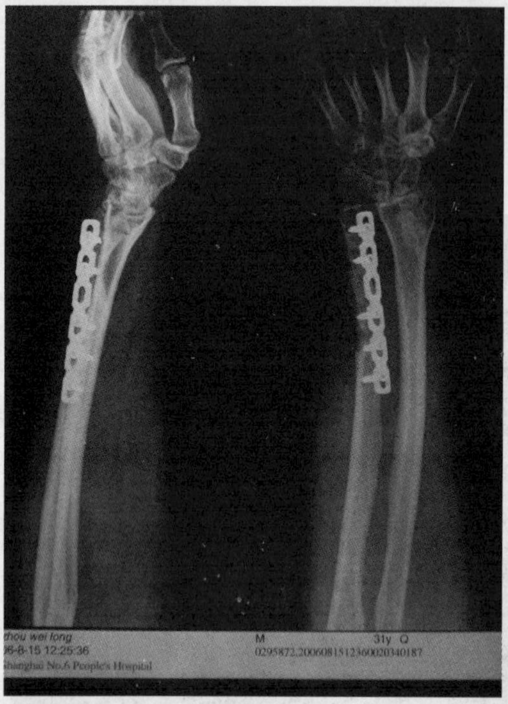

图3　第二次术后3个月X线片

骨不连已愈合。

位，桡骨“T”形钢板内固定，尺骨克氏针内固定。术后8个月，患处仍有疼痛，活动时加剧，当地医院摄X线片显示：桡骨骨折愈合良好，尺骨远端骨缺损性骨不连，向背侧成角30°（图4）。遂来我院就诊，检查：右前臂远端可见两处纵向手术瘢痕，愈合良好，前臂远端向背侧畸形和尺偏，局部无明显压痛，叩击痛不明显，腕关节背伸90°，掌屈80°，前臂旋前80°，旋后60°。拟诊断“右尺骨

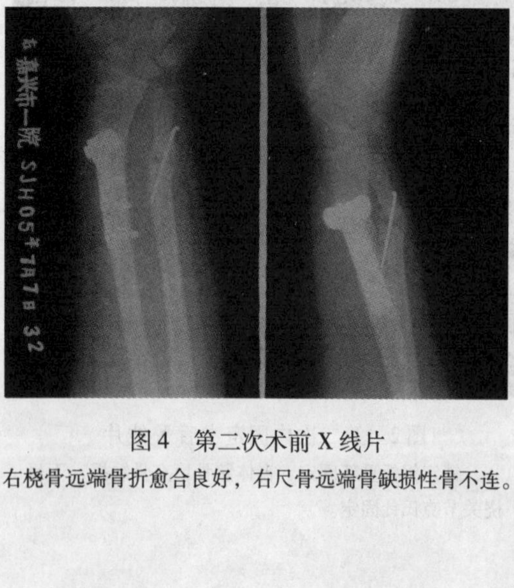

图4　第二次术前X线片

右桡骨远端骨折愈合良好，右尺骨远端骨缺损性骨不连。

远端骨不连”收治入院。入院后，行右尺桡骨远端内固定取出术和1/3管形钢板固定、自体髂骨植骨术。术中彻底清除骨不连两端的硬化骨，发现骨缺损3mm。术后摄X线片显示：右尺骨远端钢板固定，对位对线良好，骨缺损处填满自体髂骨（图5）。术后4周，行主被动功能操练，术后2个月骨不连基本愈合，术后4个月，完全愈合（图6）。前臂旋转功能恢复良好，旋前90°，旋后80°。

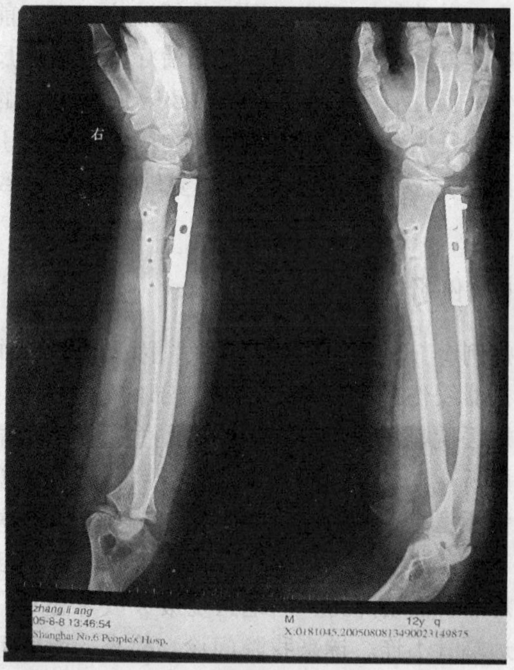

图5　第二次术后X线片

右尺骨远端1/3管形钢板固定，自体髂骨填充骨缺损处。

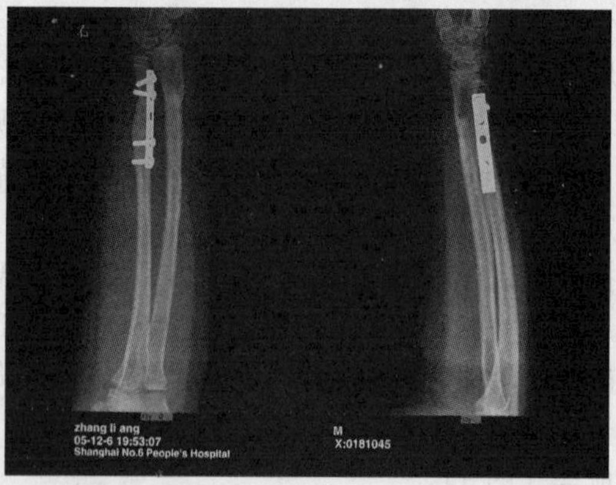

图6　第二次术后4个月X线片

骨不连已完全愈合。

【原因分析及对策】

据文献报道，造成尺骨远端骨缺损性骨不连的主要原因为固定不牢靠和感染。

1. 固定牢靠的重要性　尺骨体上部呈三棱柱状，分三面及三缘。前面上半有指深屈肌附着，下部狭窄凸隆，有旋前方肌附着，中部稍上有1～3个滋养孔；后面上中部有肘肌、拇长展肌、拇长伸肌和食指伸肌附着；内侧面上部有指深屈肌附着。前缘上方有指深屈肌和下方有旋前方肌附着；后缘上部有尺侧腕伸肌、尺侧腕屈肌和指深屈肌的总腱附着；骨间缘有骨间膜附着。从尺骨的应用解剖得知，①尺骨上中部和下部附着的肌肉群严重失衡；②尺骨上附着的肌肉群涉及活动的关节多，包括肘、腕和各指间关节。同时，附着于尺骨的骨间膜涉及前臂旋转。尺骨上附着肌肉群的特点提醒我们在治疗尺骨远端骨折时，需要坚强的内固定或石膏加固，以抵抗由于肘、腕、指间活动和前臂旋转所造成的骨折端剪切力。病例2以克氏针固定尺骨远端骨折，由于固定不牢靠必然会造成骨不连。随着钉板系统的不断发展，用于内固定的钢板多种多样，有1/3管形钢板、重建钢板、有限接触加压钢板、锁定加压钢板等。根据患者的不同病情，选用合适的钢板，都可以取得牢靠的固定，促进骨折愈合，取得满意的疗效。Kang等认为，尺骨远端结构狭窄凸隆，呈圆柱形，钢板固定塑形困难，软组织剥离广泛，故用克氏针张力带固定尺骨远端骨折可取得成功的治疗效果。

2. 保护软组织血供和预防感染的重要性　从解剖学特点得知，尺骨下部附着的肌肉少，滋养孔位于尺骨的中上部，故下部血供差，累似于下肢胫骨的组织结构。Brakenbury等认为尺骨远端的软组织覆盖少，滋养孔位于尺骨上部，故尺骨开放性骨折清创内固定时保护局部软组织血供尤其重要。David等认为，感染和开放性骨折清创时骨丢失是造成骨干部骨不连的原因之一。病例1，开放性尺骨远端骨折急诊手术后造成感染，经换药和多次清创，于3个月后伤口愈合，但是出现了骨缺损性骨不连。由于长期的伤口不愈合和感染，以及尺骨远端解剖学特点，严重影响了骨折部位组织床的血供，造成慢性的骨量丢失，最终会导致骨缺损性骨不连。故在遇到开放性尺骨远端骨折时，急诊需彻底清创，同时保留足够的血供良好的骨组织和软组织，以防感染和骨缺损等并发症的发生。

（陈云丰）

13. 尺骨远端骨折钢板内固定后骨不连

尺骨远端骨折并下尺桡关节脱位在临床并不少见，大多数学者主张采取积极的手术治疗，以取得良好疗效。但术后骨折延迟愈合及不愈合率，文献报告可高达20%，其原因较为复杂，本例患者经钢板内固定后出现骨不连并发症。

【病例介绍】

患者，男性，47岁，因钝器伤致右前臂肿痛活动受限，在当地医院摄X线片示：右尺骨远端骨折伴下尺桡关节脱位（Galeazzi骨折）。行切开复位4孔钢板内固定术，术后石膏托外固定2个月后去除，行功能锻炼。术后5个月时感骨折处疼痛，腕关节旋转功能明显受限，尤以旋后功能障碍明显，再次摄X线片示尺骨骨折不愈合，骨折端移位（图1）。因腕关节功能障碍影响务农和生活，为解决右腕关节旋转功能，于第一次术后5个月来我院诊治。入院检查右腕关节活动度伸屈功能尚可，桡偏25°，尺偏5°，前臂旋前80°，旋后30°。如再次行内固定腕关节功能无法进一步改善，甚至功能进一步丧失，且右前臂骨间膜部分已挛缩，故决定行内固定物取出，尺骨远端假关节成形术（图2）。

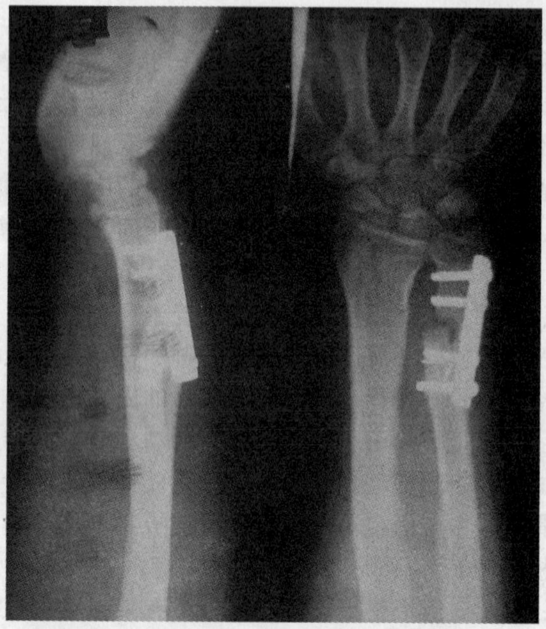

图1　第一次术后X线片

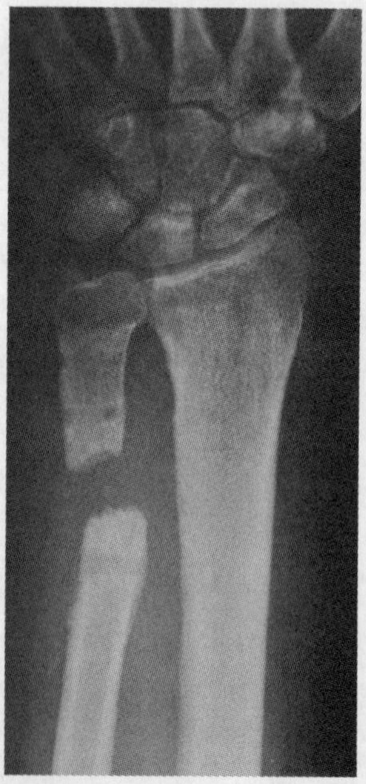

图2　尺骨远端假关节成形术

【原因分析】

在前臂旋转活动中，尺桡关节尤其是下尺桡关节具有重要的作用。要取得良好的旋前、旋后活动范围，肢体的长度、位置及轴线都必须考虑。因为在前臂有旋前、旋后肌的存在，有旋转和成角的影响，一旦发生骨折，要恢复和保持两个平行的骨骼具有一定的困难，畸形愈合和不愈合也很常见。尺骨远端因旋前方肌的存在而具有旋转力和成角力，内固定物必须要牢固地固定骨折，以抵抗旋前方肌的旋转和骨间膜的牵拉，使骨折端无异常活动。本病例很可能就是忽视了旋前方肌和骨间膜对骨折端的作用，内固定钢板长度选择欠妥，尤其是骨折远端固定长度不够，无法控制旋肌对骨折端的牵拉，加之外固定不确切，致使骨折端存在微动而引起骨折不愈合。

【防治措施】

尺桡骨骨折内固定的方法有许多种，包括髓内钉内固定，钢板内固定，克氏针内固定等。每种器材均有其优缺点，关键在于使用得当，确定选用何种则根据骨科医师的临床经验。在长管状骨骨折内固定时，钢板长度选择的原则是所固定的钢板应是骨折横径的 4 ~ 6 倍，骨折两端最少应各固定三枚螺钉，且骨折线最近的一枚螺钉应距骨折线 1cm 以上。如近段太短无法固定三枚螺钉，远端也要固定三枚，以达到牢固的内固定，防止旋转移位，便于早期腕关节的活动。此类病例早期锻炼时可单纯做腕关节屈伸锻炼，根据骨折愈合情况，在医师指导下加做旋转功能锻炼。本病例第一次手术选择的钢板长度欠妥，同时未考虑骨间膜及旋前方肌对骨折端的影响，这是基层医院或年轻医师常易犯的错误，后果是腕关节功能受限，尤其是旋转功能障碍。

（李　平　田永祥）

下肢

14. 髋臼后壁骨折治疗的失误

髋臼骨折的发生率在所有骨折中约占2%，特别是近年来人民的生活水平大幅提高，车辆的保有量每年近百万辆的增加，加之建筑业的发展，同时，广大民众对交通和生产安全的意识还没有引起足够的重视，髋臼骨折发生率逐年增高，在发达的城市和交通要道处尤为明显。而后壁骨折占髋臼骨折中的23%左右。

目前对于后壁骨块累及髋臼30%～40%需要手术治疗已无争议，但是，对于手术的分型、入路不明了和术中固定的误操作，将影响治疗效果。

【病例介绍】

病例1 患者，女性，46岁，交通伤致右髋疼痛，屈曲位弹性固定，诊断为：右髋臼后壁骨折伴髋关节脱位。当时急诊予以手法复位（图1）。1周后行切开复位内固定术，术后卧床3个月后，患者开始活动髋关节时发现患髋疼痛，与活动度成正相关，静止时疼痛好转，手术医师告知患者是髋臼骨折术后的正常表现。术后1年，髋关节的疼痛无任何好转，并有加重的趋势。来本院就诊时拍X片发现有螺钉误入关节（图2）CT检查证实一枚螺钉进入关节腔（图3）。手术取出突入关节的螺钉（图4），同时一并取出钢板后，患者活动关节时的疼痛感消失。

病例2 患者，男性，42岁，交通伤，当时诊断髋臼骨折伴髋关节后脱位，伤后3天即行手术，采用了髂股入路，从髂前下棘向髋臼后缘固定了一块8孔的重建钢板，术后近2周时摄片发现股骨头仍然向后脱位中（图5）。于次日从Kocher－Langenbeck入路再次手术，发现后壁有一长条骨块，使用钢板固定。术后CT片及三维重建可见髋臼后上方有大骨片，股骨头仍脱位（图6）。患者来院就诊时已经是伤后2个月、第二次手术后6周。我们先从原来切口髂股入路中取出钢板和螺钉，再从后侧原入路进入，看到瘢痕严重，股骨头半脱位中，股骨头的外上方软骨面有部分分离，后侧的钢板固定在近后柱的一条骨片上，髋臼的上缘有大块缺损，后壁的约有4cm×7cm的三角形骨片位于髋臼的后上方。取出后路的钢板，将后壁的骨块复位，其中的部分缺损采用自体髂骨填充。术中C臂机下看到恢复了关节面的连续性。关节面平整。

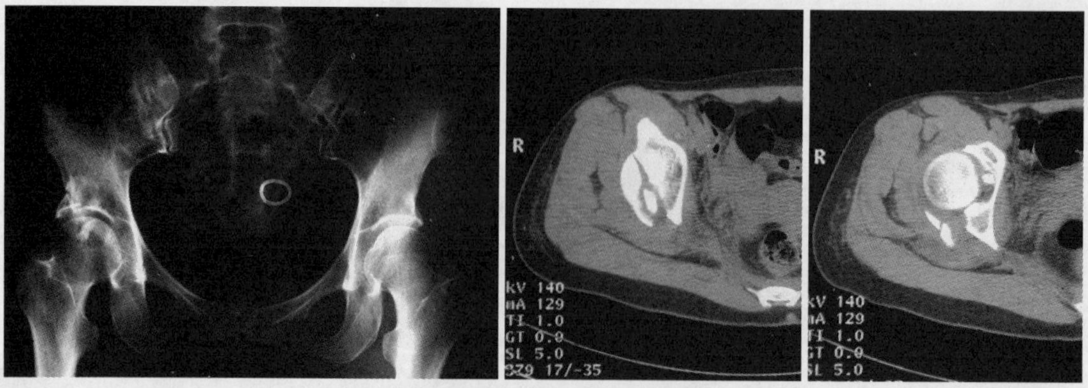

图1 第一次手术前X线片和CT片，显示右髋臼后壁骨折

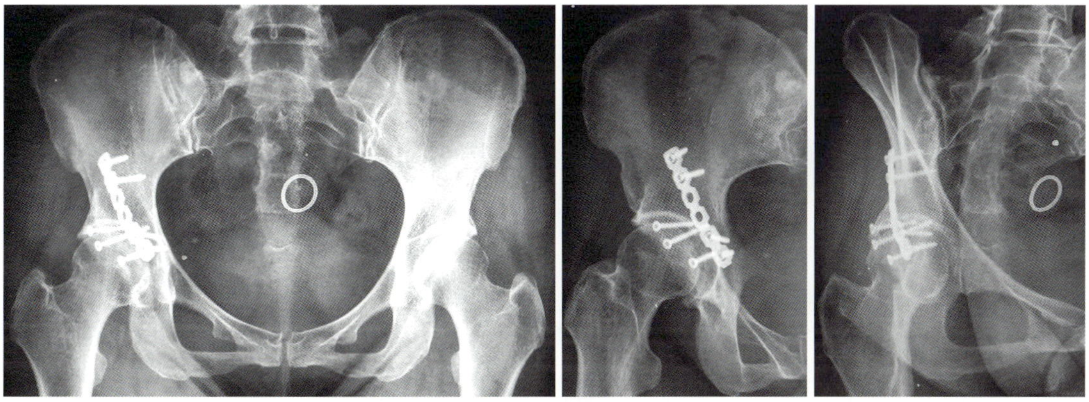

图 2　第一次手术后一年 X 线片，后壁上 3 枚螺钉被怀疑进入关节

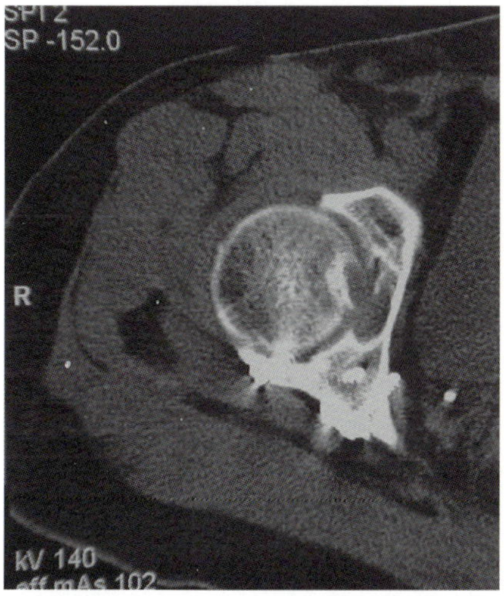

图 3　第一次手术后 CT 片，可见一枚螺钉进入关节腔

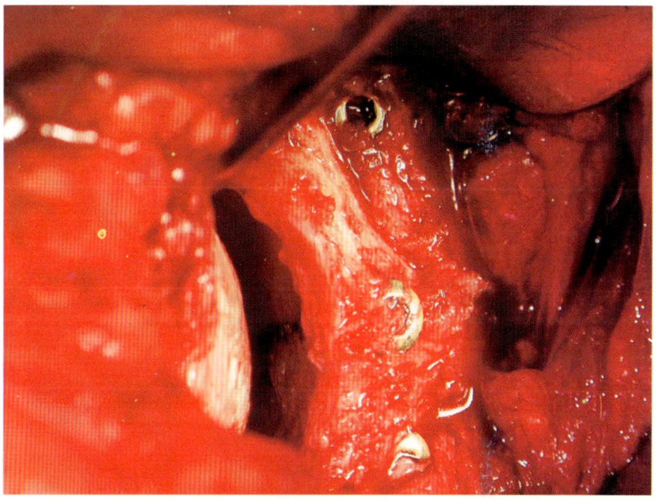

图 4　第二次手术中确认有一枚螺钉的螺纹在关节内，与之相对的股骨头软骨面磨损

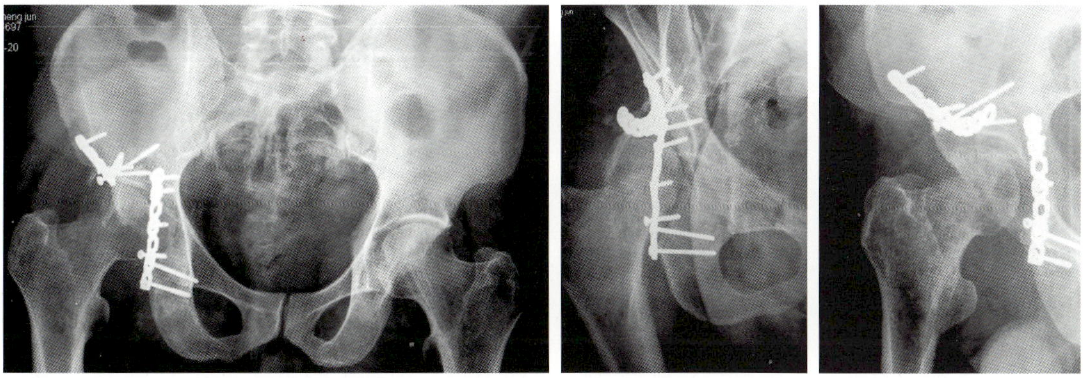

图 5　髋臼骨折伴髋关节后脱位切开复位，钢板内固定

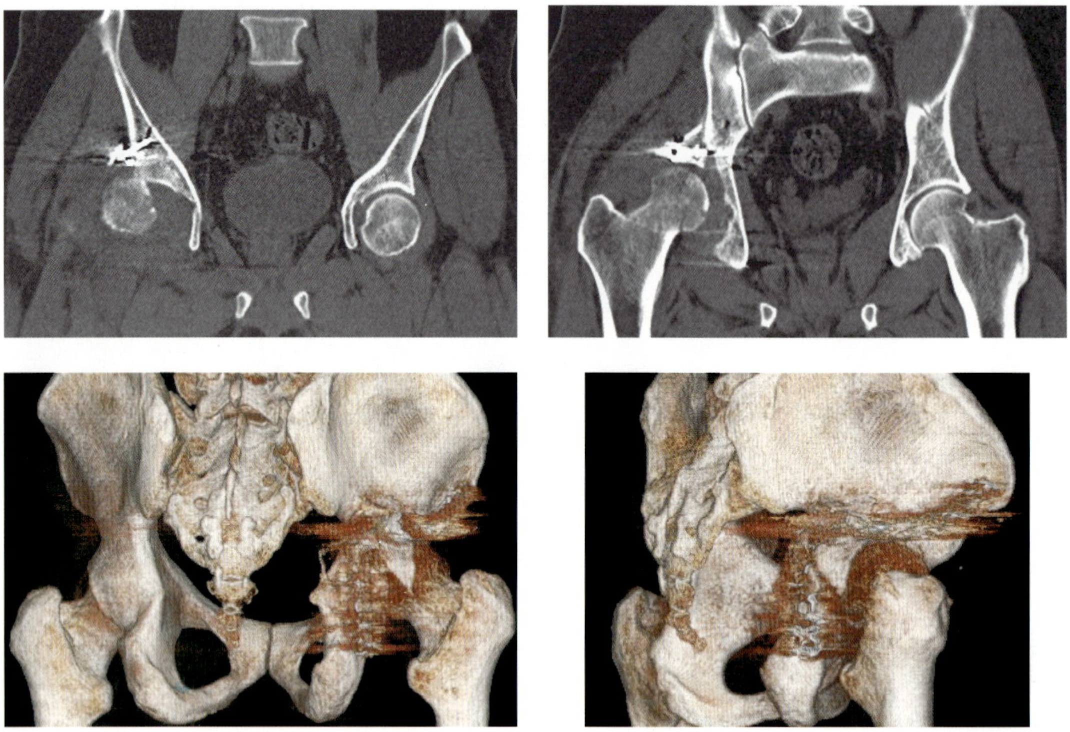

图 6　前两次手术后 CT 和三维重建，可见髋臼后上方有大骨片，股骨头仍脱位

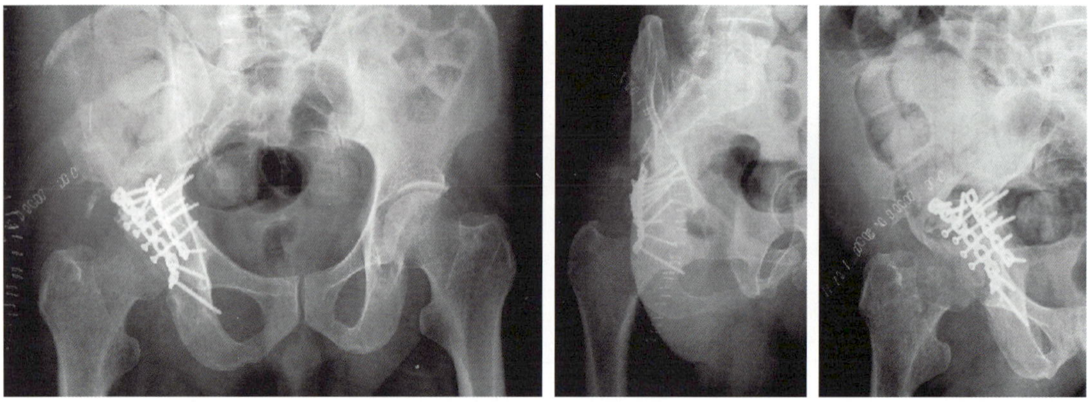

图 7　第三次手术后 X 线片，关节在位、间隙正常

【原因分析】

2 例患者都是髋臼后壁骨折，1 例是螺钉误入关节，另 1 例是在不了解后壁骨折块的移位情况下，盲目选择了错误的手术入路，2 例都有明显经验不足，后者尤甚。

髋臼后壁是髋臼中最常见的骨折，大都是有屈髋、屈膝状态下，有一来自膝前的暴力通过股骨、股骨头作用于髋臼的后壁，暴力继续增大，造成后壁的骨折，如果暴力存在，股骨头将脱位；股骨头的脱位，对骨折缘有压迫，形成所谓的后缘压缩性骨折。该类骨折在 X 线平片典型显示：髋关节外缘有一个半月形的骨折块，如果伴有脱位，将更明显。但是，有时后壁的骨折块完全在髋臼的后方，正位片仅在臼顶上方有一三角形的高密度影。因此，闭孔斜位可非常清晰地显示出骨折。也是强调在怀疑髋臼骨折时必须要有 Judet 位片（正位、髂翼斜位和闭孔斜位）片，这在有些基层医院还没有普及 CT 的情况下显得尤为重要。一旦认为存在髋臼骨折，尽可能的行 CT 检查，有条件的还应该有三维重建，后者对手术经验不足、或者是对骨折块移位没有立体概念的医师，能提供真实的骨折移位情况，有利于术前对骨折的评估和术中复位参考。

生物力学的研究表明，后壁骨折块在累及后关节面30%将对关节的稳定性产生影响，如果采用保守治疗，股骨头的负重面将在大大减少，局部的负荷增加，加速关节的退化；超过40%，关节有脱位的趋势。后壁骨折中的后缘压缩骨折，术中复位时需将压缩的关节面撬起，缺损的部分植骨支撑。

第1例患者，手术复位达到优异，但是，钢板的放置位置较高，骨折的下缘可能同有完全的覆盖；其二，骨折块上使用了3枚拉力螺钉，从动机上有加强固定的意思，但螺钉的进入位置偏向关节缘，造成了螺钉误入关节。

第2例患者，实际是手术医师根本不了解髋臼骨折的复杂性，虽说后壁骨折是所有的髋臼骨折中最简单的，但是，术前的评估和术中的操作应该与复合型骨折是一样的。第1次手术前，医师认为是髋臼的顶部骨折，选择了髂股入路，在髂前下棘开始向下、向后放置钢板时发现，靠近钢板下端的螺钉越是拧紧，骨折的移位就越大，于是，放弃了拧紧螺钉的想法。术中没有C臂机的验证，也没有立即摄片，等到术后2周时才发现股骨头仍有脱位。此时，医师仍未引起警觉，只是认为后壁还有一骨片没有固定，很快就施行了第2次的手术。果然看到后壁近后柱处有一长条骨折片，于是，在骨折处重新固定了一块钢板。再次术后2周摄X线片，结果同第一次手术结果一样，关节脱位依旧。

事实上，我们在翻修手术时看到，在取出髂前下棘处钢板后，再打开后路时，就见到了大块的、游离的后壁骨折块，而骨折块上竟然没有一个螺钉孔，换言之，不论是第1次还是第2次手术，没有螺钉或/和钢板固定到这个骨块上。这是因为第1次手术显露不良，将骨折块剥离后，钢板强行放在了骨折块的外侧，在拧钢板下方的螺钉时，钢板越是紧贴髋臼，骨折块却是越推向后方，也证明了当时手术螺钉越拧紧、骨折块位置越差的原因。第2次手术时医师看到的骨折块其实是后壁骨折的第2块骨折，这在后壁骨折中很常见，单一的后壁骨折块其实在临床上并不多见，常合并有2～3块的骨折，我们最多见到过8块骨折片。第2次的手术，仅仅固定了第2块骨折片，而没有重新评估脱位造成的原因是否是这一骨块引起，其结果肯定是糟糕的。

【防治措施】

在髋臼骨折中，后壁骨折最为常见。根据Letournel的分类，可分为上型、下型和标准型，还有合并于横行等几种类型。根据生物力学的研究，后壁骨折块累及关节30%可以造成关节面的不稳定，超过40%则认为有手术的强指征。手术方法宜采用标准的Kocher－Langenbeck入路。

Kocher－Langenbeck入路是以大转子顶点为中心，向髂后上棘方向延伸，至其下方2指左右，向下沿股骨外侧中线至臀肌粗隆附近。整个手术切口约30cm。但根据我们的手术经验，包括复杂的髋臼骨折的整复时，通常我们采用的切口在20cm左右，向下的切口下缘在小转子平面即可。对体形肥胖的患者切口适当延长。切开髂胫束，臀大肌作钝性分离，显露外旋小肌，在其大转子后方起点处分离后用粗线予缝数针留用，切断小外旋肌后将此线作牵引，一则显露下方的关节囊及为后来的复位和固定做准备，二则保护坐骨神经，后者更为重要，大大减少了术中坐骨神经损伤的发生。

对于髋臼后壁骨折，通常都有关节囊的破裂，甚至有股骨头的脱位。关节囊可作适当的切开，从骨膜下剥离，显露骨折块和后柱、坐骨结节等。后壁的骨块原则上不主张完全的游离，清除关节内的碎骨片和血肿后，复位股骨头。如果没有关节的脱位，也应牵引下肢，从关节间隙中清除关节内的碎骨片等。然后整复骨折，不但要求达到后柱及后壁的外表面平整，更关键的是关节面的解剖复位。复位后，用数枚克氏针做临时固定。再次观察关节面复位情况，满意后，沿后壁关节缘，向后、向内、沿关节的切线方向打入2～3枚的拉力螺钉；再从坐骨结节开始向上向外（沿关节缘）放置一块经塑形的重建钢板，一般用6～8孔即可，太长则需要剥离过多的髋臼顶部的臀肌，太短不易有良好、牢固的固定。如果后壁的骨块较大，可以在骨块的后内方固定第二块钢板，可以大大增加固定的稳定性。

固定后，除了常规的冲洗等处理外，必须强调的是，牵引下肢，从关节间隙中重新评估复位情况和有无螺钉误入关节内，如果有，则必须移去螺钉或重新打入。最后是缝合关节囊（如果还完整的话）和小外旋肌，放置负压引流条，逐层关闭伤口。术后无需任何的牵引，麻醉清醒后即可作股四头肌的舒缩活动，2~3天后可活动髋关节，限制在屈髋90°以内。以后逐步增加关节的活动范围。4周左右可部分负重，通常3月内骨折即可愈合。

后壁骨折在髋臼髋骨折中最为常见，许多伴有后壁的复合骨折整复后，后壁骨折的复位满意与否直接影响了患者的临床结果。因此，我们认为，后壁骨折是整个髋臼骨折复位的基础和重点。

第二，有关判定是否有螺钉的误入关节，大多数的文献和书本上都认为固定完毕后通过活动关节感觉有无梗阻或异物感来判定。我们认为，这种方法并不完全的科学，只有螺杆半数以上进入关节，该方法才有意义，对于第1例的患者，仅有部分的螺纹在关节内，通过活动的关节的方法可能会有错误的结果。

第三，所有后壁骨折类型中，只有后上型的才有可能使用髂腹股沟入路，其他的类型，几乎以Kocher－Langenbeck入路为唯一选择。第2例患者是由于手术医师没有经验，对后壁骨折块的判断失误和手术入路选择错误有关。因此，强调髋臼骨折需要有经验的医师来施行是很有必要的，同时，还要有相关的设备（如影像增强仪、术中摄片和相关的手术器材），这在国内外的文献中已被大量的报道。

（孙玉强）

15. 髋臼创伤后关节置换治疗中应注意的问题

【病例介绍】

病例1 患者，男性，33岁，车祸致颅脑外伤，伴右胫腓骨骨折，未发现右髋臼骨折。3个月后，才发现髋臼骨折，髋臼后、上部严重骨缺损，遂予全髋关节置换术并行髋臼上后部大块植骨螺丝钉固定术。术后恢复满意（图1）。

病例2 患者，男性，34岁，车祸致颅脑外伤伴左髋臼骨折，髋臼后、上部骨缺损。1个月后，病情稳定，遂予全髋关节置换术，选小号髋臼假体，内陷上移，植入髋臼残部。术后恢复满意（图2）。

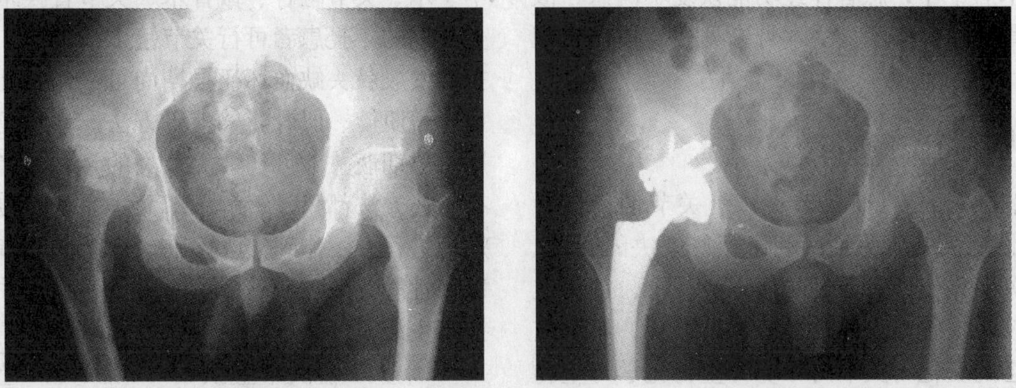

A B

图1 病例1

A：术前X线片未发现髋臼骨折；B：全髋关节置换术后X线片

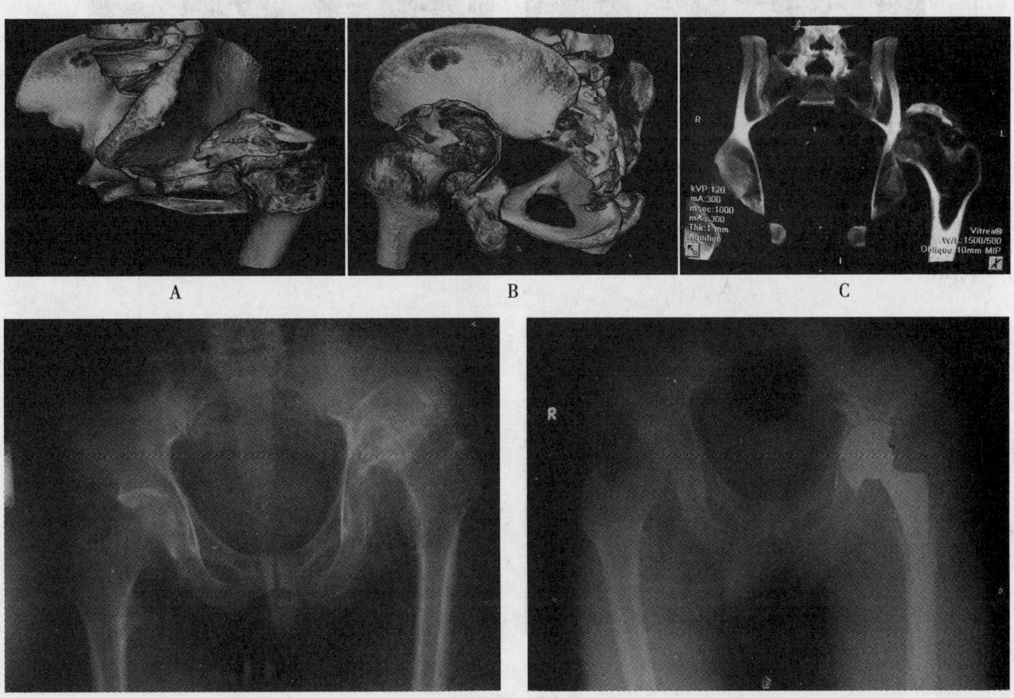

A B C D E

图2 病例2

A、B、C：术前三维重建显示左髋臼骨折，髋关节脱位；D：术前X线片示左髋关节脱位；E：髋关节置换术后X线片

病例3 患者，男性，39岁，患者右侧髋臼后壁骨折伴髋关节脱位，早期未予适当处理。8年后，髋臼后上部严重骨缺损，予髋臼后壁植骨人工全髋关节置换术，并行髋臼上后部大块植骨螺丝钉固定术。术后出现患侧足下垂、下腿后外侧疼痛、感觉障碍等坐骨神经损伤症状。仔细分析术后X线片，怀疑与植骨块太大和螺丝钉太长有关，行患侧坐骨神经及髋关节探查术。术中见植骨块与螺丝钉略高于正常水平，但并无显著偏大以至压迫坐骨神经的表现。见髋臼后侧部分的坐骨神经及其周围形成大块坚硬的瘢痕组织。并且未见坐骨神经连续性中断等损伤表现。术中将植骨块截小，螺丝钉更深地拧入骨中。术后半年，患者神经功能恢复不满意，故再次行坐骨神经探查术，手术野未见神经损伤表现（图3）。

【分析】

1. 髋关节创伤性骨关节炎　髋关节创伤性骨关节炎是临床极其常见而又尚未很好解决的问题。在引发髋关节创伤性关节炎的病理过程中，创伤造成的关节软骨损害是创伤性关节炎的根源，而对应关节面形态的变化与关节内环境（生物化学与生物力学环境）的变化是两个主要的诱因。透明软骨在遭受高于正常压力时发生结构性和代谢性改变，当关节面不平整超过了透明软骨的厚度时软骨的代偿机制严重破坏，关节面缺损的直径大于3mm则愈合更差。髋臼骨折或股骨头骨折直接造成关节软骨的损伤及关节内环境的破坏，其创伤性关节炎出现早、几率较大、严重度高。16%无并发症的髋关节脱位患者出现创伤性关节炎，而脱位伴严重髋臼骨折患者的发病率为88%。髋臼骨折术后2~3年就可对其远期结果做出预测。股骨颈骨折继发股骨头缺血坏死造成创伤性关节炎发生率为15%~30%。

髋关节创伤性关节炎的治疗方法包括髋关节镜下手术、关节融合、截骨术、关节置换术等。关节炎早期的年轻患者可行关节镜下清理术。股骨颈骨折继发股骨头缺血坏死早期尚可采用钻孔减压、带血管蒂肌瓣、肌骨瓣移植等方法。粗隆间截骨术适用于早期髋关节创伤性关节炎的年轻患者。但是所有上述方法都只是缓解、却无法完全逆转关节炎的病理进程，不能确实改善临床症状。关节融合术是以牺牲髋关节的活动来消除关节疼痛，并不能满意提高生活质量。

2. 人工髋关节置换术　人工关节置换术是髋

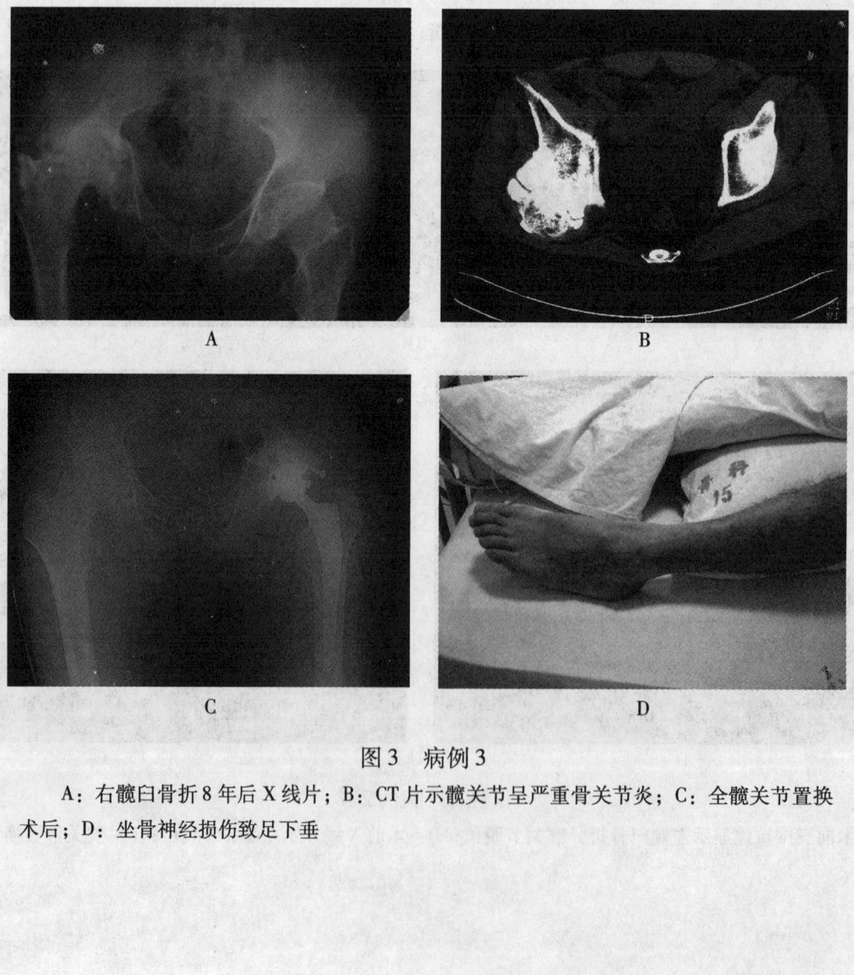

图3　病例3

A：右髋臼骨折8年后X线片；B：CT片示髋关节呈严重骨关节炎；C：全髋关节置换术后；D：坐骨神经损伤致足下垂

关节创伤性关节炎最有效的治疗方法。其适应证的选择，应充分考虑病损髋关节的状况、全身情况、年龄及功能要求、技术条件与假体供应等综合因素。人工髋关节置换术适用于年龄较大的、严重的髋创伤性关节炎或其他术式失败的患者。高龄患者的头下型股骨颈骨折、复位不良、不连接或伴股骨头骨折、髋臼骨折和/或中央型脱位，预计内固定手术难以奏效等可作为全髋关节置换术的相对适应证。凡能以其他术式治疗获得良好效果的年轻患者，应慎重考虑关节置换手术。髋臼骨折不主张一期施行全髋关节置换，而应先行复位内固定，在出现骨关节炎后才行全髋关节置换术。

各种髋关节假体设计各有其优缺点，应根据不同的患者个体选择合适的假体，并考虑到将来可能要进行的翻修手术。定制假体和钟形表面置换假体应运而生。多数推荐全髋置换而少用单或双极人工股骨头，以避免金属假体对髋臼的磨损，导致过早翻修。

骨水泥固定可立即给假体提供机械稳定，因而允许早期负重而不会发生早期的松动和下沉。骨水泥较非骨水泥假体的价格低。最近研究认为股骨假体骨水泥固定能获得长期的优良效果，骨水泥股骨假体松动率约10%。骨水泥可能引起低血压、心律失常、肺分流量增加等全身并发症。骨水泥翻修困难。非骨水泥固定假体的研究焦点是假体设计、表面处理和植入技术。非骨水泥微孔表面钛股骨假体临床表现和影像学表现良好。

假体植入后的骨溶解始终是最重要的问题。假体晚期松动造成大量的骨溶解和骨丧失可能是对重建手术难以想象的挑战。应力遮挡在短期内不会出现临床问题，但可能发生失去骨支撑、假体下沉和骨折等问题，应避免使用大型、质地坚硬、广泛微孔涂层的假体柄在骨质疏松的患者身上，从而减少应力遮挡的程度。有报告非骨水泥微孔表面钛股骨假体未见下沉或近段应力保护，也未见骨溶解。大腿痛是应用非骨水泥 THA 的另一常见问题。轻度的大腿痛不会引起功能障碍，并会逐步得到改善，但严重的大腿痛可能需要施行翻修术。

采用骨水泥固定股骨假体，使大腿痛、下沉和骨吸收并发症得以减少，可能是骨水泥减少了使高分子聚乙烯磨损颗粒进入股骨髓腔造成股骨柄周围骨溶解的程度。但骨水泥与非骨水泥固定的髋臼假体的松动仍然是没有解决的问题。有研究使用非骨水泥髋臼可以降低骨水泥固定髋臼所导致的高 X 线松动率，杂交固定的早期结果令人鼓舞，可望在将来能广为应用。骨水泥与非骨水泥假体固定对患者术后的生活质量无统计学差异。

髋臼假体均采用非骨水泥微孔 press - fit；55 岁以下年轻患者采用非骨水泥股骨假体；55 岁以上患者骨质良好者亦采用非骨水泥假体，骨质疏松患者采用骨水泥假体；75 岁以上、全身情况较差者可选用双极人工股骨头。

对于骨关节创伤而言，利用闭合或开放技术修复和重建骨关节的正常结构，始终是首选的治疗方法。对于某些毁损性的关节创伤，以及预期常规手段不能获得良好的功能恢复的病例或是经治疗后出现严重的创伤性骨关节炎的病例，采用人工关节置换术可以使患者重新获得较好的关节功能。但对施行人工关节置换必须严格掌握手术适应证，部分早期患者可以几丁糖等预防软骨退变及创伤性骨关节炎。

3. 创伤后髋臼缺损的重建　根据美国骨科医师协会（American association of orthopaedic surgeons，AAOS）髋关节分会的分类标准，依据术前和术后的影像学表现以及术中所见，将髋臼缺损分为包容型缺损、节段型缺损、兼有包容性缺损和节段性缺损的混合型。根据 Gustilo and Pasternak 分类法，髋臼缺损 1 型为微小骨缺损，2 型为前柱或后柱不完整，3 型为严重的骨缺损致局部节段性缺损，4 型为巨大、球形缺损，波及前后两柱，甚至损及更多的髋臼壁。

髋臼骨折的早期处理不当，可导致如下并发症：①创伤性关节炎；②髋臼骨缺损。

缺损的处理对策：

为处理这个问题设计了许多技术和装置，主要有两个选择：一是重建原始的髋关节旋转中心，以避免髋臼假体内陷和上移。即将假体的旋转中心放于原臼以重建理想的生物力学状态。通常需要考虑双下肢等长的问题。二是在髋臼骨质较丰富的顶部创造一个中心，植入较小号的假体。

原位植入髋臼假体则由于有骨缺损而需要植骨，可以采用大块结构植骨（massive structural allografts），也可以采用颗粒打压植骨（morsellized allograft）。

注意：陈旧性髋臼后壁/柱骨折伴髋关节脱位，早期未予适当处理，晚期残留髋臼骨缺损者，由于坐骨神经与髋臼后部的解剖相邻性，创伤后髋臼后侧部分的坐骨神经及其周围可能形成大块坚硬的瘢痕组织。即便它并无显著偏大以至压迫坐骨神经，也无坐骨神经连续性中断等损伤表现。当晚期行人工全髋关节置换术并重建髋臼骨缺损时，由于坐骨神经与其周围组织的瘢痕硬化，其自身弹性与其在周围组织中的可以游移滑动范围大大减小，手术中或术后轻度的牵拉，就可能出现患侧足下垂、下腿后外侧疼痛、感觉障碍等坐骨神经损伤症状。对此可能的并发症必须足够重视！

（钱齐荣　吴海山　吴宁黎　宁苏红）

参考文献

1. Weber M, Berry DJ, Harmsen WS. Total hip arthroplasty after operative treatment of an acetabular fracture. J Bone Joint Surg Am, 1998, 80 (9): 1295 – 1305.
2. Borelli J, Torzilli PA, Grigiene R, et al. Effect of impact load on articular cartilage: development of an intraarticular fracture model. J Orthop Trauma, 1997, 11: 319 – 326.
3. Tornetta P, Mostafavi HR. Hip Dislocation: Current Treatment Regimens. J Am Acad Orthop Surg 1997, 5 (1): 27 – 36
4. Rodriguez – Merchan EC. Coxarthrosis after traumatic hip dislocation in the adult. Clin Orthop, 2000, 377: 92 – 98。
5. CH Rorabeck, RB Bourne, BD Mulliken, et al. The Nicolas Andry award: comparative results of cemented and cementless total hip arthroplasty. Clin Orthop, 1996, 325: 330 – 344.
6. McCarthy JC, Bono JV, O'Donnell PJ. Custom and modular components in primary total hip replacement. Clin Orthop, 1997, 344: 162 – 171.
7. 钱齐荣，荀三怀，黄国富等. 新型无柄人工髋关节生物固定的实验研究. 第二军医大学学报，2000，21 (7): 1 – 4.
8. Kim YY, Kim BJ, Ko HS, et al. Total hip reconstruction in the anatomically distorted hip. Cemented versus hybrid total hip arthroplasty. Arch Orthop Trauma Surg, 1998, 117 (1 – 2): 8 – 14.
9. Chen CY, Shih CH. Primary uncemented Osteonics total hip arthroplasty: preliminary results of 2 – 6 year follow – up. Changgeng Yi Xue Za Zhi, 1997, 20 (2): 100 – 106.
10. 吴海山，钱齐荣，侯春林等. 关节内注射透明质酸钠预防兔骨关节炎的实验研究. 中华骨科杂志，1996，16 (1): 37 – 39.
11. 钱齐荣，吴海山，李晓华等. 严重创伤后髋关节畸形的人工关节置换术. 北京：第七届全国人工关节学术大会大会发言，2002.

16. 髋臼周围内固定治疗中应注意的问题

随着交通运输业的迅速发展，髋臼骨折的发病率明显增加，致残率较高。髋臼骨折是对骨科医师的一个挑战。开放复位内固定已显示有较好的疗效，但是严重的髋臼骨折类型的长期疗效尚不满意。

【病例介绍】

患者，4 年前以克氏针固定髋臼上部骨块。2 年后行全髋关节置换术，术中未显露克氏针。术后半年，复查 X 线片偶然发现克氏针滑入盆腔（图 1）。手术取出。

【防治措施】

髋臼骨折为高暴力损伤所致，常为多发性损伤。40% 髋臼后部损伤的患者伴有坐骨神经损伤、大约 20 % 的髋臼骨折患者发生骨盆骨折、髋关节骨折脱位、血管损伤，髋臼骨折移位至坐骨大孔者术前应行血管造影。用于诊断髋臼骨折的常用的 X 线投照体位有前后位、闭孔斜位、髂斜位。CT 检查有助于明确可疑或髋臼假性脱位患者髋臼骨折的诊断，尤其是三维 CT 重建能够十分清晰地显示髋臼骨折的三维形态，从而有效地指导手术治疗。

1. 髋臼骨折的治疗选择　以往髋臼骨折多采用非手术治疗，近年来越来越多的医师开始采用手术干预治疗。但保守治疗和手术治疗是两种互补而不是相互对立的治疗方法。下列情况可考虑非手术治疗：①髋臼上穹顶及髋臼后壁完好，无较大移位、连续性好的稳定的骨折；②髋臼后壁保留充分；③下方横行骨折不波及承重穹顶；④许多下前柱骨折仅波及髋臼的耻骨部分；⑤少数的下 T 形或横行骨折；⑥不可能重建的严重的髋臼骨折；⑦伴随其他手术禁忌证的髋臼骨折。伴有开放性骨折、邻近皮肤严重损伤、膀胱破裂、高热、骨质疏松等的髋臼骨折患者，应慎行手术治疗。骨牵引具有允许下肢主动锻炼的优点，牵引必须保持 4 ~ 8 周，以达到骨性愈合。髋臼骨折伴髋关节脱位患者，强调伤后 24 小时内复位。髋关节复位失败或合并有坐骨神经损伤者，只要当时患者全身情况允许，则应急诊行髋关节开放复位、髋臼骨折块复位内固定术、人工髋关节置换术。

而对于关节移位超过 2mm、髋关节脱位后未能同心复位、关节内存在任何与髋臼骨折相关的游离体、髋臼后壁或后柱不稳定性骨折等髋臼骨折多取手术治疗方法。髋臼骨折伴髋关节脱位患者，强调伤后 24 小时内复位。髋关节复位失败或合并有坐骨神经损伤者，只要当时患者全身情况允许，则应急诊手术治疗。

2. 髋臼骨折的手术时机与途径　髋臼骨折理

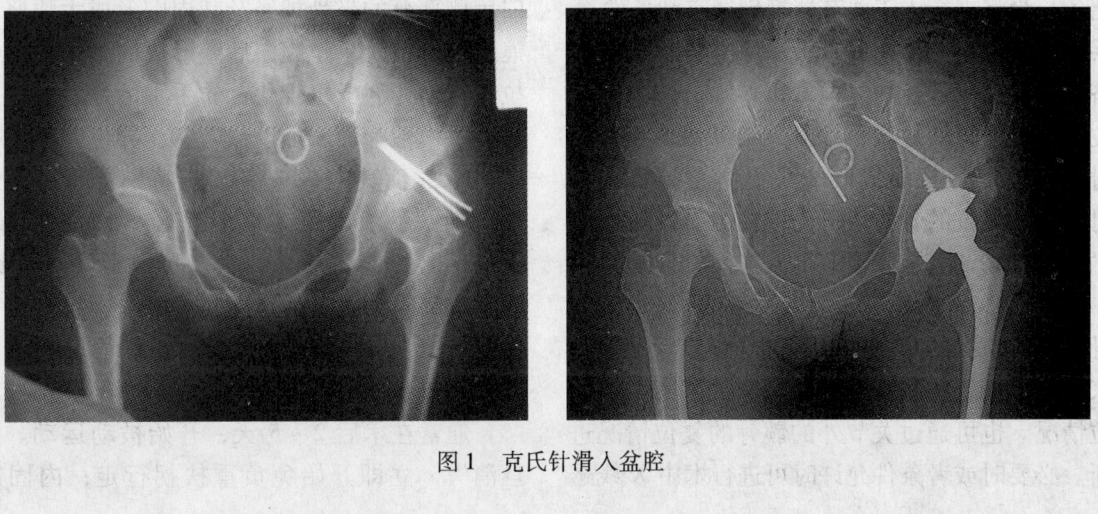

图 1　克氏针滑入盆腔

想的手术时机为损伤后2～10天之间。损伤后延迟2～3天手术，有利于机体自外伤后的应激中恢复，有助于承受再次手术创伤的打击；有助于减少术中局部出血。损伤10天后，骨折块的复位不易操作。损伤后3周骨痂阻碍骨折复位，疗效差。髋臼骨折常用的手术途径主要有髂股入路、髂腹股沟入路、Kocher－Langenbach入路以及此三种入路的扩大延长或者结合。髂腹股沟入路用于髋臼前壁骨折、前柱骨折、前柱－后半横行骨折和双柱骨折拟通过前方固定。Kocher－Langenbach入路用于后壁骨折、后柱骨折、后壁－后柱联合骨折、T型骨折。大粗隆截骨应用于后外侧入路显露时扩大暴露髋臼，因增加了骨折处理的并发症，应慎重进行。

3. 髋臼骨折的手术方法　髋臼骨折手术复位内固定治疗的方法很多：切开复位克氏针、螺丝钉、重建钢板固定，经皮螺钉固定髋臼骨折，尤其是重建钢板技术已成为主流方法。而对于关节毁损严重的急性髋臼骨折和绝大部分陈旧性髋臼骨折以人工髋关节置换术为宜。克氏针固定具有操作方便、便于调整、初期固定牢固的优点，但是由于它为光滑的杆壁，可能滑动而发生移位，从而造成固定丧失或者克氏针滑入体内等问题。因此，克氏针仅适于术中临时固定骨折块，倘若作为初期固定方式，则需将针尾端折弯以防针体滑入体内。对于大块的髋臼前壁或后壁骨折，可考虑以螺丝钉固定。对于粉碎性前后壁骨折、前后柱横行骨折以及复合骨折等大部分髋臼骨折可以适当数量的、适当塑形的重建钢板固定。部分骨折损伤严重、治疗的最佳时机丧失的年轻患者，依然可考虑行复位固定，因为这样一则延缓行人工关节置换术的时间，相对延长人工关节的使用年限，二则可以为髋臼局部进行骨质储备，为将来行人工关节置换创造有利条件。

手术中牵引患肢，使股骨头减小对骨折块的接触与挤压，有利于骨折的复位。以特殊的髋臼复位钳、拉钩等将骨折块复位，并以Schanz螺钉或克氏针临时固定髋臼骨折块或股骨头以防止旋转或移位，对已满意复位的骨折块可先以拉力螺丝钉固定以解放复位钳，为进一步复位或置放钢板提供条件。

骨折复位情况的判断可以通过观察或者触摸骨折线来判断，最终的判断最好是直观关节内关节面的复位情况。也可通过关节外的髋骨的复位情况进行判断。必要时或者条件允许时可进行术中X线透视。但术中尽可能不切开关节囊，一方面有利于减少关节粘连，同时由于避免了对关节血液供应的损伤，可能在一定程度上延缓了创伤性骨关节炎的进程。

髋臼内固定术中螺丝钉的置放是重点和难点。髋臼周围骨的厚度在后上象限较厚。臀下动脉、阴部动脉、臀上动脉距后壁10mm以上。相反，髂外动脉和闭孔支与其走行部的骨表面相贴。植入髋臼的前下象限和中心的螺钉威胁髂外动、静脉和闭孔支。固定前柱的拉力螺钉的最佳植入点在坐骨切迹尖端与髂前上下棘之间的切迹连线中点的上方16 mm处。螺钉轴向与矢状面成角90.6°，与横断面成角29.0°。因为仅有极狭窄的安全区，所以这些角度使拉力螺钉易于植入髋臼前柱并使突入关节或穿破骨皮质的风险降至最低。

髋臼骨折重建钢板手术治疗的主要并发症：①螺丝钉进入关节：这是最容易发生、可以避免的最严重的并发征。术者在术前应清晰地熟悉髋臼部的骨骼解剖形态，正确设计螺钉方向，钻孔后植入螺钉前以克氏针入钉道，活动髋关节，如关节活动灵便、无阻涩感，则意味着螺钉未进入关节，反之则应高度怀疑螺钉进入关节。此外也可采用X线透视。这些措施同时也有助于判别关节面复位情况；②坐骨神经损伤、麻痹：可通过术中屈曲膝关节，术中注意助手牵拉神经的张力。以体感诱发电位或者肌电图进行术中监护是可行的方法，可以使手术者们更迅速地判断对神经的损伤。1例患者髋臼后壁骨折伴髋关节脱位，早期未予适当处理，8年后予髋臼后壁植骨全髋关节置换术。术后出现患侧足下垂、下腿后外侧疼痛、感觉障碍等坐骨神经损伤症状。行患侧坐骨神经及髋关节探查术，术中见髋臼后侧部分的坐骨神经及其周围形成大块坚硬的瘢痕组织，植骨重建髋臼后壁形成的张力使其受到牵拉性损伤；③异位骨化：非手术治疗者异位骨化罕见，手术治疗而未加以预防者，异位骨化发生率可达90%，而其中20%～50%特别严重。其危险因素包括：手术入路（髂股途径＞Koch Langenbeck途径＞髂腹股沟途径，大粗隆截骨术）、多发伤、股骨头部损伤、T形骨折；④糖尿病患者高能量损伤后可能发生Charcot改变；⑤深静脉血栓，可予以药物或者放射治疗。

通常在术后2～5天，开始被动运动。疼痛一旦消失，立即开始免负重扶拐行走；内固定8周后，如果有证据显示骨折在愈合，逐渐增加负重。损伤肢体早期活动、随后部分负重的行走训练都是非手术治疗的重要方面。研究显示髋臼后壁骨折术后使用膝关节制动有助于在允许早期行走的同时保护骨折部位。

4. 髋臼骨折的预后 髋臼骨折后髋关节的荷载已显著改变，内固定也不能重建正常髋臼的自然特性，而导致关节软骨上的应力增加。透明软骨在遭受高于正常压力时发生结构性和代谢性改变，当关节的不吻合性超过了透明软骨的厚度时软骨的代偿机制严重破坏，其长期的连续性不能维持。直径3mm以上的缺损愈合更差。大量的临床研究表明骨折髋臼复位不良增加创伤后骨关节炎的发生率。

一般认为，与股骨头和髋臼的软骨、软骨下骨的损害部位和程度呈正相关，髋臼非负重部位骨折、早期及时治疗、骨折复位良好者，发生创伤性关节炎的机会相对少或轻，反之亦然，股骨头突入髋臼于骨盆腔内者疗效差。需要进行髋关节置换。

在影响髋臼骨折诊断治疗效果的重要因素中，髋臼骨折的类型和损伤的程度毫无疑问是最重要的客观因素，髋臼骨折的好的临床效果与复位的完美程度密切相关。随访期间发现可以取得良好治疗效果的重要因素是：髋臼骨折为高暴力、多发性损伤特点的充分认识，术前充分、清晰的影像学评价，细致完备的手术决策方案，手术中良好的复位操作技术和合适的器械，以达到良好的复位和牢固的固定。

（钱齐荣 吴海山 李晓华）

参 考 文 献

1. Ankin NL. The use of osteosynthesis in fractures of acetabular fossa. Primenenie osteosinteza pri perelome verluzhnoi vpadiny. Klin Khir，1998，(4)：31－32.
2. Konrath A，Hamel AJ，Sharkey NA，et al. Biomechanical Consequences of Anterior Column Fracture of the Acetabulum. Journal of Orthopaedic Trauma，1998，12 (8)：547－552.
3. Browner BD，Jupiter JB，Levine AM，et al. ed. Skeletal Trauma. Harcourt Asia WB Saunders：Harcourt Publishing Limited.
4. Heck BE，Ebraheim NA，Foetisch C. Direct complications of trochanteric osteotomy in open reduction and internal fixation. of acetabular fractures. Am J Orthop，1997，26 (2)：124－128 .
5. Berg EE. Charcot arthropathy after acetabular fracture. J Bone Joint Surg Br，1997，79 (5)：742－5.
6. Moore KD，Goss K，Anglen JO. Indomethacin versus radiation therapy for prophylaxis against heterotopic ossification in acetabular fractures：a randomised，prospective study. J Bone Joint Surg Br，1998，80 (2)：259－63.
7. Patel NH，Hunter J，Weber TG，et al. Rotational imaging of complex acetabular fractures. J Orthop Trauma，1998，12 (1)：59－63.
8. Hefti F. Open reduction technique. Orthopade，1997，26 (1)：67－74.
9. 黄继锋，徐永年，陈庄洪等. 髋关节脱位伴髋臼骨折31例，中华创伤杂志，2000，16 (7)：438－439.
10. Hardy SL. Femoral nerve palsy associated with an associated posterior wall transverse acetabular fracture. J Orthop Trauma，1997，11 (1)：40－2.
11. Weber M，Berry DJ，Harmsen WS. Total hip arthroplasty after operative treatment of an acetabular fracture. J Bone Joint Surg Am，1998，80 (9)：1295－1305.
12. Rommens PM，Broos PL，Vanderschot P. Preparation and technique for surgical treatment of 225 acetabulum fractures. 2 year results of 175 cases. Unfallchirurg，1997，100 (5)：338－348.
13. Starr AJ，Reinert CM，Jones AL. Technical Tricks Percutaneous Fixation of the Columns of the Acetabulum：A New Technique. Journal of Orthopaedic Trauma，1998，12 (1)：51－58.
14. Gay SB，Sistrom C，Wang G，et al. Percutaneous screw fixation of acetabular fractures with CT guidance：preliminary results of a new technique. AJR，1992，158：819－822.
15. Weise K，Maurer F，Schrade J. Hip dislocations and hip fractures－acetabular fractures. Indication，technique and results of conservative treatment. Orthopade，1997，26 (4)：336－347.
16. Middlebrooks ES，Sims SH，Kellam JF，et al. Incidence of sciatic nerve injury in operatively treated acetabular fractures without somatosensory evoked potential monitoring. J Orthop Trauma，1997，11 (5)：327－329.
17. Feugier P，Fessy MH，Bejui J，et al. Acetabular anatomy and the relationship with pelvic vascular structures. Implications in hip surgery. Surg Radiol Anat，1997，19 (2)：85－90.
18. Hull JB，Raza SA，Stockley I，et al. Elson－RA. Surgi-

cal management of fractures of the acetabulum: the Sheffield experience 1976 ~ 1994. Injury, 1997, 28 (1): 35 - 40.

19. Ebraheim NA, Xu R, Biyani A, et al. Anatomic basis of lag screw placement in the anterior column of the acetabulum. Clin Orthop, 1997, 339 : 200 - 205.
20. Haveri M, Junila J, Suramo I, et al. Multiplanar and 3D CT of acetabular fractures. Acta Radiol, 1998, 39 (3): 257 - 264.
21. Helfet DL, Anand N, Malkani AL, et al. Intraoperative monitoring of motor pathways during operative fixation of acute acetabular fractures. J Orthop Trauma, 1997, 11 (1): 2 - 6.
22. Alexander RD, Grimm L, Vrahas MS. The effect of knee immobilization on degree of hip flexion: a clinical correlation with posterior wall acetabular fractures. Am J Orthop, 1997, 26 (5): 345 - 347.
23. Konrath A, Hamel AJ, Sharkey NA, et al. Biomechanical Consequences of Anterior Column Fracture of the Acetabulum. Journal of Orthopaedic Trauma, 1998, 12 (8): 547 - 552.
24. Borelli J, Torzilli PA, Grigiene R, et al. Effect of impact load on articular cartilage: development of an intraarticular fracture model. J Orthop Trauma, 1997, 11 : 319 - 326.
25. 张伯勋，卢世璧，朱盛修等. 髋臼骨折. 中华骨科杂志，1991，11 : 246 - 248.
26. Matta J. Fractures of the acetabulum: accuracy of reduction and clinical results in patients managed operatively within three weeks after the injury. J Bone Joint Surg, 1996, 78A : 1632 - 1645.
27. 毛宾尧，应忠追，盖维缤等. 髋臼骨折与髋脱位. 中华骨科杂志，1995，15 : 507 - 509.
28. Schlickewei W, Kuner EH, Elsasser B. Long - term results and late complications following acetabular fractures. Orthopade, 1997, 26 (4): 375 - 383.

17. 下肢骨折内固定不当致骨不连

骨不连顾名思义是指骨的不连接。骨不连的X线片显示为骨折线清晰可见，骨折断端间有宽的间隙，两断端萎缩光滑，骨髓腔被致密硬化的骨质所封闭。骨不连的原因极为复杂，但归纳起来有三个方面，即技术因素、局部因素和生物学因素。尤其是粉碎性股骨远端和胫骨近端骨折，往往难以固定，应用钢板、髓内钉、外固定架固定都有较高的骨不连发病率。

【病例介绍】

病例1 患者，男性，36岁，因交通伤致右小腿肿痛、畸形，于当地医院行X线检查（图1），诊断为右胫腓骨中上段骨折，并行切开复位钢板螺丝钉内固定术。术后13个月复查摄X线片（图2），提示骨折不连接，骨折端之间出现明显间隙。为进一步治疗来我院。手术中发现部分固定螺钉已经松动，骨折端硬化，骨端之间充斥着纤维瘢痕组织。遂拆除固定钢板螺丝钉，改用微创内固定系统（less invasive stabilization system，LISS）内固定（图3），清除骨端间纤维瘢痕组织，局部植入同种异体骨。术后12个月骨折完全愈合（图4），髓腔再通，膝关节功能良好。

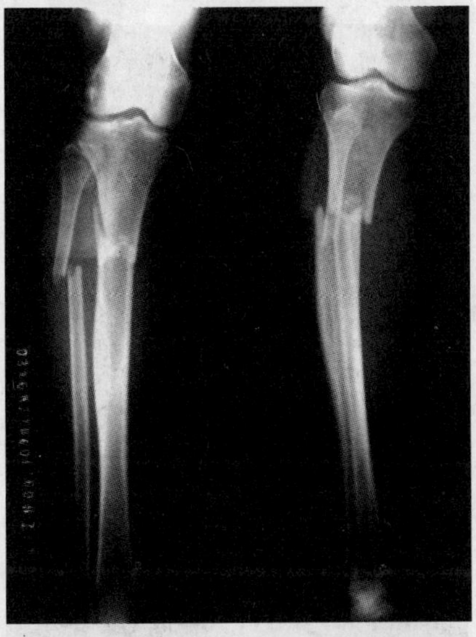

图1 交通伤后X线片

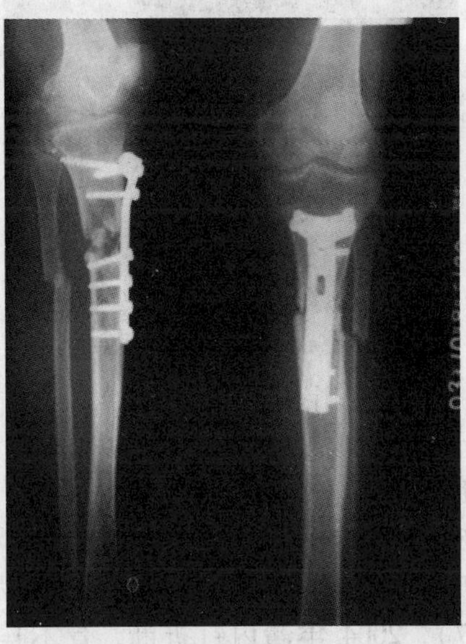

图2 第一次手术后13个月

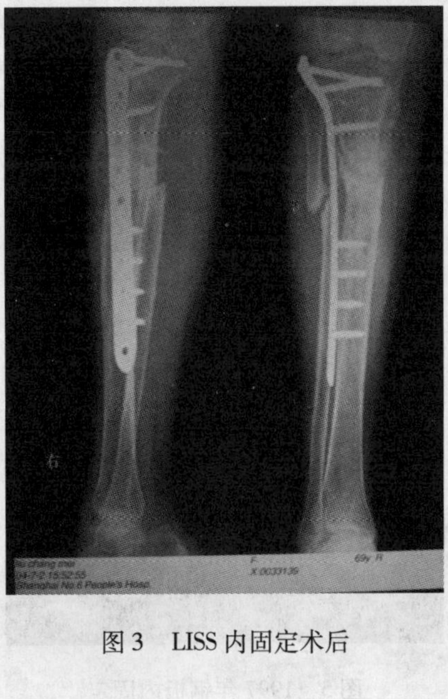

图3 LISS内固定术后

病例2 患者，男性，9岁，因交通伤致左大腿疼痛、肿胀、畸形。在当地医院摄X线片示左股骨干骨折并行切开复位，钢板内固定手术。一年后

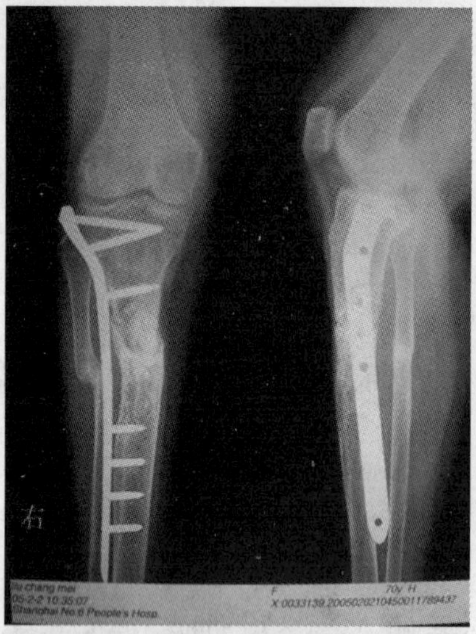

图4　LISS内固定后12个月

摄X线片示骨不连，钢板螺钉松脱（图5）。1997年行钢板内固定取出，外固定支架固定术（图6）。术后骨折仍不愈合。1999年于外院改为髓内钉内固定（图7），2004年髓内钉折断，骨不连接（图8）。患者为进一步治疗来我院，改用LISS内固定，局部植骨，术后4个月骨折愈合，髓腔再通（图9、图10）。

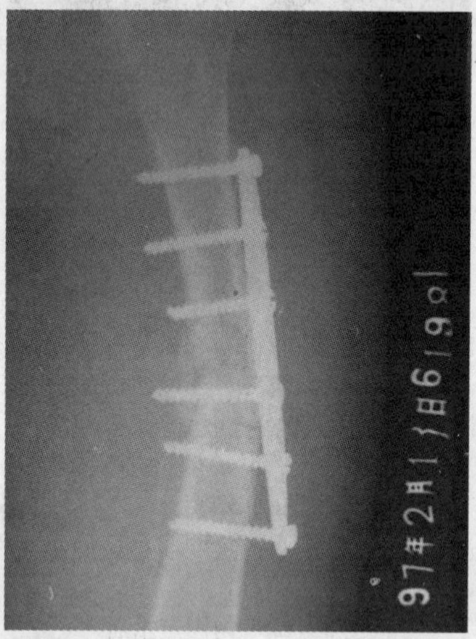

图5　1997年钢板内固定

【原因分析】

骨折愈合是一个极其复杂的生物学过程，影响

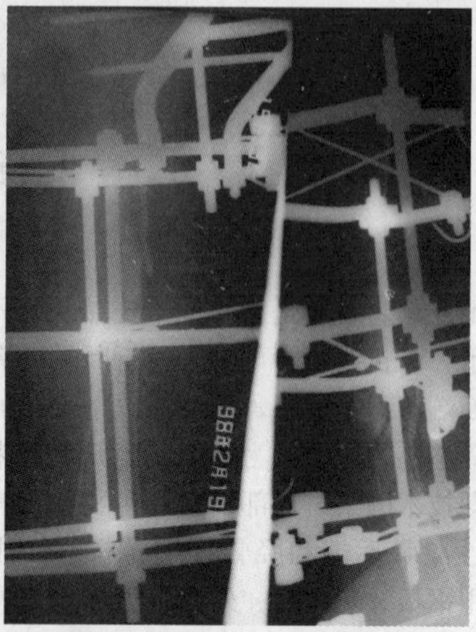

图6　1998年外固定支架固定

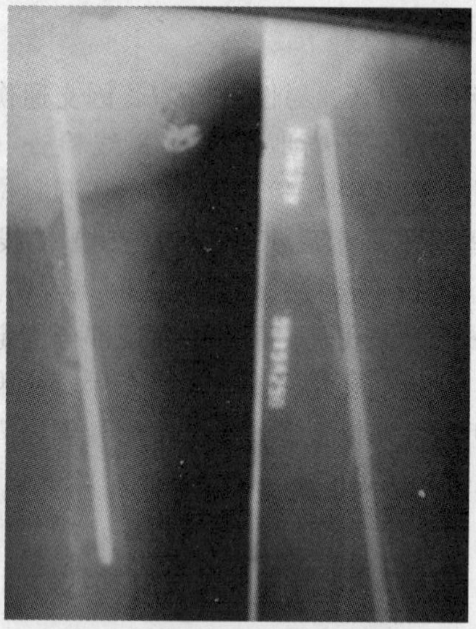

图7　1999年髓内钉内固定

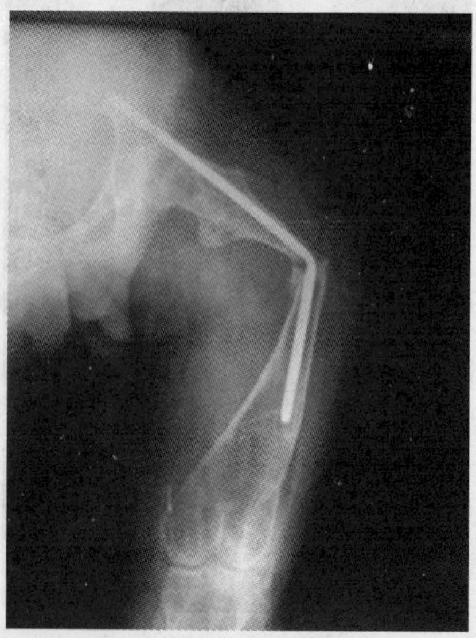

图8　2004年髓内钉断裂

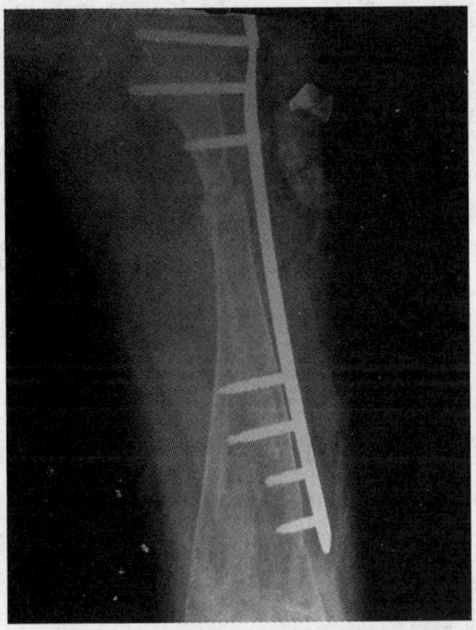

图 9 2005 年 LISS 内固定术后

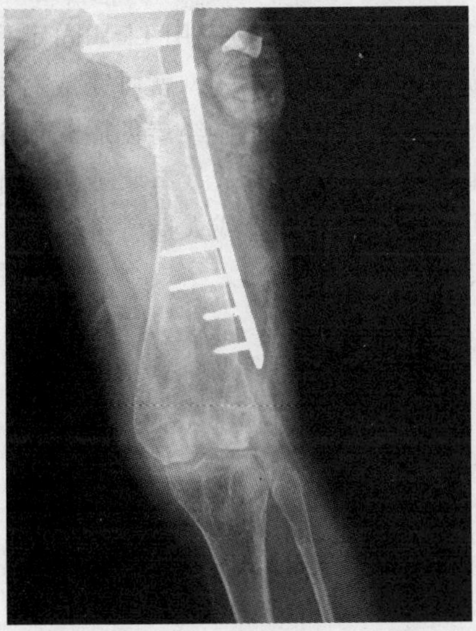

图 10 LISS 内固定术后 2 个月

骨折愈合的因素很多，归纳起来有三个方面，即技术因素、局部因素和生物学因素。其中骨折部位的血液供应情况和良好的局部力学环境是影响骨折愈合最重要的生物学因素。因此在骨折治疗中必须对骨折部位血运达到最大限度的维持；而可靠的固定不仅可以维持已整复的骨折位置和为早期的肌肉关节活动创造条件，并且可以保障正常骨愈合的进行。在骨折复位中过度剥离骨膜及软组织会破坏骨折端血运；不注意保护粉碎大骨折块的血运可引起骨块的缺血性坏死吸收而造成骨缺损；内、外固定方式错误；或内固定材料质量差可造成内固定物疲劳断裂；以上因素最终都会导致骨不连接。

普通钢板固定常常造成血运过度破坏，使本身缺少血供的骨块更加缺血，骨不连的发生率大大增加。另外，长时间的骨不连的骨质条件都比较差，应用普通钢板螺钉固定后，疏松的骨质已经不能承载接骨板及螺钉对骨质的压力，固定螺钉容易松动，最终导致固定失败；交锁髓内钉虽是一种长管骨骨折微创治疗的理想固定器但股骨远端和胫骨远端的长期骨折不愈合，往往存在较严重的骨质疏松，并且一端正常骨质太短，使锁钉困难，髓内固定常导致内固定失败。外固定支架可在此类骨折中运用，但固定的可靠性令人担忧，且有针道感染和影响关节功能之虞。有些病例反复使用过多种内外固定方式，使得固定物的选择更加困难。

【防治措施】

1．骨不连的防治　防治骨不连应尽早开始，在骨折发生后的每一个治疗阶段都要遵守正确的处理原则，采取相应的处理措施。

（1）骨折患者的运送过程中必须对伤肢进行妥善的固定，以免加重骨折部位骨膜及其周围软组织的损伤。

（2）骨折复位越早越好，并力争到达解剖复位，可有效降低骨不连的发生率。闭合复位手法应轻柔，以免进一步加重骨折部位软组织损害而导致骨不连的发生。闭合复位失败者应行切开复位，术中应减少骨膜剥离的范围，保留骨折片上附着的软组织，不可轻易去除碎骨片。应避免软组织嵌顿于骨折间隙内和过度牵引。

（3）对于开放性骨折病例，在保护软组织的前提下，要尽量清除失活组织和异物，彻底冲洗伤口，预防性应用广谱抗生素，防止感染。同时避免长期使用糖皮质激素、免疫抑制剂等，不利于骨折愈合的药物。

（4）在骨折固定期间，合理的功能锻炼能够改善全身状况，有利于骨折的愈合。

（5）手术治疗的基本原则　在做好术前准备的基础上，手术治疗骨不连必须遵循以下基本原则：① 彻底切除病变组织，包括切除骨折端之间、骨折周围的无血运瘢痕组织、硬化的骨端和闭锁的髓腔，显露正常的皮肤、肌肉、骨骼和髓腔，但要注意不能损伤局部主要血管和神经；②对于骨折端缺损小于1～2cm者可进行游离植骨，超过2cm以上者，对能用带蒂移位的骨瓣或骨膜瓣则应在病变切除后的附近采取，对附近无法解决的宜采用带血管的游离骨瓣或骨膜瓣。对要求负重和缺损长度超过5cm以上进行植骨，以皮质骨为主；如合并有软组织缺损，应以复合组织瓣为主；对缺损体积大但不需要负重者，则以骨松质为主；③固定失败是造成骨不连的一个主要原因，而治疗骨不连时能否进行可靠的固定将直接影响治疗效果。LISS接骨板是一种既能很好保护骨折血运，又能提供可靠固定的内固定装置，可以为骨折的愈合提供良好的愈合环境。

2. LISS的特点和治疗骨不连的价值　LISS包括股骨远端（LISS－DF）和胫骨近端（LISS－PT）两类接骨板。2000年由国际内固定研究会（AO/ASIF）批准并推荐使用的一项新的内固定技术，经过全球多中心临床研究和广泛的机械力学和生物力学评估，对股骨远端、胫骨近端骨折的治疗取得了较为满意的疗效。在临床实验结果也证实了这一结果，并且LISS在于这项技术可以使用于骨质较差的骨折。其主要设计特点有：①LISS与股骨或胫骨的解剖形态一致，无须大的切口显露。并且，钢板在术中预弯就可以达到钢板与骨的良好贴附；②锁定螺钉将骨质承载的力量转移到接骨板上，同时锁定固定螺钉可通过双皮质和锁定螺钉之间非平行固定，改善了骨质的受力和负荷；③骨折固定的稳定性是通过自攻自钻型螺钉于钢板螺孔锁定后的成角稳定性来维持。固定干骺端的螺钉方向交叉，增加了固定的可靠性；④自攻自钻型螺钉通过精确的定位系统经皮钻入，骨折周围的软组织及骨膜只需少许显露与剥离，从而使骨的血运得以最大限度地维持；⑤LISS置于骨膜外侧，钢板不与骨干直接接触，类似外固定支架的结构，只是固定杆更贴近骨面，故有内固定支架之称，减少了对骨折端的血运破坏。

有效的骨折复位与固定，加以骨折端充足的血运，是骨折愈合的前提。近年来经皮微创钢板接骨术（minimally invasive percutaneous plate osteosynthesis，MIPPO）在临床上的成功运用充分证实了这一点。LISS可以说是MIPPO的进一步发展，更能体现生物接骨术和微创外科的精髓，为骨折创造了良好的愈合环境。Kregor认为LISS有两个基本优点：一是特有的锁定性固定有利于股骨远侧骨折复位后的更好固定与维持；二是LISS肌肉下置入减少了伤口的并发症与感染率。应用LISS固定后，只需在骨缺损的部位作小的显露，就可完成对原先存在骨缺损；或骨折端硬化明显经清创后骨质缺损较多的部位植骨。当自体髂骨数量有限或患者不同意使用时，可选用同种异体骨或人造骨移植。LISS技术应用于特殊骨不连的处理，结果令人满意。

（张长青）

18. 股骨颈骨折内固定失败的原因分析及预防

目前认为绝大多数的股骨颈骨折患者均应尽早行闭合或切开复位内固定术。在临床实践过程中，我们常常遇到一些股骨颈骨折内固定失败情况，如骨折脱位、内固定物松动断裂等，现将我们的经验教训总结如下。

【病例介绍】

病例1 患者，男性，32岁，诊断“右股骨颈骨折”（图1）。行闭合复位多根钉固定术，手术闭合复位欠佳，术后6周开始负重活动。术后3个月患者诉患髋疼痛，X线提示：股骨颈骨折移位（图2）。

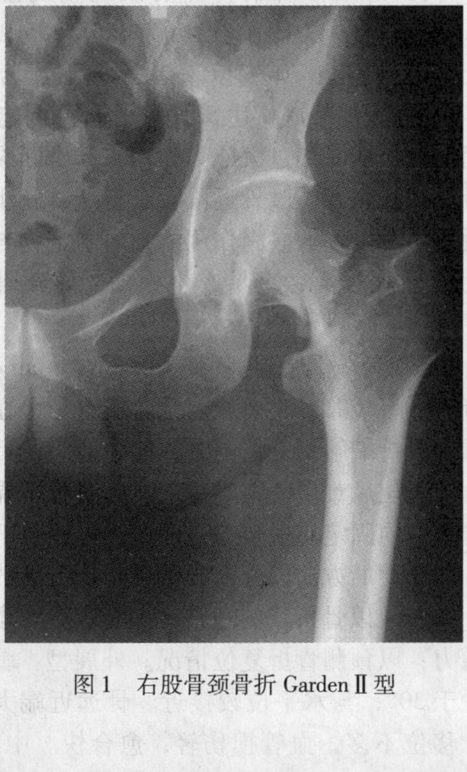

图1 右股骨颈骨折 GardenⅡ型

病例2 患者，男性，诊断“左股骨颈骨折”（图3）。行闭合复位多根钉固定术（图4），术后2周开始负重活动。3个月时不慎扭伤，随后出现患髋疼痛，X线提示：内固定物向股骨大粗隆脱出、断裂（图5），入院后即改用DHS内固定（图6）。

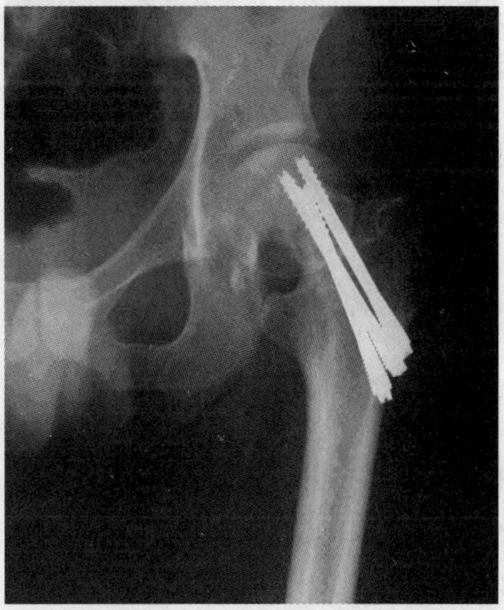

图2 患者闭合复位不佳，早期负重活动，且内固定物偏股骨头上方。术后3个月X线提示股骨颈骨折移位，内固定失败

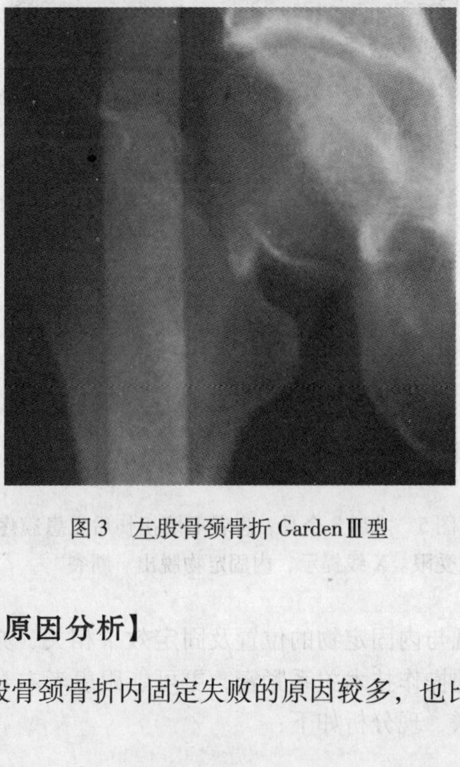

图3 左股骨颈骨折 GardenⅢ型

【原因分析】

股骨颈骨折内固定失败的原因较多，也比较复

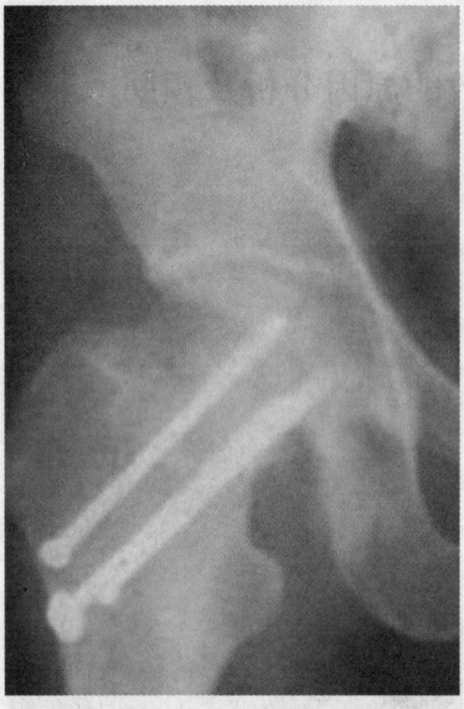

图4 患者行闭合复位多根钉内固定术后1周X线表现

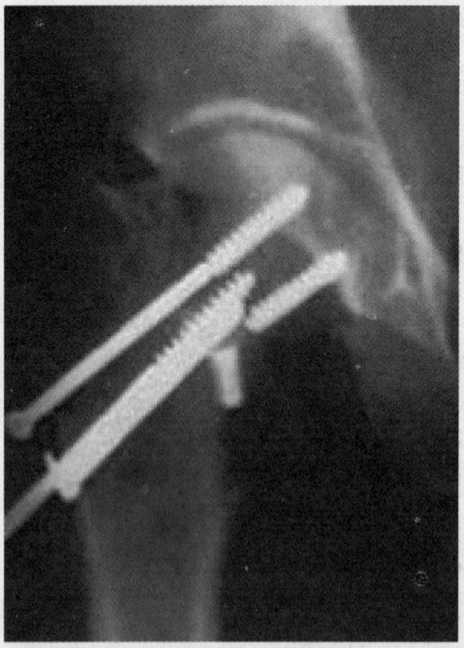

图5 术后3个月，患者不慎扭伤后觉患髋疼痛，活动受限。X线提示，内固定物脱出、断裂

杂。既与内固定物的位置及固定效果相关，亦与手术者的操作技术关系紧密，更可能跟患者本身病情相关联，现分析如下：

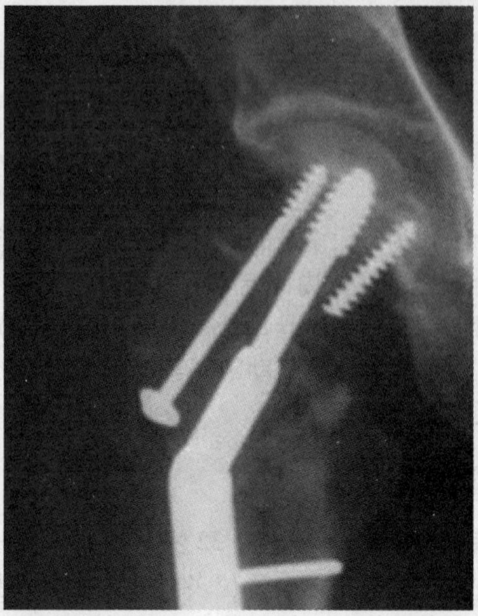

图6 患者随即接受取内固定物、改用新内固定物手术，此为术后X线表现

1. 高龄患者或伴有严重骨质疏松的患者 Graham报道75岁以上不愈合率为32%，75以下为18%；国内则报告70岁以下者骨折不愈合率为10%，70岁以上者则高达50%，骨折不易愈合使得内固定物长期受到过大应力作用，产生断裂。严重的骨质疏松患者，股骨近段骨密度低，骨小梁稀疏，故对内固定物的嵌固作用差，内固定物与骨松质之间的间隙较大，容易产生松动，导致骨折端分离。

2. 与股骨颈骨折类型有关 通常GardenⅢ、Ⅳ型者失败率较高，主要原因是骨折移位、血供破坏严重，骨折端解剖复位困难；如果股骨颈后方有骨折片，复位后难以稳定骨折端，此时骨折端存在较大剪力，内固定易失败。目前广泛采用是Pauwel和Linton介绍的方法以判断股骨颈骨折可能的复位情况。Pauwel以骨折线的倾斜度来测定股骨颈受伤后的剪力，以预测骨折复位情况。外展型：骨折线夹角少于30°，与水平位较接近。骨远近端大多有嵌插，移位不多，血管损伤轻，愈合快。中间型：骨折线夹角在50°左右，稳定性较外展型差。内收型：骨折线夹角大于70°，剪力最大，血管破坏最严重，如不妥善处理，极难愈合，预后最差。根据骨折线与骨干垂直线所成角度即Linton角分型，角度<30°为Ⅰ型，最稳定；角度在30°~50°之间者为Ⅱ型，尚稳定；角度>50°者为Ⅲ型，稳定性最差。

3. 手术者技术不熟练、操作不当

(1) 骨折复位质量不理想尤其是存在旋转畸形。Garden 对位指数分析在衡量复位方面具有肯定意义，它根据正侧位 X 线片，将复位的结果分为四级。正常时正位片股骨干内缘与股骨头内侧压力骨小梁轴心呈 160°；Ⅱ级：正位 < 155°，侧位 180°；Ⅲ级：正位 < 150，侧位 > 180°；Ⅳ级：正位 < 145°，侧位 > 185°。Garden 认为复位后 Garden 指数在 155° ~ 180°之内即可认为复位满意。

(2) 反复多次打入或拔出钉子，导致骨皮质松动，产生退钉。

(3) 内固定物或钉植入股骨头太浅太短导致骨折段有螺纹通过，但是螺纹未能全部进入骨折段；或者钉体太长，尾端螺纹外露过多，使得加压钉失去加压作用，骨折端不能紧密接触，稳定性差，固定不牢靠。

(4) 螺钉植入过深，穿出股骨头，导致钉穿入髋关节。

4. 感染　发生在股骨颈骨折内固定后的感染后果是非常严重的，易造成髋关节的功能明显损害。据报道，这一并发症的发生率在 1% ~ 14% 之间，患者中大多在 70 ~ 90 岁或更大年龄，许多患者有糖尿病或其他器官系统感染，这些因素均可妨碍骨折的愈合。髋部手术切口因靠近会阴部而易受污染，手术中因伤口显露广泛和手术时间长而造成的污染和术后血肿形成也是造成感染的因素。

5. 内固定物的不当选择　选用的内固定物不能对骨折端提供足够的抗旋转和加压效果，使得骨折端出现不稳定和骨质吸收，最终导致股骨颈骨折不愈合；或者是由于内固定物材料存在质量问题如钉有裂纹、螺纹不够尖锐等，无法承受骨折端的应力，导致内固定物断裂、松动。

6. 内固定物在股骨头的位置　对于内固定物在股骨头中的位置存在较大的争议，Bnfiglio, Cleceland, Baily 等主张在正侧位 X 线上，内固定物都应位于股骨头中心，任何偏心位置的固定在打入时有可能造成股骨头旋转，此外股骨头中心位关节下致密的骨质多，有利于稳定固定。Fielding, Pugh, Hunfer 等则主张内固定物在 X 线正位上偏下，侧位上略偏后，主要是为了避免髋关节内收，外旋时内固定物切割股骨头。Lindequist 等人认为远端内固定物应尽量靠近股骨颈内侧，以利用致密的股骨距来增加其稳定性。尽管存在争议，目前看法比较统一由于血供的关系，内固定物不应置于股骨头上方，钉体应尽量靠近股骨距。关于内固定物进入股骨头的深度，目前一致认为应距股骨头关节面至少 5mm 为宜，尾端紧靠骨皮质。

7. 过早活动　过早的活动，骨折端尚未愈合，内固定物疲劳损伤，易导致断裂松动。

8. 少见原因　患者本身患有失控性发作的疾病如癫痫、帕金森病等，导致螺钉松动可能。

9. 使用人工关节置换术治疗新鲜股骨颈骨折失败的原因较为复杂，主要包括感染、截骨不当导致切除过多股骨距、假体安装不当导致骨折脱位和假体松动等等。

【防治措施】

1. 预防感染　术前术后预防性使用抗生素，认真遵守无菌手术操作规程。一旦患者术后出现感染的典型症状和体征，则需积极、早期的广泛引流和使用致病菌敏感的抗生素，当骨折不稳定时，考虑取出内固定物。

2. 对于伴有骨质疏松者，一般选用多根 AO 加压空心钉，该内固定系统抗扭转力强，固定强度优于单钉，术后配合使用钙剂，维生素 D，鲑鱼降钙素防止骨钙丢失，减少骨吸收，增加骨量，负重时间应适当延后，根据 X 线骨折愈合情况而定。

3. 手术者应在 C 臂机引导下，借助牵引床，使骨折获得满意复位。置内固定物应操作仔细，避免多次反复钻孔，争取一次成功；同时亦要了解内固定物的最佳位置，合理选择长度适中的内固定物。如果反复数次闭合复位仍不满意，则考虑股骨颈后外侧可能有骨块，应该进行切开复位，植骨以加强股骨颈后方，并辅以内固定术。

4. 内固定物的选择　三翼钉作为治疗股骨颈骨折的代表性内固定物曾被应用多年，由于其本身存在诸多问题，无法满足内固定原则要求，国际上已废用。目前经常使用的内固定材料是多针、螺钉、钩钉、滑动螺钉加侧方钢板等。

多根加压空心螺钉固定股骨颈骨折是目前提倡的方法：它使骨折端获得良好的加压力；三枚螺钉固定具有很高的强度及抗扭转能力；手术操作简便，手术创伤小。由于骨折端获得加压及坚强固定，骨折愈合率高，术后患者可早期活动，有效防止骨折并发症发生。

多针固定的优点在于可在局麻下经皮操作，从而减少出血，但缺点是固定强度不够；固定针穿出股骨头可能。

滑动螺钉加侧方钢板主要有AO的DHS及Richards钉，它的特点是对于股骨颈后外侧粉碎性骨折，骨折端缺乏复位后骨性支持者提供可靠的支持。其头钉可沿套管滑动，对于骨折端产生加压作用，但许多作者提出，单独应用时抗扭转能力较差，因此建议在头钉的上方再拧入一枚加压螺钉以防止旋转。

5．人工关节置换术　对于新鲜股骨颈骨折治疗方面，人工关节置换术曾被广泛应用于老年人移位型骨折，这主要是基于使得术后患者可以尽早肢体活动或部分负重，有利于迅速恢复功能，防止骨折并发症，特别是全身并发症的发生，从而降低老年人股骨颈骨折的死亡率；同时人工关节置换术对于股骨颈骨折后骨折不愈合及晚期股骨头缺血坏死是一次性治疗。但也有许多人不同意上述看法。因此掌握人工关节置换术在新鲜股骨颈骨折治疗中的适应证是减少失败的重要方法之一。Russell在第八版《凯氏外科学》中对于人工关节置换术应用于新鲜股骨颈骨折的治疗提出了相对适应证和绝对适应证。国际上对此也予以承认。

（1）相对适应证　①患者生理年龄在65岁以上。由于其他疾病，预期寿命不超过10～15年；②髋关节骨折脱位，主要是指髋关节脱位合并股骨头骨折，特别是股骨头粉碎性骨折；③股骨近端严重骨质疏松，难以使骨折端牢固固定。不过这一适应证完全是相对而言的，因为严重疏松的骨质不但难以支撑内固定物，同样也难以支撑人工假体。如应用人工假体，常需同时应用骨水泥；④预期无法离床再行走的患者，其目的主要是缓解疼痛并有助于护理。

（2）绝对适应证　①无法满意复位及牢固固定的骨折；②股骨颈骨折内固定术后数周内固定物失效；③髋关节原有疾病已适应人工关节置换。如原来已有股骨头无菌性坏死、类风湿、先天性髋脱位、髋关节骨性关节炎等，并曾被建议行人工关节置换；④恶性肿瘤；⑤陈旧性股骨颈骨折，特别是已明确发生股骨头缺血坏死塌陷者；⑥失控性发作的疾病患者，如癫痫、帕金森病等；⑦股骨颈骨折合并髋关节完全脱位；⑧估计无法耐受再次手术的患者；⑨患有精神疾患无法配合的患者。

不过对于大多数新鲜股骨颈骨折患者，首先考虑解剖复位，坚强内固定。人工关节置换术应根据患者具体情况，按照其适应证慎重选用。

（张长青）

19 股骨干骨折交锁髓内钉固定术后感染导致骨不连的处理

交锁髓内钉固定是治疗股骨干骨折最有效的方法之一，在临床上广泛应用，多能取得满意的效果。不过，术后感染的病例仍时有发生；而感染的诊断一旦成立，治疗就变得非常困难。如果在感染的同时骨折又不愈合，成为感染性骨不连接，处理上往往更加棘手，有时甚至找不到合适的固定方法，给进一步治疗带来无尽的困难。

【病例介绍】

患者，男性，40岁，工作时不慎从10余米高处坠落，导致颅脑外伤和脾破裂，同时合并左股骨中段闭合性骨折。由于优先处理危及生命的颅脑外伤和脾破裂，分别做了开颅探查和脾切除手术，左股骨骨折仅做临时石膏外固定。伤后40多天，全身情况稳定，才开始考虑处理股骨骨折。X线检查发现，左股骨中段骨折已经有骨痂形成，但骨折块重叠，并有成角畸形（图1）。患者和单位要求矫正，临床上不得已行切开复位交锁髓内钉固定。术后经过还算顺利，切口勉强愈合，患者出院休养。不幸的是，术后1个月，切开复位的手术切口破溃，有脓性分泌物溢出，脓液培养证实发生感染，遂开放换药，并反复清创，创口仍经久不愈，形成骨髓炎，后来锁定的螺钉也相继松动退出（图2）。最后只好取出髓内钉，扩髓清创，剔除分离的死骨，积极换药，前后拖了4年，创口才逐渐愈合，但骨折不连接（图3）。治疗的中心是想办法求得骨折的连接，但是原有的感染成为直接影响治疗结果的重要潜在因素。因此，医师只能耐心等待，选择适当的手术时机。待伤口愈合并保持稳定6个月之后，对全身和局部情况重新进行一次评估，在条件合适，包括血清C反应蛋白正常后，才决定再次手术。手术中有限剥离骨膜，整新骨端，打通髓腔，远离骨折部位钻入螺钉，用单侧外固定支架维持股骨的轴线和旋转排列。在收紧外固定支架之前，于骨折线远近两侧，分别在前侧和外侧的两个不同平面上，各钻入1枚皮质骨螺钉，套上钢缆，逐一轴向加压，使骨端紧密接触，将钢缆固定在位，最后旋紧外固定支架的各个部件。在骨折线周围放置取自髂嵴的自体骨条，安置负压引流，关闭创口结束手术（图4）。术后经过顺利，切口一期愈合，稳定，感染没有复发。术后10个月骨折愈合，为安全起见，让患者继续戴外固定支架行走，2个月后拆除。骨折牢固骨性愈合，患肢恢复负重和行走功能（图5）。

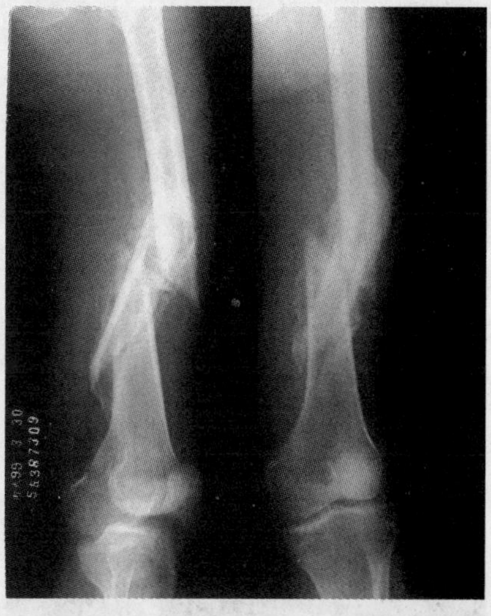

图1 术前X线片，左股骨中段陈旧性骨折，成角畸形

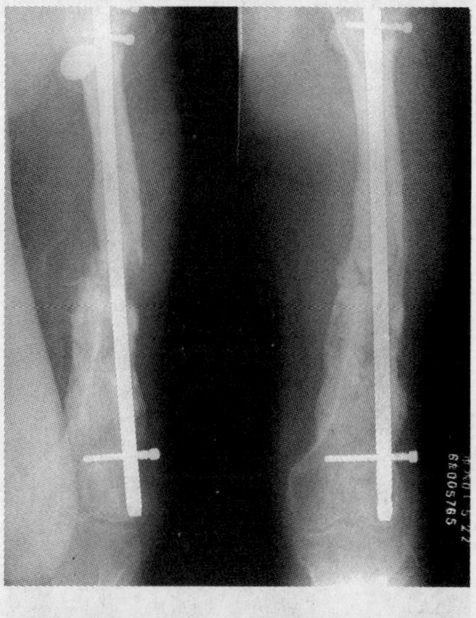

图2 切开复位髓内钉固定术后感染20个月X线片，示内固定松动

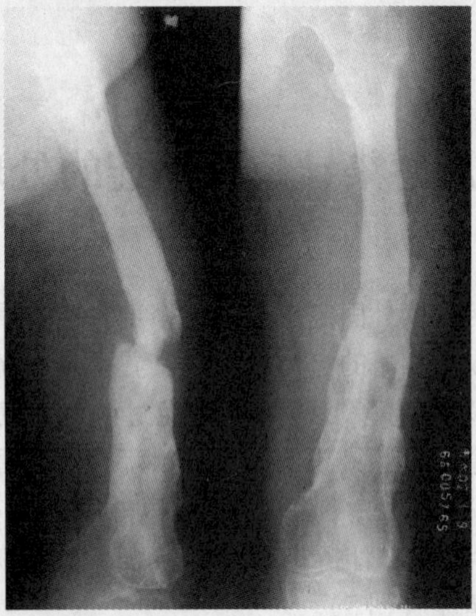

图3　感染控制创口愈合，感染后30个月X线片，示骨不连接

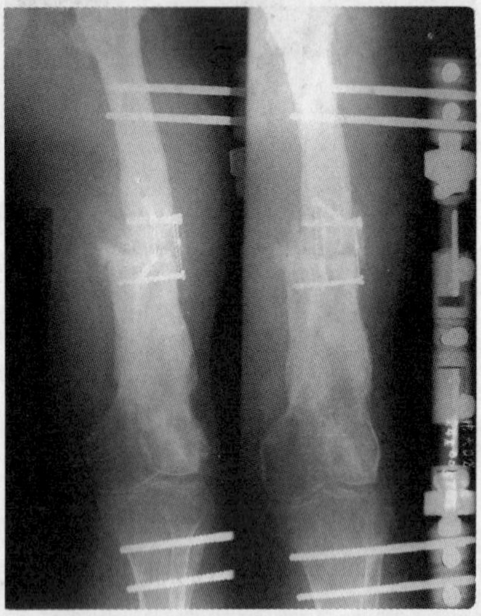

图4　术后X线片，示外固定支架与钢缆的位置

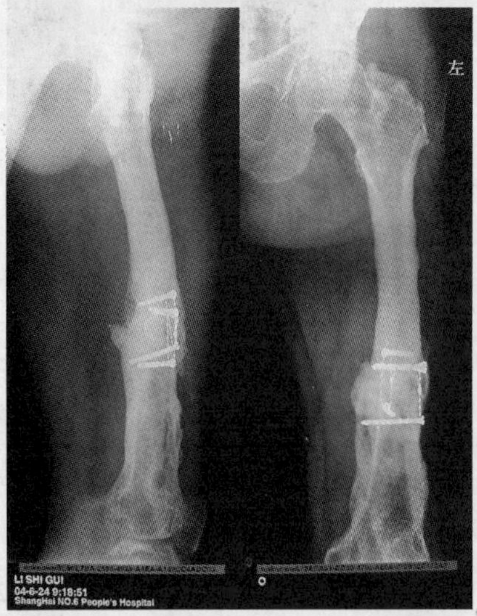

图5　术后26个月随访X线片，示骨折完全愈合

【讨论】

骨折不连接的原因很多，包括骨折端过度活动、骨折端分离和骨折端血供不佳。前二者都与骨折固定的有效性有关。因此，在选择治疗骨折不连接的固定方法的时候，既要确保骨折固定的稳定性，又要尽可能减少对骨折端血液循环的扰乱和破坏。与内固定方法相比，外固定有着安置操作相对简单、手术所需的时间短、创伤小的优点。而且，使用单侧外固定支架固定骨折，螺钉在远离骨折端的部位穿过骨骼，不扰乱骨折端，保护骨折愈合的生物学环境，符合微创的原则。这对感染性骨不连接的病例尤其适合。因为，尽管最终手术时感染已经控制，伤口也趋稳定，没有感染复发的征象，但对像接骨板一类内固定物而言，原来感染部位残余致病微生物的存在，依然是个严重的威胁。治疗感染性骨不连时选用接骨板固定有感染复发之虞，须慎之又慎。

不过，外固定支架提供的固定往往不够稳定，尤其是对成人的股骨，单纯外固定支架固定在术后发生移位者不在少数。这是需要认真对待的另一个问题。在这个病例的处理当中，作者就使用钢缆接骨技术作为补充，来增加外固定支架的稳定性。即，在骨折线两侧的骨骼上打入螺钉，套上钢缆后收紧，在骨端施加轴向压力，使骨端紧密接触，有利于骨折愈合。结果，在随后的整个治疗过程中，外固定支架没有松动，骨折端丝毫没有移位，有效地保证了骨折的愈合。

钢缆接骨术（cable osteosynthesis）是在钢丝接骨术（wire osteosynthesis）和张力带接骨术（tension band osteosynthesis）的基础上发展起来的。临床上可供应用的有一整套器械（图6）。钢缆的直径1mm，由49根钢丝组成。每7根超细钢丝，1根居中6根环绕，向右捻，交错编织形成一股，每7

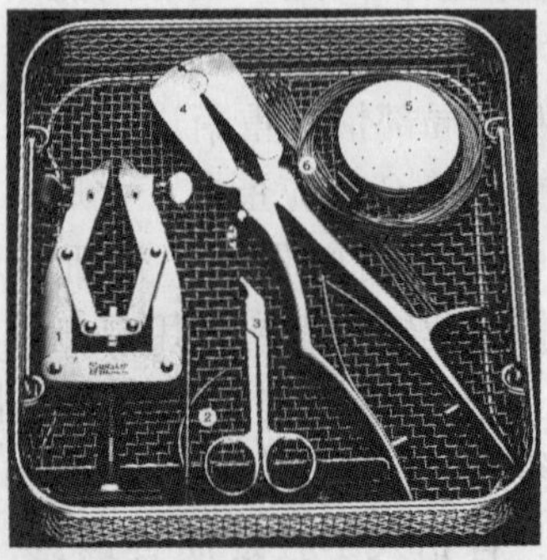

图6　钢缆接骨术整套工具

股以同样的方式构成钢缆。它的表面光滑，拉紧了强度增加，弹性很小，没占多少空间，具有高度抗断裂能力，用特殊剪刀平整地剪断，钢缆也不会散开。这种结构使钢绳既柔软又能抗断裂，是一般钢丝无法比拟的。钢缆的横截面积为0.4489mm^2，只有同直径圆形钢丝（0.7678mm^2）的58%，但抗应变的能力却高许多倍。钢缆拉紧装置形状像钢针牵引弓，将钢缆固定在上面，张开时能将钢缆拉得非常紧[3]。临床上使用的钢丝通常是通过打结或扭紧来固定的，而钢缆是通过特制的钢缆夹子把它持久稳固地夹在一起，固定处不显得臃肿。钢缆夹的制作材料和钢缆的一样，但质地比钢缆软，易于塑型。夹子长3.0mm，高3.8mm，宽2.7mm；壁厚为0.8mm，内面加宽，两端呈漏斗形，没有锐利的边缘，不会损伤钢缆。在挤压之前，钢缆夹呈卵圆形，中间能够穿进2根钢缆。用特制的钢缆夹子钳将夹子挤压成圆形，维持1～2s，任其定型，其间通过的两根钢缆的钢丝就彼此铸型，被紧紧地压在夹子的里面，十分牢固。夹子钳的槽和夹子的形状一致，彼此匹配时才能用钳将椭圆的夹子挤成圆形。如果位置不适配，或者挤压不成，达不到固定的目的，或者钳子的工作端发生碎裂。

钢缆接骨术应用的还是张力带原理，不同的是，使用的不是单根钢丝，而是由多根钢丝编织成的钢缆，通过钢缆拉紧装置在骨折端之间施加巨大的压应力，或者对抗外固定支架的张应力。因此，确定钢缆放置的部位显得非常重要。作者就有过失败的教训，在处理一例股骨骨不连病例时，暴露股骨的前外侧，骨折整复后用外固定支架维持股骨的对线排列，由于没有针对向后成角移位的情况将钢缆螺钉的固定点安放在股骨轴线的后侧，而是简单地将钢缆安置在外侧。结果，术后固定失效，成角再现，只好再次手术，将固定钢缆的螺钉的入骨点移向股骨轴线的后侧，拉紧的钢缆与外固定支架成犄角之势，这才有效维持骨折的对线和对位，最终取得满意的结果。

手术中应用钢缆增加固定的稳定性，并不会明显加重手术对骨折端血运的破坏。因为，安置一根钢缆仅需打入2枚螺钉，几乎不会额外增加骨膜的剥离。当然，骨不连接的病例都有比较长的病史，病程中有过各种曲折，治疗时需要考虑得更加周到，其中包括要尽可能不使治疗复杂化。如果原有的接骨板和髓内钉仍然有效，就没有必要将它们取出，只是因地制宜，加用钢缆接骨技术增强固定的稳定性而已，用有限的治疗换来理想的效果。

本病例的治疗效果表明，在缺乏合适治疗手段的情况下，外固定支架结合钢缆接骨术可以为长骨感染性骨折不连接的治疗提供一个有效的选择。使用得当，拉紧的钢缆能给外固定支架产生的压应力提供对抗的张应力，相得益彰，维持骨折的稳定性，取得很好的效果。

本病例治疗过程中有些教训是值得记取的：①在伤后早期没有及时对股骨骨折给予妥善积极的处理，以为患者有威胁生命的其他创伤，而疏忽了对骨折的处理，结果待患者的致命损伤得到有效的处理并获得良好恢复之后，骨折已经畸形愈合，治疗的难度增加，使经治医生面临严峻的挑战，处理不当甚至落入陷阱；②面对畸形愈合的骨折选择切开复位内固定忽视可能面临的风险。患者遭受的是复合损伤，尽管致命的损伤已经得到有效的治疗，但患者的机体抵抗力肯定明显下降，切开复位内固定发生感染的机会陡然增加。事实证明，患者术后不久即出现感染症状，全身营养不良，感染创口的愈合能力很差，且病程冗长，使处理愈加困难。可以想象，本例最初对畸形愈合的股骨不作处理，任其愈合，让患者及早恢复正常活动和生活，全身的营养状况改善之后，根据功能的要求和患者的治疗愿望，即便需要矫形，也可以通过截骨来实现，避免感染是完全可能的。因此在临床上，对每一位骨折患者，治疗时都要个体化，瞻前顾后，千万不可贸然行事，否则就会像本例一样。对畸形愈合的陈旧骨折进行切开复位的处置看似合理，产生术后感染的后果却是不能接受的。前车之鉴后事之师，愿读者能从这个病例的治疗过程中得到有用的启迪，不让类似的患者重蹈发生感染合并症的覆辙。

（曾炳芳）

参 考 文 献

1. Rosen H. Nonunion and malunion. In：Browner BD，Jupiter JB，Levine AM，Trafton PG，eds. Skeletal trauma. 2nd ed. New York：Harcourt Publishers Limited，2001，619－620.
2. 邱贵兴. 四肢长骨干骨折的治疗进展. 中华创伤骨科杂志，2004，6（1）:8－11.
3. Labitzke B. Manual of cable osteosyntheses. Berlin：Springer－Verlag，2000，19－22.
4. 曾炳芳，蒋垚，张长青等. 钢缆接骨术在骨不连治疗中的应用. 中华创伤骨科杂志，2005，7（5）:401－404.

20. 股骨颈陈旧性骨折及内固定不当所致骨不连的处理

随着人口老龄化和高速高能量损伤增多，股骨颈骨折的发生率呈升高趋势。由于股骨颈的解剖、生物力学及局部血供的特点，在四肢骨折中股骨颈骨折的不愈合率最高（10% ~20%）。股骨颈骨折骨不连常与内固定选择不当和内固定失败有关。

【病例介绍】

病例1 患者，女性，50岁，因车祸致右髋部疼痛，活动受限，行X线检查示：右股骨颈骨折，Garden Ⅳ型，住院行右股骨颈骨折闭合复位2枚克氏针内固定。术后2个月患肢开始负重后发现右髋疼痛，X线检查示：骨折线仍存在，骨折端骨质吸收，无明显骨痂形成。术后7个月来我院行X线检查示：骨折线仍然存在，克氏针脱出（图1），收住院行吻合血管的游离腓骨移植术和空心加压螺钉内固定，术后3年半，X线检查示骨折完全愈合，无股骨头坏死（图2）。

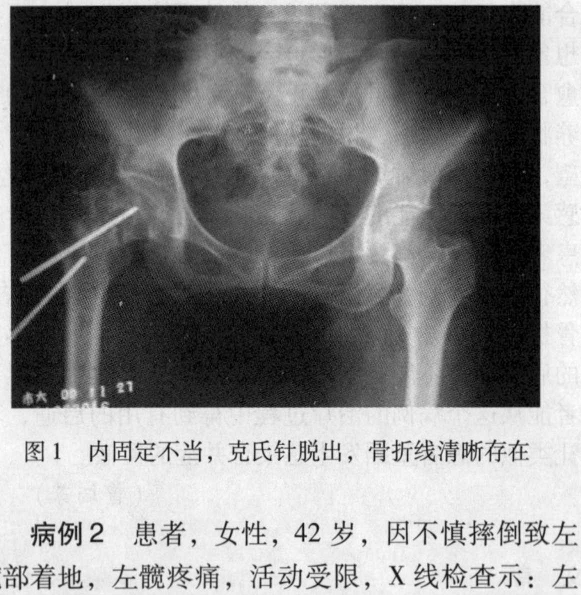

图1 内固定不当，克氏针脱出，骨折线清晰存在

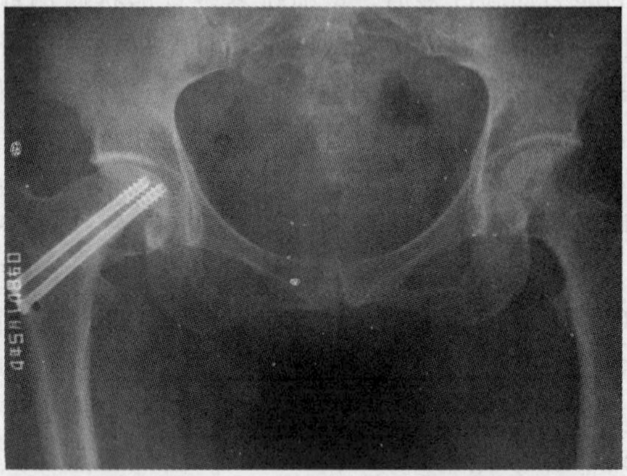

图2 病例1行吻合血管的游离腓骨移植和空心加压螺丝钉内固定术后3年半，X线检查示骨折完全愈合，无股骨头坏死

病例2 患者，女性，42岁，因不慎摔倒致左髋部着地，左髋疼痛，活动受限，X线检查示：左股骨颈骨折，Garden Ⅲ型，行闭合复位空心钉内固定术。术后患髋疼痛无明显缓解，且逐渐加重，活动受限。术后10个月来我院摄X线片检查，结果示：骨折线清晰，骨折端骨质吸收，空心钉松动，向外脱出（图3），收住院行吻合血管的游离腓骨移植术和空心加压螺钉内固定，术后1年X线检查示骨折愈合（图4）。

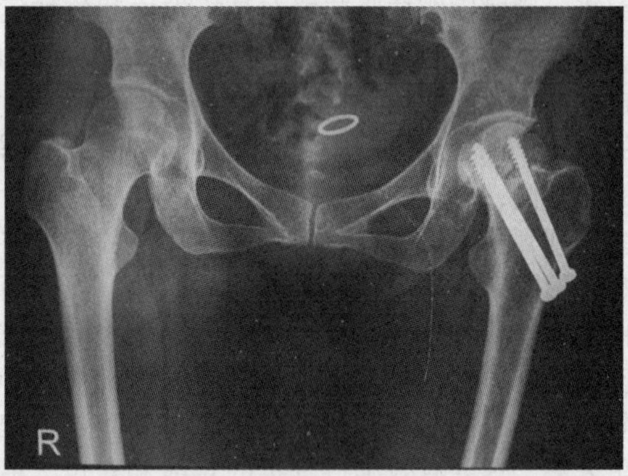

图3 骨折不愈合，骨折线清晰可见

【原因分析】

根据患者的病史、体检、X线和手术探查结果，结合国内外的相关文献报道，笔者认为，造成股骨颈骨折不愈合及内固定不当的原因主要有以下几个方面：

1. 年龄 大多数学者认为患者年龄是影响骨折愈合的重要因素。在国外以75岁为界，75岁以

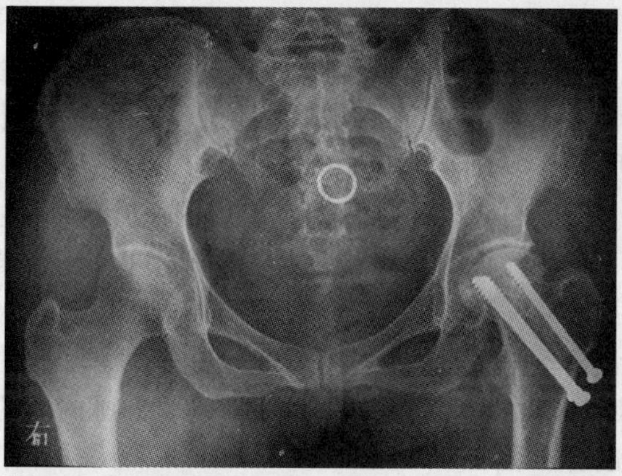

图4 病例2行吻合血管的游离腓骨移植和空心加压螺丝钉内固定术术后1年，X线检查示骨折完全愈合

上患者的骨折不愈合率为32%～41%，75岁以下为18%。国内以72岁为界，王亦璁等报告70岁以上患者的不愈合率高达50%，而70岁以下各年龄组无差别，平均不愈合率为10%。可以肯定高龄是影响股骨颈骨折不愈合的明显因素，但其愈合率与人的生理年龄有关，部分患者可能未老先衰，其自然年龄与生理年龄不一致。

2. 骨密度减低 对老年患者而言，骨密度常常决定骨折内固定的成败。Singh根据X线片上张力和压力骨小梁系统来判断骨质疏松情况，将骨密度分为1～6级（即Singh指数）。通常认为，骨密度为4～6级时适合进行内固定，骨密度为1～3级时内固定失败的可能性大。因此，术前应对老年患者的骨密度进行测定，根据具体情况选择适当的治疗方法。

3. 骨折部位 目前多数人认为除股骨颈基底部骨折以外，高位头下型骨折发生不愈合率较高。

4. 骨折移位程度 Garden根据骨折移位程度把股骨颈骨折分为四型，骨折移位越严重，对血运的损伤越大，骨折愈合就越困难。王亦璁等报告：无移位和轻度移位骨折，100%获得愈合；中度移位者愈合率为87.1%；重度移位者愈合率仅为67.5%。Bank等报告，嵌插型骨折的愈合率为96.6%，处理得当可达100%，移位型骨折则为72.4%。

5. 股骨颈后方粉碎性骨折片 Scheek通过大量的临床资料分析指出：在股骨颈骨折的后方常存在碟形骨折片。此后的许多学者分析研究认为，股骨颈后方粉碎性骨折片系向前成角的应力或受力点直接受力所引起。这使得股骨颈后方空虚塌陷，失去支持，股骨头易向后倾倒，使骨折复位及内固定后极不稳定，成为影响骨折愈合的不利因素。据Frankgakis报告，GardenⅢ、Ⅳ型骨折中，股骨颈后方轻度粉碎性骨折者不愈合率为5%；中度粉碎者为21.3%；严重粉碎性骨折者不愈合率为75%。

6. 治疗时间 关于治疗时间与骨折愈合的关系尚无定论。国外学者多趋向于早期手术，并把股骨颈骨折列入急症手术进行内固定。Brown等报告195例股骨颈骨折患者，24小时内手术者，骨折愈合率为80%，而两天后手术者愈合率不到50%。笔者倾向于骨折发生后尽快完善术前准备，争取6～12小时内急诊手术。

7. 骨折复位不良 复位质量直接影响骨折的愈合。复位不良者不愈合率为55%，而复位较好者不愈合率为35%。因此，准确复位是提高骨折愈合率的重要因素。闭合复位后，应根据Garden指数判断复位的满意程度，Garden指数在155°～180°之间为复位满意。

8. 内固定不合理 目前，采用3枚空心加压螺钉内固定已成为治疗股骨颈骨折的一种标准术式，并得到广泛应用。其最佳位置是：两枚钉经股骨距入压力骨小梁交叉，一枚钉经张力骨小梁入股骨头，螺钉相互平行，螺纹越过骨折线，并对骨折端起到加压作用，螺钉尖端距股骨头关节面5～10mm。如果固定方法选择不当（图1）、螺钉过短或针位不佳，尤其在老年骨质疏松症的患者，因为骨骼强度弱，股骨距变薄，或者合并股骨颈后方骨质严重粉碎，内固定失败和骨折不愈合率会明显升高。

9. 过早负重 目前，尚无任何一种内固定技术能很好对抗股骨颈的剪切应力，因此术后应加强对骨折端的保护。术后3周内应卧床活动，3周后离床扶双拐部分负重，然后根据骨折复位、固定及愈合情况，再完全负重。如果过早负重或活动范围过大，容易导致内固定失败和骨折不愈合。

【防治措施】

手术是治疗股骨颈骨折骨不连的主要方法。手术的目的是：骨折复位、牢固内固定与植骨，以增强骨的再生修复能力；矫正负重力线，消除或减少骨折端剪应力；采用人工关节置换术或各种髋关节重建术，以恢复患髋负重行走的功能。患者的年龄、全身情况，股骨头形状和股骨颈被吸收的程度，是选择手术方法的主要依据。具体选择如下：①中青年患者，股骨头完整无破坏，可行植骨术或截骨术加内固定；②若患者合并晚期股骨头坏死，应行人工全髋关节置换术；③年龄超过70岁的患者，首选人工全髋关节置换术。

1. 植骨术　包括游离植骨术和带血管蒂的骨瓣植骨术。

(1) 游离植骨术　从股骨大转子下方钻隧道越过骨折端，然后将取自胫骨、腓骨或髂骨的骨条植入，方向与内固定物平行。胡清潭等报道，应用闭合植骨及加压螺纹钉内固定治疗32例，优良率达93.7%，认为该法手术创伤小，操作简单，不加重股骨头血供障碍，骨折愈合后能恢复肢体长度，保持髋关节最佳活动功能。游离骨块的存活靠爬行替代完成，骨折愈合时间较长，故制动时间亦应延长。

(2) 带血管蒂的骨瓣植骨术　包括带旋髂深血管的髂骨瓣移植术、股方肌骨瓣移植术和带血管蒂的游离腓骨移植术。笔者应用后一种术式治疗股骨颈骨折内固定失败和骨不连，临床效果良好（图3、图4）。该术式适用于中青年陈旧性股骨颈骨折者，亦可用于全身情况良好、股骨头没有塌陷或变形的老年人。具体手术方法如下（图5）：

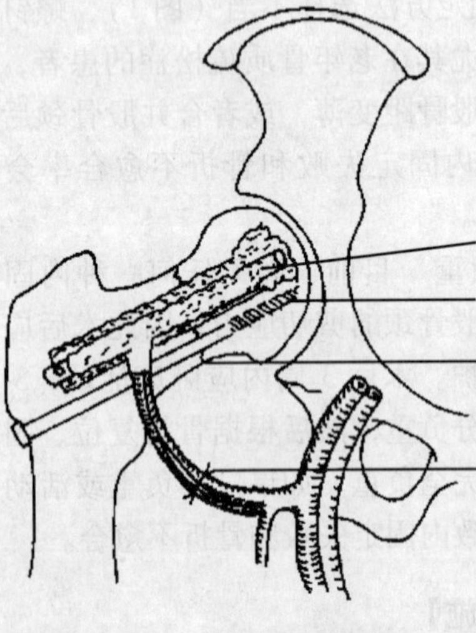

图5　吻合血管的游离腓骨移植和空心加压螺钉治疗股骨颈骨折不愈合

1) 游离腓骨的切取　取小腿中上1/3外侧切口，起自腓骨小头下3～4cm，沿腓骨轴心线向外踝方向延伸，长12～15cm。逐层切开，分离腓骨长短肌与小腿三头肌间隙达腓骨。游离腓骨长短肌起点，保留少许骨外膜组织，在腓骨中上1/3处距腓骨小头下5cm向下切取腓骨长6～8cm，向外牵拉腓骨，剪开骨间膜及部分肌组织，显露腓动、静脉。保留与截取的腓骨相应长度的血管剪断结扎。取下带血管蒂的游离腓骨后，立即用0.1%肝素生理盐水冲洗腓动脉，以防血管内凝血，用温盐水纱布包裹备用。然后缝扎或双重结扎腓动、静脉的在体断端。术中应注意保护位于腓动、静脉内侧的胫后血管神经束。

2) 髋部手术　患者仰卧位，取髋部前外侧小切口，自髂前上棘沿股骨长轴朝向髌骨外侧缘，长8～10cm。逐层切开，通过阔筋膜张肌和缝匠肌之间的间隙钝性分离显露股直肌。注意保护股前外侧皮神经。游离股直肌上部，自髂前下棘股直肌附着部下1cm处切断股直肌直头，向远侧翻转。辩认位于股直肌和股中间肌之间的旋股外侧动、静脉及其分支，钝性分离、保护后，结扎、切断作为供体血管备用。十字形切开关节囊前壁显露股骨颈前侧，纵行切开关节囊，去除原有内固定物，清理股骨颈骨折断端间的软组织和软骨样组织，牵引复位。大转子区皮肤小切口，使用2枚空心拉力螺钉在C臂机透视下固定。空心钉固定时尽可能固定于股骨颈的后侧以保证腓骨移植的顺利进行。股骨颈前外侧凿成与腓骨外径相应的骨槽，沿骨槽向股骨头部延伸凿成骨洞达软骨下区5～10mm。股骨颈骨槽内的骨松质充填在骨折断端两侧。然后将带血管蒂腓骨远端插入股骨头骨洞内，余部嵌入股骨颈骨槽中，用1枚可吸收螺钉将游离腓骨段的近端固定于股骨颈，腓动、静脉与旋股外侧动静脉升支吻合。逐层关闭切口。患髋放置负压引流，48h后拔除。

术后卧床休息，适当屈伸下肢关节锻炼或自主选择卧床姿势，3～6个月后根据影像学检查结果决定下床负重时间。

2. 截骨术　截骨术是通过改变髋关节的力学关系，使因骨性关节疾病所造成的异常生物力学改变恢复到正常状态的一种治疗方法，其目的在于矫正畸形，改进功能。其主要原理为：①重新矫正下肢的负重力线，使之通过股骨头和髋臼；②使骨折线趋于水平以消除或减少剪应力；③恢复臀肌的张力，如将截骨远端内移，则可使腰大肌和内收肌的张力减弱。这些条件的改变，有利于骨折的愈合及髋关节功能的重建。常用的术式有粗隆间截骨术和粗隆下截骨术。在应用截骨术治疗股骨颈骨折不愈合时，需严格掌握其适应证：①股骨头未发生缺血坏死；②股骨颈无明显吸收；③骨折能够复位，这是截骨术能否成功的关键。

（1）转子间内移截骨术　1963 年 Mc Murray 首先使用，又称 Mc Murray 截骨术，主要适用于股骨颈骨折骨不连；股骨头无坏死；骨折远端上移不明显；小粗隆在股骨头下方；全身情况好的中老年患者。截骨面由大粗隆下斜向小粗隆上方，截断后，保持大粗隆勿上移和外展，将截骨远端推向内侧，托住近端及股骨头，以改变下肢负重线。如有条件，可用鹅头钉、Blout 钢板、角状 V 形内针及角钢板螺丝钉等固定（图 6）。无内固定者用髋人字形石膏固定在轻微外展位。这样，即可减少骨折部所遭受的剪力作用，还能改善局部血循环，为骨折愈合创造有利条件。手术后髋关节稳定有力，可恢复负重功能。一般可以伸直 170°～180°，屈曲到 90°，但内收、外展和旋转活动则受到一定限制。

（2）粗隆间楔形截骨术　常用 Pauwels 改向截骨术（图 7）。本手术适用于各年龄段的陈旧性股骨颈骨折，骨折移位较小，已纤维愈合或部分骨性愈合，颈干角较小，能耐受手术的患者。纠正髋关节内翻，并轻度外翻，恢复臀中肌张力；骨折面前倾角减少，使股骨头承受压缩应力，使所承受的剪力减少，有利于骨折的愈合。

（3）粗隆下嵌插截骨术　1941 年我国孟继懋所设计和创用，又称孟氏截骨术（图 8）。适用于股骨颈骨折未吸收的不愈合，无硬化及股骨头坏死，有髋内翻畸形或股骨颈后骨粉碎者。崔甲荣（1981）报告用孟继懋截骨术治疗股骨颈骨折 28

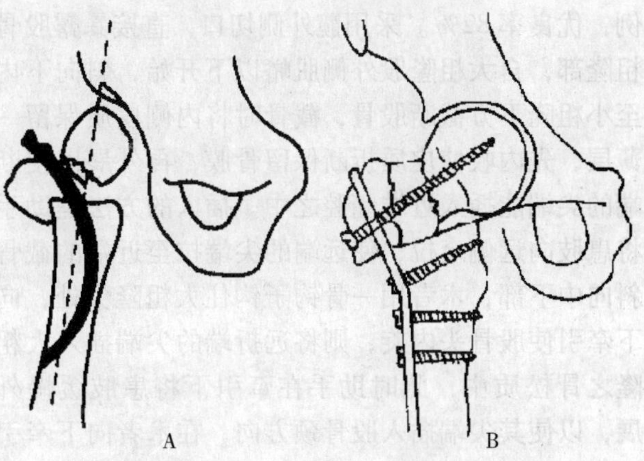

图 6（A、B）　Mc Murray 截骨术

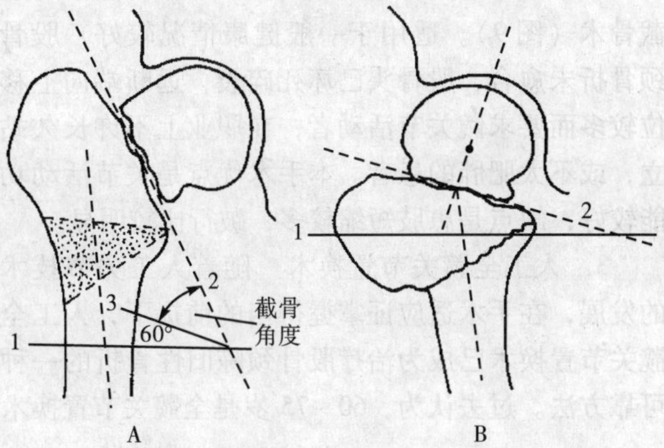

图 7（A、B）　粗隆间楔形截骨术

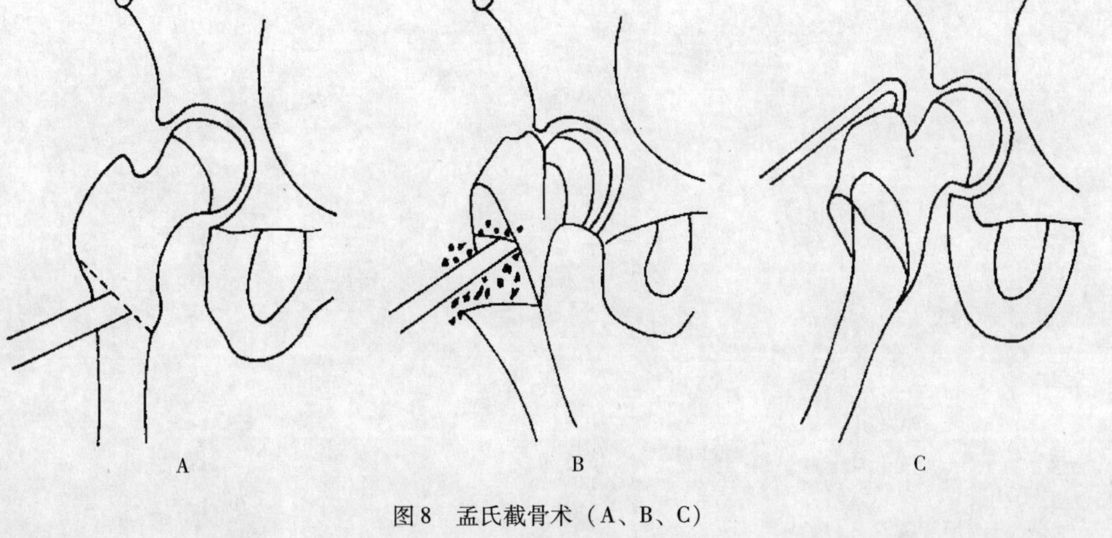

图 8　孟氏截骨术（A、B、C）

例，优良率82%。采用髋外侧切口，直接暴露股骨粗隆部，自大粗隆股外侧肌嵴以下开始，斜向下内至小粗隆下方截断股骨，截骨时将内侧皮质保留一薄层，先内收使皮质折断保留骨膜，再外展以使断端的尖端能插入近端髓腔之中。插入的方法是助手将患肢向远侧牵拉，使远端的尖端拉至近端的截骨斜向中下部，术者用一骨钩子钩住大粗隆尖处，向下牵引使股骨头内旋，则将远折端的尖端插入大粗隆之骨松质中，此时助手在牵引下将患肢缓慢外展，以使其尖端插入股骨颈方向，在术者向下牵引大粗隆的同时，助手放松牵引并改向近端嵌插，至远折端深深插入近折端中，用 Kessel 钢板或特制钢板内固定。

（4）贝氏截骨术　即股骨头切除及粗隆下外展截骨术（图9）。适用于一般健康情况较好，股骨颈骨折未愈合，股骨头已坏死碎裂，远断端向上移位较多而要求髋关节活动者，在职业上不许长久站立，或不太肥胖的患者。本手术优点是关节活动功能较好，缺点是患肢短缩较多，跛行比较明显。

3．人工全髋关节置换术　随着人工关节技术的发展，在手术适应证掌握得当的前提下，人工全髋关节置换术已成为治疗股骨颈陈旧性骨折的一种可靠方法。过去认为，60～75岁是全髋关节置换术

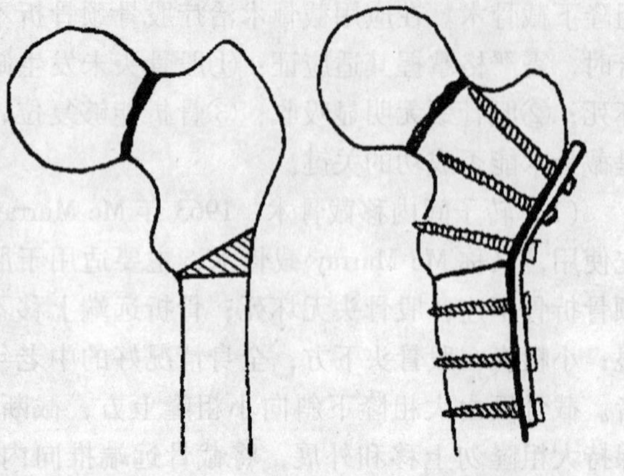

图9　贝氏截骨术（A、B）

的最适年龄范围，近年来患者的年龄界限已被放宽。高龄并非手术禁忌证。对于年龄在50～60岁之间，股骨头已失去血供，不愿接受关节融合的患者，亦可行人工全髋关节置换术。因为，一旦股骨头已有较严重的塌陷或变形，采用何种治疗方法都难以恢复其正常的杵臼关节结构，最终将导致严重的髋关节骨性关节炎。关于假体的选择和具体手术方法请参阅相关著作。

（张长青）

21. 股骨转子间骨折治疗的并发症与防治

股骨转子间骨折（intertrochanteric fractures）一般指股骨颈基底部至小转子间的骨折，属关节囊外骨折，占全身骨折的14.2%，是老年人常见损伤。由于股骨转子部血管丰富，一般不存在不愈合问题。但治疗不当极易发生髋内翻等畸形愈合，对活动及生活影响较大。且老年患者在受伤前多合并内科疾病，传统的牵引治疗因卧床时间长极易产生各种并发症，甚至可危及生命，因此股骨转子间骨折治疗以手术治疗为首选。但手术时经常由于内固定选择和操作方法不当，导致内固定失败，更有内固定物断裂、移动等并发症发生。

【病例介绍】

病例1 患者，女性，58岁，因不慎摔伤致左髋部肿胀疼痛，不敢活动，当即到医院摄X线片检查，提示：左股骨转子间骨折。患者在外院行胫骨结节骨牵引治疗，3周后摄X线片复查，可见股骨转子间骨折处骨折线模糊，出现髋内翻畸形愈合（图1）。门诊以“陈旧性左股骨转子间骨折，髋内翻畸形”收入我院，行截骨矫形内固定术。

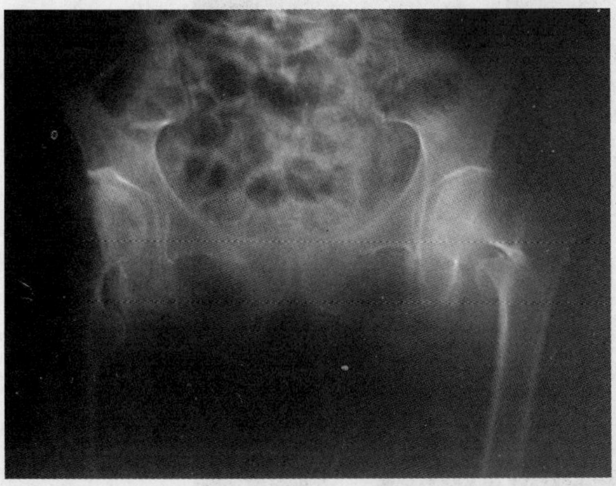

图1 左转子间骨折牵引治疗3周后出现髋内翻畸形

病例2 患者，男性，26岁。因枪弹伤致左髋部损伤，即到当地医院摄X线片检查，提示：左股骨转子间骨折。患者在外院行清创缝合术后，转入我院。行胫骨结节骨牵引治疗，2周后局部皮肤状况许可，行切开复位动力髁钢板螺钉内固定术。术后1年摄X线片复查，股骨近端骨折基本愈合，但发生头钉切割（cutout）和股骨头坏死，后行补救性全髋关节置换术（图2）。

病例3 患者，女性，53岁，因外伤致左髋部肿胀疼痛，不能行走，摄X线片检查提示：左股骨转子间骨折。当地医院行切开复位股骨近端髓内钉（proximal femoral nail，PFN）内固定术，术后3个月摄X线片复查，出现头钉切割现象（图3），但转子间骨折已接近愈合，遂再次手术及时取出内固定。

病例4 患者，男性，72岁，因股骨转子间骨折（图4A），行DHS内固定术，粉碎骨块采用钢丝加强固定，术后1年一直卧床，曾经尝试下地站立但因髋部疼痛难忍而放弃。至我院门诊时发现下肢呈外旋位，髋内翻畸形，短缩4cm，肌萎缩，旋转下肢时髋部疼痛明显。摄X线片示DHS的动力钉切割破坏了股骨颈、股骨头和髋臼，骨折移位、骨不连，局部骨质疏松（图4B）。入院后经术前准备，调整血压后在气管插管全麻下行翻修术。术中证实了X线片显示的骨破坏，先行软组织松解、患肢延长后，作THA（髋臼为非骨水泥型，股骨段假体为骨水泥长柄型）（图4C）。手术顺利完成，术后双下肢恢复等长。1周后下地站立，练习行走；3周后可连续行走30米。随访至术后2年，无假体松动、下沉、脱位等并发症。生活习惯恢复至术前，上下楼梯均无障碍。Harris评分为92分。

病例5 患者，女性，83岁，摔倒后右侧臀部着地受伤，右侧髋部疼痛伴有活动受限。摄X线片提示右股骨转子间骨折（图5A）。根据改良Evens分型，属于V型骨折。入院后在连续硬膜外麻醉下行闭合复位Gamma钉固定。术后一个月出现股骨头切割（图5B）。后在麻醉下行内植物翻修手术。取出内植物，切取髂骨植入股骨头、颈之拉力螺钉钉道内，将骨折再次复位后，插入主钉，于股骨头、颈之中轴线之稍下方打入导针，观察位置满意后于打入另外1枚克氏针以固定股骨头颈，防止其旋转。适当扩髓后安装拉力螺钉以及远端锁定（图5C）。术后3个月骨折愈合，但髋关节功能受限。

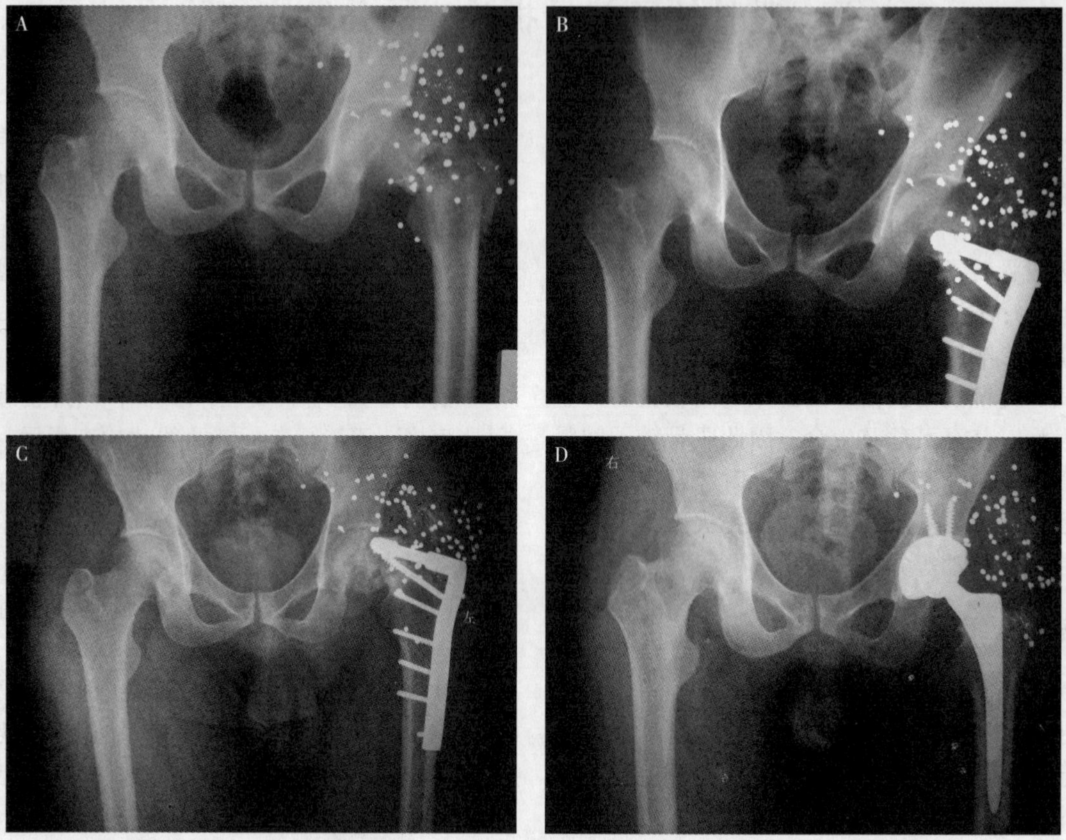

图2　患者，男性，26岁，枪弹伤致左股骨近端骨折行DHS内固定术后

A：术前；B：术后1周；C：1年后股骨近端骨折基本愈合，但发生头钉切割并发症；D：行补救性全髋关节置换术后。

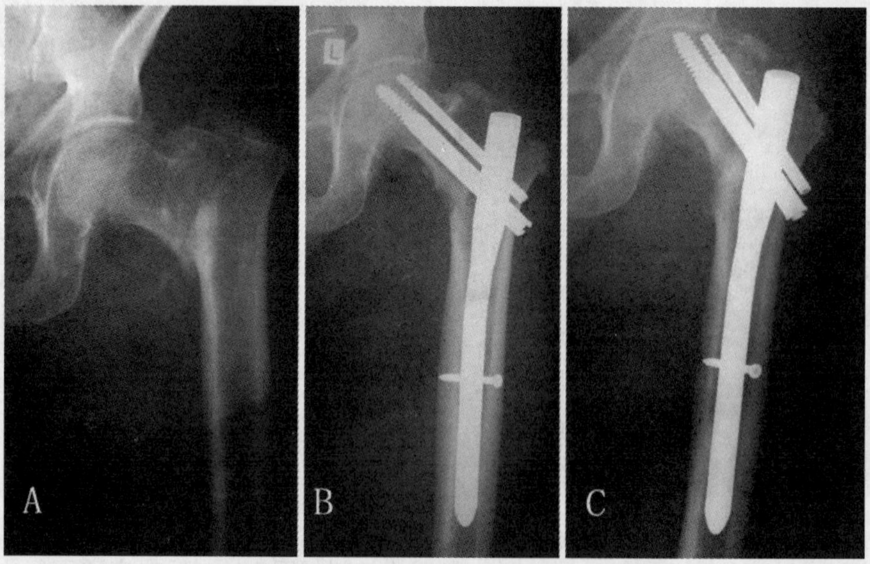

图3　左转子间骨折行PFN治疗

A：术前；B：术后1周；C：术后3个月出现头钉切割现象。

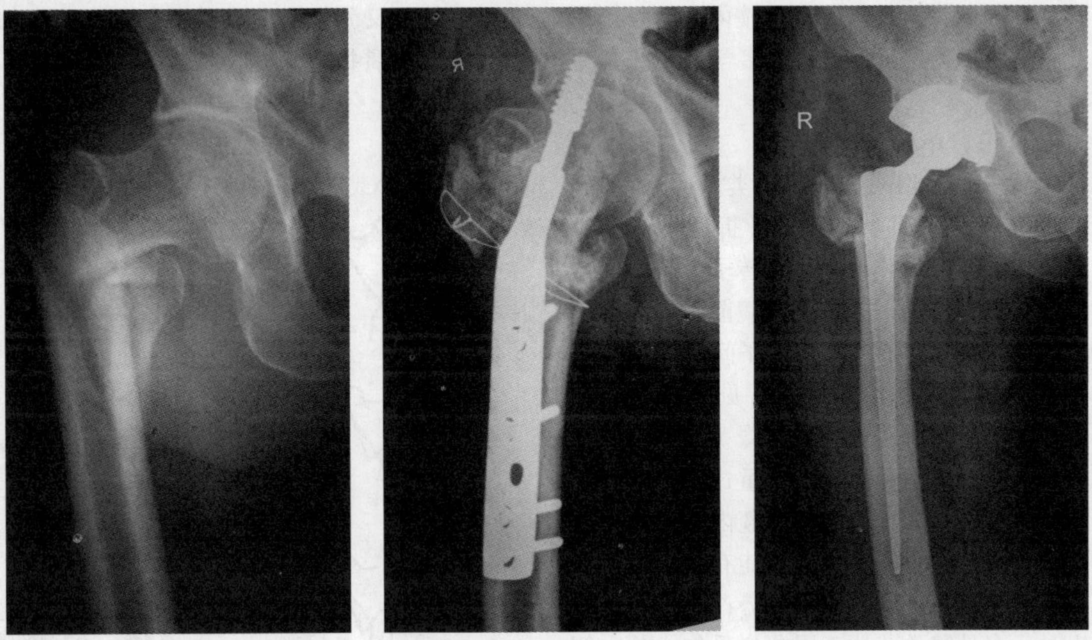

A　　B　　C

图4　病例4

A：伤后骨折情况；B：内固定失败（术后1年）；C：THR术后。

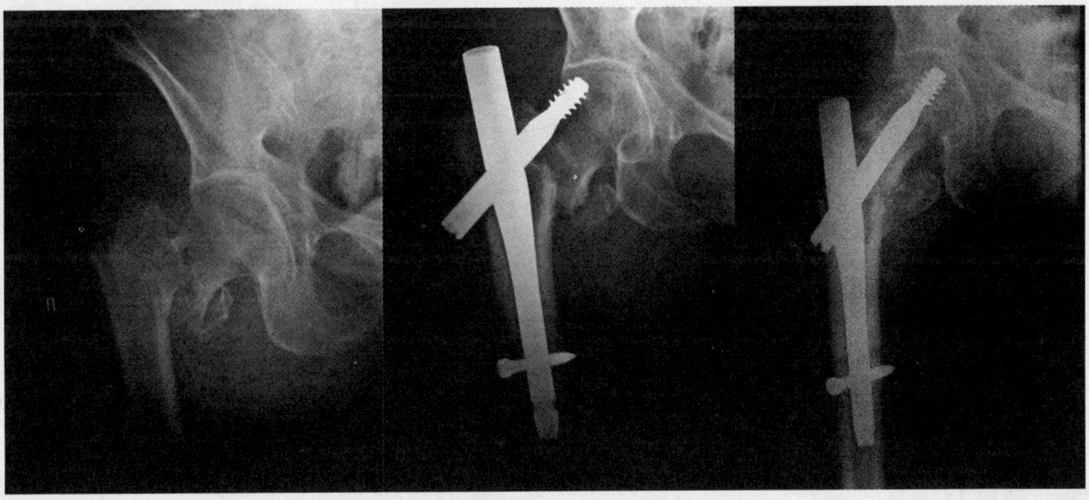

A　　B　　C

图5　病例5

A：术前；B：术后股骨头切割；C：翻修后。

【原因分析】

股骨近端的骨结构具有特殊性，此部位骨组织要承受人体垂直向下的应力，还要承受活动时导入髋关节的剪式应力，因此受到间接旋转外力时容易造成股骨颈和转子部位的骨折，这种情况较多出现在老年人，由于骨折后长期卧床的合并症，也是导致老年骨折患者死亡的重要原因。

股骨转子部位于大转子及小转子之间。大转子呈长方形，在股骨颈的后上部，位置表浅，是非常明显的骨性标志。大转子上有梨状肌、臀中（小）肌、闭孔内（外）肌、股外侧肌和股方肌附着。小转子呈锥形突起，位于股骨干的上后内侧，有髂腰肌附着其上。因此骨折后容易发生髋内翻、外旋短缩畸形或膝关节僵硬。近年来，更多学者主张行早期内固定治疗。

据文献报道，单纯髋内翻较少，髋前内翻最多，而发生髋内翻畸形明显与骨折类型关系密切。在 Boyd－Griffin 分型Ⅲ型、Ⅳ型骨折后发生率很高，可能与：①骨折粉碎严重，小转子骨折，前或后侧骨缺损，缺乏支撑，而易出现髋前、后内翻畸形；②无论保守还是手术治疗，转子间骨折复位很难达到解剖复位，手术治疗中通常见骨折粉碎严重，不同程度都有内、外旋转和前、后成角移位，都有发生髋内翻畸形的趋势；③负重过早，由于骨折愈合不够牢固，过早负重而发生髋内翻畸形；④髋前内翻发生率高，可能与生理功能有关，正常髋关节以前屈活动为主，有前屈的趋势；⑤与转子间骨折发生时，多是髋关节处于屈曲位受伤，前内侧粉碎严重，缺乏支撑有关。

老年患者的髋内翻畸形，一般无须治疗。对青壮年，髋内翻畸形严重者，可行转子楔形外展截骨术，术后选择滑动加压螺钉或γ钉内固定。对极少见的股骨转子间骨折不愈合者，可采用内移、外翻截骨治疗，使股骨干内移，近端骨块外翻位固定，骨折线周围植骨。

股骨转子间骨折发生骨不愈合或股骨头坏死的几率相对较小，目前最为常用的内固定材料是以 DHS 为代表的动力加压螺钉及侧方钢板系统。许多文章报道了应用 DHS 所获成功的大量病例，但有关股骨头切割（cut out）或股骨头坏死等并发症的报道也越来越多。有作者认为，高能量损伤、骨折复位不满意和头钉置放位置不当是导致失败的重要原因。

【防治措施】

笔者认为，根据患者的具体情况和骨折的类型选择正确的治疗方案和内固定方法，是预防上述并发症的关键。

股骨转子间骨折的治疗可根据不同的损伤机制和骨折类型选择不同的治疗方法。转子间骨折分类的方法较多，包括 Evans 分型、Boyd－Griffin 分型和 AO 分型，但临床上以 Evans 分型（图 6）较为常用。Evans 将股骨转子间骨折分为稳定型与不稳定型，并将不稳定型进一步分为复位后稳定和复位后仍不稳定两组。Ⅰ型：顺行转子间骨折，根据复位前后情况又分为四个亚型。Ⅱ型：反斜形转子间骨折（此型骨折由于内收肌牵拉，股骨干有向内侧移位的趋势，不稳定）。

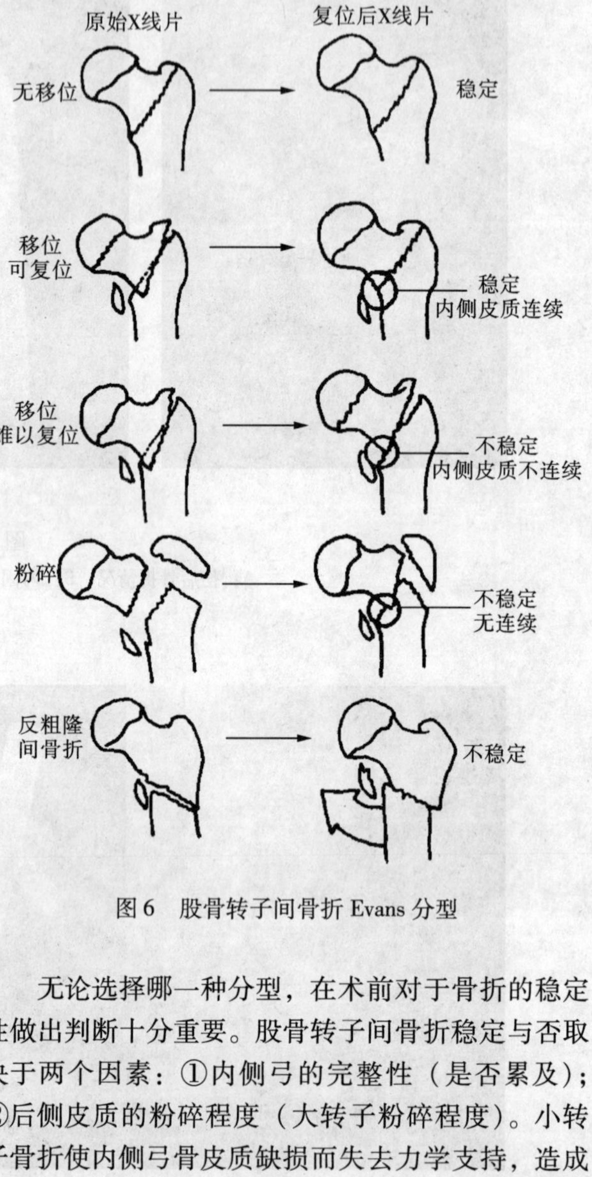

图 6　股骨转子间骨折 Evans 分型

无论选择哪一种分型，在术前对于骨折的稳定性做出判断十分重要。股骨转子间骨折稳定与否取决于两个因素：①内侧弓的完整性（是否累及）；②后侧皮质的粉碎程度（大转子粉碎程度）。小转子骨折使内侧弓骨皮质缺损而失去力学支持，造成髋内翻。大转子骨折则进一步加重其矢状面不稳定，其结果造成股骨头后倾。另外，逆转子间骨折非常不稳定。逆转子间骨折常发生骨折远端向内侧移位，如复位不良则会造成内固定在股骨头中切割。骨折的不稳定是内固定失效（弯曲、断裂、切割）的因素之一。

1．治疗方法的选择　股骨转子间骨折以老年患者居多，平均年龄 70 岁。由于股骨转子部血管丰富，一般不存在不愈合问题。但治疗不当极易发生髋内翻等畸形愈合，对活动及生活影响较大。且老年患者在受伤前多合并内科疾病，传统的牵引治疗因卧床时间长极易产生各种并发症，甚至可危及生命。据 Horowitz 报道，保守治疗转子间骨折的死亡率为 34.6%，而手术治疗的死亡率为 17.5%。因此，股骨转子间骨折治疗的目的是，降低死亡率和减少髋内翻畸形的发生率。

虽然股骨转子间骨折治疗以手术治疗为首选，但有些情况下手术治疗不能进行而只能采取保守治疗。保守治疗的相对适应证有：①伤前不能行走患者；②感染患者；③术区皮肤条件差者；④疾病晚期患者；⑤内科情况不允许者等。

非手术治疗有两种方式，一是不顾及骨折的位置以及愈合情况而早期活动。适于无行走可能患者。伤后数天内，一旦患者可以耐受，将患者自床上移至椅上，以减少长期卧床之并发症。二是经骨牵引达到并维持骨折复位直至骨愈合。适于有行走可能的患者，以 15% 体重行胫骨骨牵引 8 ~ 12 周（之间摄 X 线片，以了解折端情况并加以调整），之后患肢开始活动，逐渐负重，骨折愈合后完全负重。

2. 术前 X 线评估　在对股骨转子间骨折进行手术治疗之前，仔细阅读 X 线片，以判断骨折的稳定程度。需明确骨折本身是否稳定，如不稳定，骨折复位后是否能够重获稳定？

3. 影响内固定稳定性的因素　手术治疗的根本目的是复位后对股骨转子间骨折进行牢固的固定。而固定是否牢固取决以下因素：①骨骼质量；②骨折类型；③复位；④内固定物的设计；⑤内固定材料的置放位置。

大多数股骨转子间骨折的患者都伴有不同程度的骨质疏松，股骨头、颈部的骨质对内固定物的把持不够牢固，因此内固定物的置放位置应处于骨质相对致密的部分。1838 年，Ward 首先对股骨头颈部的骨小梁系统进行了描述，指出骨小梁的走行与应力方向一致，其中较粗大的一组骨小梁自股骨距向上至股骨头负重区。另一组较细的骨小梁自股骨头间凹后侧经股骨颈上部行至大转子及外侧骨皮质。股骨矩非常致密，自小转子下股骨干垂直向上、向外走行至大转子，支持股骨颈后下方。股骨矩内侧最厚，向外逐渐变薄。股骨头、颈的前上方最为薄弱。Singh 根据股骨颈压力骨小梁及张力骨梁分布情况，将骨质疏松分为 6 级，临床上常根据 Singh 指数来选择不同的治疗方法。尽管对内固定材料在股骨颈部的置放位置仍存在争议，但多数学者认为正侧位皆在股骨头、颈的中心或中心位略偏后下较为适宜。

4. 手术时机　Kenrora 等人的研究显示，24 小时内急诊手术患者死亡率明显增加。Sexsen 和 White 等人指出，24 小时后立即手术死亡率有所增加。目前多数作者认为伤后 72 小时手术较为安全。在最初 12 ~ 24 小时内应该对于患者进行全面检查，对于异常情况予以纠正。其中包括血容量的补充、吸氧及原有疾患的相关药物治疗。与此同时，进行充分的术前计划和麻醉准备。

5. 复位标准与技巧　骨折复位对于内固定后的稳定非常重要，应该力求达到解剖复位。因为解剖复位，特别是内后侧骨皮质连续性恢复，仍是复位后稳定的基础。如骨折端严重粉碎而无法解剖复位者，应考虑行截骨术或股骨近端内移，以获稳定的解剖复位。股骨转子间骨折的复位标准是：前后位像可见到内侧皮质骨接触良好，且侧位 X 线片显示后侧皮质接触良好。

复位方法可采用闭合复位或切开复位，但无论骨折类型是否复杂，均应首先试行闭合复位。麻醉后，将患者放置骨折牵引床上（图 7），下肢通过足部支架牢固固定，稍外展位沿下肢长轴方向牵引。根据骨折类型，患肢可处于中立位或轻度外旋位。如果内侧或后侧有裂纹或重叠，可进一步调整牵引或内外旋患肢位置达到标准复位。尽可能达到解剖复位，尤其注意小转子及股骨内侧骨折块的准确复位，以 X 线透视满意为准。

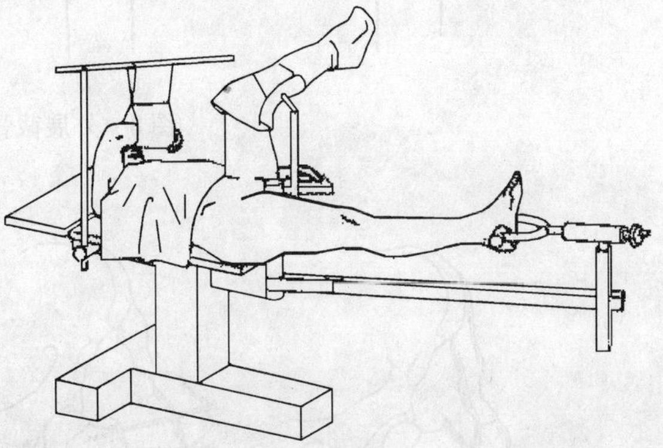

图 7　骨牵引床上患者的体位。在可透射 X 线的手术床上取仰卧位即可

股骨转子间骨折的稳定程度主要取决于内后侧骨皮质是否完整，如果内后侧骨皮质无接触而失去

完整性，股骨头、颈部将发生内收和后倾。因此，小转子复位对于骨折复位后稳定性的支持尤为重要。在手术中应尽可能将小转子复位固定，以恢复内后侧骨皮质的完整。

对于粉碎骨折，远折端后倾，有时复位较困难，必要时行切开复位，使用持骨器，上提骨折远端纠正。骨折端的粉碎程度常会影响内固定的稳定性，常见的情况有骨折短缩、股骨颈内收及股骨头、颈后倾。短缩畸形可造成头颈部的内固定物穿出股骨头，这在应用 Ender 钉固定时常会发生。股骨头颈的内收及后倾，可造成内固定物切割较薄弱的头颈内上部，使其向内上方脱出。

对于内后侧部位的严重粉碎性骨折，特别是小转子明显移位者，需加大外旋以闭合内后侧骨缺损，有人主张行转子部截骨或将股骨干内移，以增加稳定程度。如调整复位牵引而内后侧骨缺损依然存在，则应考虑：①切开解剖复位；②应用外展截骨术（图8）或股骨干内移（图9）来获得稳定的非解剖复位。

不论采用何种内固定物，均强调骨折复位的稳定性，尤其是内侧皮质的连续性，如果在不稳定的状态下作内固定，常导致髋内翻，内固定物拔出、钉部折断或钉部由股骨头颈上方穿出，导致内固定失败。

截骨治疗就是将复位后的不稳定骨折，变成稳定骨折，恢复内侧皮质的支撑作用，可有效的防止髋内翻的发生，最后希望颈干角处于 160°～170°。方法是将股骨颈和头部置于内翻位打入 135°的 DHS 钢板，然后将接骨板拉向股骨干固定。骨折的移位或嵌入可使肢体缩短，但由于股骨头颈外翻能补偿一部分长度损失，总的来说，肢体缩短不明显。

外侧切口显露骨折处、转子区和股骨干上部，通常粉碎骨折累及小转子部，但外侧大转子部的皮质通常是连续的。若外侧皮质相连，可在大转子突起下 1.5cm 处作横行截骨，然后将大转子骨片向上翻，显露近侧骨块；如果外侧皮质亦呈粉碎性，则翻转大转子不需作截骨术；如大转子骨折位于突起以上，而不能充分显露近侧骨块，或妨碍内固定物放置，仍应作大转子下横行截骨，移除游离骨块或内固定后放回原处并予以固定；如股骨内侧粉碎骨

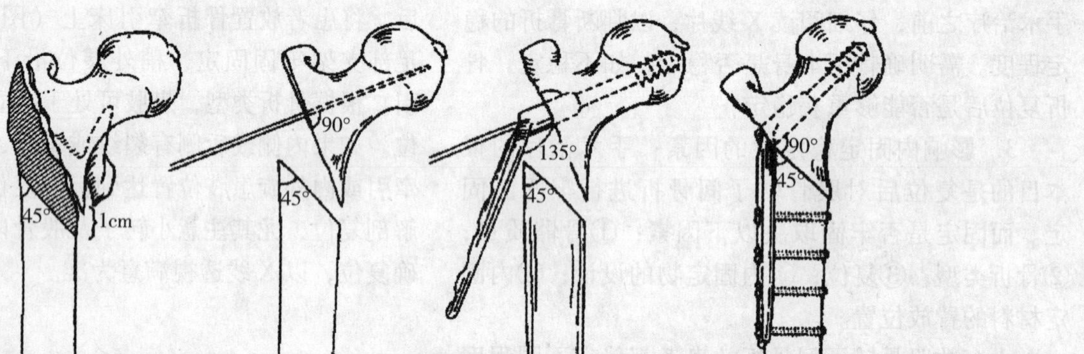

图8 外展截骨术治疗股骨转子间骨折

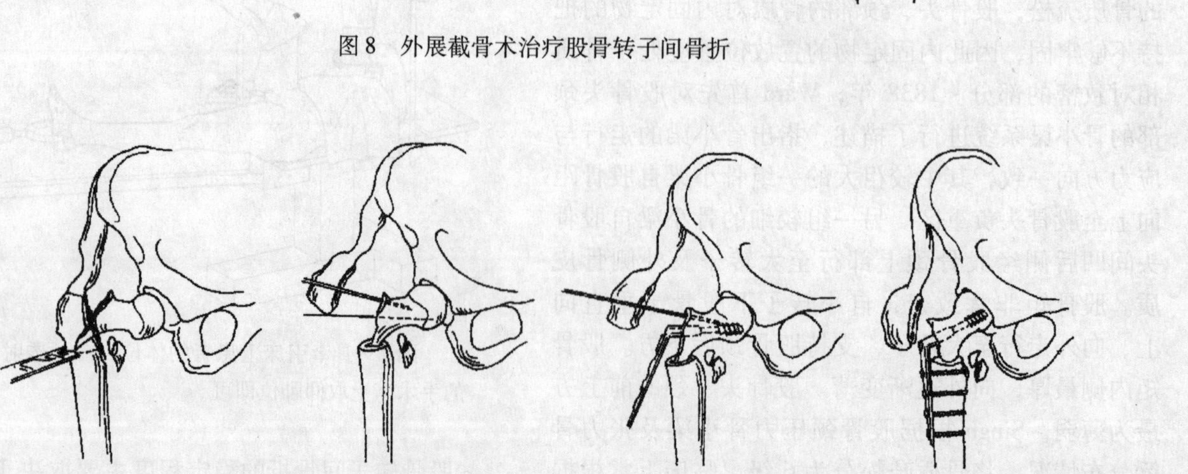

图9 内移截骨术治疗不稳定型股骨转子间骨折

块很大，波及骨干，应先将其复位用钢丝或螺钉固定后，再行截骨以保证内侧骨皮质连续性，然后在近侧骨块中打入一根斯氏针穿入股骨颈和头部作为撬棒，插入角度应不干扰钉板打入行程。修整远侧骨干并将骨干推向内侧，将近侧的股骨距插入远折端骨髓腔内，注意防止头颈后倾。在股骨颈部打入导引针，使其呈轻度内翻，并使其末端处于股骨颈远侧1/2处，作正、侧位X线摄片证实导引针置于正确位置，并估算出固定钉的长度。紧贴导针下方将合适的135°DHS钢板钉部打入，经正侧位X线摄片检查钉的位置和深度，如果位置和深度均好，再使肢体外展将骨干部与接骨板相接触，用5～7枚螺丝钉固定之，将大转子置于原位，用螺丝钉固定亦可不固定。

Mohan等（2000年）认为，拧入股骨头螺钉时的旋转力矩也将影响不稳定性转子间骨折的复位情况。顺时针方向的旋转力矩对于右侧股骨转子间的骨折可起到嵌压骨折断端的作用，但在左侧可导致骨折块的分离（图10）。建议对左侧的不稳定性转子间骨折，拧入股骨头螺钉时，应注意降低顺时针旋转力矩。

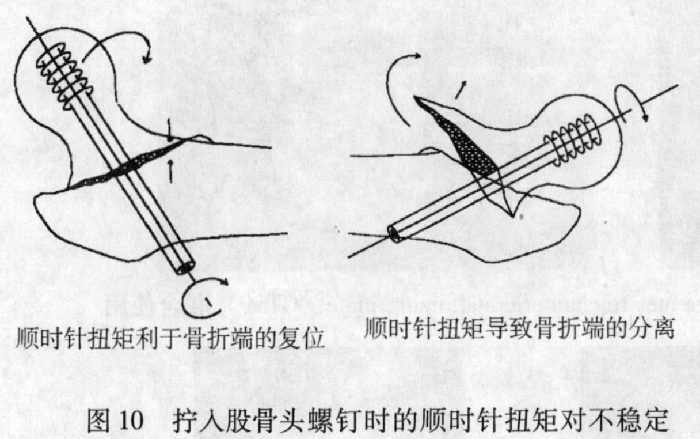

图10 拧入股骨头螺钉时的顺时针扭矩对不稳定性转子间骨折复位的影响

6. 内固定方法的选择　依据骨折类型、伤前全身情况、骨质疏松程度等合理选择内固定：①顺行的稳定的Ⅰ、Ⅱ、ⅢA骨折，宜优先选择加压滑动螺钉（DHS）或多枚空心螺钉固定；②逆行或顺行不稳定Ⅲ、Ⅳ型骨折，宜优先选择Gamma钉/重建钉或者动力髁螺钉固定。

（1）加压滑动髋螺钉（DHS、CHS、Richard钉板）　加压滑动髋螺钉（sliding hip screws），又称为动力髋螺钉（dynamic hip screws，DHS）、加压髋螺钉（compression hip screws，CHS）或Richard钉，可以适应大多数转子间骨折及转子下骨折，对于AO分型的A1型转子间骨折是最佳方案。

早在1951年，加压髋螺钉就由Pohl设计应用于临床，并随着几何学和工程力学的发展面不断完善，失败率明显降低，尤其适用于不稳定股骨转子间骨折。由于滑动加压螺钉加侧方钢板系统固定后承受大部分负荷直至骨折愈合，固定后股骨颈干角自然恢复，骨折端特别是股骨距部分可产生加压力，目前已成为股骨转子间骨折的常用固定方法（图11），近端加用1枚骨松质螺钉可增加抗旋转稳定性（图12），对于股骨大转子骨折或者在手术过程中出现大转子劈裂者可与大转子支持钢板（greater trochanteric stabilizing plate，GTSP）联合使用（图13）。但其并发症有：①结构上无有效的抗旋转作用，有作者证实其抗旋强度为3.3kg，并不能有效防止折端旋转移位；②操作中切口大，出血多，手术时间长；③骨质疏松者，当螺钉位于头股骨切外上方时，易发生螺钉从股骨头外上割出。但笔者发现，头钉切割已经成为转子间骨折内固定最为常见的并发症之一，除动力髋螺钉外，动力髁螺钉、Gamma钉以及PFN等均可出现头钉切割现象（图16）。

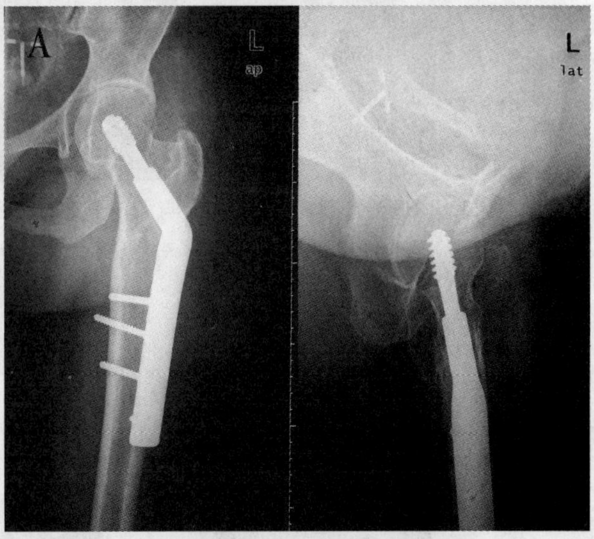

图11 DHS治疗转子间骨折（4孔）

关于头钉置放的合理位置存在争议。Moloney和Gundle等（1995年）研究认为当螺钉位置位于股骨头的上方时，最容易出现头钉切割，内固定失败的危险性增加5.9倍（图15，16）。Baumgaerlner

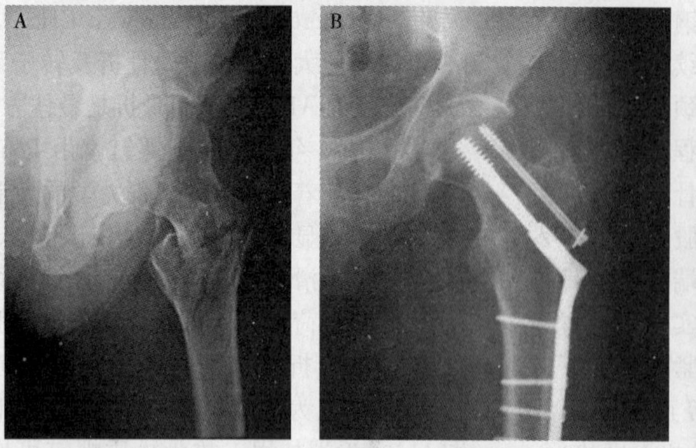

图 12　DHS 治疗顺转子间骨折，近端加用 1 枚骨松质螺钉可增加抗旋转稳定性

A：术前；B：术后正位；C：术后侧位。

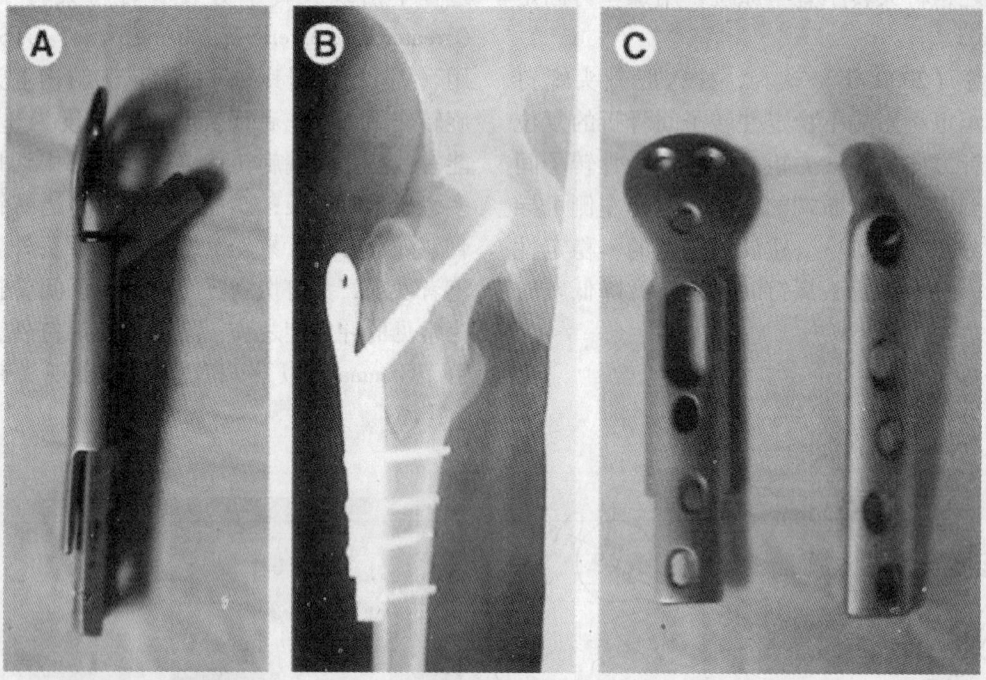

图 13　DHS 治疗顺转子间骨折，与大转子支持钢板（greater trochanteric stabilizing plate，GTSP）联合使用

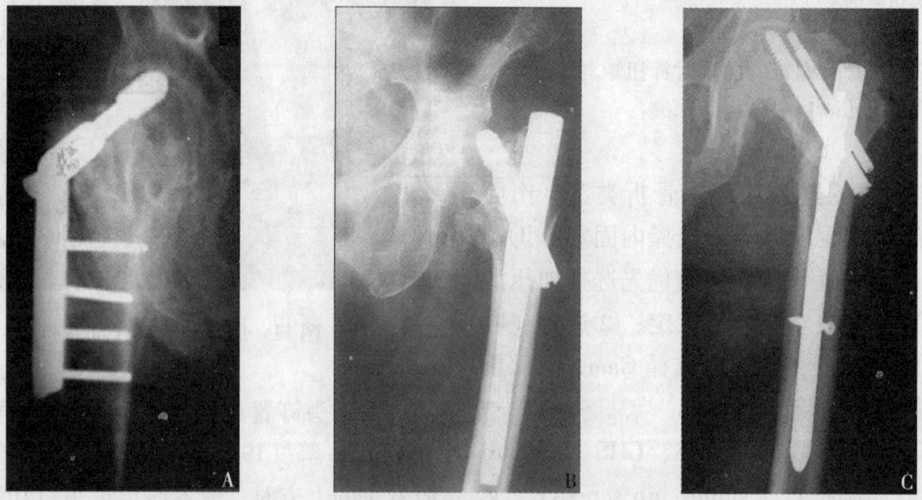

图 14　A. DHS 固定后出现股骨头切割；B. Gamma 钉固定后出现股骨头切割；C. PFN 固定后出现股骨头切割

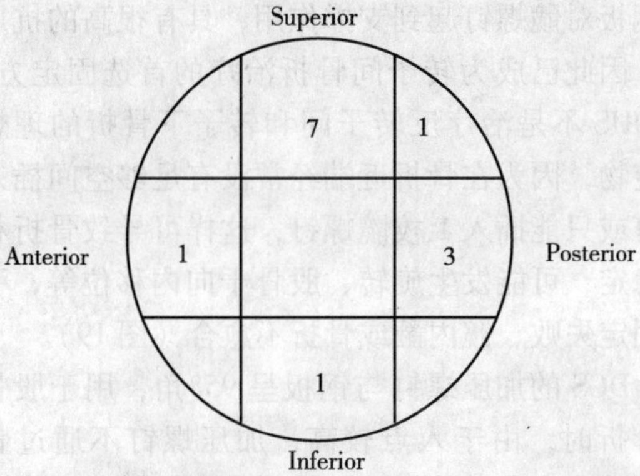

图 15　Moloney 等总结 13 例内固定失败的原因，7 例头钉位于股骨头上方

（Moloney D，Bishay M，Ivory J，et al. Failure of the sliding hip screw in the treatment of femoral neck fractures：'left－handed surgeons for left－sided hips'. Injury，1994，25（Suppl 2）：B9－13.）

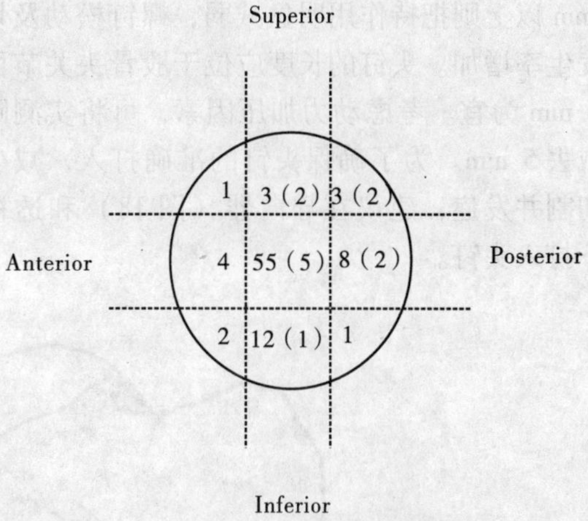

图 16　Gundle 等总结头钉置放位置与内固定失败的原因，（）内为失败的例数

（Gundle R，Gargan MF，Simpson AHRW. How to minimize failures of fixation of unstable intertrochanteric fractures. Injury，1995，26：611－614.）

认为，头钉置放于股骨头颈中心最为牢固，不易发生头钉切割，并提出 TAD 值的概念（1995 年）。TAD（tip apex distance）值是指正常解剖状态下股骨头颈中轴线在正侧位与股骨头关节面交点与头钉顶点的距离之和（图 17）。Baumgaerlner 和 Solberg 的研究发现，在 118 例滑动加压螺钉加侧方钢板固定的股骨转子间骨折中，TAD 值小于 20 mm 组无 1 例发生切割，而 TAD 值大于 50 mm 组中，切割率高达 50%。

有人主张头钉的位置位于股骨头颈中下 1/3（正位），偏后（侧位）。股骨头中下 1/3 偏后部位骨质较密，头钉置入后不易发生切割。Hartog 等人的尸体标本实验结果认为，偏心位固定抗旋转力较差。主张以中心位固定为佳。

股骨头颈的内上方固定应该避免。原因在于：①股骨头内上方骨质薄弱，内固定难以牢固。切割发生率较高；②外侧骺动脉位于股骨头上方偏后，该动脉供应股骨头大部分血运。头钉内上方置放时，极易损伤外侧骺动脉而引起股骨头缺血坏死。

头钉进入的深度应位于股骨头关节面下方 5～12 mm。此区域骨质致密，螺钉拧入后具有良好的

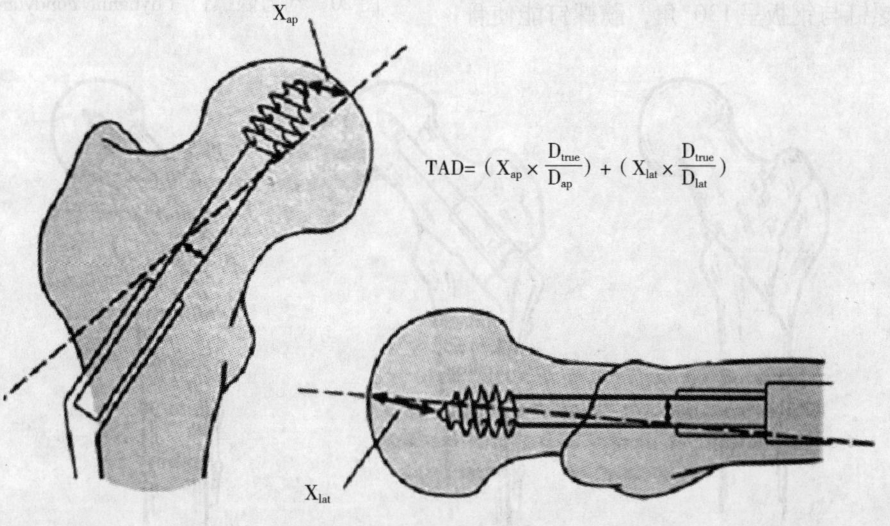

图 17　TAD 值测量

X_{ap}：正位片尖顶距；X_{lat}：侧位片尖顶距；D_{ap}：正位片直径；D_{lat}：侧位片直径；D_{ture}：真实直径。

把持作用。头钉进入的深度如果距离股骨头关节面12 mm以上则把持作用明显减弱，螺钉松动及切割的发生率增加。头钉的长度应位于股骨头关节面下方5 mm为宜。考虑动力加压因素，可将实测距离再减去5 mm。为了确保头钉的准确打入，减少头钉切割并发症，建议在导向器（图18）和透视监视下打入头钉。

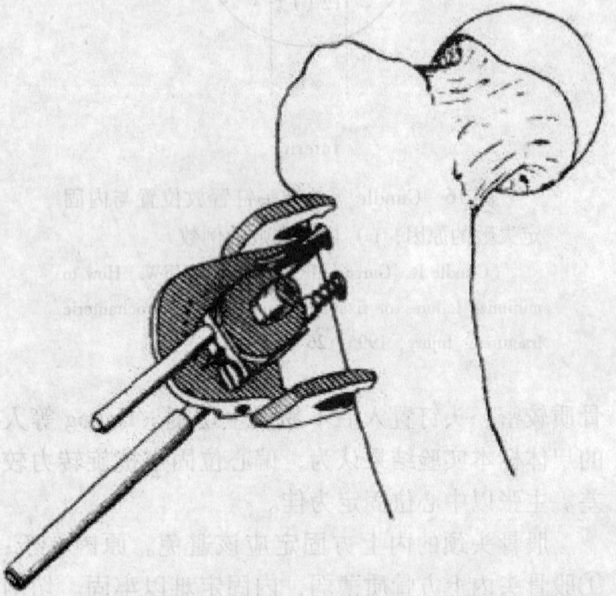

图18 辅助头钉植入的导向器示意图

（2）动力髁螺钉（dynamic condylar screws，DCS） DCS初始的设计是用于股骨远端的髁间骨折，现已扩大应用于某些转子间骨折，特别是靠近近端的转子下骨折。

DHS的髋螺钉与钢板呈130°角，髋螺钉能使骨折块获得直接压缩，使骨折得到稳定的固定，而侧方钢板对髋螺钉起到支撑作用，具有很高的抗压能力，因此已成为转子间骨折治疗的首选固定方式。但DHS不是治疗反转子间和转子下骨折的理想内固定物，因为在骨折近端经常没有足够空间插入髋螺钉或只能插入1枚髋螺钉，这样可导致骨折相对不稳定，可能发生旋转、股骨干向内移位等，引起内固定失败、髋内翻或骨折不愈合（图19）。

DCS的加压螺钉与钢板呈95°角，用于股骨近端骨折时，由于入点较高，加压螺钉不通过骨折线，并且在骨折的近端可使用2~3枚螺钉来固定，因此大大地增加了近端的抗屈曲、抗旋转的能力，从而达到牢固固定（图20）。对于累及大转子或股骨颈的粉碎性骨折、反转子间骨折，合并小转子内

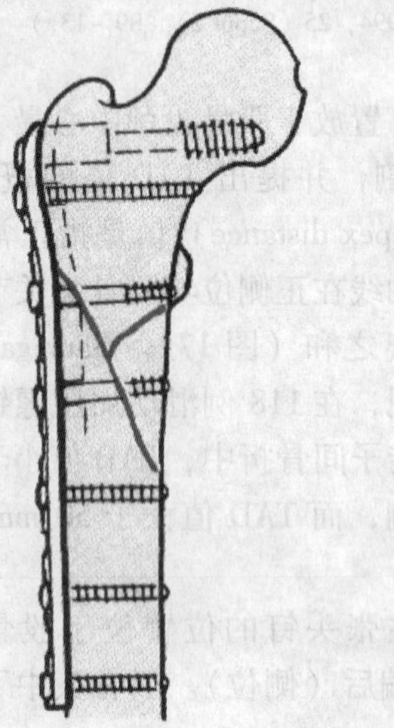

图20 动力髁螺钉（dynamic condylar screws，DCS）

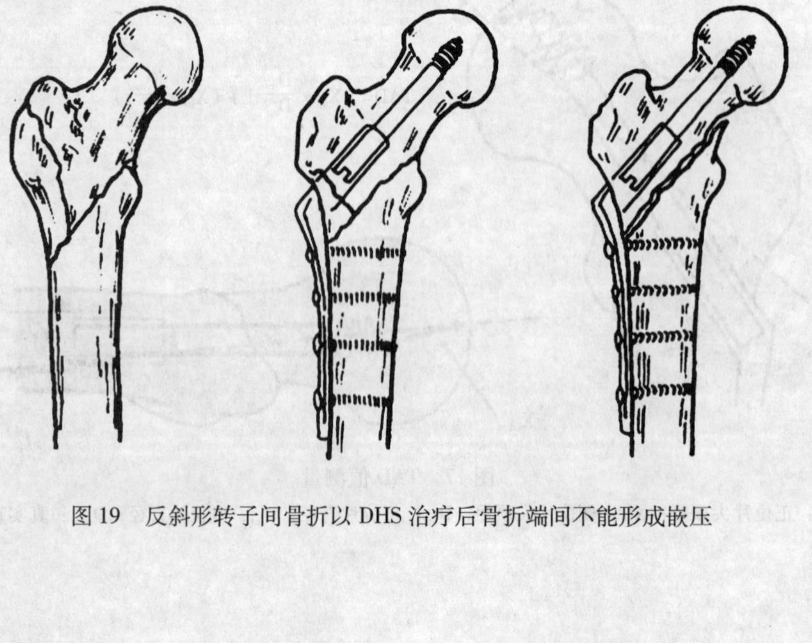

图19 反斜形转子间骨折以DHS治疗后骨折端间不能形成嵌压

侧皮质骨折的A3型股骨转子骨折（AO分型），使用DCS可达到很好的效果，因为DCS内固定使得断裂的外侧皮质加压，由于钢板的张力带作用，加压可明显增加总体的稳定性。因此，DCS除了适用于股骨远端髁间骨折、髁上骨折、单髁骨折外，还适用于①不稳定的Ⅰ型转子间骨折和Ⅱ型转子间骨折。换句话说，就是全部不稳定的转子间骨折；②特别靠近近端的转子下骨折；③术中其他内固定造成大转子游离时，可改用DCS固定补救（图21）。

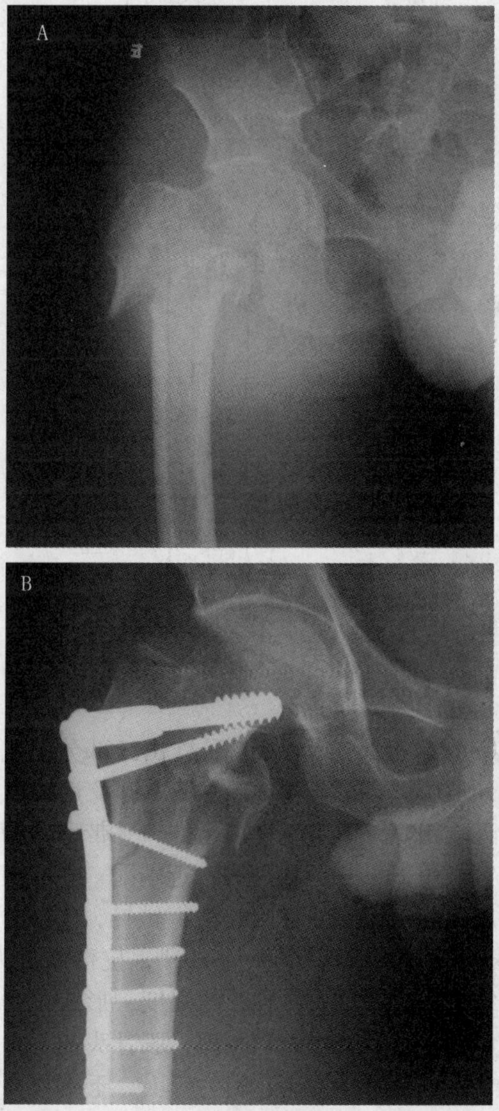

图21 DCS治疗不稳定性转子间骨折
A：术前；B：术后。

为了克服上述DHS和DCS的缺陷，Medoff设计了一种新的滑动加压钉板系统，称为Medoff sliding plate（MSP）（图22），并于1991年在美国版《骨与关节外科杂志》首次报道。与Richard钉不同的是，该系统具有股骨颈和股骨干两个方面的滑动加压作用，压力传导作用更显著，更有利于骨断端的加压，从而促进骨愈合，利于早期负重。但过分的压力传导又有使患肢进一步缩短的缺点。Wachtl SW等应用MSP治疗转子间骨折或高位转子下骨折63例，只有1例出现技术性失败，认为MSP具有再次手术率低的优点。Lunsjo等应用MSP治疗不稳定性转子间骨折268例，认为效果与DHS或DCS相当，同样会出现头钉切割等并发症（图23），并发症发生率与DHS或DCS相比没有显著差别。

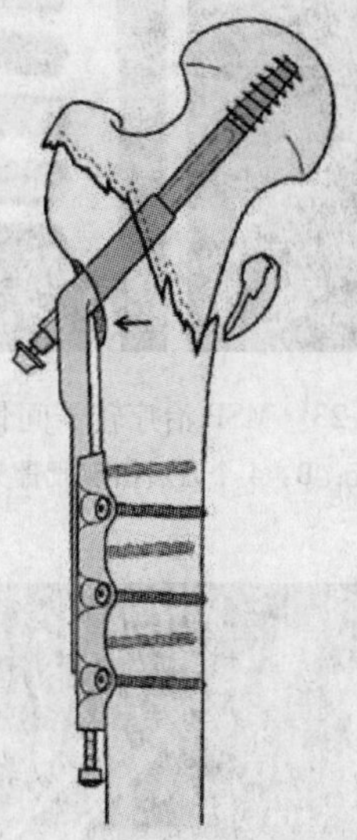

图22 MSP（Medoff sliding plate）治疗转子间骨折示意图

Gotfried等设计了一种治疗转子间骨折的经皮加压钢板（percutaneous compression plating，PCCP）（图24），头钉采用两枚细的螺钉（9.3 mm和7.0 mm），可增加抗旋转稳定性，同时可减小对股骨外侧骨皮质的破坏，减少DHS内固定时导致的大转子骨折等并发症。据Brandt等初步的随访报道，认为PCCP与DHS相比，在稳定性和疗效方面没有显著区别，但具有手术时间短、出血少和软组织愈合快等优点。上述两种系统是新型设计，目前国内尚没有使用，有待于时间的检验。

（3）股骨头－髓腔髓内针 股骨头－髓腔髓内针固定股骨转子间骨折在近年来有很大发展，主要有Gamma钉、Russell－Tayler重建钉、Uniflex钉和PFN等。其特点是通过髓内针插入一螺栓至股骨头、颈，即所谓“交锁”。其优点包括：①有固定角度的螺栓，可使股骨颈干角完全恢复；②可有效

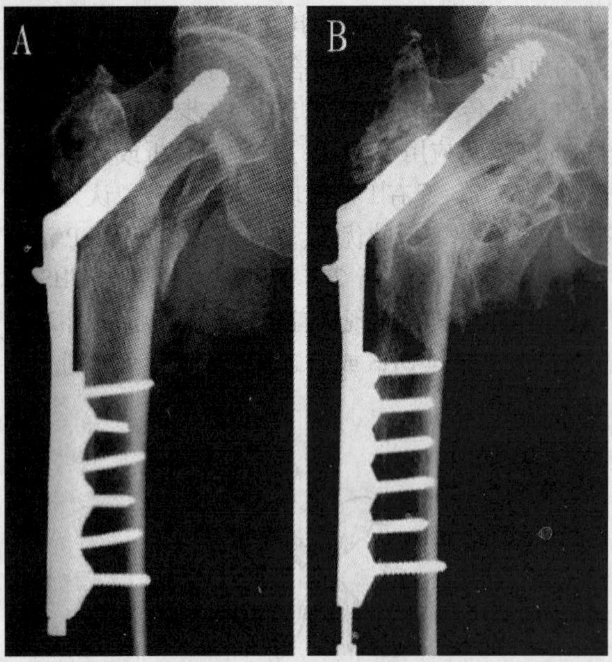

图 23　MSP 治疗转子间骨折

A：术后 1 天；B：4 个月后出现股骨头切割并发症。

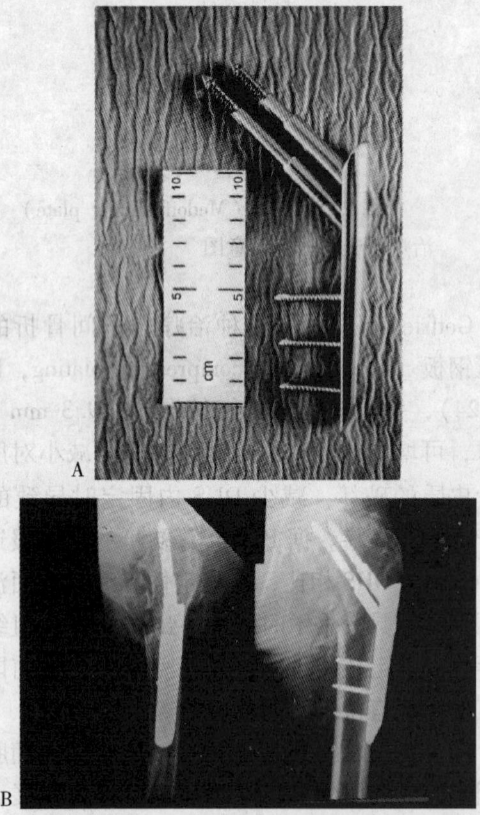

图 24　经皮加压钢板（percutaneous compression plating，PCCP）治疗转子间骨折

A. PCCP 示意图；B. 术后正侧位。

防止旋转畸形；③骨折闭合复位，髓内固定使骨折端干扰减少，提高骨折愈合率；④中心位髓内固定，内固定物所受弯曲应力较钢板减少，内固定物断裂发生率降低。目前股骨头－髓腔髓内针系统已逐渐成为股骨转子间骨折，特别是粉碎、不稳定型的首选固定方法。

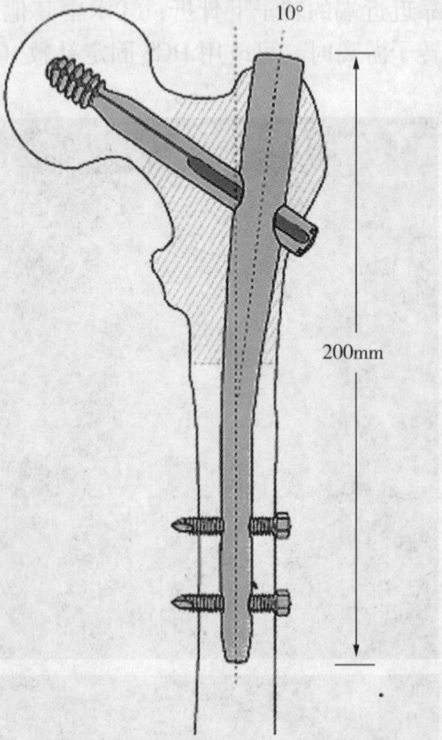

图 25　Gamma 钉示意图

Gamma 钉形如 γ（图 25），由三部分组成：近端头颈加压螺钉、弯曲 10°短髓内钉及远端两枚锁钉。近端粗螺钉插入股骨头颈处，并带滑动槽，与髓内钉成角 130°锁死在髓内钉近端孔，并可随意回缩加压。髓内钉远端有两枚横行锁钉，γ 钉的髓内钉位于髓腔内，弯曲应力为“0”，抗弯曲能力强，抗压缩能力远超过人体股骨的强度，形状符合股骨近端解剖特点及生物力学原理，股骨头的各种应力以最佳方式分解及传递，髓内针上、下端均有锁钉交锁，可以防止骨折段的各种移位及髓内针旋转、下沉，起到了静力交锁作用。

Gamma 钉作为广泛应用的髓内内固定物，比 DHS 更接近髋关节负重力线，缩短了作用于内固定物的力臂，减少了作用于拉力螺钉上的压应力。即使股骨小转子附近有骨缺损或较大的移位，无需切开复位及植骨，由于髓内钉的支撑作用对抗该处的

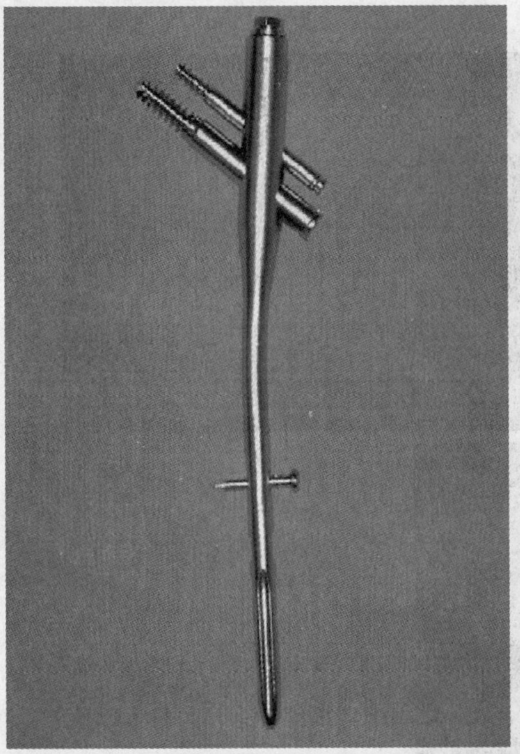

图 26 PFN 实物图

压应力和弯应力，也能达到稳定牢固的固定。临床研究发现，应用 Gamma 钉治疗股骨转子周围骨折，其并发症发生率为 8% ~15%，主要有骨折区域的塌陷、股骨颈螺钉的切出、钉尾附近的股骨干骨折，这些并发症的发生有些可能与手术技术有关，但与 Gamma 钉本身的过于坚硬、外翻角度过大、与股骨近端的解剖形态不完全相符以及钉尾过粗等也可能有关。尤其股骨骨折的发生主要与钉尾处应力的过度集中、过度扩髓以及远端锁钉技术失误有关。总结其不足在于：①术中及术后继发股骨骨折是 Gamma 钉手术主要并发症。此骨折多发生于针尖部位，主要由于针体和股骨弹性模量不一，固定后髓内钉的位置不在正中，很容易在针尖部位形成应力集中区域，再加上老年人骨质疏松，轻微暴力即可造成骨折。②加压螺钉穿出股骨头或加压螺钉位置不佳造成髋内翻畸形。系由技术及经验不足引起。文献报道 Gamma 钉治疗转子间骨折效果满意，Boriani 等总结意大利 17 个骨科中心，用 Gamma 钉治疗 1118 例转子间骨折，其中 70% 患者第 1 周可以下地活动，77% 的患者恢复到创伤前水平。术中出现股骨骨折者 1.8 % 为股骨骨折者，1.1% 为内固定断裂，钉穿出股骨头者 2%。

股骨近端髓内钉（proximal femoral nail, PFN），是目前较为理想的股骨近端髓内固定材料（图 26）。其设计更符合股骨近端的解剖特点，髓内钉设计长度为 240mm，髋螺钉为直径 11mm 和 6.5mm 两根平行导向自攻设计，细螺钉在上方，长度较粗螺钉短 10mm，此设计可以控制股骨颈的旋转，同时可以防止上端螺钉穿出股骨头。螺钉最远端设计为 58mm 长可屈性减压滑槽，可以防止应力集中造成的末端骨折，在髓内钉杆上分别设计动力和静力交锁孔，以增加髓内稳定性。以上设计避免了其他股骨近端髓内固定系统的不足和易造成的并发症，具有更强的抗弯和抗旋转能力。此设计较适用于股骨转子间骨折、股骨转子间反向骨折和高位股骨转子下骨折。对于低位股骨转子下骨折、股骨干骨折和单纯内侧股骨颈骨折是禁忌证。

PFN 与 Gamma 钉相比，在设计上增加了髋螺钉，具有平衡、防旋转、稳定的功能。钉的外翻角减少至 6°，与股骨近端的解剖形态相符。股骨远端不需扩髓便可插入，远端锁钉与主钉远端距离较长，以及远端的凹槽设计，使应力集中减少到最低，明显降低了股骨骨折的发生。根据骨折类型，远端可行静力或动力交锁。国外文献报道 PFN 之拉力螺钉股骨头切出率为 0.6%，而 Gamma 钉则可达 10%。但是 PFN 近端直径较粗，在入口技术操作时应避免骨质发生劈裂。

（3）多枚斯氏针或空心螺钉固定 多枚斯氏针固定可用于稳定型的股骨颈和转子间骨折，该法手术操作简单，手术创伤小，符合微创手术的观点，具有一定适应范围。其不足之处在于易发生退针，其原因是在肢体负重时，总有一枚针或因距支点近，或因自锁角小，或因骨质疏松而受力最大出现退钉。因此目前已经基本淘汰，被三枚空心螺钉代替。空心钉为骨松质加压螺钉，与多枚斯氏针相比，同样具有抗压、抗弯、抗旋转能力强等特点，加之具有骨折端加压作用，骨折愈合快。笔者分析股骨近端内固定失败的原因，23 例内固定失败患者中有近一半（11/23）为空心螺钉内固定者，这一方面反映了这一方法的普及性，另一方面也反映出该法应用的混乱。究其原因主要失误莫过于置钉位置不准确、不标准（图 27）。空心螺钉的正确打法，应该相互平行，呈等腰三角形。正三角形时，张力侧骨小梁 1 枚，压力侧骨小梁 2 枚；倒三角形时，张力侧骨小梁 2 枚，压力侧骨小梁 1 枚（图 28）。

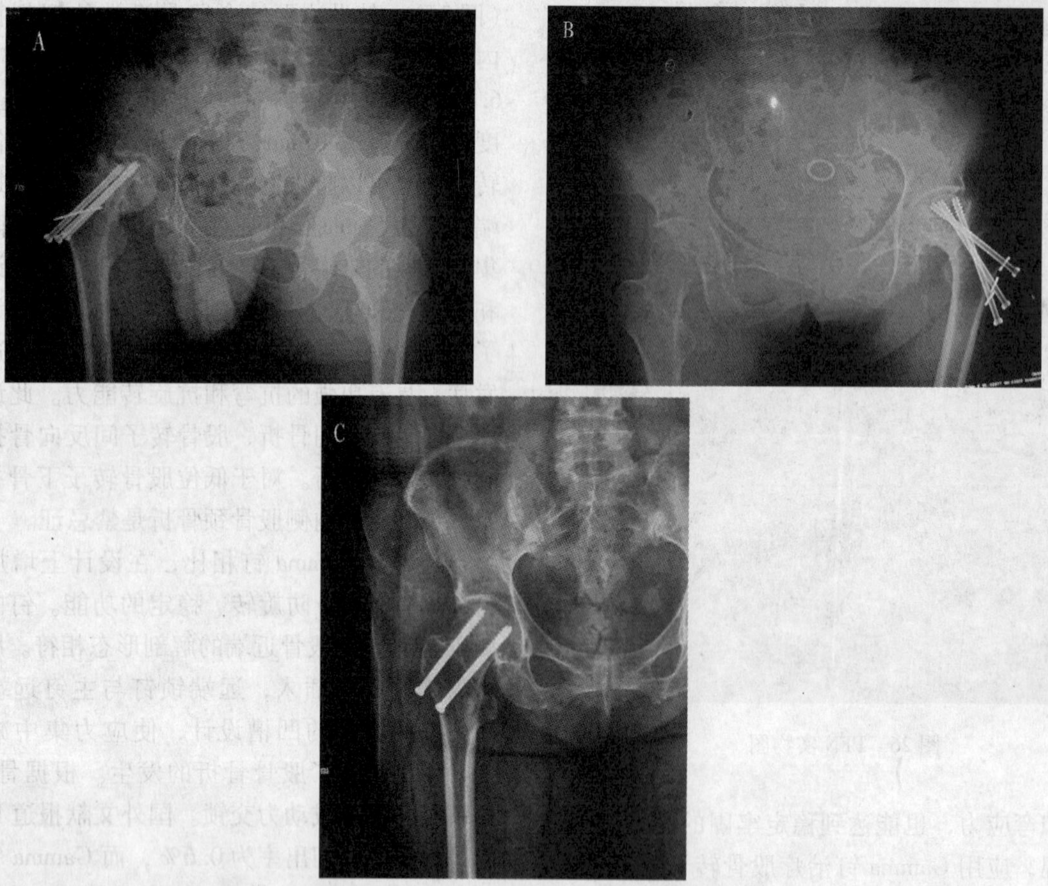

图27　空心加压螺钉内固定术的常见失误

A：螺钉位置偏上，进针过深，下方两枚螺钉应位于压力侧骨小梁；B：进针方向紊乱，不平行，不能有效抗旋转；C：两枚螺钉不能有效抗旋转，且进针太深，发生头钉切割。

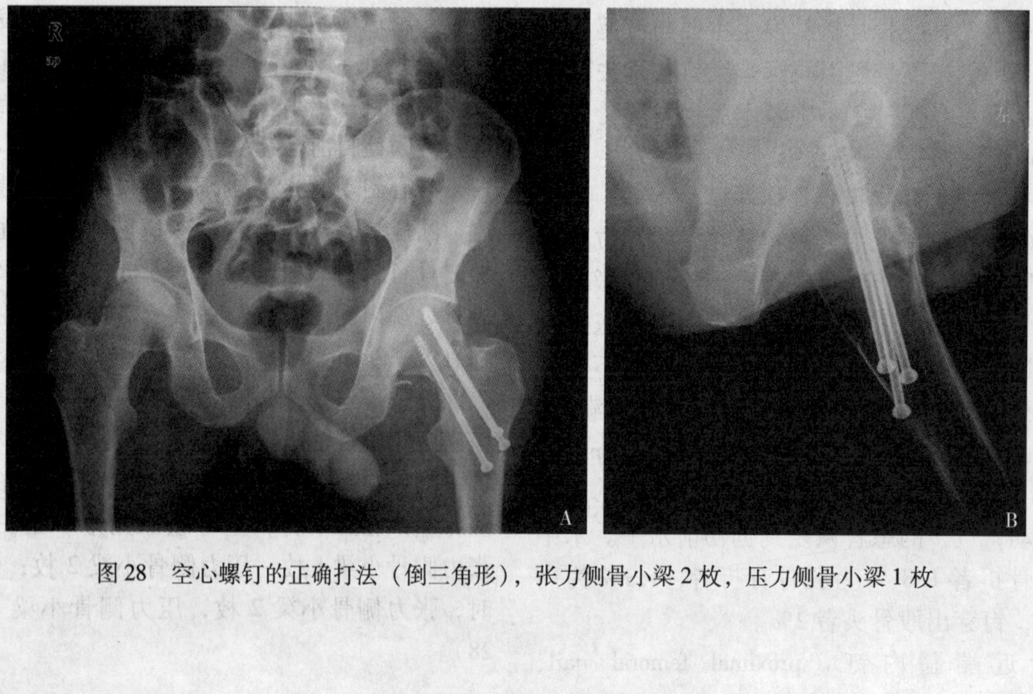

图28　空心螺钉的正确打法（倒三角形），张力侧骨小梁2枚，压力侧骨小梁1枚

(4) 外固定架治疗股骨转子间骨折　内固定手术治疗股骨转子间骨折，手术时间长，切口大，出血多。对于合并有内科疾患的患者来说，手术的危险性较大。有人采用外固定架治疗70岁以上股骨转子间骨折取得了较好的疗效，外固定架治疗股骨转子间骨折具有以下优点：①缩短手术时间，手术持续时间30～80min，平均40min；②结构简单，装拆方便，手术操作容易；③符合生物力学原理，固定牢固。对于粉碎严重、牵引及切开手术方式都很难复位的骨折，本方法具有独特的优越性；④减少了内固定造成的骨量丢失及切口感染；⑤可以早期离床活动，减少长期卧床的并发症；⑥手术损伤小，不破坏血运，无出血，对一些高龄且有较严重内科疾病的患者更为适用。当然，此法也有一定的缺点：①感染。往往钉口容易发生感染，所以钉口的护理很重要，一定要定期换药。②螺纹钉松动。因老年人骨质疏松，少数严重疏松患者会发生螺纹钉松动。③钉口在活动时发生疼痛，一般拆除外固定架后即可缓解。④外固定架在穿裤子时不便。目前，外固定架仅用于严重多发性创伤与老年体弱多病者。尽管目前内固定器械备受推崇，笔者认为外固定器的适应证仍然存在，不应一味的追求内固定，对合适的病例采用恰当的外固定器械，是减少内固定并发症或手术失误的重要途径。

(5) 假体置换　对于股骨转子间骨折，现在较为流行的内固定手术的固定系统是钉－板系统和短髓内钉系统。但实际上，由于转子骨质严重粉碎且伴有骨质疏松，使得这类骨折的复位较为困难，而复位后稳定性也较差，难以达到早期下床活动的目的，容易出现内固定断裂、松动、髋内翻畸形等并发症。据国外文献统计该类骨折内固定失败率高达16%。

近年来，国外已将人工股骨头置换的适应证放宽到股骨转子下骨折及类风湿关节炎患者的稳定型转子间骨折。但治疗上仍然强调：严格掌握人工股骨头置换治疗转子间骨折的病例选择标准，即患者必须70岁以上，患有骨质疏松，必须是不稳定、粉碎性的转子间骨折。据国内外文献报道，对高龄不稳定型股骨转子间骨折施行人工假体置换手术，患者可早期下床活动，从而避免长期卧床的缺点，显著减少术后并发症的发生率；同时髋关节功能满意，可明显提高老年人的生活质量，减少家庭陪护的负担。

(6) 内固定失败的补救措施　根据患者的年龄和内固定失败的原因，可以选择内固定翻修术或假体置换术。对于什么情况下应该进行内固定翻修术，什么情况下进行人工关节置换术，目前尚无定论。一般认为，如患者年轻，股骨头没有塌陷或无明显坏死，可进行内固定翻修手术（图29、30）；对年迈患者，明显骨质疏松患者，或并发明显的股骨头坏死或股骨头已经塌陷变形，可考虑进行人工关节置换手术。

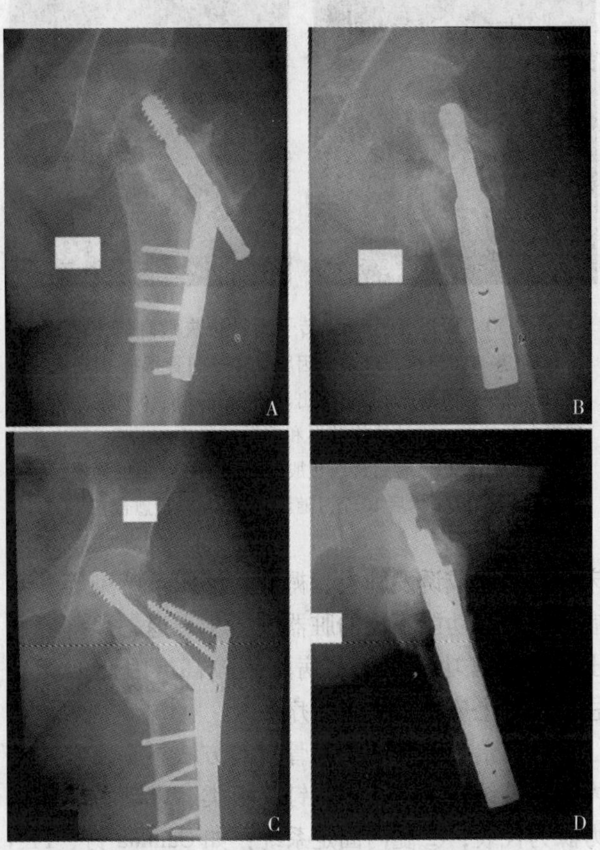

图29　DHS治疗股骨转子间骨折失败翻修术之一
A：患者，男性，38岁，DHS术后8个月，可见螺钉周围有半透亮区，螺钉退出并向内侧移位；B：侧位片显示，骨折复位不佳，骨折不愈合。存在失误：股骨头螺钉进针深度不够；复位不满意。鉴于患者比较年轻，而且股骨头没有坏死变形，二次手术将骨折片解剖复位，将DHS头钉进一步拧入达股骨头软骨下，并用一窄的动力加压钢板（dynamic compression plate，DCP）固定转子区（C和D）。

【结论】

股骨转子间骨折是老年人常见的一种髋部骨折，骨折后可导致老年患者不能下地行走、负重，失去正常生活活动能力，而保守治疗需长时间卧

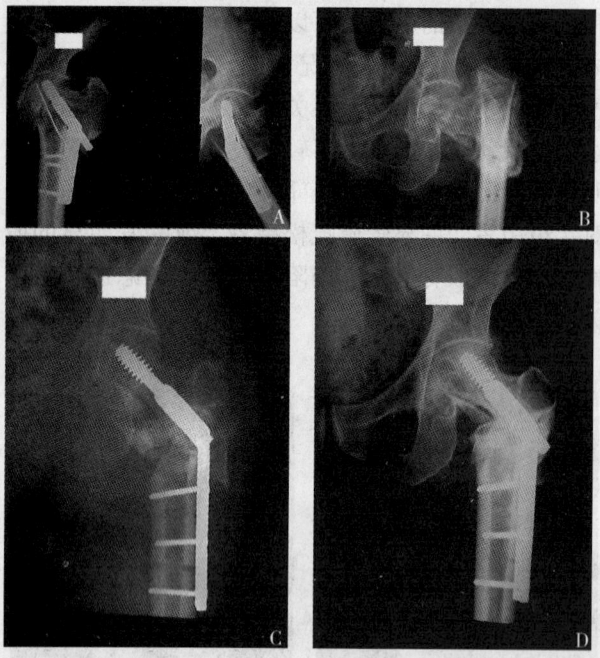

图30 DHS治疗股骨转子间骨折失败翻修术之二

A：患者，男性，58岁，因股骨转子间骨折行DHS内固定，出现头钉切割，而被迫取出DHS螺钉；B：6周后患者出现髋内翻畸形、股骨外旋畸形和缩短畸形6 cm；C：二次手术，重新打入DHS螺钉，纠正股骨外旋缩短畸形的同时，行外展截骨术；D：术后10个月随访，X线示骨折愈合。

床，易引起或诱发肺炎、褥疮、泌尿系感染等并发症，使患者功能不佳的脏器进一步衰退，严重者可出现多器官功能衰竭，病死率较高。因此如无禁忌，原则上应积极手术治疗。

目前治疗股骨转子间骨折的方法不一，常用的内固定系统有3类：①：钉－板类，以动力髋和动力髁为代表；②髓内固定系统：如Gamma钉、PFN和带锁重建髓内针等；③多枚斯氏针或空心螺钉固定。临床上，应当根据患者年龄、骨折类型、骨质疏松情况及全身情况合理选择手术方式。DHS可适应大多数转子间骨折及转子下骨折，对于AO分型的A1型转子间骨折是最佳方案。而对于累及大转子或股骨颈的粉碎性骨折、反转子间骨折，合并小转子内侧皮质骨折的A3型股骨转子部骨折（AO分型），使用DCS可达到很好的效果。这是因为DCS内固定使得断裂的外侧皮质加压，由于钢板的张力带作用，加压可明显增加总体的稳定性。此外，对于逆行或顺行不稳定的Ⅲ、Ⅳ型骨折，可选择交锁髓内针/重建钉固定。多枚针或空心钉内固定更适于高龄，全身情况差，不宜大手术者；外固定架仅用于严重多发性创伤或老年体弱多病者；对于不稳定的粉碎性转子间骨折伴有严重骨质疏松者，亦可考虑人工假体置换术。

髋内翻、头钉切割和股骨头坏死是目前转子间骨折治疗过程中出现的主要并发症，原因可能与高能量损伤、患者骨质疏松、治疗方案或内固定选择不当、复位不满意和内固定不确实等多种因素有关，因此预防措施也应该是系统的、全方位的。有关转子间骨折的治疗，笔者强调一定要根据患者的具体情况选择合适的治疗方案，不应一味追求内固定。术前进行周密的评估；术中尽量达到解剖复位，选择合适的内固定方式。Jewett钉板、麦氏鹅头钉由于结构不牢固，容易发生钢板断裂，钉与钢板脱开造成骨不连接或髋内翻畸形，另外两钉在骨折愈合中，容易发生钉尖穿出股骨头进入关节腔，选用此两种方法治疗应当慎重。使用滑动加压螺纹钉、γ钉及多枚针或空心钉治疗股骨转子间骨折，结构比较合理，固定亦牢固，并发症少，是比较理想治疗方法，但应当根据患者年龄，骨折类型，骨质疏松情况及并发症多少合理选择。如滑动加压螺纹钉更适合于年轻，髓腔狭窄患者；γ钉适于髓腔粗，无骨质疏松患者；多枚针或空心钉内固定更适于高龄，全身情况差，不宜大手术者。

此外，正确掌握各种内固定置入技术尤为重要。各种内固定发生并发症原因，除自身设计结构不合理外，多由操作技术及经验不足引起。为避免并发症的出现，应当注意各自内固定置入特点及方法。滑动加压螺钉治疗应注意：①螺钉位置，应尽量置于压力和张力骨小梁的交汇处；②螺钉尖最好位软骨下5mm；③对于骨质疏松者，只能允许部分负重。γ钉置入应注意：①正确选择γ钉入口，以梨状窝稍外为宜；②安放髓内针时用手逐渐转动推入，切忌锤击；③加压螺钉位置正确，防止钉从股骨头穿出或靠近股骨头上部钻入，如果位置不佳，患者下地要晚；④骨折愈合后尽早拔钉；⑤远端只锁一枚锁钉。多枚空心螺钉治疗时应注意：①下位空心钉的进针点，应在大转子下11～13cm经股骨矩，入压力骨小梁，与股骨成角约160°；②针或钉在头内分布合理，正位X线片上显示内、中、外，侧位片显示为前、中、后的分布；③合理负重，骨质疏松者，3～4周床上活动，4周后部分负重。对于严重粉碎骨折，可根据具体情况采取外展（或内移）截骨术或全髋关节置换术。

对于内固定失败者，可根据患者的年龄和内固定失败的原因，选择内固定翻修术或假体置换术。对于什么情况下应该进行内固定翻修术，什么情况下进行人工关节置换术，目前尚无定论。一般认为，如患者年轻，股骨头没有塌陷或无明显坏死，可进行内固定翻修手术；对年迈患者，明显骨折疏松患者，或并发明显的股骨头坏死或股骨头已经塌陷变形，可考虑进行人工关节置换手术。

（杨述华 傅德皓 徐瑞生 陈晓东）

参 考 文 献

1. 张春林，曾炳芳，罗从风等. 股骨近端髓内钉治疗股骨近端骨折. 临床骨科杂志，2004，7（3）:76－78.
2. 汤欣，吕德成，王福生等. Gamma 钉和 DHS/Richard 钉治疗股骨近端骨折相比较的 Meta 分析. 中华创伤骨科杂志，2004，6（5）:45－49.
3. 王满宜. 加强股骨近端骨折的临床研究. 中华创伤骨科杂志，2004，6（10）:6－8.
4. 姜保国，张殿英，付中国. 股骨近端骨折的治疗. 中华创伤骨科杂志，2004，6（5）:9－12.
5. 荣国威等译. 骨科内固定. 第三版，北京：人民卫生出版社，1995，200.
6. 荣国威，王承武. 骨折. 北京：人民卫生出版社，2004，908.
7. 胥少汀，葛宝丰，徐印坎. 实用骨科学. 第三版，北京：人民军医出版社，2005，708.
8. 王澍寰. 临床骨科学. 上海：上海科学技术出版社，2005，1007.
9. 王亦璁，等. 骨与关节损伤. 第二版，北京：人民卫生出版社，1995，589.
10. 危杰. 股骨转子间骨折. 中华创伤骨科杂志，2004，6（5）:554.
11. 裴福兴，沈彬. 人工关节置换术在髋部骨折中的应用. 中华创伤杂志，2003，19（11）:8－9.
12. 蔡靖宇. 股骨近端骨折的治疗进展. 临床骨科杂志，2002，5（2）:79－81.
13. Brandt SE，Lefever S，Janzing HM，et al. Percutaneous compression plating（PCCP）versus the dynamic hip screw for pertrochanteric hip fractures：preliminary results. Injury，2002，33:413－418.
14. Combalia A. Dislocation of the hip following intertrochanteric fracture. Injury，1996，27:757－758.
15. Craig N，Maffulli N. Subtrochanteric fractures：Current management options. Disability and Rehabilitation，2005，27:1181－1190.
16. Gotfried Y. Percutaneous compression plating for intertrochanteric hip fractures：treatment rationale. Orthopedics，2002，25:647－652.
17. Gotfried Y. Percutaneous compression plating of intertrochanteric hip fractures. J Orthop Trauma，2000，14:490－495.
18. Gotfried Y，Cohen B，Rotem A. Biomechanical evaluation of the percutaneous compression plating system for hip fractures. J Orthop Trauma，2002，16:644－650.
19. Gundle R，Gargan MF，Simpson AH. How to minimize failures of fixation of unstable intertrochanteric fractures. Injury，1995，26:611－614.
20. Kawaguchi S，Sawada K，Nabeta Y. Cutting－out of the lag screw after internal fixation with the Asiatic gamma nail. Injury，1998，29:47－53.
21. Luns J，Ouml K，et al. Extramedullary fixation of 569 unstable intertrochanteric fractures：A randomized multicenter trial of the Medoff sliding plate versus three other screw－plate systems. Acta Orthopaedica Scandinavica，2001，72:133－140.
22. Magu NK，Singh R，Mittal R，et al. Osteosynthesis and primary valgus intertrochanteric osteotomy in displaced intracapsular fracture neck of femur with osteoporosis in adults. Injury，2005，36:110－122.
23. Mohan R，Karthikeyan R，Sonanis SV. Dynamic hip screw：does side make a difference? Effects of clockwise torque on right and left DHS. Injury，2000，31:697－699.
24. Moloney D，Bishay M，Ivory J，et al. Failure of the sliding hip screw in the treatment of femoral neck fractures：'left－handed surgeons for left－sided hips'. Injury，1994，25（Suppl 2）:B9－13.
25. Parker M，Gurusamy K. Modern methods of treating hip fractures. Disability and Rehabilitation，2005，27:1045－1051.
26. Peyser A，Weil Y，Brocke L，et al. Percutaneous compression plating versus compression hip screw fixation for the treatment of intertrochanteric hip fractures. Injury，2005，36:1343－1349.
27. Peyser A，Weil Y，Liebergall M，et al. Percutaneous compression plating for intertrochanteric fractures. Surgical technique，tips for surgery，and results. Oper Orthop Traumatol，2005，17:158－177.
28. Shah NH，Walton NP，Sudhahar TA，et al. Screening

time for extra – capsular proximal femoral fracture fixation; the difference between extra – medullary and intra – medullary implant usage. Injury, 2004, 35:1010 – 1014.

29. Tomak Y, Kocaoglu M, Piskin A, et al. Treatment of intertrochanteric fractures in geriatric patients with a modified external fixator. Injury, 2005, 36:635 – 643.

30. Wachtl SW, Gautier E, Jakob RP. Low reoperation rate with the Medoff sliding plate: 1 technical failure in 63 trochanteric hip fractures. Acta Orthop Scand, 2001, 72: 141 – 145.

31. Watson JT, Moed BR, Cramer KE, et al. Comparison of the compression hip screw with the Medoff sliding plate for intertrochanteric fractures. Clin Orthop Relat Res, 1998, 79 – 86.

32. Yetkinler DN, Goodman SB, Reindel ES, et al. Mechanical evaluation of a carbonated apatite cement in the fixation of unstable intertrochanteric fractures. Acta Orthopaedica Scandinavica, 2002, 73:157 – 164.

22. 股骨粗隆间伴粗隆下粉碎性骨折的诊疗失误及处理

股骨粗隆间伴粗隆下骨折是股骨近端骨折中比较特殊的类型，约占股骨近端骨折的10%左右，通常由较大的暴力引起或有明显的骨质疏松，骨折常为粉碎性。由于累及粗隆下区域不利于骨折的愈合。同时由于内侧骨皮质支撑作用丧失，往往在股内收肌及髋外展外旋肌作用下出现髋内翻及旋转畸形。临床治疗中常由于内固定应用和手术方法不当，导致内固定失效，骨质不愈，髋部畸形等并发症。

【病例介绍】

病例1 患者，男性，51岁。车祸中右侧肢体被面包车撞击后肿痛，活动受限。右侧胸廓及右髋部剧痛活动不能。来院摄X线片示“右侧肋骨骨折，右肺挫伤，胸腔积液，及右股骨粗隆间伴粗隆下骨折”（图1），先于胸外科对症保守治疗2周，右下肢胫骨结节牵引维持，生命体征平稳后入骨科手术切开复位治疗。术中见粗隆间延及粗隆下粉碎性骨折，粗隆下骨质缺损，术中用10号20cm长重建钉，远近端交锁固定，并取髂骨植骨于骨质缺损处（图2）。术后患者卧床休息4个月后右髋仍时有疼痛，未能下地。复诊示右股骨粗隆部骨折端分离，骨折延迟愈合。

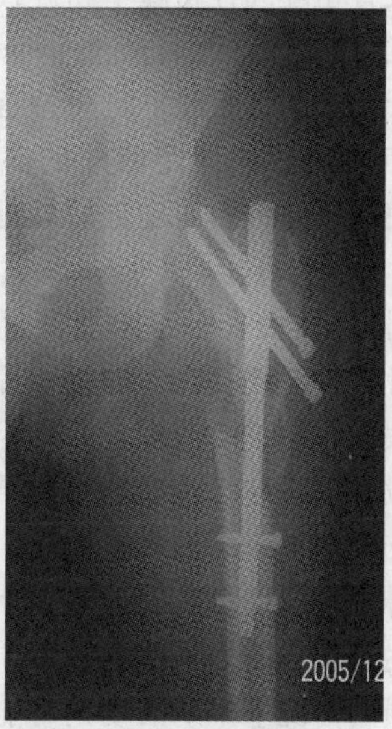

图2 切开复位重建钉固定髂骨植骨术后

患者术后四个月再次入院后行重建钉取出，切开复位髂骨人工骨植骨，动力髁加压螺钉（DCS）内固定术（图3）。术中清理骨折端肉芽组织，尽

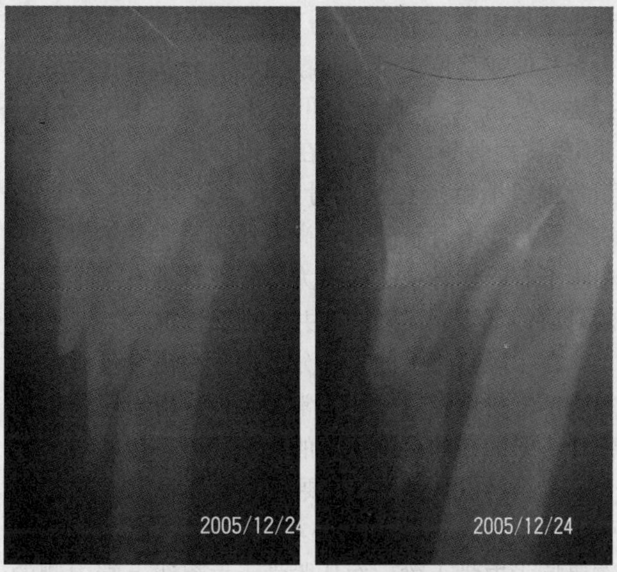

图1 右股骨粗隆间伴粗隆下粉碎性骨折

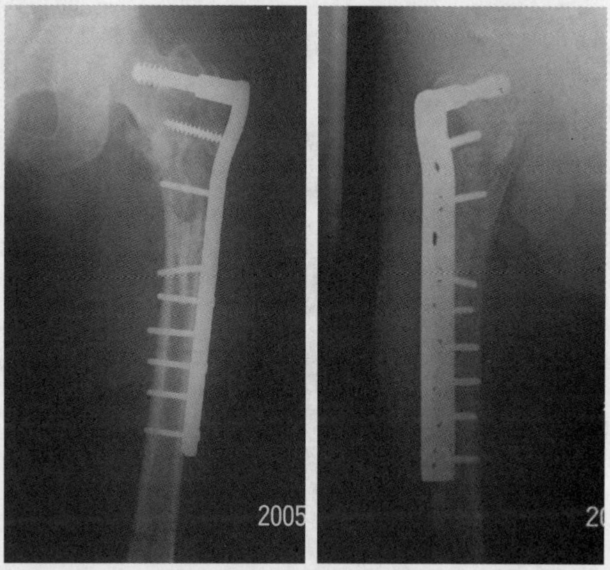

图3 重建钉取出，再次复位植骨DCS内固定术后

量使骨折端解剖复位，将大块髂骨及人工条状骨颗粒骨置入骨缺损处并夯实。将DCS钢板固定至股骨中段。术后患者一般功能恢复顺利，2个月后可扶拐不负重行走，4个月后恢复正常行走，骨折愈合，无任何髋部畸形。

【原因分析】

根据患者外伤史，查体，辅助检查及术中所见，患者系股骨粗隆间伴粗隆下粉碎性骨折，属于Royd Griffin分型中第Ⅳ型，或Seinsheimer分型中第Ⅴ型。由于粗隆间伴粗隆下骨折特有的解剖学及生物力学特点决定了内固定治疗的多样性和复杂性。本病例使用重建钉内固定失效骨延迟愈合，具体原因有三，分析如下：

1. 内侧骨皮质粉碎手术未能恢复其完整性　虽然通过髂骨植骨但仍存在骨缺损，骨折远段仍有内侧移位加大了骨缺损的范围。股骨粗隆下内侧骨皮质结构是股骨上段应力传导的重要结构，如起重机的力臂般支撑由上而下的载重力矩。若股骨粗隆部负重系统未能恢复完整，仍存在骨分离或缺损时，就难以达到骨折的力学稳定及骨质愈合。而在内侧皮质缺损的情况下早期活动则可能产生股骨外侧的强大张力，致内固定系统的断裂和髋内翻畸形(图4)。

2. 重建髓内钉长度选择过短　远端交锁钉仅位于骨折稍远端由于粉碎性骨折范围较大，短髓内钉未能通过髓腔内应力支持作用来提供骨折断端的固定，而主要依靠远端2枚交锁螺钉来提供一定的稳定性。重建钉较Gamma钉直径更细，虽能避免Gamma钉应力过于集中于股骨干的缺点，但也一定程度降低了其于骨干髓腔内的稳定作用。在强大内收肌作用下，骨折断端间势必产生较多的微动，当微动范围超过其骨痂生长所需的临界应激值时，骨折生长愈合即停止了。

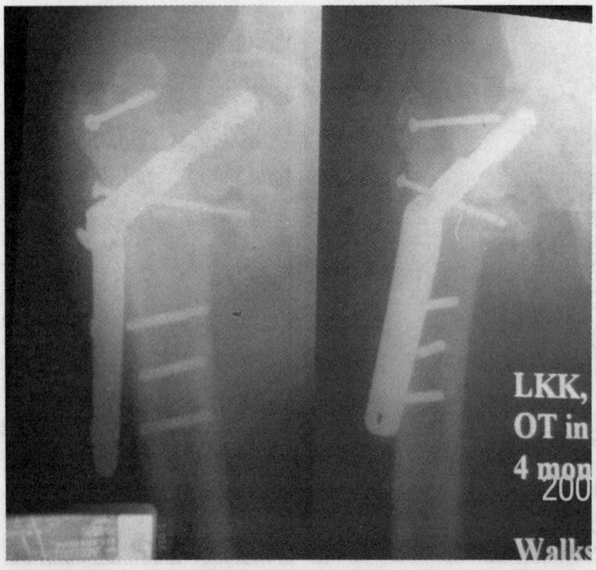

图4　股骨粗隆间骨折后钉板系统螺钉断裂

3. 术中髓内钉手术技术不当　髓内钉技术插入髓腔时未能同时固定住骨折断端，非但未产生骨折断端的加压，反而导致了骨折断端的初始分离状态，从而延缓了骨折的愈合。由于粗隆间伴粗隆下骨折通常是粉碎性，扩髓及置入重建钉时易产生骨折端的分离。在没有熟练正确的手术操作技术的情况下，易造成骨折断端的延迟愈合。

第二次手术取得成功的关键在于完全重建了股骨粗隆下内侧皮质的完整性。通过解剖复位及大量植骨消灭了骨缺损。并运用了10孔DCS接骨钢板坚强固定于股骨张力侧。通过完整的张力带作用增强了骨折端的加压作用，有效促进了骨质的愈合。在完美解决了股骨负重系统的重建和坚强固定后，骨折的临床愈合自然水到渠成。

【防治措施】

粗隆部骨折按Boyd和Griffin分型分为Ⅳ型：Ⅰ型为粗隆间骨折可简单复位易于维持；Ⅱ型为粗隆间粉碎性骨折伴有皮质骨多处骨折复位较为困难；Ⅲ型为粗隆下骨折；Ⅳ型为粗隆区及粗隆下多平面骨折。而Seinsheimer基于骨折块的数量，部位和类型将粗隆下骨折分为Ⅴ型（图5）。Ⅰ型：骨折无移位或移位小于2mm。Ⅱ型：骨折移位为两骨折块。又分为3亚型，ⅡA小粗隆下横行骨折，ⅡB螺旋型骨折，小粗隆在近侧骨折块，ⅡC螺旋型骨折，小粗隆在远侧骨折块。Ⅲ型有3个骨折块，除粗隆下骨折外ⅢA尚有小粗隆骨块，ⅢB于粗隆下有蝶型骨块；Ⅳ型为粉碎性骨折有4个以上的骨块；Ⅴ型为粗隆间合并粗隆下骨折。

在粗隆部骨折的多种分型中，内侧骨皮质及小粗隆部骨折情况对分型非常重要的。由于股骨粗隆部骨小梁的结构决定了骨的机械强度。包括了5组骨小梁结构（图6）：主要抗压缩骨小梁，主要抗张力骨小梁，粗隆部骨小梁，次要抗压缩骨小梁，次要抗张力骨小梁。而从股骨干后粗线上端内侧的骨密质起，由大量骨小梁结合成相当致密的一片骨

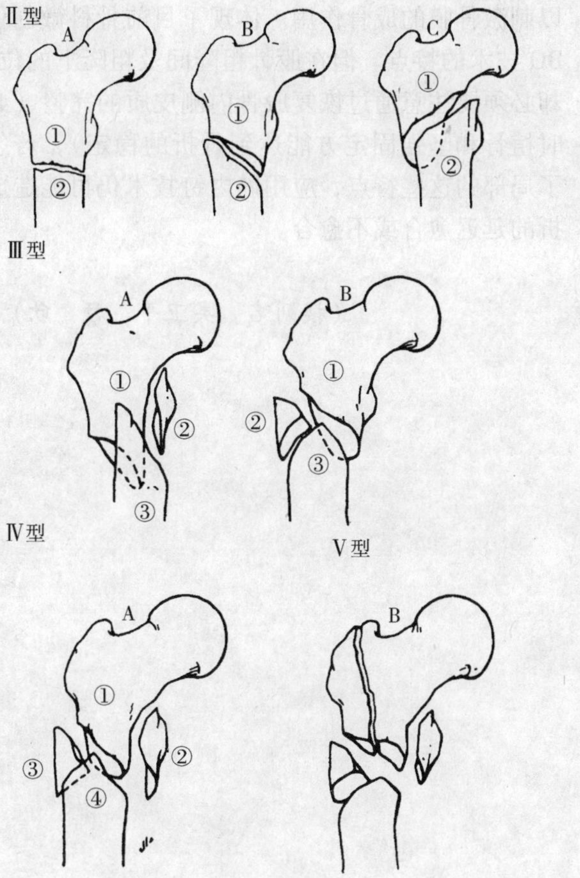

图 5　Seinsheimer 粗隆下骨折分类

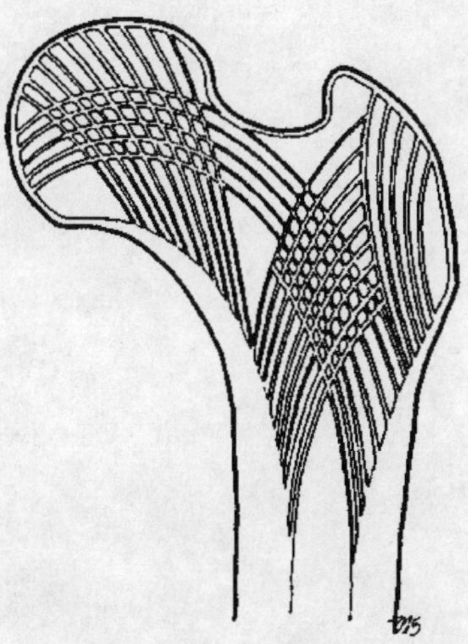

图 6　股骨近端骨小梁结构示意图

板，称为股骨距。股骨距向前通过小粗隆，向外侧散至大粗隆，向上连于股骨颈后侧皮质，向内侧附于股骨前内侧。股骨距与抗张力骨小梁、抗压力骨小梁构成了完整合理的股骨近端负重系统。在 Evens 股骨粗隆间骨折分型中，自第Ⅲ型起由于内侧骨皮质难以恢复而成不稳定性骨折；而在 Seinsheimer 粗隆下骨折分型中，内置物的失效和骨质不愈合常见于ⅢA，Ⅳ及Ⅴ型。这些分型相同之处是内侧骨皮质都是粉碎的。粗隆间伴粗隆下粉碎性骨折常常导致股骨距部分粉碎性骨折，而导致股骨近端极不稳定，大大提高了内固定手术的并发症和失败率。所以手术的主要目的即是恢复股骨内侧负重结构的完整性，即恢复内侧股骨距部分的完整性。

由于粗隆间伴粗隆下骨折保守治疗常需长期卧床，且不管何种骨牵引治疗均有明显的髋部畸形。因而在患者一般条件允许的情况下，都应该争取手术复位，坚强固定。目前常用的股骨粗隆部骨折内固定一般分为两大系统：特殊钉板固定和髋部髓内固定。粗隆部骨折钉板系统由最早的 Jewett 角钉板固定，至 AO 角钢板，最后发展至加压滑动式钉板系统。Jewett 角钉板由于固定效果差，出现大量内翻畸形及钉穿出关节面，而渐已弃用。AO 角钢板失败率也可达到 20%。目前最常用的滑动加压钉板为动力髋加压螺钉（DHS）和动力髁加压螺钉（DCS）。拉力螺钉可在套筒内滑动，将负重的压力传递至骨，避免了钉端穿透股骨头，同时产生骨折部分的加压嵌紧作用促进了骨质愈合。20 世纪 90 年代出现的 Medoff 滑动钢板可以在股骨颈，股骨干两处产生滑动加压，更利于骨折断端的加压，加快骨质愈合。

髓内固定系统有较早的 Zickel 髓内钉及目前常用的 Gamma 钉和重建钉（图 7）与股骨近端髓内钉（PFN）等。从力学角度看髓内钉比钉板系统靠近内侧皮质，承受髋部剪应力时折弯力矩小，固定更稳定。髓内钉系统可以将髋部应力传导至股骨干，使股骨距承受的载荷明显小于滑动加压钉板。

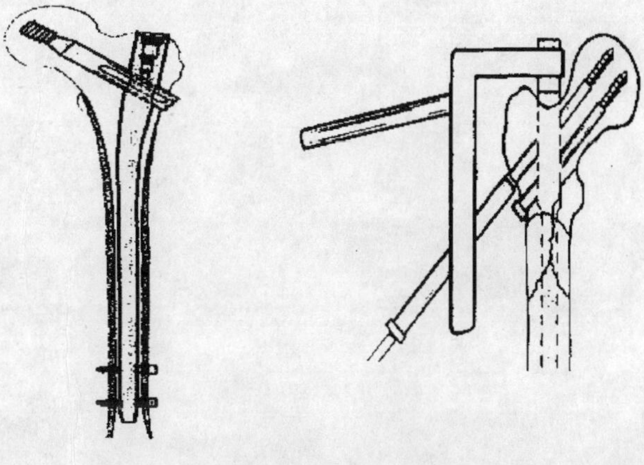

图 7　Gamma 钉和重建钉内固定

这些特点对于不稳定骨折有重要意义。Gamma 钉直径较粗，股骨干应力过于集中有致股骨干骨折可能，同时 Gamma 钉单钉固定股骨头，可致股骨颈部旋转不稳。基于以上不足，改进设计出了股骨近端髓内钉（PFN）与重建钉，髓内钉的直径减小，尤其是加用了一根抗旋转的髋部螺钉。

髋部髓内钉固定技术在某些情况下可以闭合复位，微创操作。通过闭合复位，精确的经皮技术内固定，避免损伤骨折端的骨膜。并通过扩髓作用可以刺激骨膜的成骨作用。体现了目前骨科微创化及 BO 技术的特点。但在股骨粗隆间及粗隆下的位置，却必须要注意通过恢复股骨内侧皮质的完整（必要时植骨和坚强固定方能达到骨折的稳定），若忽视了局部的这些特点，应用髓内钉技术仍可能造成骨折的延迟愈合或不愈合。

（楼列名　吴卫平　顾　欣）

23. 股骨髁上髓内钉内固定术并发股骨骨折

股骨髁上髓内钉治疗股骨远端骨折现已较广泛应用于临床，疗效满意。其已经报道过的各种并发症的种类有：①钉尾外留过长，撞击髌骨产生疼痛；②骨折端外翻或内翻畸形；③骨折部位及膝关节感染；④骨折延迟愈合或不愈合；⑤主钉或锁钉疲劳断裂；⑥膝关节功能障碍。但术后并发锁钉孔处骨折尚未见报道。

【病例介绍】

患者，男性，31 岁。于 2003 年 7 月因交通事故致双侧股骨中下段粉碎性骨折伴右内踝、右腓骨骨折 2 天由他院转入我院。入院 5 天后行左股骨骨折开放复位髁上交锁髓内钉内固定术，术中因为钻头不能进入髓内钉头端的锁钉孔，故在股骨上反复钻孔安装定位杆并反复钻锁钉孔。入院 13 天后行右侧股骨骨折开放复位髁上交锁髓内钉内固定术、及右内踝骨折开放复位骨松质螺钉内固定术。术中在安装定位杆时，使用带有三角尖头的斯氏针抵住骨质并锤击针尾数次，再缓慢轻柔地钻孔，然后再改用钻头进行钻孔。手术顺利。2003 年 9 月，患者在床上翻身时突然感左大腿断裂感并剧烈疼痛，活动受限。来院摄 X 线片见左髓内钉最近端第二锁钉孔处股骨骨折，成角。髓内钉在位，且穿过骨折端。中远段骨折处大量骨痂形成。行开放复位双排 12 孔加压钢板螺钉及钢丝内固定术。术中见骨折位于定位杆和定位杆远侧的锁钉孔之间，且该处锁钉不在锁钉孔内。骨折端有骨块 2cm × 1cm 大小，骨块上见有前后及左右方向骨孔各 2 孔。取出股骨近端二根锁钉，用与髓内钉相同材料的双排 12 孔加压钢板置于骨折的外侧，将钢板中央近侧第一孔对准局部近侧锁钉孔，钻孔拧入螺钉过对侧骨皮质。钢板最远端的 5 根螺钉只拧入一侧骨皮质，再扎两处钢丝。钢板最近侧的 4 根螺钉穿过对侧皮质，钢板中央近侧第二孔螺钉仅穿过一侧皮质（因髓内有髓内钉）。钢板中央远侧第一孔因正对骨折块而未上螺钉。术后 7 周摄片，该处也已经大量骨痂形成（图 1）。

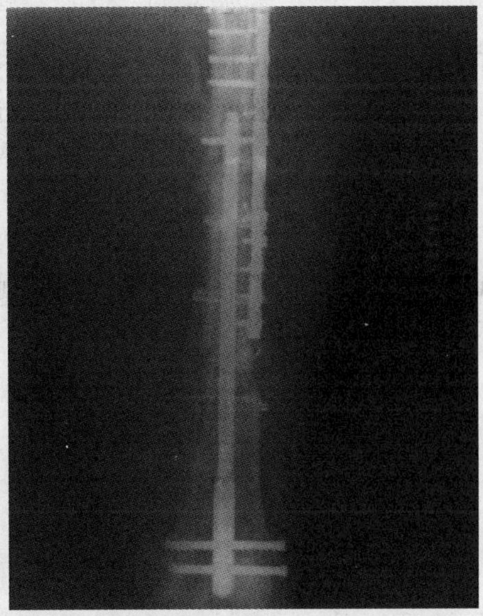

图 1　大量骨痂形成

【原因分析】

导致骨折原因：①应用股骨髁上髓内钉固定股骨远端骨折时，必须安装定位杆。在安装定位杆时，由于缺少操作经验，未能将钻头固定导管头部的齿尖锤入股骨并可靠固定，钻头固定导管的固定力度未能控制住钻头在骨表面旋转时的侧方“跨步”力，此“跨步”力使得瞄准架发生弹性变形，导致钻头偏离了原先的瞄准点而钻孔，使得安装上去的定位杆也就不在正确的位置上了；②定位杆不在正确的位置上，则导致钻头在钻锁钉骨孔时不能通过髓内钉的锁钉孔，因而反复操作钻孔钻出多个骨孔，导致局部骨质强度明显受损，产生局部骨质薄弱区；③术后对局部骨质薄弱区的重视程度不够，既往也未曾有该方面的报告。患者在床上活动未进行适当限制，当应力超过局部骨质的最大承受力时，就发生骨折。

【防治措施】

手术经验教训的总结是预防并发症的关键。

1. 预防　为了防止偏移瞄准点钻孔，笔者的体会是：①在钻安装定位杆的骨孔时，固定钻头的导管须牢固固定；②为避免因钻头在骨表面旋转时的侧方“跨步”力，建议先使用带有三角尖头的斯氏针抵住骨质并锤击针尾数次，再缓慢轻柔地钻孔，然后再改用钻头进行钻孔。这样就不容易发生钻孔的偏移。

2. 处理　发生骨折的处理方法，有以下几种方法可选用：①可以取出髓内钉，重新换更长的髓内钉，但笔者认为钉的强度不够；②可采用记忆合金抱骨钢板内固定；③可采用加压钢板螺钉及钢丝进行内固定。方法及操作顺序是：拆除局部的两根锁钉，用与髓内钉相同材料的双排 12 孔加压钢板置于骨折的外侧，将钢板中央近侧第一孔（前排）对准局部近侧锁钉孔，钻孔拧入螺钉过对侧骨皮质。钢板远端的 5 根螺钉只拧入一侧骨皮质（因髓内有髓内钉），再扎两处钢丝（每处钢丝绕两圈）。钢板近侧的 4 根螺钉穿过两侧皮质。

（梅德宏）

参 考 文 献

1. 张凤琴. 股骨髁上髓内钉治疗股骨髁上骨折. 创伤外科杂志，2003，4（5）：285.

2. 尹峰，等. 倒打交锁髓内钉治疗股骨远端骨折. 创伤外科杂志，2002，6（4）：324－326.

24. 股骨远端骨折 LISS 内固定的失误

对于股骨远端骨折（包括髁上和髁间骨折，AO/OTA 33 - A 和 33 - C）的手术治疗仍然充满挑战性，其常见的并发症包括感染、膝关节活动受限、骨不愈合、畸形愈合等。Krettek 等回顾大量文献后认为，当前的手术概念已经转变成微创接骨术（minimal invasive osteosynthesis，MIO），进一步可细分为①针对关节内骨折的经关节重建和逆行钢板接骨术（trans - articular joint reconstruction and retrograde plate osteosynthesis，TARPO）；②针对关节外骨折的微创经皮钢板接骨术（minimal invasive percutaneous plate osteosynthesis，MIPPO）。

AO 新推广的微创固定系统（less invasive stabilization system，LISS）就是基于上述原理用以治疗股骨远端或胫骨近端骨折的一种新型内固定器。其目的是在处理复杂骨折时，在尽可能减少对软组织侵扰的同时，获得足够的固定强度和稳定性。LISS 系统的特点包括：①外置瞄准器，允许经皮植入自攻单或双皮质螺钉；②近端或远端固定角度的锁定螺钉；③经肌肉下插入内植物。LISS 可以安全的应用于包括复杂关节骨折在内的几乎所有股骨远端骨折，几乎可以完全保持骨折部位软组织环境稳定。在处理严重多平面关节损伤时，可以通过外侧绕髌切口直视下处理关节面，然后经肌肉下插入钢板，这也是 LISS 的另一优势。生物力学研究显示，LISS 固定后抗扭转和轴向应力得到提高，刚度与 95°髁钢板、DCS、支持钢板等相似。

但是，任何新技术、新器械的应用结果都有赖于临床长期随访、评价。特别在其应用早期，可能由于器械设计、适应证把握、尤其是手术医师在理念上的缺陷和技术上的不纯熟，更容易产生一些问题，因此特别值得重视。

【病例介绍】

病例 1 患者，男性，58 岁，因车祸急诊入院。体检发现左大腿肿痛、畸形，不伴有软组织开放损伤和血管损伤。经摄片证实左股骨远端粉碎性骨折，骨折线主要位于髁上，不累及股骨髁间及关节面（AO/OTA 33 - A2，图 1）。手术选择股骨远端外侧有限切开入路，先利用下肢牵引、经皮复位钳等辅助装置间接获得骨折复位并维持复位，再经肌肉下植入 LISS 钢板，自攻螺钉单皮质桥接骨折断端固定（图 2）。

术后即允许患者在 CPM 辅助下作膝关节功能锻炼，允许患肢作轻度触地运动。3 个月随访摄片可见骨折部位对位、对线满意，并已见骨痂生长（图 3），患者逐步恢复负重。但再经 4 个月后，患者因感大腿部位疼痛，来院复查摄片发现内固定松脱，近端钢板、螺钉自骨干处拔出，原骨折部位复位有明显丢失（图 4）。

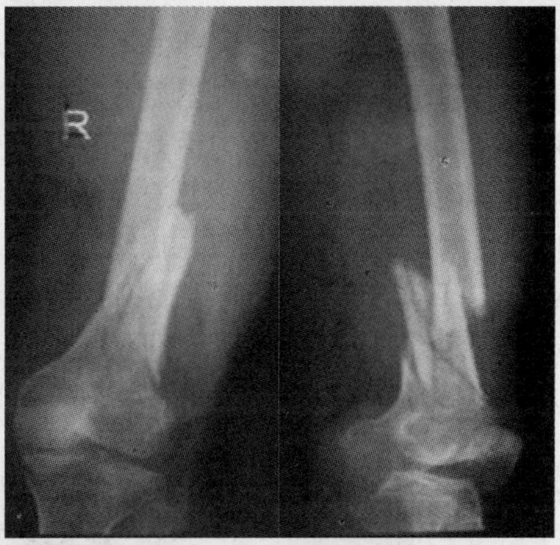

图 1 股骨远端骨折，AO/OTA 33 - A2

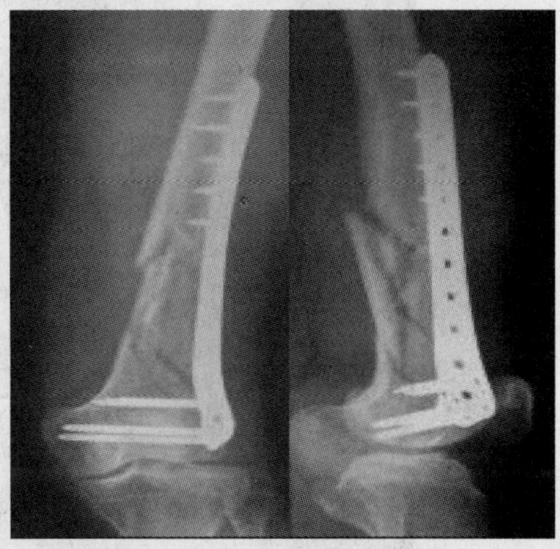

图 2 LISS 内固定术后

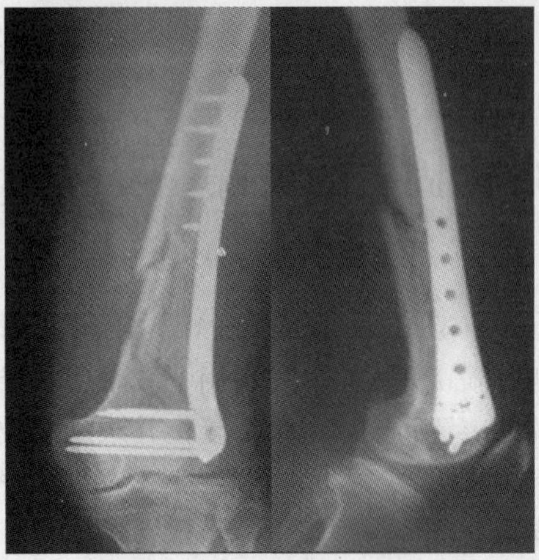

图3 术后3个月见骨痂生长

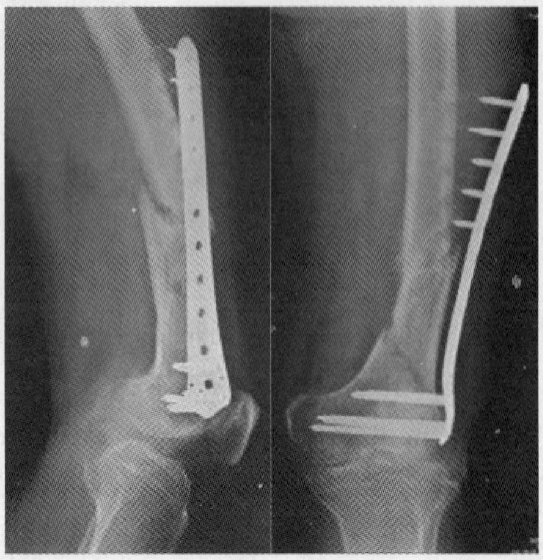

图4 术后7个月内固定松脱，复位丢失

病例2 患者，男性，53岁，因外伤致股骨远端骨折粉碎性骨折，行LISS钢板治疗，术后3个月患者自行扶拐负重行走，6个月后患者来院复查，X线检查可见LISS钢板折断，骨折移位（图5）。

【原因分析】

在对病例分析时，许多医师的第一反应就是对单皮质螺钉固定的可靠程度提出质疑。认为如果手术当初改为双皮质螺钉固定的话就不容易发生这类问题。作者认为这反映了一个普遍现象，即很多人对钢板螺钉固定的理解仍停留在传统的概念上。在DCP或LC－DCP固定时，螺钉经钢板螺孔双侧皮质固定，稳定性依靠钢板和骨面间紧密贴合产生的摩擦力来维持。而LCP或LISS系统是作为内固定支架的形式，与骨干间并没有紧密接触，螺钉的作用类似骨栓，产生的轴向应力极低，其固定是基于将螺钉头锁定于钢板孔来达到。那么，是什么原因造成股骨干部位螺钉、钢板整体的脱出呢？

仔细分析图2的术后侧位片，我们可以看到在股骨干部位钢板位置偏前，这样就可能造成两种后果：①固定螺钉没有能真正与皮质骨锚定。可能的情况是擦皮质而过或者仅是部分锚定皮质，从图4中钢板、螺钉拔出的部位有皮质豁开现象可以作进一步推断；②由于钢板、螺钉位置偏前，在螺钉植入时就可能需要穿入更厚的皮质甚至几乎钉道为全皮质。这样就容易产生钉道的热坏死及机械性的晃动，最终容易造成钉道的松动。

LISS钢板的设计没有考虑股骨干前弓的解剖形

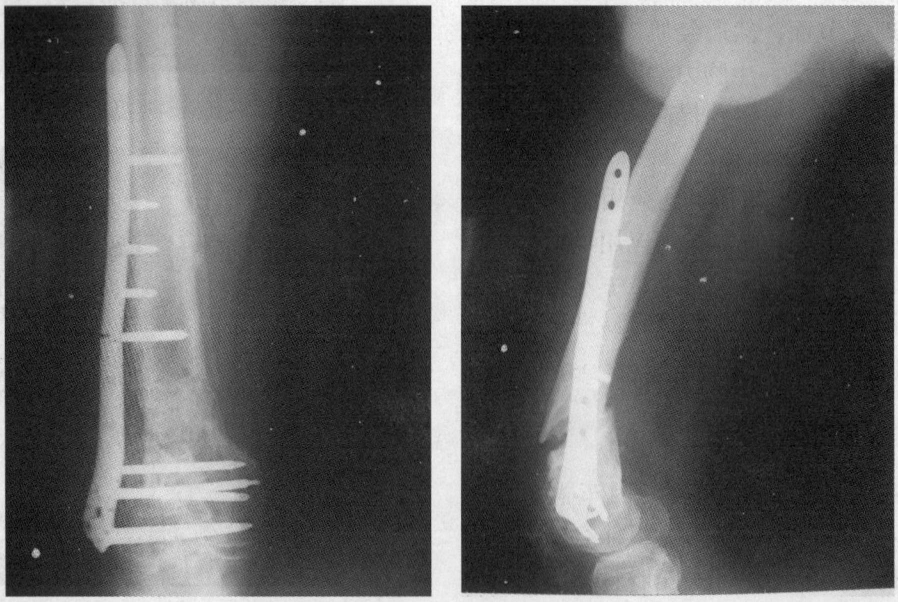

图5 LISS接骨板、螺钉断裂，股骨骨不连

态，加上术中很多操作是非直视下进行的，在选择使用9孔以上的钢板时（如本例），如果没有考虑这一点，加上对骨折部位的解剖形态没有足够清晰的认识，容易造成钢板放置的位置不良。另外，需要提到的是，应用LISS或LCP等内固定时，手术中医师感觉到螺钉拧紧只是反映螺钉和钢板间已经锁定，而非如传统的钢板、螺钉操作中反映螺钉与骨之间的紧密锚定，手术医师很容易将螺钉和钢板间的锁定误认为螺钉已经与骨锚定。

LISS接骨板术中置入时注重微创原则，强调骨折有限切开复位，接骨板经皮置入，因此我们对骨折复位固定的评价往往仅靠术中经验和X线透视，缺少直观评价，就不可避免地出现骨折断端对位欠佳甚至有软组织嵌压，接骨板放置的位置欠佳等失误情况。病例2在手术中发现在骨折断端有较多的软组织嵌压，骨折端虽有骨痂生长，但缺乏连续性，因此由于骨折断端软组织嵌压，影响了骨折有效愈合，致骨不连，而患者又在骨折未愈合的情况下早期负重，使应力集中至接骨板，最终导致坚固的LISS接骨板折断。

【防治措施】

在使用LISS系统固定股骨远端时，肌肉下钢板植入的微创技术取代了传统的骨干与干骺端区域解剖复位的理念。手术中作骨折部位的有限切开，重建关节面和骨折部位，多向、固定角度的螺钉与钢板锁定提供了角度稳定和内固定系统整体的稳定性。单皮质或双皮质、自攻螺钉经瞄准装置由皮肤小切口植入减少了骨折部位的显露。所以，LISS内固定器用于股骨远端骨折的治疗有非常大的优势。Kregor回顾其103例LISS应用的经验，认为93%的病例无需植骨即可如期获得骨折愈合，感染率低（3%），所有病例都能保持对股骨髁的稳定性。但是，由于LISS完全不同于传统的髁钢板、DCS等，所以存在一个学习曲线的问题，在应用初期特别容易产生失误，最多见的包括：

1. 骨折复位不良　在Kregor的病例中发生率为6%，包括2例过度外旋、2例过伸、2例过屈、1例矢状面对位不良。其他文献中报告最多见的是外翻和外旋畸形。必须记住与传统的钢板、髓内钉不同，LISS本身无助于对干骺端骨折的复位，而只是类似外固定架起维持复位的作用。手术者必须对骨折的类型和局部的解剖形态在术前就有清晰的认识。术前做好计划非常重要。要熟练掌握微创、间接复位技术，在干骺端骨折部位后方采用软垫（towel bump）以中和腓肠肌的拉力，这将有助于复位，此外还要借助术中透视和某些辅助器械等。少数情况下需要开放复位。

2. 软组织嵌入　AO微创内固定系统（LISS）是基于微创外科的原则，吸取交锁髓内钉与生物医学接骨技术优点发展起来的新型内固定系统。手术中作骨折部位的有限切开，在C臂X线机监视下于肌肉下经皮将接骨板插入，手术过程不作骨折断端的剥离，对骨膜没有破坏，最大程度地保留了骨折的血液供应，为骨折愈合提供良好的基础重建。但在具体使用时严格按照操作要求，同时针对粉碎骨折要注重骨折断端复位，防止软组织嵌压。如必要可切开复位，而不能一味追求微创技术，导致手术内固定失败。

3. 内固定失败　Button最早就LISS固定失效问题作了探讨，在其最初的17个病例中，有4例发生内固定失败，其中2例钢板断裂，2例螺钉松动。Kregor的病例中也有5例（5/103）固定骨干部位的螺钉发生松动。

钢板断裂都发生在开放性骨折伴有骨缺损的病例或负重过早的情况下。尽管微创和间接复位技术对骨折部位血供影响小，但并不能保证骨折一定能够愈合。延迟愈合或不愈合，以及过早的负重是钢板折断的原因。所以，早期功能锻炼和康复、负重计划必须在有效的监测和专业医师指导下进行。

螺钉松动多发生在骨干部位。最主要的原因是因为钢板放置位置不良，特别是偏前放置容易造成和本院病例一样的螺钉和皮质骨不能确实锚定。由于大腿部分肌群丰富，手术中准确将钢板放置在骨干外侧有技术难度，而且很难直观确定钢板与骨的位置关系。在使用较长的（如9孔、13孔的）钢板时，因为股骨前弓的存在，更加容易造成螺钉位置不在股骨外侧正中。外置瞄准器的存在有时候造成很难获得良好的侧位图像。术中要尽可能在多个角度通过透视加以确认。Button推荐在患侧臀下垫高，对侧下肢也消毒铺单，这样便于在术中获得更好的侧位透视图像。在经皮植入螺钉时，皮肤切口可以稍大些，这将有利于直视下确认螺钉和骨的对应关系。如果能做到以上几点，发生骨干部螺钉松动的几率就会减少许多。

还有几种种情况需要注意。在使用长钢板特别是13孔钢板时，由于钢板本身无法和股骨前弓相匹配，容易对钢板螺钉产生较大的扭矩。建议负重要推迟到有比较多的骨痂生成以后。如果术中选用自钻、自攻单皮质螺钉，患者股骨干的皮质厚度也是需要重点考虑的因素。因为如果皮质太厚，而螺钉尖端的切割部分较短，就容易在钻孔过程中过度产热而发生骨坏死，也容易发生螺钉摆动、钉道松动。选择合适的螺钉、钻孔时冷水冲洗等有助于减少这类情况的发生。

病例1 作者在返修时，首先取出原固定，重新调整力线后改用逆行髓内钉固定，同时作自体植骨，取得了满意的效果（图6）。

病例2 手术中去除原固定接骨板和断钉，清理骨折断端的纤维软组织，打通股骨髓腔，改用逆行交锁髓内钉固定（图7）。

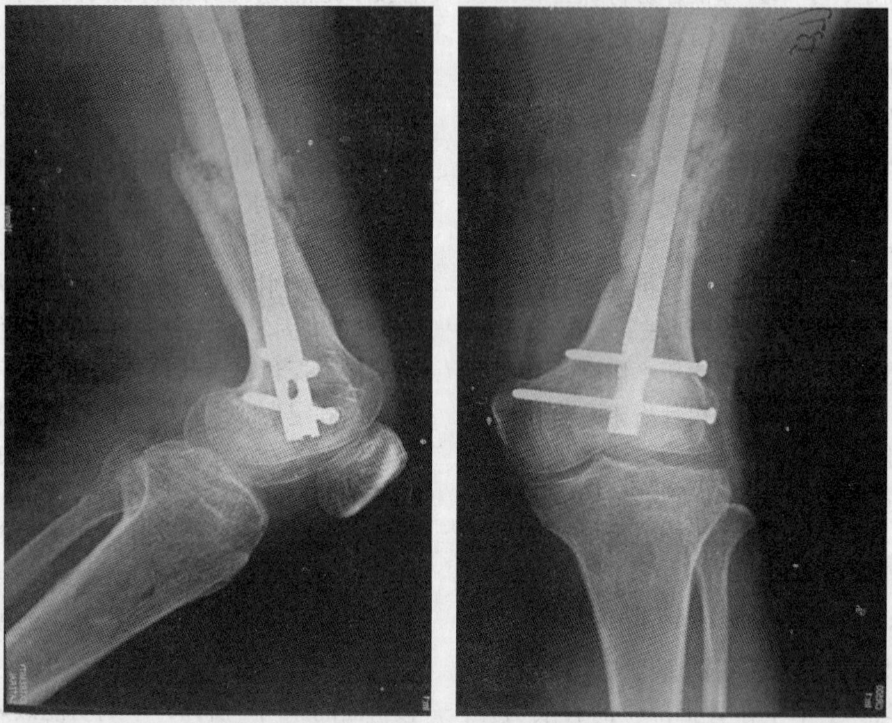

图6 再次手术植骨，逆行髓内钉内固定

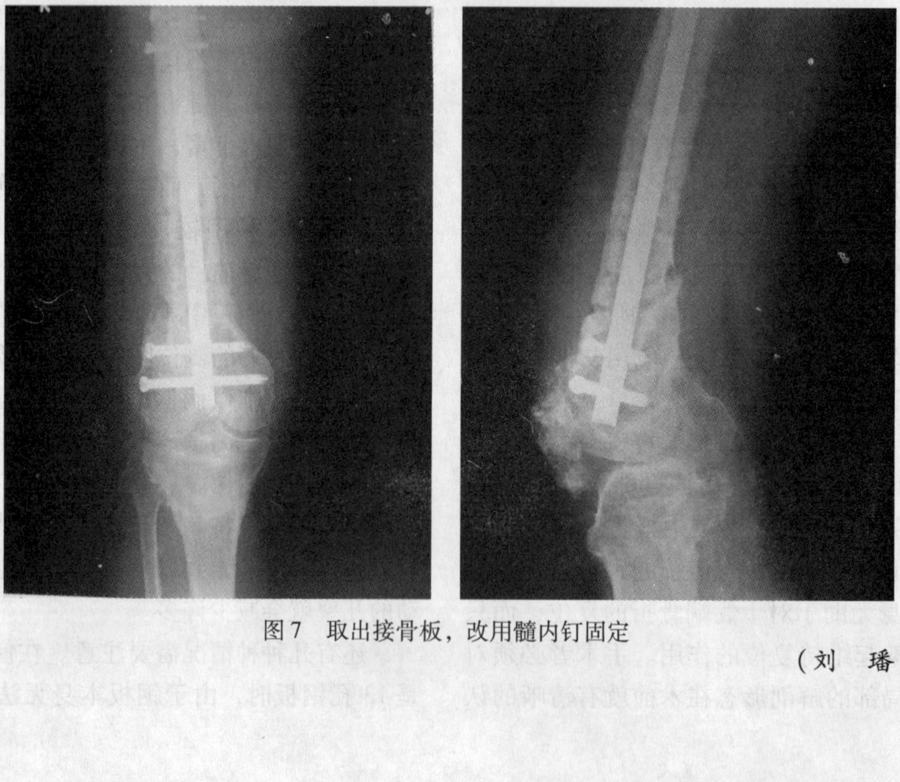

图7 取出接骨板，改用髓内钉固定

（刘 璠 钟贵彬）

参 考 文 献

1. Krettek C, Schandelmaier P, Richter M, et al. Distal femur fractures. Swiss Surg, 1998, 14：263－278.
2. Kregor PJ. Distal femur fractures with complex articular involvement：management by articular exposure and submuscular fixation. Orthop Clin N Am, 2002, 33：153－175.
3. Kregor PJ, Stannard JA, Zlowodzki M, et al. Treatment of distal femur fractures using the less invasive stabilization system：surgical experience and early clinical results in 103 fractures. J Orthop Trauma, 2004, 18：509－520.
4. Button G, Wolinsky P, Hak D. Failure of less invasive stabilization system plates in the distal femur：a report of 4 cases. J Orthop Trauma, 2004, 18：565－570.

25 股骨干粉碎性骨折术后再发骨折

股骨干是人体最大、结构最坚强的管状骨，周围又有大量肌肉包绕，因此只有遭受强大暴力才能引起骨折。造成骨折的暴力可分为直接暴力和间接暴力，通常直接暴力如交通事故，重物砸伤，挤压伤等，可引起横型或粉碎性骨折。对于成人移位的股骨干骨折的治疗，多主张手术治疗。目前其固定方法有：髓内钉外固定架、加压钢板等。手术治疗存在一定的并发症，如钢板内固定再发骨折的发生率文献报道是9%～15%。其主要原因是：内固定钢板取出过早，钢板固定后应力遮挡作用所致。

【病例介绍】

病例1 患者，男性，22岁，因骑摩托车不慎摔伤致右大腿肿胀、畸形、疼痛、活动受限，伤后在当地医院摄X线片示：右股骨干中下段粉碎性骨折。诊断：右股骨干粉碎性骨折。入院后行“切开复位加压钢板内固定术”，手术顺利，术后右下肢功能恢复良好。于术后13个月复诊摄X线片示：骨折愈合良好，遂予“取内固定钢板、螺丝钉术”，于术后13天拆线后，即开始参加正常生活、工作，右大腿无任何不适。于取出内固定钢板后2.5个月，在日常行走时，突然出现右大腿疼痛，不能用力，无法行走，右大腿渐肿胀，成角畸形。到医院摄X线片示：右股骨干中下段于原骨折的区域再次出现骨折，此次为横型骨折。遂再次入院，给予行“小切口复位股骨交锁髓内钉内固定术，未植骨”，术后恢复良好，术后6个月再次入院查X线见骨折愈合良好、右下肢已行走活动自如。其内固定髓内钉于术后22个月取出，未出现再骨折（图1～7）。

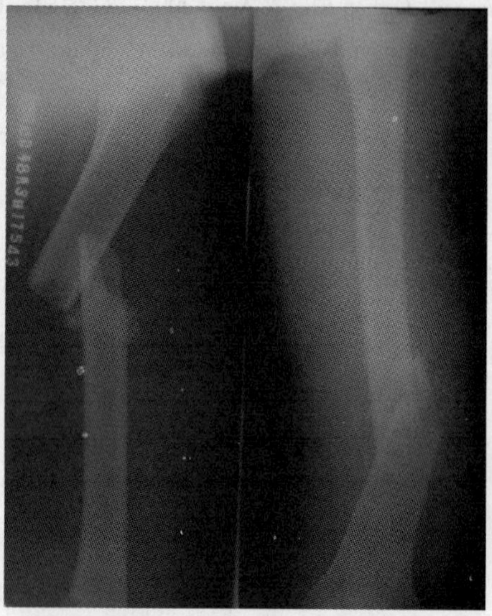

图1 右股骨干中下段粉碎性骨折

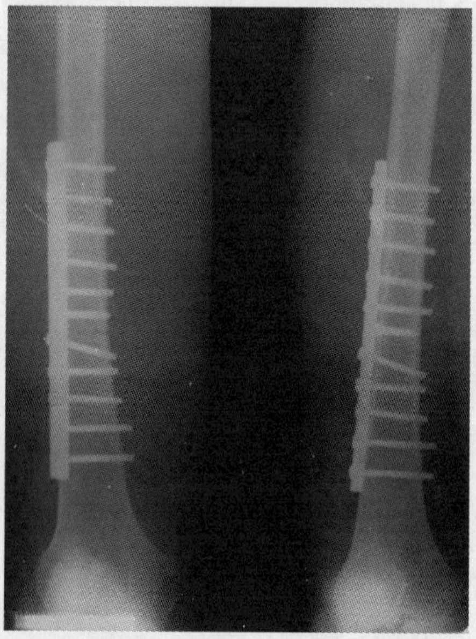

图2 钢板固定术后1周

病例2 患者，男性，18岁，因骑摩托车发生车祸致左膝部、左大腿远端直接撞击致左膝前下皮肤裂伤、出血，伤口约4.5cm，左膝上、左大腿中下段肿胀、畸形、疼痛、活动完全受限，伤后摄X线片示：左股骨中下段粉碎性骨折；左股骨髁间粉碎性骨折；左髌骨骨折。诊断：①左股骨中下段多段粉碎性骨折；②左股骨髁间粉碎性骨折；③左髌骨骨折；④左髌腱开放性撕裂；⑤左膝前皮肤裂伤。入院后给予“清创缝合”“抗感染”等处理。伤后8天行“左股骨中下段、髁间粉碎性骨折切开复位骨栓、钢板、螺丝钉、克氏针、钢丝内固定术。手术进行左髌骨骨折切开复位克氏针、钢丝内

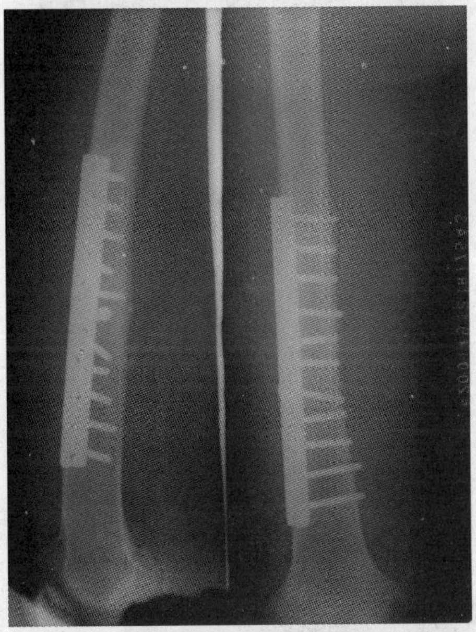

图3 术后13个月

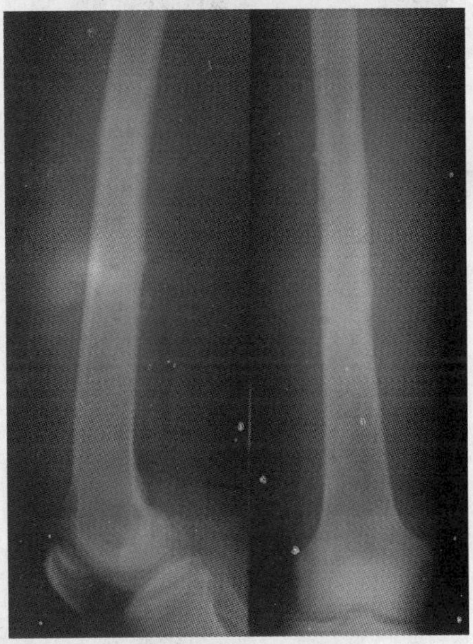

图4 钢板取出术后1周

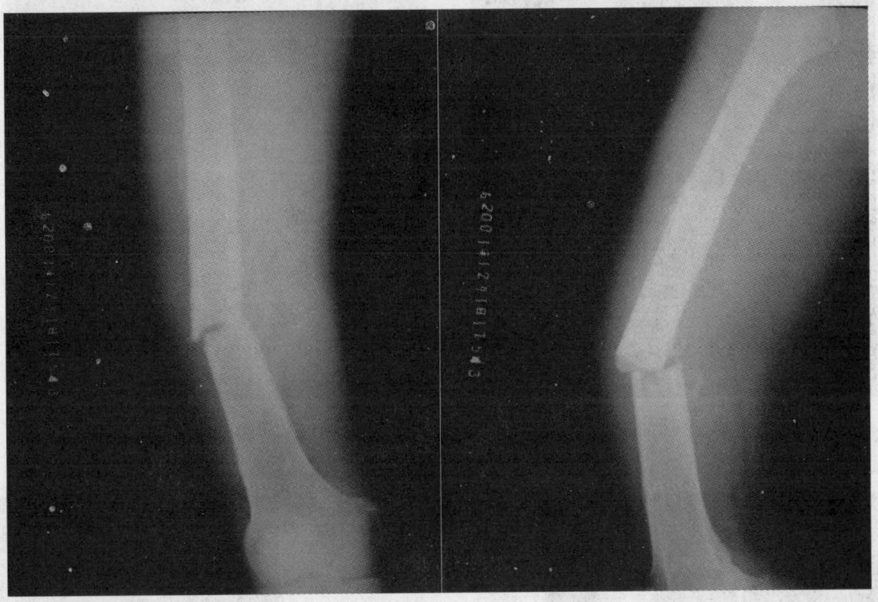

图5 钢板取出术后2.5个月

固定术，左髌腱修补术，一期未植骨。手术顺利，术后切口愈合良好，但因左膝部创伤严重，致术后左膝关节功能受限。术后8个月行“左膝关节粘连松解术”，术后行“CPM功能锻炼”。术后15个月复诊时，左膝关节屈膝已达100°，行走、活动均正常，无跛行等。术后17个月，取出所有内固定物。这次术后2周拆线后，即参加厨师工作，此时活动均良好，无明显疼痛、不适，但于取出内固定物后的第65天，在正常上班时，突感左大腿疼痛、无法行走、坐下休息后无好转，且出现左大腿渐肿大、成角畸形。予摄X线片示：左股骨中下段横型骨折。遂再次入院，行“小切口复位交锁髓内钉内固定术”（未植骨）。术后7个月复查见骨折愈合良好，并将远端锁定拆除，利于骨应力的传导，以提高骨质量。术后11个月复查X线见骨折完全愈合，骨质量亦良好。髓内钉于术后2年取出，未出现再次骨折（图8~14）。

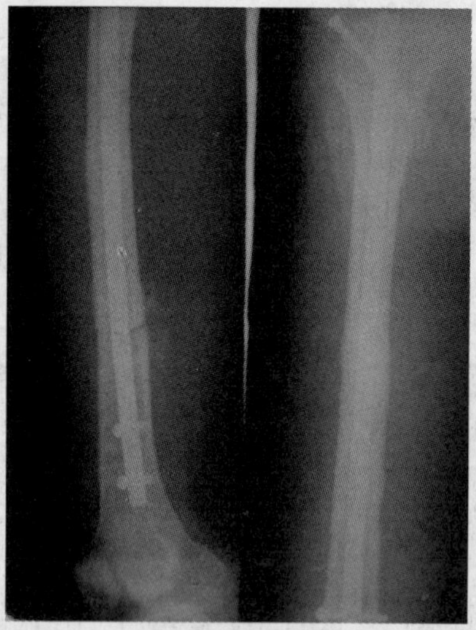

图6　髓内钉固定术后1周

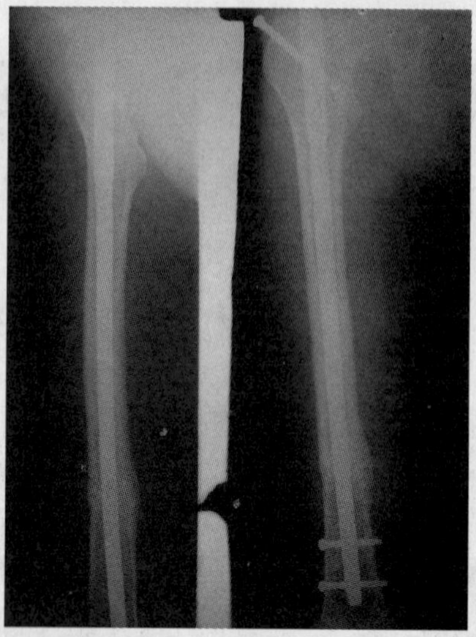

图7　髓内钉固定术后6个月

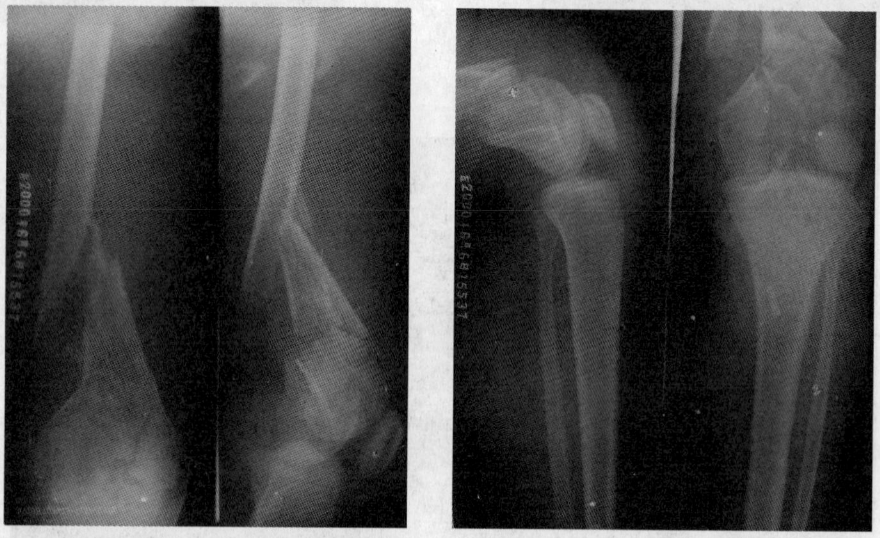

图8　左股骨中下段粉碎性骨折、髁间粉碎性骨折、髌骨骨折

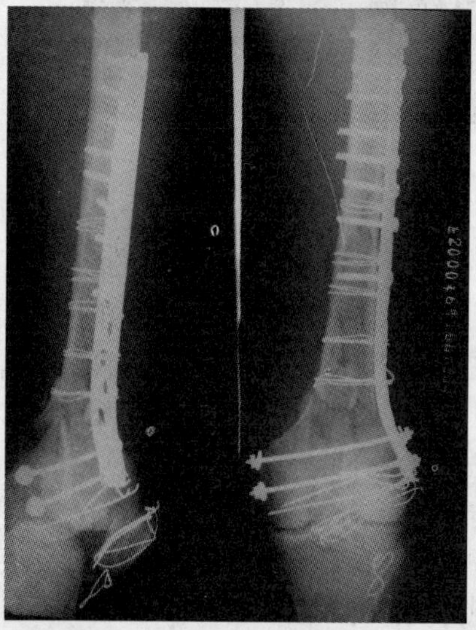

图9　钢板、镙丝钉、钢丝、骨栓、克氏针内固定术后

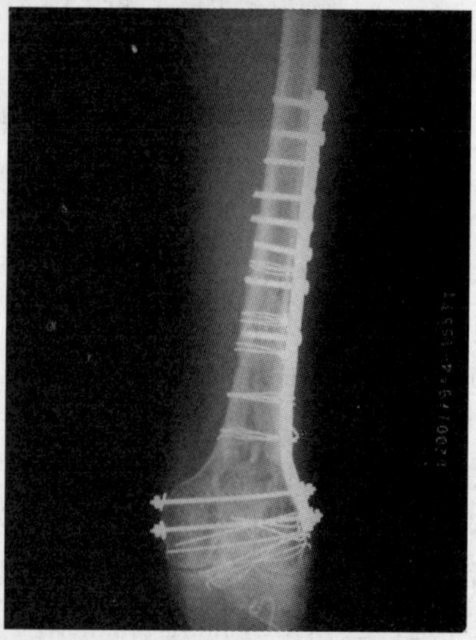

图10　内固定术后15个月

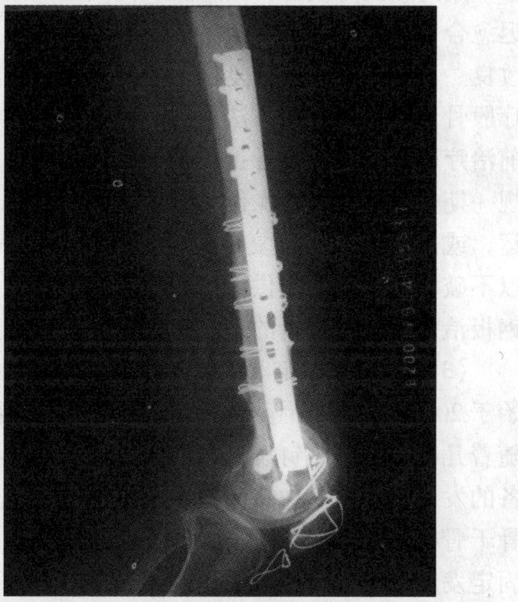

图 11　内固定术后 15 个月

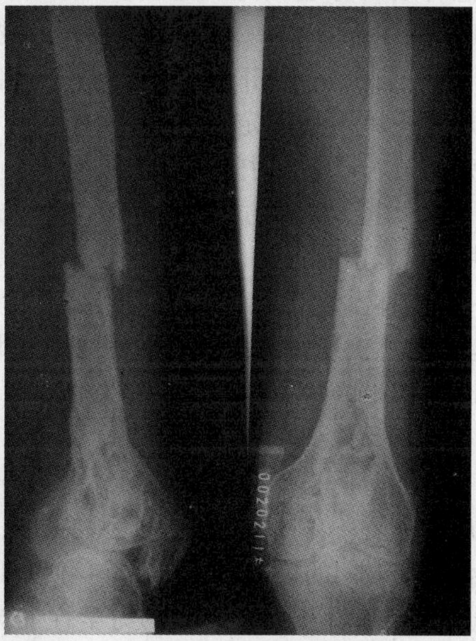

图 12　取出内固定物术后 65 天

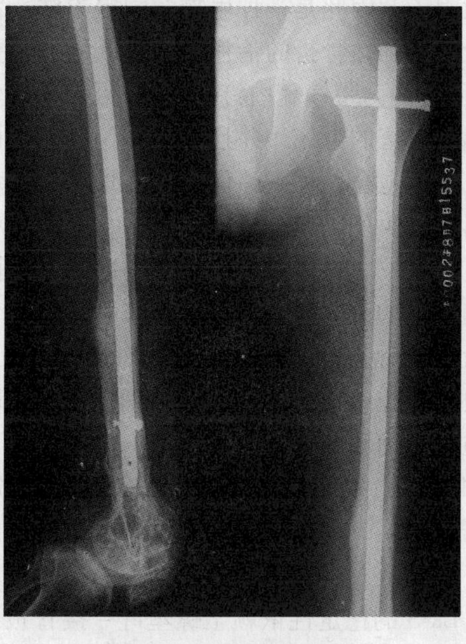

图 13　髓内钉固定术后 7 个月

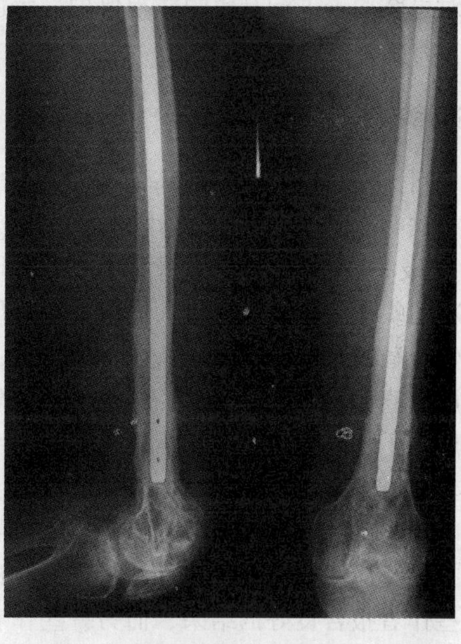

图 14　髓内钉固定术后 11 个月

【原因分析】

根据患者的病史、X 线片及治疗结果，出现再次骨折的处理结果，结合以往文献，作者认为出现股骨干骨折术后取出内固定钢板后再发骨折的原因大致有以下几种：

1. 股骨干骨折内固定方法的选择　由于当时的技术及设备条件的限制，上述病例均选择钢板固定。研究发现：①接骨板存在时，对骨产生应力遮挡作用，使生理负荷不能通过钢板固定部位的骨质，从而减少了对该部位骨折的刺激，造成钢板下骨质疏松，固定段骨力学强度下降；②钢板与骨大面积接触，由于螺钉产生的压力使钢板下骨的供血和静脉回流障碍，致钢板下皮质骨持续性缺血，发生不同程度坏死，同时死骨诱发加速了哈弗斯系统重塑，钢板下的皮质骨因哈弗斯管数增多而出现固定段骨质疏松、导致取出内固定钢板后再发骨折。

2. 内固定物取出过早　当骨折尚未达到坚强

愈合，愈合后的骨组织尚未完全按照应力方向排列，此时取出内固定物，又未给予适当的保护，易发生再骨折。按 AO/ASIF 推荐金属植入物取出的时间：股骨干单钢板固定者一般为 24 ~ 36 个月，故上述病例植入物取出时间均明显过早。

3. 骨折类型及手术方式 对于股骨干粉碎性骨折若采用切开复位内固定术治疗，按现代观点，应积极采取一期自体髂骨植骨，以保持骨折处的最大骨再生能力。很显然上述病例均为粉碎性骨折，但均未采取相应措施，以加强骨折端的骨再生愈合能力。

4. 内固定钢板取出后，无保护 由于钢板取出后，钢板下骨质强度的恢复，可分为两个方面：①吸收腔的恢复；②骨胶原纤维排列的重塑，后者必须要经一定时间的负重和功能锻炼，使得骨基质的主要成分羟基磷灰石以最佳的力学性能排列沉积。因此，在此之前不适当的活动易致再骨折。上述病例在取出内固定钢板后 2 周即参与日常生活、工作，对患肢均未进行有效的扶拐保护，而过早的完全负重行走。

【防治措施】

1. 股骨干粉碎性骨折是高能量损伤的标志，其分类方法目前临床上广泛应用的是：Winguist - Hansen 分级法：0 级：股骨干骨折没有碎骨块；Ⅰ级：有小的蝶形块；Ⅱ级：有大的蝶形块，但宽度小于股骨直径的 50%；Ⅲ级：有大的蝶形块，但宽度大于股骨直径的 50%；Ⅳ级：节段性粉碎骨折。对成人股骨干粉碎性骨折的治疗，现多采用手术治疗，其方法有：

（1）外固定 此种固定方法在第二次世界大战期间曾被广泛应用。但现在这种治疗方法争论很激烈，一些作者报告良好的结果，而另一些作者报告骨折不愈合、针道感染和膝关节僵硬发生率高。由于大腿肌肉丰富外固定架固定后针道感染等并发症决定了其临床适应证很小。主要的适应证是：①Ⅲ型开放性骨折，外固定架既能提供骨折稳定，又能保持良好的伤口通道，以方便清创和换药，同时可减少感染的风险；②高能量损伤、多发创伤患者的临时固定。因此，本方法不适宜治疗本组讨论的病例。

（2）钢板内固定法 在 20 世纪 60、70 年代，股骨干骨折加压钢板坚强内固定曾被广泛接受应用。但此项技术在后来的临床实践中，人们亦发现了一系列新的并发症：如感染、内固定失效、骨延迟愈合、再发骨折等。随着 80 年代髓内针技术的改良、不断成熟，切开复位钢板内固定已不再是治疗股骨干骨折的首选方法。为避免上述并发症，目前治疗股骨干粉碎性骨折，若采用钢板内固定应常规一期植骨，并且在操作时应注意保护骨折端的血运，或采用钢板间接复位固定（即桥接钢板固定）以不破坏骨折端的血供。一般而言，现在直接采取钢板治疗股骨干骨折的适应证很少。

（3）髓内钉固定 股骨干骨折应用髓内钉固定始于 20 世纪 40 年代，由 Kutscher 首先介绍使用。随着几十年的髓内钉设计的不断改进，以及透视设备的发展，目前髓内钉固定技术已经相当成熟。股骨干骨折髓内钉固定已由 50 年代的切开复位穿钉固定发展到如今广泛被采用的闭合穿钉技术。由于闭合髓内钉技术不剥离骨折端骨膜，不破坏骨折端血肿，也不干扰对骨折愈合早期起关键作用的细胞和体液因子，因此是一种生物学固定方法。目前对于股骨干粉碎性骨折的治疗，其公认的首选方法应是：“闭合静力带锁髓内钉技术”。因为粉碎骨折断端将形成丰富的骨痂，并且在系列 X 线片的研究中发现，骨折愈合过程中移位的皮质骨块成角和移位将逐渐减少，所以在行内固定时，不必对所有骨折碎块进行复位。这些骨折碎块的塑形源于周围肌肉和骨痂组织的流体静力学作用。移位的蝶形骨折块位于股骨干骨折端的周围肌肉中，对功能无影响，骨折块自髓腔移位 2cm，不影响骨折愈合。静力锁定可防止短缩和旋转畸形（图 15 ~ 18）。

（4）LISS 微创固定系统 LISS 微创固定系统研制于 1995 年，后于国际内固定研究会（AO/ASIF）技术委员会批准并推荐作为一项新的内固定技术。LISS 的稳定性依赖于螺丝钉 - 接骨板组合锁定后的成角稳定性，同时接骨板已进行生理预弯是一种稳定的内固定支架。该系统是骨膜外的外固定支架，只是固定杆非常贴近骨面，接骨板与骨面基本上不需要或很少需要接触和压迫，这一特点可以防止任何对骨面血运的破坏，因此在接骨板下方的骨血供可以得到很好的保护。特殊的器械和插入导向手柄能够使接骨板在肌肉下插入，桥接骨板及微创接骨板（MIPO）技术相似，通过小切口经皮拧入螺丝钉。骨折的复位和固定分两步进行：首先，骨折必须得到复位，对于关节骨折，必须达到解剖复位。在股骨干和干骺端区域，可以使用间接复位

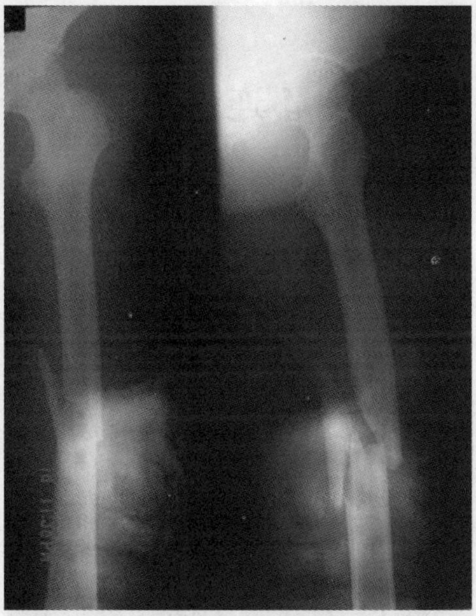

图 15 右股骨干粉碎性骨折

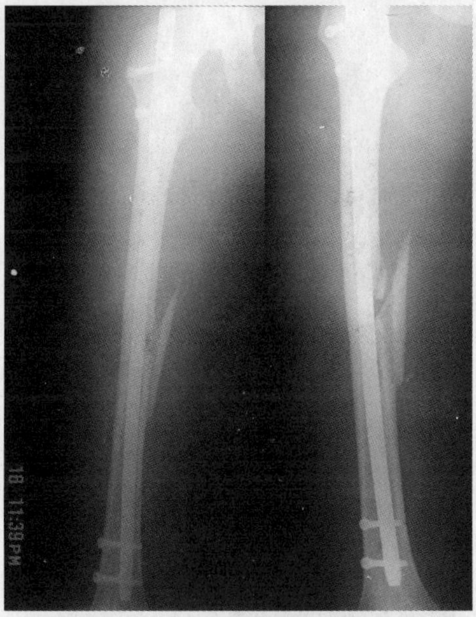

图 16 髓内钉固定术后 1 周

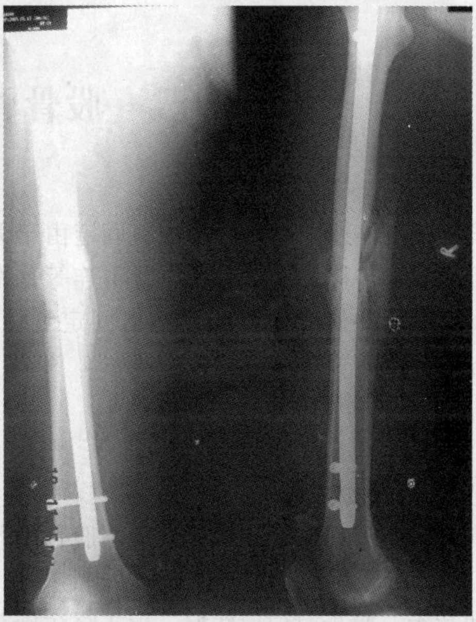

图 17 髓内钉固定术后 3 个月

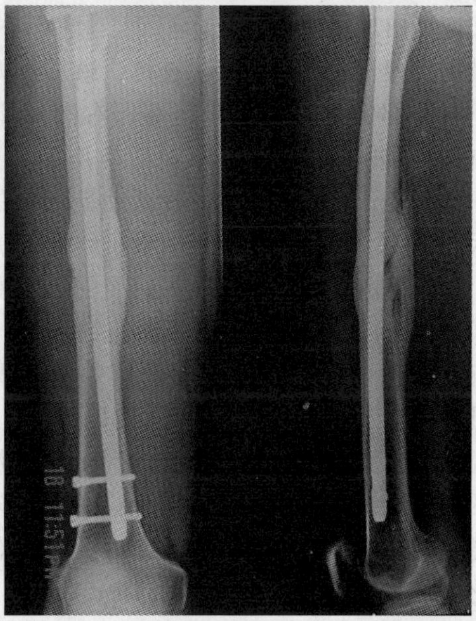

图 18 髓内钉固定术后 12 个月

技术。然而必须确保主要骨折块的长度、旋转和轴线得到恢复。复位必须确切以确保复位的骨折块能被 LISS 内固定器所桥接固定。目前认为股骨远端 LISS 固定的临床指征包括：股骨远端干骺部骨折；股骨髁上骨折；股骨远端关节内骨折。对于股骨干中下段粉碎性骨折，合并股骨髁上或髁间骨折者（病例 2），LISS 微创固定系统是其最佳适应证。

2．内固定物一定要在骨折塑形完成后取出，通常股骨干骨折内固定钢板在术后 2～3 年、髓内钉在术后一年取出。

3．取出钢板后，应逐渐负重，以使骨折部位受到应力刺激，改善骨痂质量，通常需要保护 1～2 个月然后再恢复正常负重。

（林成寿）

26. 股骨骨折髓内钉固定后骨不连

股骨骨折早期采用普通髓内钉固定由于无法控制骨折断端旋转移位，术后并发骨不连等并发症较多，我院治疗一例股骨骨折髓内钉固定致骨不连，现报告如下。

【病例介绍】

患者，女性，39 岁。主因车祸致右大腿肿痛，活动障碍，当地医院摄 X 线片示：右股骨中段粉碎骨折，行切开复位、梅花针 + 钢丝内固定术。术后摄 X 线片示：骨折对位对线好，但未穿防旋鞋制动防旋。术后 2 个月开始下地行走，后因骨折部位疼痛，右髋、右膝关节活动明显受限，跛行，右侧大粗隆部逐渐出现一肿物，于术后 1 年摄 X 线片示：股骨骨折不愈合入我院。入院查体：患肢外旋短缩畸形，右臀部有韧性肿物，压痛，右髋仅能屈伸 20°左右，外展、内收、内外旋活动均明显受限，无法正常坐姿，右膝关节继发性活动受限，右股骨 X 片示：骨折端硬化，钢丝嵌入骨折线内，髓内钉松动上移至髂前下棘水平，髓内钉周围形成硬化带及界膜（图 1）。在我院行切开梅花针取出、骨折端切痂、带锁髓针内固定，髂骨植骨术（图 2），术中见骨折端及周围有较多肉芽组织及骨痂，从骨折端溢出较多淡血性液体，髓腔内刮出许多肉芽组织包括界膜组织送病检，术后病理检查示：送检组织为增生的纤维结缔组织，有散在的炎性细胞浸润伴钙化。

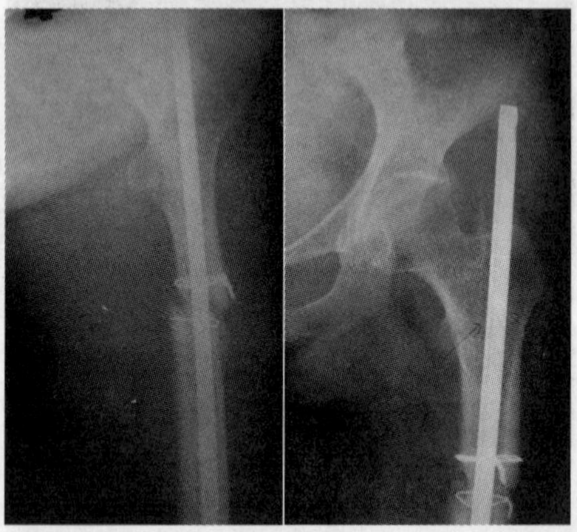

图 1 右股骨骨折术后骨折不愈合

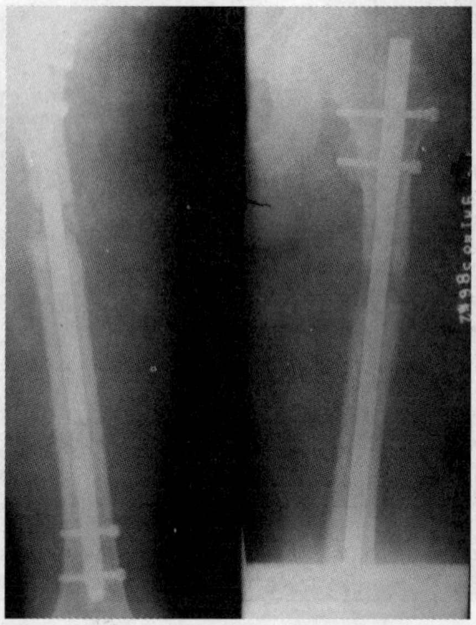

图 2 第二次手术后 1 个月

【原因分析】

股骨骨折包括手术和非手术治疗，由于股部肌肉强大，一旦发生骨折很容易产生大的移位，非手术治疗很难使骨折复位，故多采用手术治疗。股骨骨折内固定的方法包括钢板内固定和髓内针内固定，钢板内固定因其创伤大，骨膜破坏严重，存在应力遮挡负效应而越来越不作为股骨骨折内固定的首选，而髓内针内固定以其创伤小、骨膜破坏少，固定效果可靠、可早期活动及防止骨折远端旋转畸形而越来越受到骨科医师的青睐。

髓内针治疗已有百余年的历史，股骨中 1/3 骨折是髓内针内固定最佳的适应证。髓内针是一个负荷分担装置，能传递应力到骨组织上而优于其他内固定方式，同时也被证明是治疗股骨和胫骨骨折延迟愈合和不愈合的特效方法。髓内针类型包括：①普通髓内针：根据髓腔的直径选用合适的髓内针充填髓腔，可扩髓也可不扩髓，此类髓内针具有固定可靠和抗成角能力；②弹性髓内针：能发生三点固定作用，使骨折得以对位，如 Ender 钉、Rush 钉等，但手术过程较繁杂；③带锁髓内针：是 20 世纪 90 年代在我国兴起的长管状骨骨折内固定的方法，由于髓内针的远近端均有锁钉，锁钉固定两侧骨皮质以增加抗旋转能力，一端带锁还可起到动力加压的作用，从而扩大手术适应范围。

单纯髓内针治疗股骨骨折是 20 世纪 80 年代到 90 年代常用的一种治疗股骨中段骨折的手术方法，在医疗实践中发现，单纯髓内针内固定不能够防止骨折远端的旋转移位，即使手术当时髓内针合适，但术后早期由于骨代谢活动，在髓内针周围会产生一定的间隙，以后逐渐成骨而使髓内针产生良好的固定，故在术后早期应使患肢制动并采取防止骨折远端旋转的措施。为降低这一并发症的发生，90 年代中期开始使用带锁髓内针内固定技术，带锁髓内针除可起到坚强的内固定外，并可很好地防止旋转畸形，大大降低了骨折不愈合和畸形愈合的并发症。稳定的内固定可使膝关节早期活动，促进骨折愈合，预防和降低了肌肉萎缩、肌腱粘连和关节僵硬等并发症的发生率。

在髓内针使用中，最常见的技术错误是髓内针的选择不当，尤其是髓内针粗细选择不合适，都会对手术效果产生重要的影响。选择髓内针时应当插入最大直径的髓内针，尽可能充满髓腔，以达到牢固地控制旋转的力量。髓内针太长，尾部留置过多，髋关节活动受限，继发膝关节活动受限；髓内针太短起不到固定效果；太粗则破坏髓腔严重，容易引起脂肪栓塞，且术中操作困难；太细骨折远段容易发生旋转成角畸形等并发症。根据此病例的临床表现及体查，手术失败的原因是髓内针偏细，且术后未采取防旋措施（也可能是防旋措施不得力），钢丝捆绑骨折碎块效果不肯定，致使髓内针在股骨髓腔内微动并逐渐上移。由于长时间的微动，在髓内针周围形成界膜及透亮带（图 2），骨折愈合困难。臀部由于髓内钉的刺激形成假性滑囊，最终患髋各方向活动越来越受限，膝关节继发性屈曲受限。由于患肢疼痛，膝髋活动受限而跛行，生活自理困难而强烈要求手术。

【防治措施】

基层医院骨科内固定材料有限，内固定的选择有时受当地经济条件限制而选择余地不大，但骨折复位中旋转移位必须矫正，首先选择髓内针时应当插入最大直径的髓内针，尽可能充满髓腔，以便牢固地控制旋转的力量。如条件所限无合适的髓内钉而使内固定效果不确切时，应遵循早活动晚负重的原则，术后应当穿防旋鞋或做皮牵引，在医师指导下进行肌肉纵向舒缩及膝、髋关节屈伸活动，既有利于骨折愈合，又可防止肌肉萎缩、关节僵硬等并发症的产生，是基层医院必不可少的措施，根据病情 3 个月后开始负重练习。对于骨折碎块的处理，如骨折碎块较大，影响骨干的长度，则应尽可能复位或放置在骨折端，可在碎骨块上打眼后穿丝线、可吸收线或钢丝捆绑，钢丝则不易滑向骨折端，如骨折碎块对骨干的长度影响不大，则仅将骨折碎块放置在骨折端即可，或用丝线捆绑固定。如情况可以，仍应尽可能采用带锁髓内钉内固定。

（李　平　田永祥）

27. 胫骨内侧平台骨折治疗失误的原因分析

胫骨内侧平台骨折约占所有胫骨平台骨折的12.5%，多数由高能量创伤所致，常常同时伴有内侧半月板破裂嵌插、外侧副韧带复合体破裂、腓总神经及腘血管受损等软组织损伤。手术治疗是目前治疗这些骨折的首选。临床医师如果对于此类骨折认识不足，会导致在内固定选择、手术操作及术后康复等方面处理不当，最终引起内固定失败，出现内固定物断裂、再次移位等并发症。

【病例介绍】

患者，男性，38岁，车祸致左膝部外伤后肿胀疼痛，不敢活动。在当地医院摄X线片后诊断为左股骨内髁、左胫骨内侧平台骨折，行切开复位拉力螺钉固定。患者术后未能遵医嘱按时复查，术后3个月后开始完全负重。半年后由于膝关节疼痛、步态异常、行走困难来我院门诊就诊，摄X线片显示两处骨折均已经愈合，但左侧胫骨平台出现内翻塌陷，TPA为（胫骨平台内翻角）78°（图1A），关节明显内翻不稳，ROM为10°～80°。在我院行关节内截骨矫形术，恢复关节面后植骨填充骨缺损处，前内侧以4.5系统的“T”型钢板固定，后内侧以3.5系统的LC－DCP钢板支撑固定（图1B、C）。术后4个月X线示骨折愈合后开始完全负重。患者最终力线恢复，关节稳定，但是由于初次手术后未能系统进行康复治疗，患者最终ROM仅恢复到10°～95°。

【原因分析】

虽然患者无原始骨折的X线片，但是根据患者复诊的X线、体检和术中探查所见，作者分析认为，出现膝关节内翻，平台骨折内翻塌陷、畸形愈合的原因大致有以下3种。

1. 手术方法不当，术中未能将“关键骨块”完全复位　此类骨折多数情况下骨块不止一块，我们将其中面积较大参与构成关节面的骨块称为关键骨块。术中关键骨块未能良好复位的原因主要有两种：①平台及干骺端去除嵌插后关键骨块抬高不充分；②术中透视或摄片由于角度不佳或存在其它干扰因素造成复位良好的假象。对于多数平台骨折，并不需要关节切开直视下复位关节面，通过干骺端开骨窗进行间接复位是关节面复位的首选。评估复位程度主要依靠术中影像学检查，在侧位片上内侧平台略呈凹形，其高度稍低于外侧平台，术中应以完整的外侧平台作为参照来评估内侧骨块的复位程度。此外，左右斜位对于排除假象也很有必要。对于关节面复位后遗留的骨缺损区可予以植骨填充，其不仅可以维持关节面复位，而且可以增加螺钉与骨界面的固定强度。

2. 内固定方法选择失误　通过对该病例骨折部位和原因分析，不难发现，患者的平台骨折位于内侧髁，为Schatzker分型的Ⅳ型，属于高能量骨折。对于此类骨折的治疗不应简单的类似于外侧髁骨折（Schatzker Ⅰ、Ⅱ型），采用单纯拉力螺钉固定。因为在正常的步态周期中，膝关节载荷约70%由内侧平台所承受，其合力分别经过膝关节的后内侧，内侧，前内侧。单纯拉力螺钉固定由于受力面积有限显然不能提供足够的力学稳定性。稳定性不够就难以进行早期的关节功能锻炼，这也是该患者

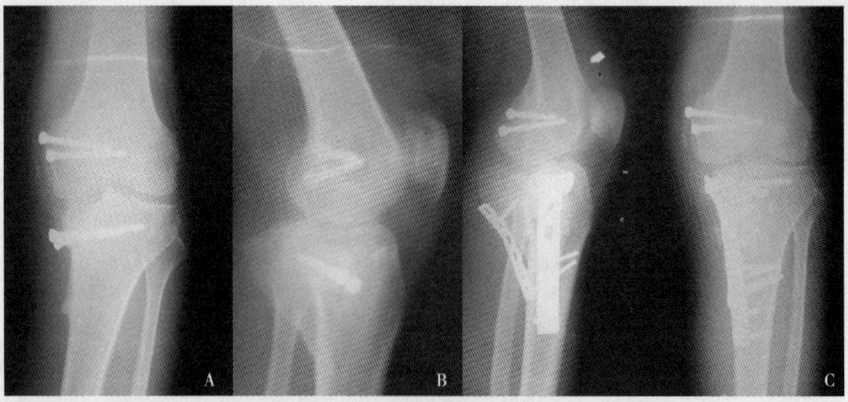

图1　A、B：术前X线正侧位片示内翻平台塌陷，关节内翻畸形；C：术后X线片示膝内翻纠正，下肢力线恢复

膝关节活动度未能完全恢复的主要原因之一。

3. 对膝关节力线缺乏足够认识 满足于关节面的基本复位而没有考虑力线不良对关节功能的影响。胫骨平台骨折的远期疗效并非完全取决于关节面是否解剖复位，膝关节力线往往更为重要。平台骨折术中如果只将注意力放在关节面复位上则可能会造成干骺端的内外翻成角而引起力线不正，术后会早期出现关节退行性变，行走困难。术中很难依靠透视充分了解力线情况，可专门安排助手帮助维持肢体力线，必要时行下肢足够长度的摄片以防止力线不良发生。

【防治措施】

胫骨平台骨折，不同的损伤机制和骨折类型治疗方法也不相同。目前临床上以 Schatzker 分型及 AO 分型应用较多。其中胫骨内侧平台骨折（Schatzker Ⅳ型）的治疗较为特殊。虽然其为单髁骨折，但由于其多数为高能量创伤所致，因而通常将其与双髁骨折（Schatzker Ⅴ、Ⅵ型）一起归为复杂平台骨折一类。

Schatzker Ⅳ型骨折由于骨折线方向及累及区域的不同，其临床及影像学表现也不尽相同。我们在临床上将其分为三个亚型：1 型（单纯劈裂压缩型）：此型骨折累及区域相对较小，主要累及髁间棘内侧的平台，骨折片可向内下及后方移位，此型骨折关节较稳定；2 型（整髁型）：此型骨折骨折线延伸至外侧平台，形成一个包括部分外侧平台、髁间棘及整个内侧平台在内的较大的内髁骨块，由于前后交叉韧带的附着点分别位于髁间棘偏内侧及后方、因此此型骨折时股骨髁与内侧骨块相互关系仍保持一致，但胫骨外侧平台失去了交叉韧带的控制而向外上方移位，最终引起膝关节脱位。此型骨折关节不稳定，腘血管、腓总神经损伤概率较大；3 型（冠状面劈裂型）：此型骨折骨折线主要位于冠状面，为后内侧平台的剪切骨折。按后方骨片大小及累及区域的不同其又分可以为关节稳定型及不稳定型。如后方骨片较小，虽然骨片后方移位趋势明显，但关节仍可保持稳定；如后方骨折片包括后交叉韧带附着点在内，则可导致关节向后方半脱位，腘血管损伤几率亦较高（图2）。

根据不同亚型的移位趋势及软组织条件，手术治疗的方法主要有以下 4 种。

1. 改良双钢板固定 对于所有整髁型、部分后内侧移位的冠状面劈裂型骨折，我们采用改良的双钢板法进行固定。这一方法最早由 Georegoiy 等报道。在前正中或前内侧切口基础上，联合胫骨后缘的后内侧切口对平台后内侧骨块进行显露及复位固定。这种方法可以在两个层面上对骨折端进行固定，形成一个“梁网状”结构，可以有效防止骨折端的后内侧移位，大大增加了固定的力学稳定性。通常在前内侧以 4.5 系统的 T”形 或“L”形支撑钢板固定，后内侧以 3.5 系统的 LC－DCP 固定。我们在临床过程中发现，在交叉韧带完整的情况下，这种固定方法可以杜绝膝关节迟发性脱位出现。只要注意两切口间保持 7cm 以上的皮瓣宽度，这种方法并不会增加软组织并发症（图3）。

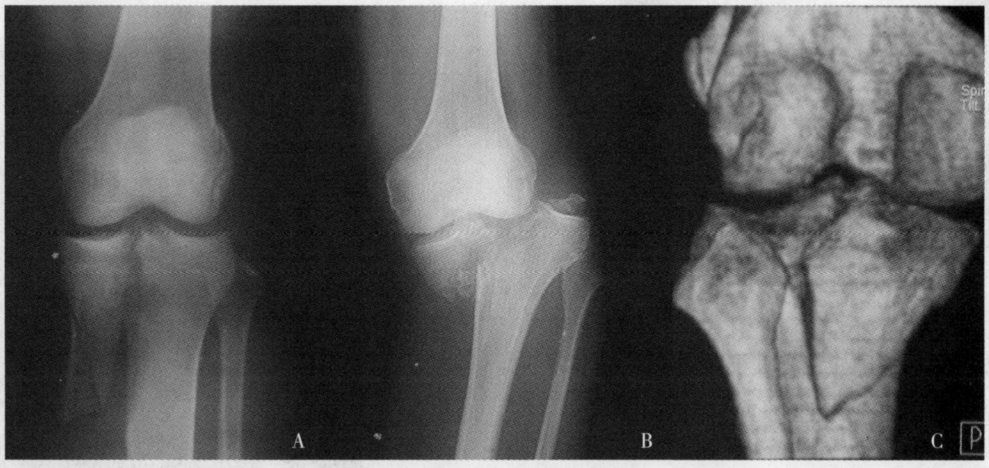

图2 胫骨内侧平台骨折（Schatzker Ⅳ型）各亚型

A：单纯劈裂压缩型。骨折线主要位于矢状面，伴或不伴关节面压缩，关节稳定；B：整髁型。骨折线延伸至外侧平台，内侧骨块包括髁间棘部分，膝关节脱位；C：冠状面劈裂型。骨折线主要位于冠状面，骨片向后移位，关节稳定性取决于骨片大小。

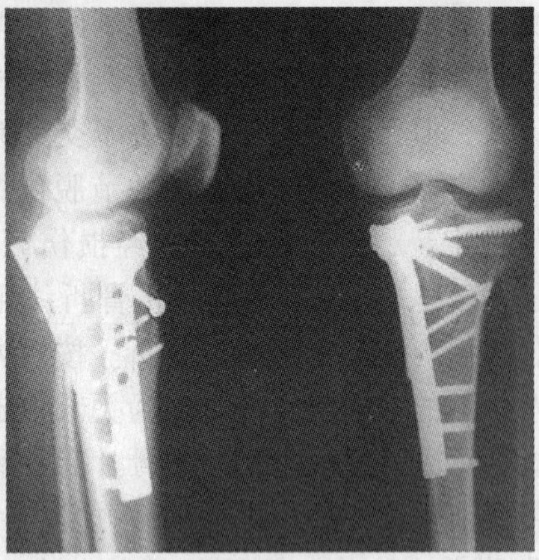

图3　改良双钢板法固定

2. 内侧支撑钢板固定　对于内侧骨折片较小，侧位片上无明显后方移位的单纯劈裂压缩型骨折，可以切开复位和/植骨后内侧以“T”形、“L”形支撑钢板或LC－DCP钢板进行支撑固定（图4）。固定时拉力螺钉的螺纹一定要越过骨折线，当骨折线比较靠外时，可从外向内再用2枚半螺纹骨松质螺钉加垫片固定。此种方法虽然是一种传统的经典手术方法，但由于内侧平台应力较大，临床上再次发生继发性塌陷移位的并不少见，因此应用此方法一定严格避免过早负重。目前我们在临床上对于此型骨折更多的采用改良双钢板法，其并发症发生率明显降低。

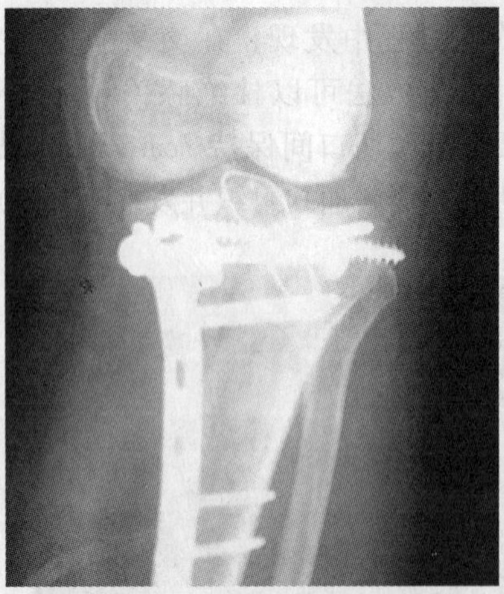

图4　内侧支撑钢板固定

3. 后侧支撑钢板固定　对于主要骨折线位于冠状面的后方劈裂骨折，单纯通过前方拉力螺钉进行复位固定很难提供稳定的固定，可以通过膝后方入路使用支撑钢板或LC－DCP进行支撑固定，暴露骨折端时可以根据骨片位置选择是否切断腓肠肌内侧头。这种方法的缺点是由于位置较深，骨折端的显露比前侧困难；此外，后侧平台的解剖轮廓使得支撑钢板难以精确塑形与骨折端贴附。但是对于后方劈裂骨折，这种固定方法的力学稳定性最佳（图5）。

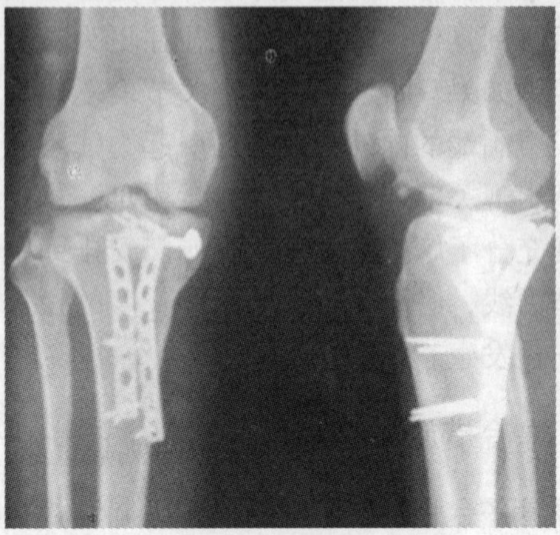

图5　后侧支撑钢板固定

4. 外固定架治疗　由于此型骨折为关节内骨折，外固定架治疗并非首选。普通外固定架对于关节内骨片难以有效的控制。近年来发展起来的Hybrid环型外固定架，由于可以采用多枚细的张力针固定关节内骨片，使其治疗效果有了很大提高，目前多用于软组织条件难以耐受内固定手术治疗且关节面基本平整的平台骨折（图6）。由于Hybrid环型外固定架固定环不透X线，这为术中及术后评估骨折复位情况带来一定难度；此外固定针多需贯穿关节囊，且平台骨折多与关节相通，因此有导致关节内感染的风险。这要求临床医师一定要规范的无菌操作及细心的术后护理以最大限度地减少此灾难性的并发症。

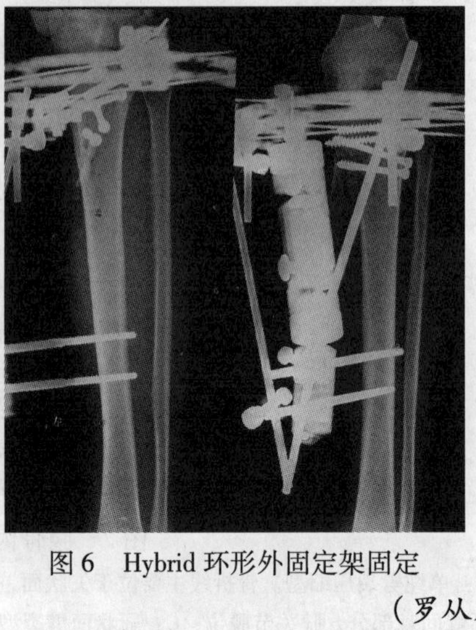

图6　Hybrid环形外固定架固定

（罗从风）

28. 胫骨髁间棘骨折诊治失误分析

膝关节是人体最大、最复杂的关节，胫骨平台和髁间棘的骨折是一种涉及膝关节的比较常见的关节内骨折，处理棘手，如治疗不当，常导致复位不良、膝关节不稳、感染、膝周软组织损伤、骨折不愈合、膝内外翻畸形、创伤性关节炎及膝关节僵硬等诸多并发症。

【病例介绍】

病例1 患者，女性，18岁，因左膝外伤后疼痛，不能站立2天，至当地医院，摄X线片示胫骨平台骨折、髁间棘骨折（图1）。因X线片提示骨折移位不明显给予直膝夹板固定，并行功能锻炼，症状渐好转，左膝屈伸功能有改善，但2个月后仍有伸直受限，步态不稳。体检发现：左膝处于屈曲位45°~110°之间，左膝不能完全伸直，前抽屉试验阳性，拉赫曼试验阳性。遂即收入院行关节镜探查，见前交叉韧带及撕脱骨块卡在前髁间窝，骨块与胫骨平台骨质已有部分愈合，膝关节呈创伤性关节炎表现。镜下刨除残存的前交叉韧带及碎骨块后仍不能完全伸直膝关节。检查发现为膝关节后方组织挛缩，遂行后方切开松解关节囊至膝能完全伸直为止。再取半腱膜、股薄肌行关节镜下前交叉韧带重建，术后早期活动，患者痊愈，膝关节功能基本恢复正常。

病例2 患者，男性，25岁，因左膝外伤一天，在当地医院摄X线片示左胫骨平台骨折，给予切开复位解剖钢板内固定（图2），术后2个月开始下地活动，但自述逐渐感到有步态不稳，偶伴有左膝疼痛。

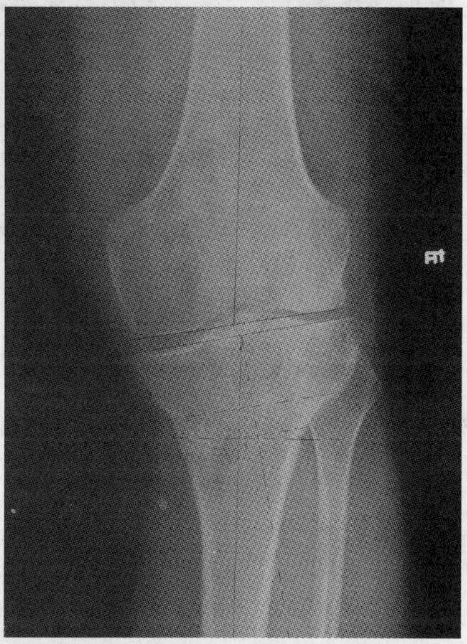

图2 左胫骨平台骨折钢板内固定术后

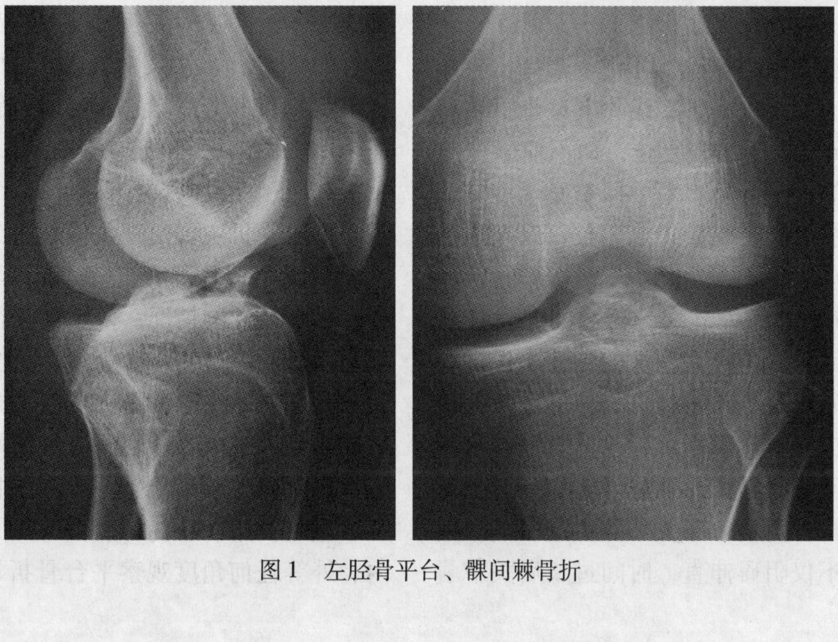

图1 左胫骨平台、髁间棘骨折

术后半年上述症状越来越明显，体检发现左膝处于内翻位，内侧应力试验阳性，前抽屉试验阳性，拉赫曼试验阴性。考虑为膝内翻畸形引起的内侧副韧带松弛（图3），遂行截骨矫正内翻畸形，同时关节镜探查发现前交叉韧带前内束已断裂但后外束尚存，半月板未破裂，故放弃行前交叉韧带重建。

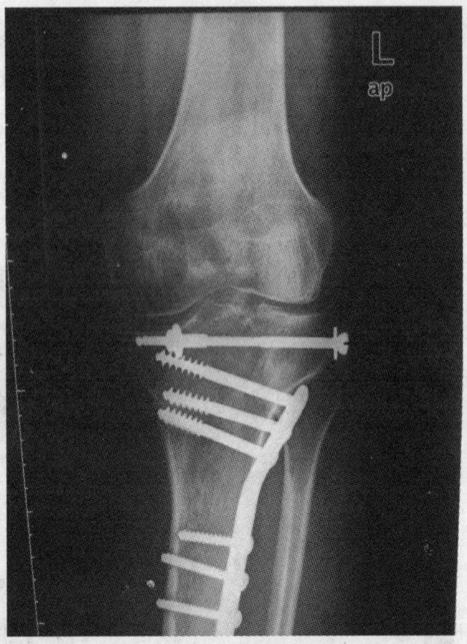

图3 左胫骨平台骨折取出内固定，示膝内翻畸形

【原因分析】

通过对上述2例患者的X线片、体检和手术中探查所见，作者认为出现胫骨平台和髁间棘骨折复位固定不良、膝关节僵硬、膝内翻畸形、膝关节不稳和创伤性关节炎的原因大致有：

1. 手术适应证选择不当　病例1，患者比较年轻，对膝关节活动度要求高，X线片上见骨折块移位明显，>0.5cm，应予切开复位，而不应采取打夹板、功能锻炼等保守办法。术中探查发现前交叉韧带松弛断裂、前髁间窝大量骨痂生长，以至限制了膝关节伸直活动。

2. 对膝关节解剖和关节内骨折后的并发症认识不足　上述两例患者均存在明显的治疗失误。在病例1，医师对前交叉韧带止点撕脱骨折后膝关节功能会有什么不良影响认识不足，也可能根本未考虑前交叉韧带的问题，未做前抽屉试验和拉赫曼试验，未考虑髁间棘骨折块对膝关节伸直的影响。前髁间窝有碎骨块不仅阻碍伸直，时间过长后关节囊和软组织也出现挛缩，严重影响膝关节活动度；在病例2中术后的X线片可以看出明显力线不正、膝内翻畸形。可能是因为手术当时未做侧方应力试验检查而未被发现。

3. 术中复位不良、未充分植骨　2例患者均存在明显的骨折复位不良，在病例1，髁间棘骨折的复位即使切开行手术复位也很困难。近年来文献报道了许多好的经验，比较一致的办法是关节镜下用钢丝或可吸收线拉紧固定，效果可取得良好。病例2骨折块应自体髂骨整体垫起，原则上要求术前关节面塌陷>5mm者，术中一律植骨，且最上面的两枚拉力螺钉至少应有一枚通过骨折块。

4. 切口和内固定选择不当　在病例2中，患者为内侧平台骨折并塌陷，应尽量从内侧做切口，将骨折块撬起、植骨，并将钢板固定于内侧。如此以来，有钢板支撑则内侧骨折处骨松质压缩减少，减少内翻畸形的发生。另外钢板的选择也存在问题，从X线片可以看出最上面的骨栓与钢板未相连，钢板对内侧骨质根本没有支撑作用。

5. 合并有韧带损伤未修复　本组2例骨折均伴有韧带的问题而未重视。胫骨平台和髁间棘骨折由于膝关节损伤较重，术前行前后抽屉试验或侧方应力试验检查时，因疼痛患者常拒绝检查而易漏诊，应引起重视。

【防治措施】

1. 严格掌握手术适应证　胫骨平台骨折的手术适应证，目前无完全统一的标准，比较公认的意见是胫骨平台塌陷在0.5cm以上或有韧带损伤者应实施手术治疗。为了获取满意的治疗结果，应根据患者的年龄、职业及对膝关节的要求、骨折类型、软组织损伤情况、有无合并伤等多种因素全面考虑，然后做出正确的选择。

2. 正确、周密的术前计划　术前阅片要准确，胫骨平台骨折主要由正位X线片来反映关节面的情况，侧位X线片因有重叠等原因不能确切地判断出胫骨平台复位的情况。术前如只行膝关节X线片检查，未做膝关节CT检查，对损伤的总体估计不够充分，加之术中暴露不充分复位欠佳，容易导致术后创伤性关节炎。故对所有胫骨平台骨折的患者均应常规做膝关节CT检查，有条件医院应行螺旋CT三维重建。笔者认为螺旋CT三维重建能从前、后、内、外等任何角度观察平台骨折块部位、大小、骨折线走行方向及关节面塌陷程度，为制订手术方案提供了有力的帮助。

3. 手术时机的选择 根据Schatzker分类标准，Ⅳ、Ⅴ、Ⅵ型胫骨平台骨折胫骨髁移位明显，关节面损伤严重，且常合并有不同程度的软组织损伤，为复杂胫骨平台骨折。对于复杂胫骨平台骨折，手术时机的选择十分重要。应有分期治疗的观念，即在急诊时多用牵引临时稳定骨折，恢复膝关节力线，促进软组织修复，使受伤肢体无水疱、肿胀消退、皮肤挫伤好转、软组织恢复到能耐受手术后再行手术治疗。但等待时间超过3周则疗效不佳。开放性骨折及发生骨筋膜室综合征的患者，仍须紧急手术。

广泛的软组织剥离、内固定材料植入对软组织空间的占据无疑增加了原来脆弱受损组织坏死、感染可能性。而一旦皮肤坏死、感染，势必将造成钉板外露，伤口长期不愈，骨关节感染、关节僵直、严重影响治疗效果。因此必须认真评估软组织情况，选择最佳手术时机。

因而除非软组织损伤小，肿胀轻，骨折只需简单内固定或需用外侧支持钢板固定可考虑早期手术，否则最好先做骨牵引1周左右再采取手术治疗。对于软组织损伤明显的病例延期手术更有优点。因为软组织损伤的程度在伤后往往一时难以立即准确判断，1周左右明朗后则比较容易把握。通过对软组织损伤程度的重新评估，结合牵引后的骨折位置情况综合分析，最终选择最佳治疗方案。

4. 正确的切口选择 切口选择不当，术野暴露不良，因此手术切口的选择尤为重要，不应单纯沿伤口延长，而应取髌骨正中纵行切口。此入路的优点是可以兼顾双髁骨折，使胫骨髁显露更为清楚，充分暴露关节面骨折线，而且相当于“半关节”手术，不涉及半月板以上关节内滑膜结构，从而减少粘连。正中切口可覆盖内或外侧放置的钢板，减少由于皮缘坏死造成的钢板外露，同时较易处理并存的关节内韧带和半月板损伤。

5. 重视对软组织的修补和防护 依据X线、CT或三维CT重建，精确手术入路，并采用灵活的联合切口，使得在有限的切口内彻底复位成为可能；术中遵循微创复位原则，避免大面积剥离；结束手术时严密缝合膝周组织，并注意保持软组织平衡；术后3周等待软组织肿胀消失、软组织修复基本完成时可加大伸屈膝功能锻炼的力度。对膝周韧带损伤尽量采用非手术治疗。

6. 术中监视 术中采用X线监测。有条件的话，在关节镜直视下进行复位和空心拉力螺钉固定，直接观察，可以明显提高手术的效果。关节镜手术治疗胫骨平台骨折具有以下优点：①视野清晰，诊断全面，便于确立治疗方案；②能够达到近似切开复位的效果，固定简单；③可以直接观察螺钉有无进入关节腔，指导螺钉进针的方向和调节松紧度；④可以清除脱落的碎片，防止关节内游离体产生；⑤便于处理关节内合并伤；⑥创伤小，感染率低，术后恢复快；⑦能早期活动，并发症少，功能恢复良好；⑧住院时间少，费用相应减少。

7. 充分植骨 原则上要求凡是术前关节面塌陷>5mm者，术中一律行自体髂骨或人工骨植骨。植骨要实，且最上面的两枚拉力螺钉至少应有一枚通过植骨块。植骨的优点在于能准确恢复关节面的平整、有效的内固定、允许早期功能锻炼，大块植骨有利于骨折的愈合及防止关节面的塌陷。

8. 术中准确复位 膝关节是全身结构最复杂，受杠杆作用力最强的关节，任何关节面的不平整及偏离力学轴线都可能导致负重活动后膝关节滚动和滑动联合运动失调，中心变位，造成膝内外翻畸形、关节不稳、创伤性关节炎。因此解剖复位，恢复关节面的平整，防止塌陷畸形，重建近端胫骨力线，保持完好的骨形态是治疗复杂胫骨平台骨折的关键。对于胫骨平台和髁间棘骨折，满意的治疗效果是获得一个稳定、活动正常且无痛的膝关节，并最大限度地减少膝关节并发症的发生。解剖复位、牢固的内固定和塌陷骨折复位后的植骨被认为是胫骨平台骨折满意矫正的三要素。髁间棘骨折则力求韧带的稳定性和关节活动度的恢复。

复杂胫骨平台骨折必须恢复关节面，直视下开窗撬拨复位，植骨时先填入少量骨松质颗粒后再用全层自体髂骨块支撑，并使塌陷关节面略高于原平台约3mm，以防止术后填充骨吸收，负重行走致骨折的平台再次塌陷，而且螺丝钉不宜拧得过紧，因螺丝钉加压固定本身可造成关节面移位。重建胫骨折端力线，坚强的内固定仍然是必须的，年轻人更是如此。钢板必须精确塑形，使其与骨干相适应，牢固地固定骨折。有关关节内骨折的动物实验的组织学切片电镜观察证实，解剖复位、坚强内固定后关节面的修复为正常透明软骨的修复。复位不良的标准为：骨折关节面错位 > 0.3cm。对于临床上胫骨平台骨折复位不良的部位主要是胫骨平台外侧关节面，因为胫骨上端的后外侧有腓骨头的阻挡，所以给外侧胫骨平台的复位增加了一定的难度。复位不佳时应考虑以下原因并加以纠正：①关节面出现中心凹陷，应尽量将其撬起；②移位的骨折块本身有压缩，应行植骨，并将植骨块牢固垫在其下方；③胫骨平台骨折间夹有碎骨块，应将其取出，使骨折断端间准确复位；④骨折整体复位垫起应足够，但过多的垫起容易造成骨折端分离移位；⑤注意术中摄 X 线片时的投照角度，如角度不佳容易造成复位良好的假象。

多数胫骨平台骨折既有关节面的塌陷，又有矢状面的劈裂骨折。在进行复位时，首先要求关节面无创性解剖复位，再行植骨支撑。此时骨折塌陷后撬起的骨质不能抵抗拉力螺钉作用在骨折端压力，所以在固定骨折时螺钉不可拧得过紧，以免造成已复位的关节面移位。

9. 选择牢固的内固定　内固定选择不当或固定螺钉过紧是再发移位的潜在因素，选用坚强内固定，如螺栓和钢板螺钉。SchatzkerI 型行骨松质螺钉内固定；Ⅱ、Ⅲ型植骨后钢板螺钉内固定；Ⅳ、Ⅴ、Ⅵ型行支撑钢板加螺栓、螺钉内固定。

10. 康复锻炼　我们在康复锻炼过程中仍遵循早锻炼晚负重的原则。Schatzker 等认为，对胫骨平台骨折制动超过 4 周以上，可导致某种程度的关节僵硬。原则是对 Schettzker Ⅰ ~ Ⅳ型骨折，复位满意、固定可靠者，于术后即可开始股四头肌功能锻炼，术后 3 天开始使用 CPM 锻炼，早期合理使用 CPM 是解除关节肿胀，防止粘连的有效方法。活动范围由小到大可达 90°以上。尽可能避免石膏外固定。3 ~ 4 个月后开始负重行走。对 Schatzker Ⅴ、Ⅵ型骨折、或骨折粉碎性内固定不坚固、年龄大骨质疏松者，术后辅以石膏托固定。在石膏固定期间，只宜行股四头肌收缩锻炼；根据病情，当感染控制，软组织修复基本完成后（时间 3 ~ 4 周），行膝关节屈伸功能锻炼。根据 X 线片复查结果 4 ~ 6 个月后开始考虑负重行走。

胫骨平台骨折的治疗目标是获得平整的关节面、正常的力线、稳定的关节、充分的软组织愈合、功能范围的活动及最少限度的继发退行性关节炎。在胫骨平台骨折手术中应注意以上造成手术效果不佳的情况并加以避免以达到满意的疗效。

【并发症治疗】

1. 创伤性关节炎　大部分关节内的骨折创伤均不同程度的导致创伤性关节炎。常见原因为①胫骨平台骨折造成关节面的严重破坏，术后无法恢复其光滑平整；②骨折复位不良，关节面不平整；③关节不稳；④下肢轴线异常等。一旦发生，对于老年人，人工关节置换可能是合理的选择，而对于年轻人，可考虑通过截骨术改变下肢的轴线改善关节功能。当然，关节融合术对部分患者也是一种选择。

2. 关节僵硬　这是膝关节创伤后又一常见的并发症，常导致功能的丧失，而不得不进行第二次手术，常是人为的因素导致的结果。由于手术内固定的干扰，或外固定时间太久，膝关节在胫骨平台骨折后固定 3 ~ 4 周，一般会发生不同程度的关节僵硬，由于未及时进行功能锻炼，常会引起屈曲挛缩僵硬。早期稳定的内固定，合理的处理软组织问题及早期活动可以减少膝关节僵硬的发生。CPM 是一种值得推广的早期活动装置。处理膝关节僵硬可考虑使用麻醉下手法松解，但是要避免暴力。关节镜下行膝关节僵硬松解术，比传统的开放松解术具有不可比拟的优势。

3. 复位不良　胫骨平台粉碎骨折，难以满意复位，或复位后因固定不稳骨折发生再移位。轻度的复位不良可不予处理，严重的应再次手术，晚期无法复位行关节融合术或膝关节表面置换术。

4. 关节不稳　关节不稳主要是由于术前未充分估计受伤的程度及检查不完善，这类骨折一般都伴有侧副韧带及交叉韧带损伤、半月板的损伤，术中未予修复。故术前仔细的体检，行 CT、MRI 是必要的，当然也有学者认为二期行韧带修复更有利。

5. 感染　开放性骨折清创不彻底，应用止血带清创，对肌肉组织活力辨认不清，致肌肉皮瓣坏死，内固定外露是招致感染的常见原因。

预防感染，彻底的清创引流尤为重要，如果条件允许可进行膝关节灌注引流，一旦感染创面无法关闭，转移皮瓣与游离皮瓣均是补救的有效措施。

6. 术后骨折移位及关节塌陷　术后骨折移位及关节面塌陷常导致关节的不稳、创伤性关节炎、膝关节的内外翻。原因在于术中未充分植骨，内固定不确实有效，术后过早负重。大块植骨有利于骨折的愈合及防止关节面的再塌陷，术后负重时间应在术后3个月以上，但最好由X线片决定。

7. 膝关节内外翻　膝关节内外翻常是由于术中复位不佳，或术后骨折块移位，关节面塌陷等引起。故术中应解剖复位、可靠内固定，术后避免早期负重。对这类并发症，中青年患者采取截骨矫形术，老年患者考虑关节置换术。

（陈安民）

29. 胫骨上端骨折合并血管损伤的诊治失误的防治

胫骨上段骨折可能伤及胫前或胫后动脉，或该两动脉的腘动脉分支处。胫前动脉于胫骨上端从后向前穿过骨间膜，因此胫前动脉更易遭受损伤。动脉损伤可由于骨块直接刺伤、栓塞，或由于骨块压迫及软组织肿胀阻塞血管所致。若血管损伤未做出早期诊断和及时正确处理，轻者可引起供血小腿肌肉神经等组织缺血、挛缩、坏死、感染等，严重者可造成1期截肢的严重后果。由于血管损伤早期症状隐匿等原因，临床有时未能及时做出血管损伤早期诊断和正确处理。

【病例介绍】

病例1 患者，男性，60岁，因车撞伤双小腿疼痛、出血伴活动障碍1小时入院。检查双小腿肿胀、畸形、有异常活动（图1），右小腿上端有6cm×10cm开放创口，骨折端外露、创口出血，右胫前、胫后动脉搏动消失。右小腿及右足皮色苍白，皮肤温度低。左小腿中段有6cm创口，创口渗血，骨折端外露，左胫前动脉搏动消失，胫后动脉搏动细速，左足皮色变白，皮温低，末梢血运尚存在。X线片示右胫腓骨上端粉碎性骨折，左胫腓骨中1/3双段骨折（图2）。临床诊断：双侧胫腓骨开放性骨折，血管损伤。急诊清创手术，骨折复位后右胫骨行钢扳内固定、左胫骨行髓内针内固定（图3、4）。术中探查右腘动脉离断，行大隐静脉移植腘动脉重建术，同时发现左胫前动脉嵌顿在骨折端，血管外膜挫伤，无搏动，左胫后动脉外膜完整周围肌组织挫伤严重，胫后动脉有搏动，搏动较正常减弱。术终时右胫前、胫后动脉仍不可触及，右足苍白。左胫前动脉仍不可触及，但胫后动脉搏动微弱可及，足末梢血供存在。术后给血管扩张药、解挛脱水、抗炎治疗。观察8小时，右小腿仍无血运恢复再次探查修复腘动脉，但观察24小时血运仍无

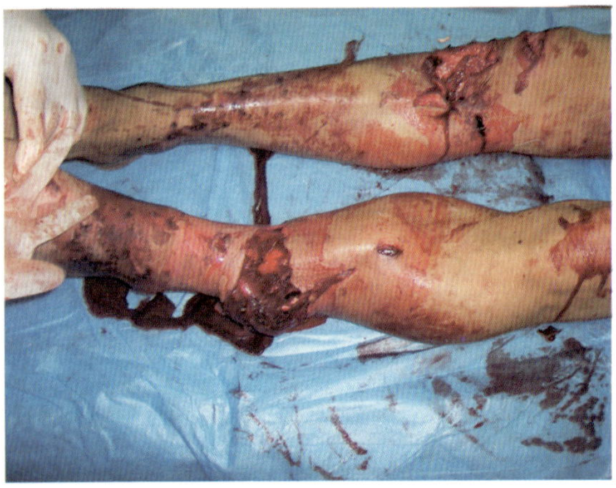

图1 例1双小腿受伤入院时图片

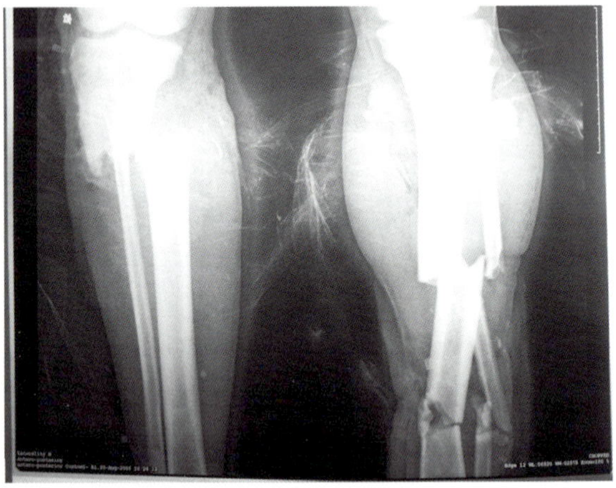

图2 例1入院时双小腿正位X线片

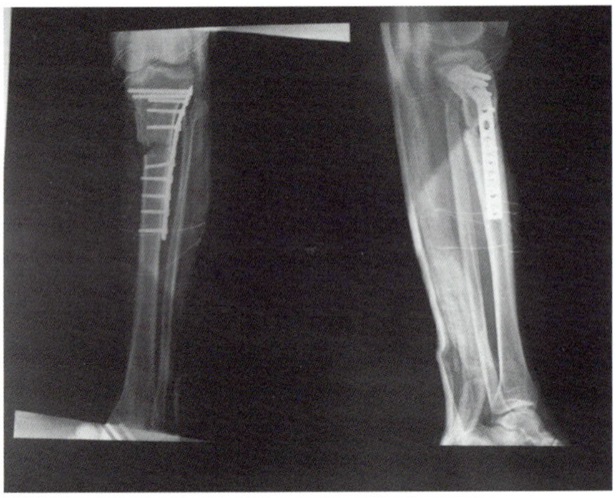

图3 例1右小腿术后X线片

恢复，后经膝上大腿截肢（图5）。左小腿胫前区肌肉皮肤坏死骨外露。后经多次清创切除坏死组织，1月后行逆形腓动脉筋膜皮瓣转移术，皮瓣成活（图6）。胫前动脉搏动恢复较弱，胫后动脉搏动恢复正常。

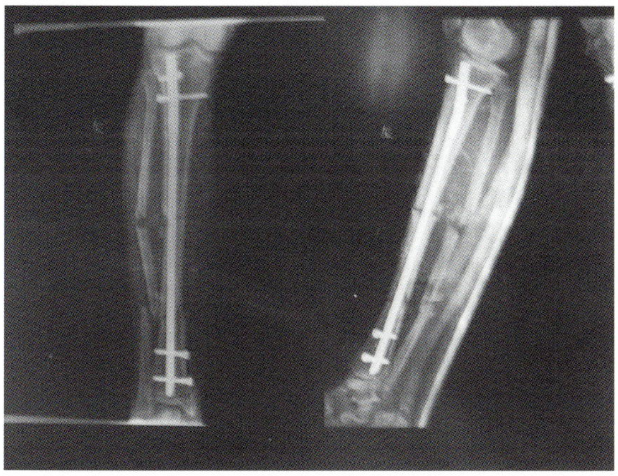

图4　例1左小腿术后X线片

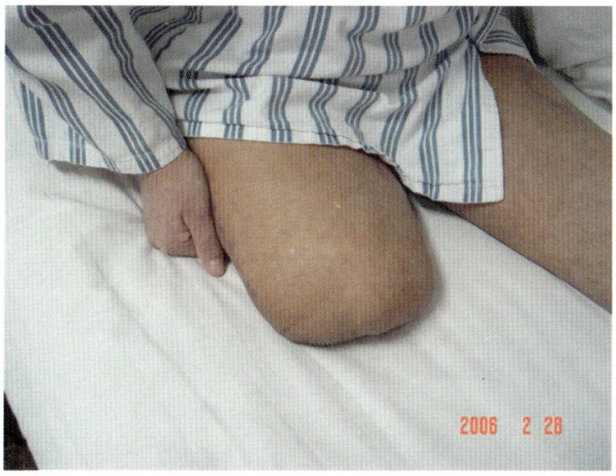

图5　例1经右大腿截肢

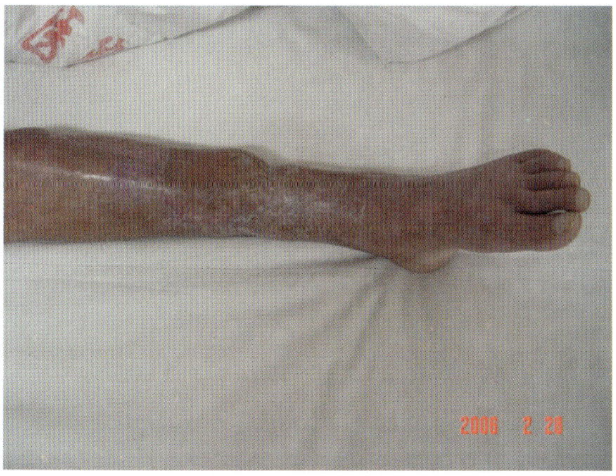

图6　例1左小腿腓动脉逆行皮瓣转移

病例2　患者，男性，43岁，因车撞伤左小腿疼痛、出血伴活动障碍6小时入院。检查左小腿肿胀、畸形、有异常活动，小腿上端内外侧分别有6.0、4.0cm两处开放创口，创口深达骨质，出血，肌肉外露（图7）。左足感觉无障碍，足背动脉未触及，胫后动脉搏动较正常弱，足背皮温凉，末梢血运存在。X线片示右胫腓骨上端粉碎性骨折（图8）。临床诊断：左胫骨开放性骨折 伴有血管损伤，考虑血管挫伤痉挛可能性大。拟行手术清创，若足血运不良再作血管探查术。急诊行开放骨折清创骨折外固定架固定（图9）。术中可触及胫后动脉搏

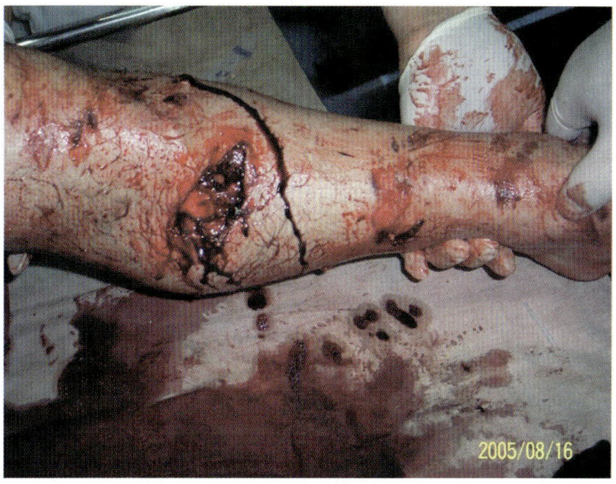

图7　例2入院时受伤肢体图像

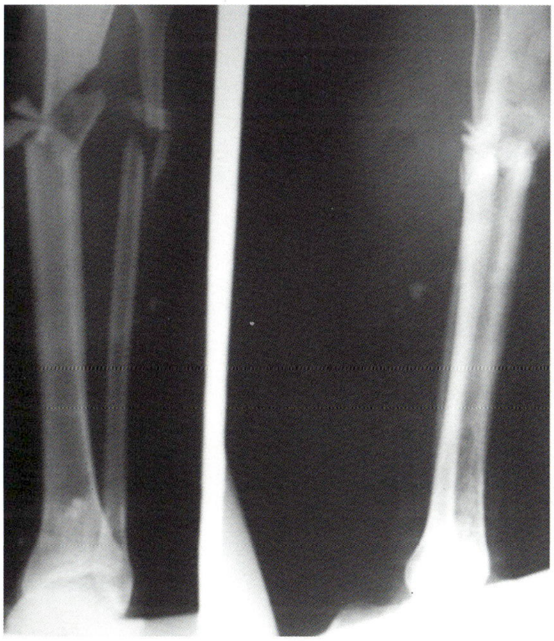

图8　例2正侧位X线片

动，胫前动脉搏动不可触及，但足末稍血运存在，术中未作血管探查。术后16小时无血管危象及肢体坏死，给血管扩张药、解挛脱水治疗。术后36小时足背动脉、胫后动脉仍未触及，多普勒血管彩超检查：胫前、胫后动脉闭塞波形（图10）。术后2天，多普勒检查胫前、胫后动脉血流缓慢，左下肢动脉DSA检查，腘动脉下段，胫前、胫后分叉上方闭塞，可见腓动脉及较丰富膝部侧支循环存在（图11）。临床诊断：左腘动脉闭塞。因肢体远端存在有血运，无坏死情况，继续给扩血管、抗凝、溶栓、抗炎对症保肢治疗，伤后第8天左下肢胫前区肌肉皮肤坏死骨外露（图12），创口内可见闭塞的胫前动脉。多次清创切除坏死组织，1个月后行小腿腓肠肌内侧头肌皮瓣转移术（图13、14）。术后48天断蒂，皮瓣成活，遗留皮肤瘘孔出院。

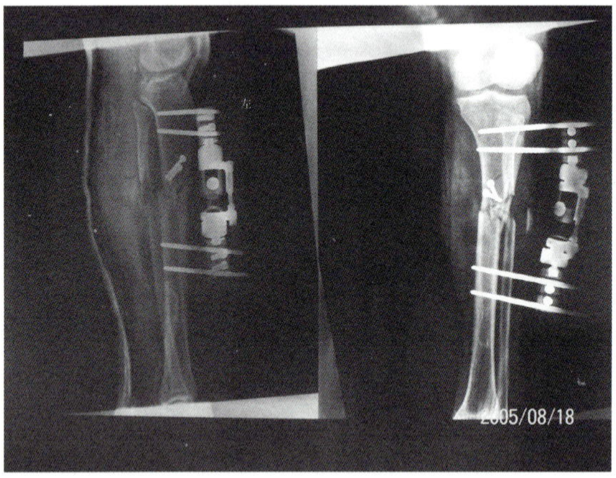

图9　外固定架经胫骨前外侧固定

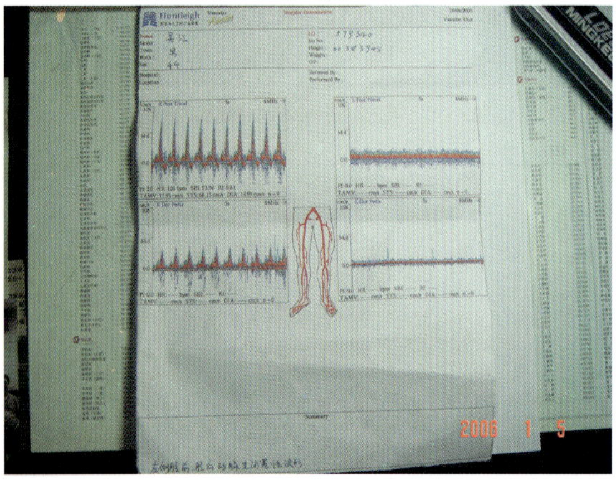

图10　例2彩色多普勒超声左侧胫前胫后动脉血流中断

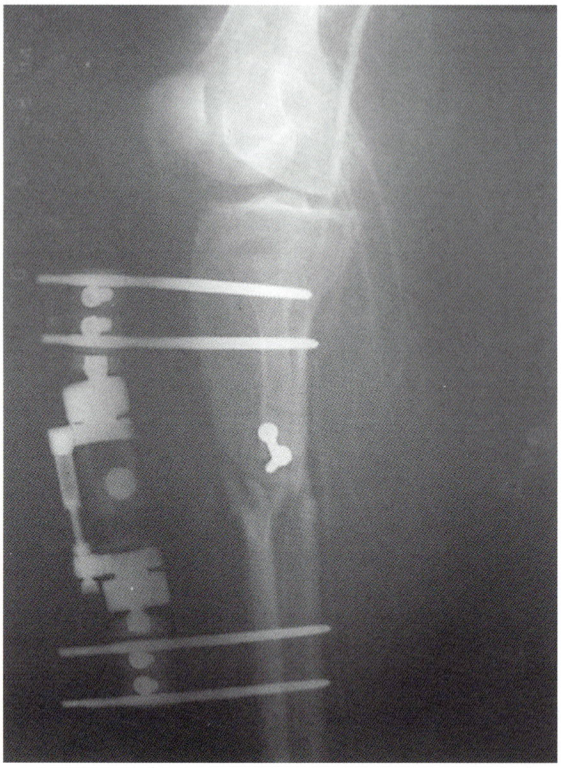

图11　例2动脉造影腘动脉阻塞，小腿丰富侧支循环

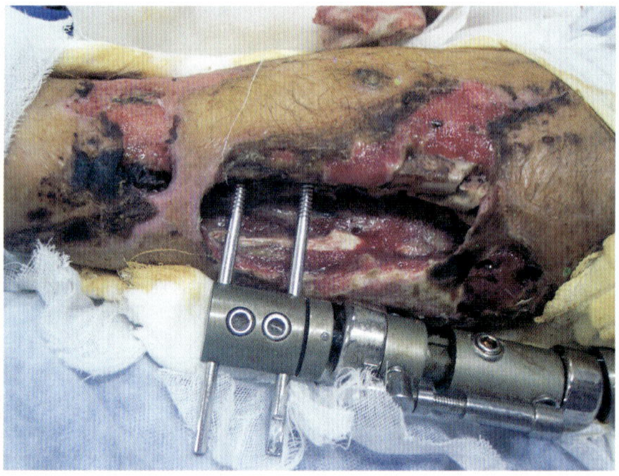

图12　例2小腿胫前部肌坏死骨外露

病例3　患者，男性，62岁，因车撞伤左小腿疼痛伴活动障碍6小时入院。检查左小腿肿胀、畸形、有异常活动，右胫前动脉消失，胫后动脉搏动细速，足末梢血运存在。X线片示左胫腓骨上端粉碎性骨折。临床诊断：左胫骨开放性骨折。急诊行骨折切开复位钢板内固定术。术中发现胫前动脉断裂出血，行大隐静脉移植，重建胫前动脉，血管吻合后远端仍无搏动。经腘窝切口探查腘动脉，发现腘动脉胫后动脉搏动尚好。术终时胫前动脉仍不能

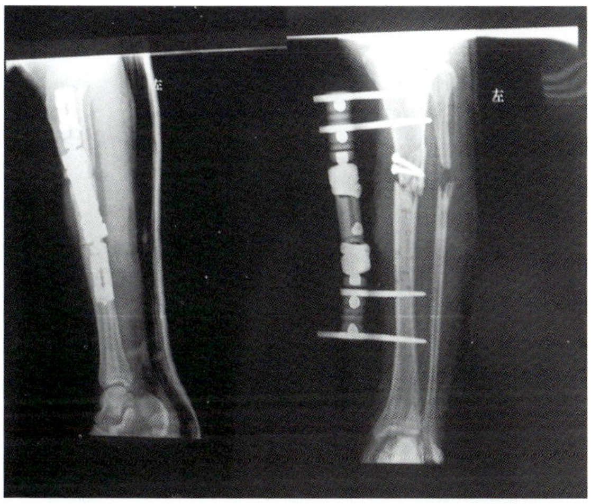

图 13　例 2 二次手术外固定架移至小腿内侧

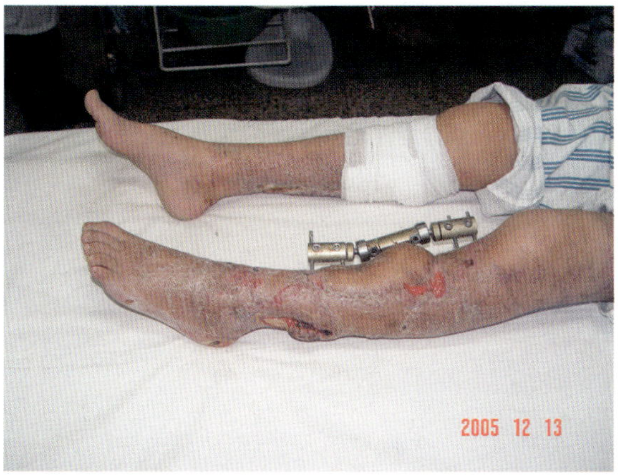

图 14　例 2 小腿皮瓣移植断蒂后创口闭合

触及，胫后动脉搏动微弱可及，足末稍血运存在。术后给血管扩张药、解挛脱水、抗炎治疗。术后 7 天胫前动脉仍不能触及，观察无血管危象，患者开始发热，胫前区肿胀疼痛，切口开始渗出，胫前肌肉坏死。胫前区肌肉皮肤坏死骨外露，术后 3 个月胫前区局部 2cm 骨及钢板外露，胫前动脉无搏动。一年后骨折愈合，遗留皮肤瘘孔，胫前胫后动脉搏动恢复正常。

病例 4　患者，男性，69 岁，车祸外伤后右小腿疼痛伴肿胀 1 小时住院。查右小腿肿胀明显，皮肤张力高，出现多个张力性水疱。小腿上 1/3 压痛、骨擦音，右胫前动脉搏动细速，胫后动脉消失，右足感觉减退。X 线片示右胫腓骨上端粉碎性骨折（图 15）。临床诊断：右胫骨开放性骨折：骨筋膜室综合征（血管痉挛期）。入院 3 小时在硬膜外麻醉下，行骨折切开复位髓内针固定术，同时行筋膜点状切开减压（图 16）。术中检查见足部血运好，术后 3 天小腿及足部肿胀消退、足背动脉可及。3 天后小腿和足部肿胀疼痛加重，以小腿上 1/3 后侧为重，皮肤出现数个张力性水疱，足麻木加重，足背动脉逐渐变弱，而后不可触及。如此反复 2 次，至 14 天时小腿及足部肿胀加重，足麻木加重，足背动脉逐渐变弱，而后不可触及，胫后动脉仍一直不可触及。疑有血管损伤。行小腿动脉彩超检查，发现右胫后动脉假性动脉瘤伴周围组织血肿（图 17）。急诊行胫后动脉假性动脉瘤切除胫后动脉破裂修补术（图 18）。术后小腿肿痛及足部麻木迅速消失，足背动脉和胫后动脉逐渐恢复正常，14 天折线，小腿三头肌轻度萎缩，足蹠屈畸形。

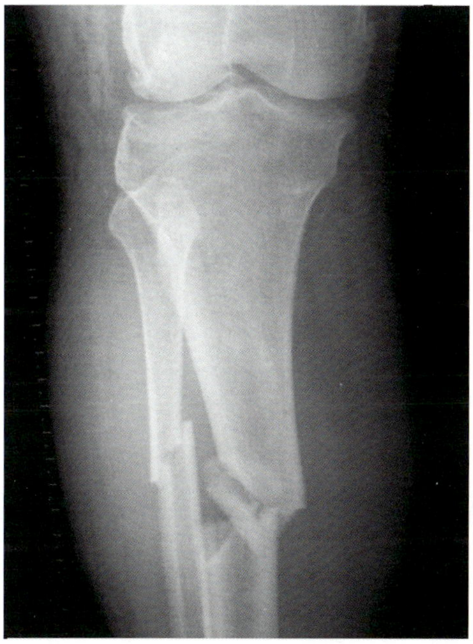

图 15　例 4 入院时 X 线片

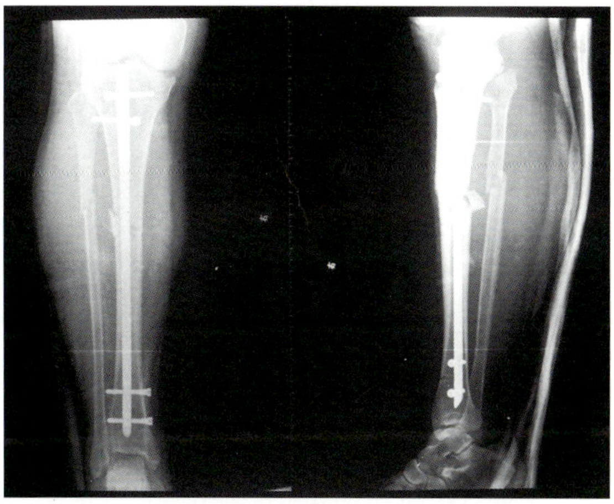

图 16　例 4 第一次术后 X 线片

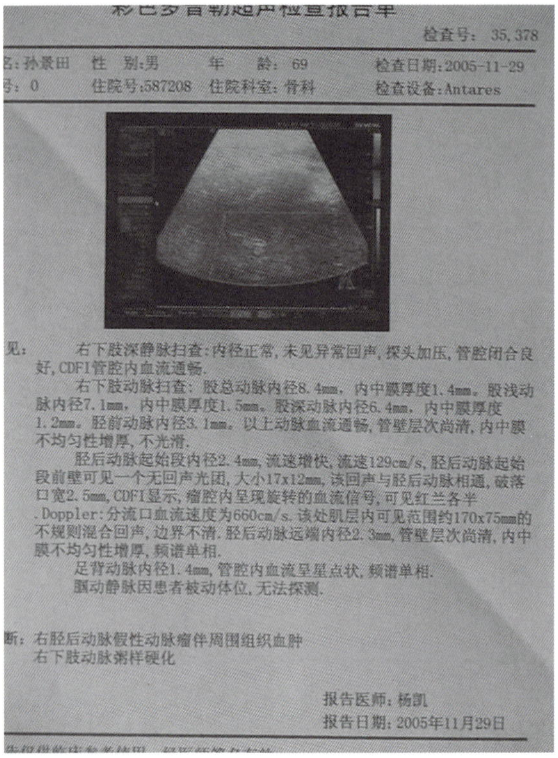
检查号：35,378

名:孙景田　性　别:男　年　龄：69　检查日期:2005-11-29

号：0　住院号:587208　住院科室：骨科　检查设备:Antares

见：　右下肢深静脉扫查:内径正常,未见异常回声,探头加压,管腔闭合良好,CDFI管腔内血流通畅.

右下肢动脉扫查：股总动脉内径8.4mm，内中膜厚度1.4mm。股浅动脉内径7.1mm，内中膜厚度1.5mm。股深动脉内径6.4mm，内中膜厚度1.2mm。胫前动脉内径3.1mm。以上动脉血流通畅,管壁层次尚清,内中膜不均匀性增厚,不光滑.

胫后动脉起始段内径2.4mm,流速增快,流速129cm/s,胫后动脉起始段前壁可见一个无回声光团,大小17x12mm,该回声与胫后动脉相通,破落口宽2.5mm,CDFI显示,瘤腔内呈现旋转的血流信号,可见红兰各半.Doppler:分流口血流速度为660cm/s.该处肌层内可见范围约170x75mm的不规则混合回声,边界不清.胫后动脉远端内径2.3mm,管壁层次尚清,内中膜不均匀性增厚,频谱单相.

足背动脉内径1.4mm,管腔内血流呈星点状,频谱单相.

腘动静脉因患者被动体位,无法探测.

断：右胫后动脉假性动脉瘤伴周围组织血肿

右下肢动脉粥样硬化

报告医师：杨凯

报告日期：2005年11月29日

图 17　例 4 彩超示胫后动脉假性动脉瘤

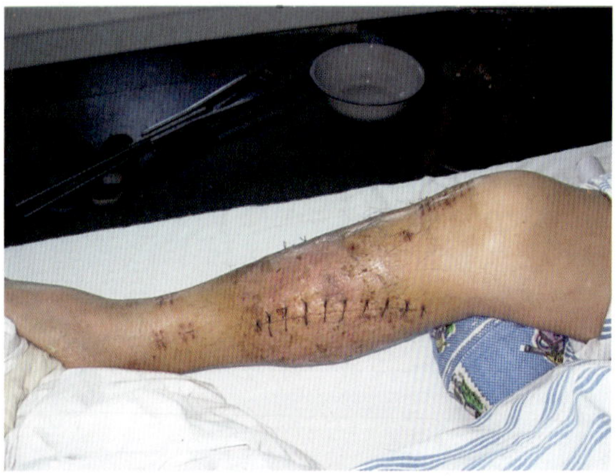

图 18　例 4 假性动脉瘤切除术后

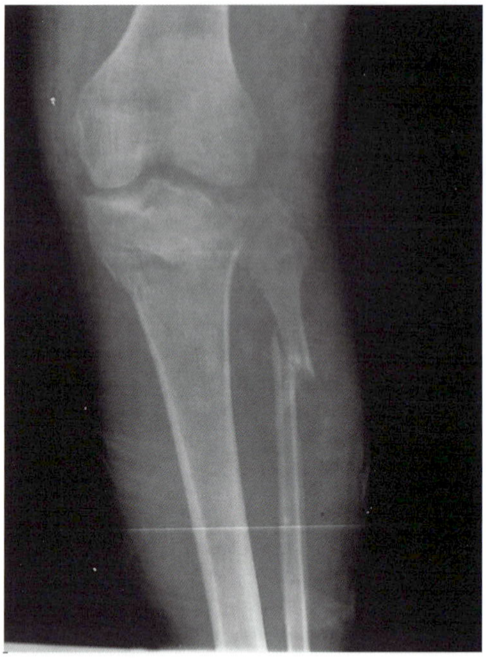

图 19　例 5 入院时 X 线片

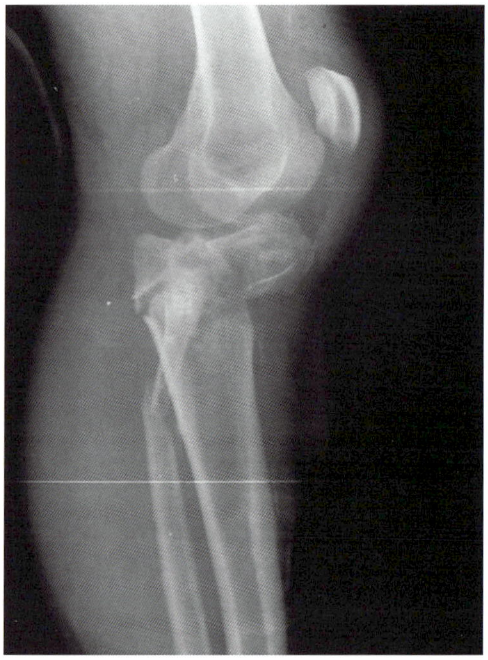

图 20　例 5 入院时 X 线片

病例 5　患者，男性，32 岁，交通伤后左小腿疼痛、异常活动、肿胀、青紫、皮温凉 36 小时入院。伤时小腿上端出血于当地医院缝合，当地诊断胫骨上端骨折（图 19、20）合并血管损伤，因治疗困难等原因，第二天才转入我院。入院后即伤后 40 小时行小腿彩超检查，左侧腘动脉及左腘静脉血流充盈正常，胫前胫后动脉分支下方，胫前动脉血流消失，胫后动脉血流减少但断续存在，小腿呈缺血状态。48 小时后动脉造影发现腘血管于起始部血流中断，考虑有腘动脉断裂（图 21、22），遂行骨折切开复位内固定（图 23、24）、腘血管探查术。术中发现腘动脉断裂，断端血栓形成。将断裂处切除，摘除血栓，人造血管移植。术毕见腘动脉搏动良好，伤后 54 小时肢体恢复血供，伤肢存活（图

25、26）。术后小腿胫前肌坏死、感染、骨外露，小腿肿胀。腓总神经、胫神经出现缺血变性，小腿以下出现袜套式感觉障碍，足不能屈伸。术后60天因小腿功能完全丧失，被迫行膝上截肢术。

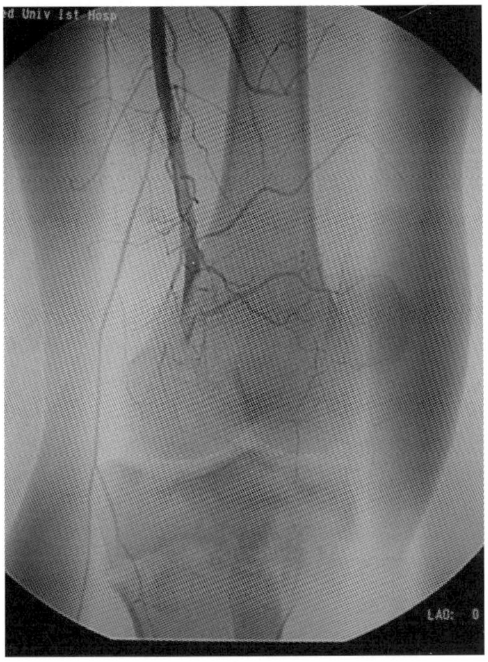

图21 动脉造影腘动脉血流中断

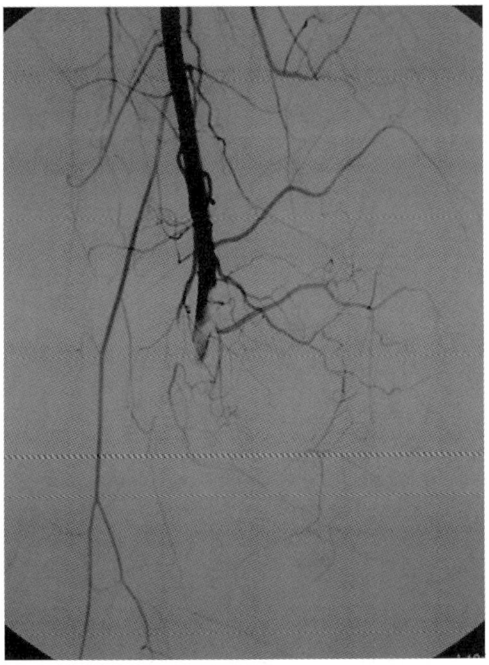

图22 动脉造影剪影后腘动脉血流中断

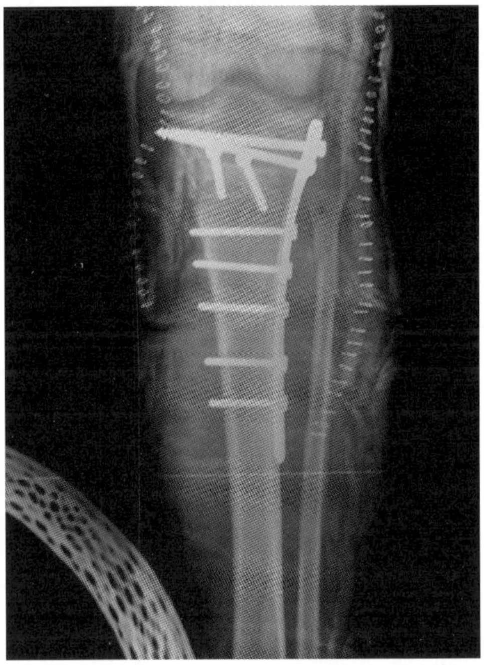

图23 骨折复位钢板固定

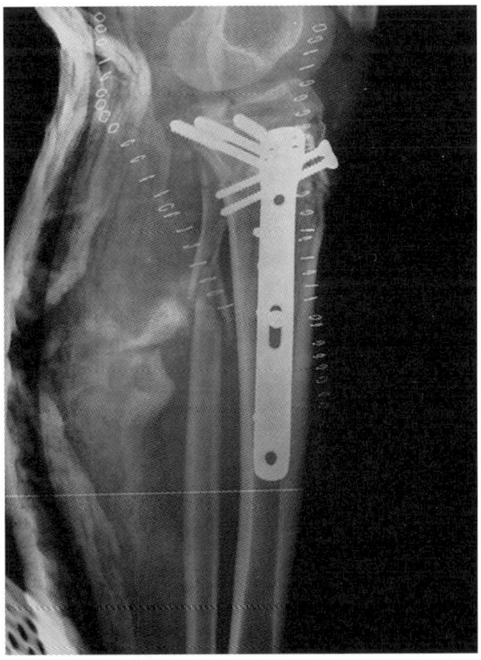

图24 骨折复位钢板固定

【原因分析】

1. 忽视血管损伤 当胫骨上端骨折合并血管损伤时，因骨折和开放创口最引人注意，所以患者首诊往往先到骨科。我们医师在处理过程中只注意

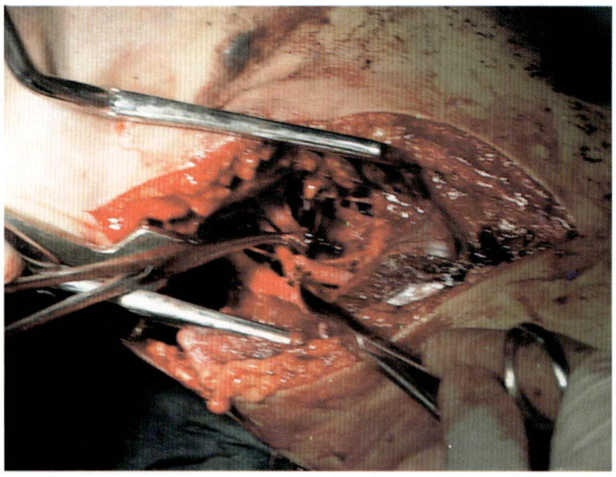

图25　术中见腘动脉断裂血栓形成

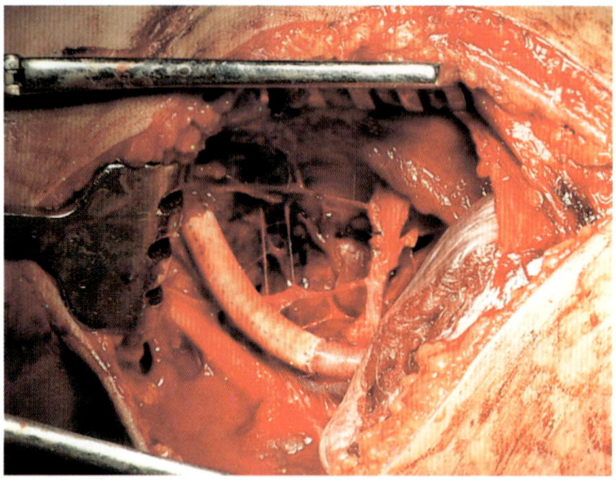

图26　人造血管重建腘动脉

明显的骨折畸形或开放伤口，而忽略了血管损伤的诊断与治疗。

2. 侧支循环　骨折后腘动脉损伤，肢体远端供血完全中断，表现足苍白冰凉，胫后及足背动脉搏动消失，临床上常可获得早期诊断，例如病例1。但有时由于膝关节存在有丰富的侧支循环，或位于腓肠内外动脉分支平面以下部位的损伤，虽然腘动脉损伤了，肢体远端借助膝和腓肠内外动脉的侧支循环可获得部分血液供应。足背动脉胫后动脉搏动不可触及，但由于丰富的侧支循环，足毛细血管血运有时依然存在。这种情况下易造成主要动脉没有损伤假象，加之有些医师缺乏足够警惕性，抱有某种侥幸心理，未能及时做出血管损伤的诊断和及时正确处理，例如例2。本例因腓动脉存有血流侧支循环丰富，幸免于截肢。

3. 单一动脉损伤　特别是当胫前胫后单一动脉损伤时，由于肢体远端尚存部分血液供应，此时胫后、足背动脉往往仅损伤的一支搏动消失，而另一没有损伤的血管搏动依然存在，尽管未伤血管搏动变弱但仍然可以触及。因为胫前胫后动脉存在有交通支，所以损伤一支动脉远端搏动有时也可以微弱触及。肢体虽然缺血但不至于坏死，所以这种情况下单一血管损伤更不容易做出及时正确的诊断，例3例4就是这样的例子。

4. 合并骨筋膜室综合征　高能量损伤致骨折合并血管损伤时，大量出血、组织缺血水肿，骨筋膜室压力骤增，早期就出现骨筋膜综合征。这种情况下，往往会仅单纯做出骨筋膜室综合征的诊断，而未作出血管损伤的诊断，如例4。本例当胫后动脉损伤假性动脉瘤形成后，动脉瘤范围逐渐扩大，假性动脉瘤内压力减低，骨筋膜压力下降，足背动脉搏动可以触及。当血肿范围进一步逐渐缩小，血肿内压力就会降低，低于胫后动脉血压，破裂动脉就会出血。由于出血压迫，加之骨筋膜室压力重又升高，致使足背动脉再度不可触及。本例临床如此反复出现2次，这种情况更加特殊，应引起注意。

5. 条件限制　考虑有血管损伤，但由于条件限制、技术等原因，未能及时做出明确诊断和正确治疗，如例5。因血管损伤严重，接通血管前，肢体缺血时间过长，肢体失去存活机会，即使存活也失去功能。本例由于小腿缺血时间太长，失去功能而最终还是在术后60天做了大腿截肢术。另外例5彩超与造影和手术结果不完全相符，彩超诊断出现了假阴性。有的虽然做出了血管损伤的早期诊断和处理，但由于整个小腿肌肉血管床严重广泛损伤，即使不存在吻合血管的技术问题，也很难重建循环，如例1。

【防治措施】

血管损伤的诊断：存在有下列情况要考虑到存在血管损伤。① 受伤骨折部位有明显出血征象，或伴有失血性休克，或局部有血肿形成；② 受伤肢体胫前、胫后动脉搏动消失，肢体远端出现缺血征象或回流障碍；③ 多普勒检查动脉血流异常者，如声音减弱、消失、收缩期杂音（动脉瘤）或连续性杂音（动静脉瘘）；④ 彩色超声检查：可以探查血流方向、速度、血管口径变化，是否连续，有无破裂、狭窄及血栓形成；⑤ 血管造影：经动脉插管造影，可以显示动脉破裂情况，部分断裂时可见造影剂流向血管腔外，而动脉完全断裂时近心端动脉可能形成血栓显示血流中断，或造影剂流向血管外远端动脉不显影。临床医师要树立胫骨骨折可能合并血管损伤的意识，下肢骨折应时时注意是否有血管损伤。克服麻痹侥幸心理，同时设立急诊行之有效的辅助检查体系。应详细询向病史和周密的体格检查。对下肢骨折要常规检查足背和胫后动脉搏动。怀疑血管损伤时急诊行多普勒超声检查，以了解肢体是否有血流。必要时行动脉造影术，确定诊断和明确损伤类型，为了不搬动患者和延误手术时间，可在手术室进行术前和术中造影。当彩超结果与病例症状不相符，出现假阴性结果时，作造影检查是确定诊断的最好方法。虽然造影是诊断金标准，但也不要因造影而延误手术时间。对根据临床症状已确诊和高度怀疑有血管损伤的患者，即使受条件限制缺少彩超及造影资料也应及早手术探查。

早期诊断，尽早恢复血运是治疗成功的关键。有资料表明结扎腘动脉肢体坏死率76%，而有人认为腘动脉损伤肢体将100%坏死。通常认为腘动脉损伤未修复，小腿将发生缺血坏死，并多需截肢。胫前胫后单一动脉损伤可保存肢体，但有人报告单纯胫后功脉损伤有3.6%也可导致肢体缺血坏死。通常胫后功脉损伤可导致后室缺血，肌肉缺血挛缩造成瓜形趾畸形。胫前动脉阻塞可导致前室肌肉缺血坏死。由于胫前软组织少，皮肤肌肉一旦坏死，坏死组织脱落后常形成骨外露。因此腘动脉损伤血管必须重建，而胫前胫后动脉损伤也需修复，以期保持下肢功能。临床上胫骨上端骨折，常出现胫骨前方软组织坏死和骨外露。究其原因除了因胫骨前方软组织少易损伤坏死外，胫前动脉损伤也是一方面原因。本组例2、3、4就是这样。当疑有血管损伤时，应立即手术探查，尽早恢复血运。伤后6小时内接通血运，截肢率6.7%，而超过8小时截肢率为86%。肢体完全性缺血超过6小时，肌肉已发生坏死。即使血管接通，还会发缺血再灌注损伤。有的肌肉组织因缺血发生挛缩、坏死、感染等，严重者还会发生肾功能衰竭、感染、最终被迫截肢，有的甚至危及生命。超过24时恢复血供，因此肢体存活也有报告，本组一例缺血52小时肢体存活。超时限腘动脉损伤手术时，应先清创切除坏死肌肉再接通血管，术后肌肉坏死还需多次清创。因创伤、缺血、缺氧等因素都会使骨筋膜室内压升高，所以在接通血管手术同时应行筋膜切开减压。因延误诊断不能存活的肢体需及时截肢，以防坏死毒素吸收，发生肾功能衰竭、甚至中毒性休克而危及生命。值得注意的是超时限截肢时要考虑到肢体存活后的功能。早期截肢可在小腿上端，而晚期创口已感染多需在膝上。创面、胫骨外露可行二期肌皮瓣、筋膜皮瓣移植。为防止跟腱挛缩，爪形趾畸形，早期应行关节中立位石膏托固定，晚期还可行肌腱松解延长、关节固定术等。

（李印良　宁漱岩）

参 考 文 献

1. 裘法祖主编. 外科学. 第4版. 北京：人民卫生出版社，1998，711.
2. 冯传汉，张铁良主编. 临床骨科学. 第2版. 北京：人民卫生出版社，2004，1175，1191.
3. 王澍寰主编. 临床骨科学. 上海：上海科学技术出版社，2005年，1113，1171.
4. 王黎明，李嘉荣. 腘动脉损伤显微外科治疗26例报告. 骨与关节损伤杂志，2001，16（3）:200.
5. 翟文亮，丁真奇，练克俭，等. 晚期腘动脉损伤的围手术期治疗. 骨与关节损伤杂志，2004，19（3）:375.
6. 汪忠镐，张福先主编. 血管外科手术并发症. 北京：科学技术文献出版社，2005，73，74，82.
7. 谭鸿雁主编. 现代周围血管外科手术学. 北京：人民军医出版社，2003，110.
8. 李印良. 应用清创肌皮瓣移植外固定架固定治疗小腿骨折骨感染骨外露. 骨与关节损伤杂志，2005，15:228.

30. 胫骨干骨折并发骨筋膜室综合征的治疗失误及处理

胫骨由于部位特殊，容易受到损伤，从而成为最常遭受骨折的长骨，特别是在高能量的交通伤中，常伴有严重的软组织损伤。由于小腿是由胫骨、腓骨组成，中间有坚强的骨间膜，由双骨、骨间膜、肌间隔与筋膜形成的间隔区比较坚韧，无扩展余地，软组织损伤肿胀后易于形成骨筋膜室综合征，进而造成神经、肌肉缺血坏死，引起肢体残疾甚至死亡。所以，对于胫骨干的骨折，特别要警惕骨筋膜室综合征的发生。

【病例介绍】

患者，男性，20 岁，因车祸导致左下肢疼痛、活动障碍，在外院就诊，X 线片示胫骨上段粉碎性骨折，立即行急诊手术，植入钢板螺钉内固定（图 1）。术后当晚患肢肿胀严重，小腿疼痛剧烈，并进而出现趾麻木，予以镇痛、抬高患肢、甘露醇静滴处理，第二日小腿远端麻木、苍白加重，并查及被动性牵拉痛，此时考虑到骨筋膜室综合征，予手术切口切开，并在小腿后侧切开筋膜减压，但患者神经症状未有改善，患者小腿前后两处切口处组织逐渐出现坏死、感染，一直予以换药处理。2 个月后至我院时小腿前外侧软组织大面积坏死、感染，胫骨及钢板外露（图 2、3），后侧切口局部坏死，踝关节主动运动功能完全丧失，除腓总神经支配区有部分感觉存在外，其余部位感觉完全丧失，足部可见多处压迫性溃疡（图 4）。考虑已无法保肢，遂行小腿截肢。

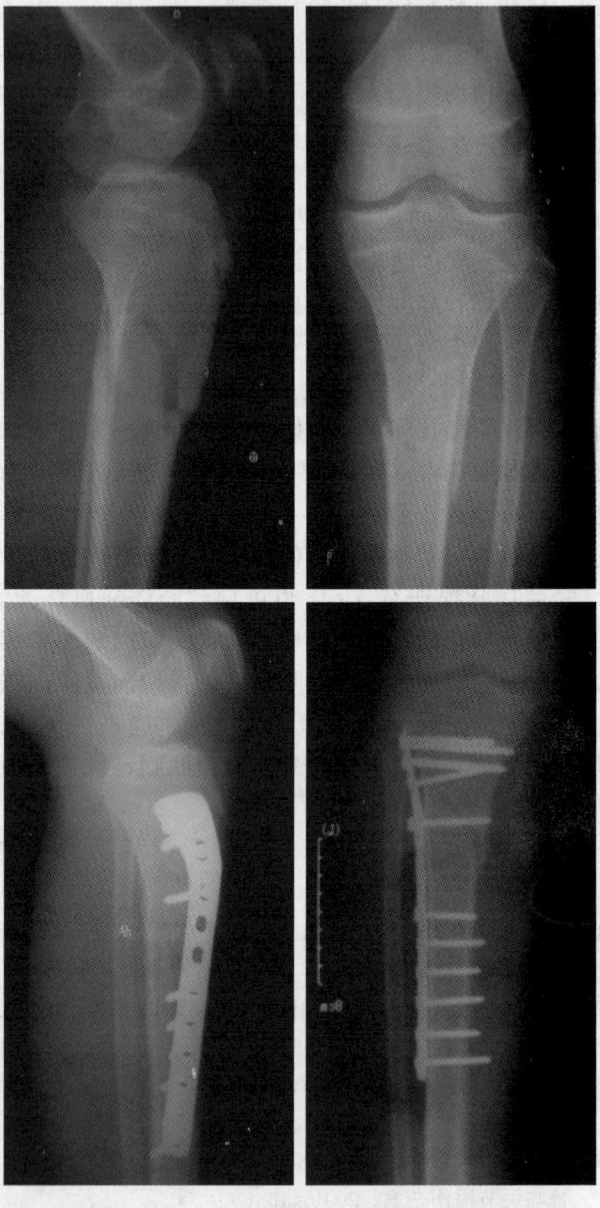

图 1　胫骨上段骨折术前及钢板内固定后 X 线片

【原因分析】

根据患者的病史、X 线片及体检情况，可以发现，之所以会产生如此严重的后果，有以下几点原因：

1. 内固定手术时机选择不恰当　对于交通伤，由于损伤的能量高，软组织常有严重的肿胀，此时行内固定手术，会加重软组织的损伤而使肿胀更加明显，而且切口的缝合也必定是在较高的张力下勉强缝合，这一系列因素都会导致术后骨筋膜室内的压力进一步升高，引起神经、肌肉的血循环障碍。

2. 术后处理不当　术后由于骨筋膜室综合征的发生患者逐渐出现一系列症状，如进行性的疼痛加剧、足趾麻木、肢端苍白等，此时医师的处理仅是针对肿胀、疼痛的症状进行对症处理，而未能对

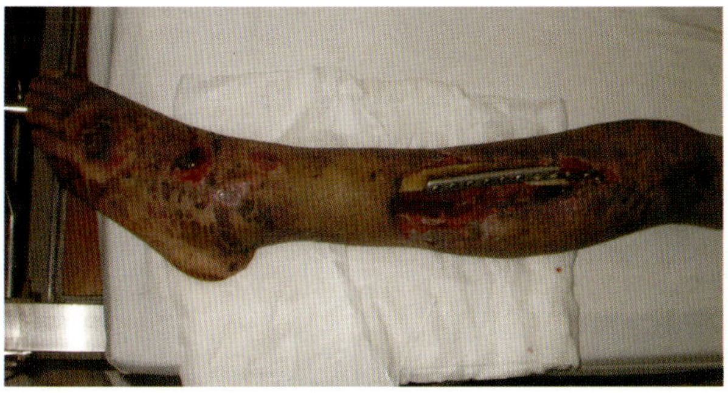

图 2 小腿大体外观

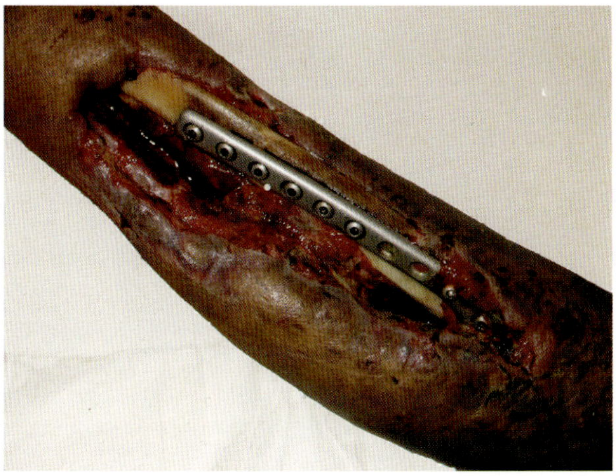

图 3 小腿前外侧骨外露

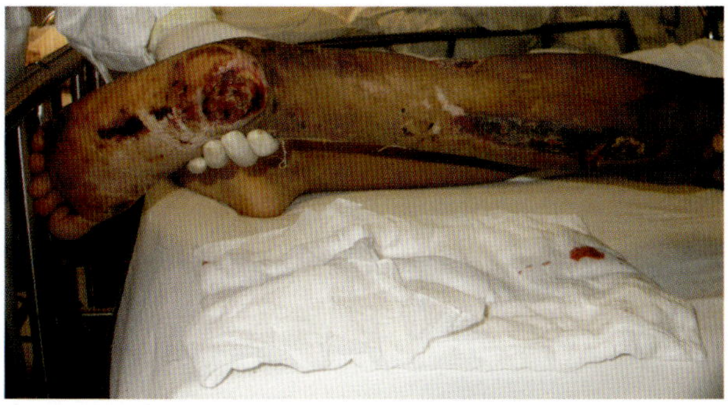

图 4 小腿后外侧减张切口及足跟溃疡

病因及时探究，导致错过治疗的最佳时机，而引起神经、肌肉不可逆性的坏死，此时再进行筋膜间隙的减压已于事无补。

【防治措施】

1. 对软组织的损伤情况要有足够的重视　在高能量的骨折损伤中，能量的释放在瞬间达到最大，软组织承受能量后回缩，当患者到医院时，医师无法看到的损伤的真实程度，只能根据病史和局部体征来推测，因此需要有足够的重视程度，特别是组织可能发生的肿胀、坏死、感染等情况。因为这些情况一旦发生，即便对骨折本身的处理非常好，也会因为软组织的并发症而导致严重的后果。

2. 正确的选择手术时机　对于胫骨干骨折伴有严重肢体肿胀者，决不能在急诊的情况下匆忙进行内固定手术，因为这又是一次对软组织的创伤，会加重肢体的肿胀程度，而增加骨筋膜室综合征的发生几率。通常可以对骨折肢体做有效的骨牵引，或以外固定架临时固定骨折端，待 7 ~ 10 天肿胀消退后再行内固定手术较为安全。即使因伴有神经、血管损伤而不得不手术时，在术后也应该视伤口情况进行足够的减压，而不能勉强缝合伤口。

3. 术后要严密观察　对于小腿高能量骨折，尤其是小腿上段骨折，由于肌肉丰厚，遭受创伤后组织反应大，发生骨筋膜室综合征的可能性相对较大，因此在胫骨上段骨折内固定术后一定要以高度的责任心对患者严密观察，如果出现与受伤程度不相符合的严重疼痛、肢体被动牵拉痛，以及受累神经分布区域内的感觉缺失等常常是提示骨筋膜室综合征重要的征兆，而足背动脉的搏动则不能作为安全底线。

4. 及时有效的处理　由于肌肉在缺血后 2 ~ 4 小时出现功能损害，4 ~ 12 小时则为不可逆损害；神经组织在缺血后 30 分钟表现功能异常，12 ~ 24 小时则完全丧失功能，而据国外报道，在骨筋膜室综合征发生后 12 小时内行筋膜切开减压术，68% 患者的肢体功能可恢复正常，如果把手术推迟到 12 小时以后，则只有 8% 的患者可恢复正常。因此有关症状一旦发生，均应及时有效的处理，特别是对于昏迷的患者，由于很难有明显的体征，更应该降低减压手术的安全线，不及时的手术不仅失去了手术本身的意义，而且还会增加慢性静脉功能不全等并发症的可能性。

5. 减压手术的方法　一旦发现骨筋膜室综合征，最合适的治疗方法是早期进行骨筋膜室切开减压，可以使血循环得到改善，有效地防止肌肉和神经发生缺血坏死，避免发生肌挛缩甚至截肢。手术时忌用止血带，一般选用硬膜外麻醉。小腿骨筋膜室综合征如累及 4 个间隙或不能确定，则 4 个间隙均应减压，若可明确并非累及4个间隙，则仅切开受累间隙筋膜减压。在胫后浅深两个筋膜间隙中，深间隙受累较浅间隙为多，单独浅间隙受累者极少，故深浅间隙应同时切开减压。减压时切口要足够长，让整个筋膜室充分减压。对于肌肉可视其外膜紧张情况决定是否切开，而对于受累神经则应视情况做充分探查以确定是否有受压或损伤。

6. 减压术后处理　正确处理和切开时间的早晚，即肌肉是否已经坏死是手术成败的决定因素，但术后处理也很重要，筋膜间隙内肌肉等组织减压后，由于淋巴与静脉回流，渗出物很多，需用大量无菌敷料轻松包扎。为避免继发感染，更换敷料时要严格无菌操作。术后应抬高患肢以加快消肿，待肿胀逐渐消退后可应用管环鞋带编织技术，在更换敷料时渐进性加压，逐渐完成伤口的闭合，如伤口无法闭合，可利用中厚皮片移植覆盖伤口。

（徐　镇　侯春林）

31. 跖跗关节骨折脱位治疗的失误

与以往相比，近年来 Lisfranc 骨折脱位的发病率呈逐年上升的趋势，这可能与高能量损伤的逐渐增多有关。从文献报道上看，国外对 Lisfranc 骨折脱位的诊断和治疗均有较大的改变，而国内对此问题的认识相对滞后，由早期急诊处理的失误或不充分所导致的后期遗留问题增多。本文结合临床上几个典型的病例，讨论在这一常见损伤的临床治疗中容易发生的失误。

【病例介绍】

病例 1 患者，男性，28 岁，戏剧演员。在一次练功后，不慎扭伤中足。急诊去医院求医，接诊医师见足部肿胀明显，让其做 X 线片检查。摄 X 线片后未见骨折和其他异常（图 1），便给予消肿药膏帖敷，并让他睡时抬高患肢。伤后 2 周，患者自觉肿胀减轻，开始行走。伤后 2 个月，患者感到伤痛不能完全消除，且中足仍有轻度的肿胀，不能走超过一公里以上的路程。遂来我院就诊。体检：中足轻度的肿胀，站立时患者将重力移向健侧。第一跖跗关节外侧压痛明显。做诱发试验：即抓住第一、二跖骨做跖屈和背伸活动，以及外展同时旋前动作，可诱发疼痛，并有咔塔声。做负重位的 X 线检查，发现内侧跗骨和第二跖骨基底之间的距离增大（图 2）。诊断为 Lisfranc 韧带撕脱，行手术治疗（图 3）。

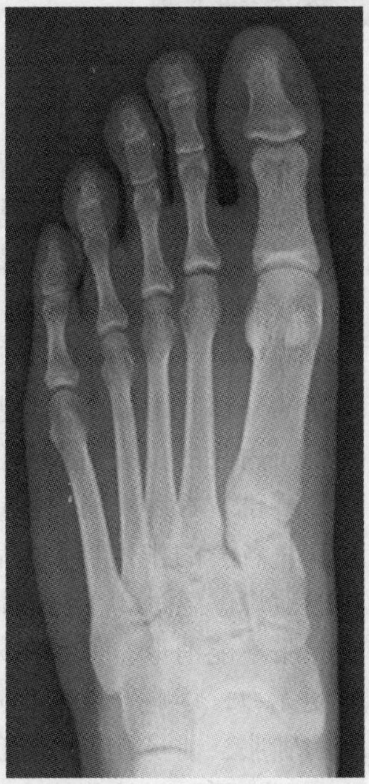

图 1 急诊 X 线片

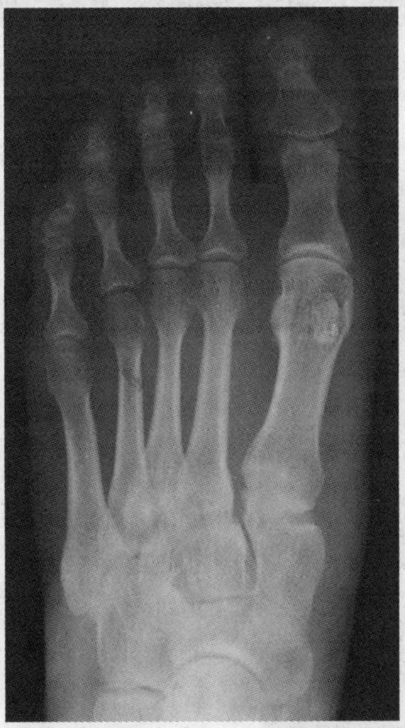

图 2 伤后 2 个月拍的负重位 X 线片

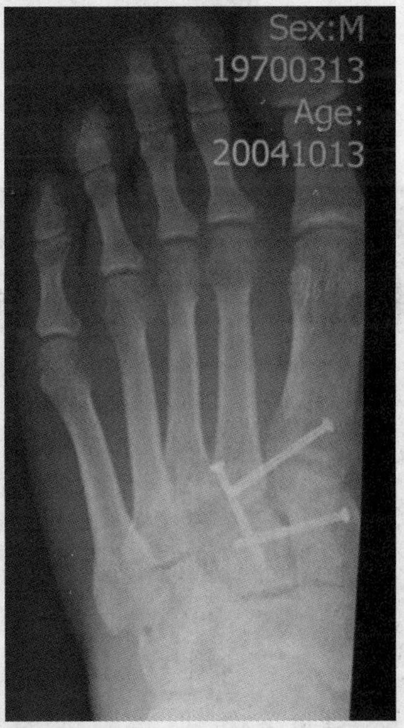

图 3 术后的 X 线片

病例 2 患者，女性，32 岁，骑车时脚踏板卡住左足受伤，急诊来我院就诊。体检：中足肿胀明显，足背部有皮肤轻度的擦伤。不能站立和行走。摄 X 线片检查，首诊医师未能发现有明显异常（图 4）。但鉴于足部明显的肿胀以及 X 线片的可疑表现，给予小腿石膏固定，并要求其一周内复诊。一周后患者复诊，给予 CT 检查，发现第二跖骨基底骨折（图 5）。行手术治疗（图 6）。

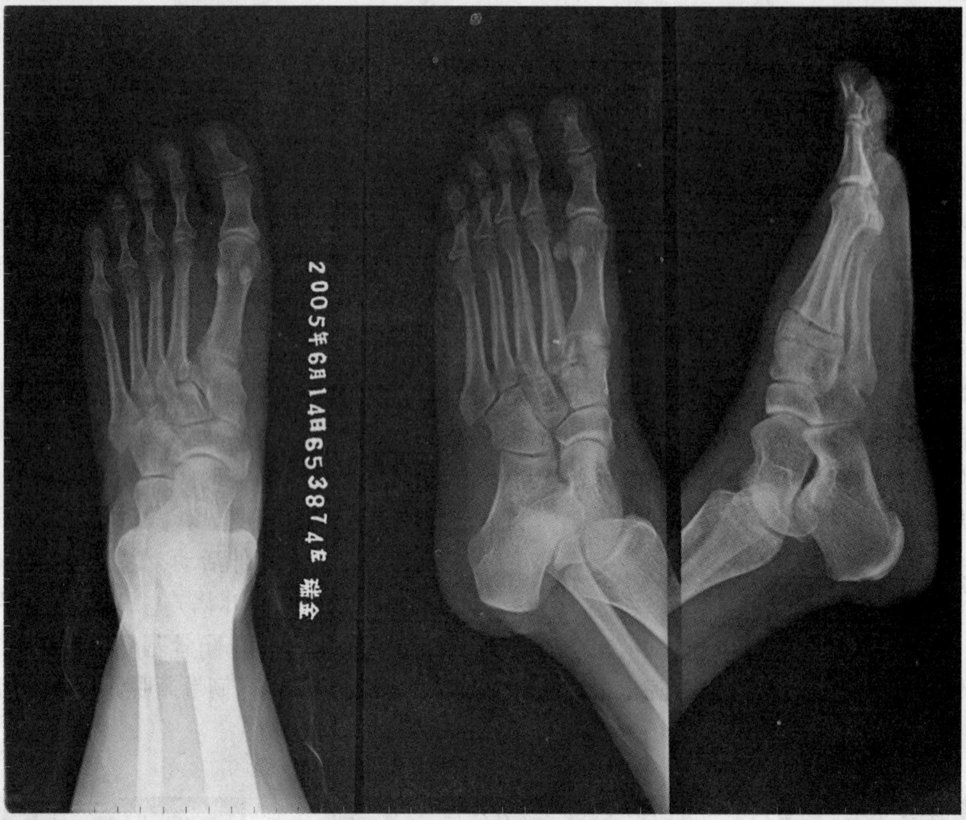

图4　急诊时的X线片

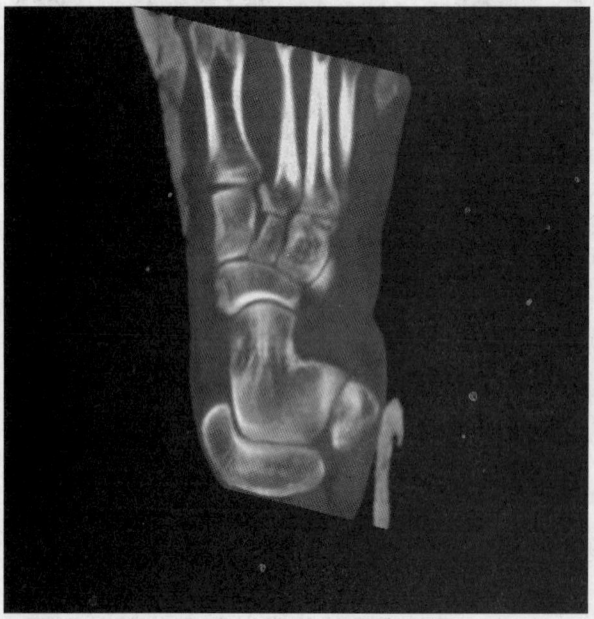

图5　伤后1周的CT

病例3　患者，女性，45岁，车祸致右足外伤。在当地医院就诊，诊断为跖跗关节骨折脱位（图7），为其手法复位，石膏固定（图8），医师看片后告诉患者需手术治疗。在伤后两周，行切开复位K针内固定术。术后摄片见（图9）。从该片看，大体上第一至第五跖骨基底与相应的跗骨基本对应，但如仔细看，可见第一跖跗关节仍有部分脱位，第一至第五跖骨有轻度的外移。距骨跖骨角基本正常。但距舟关节明显处于内收的位置上。侧位片上看，矢状面上的移位已矫正。术后6周内固定的K针拔出后摄片（图10），各骨的排列与手术后相近。然后开始让患者功能锻炼。经过2个月的行走练习，患者发现足部的肿胀不能消退，前足向外侧偏斜，行走超过500米便无力，疼痛。遂来我院就医。体检：中足有轻度的肿胀，前足外展位。负重站立时，内侧纵弓塌陷。所有的跖跗关节均有压痛，活动度受限。患者行走时，步态后期，中足无僵直后的推动动作。X线检查：第一至第五跖骨向外偏移，内侧跗骨和第二跖骨之间的距离增大，距骨跖骨角增大，距舟关节明显处于内收的位置上（图11）。收入院，行第一、二和三骨和相应跗骨融合术（图12）。

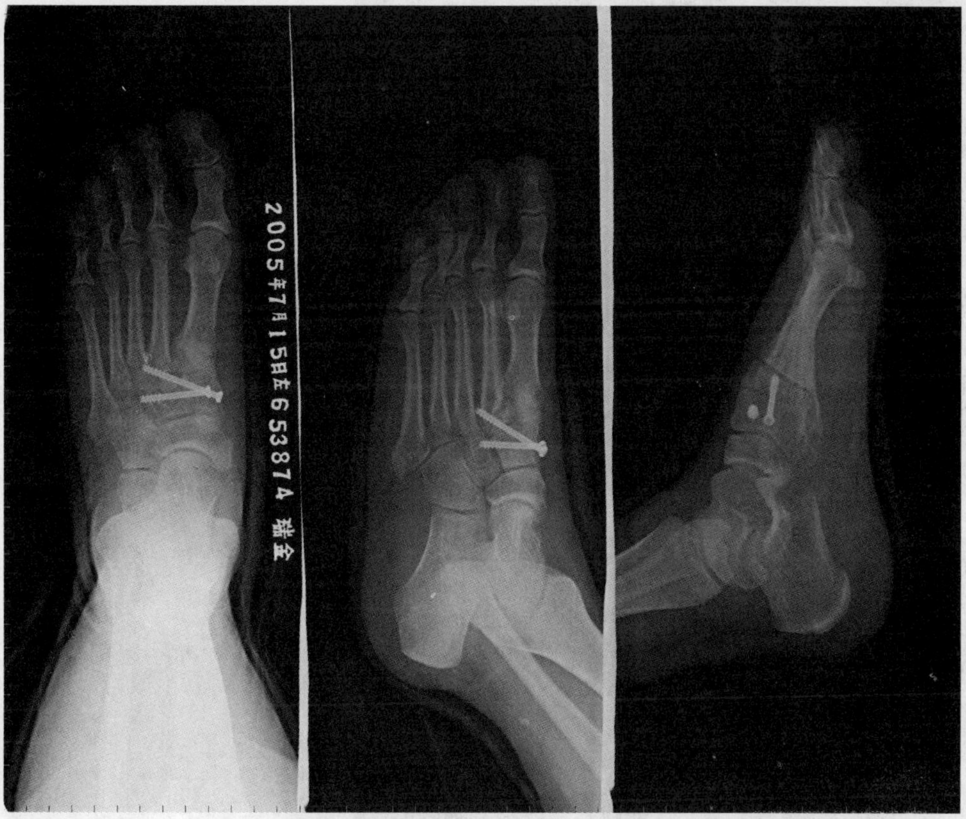

图6 患者手术后的X线片

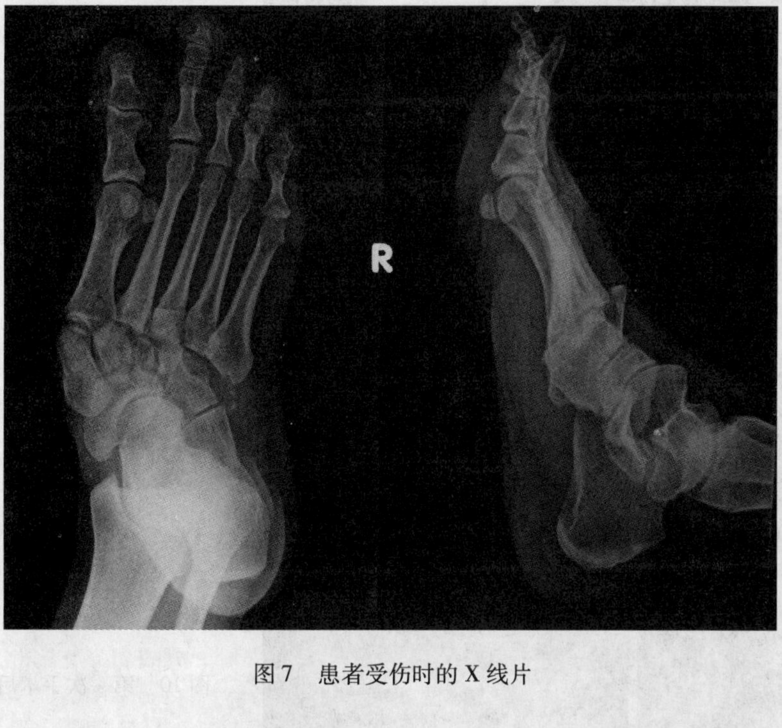

图7 患者受伤时的X线片

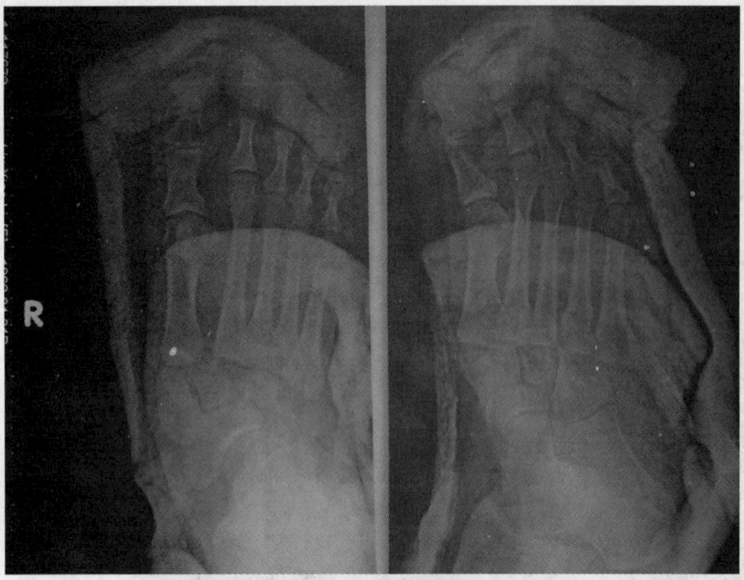

图8　手法复位后的X线片

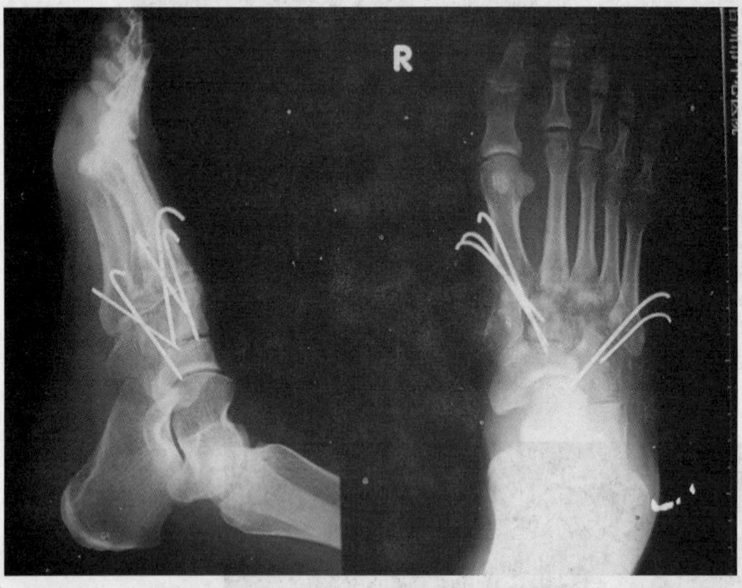

图9　第一次术后的X线片

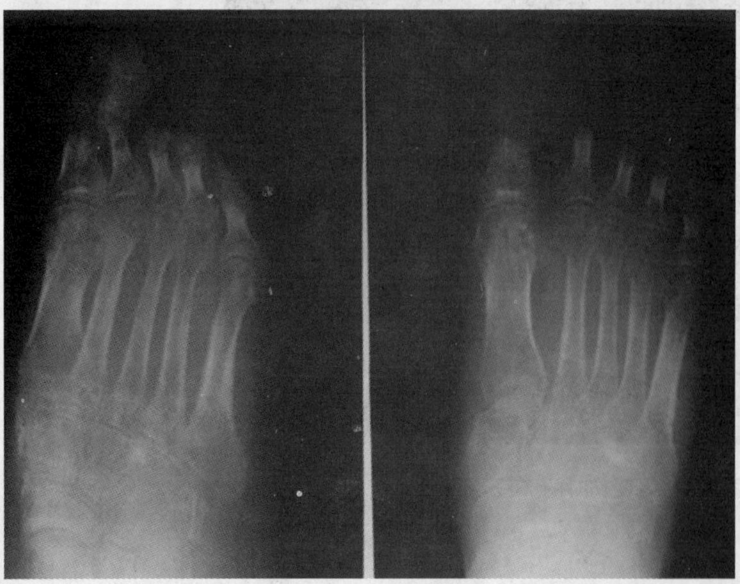

图10　第一次手术后6周去克氏针后

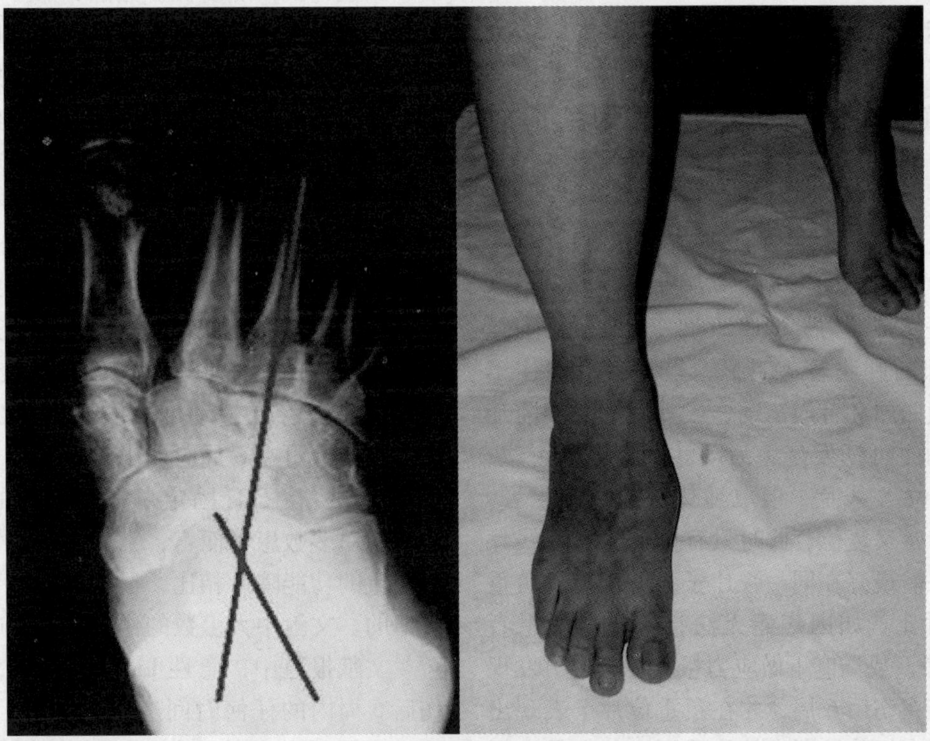

图 11 第二次手术前 X 线片和大体照片

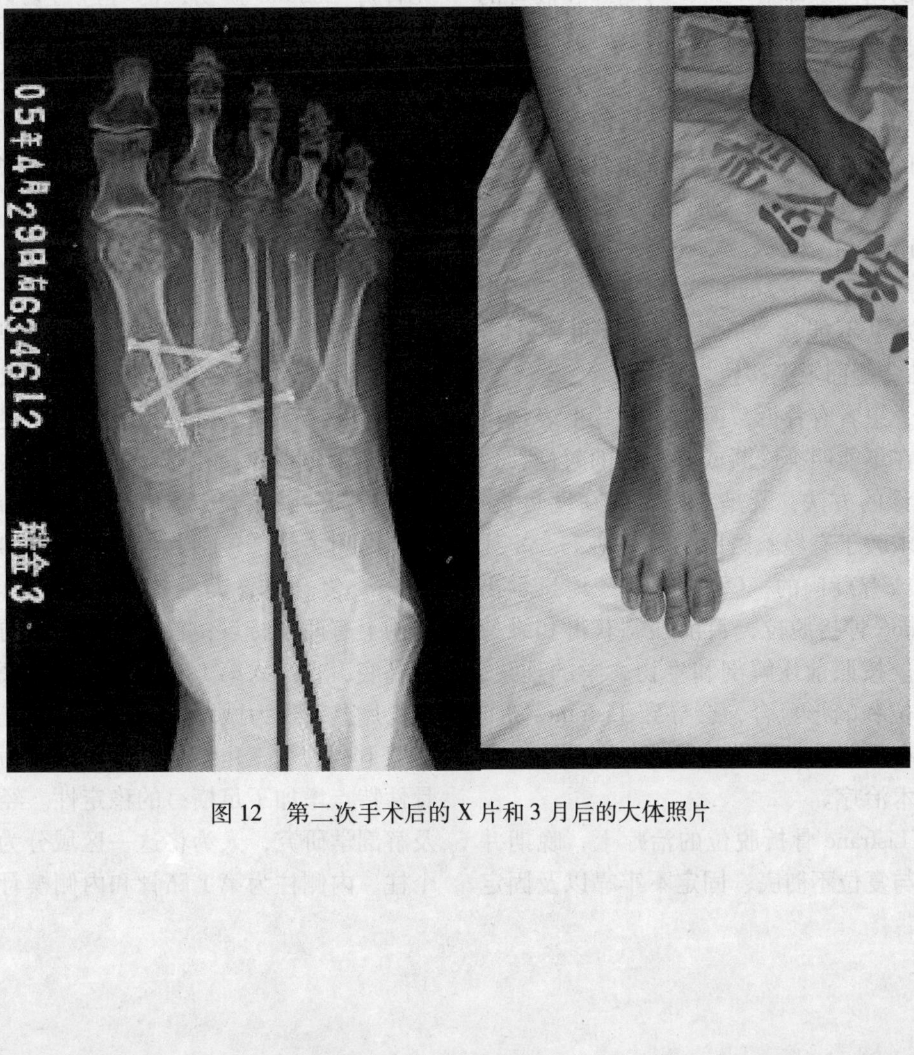

图 12 第二次手术后的 X 片和 3 月后的大体照片

【原因分析】

近年来运动医学的研究发现，无骨折 Lisfranc 复合体损伤，常更加凶险，因为它很容易导致医师漏诊。有报道发现，首次就诊的患者漏诊率高达 20%。漏诊后的患者由于 Lisranc 韧带未能得到修复，中足在步态后期由柔韧变僵直的功能丧失，推动力减弱。长此以往，患者行走功能障碍。因此，首诊医师对中足扭伤的患者，应高度重视。无论是直接暴力还是间接暴力，造成跖跗关节脱位的力量均较强。局部的肿胀较为明显。检查者可握住第一、二跖骨做跖屈和背屈活动，或外展同时旋前动作，轻微活动便可诱发疼痛为阳性。常规摄正位、侧位和 30°斜位 X 线片，但单纯韧带损伤的患者，其骨性分离后常又复位，此时只有负重位的 X 线片才能表现出来。最好在同一张片子上做双足的负重位片，两侧对比。如因疼痛无法摄片，可让患者 1 ~2 周后再来，或局麻下做应力摄片。有报道发现有些迟发分离在伤后 6 周，才在负重位片上表现出来。有两条线在损伤诊断中较为重要，他们是中间柱的内侧缘即第二跖骨内侧缘和中间楔骨内侧缘的连线，外侧柱的内侧缘即第 4 跖骨内侧缘和骰骨的内侧缘连线，此两条连线的中断提示有关节脱位。内侧跗骨和第二跖骨基底之间的距离须小于 2mm。

强调获得和维持解剖性的复位是目前较为一致的看法。复位的标准是内侧楔骨外缘和第二跖骨基底无任何分离，以便 Lisfranc 韧带在无张力状态下愈合。Myerson 建议：第一、二跖骨，内侧和中间楔骨之间的距离小于等于 2mm，对运动员或活跃个体 2mm 的间隙也不能接受。距骨跖骨角要小于 15°，跖骨在跖背侧面上无移位。

病例 2 中，患者有骨折，但未在平片上表现出来。首诊医师在不能明确诊断或有疑惑的时候，选择了让患者复诊的方法，既是对患者的高度负责，又展示了虚心求教于有经验医师的良好心态。X 线平片不能发现或有疑问的，CT 可以清楚地显示出来。对于 Lisfranc 骨折脱位，目前强调获得和维持解剖性的复位。按照前述解剖和生物力学的理论，撕脱骨折的移位和畸形愈合，会导致 Lisfranc 韧带的松弛，从而有可能造成足弓的异常。因此，对此患者选择了手术治疗。

病例 3 在 Lisfranc 骨折脱位的治疗上，晚期并发症的出现常与复位不彻底、固定不牢靠以及固定时间不充分有关。从这个患者初诊治疗的 X 线片看，未能得到彻底复位。当然，第一次手术后，用 K 针固定也未能得到完全的复位。但 6 周以后 K 针拔出行走，移位则更加明显。说明固定的时间以及固定的方法可能存在问题。文献中内侧柱与中间柱内固定取出的最佳时间在术后 3 ~4 个月，这是因为既要维持固定以便让 Lisfranc 韧带有充分的愈合时间，同时又要避免长时间的固定出现内固定折断。内固定的方法，常以空心的拉力螺钉为主。因为，螺钉固定强度较 K 针好，同时又避免了 K 针容易发生针道的感染、断针以及针尾突出的并发症。外侧柱由于存在活动度大的原因，以 K 针固定为主。克氏针可在 6 周时取出。

闭合复位石膏固定对较轻损伤的患者可能有效，但对多数患者而言，常不能维持复位。与其日后严重的功能障碍相比，早期积极的手术治疗是有价值的。文献中大多数的作者也支持这一观点。

文献报道中，急性 Lisfranc 损伤，外科手术在伤后 6 周内的任何时间进行，结果无明显的差别。超过 6 周，由于软组织瘢痕，解剖范围增加，且 Lisfranc 韧带回缩，导致手术效果降低。3 个月内的无骨折 Lisfranc 损伤，仍可进行切开复位内固定，超过 3 个月的损伤，以做融合手术为好。术前检查有外展畸形或足弓塌陷的患者，术中多存在明显的关节软骨退行性变，对这类患者以做关节融合术为好。术中关节软骨退行性变不明显的患者，仍可行复位和内固定。

【防治措施】

如何防止诊断遗漏以及给予患者合适的治疗，临床医师应该对跖跗关节处的解剖及生物力学有充分的了解。跖跗关节联结前足和中足，第一、二和第三跖骨分别和其相对应的楔骨相关节，第四和第五跖骨与骰骨相关节。解剖上将联结前足和中足的所有跖跗关节，包括其骨性和周围的韧带结构称为 Lisfranc 复合体，其维持着足横弓的稳定。在骨性结构上有两个特点：首先，足横弓的顶点为第二跖骨基底，它突入第 1 和第 3 跖骨基底之间，在正位 X 线片上表现为城墙样结构。此外，各跖骨基底呈上宽下窄的倒三角结构，从而形成为拱桥状。这些骨性特点增加了足横弓的稳定性。经过大量的临床及解剖学研究，人为将这一区域分为内、中、外三个柱。内侧柱为第 1 跖骨和内侧楔骨，中间柱为第

2、3跖骨和其对应的中间和外侧楔骨，外侧柱为第4、5跖骨。这样的解剖分区具有重要的临床意义，因为它与创伤后的形态一致，有利于手术方案的制定。

在稳定性的软组织结构上，Lisfranc韧带和跗骨间韧带是主要的韧带稳定结构，其他如副韧带、背侧关节囊和2~5跖骨间韧带也帮助稳定。第1、2跖骨间无跖骨间韧带。Lisfranc韧带位于跖侧，起于内侧楔骨，止于第2跖骨基底，是中足韧带中最为粗大强韧的韧带结构，它斜行如弓弦样横跨于内侧楔骨和第2跖骨基底。因此，Lisfranc韧带是连接内侧柱和中间柱的重要稳定结构。由于Lisfranc韧带的解剖位置深在，不宜做韧带修补，因此复位并固定内侧楔骨和第2跖骨基底，让韧带自行愈合，是目前通用的做法。胫后肌腱和腓骨肌腱的部分纤维止于跖骨的基底部对稳定起动力性加强的作用。

中足在行走周期中的一个重要功能是步态后期由柔韧变得僵直，以便推动人体向前行走。Lisfranc复合体受损，则这一功能丧失。内侧柱和中间柱的内在稳定性是维持这一功能的基础。临床医师应仔细检查X线片上内侧楔骨和第2跖骨基底间隙，内侧柱和中间柱的微小分离就意味着韧带的撕裂，就可导致足弓的塌陷。外侧柱中第4、5跖骨与骰骨的关节在行走过程中具有一定的活动度，与前足在行走时适应地面有关。因此，如需融合跖跗关节，则仅限于内侧柱和中间柱，外侧跖跗关节不做融合。

手术方法如下：腰麻或全麻成功后，常规消毒铺巾。离足背最高点偏内侧做纵向直切口，以避免术后瘢痕与鞋子的摩擦痛。切口的长短一般为舟骨中点开始至第二跖骨的中点止。分离浅筋膜后，将𧿹短伸肌腱拉向外侧，显露足背血管在第一、二跖骨间的穿支。结扎或不结扎穿支，将内侧楔骨和第二跖骨内侧缘之间间隙内的瘢痕组织去除，松解第一、二、三跖跗关节。如第四、五跖跗关节有移位，可在第四、五跖骨间做外侧切口。用克氏针临时固定第一跖跗关节，用复位钳夹住第二跖骨基底的外侧缘和内侧楔骨的内侧，C臂机观察复位情况。复位的标准：正位片，各关节排列整齐，内侧楔骨到第二跖骨内侧缘的间隙宽度<2mm，距骨跖骨角<15°。侧位片，跖骨无跖侧或背测移位，足弓无塌陷。用一枚4.0mm的空心螺钉纵向固定第一跖跗关节，然后用另一枚空心螺丝钉按Lisfranc韧带的方向由内侧楔骨打入第二跖骨基底；再用一枚空心钉固定内侧楔骨和中间搂骨，一枚螺丝钉纵向固定第三跖跗关节。第四、五跖跗关节可用2根克氏针固定。行融合术的患者，在用空心螺钉固定前，将关节软骨去除，局部取小骨片植入。需较多植骨的患者，可从髂脊取骨。

术后对固定牢靠的患者可以早期非负重下关节活动，常在术后2周开始。6周后逐步开始负重训练，可带石膏负重。内固定螺丝在3~4个月后取出。损伤较重，固定不太牢的患者，术后石膏制动8~12周。

综上所述，Lisfranc损伤的发病率在增加，临床医师在遇到中足扭伤的患者时，要提高警惕，以免漏诊。Lisfranc损伤晚期并发症的出现与复位不彻底、固定不牢靠以及固定时间不充分有关。对大多数患者而言，以伤后6周内进行切开复位内固定为好。内侧柱与中间柱的固定以用空心拉力螺钉固定较为稳定而简便，内固定的取出时间为术后3~4个月。

（徐向阳）

参 考 文 献

1. Myerson M. The diagnosis and treatment of injuries to the Lisfranc joint complex. Orthop Clin North Am，1989，20：655-664.
2. Kuo RS，Tejuani NC，Digiovanni CW，et al. Outcome after open reduction and internal fixation of Lisfranc joint injuries. J Bone Joint Surg.，2000，82A：1609-1617.
3. Hardcastle PH，Reschauer R，Kutscha-Lissberg E，et al. Injuries to the tarsometatarsal joint：incidence，classification，and treatment. J Bone Joint Surg Br，1982，64：349-356.
4. Trevino S，Kodros S. Controversies in tarsometatarsal injuries. Orthop Clin North Am.，1995，26（2）：299-338.
5. Rutledge E，Templeman D，de Souza L. Evaluation and treatment of Lisfranc fracture-dislocations. Foot Ankle Clin，1999，4（3）：603-615.
6. Myerson MS，Fisher RT，Burgess AR，et al. Fracture dislocations of the tarsometatarsal joints：end results correlated with pathology and treatment. Foot Ankle，1986，6：

225 – 242.

7. Ross G, Cronin R, Hauzenblas J, et al. Plantar ecchymosis sign: a clinical aid to diagnosis of occult Lisfranc tarsometatarsal injuries. J Ortho Trauma, 1996, 10 (2): 119 – 122.
8. Faciszewski T, Burks RT, Manaster BJ. Subtle injuries of the Lisfranc joint. J Bone Joint Surg Am, 1990, 72: 1519 – 1522.
9. DePalma L, Santucci A, Sabetta SP, et al. Anatomy of the Lisfranc joint complex. Foot Ankle Int, 1997, 18: 356 – 364.
10. Vuori JP, Aro H. Lisfranc joint injuries: trauma mechanisms and associated injuries. J Trauma, 1993, 35: 40 – 45.
11. Brunet JA, Wiley JJ. The late results of tarsometatarsal joint injuries. J Bone Joint Surg Br, 1987, 69: 437 – 440.
12. Sangeorzan BJ, Veith RG, Hansen ST. Salvage of Lisfranc's tarsometatarsal joint by arthrodesis. Foot Ankle, 1990, 4: 193 – 200.
13. Shapiro MS, Wascher DC, Fennerman GA. Rupture of Lisfranc's ligament in athletes. Am J Sports Med, 1994, 22 (5): 687 – 691.
14. Curtis MJ, Myerson M, Szura B. Tarsometatarsal joint injuries in the athlete. Am J Sports Med, 1993, 21: 497 – 502.
15. Konenda GA, Myerson MS, Biddinger KR. Results of arthrodesis of the tarsometatarsal joints after traumatic injury. J Bone Joint Surg., 1996, 78A: 1665 – 1675.

32. 跟骨骨折治疗的失误

跟骨骨折是最常见的跗骨骨折，占跗骨骨折的60%，占全身骨折的2%，约75%为关节内骨折。近20年来，随着抗生素、影像学技术、内固定和微创技术的迅速发展，以及对后足部生物力学及跟骨骨折认识的深入，其临床疗效不断提高。对有移位的跟骨关节内骨折，常需手术治疗，如撬拨复位螺钉内固定或切开复位钢板螺钉内固定等。但跟骨以骨松质为主，骨折多为粉碎性骨折，骨折复位和固定有时存在一定的困难。若手术治疗方法不当或操作技术失当均可造成手术失败，导致骨折畸形愈合，足部行走功能障碍或丧失等并发症。

【病例介绍】

患者，男性，43岁，3米高处坠落伤致足跟部剧烈疼痛、不能行走和站立。当地医院就诊，摄X线片示右跟骨粉碎性骨折。伤后肿胀明显，出现水疱，待消肿后（伤后8天）行闭合撬拨复位钢针固定术，加用石膏外固定，透视显示骨折复位尚满意。2周后复查，患者足跟部仍疼痛，摄X线片显示骨折对位不佳。即对钢针的角度进行调整，但骨折复位困难，复位效果不满意，骨折仍明显移位，关节面塌陷，Böhler角和Gissane角未得到恢复，跟骨高度降低，宽带增加，但有所改善（图1），即继续用石膏外固定。4周后来我院诊治，摄X线

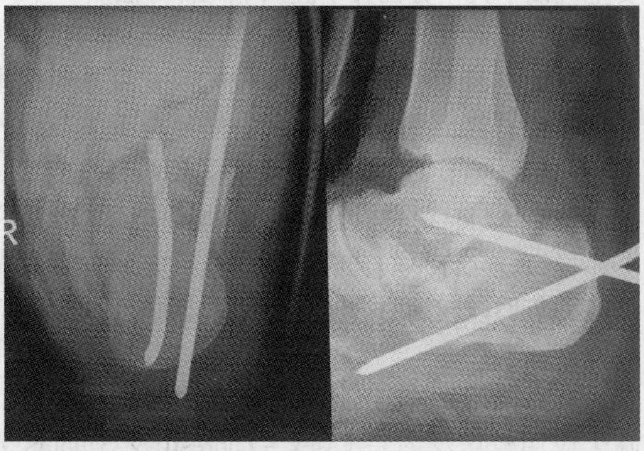

图1 跟骨骨折撬拨并调整后，骨折移位塌陷，撬拨复位固定

片显示骨折畸形愈合（图2）。不予特殊处理，待骨折完全愈合（10周后）行陈旧性跟骨骨折丘部重建距下关节融合术，恢复跟骨的正常高度、宽度和力线（图3）。

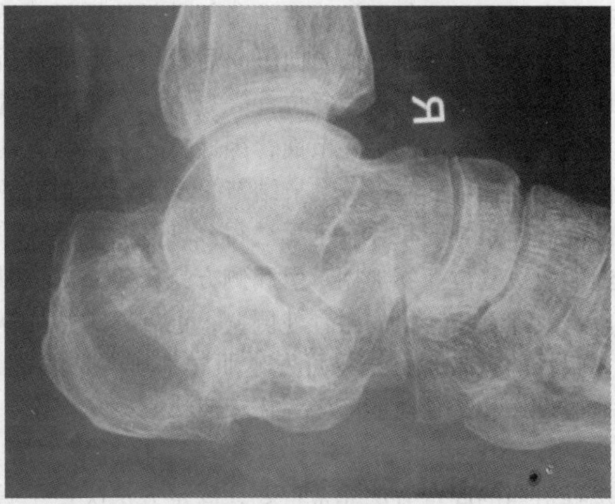

图2 骨折畸形愈合

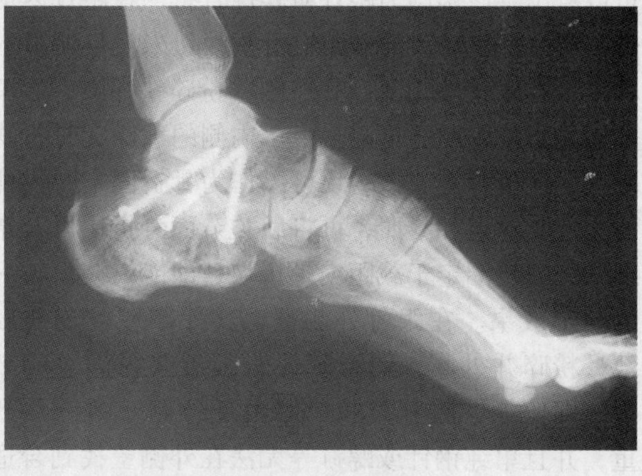

图3 丘部重建距下关节融合术后

【原因分析】

根据患者的诊治经过、查体和X线片结果和手术探察，我们分析，治疗失败的主要原因有以下几点。

1. 撬拨复位钢针固定的适应证选择不当　从

X线片可以看出，该患者为跟骨关节内粉碎性骨折，无明显的舌形骨折块，后关节面塌陷，碎裂。仅用闭合撬拨复位则很难达到满意的复位效果，特别是塌陷的后关节面，很难达到解剖复位或近似解剖复位。即使撬拨的方法可以暂时取得一定的复位效果，但用钢针固定难以长时间维持其复位的稳定性和效果。因此，该患者不是闭合撬拨复位的适应证，而有切开复位内固定的指征。

2. 撬拨复位的操作技术方法失当 撬拨复位治疗跟骨骨折对操作技术的要求比较高，在相对复杂的跟骨骨折其难度更高。该患者为关节塌陷型骨折，在撬拨时，仅用钢针对结节部骨折块撬拨，试图恢复关节结节角，而未向下向后牵拉结节部骨折块，也未采用增加撬拨复位针等方法以纠正跟骨的力线，抬高塌陷的后关节面，因此，它不能满意地恢复跟骨丘部的高度，关节结节角也不能得到有效的恢复，跟骨的整体高度无法得到恢复。另外，单纯的撬拨复位而不加用牵引和侧方挤压等方法，难以有效地复位膨出的跟骨外侧壁，也难以满意地恢复跟骨的宽带，其结果可发生肌腱卡压等并发症，造成疼痛和运动功能障碍等临床症状。

3. 固定骨折的方法选择失当 骨折复位后，选择恰当的固定方法非常重要，固定方法决定了骨折复位的效果能否得到长期有效的维持。从X线片可以看出，该病例为跟骨粉碎性骨折，在跟骨内侧部，有一个比较大的载距突骨折块，未发生明显的移位；在跟骨外侧部，其外侧壁粉碎并外膨，后关节面骨折块则明显塌陷。由于内侧的载距突骨折块较大，比较稳定，该骨块可以作为骨折固定时内侧的固定支撑点和参照，可将后关节面骨折块以及结节部骨折块固定于载距突骨折块，即能够获得较好的固定效果。在跟骨外侧部，其外侧壁骨皮质较薄，粉碎并外膨，闭合复位时很难获得满意的效果，即使能够将其复位，但由于外侧壁常碎裂严重，并且单纯钢针或螺钉等无法在外侧壁找到合适的固定支撑点，因此也很难维持其复位效果。而跟骨钢板可有效地解决这一问题，这可使破损的跟骨外侧壁与钢板成为一整体，为外侧部分骨块提供新的坚强支撑点，达到可靠固定。在该病例中，用钢针固定，其外侧壁无法获得有效的复位和固定效果，而且用于复位和固定后关节面的骨折块的钢针并未向载距突方向打入，而是先打入并穿过了跟骨结节部骨折块，然后再用此钢针对后关节面骨折块进行撬拨复位并进行固定，这样就很难使后关节面骨折块得到满意的复位和固定效果。此外，钢针仅能获得短期的固定效果，随着固定时间的延长，钢针将发生松动，甚至退出，丧失固定的稳定性和有效性。

4. 后期治疗的决策失当 跟骨以骨松质为主，血供也相对丰富，跟骨骨折多为粉碎性，骨折块也以骨松质为主，骨折愈合的速度相对较快，在伤后2周以内进行骨折复位比较容易，2周以后复位则难度明显增加，3周以上手术则效果不佳，因此，手术的时机也在一定程度上影响着手术方法的选择。该患者在初次复位固定后3周（伤后4周）复诊时发现骨折移位，此时，骨痂开始形成，周围软组织紧张，再对骨折进行满意复位的难度极大，欲通过闭合撬拨达到满意复位的可能性不大。因此，此时应放弃撬拨的方法，改为相应的手术治疗如切开复位钢板螺钉内固定等。但该病例仍采用调整钢针等方法予以纠正，效果势必不佳，最终造成骨折畸形愈合。

【防治措施】

跟骨是足内、外侧纵弓的共同后臂，又是外侧柱的重要后部。跟骨骨折将使后足生物力学特点发生改变，造成足踝部疼痛、功能障碍。因此，跟骨骨折的治疗在近些年来得到重视。跟骨骨折有很多种治疗方法，包括撬拨复位石膏外固定、撬拨复位经皮螺钉内固定术、切开复位螺钉或钢板内固定术、距下关节融合术等。每种方法都有适应证和优缺点。临床上应根据患者不同的受伤机制、损伤程度、骨折分类、全身及局部条件、技术条件等，在合适的时间内选择合理有效的治疗方法。因此，需要把握以下几个方面并掌握以下几种方法。

1. 跟骨骨折复位和固定的要求 应准确复位，对涉及关节面的骨折应解剖复位，恢复跟骨的整体外形和长、宽、高等几何参数，恢复距下关节面的平整和三个关节面之间的正常解剖关系，恢复Gissane角、Böhler角和后足的负重轴线。固定方法应可靠稳定，允许早期功能锻炼和负重，减少术后疼痛和关节僵硬，同时应减小软组织损伤，减少切口并发症。

2. 骨折的临床分类与治疗方法的选择 目前临床应用较广泛的是Essex－Lopresti及Sanders分类。Essex－Lopresti分类将跟骨骨折分为两大类，即累及距下关节面的骨折和未累及距下关节面的骨折。前者再分为舌型骨折和关节面塌陷型骨折，对未累及距下关节面的骨折和累及距下关节面的舌型骨折，可采用撬拨复位螺钉固定等方法治疗，而关节面塌陷型骨折绝大多数情况下需要切开复位，以恢复距下关节面的完整，并常采用钢板或螺钉进行固定。Sanders分型方法将跟骨关节内骨折划分为四大类型：Ⅰ型骨折不需要手术，部分Ⅱ型骨折可采用撬拨复位螺钉固定的方法治疗，Ⅲ型、部分Ⅱ型和Ⅳ型骨折常需要切开复位内固定手术治疗，少部分Ⅳ型骨折可行距下关节融合手术。

3．手术时机的选择　一般选择在伤后1周到10天内进行手术。对就诊较早、伴有足部骨筋膜室综合征、有软组织嵌入的闭合性骨折，以及不很严重伤后6小时内的开放性跟骨骨折可急诊手术。伤后14天以上手术会出现较多的软组织问题，且复位和固定效果欠佳。若3周以后手术，复位非常困难，临床效果常常不佳。超过4周者宜按照陈旧性骨折进行治疗，根据情况选择切开复位钢板螺钉内固定术、保留或不保留距下关节的跟骨截骨矫形手术、关节融合手术以及丘部重建等手术。

4．闭合复位石膏外固定　利用韧带向导的作用，通过牵引、锤击松动和挤压牵拉等手法使骨折复位，并用石膏外固定以维持骨折的复位。由于该方法不能准确地复位骨折，不能满意地恢复关节面的正常形态，在部分患者还无法满意地恢复跟骨的外形及后跟轴线，此外，石膏对骨折复位的维持作用欠佳，容易发生骨折再移位，并且固定时间较长，容易造成后足关节僵硬、足跟疼痛等。因此，闭合复位石膏外固定不适用于有移位的跟骨关节内骨折患者，仅适用于部分关节外跟骨骨折、没移位的关节内骨折以及有手术禁忌证的患者。

5．撬拨复位经皮螺钉内固定术　目前常用的撬拨复位固定方法（图4）是将一枚斯氏针穿过跟骨结节后下方，放置牵引弓，向下向后方向牵引，松解骨折块，纠正跟骨的力线。用一枚钢针或螺钉自跟腱止点处或其外侧插入关节面后部主要骨折块的中心，方向与跟骨结节上面平行，将螺钉作为一个杠杆，进行撬拨，松解压缩的骨折块，恢复跟骨的高度和对线。关节面外后侧和中间部位的单独骨折块可用另外一根经皮克氏针进行撬拨复位，纠正骨折塌陷和旋转。骨折复位满意后，在相应部位刺几个小切口，打入3～6枚空心皮质骨螺钉固定。螺钉的数量要依据骨折的类型而决定。由于该方法不能很好纠正跟骨体畸形，所以不适用于多数关节压缩性骨折，只适用于关节外移位的跟骨骨折，如跟骨后结节发生撕脱性骨折、舌形骨折和少部分关节内塌陷骨折如Sanders Ⅱ骨折等。

6．切开复位钢板或螺钉内固定术　该方法得到广泛开展，已经成为治疗有移位跟骨骨折的最常用和有效的方法，可获得显著优良的临床疗效。绝大多数情况下，单纯采用外侧切口即可以获得良好的暴露和固定效果，少数情况下，以内侧骨折为主，可采用内侧入路手术，必要时也可采用内外侧联合入路。采用钢板固定时，应遵循三点固定的原则（图5），即以载距突、跟骨粗隆和跟骨前部或骰骨为三个常规固定点，当伴有跟骨跟骰关节面骨折时，常需要将骰骨作为一个固定点，固定三点以后，跟骨骨折即可达到稳定。螺钉固定时，后关节面的骨

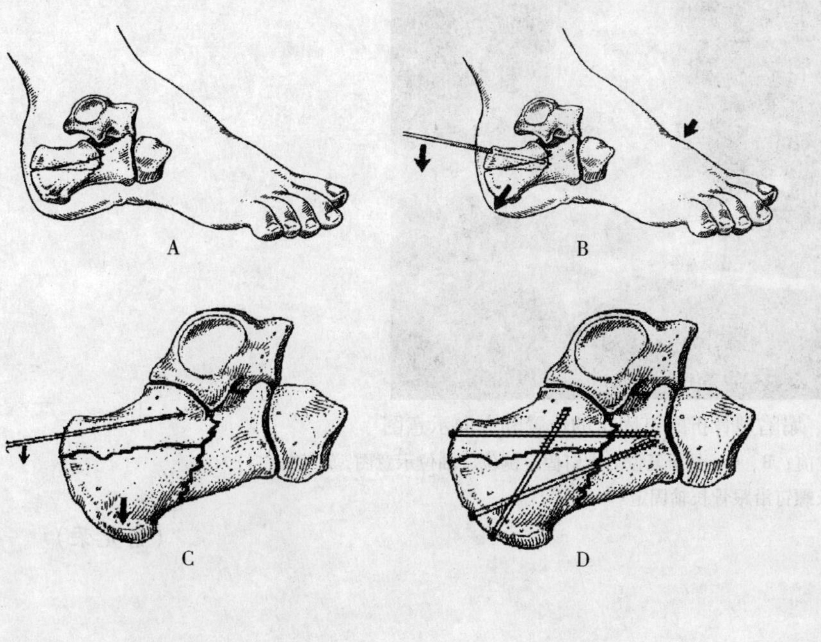

图4　撬拨复位螺钉固定示意图

A：舌型骨折，移位；B：撬拨针插入舌形骨折块，同时向下向后牵拉跟骨结节，下压撬拨钢针的尾端，并下压足前部；C：骨折复位；D：多枚螺钉固定。

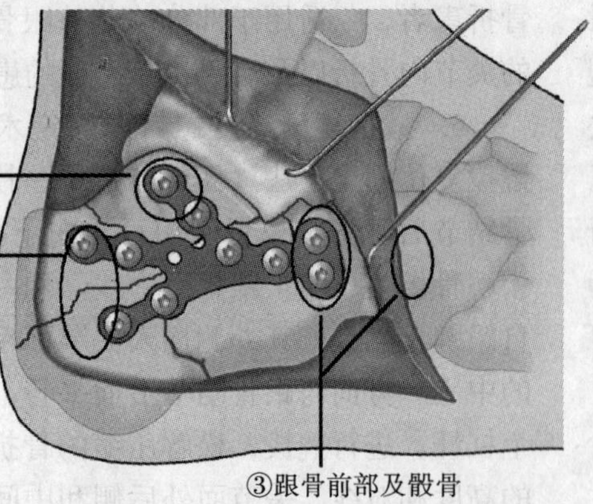

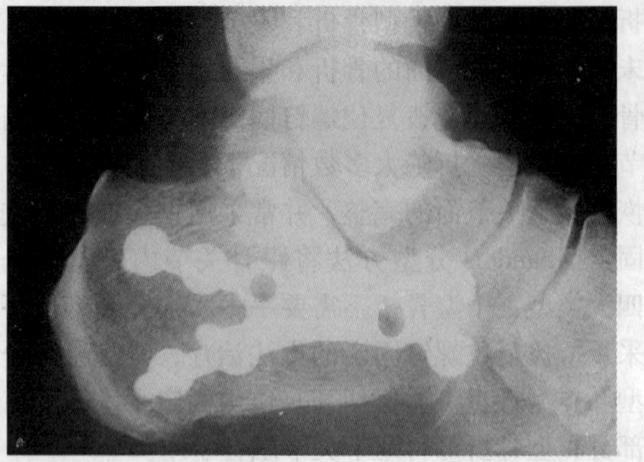

图5 骨折暴露和钢板三点固定方法示意图

3枚克氏针分别打入腓骨远端、骰骨和距骨，钢板三点固定即固定载距突、跟骨结节部和跟骨前部或骰骨。

折块需要用1~2螺钉固定到载距突，1或2枚长螺钉沿跟骨长轴固定（图6）。术后早期功能锻炼。

7．后足关节融合术　对少部分严重粉碎的跟骨骨折，其中最主要是部分Sanders Ⅳ型骨折，要通过切开复位内固定术获得后关节面的满意复位几乎不可能，此时可考虑一期距下关节融合术。应注意，为了最大程度地保存足踝部的功能，获得一个跖行足，在融合时应恢复跟骨的正常形态，恢复其长、高和宽度等指标，恢复正常足弓的正常形态，这对避免日后因后足畸形而造成后足生物力学发生显著改变有重要作用。对这些病例，也可以在初期先进行标准的骨折复位内固定术，为日后距下关节原位融合术创造条件，待疼痛性距下关节炎出现时再进行二期融合。因三关节融合术的后遗症较多，如后足运动功能的丧失、前足萎缩和跛行等，故一般不主张应用。

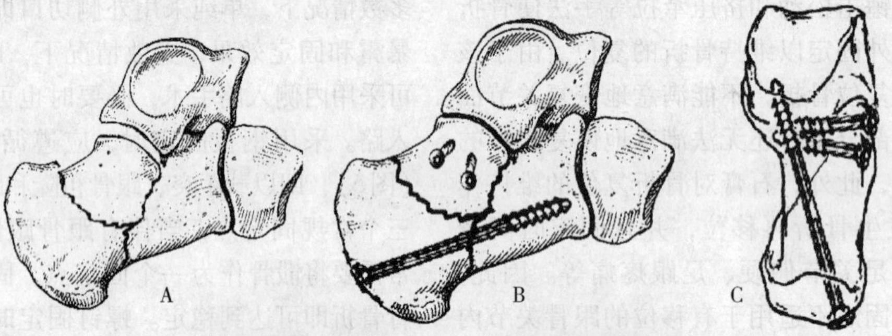

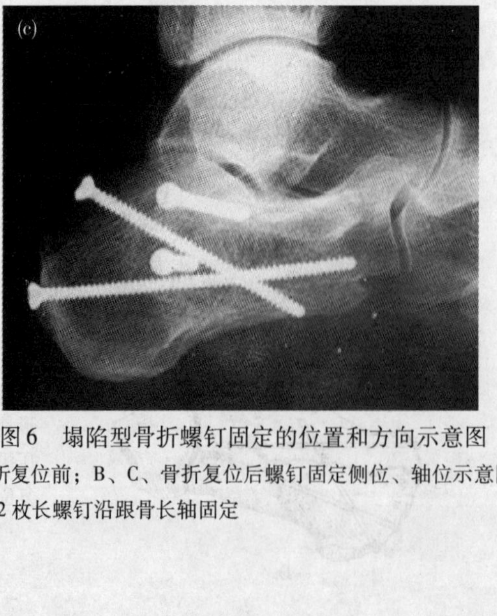

图6 塌陷型骨折螺钉固定的位置和方向示意图

A、塌陷型骨折复位前；B、C、骨折复位后螺钉固定侧位、轴位示意图，2枚螺钉打入载距突方向，1或2枚长螺钉沿跟骨长轴固定

（俞光荣）

33. 距骨骨折治疗中的失误和对策

距骨及其所属的三个关节在整个足部的功能中起着及其重要的作用，如果漏诊或治疗不当，其后果常是灾难性的，骨折对位对线不良、畸形愈合或骨不连会导致足部严重功能障碍。复位不充分、对位对线不良的预后很差，最常见的如距骨颈内翻导致内侧柱缩短畸形；而距骨颈或体的骨不连常会因关节面不平引起继发性疼痛；距骨外侧突和后突的骨不连和畸形愈合会导致疼痛性的骨关节炎，常需手术治疗；而且很多骨折脱位常继发缺血性坏死、关节的塌陷。

【病例介绍】

病例1 患者，男性，29岁，4米高坠落致头部外伤及双下肢出血、畸形、活动受限。送至当地医院急救，诊断为硬膜下血肿、腰1压缩性骨折、左股骨干、右股骨髁上骨折。在当地医院行颅内血肿清除减压、双侧股骨清创钢板内固定术，送ICU监护。术后发现双踝畸形、肿胀，摄X线片示：双侧距骨体骨折，有移位；双侧跟骨骨折，无明显移位。予闭合复位石膏固定，6周后予拆除石膏，行踝关节伸屈活动。患者诉踝关节活动时疼痛，自觉有骨擦音。伤后7周至我院摄X线片检查（图1)，见双侧距骨体关节面明显移位。

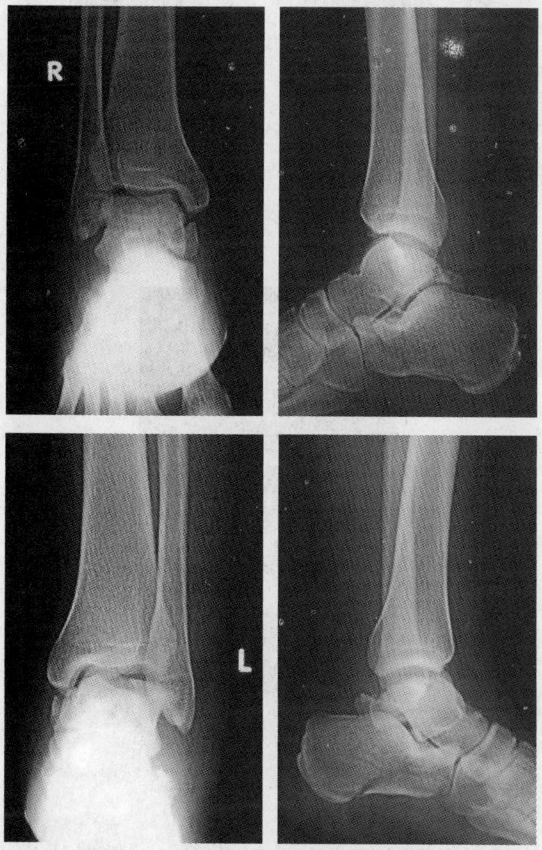

图1 双侧距骨体骨折伴移位

病例2 患者，男性，19岁，骑自行车摔伤致右踝部肿痛、畸形，在当地医院摄X线片示：右距骨体前侧骨折伴移位。在外院行切开复位，空心螺钉内固定手术。术后患者行石膏外固定，3个月后拆除石膏，行功能锻炼。术后6月至我院门诊，患者诉右外踝下方肿痛，行走疼痛，踝关节背屈受限。门诊复查X线片见距骨体骨折端复位不良，畸形愈合，距下关节半脱位（图2)。

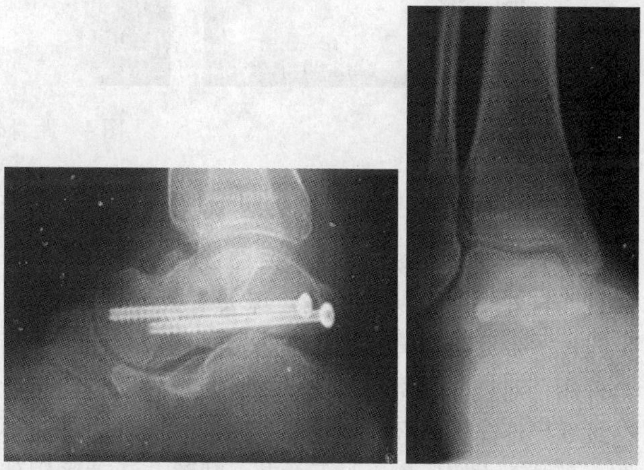

图2 距骨体骨折内固定术后畸形愈合

病例3 患者，男性，22岁，车祸伤致右踝肿痛、畸形，X线片示距骨颈骨折伴踝关节、距下关节脱位，外院急诊予闭合复位小腿管型石膏固定3个月。伤后6个月至我院门诊，诉右踝疼痛，活动受限。步态检查示患者用足部外侧负重。X线片示距骨关节面有明显台阶，踝关节前侧撞击，距骨体上方致密影提示部分缺血性坏死（图3)。

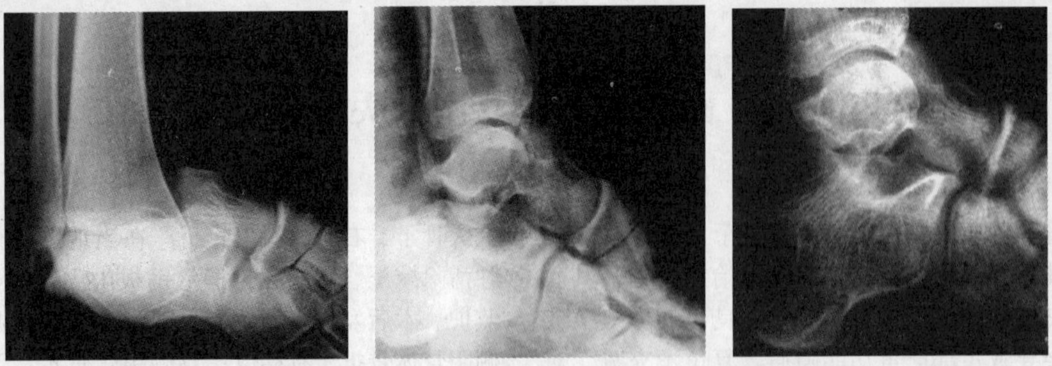

图3　距骨颈骨折伴距周关节脱位（Hawkins Ⅲ型），复位不良伴缺血坏死

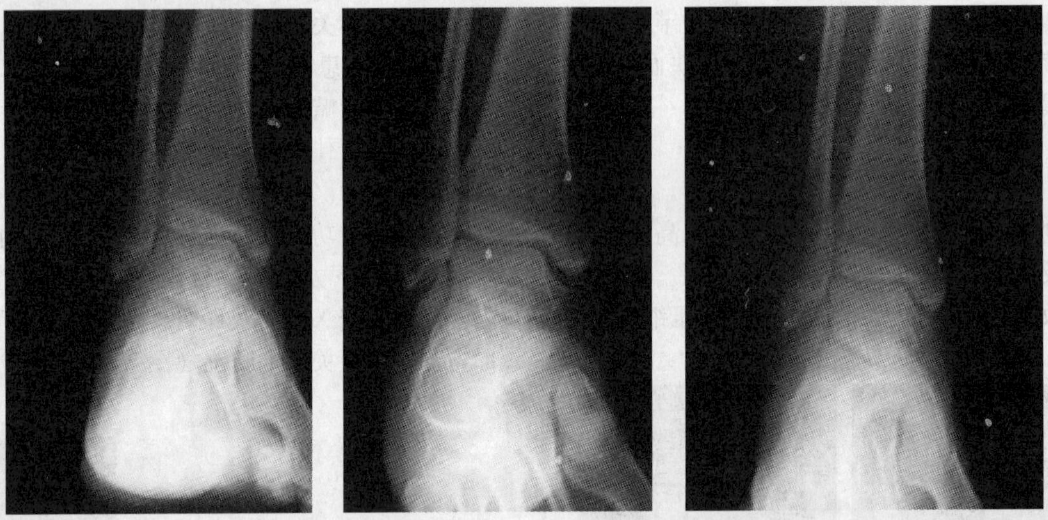

图4　距骨外侧突骨折漏诊

病例4　患者，女性，27岁，跑步锻炼时不慎扭伤，诉右外踝下方疼痛，至外院急诊，体检示踝关节无肿胀，外踝下方明显压痛，踝关节极度背屈受限，X线片示未见明显骨折。诊断为跟腓韧带损伤，予局部外用药对症，嘱避免负重行走，未行外固定。患者持续6周疼痛无减轻。至我院门诊，体检示局部无肿胀，外踝下方轻压痛，距下关节、踝关节活动受限伴疼痛。X线片示距骨外侧突骨折，有3mm移位。予短腿管型石膏固定6周骨折愈合（图4）。

病例5　患者，男性，17岁，右踝处持续疼痛伴活动受限5个月。自诉5个月前踢足球蹦跳后右踝处轻度疼痛和肿胀，在学校卫生室用外敷药及绷带处理，未去医院就诊，且从未停止体育活动。门诊体检发现右踝活动受限，特别是跖屈受限伴疼痛。X线片示距骨后突完全骨折，且骨折端硬化提示骨折不愈合（图5）。

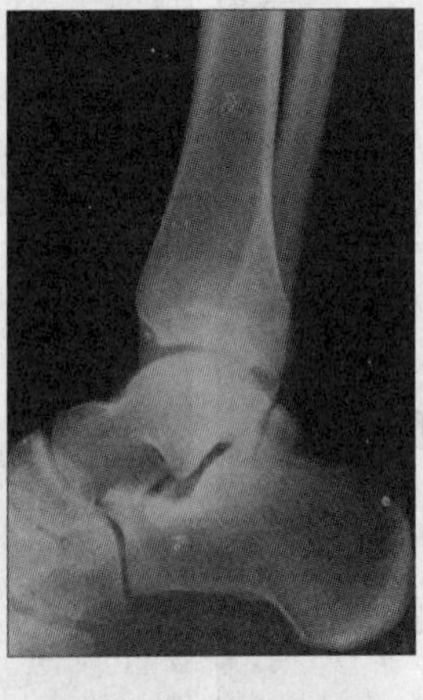

图5　距骨后突骨折不愈合

【原因分析】

根据患者的病史、放射学检查，作者认为，距

骨骨折治疗中出现漏诊或治疗不当，其原因有很多，其中最主要的在于对其治疗原则的认识不统一。

1. 距骨骨折多由高处坠落、交通事故、重物压砸及运动所致，常合并有其他部位的损伤。其中13%为开放性骨折，合并足踝骨折者约为19%～28%。临床常会遇到与病例1类似的案例，因其他部位症状重而忽视造成漏诊、延误治疗。距骨体骨折占距骨骨折的7%～38%。Inokuchi将距骨体骨折定义为骨折线延伸过或位于距骨外侧突的后方，如此会影响到踝和距下关节两个关节的机械轴和关节面的平整。距骨体骨折缺血性坏死的发生率为25%～50%，创伤性骨关节炎的发生率约为50%。有人认为即使手术治疗预后也很差，选择保守治疗，二期再行关节融合术。但保守治疗畸形愈合率和创伤性骨关节发生率高达60%。因此作者认为距骨骨折很少有手术治疗的禁忌证，距骨体骨折即使呈粉碎压缩性也应行切开复位坚强内固定，以恢复关节面的平整和距骨的列线。病例1术中发现距骨体在矢、冠状面均有骨折线，骨折断端间存在明显台阶，纤维组织充填在骨折断端，无骨痂生长。病例2术中可以看到（图6），距骨体前侧骨折，前次手术术中未充分复位，导致距骨颈骨折块向背侧移位，距下关节半脱位。其原因在于术中采用内侧切口未行内踝截骨，骨折端暴露不充分，复位困难。

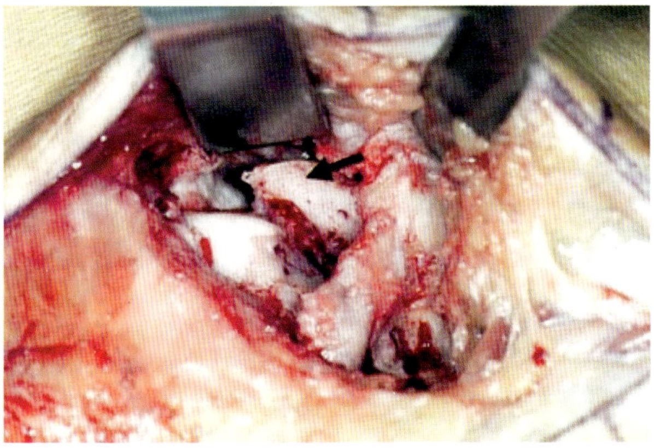

图6　距骨体骨折术中所见，骨折端移位

2. 距骨颈骨折内侧常呈粉碎性，术中内侧暴露不充分或使用拉力螺钉而复位不充分，常会导致内翻畸形。距骨颈的内翻畸形不仅会影响距下关节的活动而使足的外翻、后足的内旋、前足的内收活动受限，而且后足的内翻会降低中足的活动度而阻碍前、后足之间应力的传递。距骨颈的复位不良常会因距骨体背侧移位而使踝关节背屈活动受限。即使骨折线不延伸至胫距关节，距下关节脱位后距骨倾斜会使胫距关节面不吻合，背屈活动丧失。生物力学测试显示距骨颈骨折复位即使只差2mm也会使距下关节的前、中、后关节面压应力明显增加。因此即使骨折端仅有小小台阶也会有明显创伤性关节炎发生。对病例3患者行手术发现距骨颈内翻畸形愈合，距骨颈骨折块向内侧移位（图7）。

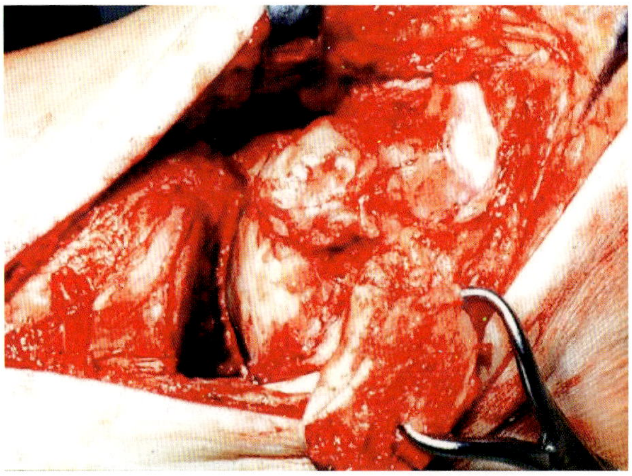

图7　经内踝截骨暴露，距骨颈骨折畸形愈合

3. 距骨外侧突延伸至外踝下方帮助稳定踝关节，而且与其内下方的跟骨后关节面组成距下关节的外侧部分，距下关节脱位或半脱位后常会合并外侧突骨折，如病例4所呈现的临床上极易忽视，CT或MRI可帮助发现X线片漏诊的隐匿性骨折。外侧突骨折非手术治疗常会致畸形愈合或不愈合，而且很容易发生距下关节炎，也间接提示存在软骨损伤。距骨的后突由内、外侧结节组成，后突的下方关节面成为距下关节面后侧部分的顶，在部分人群（2.5%～14%）距骨后突后方所谓距骨三角区存在一个附属骨化中心，有三角籽骨形成，如果看到像病例5所示一个分离的骨折块，必须分析其属于距骨后突的骨折块还是有症状的三角籽骨。鉴别的标准有：后突的骨折块与基底部间形成的角度锐利且呈两个吻合的锯齿口；而三角籽骨更像个光滑的小圆石，常孤立存在。CT及MRI常能更好的有助于区分（图8）。

【防治措施】

距骨由于其特殊的解剖结构，其表面60%由软

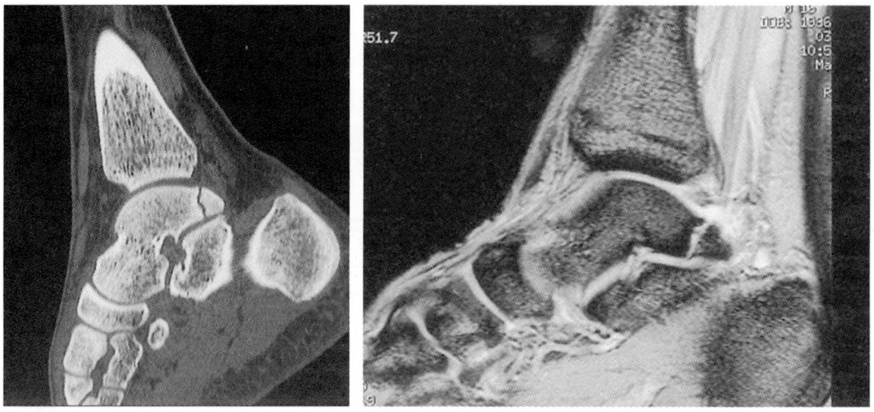

图 8　CT、MRI 有助于隐匿性骨折及与三角籽骨的鉴别诊断

骨覆盖，关节面即使有小小的不平整亦会造成很严重的后果，如疼痛、不能负重行走及表现为踝、距下关节和中跗关节活动受限等功能障碍，因此大多数需要手术治疗。要预防并发症的发生则应早期诊断、以免延误手术治疗的最好时机。所有病例均应行 CT 扫描来评估关节面的平整性、骨折的解剖关系和粉碎的程度，以利于正确的术前准备。如果怀疑缺血性坏死，建议行 MRI 检查来确定坏死的存在及其程度。如果坏死的面积小于距骨体的 1/3 考虑为部分坏死，面积大于 1/3 且有塌陷则诊断为完全坏死。2003 年 Zwipp H 和 Rammelt S 提出了距骨骨折创伤后畸形愈合的分型方法，分为五型。Ⅰ型：畸形愈合或关节移位；Ⅱ型：骨折不愈合伴移位；Ⅲ型：Ⅰ、Ⅱ型骨折伴部分缺血坏死；Ⅳ型：Ⅰ、Ⅱ型骨折伴完全缺血坏死；Ⅴ型：Ⅰ、Ⅱ型骨折伴感染性缺血坏死。

顺应性好、主动活动要求高且骨质量好的患者，Ⅰ～Ⅲ型骨折可考虑行二期解剖重建尽量挽救其关节。Ⅰ～Ⅲ型骨折伴有严重的创伤后关节炎表现可行列线的重建＋融合，并尽可能保留踝关节或距下关节。有时需在术中根据软骨的损伤程度决定重建还是融合。如伴有糖尿病、免疫系统缺陷、严重骨质疏松及周围血管疾病等系统性疾病的Ⅰ～Ⅲ型骨折，二期重建是禁忌征。距骨体完全坏死伴塌陷的患者（Ⅳ型畸形愈合）将坏死骨切除后行胫、距、跟关节融合术，并辅以自体骨植骨。如存在骨髓炎（Ⅴ型畸形愈合），需反复行清创术，将感染的坏死骨清除，相当于距骨的次全切除，当然在某些病例可保留距骨头以尽量挽救距舟关节。

在因骨折块背侧移位而导致踝关节背屈受限的患者，可行背侧骨刺切除术。距骨外侧突和后突畸形愈合或骨不连导致的关节疼痛，早期可行骨折块的切除，外侧突畸形愈合如已发生距下关节炎则需要行距下关节融合术。距骨后突的畸形愈合或不愈合常会影响踝和距下两个关节，如果融合不可避免，原则上应尽量保留踝关节。

1. 二期解剖重建手术　Ⅰ型距骨畸形愈合的重建手术对年轻、好动、顺应好的患者来说是极有益的。对于距骨体骨折，常需作内踝截骨以充分显露距骨体行矫正手术。距骨颈骨折除了作前内侧切口外，大多数情况下需加用前外侧或斜外侧切口（Ollier 切口）。Ollier 切口亦可用于外突骨折的治疗。距骨后突骨折可选用后内侧或后外侧切口。术中必须保护软组织血供，特别注意避免内踝尖至距骨颈下方区域广泛剥离。可使用跨关节外固定支架来帮助充分暴露关节腔。距骨颈或体部的原始骨折线暴露以后，清除纤维组织和骨痂。6 周之内的损伤，骨折块用骨膜剥离器或骨刀常可撬开并活动；超过 6 周的大多数情况下需沿原来的骨折线作截骨术。由于骨折线常延伸至踝或距下关节，应注意避免再次损伤关节软骨。术中评估软骨的质量，如果观察到负重区有广泛全层软骨缺损，畸形矫正后须作受损关节的融合术。小范围的软骨缺损可通过清创、钻孔来治疗，小的游离软骨片可以去除。松开止血带后检查距骨体的血运，距骨体缺血区域可用软骨下钻孔促进纤维软骨再生。骨不连的常需将纤维假关节和死骨完全切除直至暴露正常活性骨组织，造成的骨缺损可用自体骨松质植骨以避免造成距骨的短缩。距骨颈内翻畸形需作内侧开放截骨，并在列线纠正后用楔形髂骨块植骨。直视下骨折块

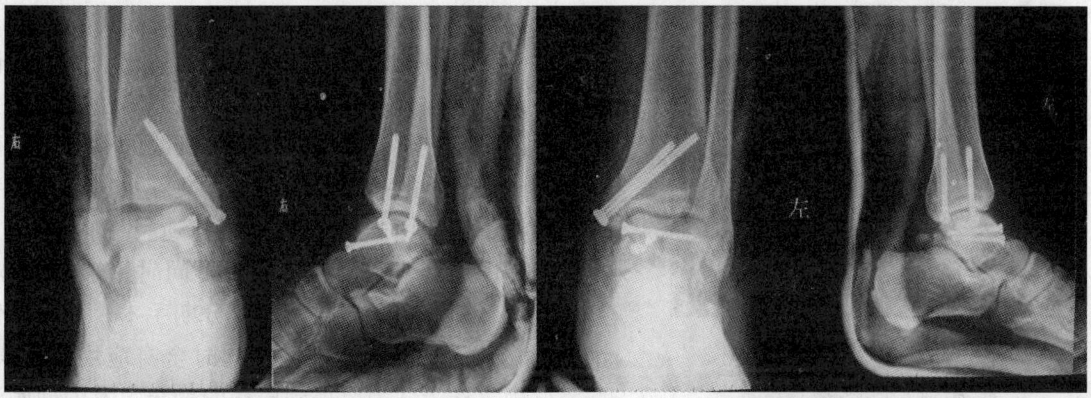

图9 距骨体陈旧性骨折经内踝截骨暴露二期解剖重建，植骨、螺钉内固定

复位后，建议用3.5mm或4.0mm钛制螺钉固定。图9为病例1距骨体骨折7周后行解剖重建的术后X线片表现。病例3为距骨颈骨折Ⅲ型畸形愈合，经内踝截骨暴露，距骨颈开放截骨矫正，植骨并用螺钉内固定，术后一年随访X线片显示骨折愈合良好，距骨缺血坏死无加重迹象（图10）。

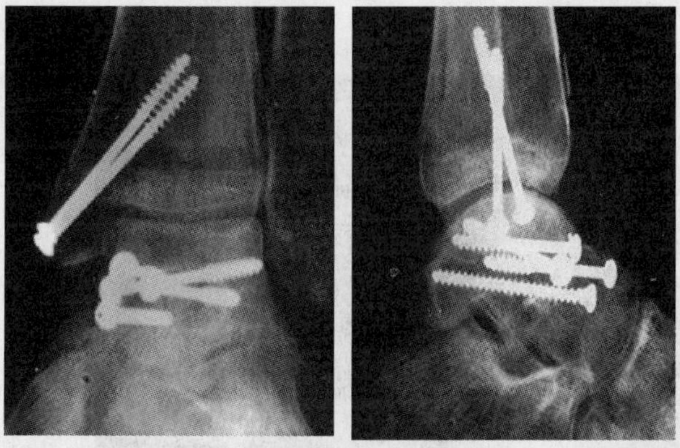

图10 距骨颈骨折畸形愈合二期解剖重建术后一年随访

2. 踝关节融合术 畸形愈合引起的重度踝关节炎，疼痛严重影响日常生活，是踝关节融合的适应证。如果无明显的感染或广泛的骨缺失，螺钉或钢板内固定较外固定能更好的提供稳定性和提高愈合率（图11）。术前行负重正侧位和踝穴位摄X线片，分析踝关节和后足的异常排列和软骨间隙的丢失，同时应排除距下关节炎的存在。可行前内侧切口暴露，亦可选用内外侧双切口以达到更好的显露关节腔。融合的要求：踝关节的位置应呈5°外翻，5°~10°外旋，距骨相对于胫骨应中立或稍后移，内外侧和屈伸均呈中立位。

3. 距下关节融合术 关节融合术用来矫正因距骨畸形愈合导致的距下关节创伤性关节炎，常可

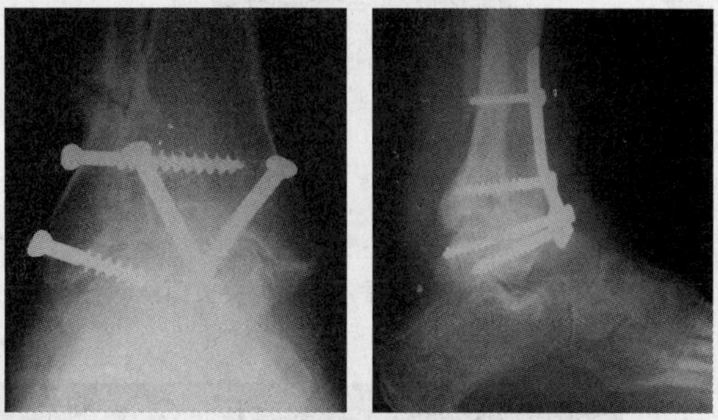

图11 螺钉、钢板内固定行踝关节融合

通过外侧跗骨窦切口用6.5mm空心拉力螺钉内固定行原位融合。某些情况下踝及距下关节均会受累，如病例2所示，由于距下关节脱位软骨磨损严重只能行融合术，而踝关节可通过距骨体截骨矫形重新排列得以挽留。术后18个月随访，踝关节和跗中关节均无明显缺血性坏死和骨关节炎表现（图12）。踝关节活动正常，后足的列线保持良好。

4. 胫距跟关节融合术 畸形愈合如果踝关节和距下关节同时退行性变或畸形，可引起严重的功能障碍，从胫骨到跟骨的关节融合术是正确的治疗方法。文献报道的手术入路和固定方法有多种。不管采用何种入路或固定，作者认为胫距跟关节融合术是一种多用途的手术，能明显矫正畸形，使足正确的恢复到跖行位。该手术的禁忌证很少，因为许多这样的患者已经在考虑截肢的建议。目前有专为胫距跟关节融合设计的髓内钉，如Depuy公司的VersaNail系统。图13所示为一复合伤患者右侧距骨体粉碎骨折伴脱位，未及时处理致畸形愈合合并踝、距下关节炎，伤后6个月用VersaNail钉行胫距跟关节融合术。

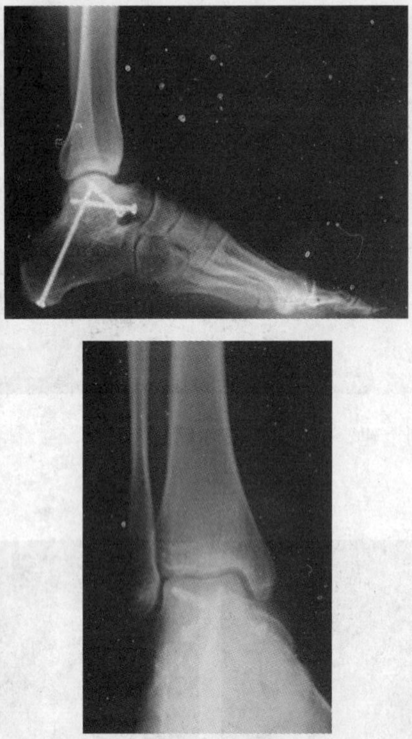

图 12　距骨体的解剖重建和距下关节原位融合

5. 胫跟关节融合　距骨塌陷伴踝、距下关节的骨关节炎，或骨髓炎后距骨体已切除的案例，胫跟关节融合术是唯一的挽救手术方法。与踝关节或距下关节融合术一样，后足列线的保留是获得稳定的跖行足的最重要的因素。文献报道有很多手术方法，包括用长螺钉、钢板、逆行髓内钉或 Ilizarov 外固定支架来固定，后者可同时用来作肢体延长。距骨Ⅴ型畸形愈合，建议分期手术，彻底清创后先临时置入抗生素珠链，同时全身应用抗生素 4～6 周。作者认为要得到成功的融合，术中彻底清除感染和坏死的骨组织是最重要的。图 14 为一 34 岁男性，Ⅱ度开放右侧距骨骨折（Hawkin Ⅳ型），急诊行清创、克氏针内固定并辅以石膏外固定，术后 X 线片显示距下关节未完全复位，1 年后患者呈马蹄内翻畸形，不能行走，MRI 示距骨体完全缺血坏死。术中将所有坏死骨清除，保留有活性距骨头，植入大块带皮质骨松质并用螺钉内固定。挽救术后一年随访，融合效果良好。

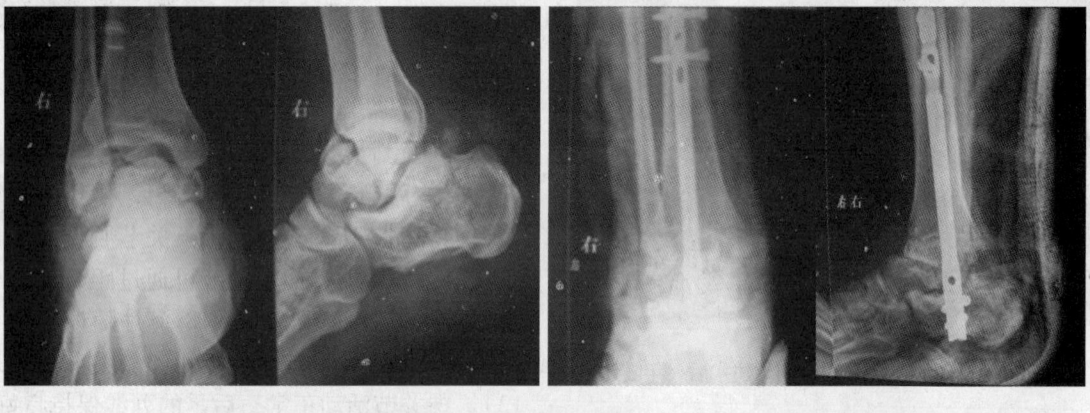

图 13　胫距跟关节融合术治疗距骨畸形愈合合并踝、距下关节炎

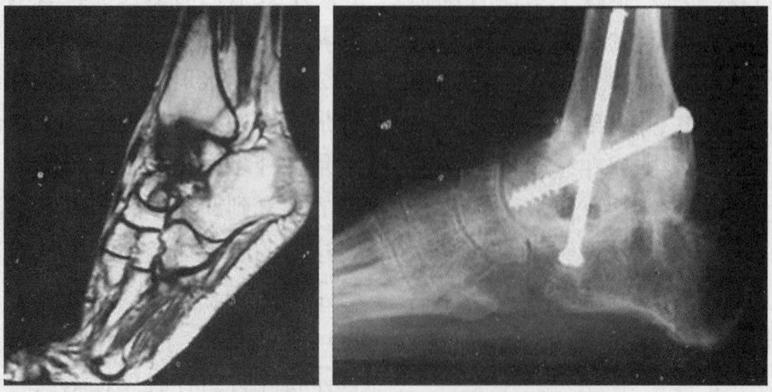

图 14　MRI 示距骨体完全坏死，行胫跟关节融合术

（施忠民）

34. 带锁髓内钉治疗四肢骨折的并发症原因分析及对策

带锁髓内钉以其防旋转、短缩，固定稳固，可早期活动等特点而广泛应用于四肢骨折的治疗其效果确切。但是，如果内固定选择、操作方法及术后功能锻炼不当，也会引起固定不佳，断钉，骨不连等并发症。

【病例介绍】

病例1 患者，男性，25岁，因从高处跌伤致右小腿肿痛、畸形、功能障碍，X线片示胫骨上段粉碎骨折，经切开复位带锁髓内钉固定，复位固定良好。术后3个月负重行走时骨折部位突然疼痛，局部压痛，有异常活动，X线片示骨折处主钉折断（图1）。

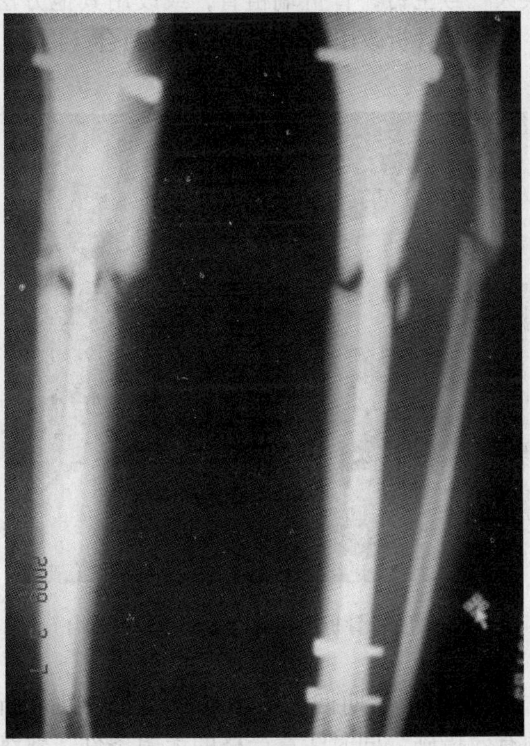

图1 骨折处主钉折断

病例2 患者，男性，48岁，因骑摩托车跌伤致左上臂肿痛、功能障碍，X线片示肱骨中下段骨折，用远端分叉带锁髓内钉固定，复位固定良好，术后三角巾悬吊。2个月复查未见骨痂生长，4个月少量骨痂，10个月来查骨折端已分离，骨不连。

【原因分析】

我们所遇到的带锁髓内钉手术常见并发症包括术中并发症如进钉点错误，锁钉未锁入锁孔，医源性骨折，主钉穿出髓腔；术后并发症如主钉折断，锁钉折断、退出，骨延迟愈合、骨不连、感染与关节功能障碍等。

1. 进钉点错误　多为股骨。股骨的正确进钉点在大转子顶点后内侧，即梨状窝。如果切口较小，又未切开附着于大转子的肌肉，无法直视梨状窝，仅凭手感定位，放开手后再用三刃角刀开路，会有偏差，容易偏前、偏外，结果误导三刃角刀、扩髓钻由髓腔后内方穿出，形成假道。

2. 锁钉未锁入锁孔　均为股骨远端锁钉。首先，进钉点的错误可以导致主钉偏差，锁钉必然无法锁入锁孔内；其次扩髓不够，因股骨向前的生理弧度，导致主钉打入困难，用力锤击，主钉变形，远端瞄准器发生偏差，造成远端锁钉未锁入锁孔，偏前或偏后。

3. 医源性骨折　本组股骨近端纵行劈裂骨折2例，主要由于扩髓不够大，选用主钉较粗，强力击打造成。

4. 主钉穿出髓腔　2例中1例是进钉点不对，另1例是闭合复位时对位不好导致主钉未穿入远段骨髓腔。

5. 主钉折断　分析原因有以下几方面：①主钉过细：强度较差，承受弯曲应力的能力差。国外学者Chao EYS等研究结果表明：髓内钉的抗弯强度随截面积的微小变化而产生明显变化：8、10、12mm直径髓内钉的抗弯强度分别是4 000、10 000、20 000U。同时主钉越细，与髓腔的接触长度越短，主钉承受剪切应力越大，长期作用造成主钉折断；②主钉过短：主钉越短，锁钉孔离骨折端越近，此处承受的弯曲应力越大，如果距骨折端最近的锁孔没有锁钉时此处更易折断；③负重过早：术后早期负重特别是粉碎骨折或骨折延迟愈合、不愈合，骨折端不稳定使其受弯曲应力长期作用而疲劳骨折。

6. 锁钉退出、折断　①选择锁钉过小、过短，或反复钻孔使锁钉孔过大，钉、孔不匹配，长期受力而使锁钉松动脱出；②锁钉与锁孔间有软组织嵌入，使锁钉不能完全拧入，软组织长期牵拉可将锁钉拔出；③过早负重：离骨折端近的锁钉承受较大应力而疲劳折断；④远端只锁1枚锁钉：Kneifel和Buckley比较了胫骨带锁钉远端放置2枚与1枚锁钉的差异，前者出现锁钉断裂退出的发生率是5%，后者高达59.1%；⑤感染：锁钉周围组织的感染可造成锁钉周围骨质吸收，锁钉松动退出。

7. 骨延迟愈合 ①静力固定：带锁髓内钉静力固定虽然增加固定的稳定性，但也使骨折端缺乏轴向加压应力的刺激，不利于骨折愈合；②骨折端间有微间隙，也影响骨折愈合；③粉碎骨折，血运较差。

8. 骨不连 ①主钉过细，髓内钉工作长度太短，防旋及固定欠牢固，骨折端间产生异常活动；②粉碎骨折强求解剖复位而过多剥离骨膜，影响血运；③肱骨骨折端间有微间隙，且肱骨本身有分离倾向；④肱骨带锁钉远端分叉太小，固定欠稳。

9. 感染 ①开放性骨折清创不彻底引起早期感染；②迟发性感染，原因：机体对异物刺激的反应；手术时遗留低毒性细菌，这个观点目前得到大多数学者的公认。

10. 关节功能障碍 1例肱骨带锁钉钉尾残留过长致肩关节活动受限，1例股骨下段粉碎性骨折活动太晚致膝关节僵硬。

【防治措施】

1. 进钉点错误 切断部分附着于大转子上的肌肉如臀中肌，清楚暴露梨状窝，直视下开路进钉；或者将钻头由股骨近段髓腔逆行穿出梨状窝，再从该处开路进钉。

2. 锁钉未锁入锁孔 首先要选准进钉点；其次，主钉应用手推入髓腔而不是用锤击入；另外的关键是定位杆必须卡压到主钉上，听到金属声，这样才会避免远端锁钉的偏差。如果有C臂X线机透视就可大大提高锁钉锁孔成功率。

3. 医源性骨折 扩髓要比所选主钉大1~2号，用手推入主钉，而不是强力击入。骨折裂纹小不作特殊处理，裂纹大予钢丝捆扎。

4. 主钉穿出髓腔 选准进钉点以及良好的复位是防止主钉穿出髓腔的有效方法。

5. 主钉折断 预防主钉折断的方法：①选择合适直径和长度的主钉。直径越大，长度越长，承受弯曲应力越强；②注意选择适应证，最近的锁钉距离骨折端最好5cm以上，锁钉离骨折端越远，此处主钉承受的弯曲应力越小，就不易折断；③避免过早过度不合理负重：特别是粉碎骨折或骨折延迟愈合，有骨痂生长后方可逐渐负重。主钉折断的处理：更换大一号主钉重新固定。

6. 锁钉退出、折断预防方法 ①锁定远端锁钉时严格定位，避免反复钻孔，形成钉孔不匹配；②避免感染和锁钉被软组织嵌入；③避免过早不合理负重；④骨折两端尽量各上2枚锁钉，避免1枚锁钉受力集中而折断。

7. 骨延迟愈合与骨不连的预防 首先做到良好的复位，避免骨折端间微间隙；二是尽量少剥离骨膜，保证骨折端血运；三是尽量选择较大的髓内钉进行牢固固定，有效防止骨折分离、旋转和异常活动；四是要及时变静力固定为动力固定，即术后3~4个月取出骨折远端锁钉，增加骨折端间轴向压应力，有利于骨折愈合，另外，肱骨带锁钉的设计可改进，使骨折端不易分离。骨不连的处理：扩髓，更换大一号主钉，骨折端植骨，或改用其他方法固定，如肱骨骨折改用外固定架植骨后愈合（图2）。

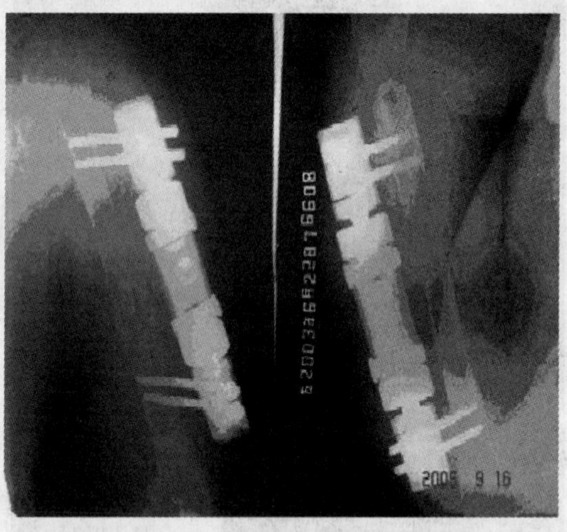

图2 肱骨骨折改用外固定架植骨后愈合

8. 感染 早期彻底清创是减少开放性骨折感染的有效措施，同时注意严格的无菌条件，熟练操作缩短手术时间，术前术中预防性应用抗生素，可降低感染的发生率。

9. 关节功能障碍 髓内钉尾端适度残留一般不会影响关节活动；而骨折牢固固定为早期活动关节、防止粘连和僵硬提供有利条件。

（谢 军）

脊 柱

35. 胸腰椎创伤治疗的失误

随着道路交通事故及高空作业的增多，脊柱外伤在急诊骨科就诊患者中的比例也越来越高，严重的骨折、脱位常同时合并脊髓损伤，严重者导致肢体瘫痪，甚至危及患者生命。对于稳定性脊柱骨折，可以采取卧硬板床休息、加强腰背肌功能操练，佩带支具等保守治疗。不稳定性脊柱骨折或脱位，特别是合并脊髓损伤患者，应积极采取手术治疗，尽可能恢复骨折椎体高度、矫正脱位畸形，扩大椎管并重建脊柱稳定性，为神经功能恢复创造良好内外部环境，还患者一个无痛的脊柱。后路切开复位椎弓根螺钉内固定技术具有操作简单，短节段固定，可同时进行三柱复位与固定，恢复脊柱生理弯曲，其固定强度可满足患者早期活动需要等优点，现已在脊柱外科手术中得到广泛应用。但随着手术病例增长，椎弓根螺钉内固定手术的并发症也逐年上升，包括早期手术并发症（切口感染、椎弓根螺钉位置不良及下肢深静脉血栓形成等）以及晚期并发症（神经减压不彻底、椎弓根螺钉及连接杆断裂松动等），其中部分病例需要再次手术。

【病例介绍】

病例 1 患者，男性，34 岁，车祸后双下肢不全瘫伴大小便功能障碍。腰椎正侧位片显示 L_1 爆裂性骨折（图 1A、B），行后路椎管减压、骨折复位、椎弓根螺钉内固定术（图 1C、D）。术后半年双下肢肌力恢复至 4 级，但仍存在大小便功能障

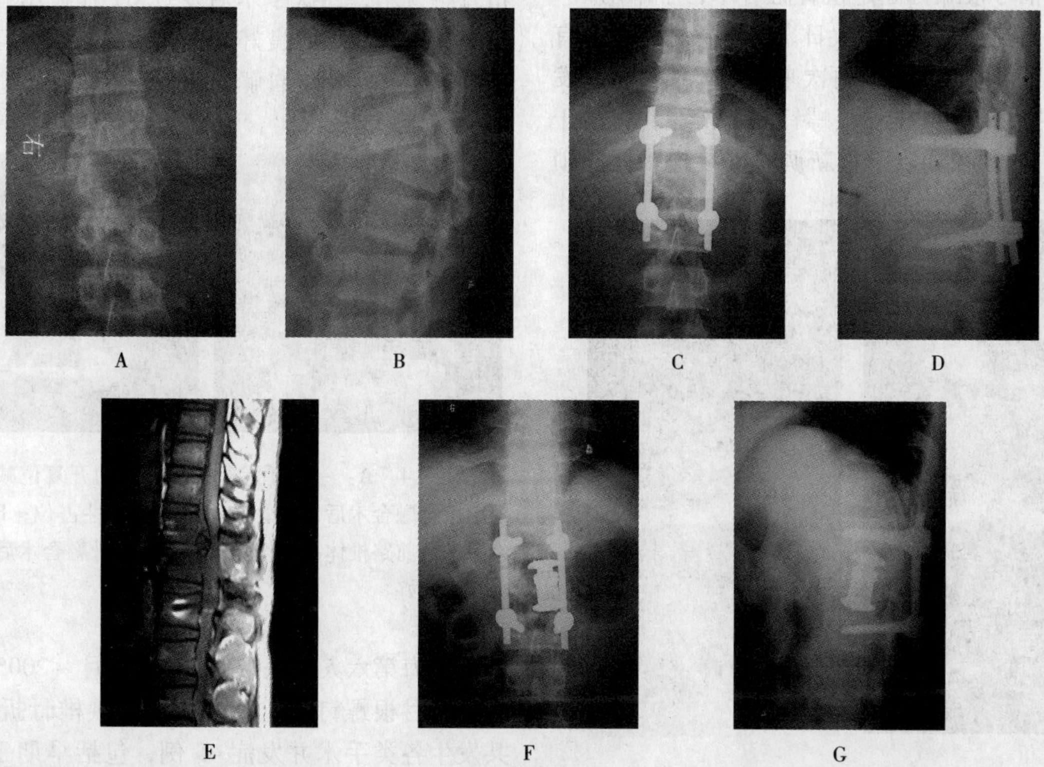

图1 A、B：腰 1 爆裂性骨折；C、D：椎弓根螺钉内固定术后；E：$T_{12}L_1$ 椎间盘突出压迫脊髓；F、G：人工椎体植入术

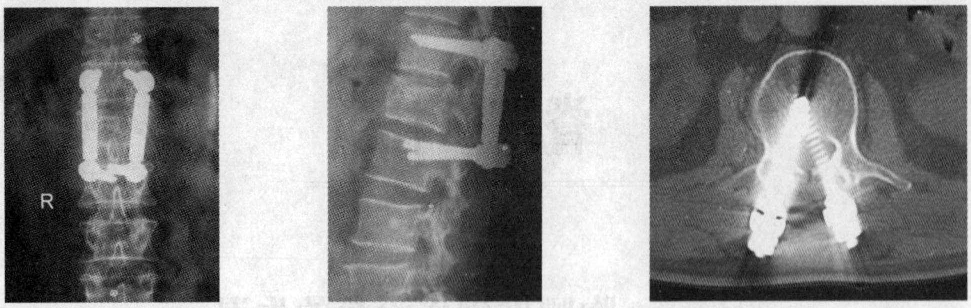

A　　　B　　　C

图2　A、B：椎弓根钉内固定术；C：CT示椎弓根钉进入椎管

碍。MRI显示T_{12}/L_1椎间盘突出压迫圆锥（图1E），二次行腰椎前路减压，切除L_1椎体，取出T_{12}/L_1间突出的髓核，行人工椎体植入术（图1F、G）。二次术后3个月后大小便无力，但可自理。

病例2　患者，男性，38岁，L_1压缩性骨折行后路减压植骨椎弓根钉内固定术（图2A、B）。术后患者出现大腿前侧剧烈疼痛，经激素、呋塞米等治疗无缓解，术后3周行CT扫描，发现L_2椎体上双侧椎弓根钉均进入椎管（图2C）。再次手术取出内植物，疼痛逐渐消失。

病例3　患者，男性，43岁，因车祸致腰背部外伤后疼痛及功能障碍，急诊行X线片及CT检查后诊断为腰$_3$椎体压缩性骨折。全麻下行腰椎后路切开复位椎弓根螺钉固定植骨融合术，手术切口Ⅰ期愈合后出院。患者回家次日翻身时感觉胸背部有异响，皮下可触及硬物，再次来院摄X线片检查发现右侧连接杆自腰$_2$椎弓根螺钉尾部滑脱，突出于皮下（图3）。在局麻下重新调整安装连接杆并锁紧连接装置，术中C形臂X线机透视内固定位置满意后，逐层关闭切口。二次手术后1年患者拆除内固定物，腰背无疼痛及功能受限。

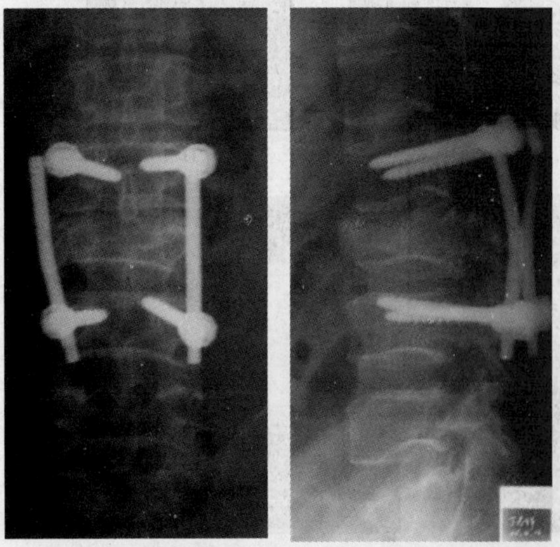

图3　右侧连接杆自腰2椎弓根螺钉尾部滑脱

病例4　患者，男性，32岁，高处坠落致腰背外伤后双下肢活动功能障碍，经X线片、CT及MRI检查后诊断为腰1爆裂性骨折伴截瘫。急诊在全身麻醉下行腰椎后路切开复位全椎板切除减压椎弓根螺钉固定髂骨H形植骨融合术，术后复查X线片骨折椎体复位及椎弓根螺钉位置满意，手术切口Ⅰ期愈合后行神经营养药物及高压氧舱治疗，双下肢肌力逐渐恢复至Ⅲ级，但小便始终不能自解，复查CT片发现椎管内仍有明显骨性占位（图4A）。再次行前路腹膜外腰1椎体次全切除脊髓减压髂骨植骨融合术，二次手术后复查CT片显示脊髓减压满意，植骨块位置良好（图4B），术后半年患者已弃拐行走，小便能自解。

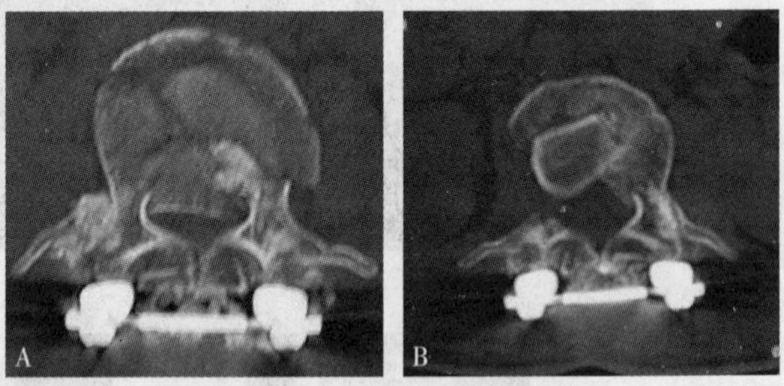

图4　A：一次手术行腰椎后路切开复位减压内固定植骨融合术后，椎管内仍有明显骨性占位；B：二次手术行前路椎体次全切除脊髓减压植骨融合术后，椎管扩大良好

上海第六人民医院1998年2月～2005年2月应用椎弓根螺钉固定技术治疗胸腰椎骨折486例，共发生各类手术并发症45例，包括早期手术并发症13例，其中切口感染5例、椎弓根螺钉位置不

良6例及下肢深静脉血栓形成2例；晚期并发症32例，其中椎弓根螺钉断裂20例、松动4例、连接杆断裂及钉杆连接松动各3例，神经减压不彻底2例。其中20例进行翻修手术，更换椎弓根螺钉15例，更换连接杆1例，调整紧固钉杆连接装置2例，进行前路减压手术2例。针对发生并发症原因，选用合适翻修技术，仍能取得满意手术疗效

【原因分析】

对于胸腰椎手术的治疗观念和认识近年来有很大进展，人们会发现以往对胸腰椎创伤的诊断和治疗是不足的，有时甚至现在看来可能是错误的。另外，由于当时或当地的医疗水平和医疗条件有限，对创伤的复杂性和严重性认识不足、治疗方案设计不全面、内固定器材应用不当、手术范围局限等，导致患者需要再次手术治疗。对脊柱手术的评价应根据当时历史条件下对疾病的认识程度、内固定器械的发展状况、手术操作的技术水准为基础，所以关键应详细了解手术后患者的主诉与手术的关系，此对于判断手术失误的病因至关重要。常见的失误原因有以下几个方面：

1．减压不彻底或不当　胸腰椎创伤较为常见的失误是减压不彻底。通常对不伴有神经损伤的胸腰椎骨折不作直接减压，对伴有神经受压的病例内固定的同时经后路复位减压。胸腰椎骨折伴脊髓不完全性损伤，如果患者手术后症状一直未能改善，应考虑未完全去除原有致压物或定位错误；尤其是多个部位损伤者，应仔细鉴别患者症状所来源的病变部位。如病例1、3腰椎爆裂性骨折行后路复位内固定后，椎体后缘骨折块未能很好复位，仍残留有神经压迫（病例1图1e），导致神经根或脊髓圆锥压迫症状持续存在或加重；术中减压不当，损伤腰椎大的根动脉，也可引起神经症状的加重。多发生在腰椎，产生腰部持续性疼痛、脊髓损害程度加重等。

2．植骨未愈合继发脊柱不稳和后凸畸形　主要见于前路或后路手术而未施行有效内固定，植骨未融合导致假关节形成，或者邻近节段出现退行性变而引起不稳者；或产生于用长节段固定（哈氏棒或鲁氏棒）后未行植骨融合者；或胸腰椎排列未获满意纠正或腰椎不稳存在进展趋势者。胸腰段脊柱骨折治疗的步骤是减压、复位、固定，目的是恢复脊柱的稳定性和椎管的生理解剖形态，解除压迫脊髓的因素。但是骨折本身加上减压都已经严重的破坏了脊柱的稳定性，所以必须进行固定，而内固定能提供术后暂时的稳定性，只有植骨融合才能保证永久的稳定性。如果只行内固定而不植骨，内固定最终会失败，并最终出现后凸畸形。只行内固定不植骨融合是晚期并发症增多的重要因素。另一方面，过度撑开进行复位时，易造成伤椎的过度牵张而发生分离移位，导致脊柱不稳定，也可加重神经症状，造成内固定应力集中，日久发生断裂，后凸畸形发生。我们主张对未作椎板减压的行后路椎板植骨，已减压的行横突间植骨或关节突间植骨，对下腰椎可行椎体间植骨融合。有效的融合才会避免创伤后脊柱后凸畸形的发生。

3．内植物失效　如果患者症状缓解数月至数年后再次出现，感局部异常活动、应考虑是否有内植物的失效，内植物失效包括内植物松动断裂和位置不良。造成内植物松动断裂的因素诸多，我们总结如下：①椎弓根钉植入不良，例如椎弓根钉偏内或偏外，不是位于解剖结构最坚固的孔道中；②反复多次进针，造成钉道抓握力较差；③过度牵开，内固定承受异常的负荷，应力集中；④两侧撑开不平衡，应力集中于一侧的椎弓根钉，易发生疲劳断裂；⑤仅固定不做融合，最终将发生内固定的断裂；⑥骨质疏松患者；⑦过早剧烈活动及不适当的运动，特别是过早的腰部屈曲旋转；⑧内固定长时间留置体内。椎弓根钉位置不良，主要原因有：①进针点定位错误；②进针方向错误。椎弓根的置入与手术者技术密切相关，扎实的解剖知识和熟练的操作技术是手术成功的关键因素。要求术者必须按照正确的矢状面和水平面的角度进针，掌握好进针深度，并及时术中透视，以避免位置不良。例如病例2椎弓根钉方向偏内，穿入椎管内损伤马尾神经和神经根（图2C）。

4．切口深部感染　临床表现为术后体温逐渐升高，切口疼痛逐渐加剧，周围明显压痛及叩击痛，腰背肌肉紧张，白细胞计数及分类、血沉及C反应蛋白明显增高。分析原因可能与患者遭受高能量损伤后，腰背肌肉及韧带损伤严重，术中未将坏死的肌肉及筋膜组织彻底切除，容易产生感染有关，同时术后创口局部引流不畅，血肿积聚容易造成细菌繁殖，加上部分患者全身营养状况不良，机体抵抗力下降，更易诱发创口感染。

5．深静脉血栓　多见于肥胖患者，术后数天

出现一侧下肢不明原因肿胀，皮肤张力增高，腹股沟处深压痛，经彩色超声多普勒检查证实血栓位于髂股静脉交界处。静脉血栓形成与创伤后机体凝血状态改变，肢体活动减少以及血流动力学改变有关。

【防治措施】

1. 充分的术前准备　包括制定周密的手术计划，充分的手术器械准备等，应有预备方案，术前应准备充足血源；应用椎弓根内固定者，术前需仔细阅读X线片、CT片确定进钉点和角度以及选择合适型号的椎弓根钉。

2. 选择恰当的手术时机　胸腰椎骨折合并脊髓损伤的最佳手术治疗时机，目前尚有争议。手术时间在伤后不宜过早或过晚，最佳时机宜在伤后3～7天内；过早脊髓水肿未消退，手术对脊髓的干扰会加重脊髓水肿，外伤应激状态加上手术的创伤还会导致术中及术后并发症增多；伤后时间过长则复位困难，畸形纠正不理想。部分学者主张伤后2周内手术，甚至急诊手术，有利于脊髓神经功能的恢复。近年来，脊髓损伤的基础研究和临床观察证实，脊髓损伤后，早期病理变化为脊髓出血，4小时后出现水肿并继发脊髓实质性坏死，造成脊髓功能永久丧失。因此，只要全身情况允许，手术尽早进行，早期手术复位消除了椎管内压迫，可以最大限度减少脊髓水肿、变性、坏死。另外，早期固定，可以尽早地床上翻身、锻炼各关节功能，从而减少全身并发症的发生。

3. 选择合理的手术方式　手术入路、减压范围、融合内固定方法的选择仍应以病变本身为主，遵循简单有效的原则。主张前路者认为胸腰椎骨折合并脊髓损伤压迫多来自于脊髓前方，前路手术直接减压而且融合可靠；主张后路者认为前方入路技术要求较高，操作难度较大，手术创伤大，不能解决背侧骨折块及血肿的压迫。我们认为目前椎弓根螺钉系统能够承受较大的负荷，撑开复位效果好，后路减压融合能够解决大部分问题。

4. 正确掌握椎弓根螺钉置入技术　椎弓根螺钉位置不良常发生在螺钉入钉点位置偏内、向中线成角过大，螺钉突破椎弓根内侧壁挤压或损伤同序数神经根，是椎弓根螺钉固定技术中最重要且急需处理的早期手术并发症。大多由于术者对腰椎局部解剖标志认识不清，术前没有仔细阅片认清可能存在解剖变异，所选椎弓根螺钉直径过于粗大引起。术中定位错误经C形臂X光机监视可及时发现并矫正，而椎弓根钉入针点错误却较难被发现，尤其在肥胖患者及C臂机图像不清时更易发生。因此，术中打入椎弓根螺钉时除充分暴露入针点，仔细辨认局部解剖结构，选择合适长度及直径的螺钉外，以下几条临床经验可以借鉴：①准备椎弓根螺钉通道时宜用手推进，仔细体会有无突破感，避免使用锤击及摇钻；②置钉前探察通道四壁必须为骨性结构；③在同时合并有侧弯及旋转畸形患者重视并仔细辨认C臂机前后位椎弓根图像。

5. 恢复或改善腰椎解剖关系　创伤后畸形最多见者为后凸畸形，手术复位过程中应尽可能的恢复，恢复腰椎解剖关系包括生理曲度和椎间高度两个方面，部分骨折为严重爆裂或压缩性骨折，完全恢复高度有很大困难，可配合椎体间植骨或灌注骨水泥；另外，还应充分考虑到腰椎生理形态的恢复，如对于椎间隙两侧不等高者，可在手术时一并纠正，并对棒进行预弯，使之符合胸腰椎的生理曲度，邹德威认为单纯轴向撑开不能有效地恢复椎管横截面积，在撑开的同时恢复脊柱生理前凸才能使骨块复位，达到有效减压。

6. 最大限度争取植骨融合　坚强的内固定有利于重建脊椎稳定性，但内固定矫形的稳定是暂时的，自身融合的稳定才是永久性的，植骨融合可减少角度的丢失、内固定松脱断裂等并发症。而坚强的固定也为植骨准备了条件，只有坚强的固定才能减少局部的活动，为尽早的骨融合争取时间。目前应用的椎弓根技术为骨融合提供了良好的基础。为最大限度的争取植骨融合，要积极改善患者局部及全身的情况，如手术部位的血供，尽可能做好植骨床，使用高质量植骨块（最好为自体骨），植骨量充分等。

7. 预防切口感染　手术切口深部感染随着手术室无菌条件改善及术者重视程度的提高其发生率正在逐年下降。除加强无菌操作，术后常规负压引流外，彻底清除坏死无活力肌肉组织非常重要。一旦患者出现术后体温增高，切口疼痛加剧，白细胞计数、血沉及C反应蛋白明显增高，应及时调整敏感抗生素，彻底清创后抗生素盐水持续灌洗，切口用丝线一次全层缝合。创口冲洗持续至体温及白细胞计数与分类逐渐恢复正常，抗生素应用至血沉恢复正常。

8. 预防下肢深静脉栓塞　对于肥胖、糖尿病、动脉粥样硬化及肢体瘫痪等容易引起深静脉血栓患者，术后可以适当应用阿司匹林、七叶皂苷钠等抗血小板凝集及活血化淤药物，同时加强肢体的主动及被动活动，是防治深静脉血栓形成的有效措施。一旦深静脉血栓确诊，禁止按摩肢体，早期可以应用尿激酶或链激酶进行溶栓治疗，如已错过溶栓时机，应予以活血化淤及促进侧支循环药物治疗，并适当抬高肢体，一般3周后肢体肿胀逐渐消退。

后路手术时，胸腰椎爆裂性骨折因骨折块向椎管内移位存在不同程度的椎管狭窄，相应硬膜囊受压，因此应充分椎管减压，最大限度解除脊髓压迫。减压过程中不但要注意是否存在骨性致压物，而且要注意有无破裂的终板和间盘组织，彻底减压是手术成败的关键，但也须避免伤及脊髓、马尾和神经根。后路椎弓根系统在恢复椎体前后缘高度及生理弧度和椎管矢状径方面有良好的作用。因为椎弓根短节段内固定器撑开复位效果好，利用椎弓根螺钉通过伤椎上、下相邻的正常椎弓根达到椎体的前部，利用螺钉与连接杆的特殊结构，起到三维固定的作用，并且最大限度地保留了脊柱的运动功能；同时椎弓根钉内固定能够对脊柱纵轴产生纵向牵引力，通过前后纵韧带的夹板作用，使突入椎管内的骨折块复位，扩大椎管矢状径，从而也起到间接椎管减压作用。但是在严重椎管狭窄、骨块游离、骨块旋转、后纵韧带损伤等情况下，后纵韧带的牵张力不足以使椎管的碎骨块复位，达不到有效减压的目的。因此对伴神经损伤、骨块游离、CT提示骨块突入椎管内者，应同时行椎管探查，去除使脊髓受压的骨块。后路手术多依靠后外侧植骨融合，为了保证植骨量，必要时可切取髂骨，并认真准备植骨床，在小关节部位及横突之间充分植骨。植骨固定融合过程中，要注意重建腰椎生理曲度，并注意以下几个问题：①应用椎弓根螺钉技术使得骨折脱位之节段的椎间高度恢复，重建生理曲度。但对于陈旧性骨折复位可能不理想，不应勉强；②根据需要将棒预弯成合适弯度，目的是维持腰椎生理曲度，减少应力遮挡；③仔细的修剪植骨块，提供较好的植骨床。

前路内固定因创伤大，操作相对复杂，故应严格把握适应证，其适应证主要包括：①胸腰椎骨折或骨折脱位不全瘫痪，影像学检查（CT、MRI、椎管造影）证实硬膜前方有压迫存在，就骨折类型来说，最适用于爆裂骨折；②陈旧性胸腰椎骨折，后路减压术后，仍残留明显的神经功能障碍者且有压迫存在，如例2、例3中，由于首次手术减压不彻底，再次手术时只能通过前路手术彻底去除；③胸腰椎骨折全瘫者可酌情采用。选择前路手术时，最好由普外科医生参与手术。腰椎前部的显露，注意保护椎旁重要组织如下腔静脉（或腹主动脉）、输尿管等。手术目的主要为减压，因而减压应尽量彻底。前路手术的另一优点是植骨可靠，椎体间大块髂骨植骨或用钛网植骨都可采用。对于畸形比较明显者，修剪钛网时应注意要符合减压槽形状，才能最大限度的恢复腰椎生理曲度。如患者已行后路椎弓根螺钉技术固定，前路手术仅植骨亦可。但根据患者病情需要，亦可选用前路钉棒或钉板系统内固定。另外，应充分重视生理曲度的矫正和椎间隙高度的恢复，充分利用其综合减压效果。植骨术结合合理的内固定是维持腰椎术后即刻和远期稳定性的重要措施。合理的术后制动，对局部的稳定和保证植骨融合具有重要意义。

（王新伟　徐建广　董　军）

36. 胸腰椎爆裂性骨折治疗的失误及对策

胸腰椎爆裂性骨折采用经椎弓根内固定可实现解剖复位、重建矢状面形态及间接减压改善神经功能的目的，但内固定失败可导致复位丢失、迟发性后凸畸形、力学性疼痛及神经损害等并发症。内固定失败的重要原因之一为未施行融合或植骨融合不够丰富、假关节形成。对胸腰椎爆裂性骨折，后外侧融合是降低内固定失败、减少纠正度丢失、迟发性后凸畸形及神经损害等并发症的有效预防措施，只行内固定而不做植骨融合明显增加了并发症的发生率，是不恰当的手术方式。

【病例介绍】

病例1 患者，男性，39岁。术前侧位片示后凸畸形（图1A）；SF内固定未植骨融合，术后侧位片示L_2椎体高度恢复，矢状面形态重建满意（图1B）；术后6个月的侧位片显示3枚椎弓根钉断裂，后凸畸形再现，L_2椎体上、下方的椎间隙塌陷（图1C）。

【原因分析】

1. 后凸畸形增加10°、内固定断裂或松动、复位丢失达10°定义为后路经椎弓根短节段内固定失败。后路短节段内固定失败主要归因于伤椎高度恢复后所产生的骨缺损、椎间隙塌陷及髓核挤入椎体空隙；爆裂性骨折椎体粉碎及前柱的支撑功能丧失；未施行融合术或局部的植骨融合不丰富。伤椎高度恢复后所产生的骨缺损、椎间隙塌陷及髓核挤入椎体空隙是影响复位丢失的重要因素，而前柱支撑功能丧失不但对生理前凸、伤椎高度的恢复产生不良影响，且后路固定纠正后凸畸形后，悬桁载荷转移至椎弓根钉，6个月内就可能发生内植物松动、折弯及断钉，导致内固定失败。

2. 胸腰椎骨折复位后，脊柱处于潜在的不稳定状态，由于伤椎不能像正常完整的椎体一样传递载荷，若未施行融合术或局部的植骨融合不丰富，部分载荷将由椎弓根内固定系统承受，必然发生椎弓根钉的折弯，折弯后的椎弓根钉的“悬臂”作用将导致固定节段的渐进性矢状面塌陷，表现为12°~19°的渐进性胸腰段后凸畸形。渐进性胸腰段后凸畸形可导致疼痛、力学不稳定及神经损害。

【防治措施】

1. 胸腰椎爆裂性骨折植骨融合的理论依据

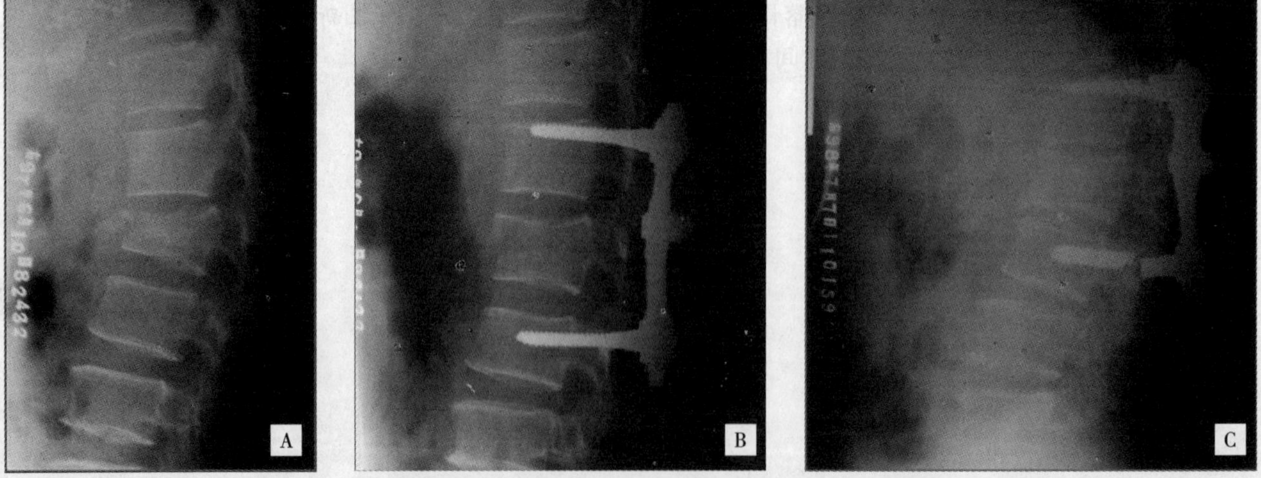

图1 椎弓根钉断裂

对胸腰椎爆裂性骨折是否须行植骨融合曾有争议。不主张植骨者认为，融合术延长了手术时间、失血量增加，且供骨区的并发症不容忽视。Sanderson 对 28 例胸腰段爆裂性骨折的患者行短节段固定但未施行融合术，疗效及内植物失败率（14%）与短节段固定、后外侧融合术类似，据此认为胸腰段爆裂性骨折短节段固定后无须行植骨融合术。我们认为，胸腰椎的力学及解剖学特点决定了其骨折后必须采用融合术。胸腰段为活动的腰椎与固定的胸椎之间的转换点，躯干活动应力易集中于此区域；胸椎生理后凸，腰椎生理前凸，胸腰段成为两曲度的衔接点，负重应力易集中于此；关节突关节面的朝向在胸腰段移行。若创伤后仅行内固定而未作脊柱融合，提供支撑作用的内固定可加速关节突关节的退行性变，产生疼痛症状。需强调指出的是，对于爆裂性骨折植骨融合尤为必要，因其前中柱在轴向负荷力的作用下遭受破坏，因此后柱的稳定性对于骨折复位和维持纠正不丢失尤为重要，但部分病例需行椎板切除减压术，进一步损伤了后柱结构，而牢固的后外侧生物学融合可重建后柱稳定性。

2. 后外侧融合方法的选择　融合方法的选择是影响胸腰椎爆裂性骨折疗效的重要因素。经椎弓根植骨椎体间融合理论上可以诱导相邻椎体间的骨性融合，但其矫正丢失仍可达 10°，且不能实现可靠的椎体间融合，融合失败可导致后凸畸形。Knop 对 29 例行经椎弓根植骨术的患者，采用 CT 扫描观察融合及植骨块的长入，仅 10 例实现椎间融合及植骨块的长入。对无须行椎管减压术的爆裂性骨折，椎板间植骨融合亦为常用的方法，Knop 发现椎板间植骨融合与经椎弓根植骨椎体间融合的疗效并无显著性差异。对须行椎管减压术的爆裂性骨折，将减压的椎板植于固定节段间是常采用的一种植骨方法，我们认为这种植骨方法不可取，因为成功的植骨融合除了需要良好的植骨床外，移植骨的质和量也是一个非常重要的因素。椎板减压的骨质主要为皮质骨且植骨量有限，为保证移植骨的质和量，必须取自体髂骨植骨。我们认为，融合方法及病例的选择应依据以下标准，对无须行椎管减压术的爆裂性骨折采用关节突间、横突间及椎板间植骨融合；对须行椎管减压术的爆裂性骨折采用关节突间、横突间植骨融合。

3. 后外侧融合的手术方法　显露伤椎及上下椎节，确定进钉点，并在伤椎上下各一节段准确放置椎弓根螺钉。对患者采用后外侧自体髂骨植骨融合术，方法为关节突间、横突间及椎板间植骨融合（图 2）。①关节突间植骨融合：清除小关节突的关节囊，使用“V”字形截骨法，咬除关节软骨，在上下关节突的“V”字形槽内嵌入植骨块；②横突间植骨融合：在骶棘肌外侧缘处向深部分离暴露至横突，将其表面凿成鱼鳞状，再将剪成火柴棒样的植骨块置于横突之间；③椎板间植骨融合：对无须行椎管减压的患者，用骨刀将椎板表面皮质凿成鱼鳞状粗糙面，之后将自体骨剪成火柴棒状均匀的铺在椎板表面，并稍许压紧。

4. 后外侧融合术对预防胸腰椎骨折短节段固定并发症的作用及意义　矢状面的形态获得满意的重建后，后外侧融合可持久维持矢状面的形态（见病例 2，图 2），降低内固定失败和假关节形成的发生率，避免复位丢失所致的迟发性后凸畸形；牢固的骨性融合能维持椎间隙的高度，避免椎间隙塌陷，从而获得持久的畸形纠正；有助于椎管重构，保证了神经结构的空间，有利于神经功能的改善及避免迟发性神经损害。

5. 经椎弓根椎体椎间隙截骨脊柱缩短术　其优点是可以一次手术完成内固定取出和矫形内固定，由于术中切除了伤椎上方的椎间盘，使截骨面呈骨面对骨面的接触（bone - on - bone）提高了融合的可能性，本技术的具体适应证为：①后凸严重僵硬，初次手术曾进行过植骨融合；②同时需要进行脊髓前方减压；③椎体前方已有骨桥连接或椎间隙严重塌陷狭窄。此为脊柱缩短性截骨，神经风险小同时也可进行脊髓前减压。

病例 2　患者，女性，38 岁。术前正位片示 L_2 爆裂性骨折（图 2A）；术前侧位片示椎体后上角突入椎管、后凸畸形（图 2B）；AF 内固定后外侧融合术后 X 线正位片（图 2C）；术后侧位片示 L_2 椎体高度恢复，矢状面形态重建满意（图 2D）；术后 18 个月的正位片显示双侧骑跨横突的骨桥形成（图 2E）；术后 18 个月的 X 线侧位片显示 L_2 椎体高度、矢状面纠正无丢失，椎间隙无塌陷（图 2F）。

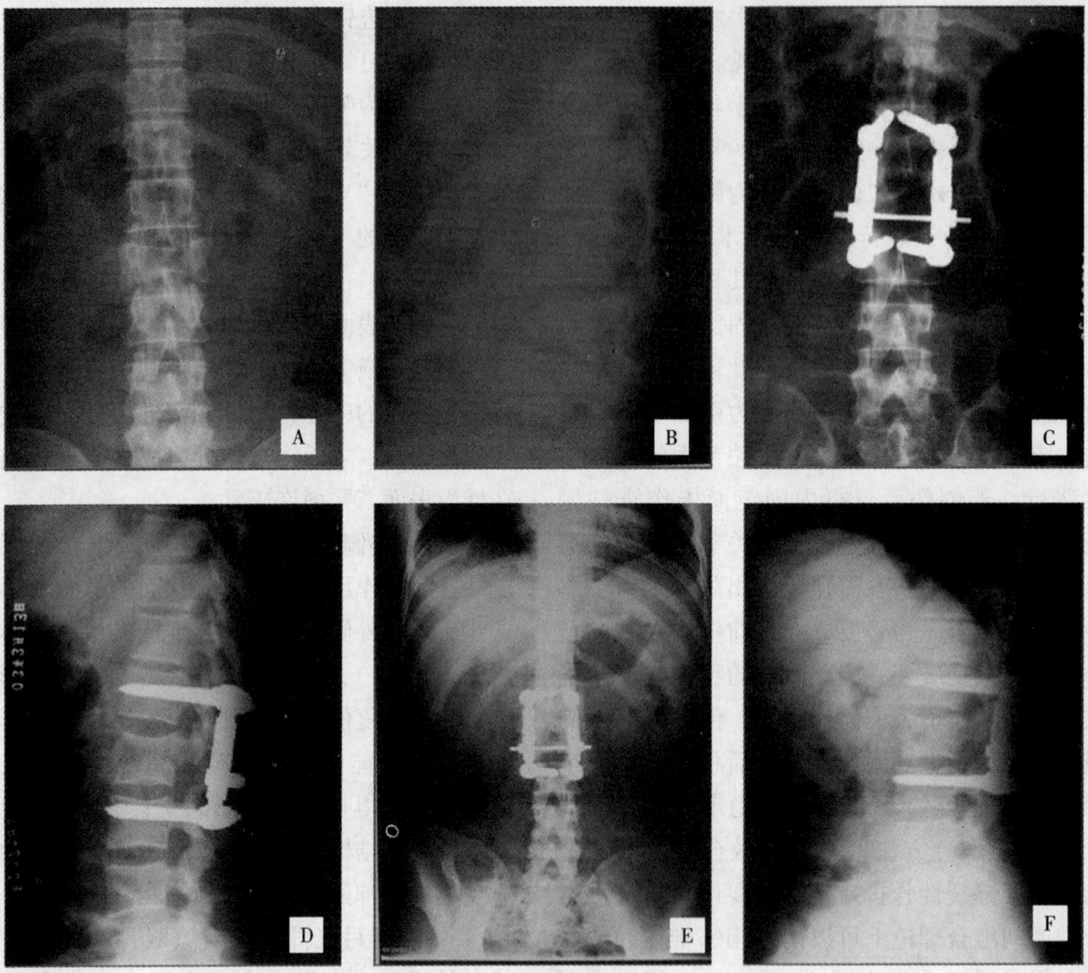

图2 后外侧自体髂骨植骨融合术

（邱 勇）

骨　病　篇

四　肢

37. 膝关节人工关节置换术后感染

膝关节置换术后感染是严重的并发症，处理的方法包括单纯抗生素治疗、保留假体的清创手术、一期翻修术、二期翻修术、关节融合术、关节切除成型和截肢等。但在具体病例的诊断和处理时又会面临种种不同的状况，特别是在不同状况下确定治疗方法的选择和具体采取的措施的正确性。

【病例介绍】

病例1　患者，女性，67岁，2004年1月因骨性关节炎行左膝全膝关节置换术，术后1个月膝关节出现红、肿、热、痛，CRP和ESR均增高，关节腔穿刺培养呈阴性，行抗生素保守治疗。术后2个月出现窦道和分泌物，分泌物培养呈阴性，窦道造影显示通关节腔外侧间室（图1），行膝关节清创术，但未更换聚乙烯垫片。术后窦道封闭，症状稍缓解。清创术后3个月，疼痛再次加重，关节肿痛，活动受限，4个月后再次出现窦道。至本院就诊，左膝关节有窦道形成，分泌物培养示溶血性葡萄球菌（+），关节局部肿胀，皮温增高，局部压痛明显，疼痛较窦道产生前缓解。诊断为全膝术后感染，入院后CRP：46mg/L，ESR：69mm/h，但WBC和中性比例正常。膝关节主动活动度：0°－15°－50°，再次行分泌物培养呈阴性，入院后2

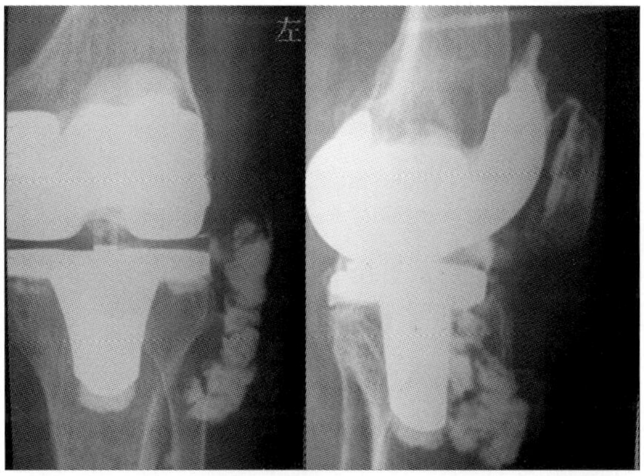

图1　全膝术后感染，窦道形成

周，窦道口再次自行闭合，但复查 CRP 和 ESR 分别为 37mg/L 和 58mm/h，患者自动出院。

出院后 1 个月，局部疼痛和肿胀加重，夜间痛明显，再次入院，关节腔穿刺培养呈阴性，复查 CRP 和 ESR 为 54mg/L 和 87mm/h，诊断为全膝置换术后低毒性感染。行假体取出（包括髌骨假体），膝关节清创，植入自行制作的带庆大霉素可活动假体型骨水泥间隔（图 2～4），去甲万古霉素静脉用药 1 周后改为头孢他定静脉使用 3 周。术后 1 周 CRP 和 ESR 为 27mg/L 和 47mm/h，术后 2 周 CRP 和 ESR 为：13mg/L 和 40mm/h，主动活动度为 0°－0°－85°，（图 5）关节疼痛缓解，皮温明显降低。

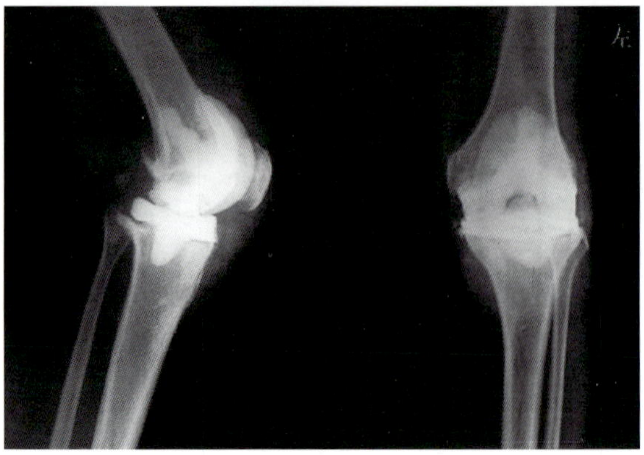

图 4　间隔物植入后 X 线片

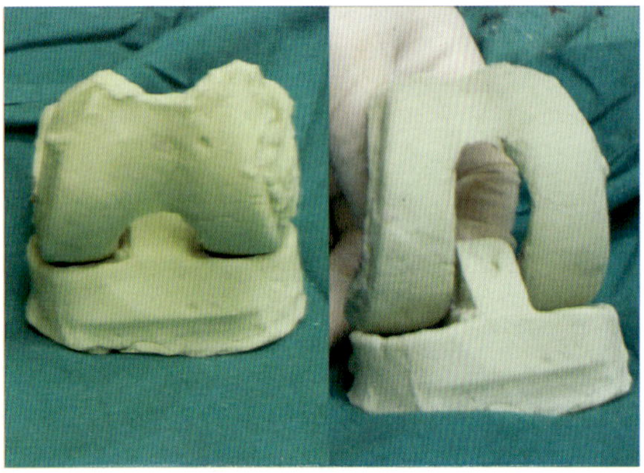

图 2　带关节可活动假体型骨水泥间隔

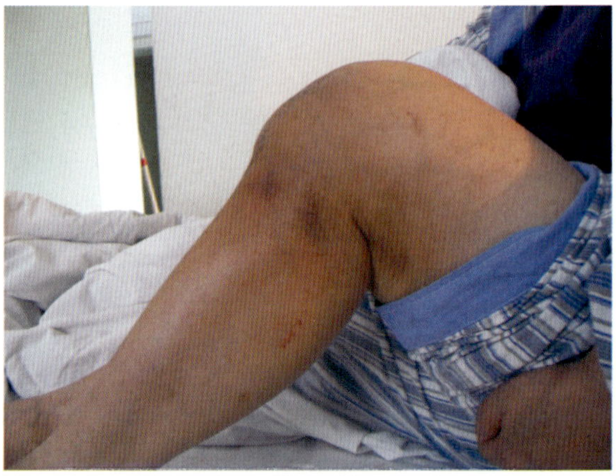

图 5　间隔物植入后关节屈曲度

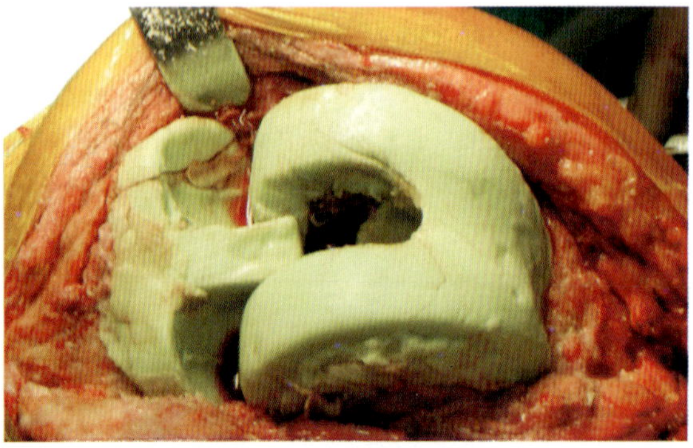

图 3　间隔物植入后

清创间隔术后 3 个月，CRP 和 ESR 为 9mg/L 和 20mm/h，局部无疼痛、肿胀，关节活动度为 0°－0°－95°，再次入院行翻修手术。手术采用 ZIMMER 的 Nexgen LCCK 假体，胫骨和股骨采用长柄，股骨假体为 D 号，胫骨金属底座为 3 号，长柄带偏距，聚乙烯垫片厚度为 12mm，根据产品介绍，垫片厚度小于等于 14mm 可不使用 POST 中央固定螺钉，检查扣锁机制完整扣合，未上固定螺钉。术后即刻被动活动为 0°－0°－125°，摄片示关节对合良好，垫片在位（图 6）。

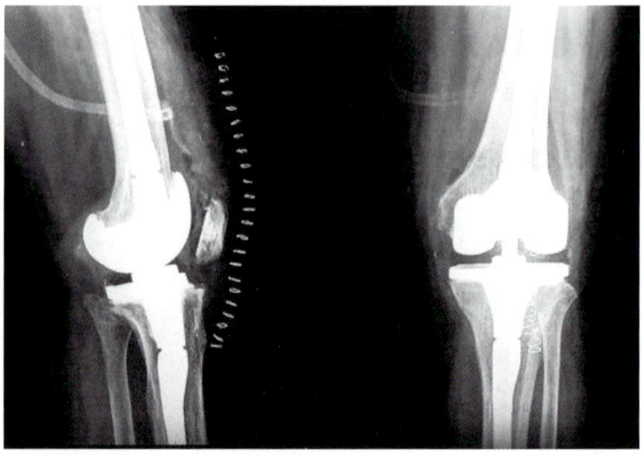

图 6　翻修术后 X 线片示垫片在位

术后10天，患者已开始扶拐下地行走，突然打软腿，但未跌倒。卧床后再次活动关节即感到“pop”声，检查被动活动度为0°－10°－60°，摄片可见聚乙烯垫片阴影移向前方，超出胫骨金属基座的边缘（图7）。术后14天行膝关节探查术，术中发现聚乙烯垫片自胫骨金属基座中向前脱出，将胫骨垫片复位扣合，再以POST中央螺钉固定，扭力为95磅。术后再次摄片，显示垫片复位，关节活动度为0°－0°－120°。

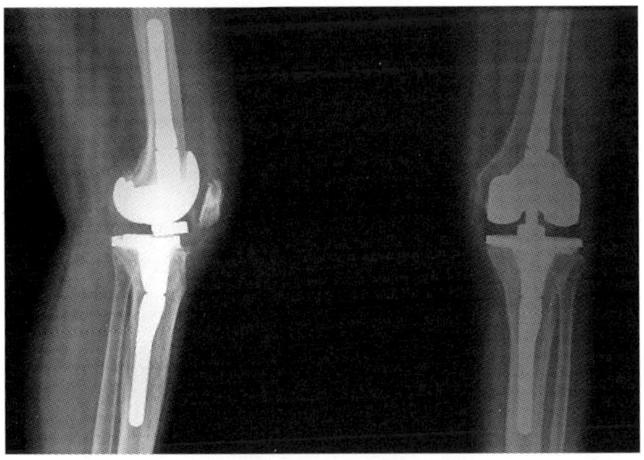

图7　翻修术后垫片脱出X线片

探查术后1年随访，摄片示关节位线良好，垫片稳定（图8），不扶拐，关节无行走疼痛和静息痛，主动活动度为0°－0°－110°，HSS膝评分87分，功能评分84分，CRP和ESR在正常范围内。

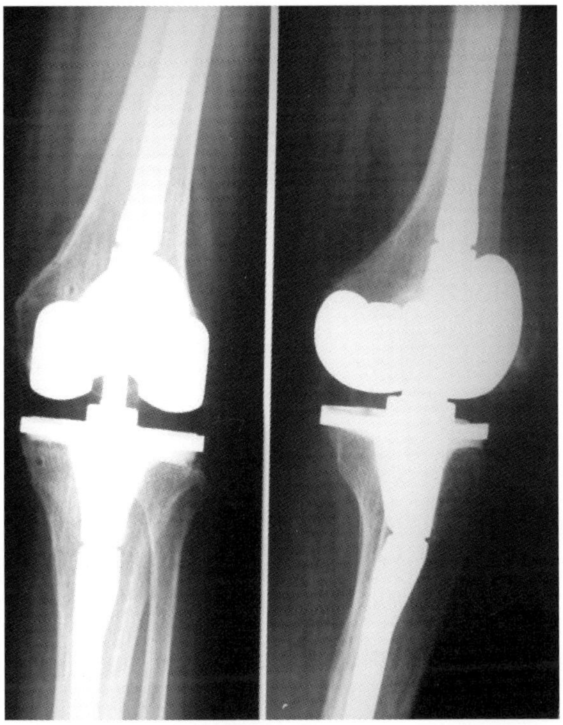

图8　翻修术后1年X线片

病例2　患者，男性，55岁，左胫骨上端纤维组织细胞瘤（图9），于2003年1月行肿瘤瘤段切除长柄骨水泥铰链膝关节假体置换术（图10）。

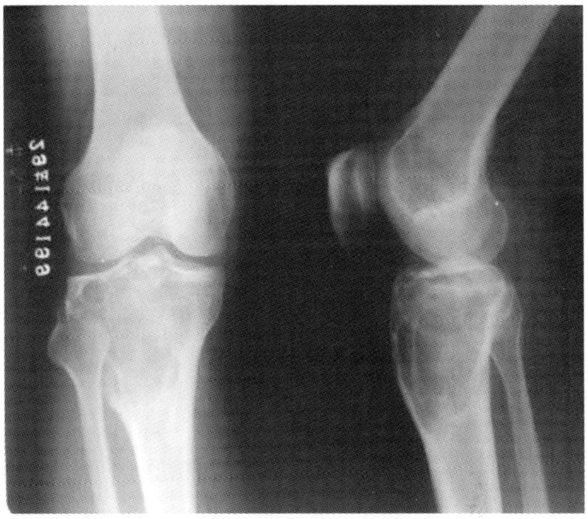

图9　胫骨上端骨组织细胞瘤

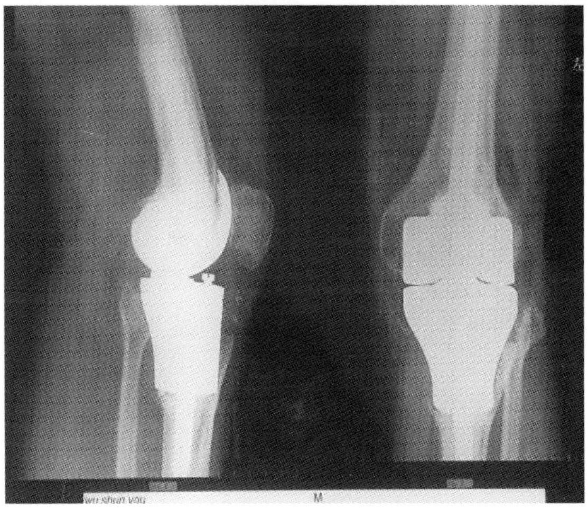

图10　肿瘤假体置换术后X线片

术后3个月，膝前方出现窦道，局部红肿不明显，左胫骨结节旁处红肿，膝外侧疼痛，窦道破溃后疼痛缓解。ESR和CRP反应蛋白增高，诊断为全膝置换术后感染，于2003年6月23日入院，6月30日在腰麻下行左膝清创＋窦道切除术，术中细菌培养呈阴性，术后用抗生素对症处理，但何时窦道再次出现，窦道口分泌物细菌培养为XX，采用磺胺药物SMZ治疗，经长期换药不愈。于11月17日再次手术，行窦道清除及局部皮瓣转移术，术后对症处理，换药，皮瓣愈合，窦道再次出现。但以后长期口服头孢类抗生素，带窦道生活，CRP 和 ESR 始终无法恢复正常，膝关节活动度为 0° - 0° - 20°。

2005 年 3 月行膝关节切开，假体取出，关节清创，带抗生素间隔植入（图 11、12）。术后静脉使用抗生素 2 周，口服抗生素 4 周，未再次出现窦道。

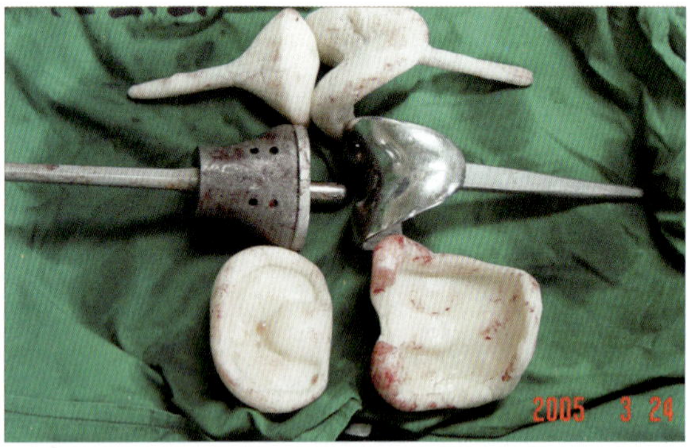

图 11　肿瘤假体的骨水泥间隔

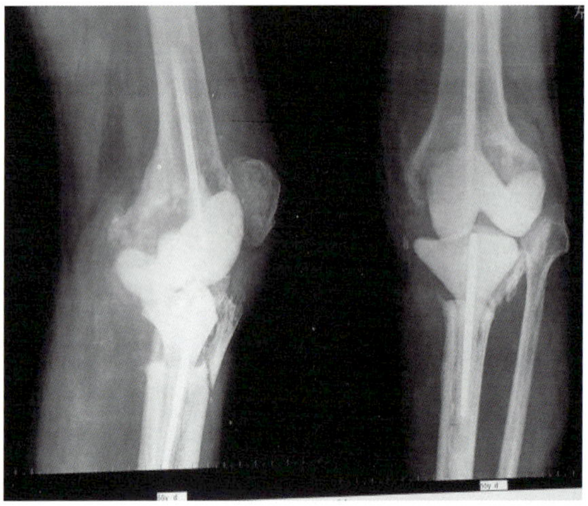

图 12　间隔物植入后 X 线片

2005 年 11 月，患者因膝关节功能障碍，下肢行走无力，再次入院。复查 CRP 和 ESR 均正常。于 11 月 20 日行膝关节间隔物取出，膝关节融合，带血管蒂游离腓骨移植和外固定支架固定（图 13）。术后 3 个月伤口愈合，骨折愈合，患者开始负重行走。

【原因分析】

以上 2 例全膝感染后处理中的得失，我们分析如下：

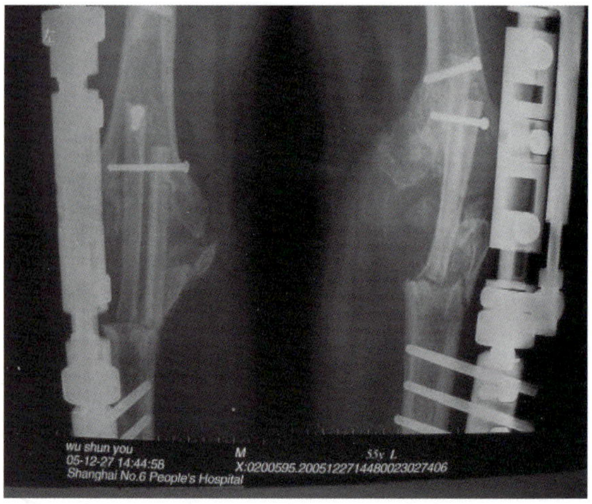

图 13　外固定支架跨膝关节固定术后

对于 2 例病患，在早期都没有进行穿刺以获得明确的感染病原菌，而感染症状都发生在术后 3 个月内，尚处于急性和亚急性感染的范畴，同时，假体都没有明显的松动征象，因此，可以考虑保留假体。对第一例患者，虽然在最初给予抗生素治疗，主要是头孢类抗生素，静脉使用的时间有限，而单纯长期口服的头孢类抗生素，对于假体深部感染的效果非常有限。因此，对于这 2 例患者，抗生素的选择存在欠缺。目前，单纯采用抗生素治疗全膝感染的药物主要是利福平，该药可以长期口服，对耐药性的金葡菌有效。对 2005 年以后的全膝置换病例，如果在早期出现感染的迹象，我们都采用以利福平为主的抗生素长期治疗，即使是出现窦道，大部分也能愈合，并且感染也能得到控制。

对于病例 1，在第一次出现窦道后清创（术后 2 个月）并非不可行，但清创需要彻底，如果假体没有松动，可以考虑更换聚乙烯垫片，而保留假体的清创术本身对控制感染的成功率很低，聚乙烯垫片又是极易黏附细菌的异物材料，如果采用保留假体的清创术，不调换聚乙烯垫片，则仍会有大量的细菌残留。因此，必须在术前停用抗生素 2 周后穿刺，明确感染的细菌，术中要仔细清创，置换聚乙烯垫片，并用消毒剂灭菌，术后敏感抗生素静脉使用至 CRP 大致正常。对病例 2，单纯行清创和窦道切除，即使作皮瓣转移也只是暂时消灭窦道，并没有控制感染。而且胫骨上端肿瘤切除后代之以大块的金属假体，由于胫前皮肤菲薄，没有肌肉，对感染的抵抗力很差，一旦感染，大块粗糙面的金属有大量细菌黏附，很难彻底消除。因此，在2005年以后，对胫骨上端肿瘤，我们在假体置换后常规行腓肠肌瓣转移覆盖于胫前，所有这些病例未发生感染。

对于转变为慢性感染的病例，我们常规采用二期翻修术。即一期清创取出假体，放置骨水泥间隔，二期取出骨水泥间隔和翻修术。但应强调，在一期手术前停用抗生素和穿刺进行细菌学检查。窦道口分泌物的培养并不能代表真正的深部感染细菌。在这2病例中，在术前穿刺之前没有停用抗生素，结果穿刺都呈阴性，而窦道口分泌物都培养出细菌，但是否代表真正的深部感染细菌，不得而知。同时，我们在早期的骨水泥间隔都采用PALACOS带庆大霉素的骨水泥，因此，即使清创间隔术后，也要全身静脉应用万古霉素。而其后术中组织培养的结果在2例都与窦道口培养的结果不同。因此，在2005年以后，我们对全膝感染的病例，在收治入院准备手术前，都停用抗生素至少2周，再行关节腔穿刺，对于有窦道而不明确来源者，可行造影，以明确其是否与关节腔相通，如果源于关节腔则行穿刺细菌学检查。如果能够明确关节腔穿刺的细菌学来源，则我们在术中制作间隔的骨水泥中加入万古霉素，同时，术后全身静脉用药则使用毒性较小并能长期耐受的敏感抗生素。

我们常用的间隔是可活动带关节的抗生素间隔，其优势在于能够保持间歇期内关节的活动度防止进一步发生骨缺失。但关节的活动度取决于多个因素，特别是术前的活动度。如果术前的功能障碍和活动度差单纯源于感染，而又没有明显的骨缺失，行可活动间隔，术后控制感染，活动度可明显恢复者。如例1，可以考虑二期假体翻修。而在病例2，术前存在长期伸膝位挛缩并伴有大量的骨缺损（肿瘤假体），术中无法恢复其关节线的位置，也无法恢复关节活动度，在感染控制后，关节仍然伸直位挛缩，并且无法完全负重行走。如果采用全膝置换并要保证肢体长度，则活动度必然非常差，并有感染复发的危险，加之经济因素，我们采用膝关节融合术来解决且负重和行走的问题。

对于全膝感染术后翻修，由于常伴有韧带功能丧失和骨缺损，因此需要使用限制性较高的假体。对于病例1，我们采用的是Nexgen LCCK假体，术中使用14mm胫骨垫片，虽经扣锁，但未上紧POST中央锁定螺钉，术后发生聚乙烯垫片和金属基座分离。Nexgen LCCK假体，其垫片和金属基座间的锁定机制是包括双鸠尾状锁定机制防止前后/内外/旋转的剪切力以及Spine的压力，避免聚乙烯关节面脱离，而四周的防护栏可以防止聚乙烯受到负荷随时间的蠕变周边扩展。根据动态负荷试验，体内聚乙烯和金属基座锁定机制在屈曲时（凸轮机制横杠撞击POST）需承受的最大负荷为1200磅，而采用Nexgen后稳定型假体其发生基座和垫片分离（pry-off）需要达到1700磅，因此采用Nexgen后稳定型假体不需要附加的锁定装置。但LCCK假体垫片由于需要部分代偿韧带缺损的稳定性，因而在凸轮机制的设计上具有更高的内外翻和旋转限制性，同时带来的是锁定机制需要在屈曲时承受更大的翘起应力。因此，本例采用LCCK假体在第一次植入垫片时未使用中央锁定螺钉而发生垫片脱出，其机制就在于更高的限制性使POST在屈曲时承受更大的前向应力，而此应力传导至聚乙烯垫片和金属基座间，超过双鸠尾状锁定机制和四周防护栏防翘起载荷的极限，因此，对于LCCK假体，无论胫骨垫片的厚度是多少，都需要上紧POST中央锁定螺钉，以保证垫片和金属基座间的安全锁定。同时，本例聚乙烯垫片脱出也说明，高限制性假体在POST上会产生更高应力并传导至聚乙烯和金属基座界面，同时也进一步证明，高限制性假体在假体和骨或假体和骨水泥之间会产生更高的应力。

【防治措施】

全膝置换围手术期感染的预防非常重要，其措施包括术前皮肤条件的准备、全身疾病的治疗、严格的无菌措施、层流手术室、围手术抗生素的正确使用等。对于手术操作特别是胫骨侧近端肿瘤假体置换，强调腓肠肌瓣转移，以加强对胫前部位的覆盖。术后也应十分重视感染的危险因素，如拔牙等操作。但所有这些措施仍不能完全避免假体周围深部感染的发生。一旦发生感染则必须采取正确的处理措施。

为明确感染的诊断，首先需要排除症状是否缘于其它因素。关节置换术后感染诊断的金标准是关节腔穿刺和活检组织培养，但抗生素的使用往往使结果产生假阴性，因此，我们的方法是临床症状结合CRP和ESR。感染可以发生在深部，也可能是浅部，特别是髌前滑囊的感染。当膝关节有明显的感染症状，如红肿严重时，很难辨别是关节内还是关节外感染。盲目穿刺则可能将关节外感染带入关节内。最简单的判别方法是根据疼痛缓解时关节屈曲角度来做出判别，也可根据浮髌、疼痛和局部症状的对应性作判断。如果有静息痛，同时 ESR > 30mm/h，CRP > 10mg/L，则高度怀疑感染。CRP 和 ESR 作为病程监控的参数也有重要意义，一般 CRP 在感染控制后 2 ~ 3 周即可以恢复正常，但 ESR 下降较慢。我们的做法是 CRP < 10mg/L 和 ESR < 20mm/h 同时满足并且关节无感染症状再行二期假体植入。关节腔穿刺则在有明确关节内感染的临床表现时采用，但其前需要停用抗生素至少 2 周，在找到致病菌前至少做 2 次以上。如果有窦道形成，则感染的诊断明确，是否与关节腔相通，可以作窦道造影。窦道口分泌物的细菌培养意义不大。最终明确致病菌取决于关节腔穿刺和术中活组织的细菌学检查。

对术后早期感染（急性和亚急性感染），采用清创保留假体的手术，我们的经验是成功率很低，如果感染超过 6 个月后仍然清创保留假体，几乎没有成功的病例。但对于术后早期出现感染症状的病例，即使有窦道，如果采用正确的单纯抗生素治疗也有较高的成功率，我们的经验是一定要使用利福平，2005 年发现全膝置换术后有 4 例出现关节红肿热痛表现，其中 1 例在切口远端出现切口不愈合和窦道形成，经以利福平为主的抗生素长期服用和局部处理，感染症状都得以控制，窦道闭合。这与国外文献报道的相似，Drancourt 采用利福平和西普乐联合应用 6 个月，34 例关节置换后感染随访 2 年，感染控制有效率可达 69%。Widmer 采用利福平治疗关节置换术后感染 4 例都取得成功。因此，我们认为对于术后早期出现的感染症状，采用利福平为主的抗生素长期治疗，不失为一个有效的措施。

对于慢性感染伴假体松动和抗生素治疗无效的全膝置换感染病例，我们的经验是不推荐一期翻修而采用二期翻修术。二期翻修是处理慢性全膝感染的标准方法，包括初次清创，去除假体，间歇期静脉使用抗生素和延迟植入翻修假体。在间歇期使用带抗生素间隔物有很多优势，包括在局部有高浓度的抗生素释放，维持关节间隙，改善患者在间隔期的不适症状。然而，如果使用非关节的骨水泥间隔块则在间歇期患者无法弯曲膝关节。此外，如果在薄弱的骨松质上使用较小的骨水泥间隔会造成股骨和胫骨的骨缺失。软组织挛缩和骨量丢失使再植入手术更加困难和复杂，需要更广泛的暴露或影响伸肌装置和侧副韧带。我们的方法是采用带关节的可活动抗生素骨水泥间隔物。与采用静态间隔物相比，采用带关节的间隔治疗可以使再植入后获得更大的活动范围。在间歇期内患者屈曲膝关节可增加满意度而不影响消除感染的作用。再植入时可减少四头肌挛缩，维持侧副韧带完整性并能保存骨量。

我们的做法是第一次手术取出关节植入物和骨水泥，作关节清创，去除坏死组织。尽可能保留软组织瓣的厚度并保护局部的血运。手术前不使用抗生素，抗生素的使用在术中取到滑液，炎症的滑膜组织和假膜作组织培养和细菌学检查以后再静脉使用。

测量假体大小，决定制作骨水泥间隔时所使用的试样，试样假体均采用 PS 假体。采用非抗生素骨水泥铸模，当骨水泥处于面团期，用股骨试样假体压出阴模并在完全固化前取出试样假体，固化后阴模表面涂敷消毒液状石蜡。采用带抗生素骨水泥（每 40g 骨水泥含庆大霉素 1g）Palacos（Biomet，Warsaw，IN）混合搅拌至面团期，置入阴模，待其固化并在固化前去除多余的骨水泥。由于使用液状石蜡，股骨间隔假体自阴模上取下较为方便。同样的方法制作胫骨骨水泥间隔假体，胫骨下端做出骨水泥的短柄。完成间隔假体制作后将关节面打磨光滑。将间隔假体植入关节腔并用 Palacos 骨水泥固定和填充缺损部位，以适应患者不同的骨端解剖形态。检查关节侧副韧带的张力和完整性。复位膝关节，检查关节的活动度和稳定性。放置负压引流，防止血肿形成，伤口一期闭合。

2005 年以后我们在每包 40g 骨水泥内加入 2g 万古霉素。先将粉末混匀，再加入液态单体，其聚合时间会延迟，间隔物骨水泥块会起泡。这种气泡现象可能会降低整体间隔物的机械强度，但同时增大的面积又可以增加抗生素的释放。对于感染后由于全身疾病无法耐受二次翻修手术的病例，可在骨水泥中用钢丝和克氏针制成金属骨架以增强间隔物的强度。

手术后采用消肿止痛药物，72 小时后拔除引流管并开始关节活动训练，1 周后下床部分负重。根据术中培养结果确定病原菌，选用敏感抗生素使用 6 周。间隔期监控 ESR 和 CRP。3 个月以后复查，若没有感染的症状和体征，同时实验室检查结果也提示感染已控制，则再行翻修手术。

翻修术采用髌旁内侧入路，根据需要延长切口，注意保护软组织面和局部血运。去除可活动关节的骨水泥间隔，再次作滑液、滑膜组织和假膜的细菌学检查。只有术中未发现感染证据如脓液，明显的炎症组织或标本 Gram 染色阳性，才可植入的翻修假体。植入的假体采用抗生素骨水泥固定。如仍有感染则重复清创和间隔手术。

关节融合术是处理全膝关节置换术后感染的一种选择，虽然终身关节强直，但不必担心假体植入带来的问题。虽然融合率很高，但真正的骨性融合只有 20%。尤其是带髓内固定的假体，融合率更低，同时常伴有肢体的短缩。因此融合的指征仅包括：①初次 TKA 术后伸膝装置功能障碍；②免疫功能抑制；③局部软组织条件差；④细菌毒力非常强；⑤年轻患者，单个关节受累。对于多数医师建议分期融合，一期融合有残留感染的危险。在第二次手术前，如果无法确定是翻修还是融合，则可以在一期清创，取出假体以后先安放骨水泥间隔物。如此可以维持肢体的长度和软组织的张力。但放置间隔后，如果二期选择融合术，则面临短缩肢体或是需要大量植骨的选择，特别是带大量金属部件的肿瘤假体，会残留非常巨大的空腔和骨缺损。在融合部位周围植骨对促进骨愈合很有意义，将髌骨作为植骨材料的来源是最简便的方法。融合的固定方法包括外固定，钢板固定和髓内固定。从力学角度，髓内固定接近关节中轴，有良好的负荷分散作用，可以在没有保护的情况下早期负重。特别是一种特殊的 Neff 组配式髓内钉，可以在膝关节插入股骨和胫骨髓内杆后通过压力装置连接在一起。如果存在巨大的骨缺损而需要维持肢体的长度，在髓腔内使用异体结构性皮质骨支撑并非不可行，但愈合率低，如果能行吻合血管的自体腓骨移植，则可增加骨愈合的可能性，固定方式只能选择外固定，但要注意将取下的髌骨作植骨，不仅可以促进愈合，也可以填充死腔。

对无法行翻修和融合术的患者，也可以考虑行关节切除成型。其相对的适应证是局部大量骨切除，感染时间长，大量软组织瘢痕的病例。对功能要求较低以及患有多关节病的患者（类风湿关节炎）较适合。当然，对于已行关节成型术控制感染后对关节不稳的感觉不满意的患者，也可以再次性融合术。

对于无法控制的感染最终可选择截肢。

（蒋 垚 沈 灏）

38. 人工关节置换术后感染的处理

全髋置换术（THA）是外科在本世纪取得的最成功的发展之一。随着材料科学的发展，通过众多学者不懈的努力，人工关节置换术已经普遍地应用于骨科并取得了长足的进步，但其术后并发症也越来越引起人们的重视。其中，感染是人工关节置换术后最严重的并发症，术后深部感染一旦出现，其结果将是悲剧性的。尤其是在THA开展的早期，术后感染率曾高达6.8%，目前大约是1%左右。

【病例介绍】

患者，男性，70岁，因双侧股骨头缺血性坏死行左全髋关节置换术。术后患者感到左髋关节“松弛，有响声，关节即将脱位的感觉”。遂再次手术，行患侧髋关节探查术，给予股骨头假体更换，增加假体颈长。术后患者感觉患侧髋关节不适，“患侧肢体紧，髋关节顶住”的感觉（图1）。3个月后，患侧髂前上棘下外侧有瘘口，局部有少量脓性液体流出，来院就诊。

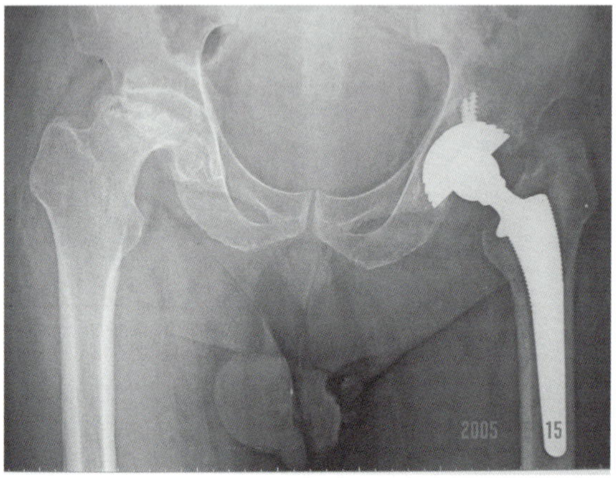

图1 第一次翻修术后来我院就诊时

患者自述左髋疼痛，不能活动，并有左大腿中下部及至膝关节区疼痛。经术前详细检查，怀疑髋关节感染，择期行髋关节探查术。术前瘘口已闭合，刮开瘘口造影，未见显著窦道，且显示与髋关节不相通。左髋关节术中未见有脓苔样物，但有大量肉芽增生，在股骨侧较重，髋臼侧尚可。取出股骨侧假体，“彻底”刮除髓腔内外肉芽，经反复仔细以氯已定、过氧化氢冲洗，植入含头孢呋辛钠抗生素骨水泥及骨水泥股骨假体，保留原髋臼假体。左膝关节镜检查术，未见异常（图2）。

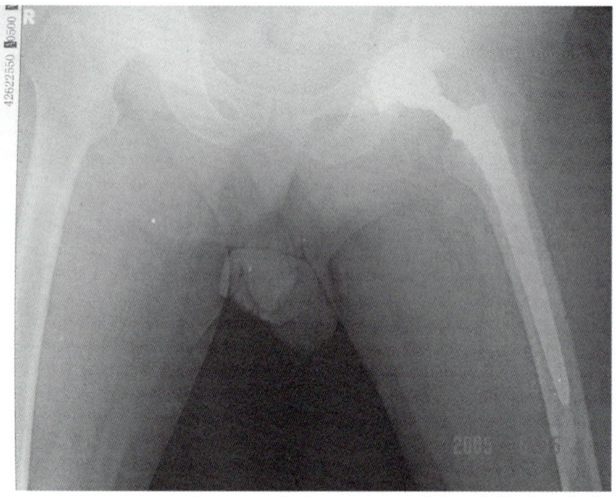

图2 第二次翻修术后

术后早期患者活动好，症状部分缓解。2个月后，疼痛症状再次加重，与术前相当。瘘口局部有脓性液体流出，造影，见窦道与髋关节相通（图3）。

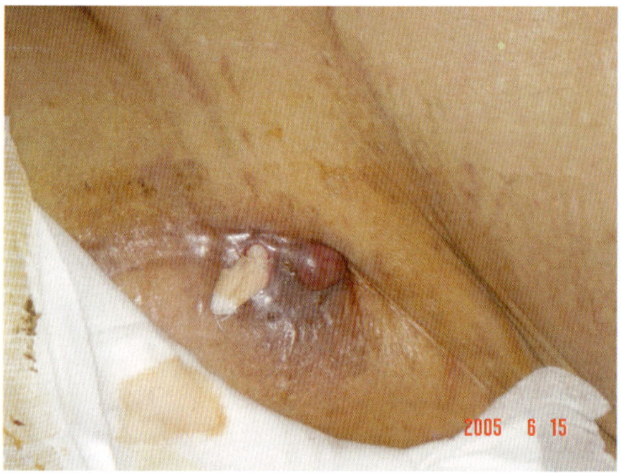

图3 第二次翻修术后三个月

再次行髋关节翻修术，取出所有假体，"彻底"刮除髓腔内外肉芽，以氯已定、过氧化氢反复仔细冲洗，植入含头孢呋辛钠抗生素骨水泥制成的髋关节 Spacer；并扩大股骨外侧切口直达股骨中下段，见股骨中下段骨膜显著增厚，并在外侧骨皮质上开窗，彻底切除增生的骨膜，刮除髓腔内肉芽组织；以含抗生素头孢呋辛钠骨水泥制成珠链，置于股骨髓腔内及其外侧表面（图 4）。

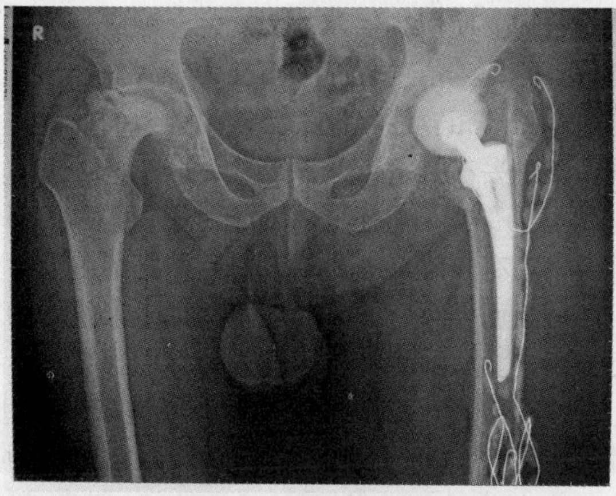

图 4 第三次翻修术后

术后 3 个月，症状显著缓解，相关指标（血沉，C 反应蛋白等）正常，再次予以翻修：取出含抗生素头孢呋辛钠骨水泥的 Spacer 和珠链；植入非骨水泥髋臼假体和骨水泥股骨假体，抗生素头孢呋辛钠骨水泥远端达到股骨开窗处（图 5）。此次术后疗效满意，半年后，又已将右侧髋关节进行了关节置换术。各项指标均正常并令人满意。

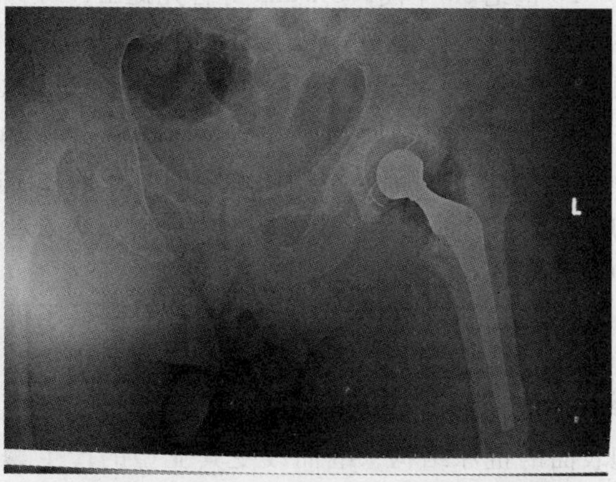

图 5 第四次翻修术后

【诊断】

THA 术后显性感染的诊断并无困难。但对于一个 THA 术后主诉髋部疼痛的患者，很难区分是无菌性松动还是隐性感染。二者在 X 线平片上都可表现为正常，亦可是局灶性或非局灶性的假体旁 X 线透光区。血化验，血沉异常加上 C 反应蛋白高于 5mg，感染的可能性较大。

超声发现关节内充盈是诊断的一个敏感指标。超声下测量前关节囊与其下方骨面的距离，如果小于 3.2mm 则肯定没有感染。6 例被证实为 THA 术后感染的患者测得此距离平均为 10.2mm，其中 5 例发现有关节旁积液。

髋关节细针穿刺对诊断也有一定帮助。

冰冻组织切片在以中性粒细胞为标准时，对 THA 术后感染的诊断敏感度为 18.2%，准确度为 89.5%。如果以每高倍视野有 1 个以上中性粒细胞或浆细胞为标准，则敏感度为 90%，准确度 96%。

铟生 -111 标记的白细胞静注 24 小时后，显影显示其聚集于感染病灶。该方法应用于 THA 术后感染的诊断，其灵敏度为 100%，准确度为 85%。

Sanzen 等对 23 例患者进行了自初次全髋关节置换术后细菌学证明了的由于低毒性病菌造成的深部感染的全程随访。至翻修的平均时间是 14（4 ~ 65）个月。在此期间，血沉（ESR）的最大值平均为 50（22 ~ 110）mm/h，C 反应蛋白（CRP）的最大值为 35（9 ~ 95）mg/L。所记录的 98 个 CRP 值中有 25 个正常（ <9 mg/L），89 个 ESR 中有 22 个低于 30 mm/h。有 6 例患者所有的 CRP 值均低于 20 mg/L，但其中 5 例的 ESR >30 mm/h。进行翻修术前，只有 1 例患者的二项检查结果均正常。因此，ESR 和/或 CRP 正常和轻到中度的升高与假体周围髋关节低毒感染是一致的。因此我们建议所有患者在预备行髋关节置换术前应该检测血沉以建立其基准线。

【防治措施】

一、THA 术后感染的预防

1．洁净空气　人工髋关节之父 Charnley 等在 20 世纪 70 年代初即意识到全髋关节置换术后感染的主要来源是手术室的空气。他们通过使用层流手术室及带排气管衣服使手术室空气的洁净度分别达到 80 ~ 90、25、1.8 及 0cph（cph：每培养皿每小时菌落形成数），在相应手术室进行的THA手术术后感染率分别为8.7%、3.7%、2.2%及1.3%，两者密切相关。洁净空气对降低其他外科手术术后感染率同样有明显的作用。现在洁净空气的概念一般被定义为每立方厘米空气中带菌微粒不超过10个。

层流手术室的费用较昂贵，据估计每年需保持200例以上的手术才能有效益。在无此类条件的情况下，可以使用紫外线来替代。290μW/cm^2 的紫外线并配合含塑料袖套及前襟的防护衣时，测得空气洁净度达到2.96CFU（菌落形成单位）。当然，使用紫外线的缺点是显而易见的，首先是必须使用防护衣，其次是有暴露于紫外线中受损伤的可能。

Charnley认为层流手术室及带排气管衣服对洁净空气的产生各有一半的作用。另外，封闭式手术衣也被认为有利于保持空气的洁净度。甚至有研究表明，如果手术室内全体人员皆穿封闭式衣服，既使在常规通气的手术室也能使空气达到洁净的标准（10CFU）。

手术室人员的站位对空气的洁净程度亦有影响，如果工作人员处于手术切口的上风向，则术区空气的CFU值可能要升高27倍之多（7.23CFU/0.27CFU）。在这种情况下，对手术衣的要求就必须要严格。

2. 预防性使用抗生素

（1）全身性使用抗生素　在20世纪60年代人们普遍反对全身使用抗生素来预防THA术后感染。70年代后人们逐渐认识到全身性预防性使用抗生素的重要性。在预防性使用抗生素后Lidwell发现THA术后感染率在普通手术室由3.4%降至2.8%；在层流手术室由1.2%降至0.3%。

对于抗生素使用的时间尚有争议，较为统一的认识是在术前15～60min给予一个剂量的抗生素。使用萘夫西林或先锋霉素Ⅴ，7天与24h效果相同。使用氟氯霉素14天与使用先锋霉素Ⅵ12h作用相等。Manerhan等在其大标本前瞻性双盲法研究中发现，使用头孢糠肟1天与使用先锋霉素Ⅴ3天的效果相同。甚至有研究对比使用单次抗生素（术前30min）与三次抗生素（分别在术前30分钟及首次给药的8h和16h以后），它们的术后感染率统计学相差不显著。该作者认为尚需进行进一步的研究，在此之前仍推荐使用三次抗生素法。

抗生素种类的选择仍然没有定论。对于抗生素的选择应该根据最常引起全髋关节置换术后感染的菌种来定。从感染灶中分离的细菌主要是金黄色葡萄球菌及凝固酶阴性葡萄球菌。其他还有G^-杆菌，G^+杆菌，棒状杆菌及抗酸杆菌等的报道。

一般首选先锋霉素Ⅴ，目前尚无证据说明各头孢类的差别。在对青霉素及头孢类过敏时考虑选用万古霉素。

我们的经验是：①在麻醉诱导期使用一个剂量的抗生素，术后当日再次使用一个剂量抗生素，之后就不再需要使用抗生素；②抗生素以广谱抗生素为首选，能覆盖革兰阴性和阳性菌者为好；③考虑到与骨水泥的相容性和抗菌谱、耐药性的问题，头孢呋辛钠、妥布霉素、万古霉素均是较好的选择。

（2）局部使用抗生素　对于是否在术区局部使用抗生素尚有争议。主要是考虑到药物细胞毒性作用，可能反而导致感染。局部使用抗生素粉末的方法已被否定。目前较常使用的方法是用含有抗生素的生理盐水冲洗并浸泡术区（推荐浸泡时间超过1分钟）。使用含有新霉素、杆菌肽、多粘菌素的冲洗液后，全髋关节置换术后感染率由4.3%降至1.9%。体外试验表明，除变形杆菌外，暴露于杆菌肽及多粘菌素的溶液中15s即能达到消毒的作用。考虑到THA术后感染的灾难性后果，尚无单独局部使用抗生素的研究工作。

3. 术后冲洗　THA关闭切口前进行冲洗有三方面的作用，首先能机械性地去除部分可能污染的细菌，其次能去除血凝块及各种碎屑，最后还能保持局部组织湿润。术后切口的负压引流亦被用来减少切口内血凝块，以预防感染。

20世纪60年代，Gristina等首先提出，所有的生物材料植入体内后，其表面均能形成一种生物膜，一旦感染，细菌则在这种生物膜中大量繁殖，并产生细胞外多粘质物质（extracellular slime substance，ESS）。目前尚不明了确切的ESS的化学结构，根据其易被奥辛兰染色的特性可以被认为是一种多糖物质。

ESS在假体感染中最重要的机制是降低了机体中性粒细胞（PMN）对细菌的吞噬和细胞内的杀灭能力，并影响了淋巴细胞的增殖以及改变了淋巴细胞表面的抗原结构，继而改变其亚型的产生。此外，ESS尚能通过改变细菌表面的结构以及对其代谢的影响，这包括营养物质的缺乏、细菌生长率的降低以及抗生素降解酶的变化，从而影响了抗生素对细菌的作用。

实验研究显示，通过对假体表面的生物膜行奥辛兰染色，可以证实，ESS是水溶性的，大剂量冲洗能将生物膜中大多数的导致感染发生的因子－ESS除去，从一定程度上可以增强常规使用的抗生素的作用，以及机体自身防御机制的作用。

大剂量冲洗后的不同时间的生物膜的奥辛兰染色的结果显示，冲洗后生物膜中的ESS即刻消失，但1小时就在生物膜中再次出现，其量随时间的延长而明显增加，并很快恢复如初。故而可以认为，只有持续的大剂量的冲洗才能真正地减弱ESS的作用。

4. 血源性感染的预防　各种原因引起的菌血症也是THA术后感染的来源之一，深度感染往往在菌血症发生后的数周或数月后才出现，所以更具有隐蔽性。

THA术后的患者在接受牙科手术时是否需要预防性使用抗生素还有争论。牙科手术引起的菌血症的菌种以链球菌为主，而此时出现的感染菌主要是葡萄球菌，只有少数报道为口腔菌属。Jacobson等通过计算机模拟后认为只是那些伴有牙周疾病的全髋关节置换术后患者在接受牙科手术时才有必要使用抗生素。但多数学者认为，对比考虑使用抗生素的副作用、费用和THA术后感染的毁灭性后果，仍赞同在牙科手术中使用抗生素。具体推荐阿莫西林术前1～2h给予3g，6h后再给1g。过敏者用红霉素来代替。

4%～50%接受内镜检查的患者经血培养证实有菌血症发生。导尿是引起尿道医源性感染的最主要的原因。8%～30%留置导尿的患者出现菌血症，而且尿管留置的时间越长，菌血症的发生率越高。经尿道手术，开放式前列腺切除等亦能引起一过性的菌血症。对此倾向于使用针对G^-细菌的抗生素，一般推荐联合使用广谱青霉素与氨基甙类抗生素。

合并有风湿性关节炎、糖尿病及其他系统性疾病的患者由于机体免疫力降低，使一过性菌血症引起THA术后感染的几率增加，因此需要认真对待。

【治疗】

全髋关节置换术（total hip replacement，THR）后手术侧感染（surgical－site infection，SSI）的总发生率：16291例全髋关节置换术患者中为2.23%，5 769例半髋关节置换术患者中为4.97%，2 550例全髋关节翻修术患者中为3.68%，198例半髋关节翻修术患者中为7.6%。SSI的一半确定为金黄色葡萄球菌，其中59%为甲氧苯青霉素耐药（methicillin－resistant，MRSA）。对全髋关节置换术进行单变量分析，年龄、女性、ASA评分（american society of anesthesiologists score）、身体指数、创伤、手术时间、术前等待时间与SSI的风险显著相关（$P<0.05$）。对半髋关节置换术患者而言，ASA评分和年龄是显著相关因素。对翻修患者而言，ASA评分、创伤、伤口等级、手术时间、术前等待时间是显著相关因素。发现SSI的平均时间：浅表切口感染为8天，深部切口感染为11天、关节/骨感染为11天。出现以上任何一种状况都意味着住院时间翻倍。

甲氧苯青霉素耐药金黄色葡萄球菌是髋关节置换术后SSI的最常见致病菌，尤其是半髋关节置换术，但是在涉及关节的深部感染中凝固酶阴性的金黄色葡萄球菌更重要。

含抗生素骨水泥常被用于翻修手术。Garvin对40例使用含庆大霉素骨水泥的翻修术后患者平均5年随访，感染复发率为5%。有报道在去除假体后暂时以含抗生素的骨水泥填塞，翻修时再用含抗生素骨水泥固定，取得较好的效果，同时有保持肢体长度及活动度的作用。考虑到与骨水泥的相容性和抗菌谱、耐药性的问题，头孢呋辛钠、妥布霉素、万古霉素均是优于庆大霉素的更好的选择。Nestor对34例无骨水泥翻修术后患者平均4年随访，感染复发率为18%。但他认为是否使用骨水泥并非成功的关键，而应该首先考虑怎样固定才能使假体更稳固。

对于THA术后感染的治疗，目前广泛接受的观点是除常规性的抗感染治疗外，进行翻修手术。首先去除成为感染源的假体，但何时再植入新的假体存在争议。有人认为在髋关节翻修术中，假体取出后，将界面组织的标本送检，冷冻切片分析，如果怀疑感染，就应进行二期翻修。

Raut等采用一期手术翻修，甚至包括有窦道形成者。57例有窦道形成的患者接受一期翻修手术，术后7年的成功率达86%。在美国，二期手术翻修已成为标准措施，早期推荐间隔期为一年。近来有研究表明间隔期为4～6周亦能取得较高的成功率（86%）。

尚无确凿的证据说明一期与二期手术间的差别。但是以本例为代表的临床经验提示，取除全部假体、彻底清创、充分有效冲洗、含抗生素骨水泥的使用、二期置换，是有效控制感染，成功翻修的重要保证。

（钱齐荣　吴海山　祝云利）

参考文献

1. BW Schreurs, TG van Tienen, P Buma, et al. Favorable results of acetabular reconstruction with impacted morsellized bone grafts in patients younger than 50 years：A 10 - to 18 - year follow - up study of 34 cemented total hip arthroplasties. Acta Orthop Scand, 2001, 72 (2)：120 - 126.

2. Sanzen L, Sundberg M. Periprosthetic low - grade hip infections. Erythrocyte sedimentation rate and C - reactive protein in 23 cases. Acta - Orthop - Scand, 1997, 68 (5)：461 - 465.

3. Ridgeway S, Wilson J, Coello R, et al. Infection of the surgical site after arthroplasty of the hip. J Bone Joint Surg Br, 2005, 87 - B (6)：844 - 850.

39. 人工肩关节置换与翻修术初步经验

人工肩关节置换手术是治疗严重的肱骨近端骨折、肱骨头坏死、肩关节骨关节炎、类风湿性关节炎等肩关节疾患的有效方法，它能清除病灶，解除疼痛，矫正畸形和改善肩关节的活动。假体设计、手术的方式和术后功能锻炼等均对假体的使用寿命产生影响，必要时需行假体翻修术。根据疼痛解除程度，关节活动功能恢复情况，X 线表现和患者主观满意度等方面评价手术效果。笔者临床治疗 1 例肩关节置换失误的病例，现报告如下。

【病例介绍】

患者，女性，67 岁。因肱骨近端骨巨细胞瘤行双极人工肩关节置换术。术后肩关节脱位。再次入院。行第一次肩关节置换翻修术，由于未发现脱位原因致翻修失败。术后 2 年来我院再次行翻修术，术前检查：患侧三角肌严重萎缩，肱骨假体向前、向上脱位，并突出顶于皮下，肩关节主动与被动活动均严重受限。患者极其沮丧，对手术期望值极低，只要求“假体不要顶于皮下，能被动运动患侧上肢”即可。

【原因分析】

术前经过摄 X 线片仔细检查，发现脱位原因为初次置换时人工肱骨头置位不当：①肱骨头假体正常的后倾角被误置为前倾；②肱骨假体插入髓腔过短，使患侧肱骨增长，肱骨头过高而致脱位，必须进行翻修。

【防治措施】

1．人工肩关节置换术的指征　Neer 最初发明人工肱骨头置换术治疗肱骨近端骨折，随着肱骨假体及与之相匹配的关节盂假体的出现与不断改进，肩关节置换的指征不断扩大，包括了大多数严重的骨关节炎、类风湿性关节炎、创伤性关节炎，积累

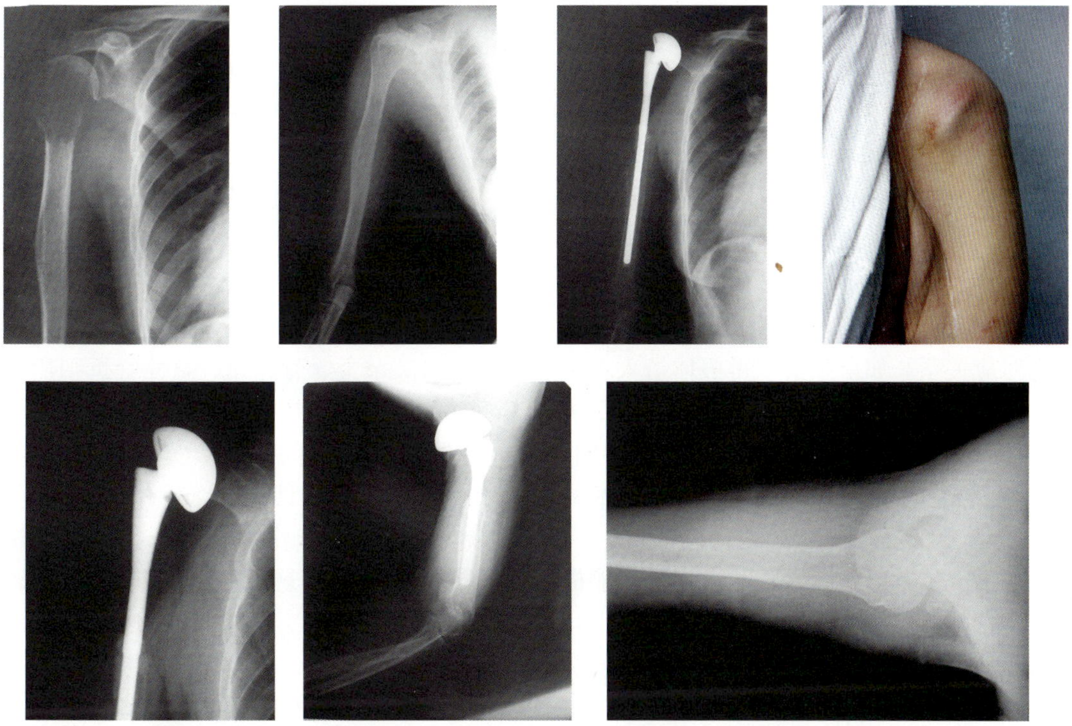

了大量关于肩关节成形术的经验。很明确，对于肩关节严重病损如骨巨细胞瘤等肿瘤、大多数严重的骨关节炎、类风湿性关节炎、创伤性关节炎等，人工肩关节置换术是一个可望取得良好疗效的治疗方法。肱骨近端 3 - 4 部分骨折的治疗方法的选择上仍然存在争议。目前认为绝大多数肱骨近端 4 部分骨折、广泛粉碎性 3 部分骨折或残余骨质较差的患者，半关节置换术可能比开放复位内固定更有利。应于 2 周内行肱骨头置换术，80% 的患者可以获得满意的功能恢复。特别是伴严重的骨质疏松、肱骨头骨折、年轻患者。然而，陈旧性损伤的预后可能有差异。Naranja 等指出肱骨近端骨折晚期畸形愈合和软组织挛缩的修复重建技术困难，疗效不佳。Boileau 等认为肩关节置换术治疗肱骨近端骨折后遗症应尽可能避免行大结节截骨，组合型、可调节偏心距和倾斜角的假体适用于更大程度的畸形愈合，并有助于避免大结节截骨产生的问题。

肿瘤与骨折是完全不同的两类病损，其中肿瘤假体的选择与手术操作上与骨折也有差异，但是在假体置位的基本要求和肩袖与肩关节周围肌肉对关节的意义与保护、术中的修复与重建的目的具有相似性和可比性。肿瘤患者肩袖及肩关节周围肌肉病理性和医源性损伤较大，修复困难，而非肿瘤性伤病患者肩袖和肩关节周围肌肉无损伤或损伤较轻，而且大多可得到良好修复。对于非肿瘤性患者，如果伴有肌源性或神经元性损伤致三角肌瘫痪等可能严重影响肩关节功能者，是否仍应实行肩关节置换术，值得商榷。同时对于神经肌肉功能正常患者，术中应特别注意对其加以必要的保护，十分重要。

2. 人工肩关节置换术的基本要求　人工肩关节假体置换的目的是将人工肩关节假体置于破坏性关节病变过程到来之前的生理位置，以重建肱骨头与肩胛盂的对应关系。如果想要取得假体植入手术的成功，术者必须了解正常关节的解剖关系以及关节置换成形术对正常盂肱关系和关节力学的影响。重建病变以前的肩关节解剖应该是假体置换术的目标。

肱骨头的上下位置对于植入物的适当的功能极为重要。正常情况下，肱骨头位于大结节上方平均约 8mm。肱骨头如果放得太低，会使大结节太突出，在上举时将产生撞击。但是，如果放得太高，肱骨头会挤入肩峰下区，造成出口狭窄和撞击。肱骨内距将无遮盖而在内收时撞击肩胛盂。

在冠状面上，肱骨头截面与肱骨干的夹角由肱骨假体携有的内在颈干角所决定，通常在 45° ~50°之间。特别应该注意的是：正常肱骨头为后倾，后倾角为 30° ~40°，因此肱骨头假体置入后也应后倾 30° ~40°，故而肱骨头截骨面应为后倾 30° ~40°。这是与髋关节截然不同的地方！股骨头为前倾，手术中切莫错误地将肱骨头假体误以为类似于股骨头假体而前倾置放！即如本例中的患者所遭遇的那样，导致假体脱位，而必须翻修！

3. 半肩关节置换与全肩关节置换的选择　是否行肩胛盂置换仍有很大争论，因此对于肩关节的非肿瘤性伤病是行半肩关节（肱骨头）置换术（Humeral Head Replacement，HHR），还是全肩关节置换术（Total Shoulder Arthroplasty，TSA），成为临床治疗的焦点之一。HHR 技术操作比较容易，而 TSA 中肩盂的显露比较困难，同时手术的时间比较长、创伤较大会增加失血和患者的经济负担，以后还可能有盂假体松动和高分子聚乙烯的摩擦问题。但 TSA 与 HHR 比较，由于消除肩盂病变，能缓解肩盂软骨损害出现的疼痛，同时 HHR 术后人工肱骨头对盂软骨的磨损会造成疼痛，也是 HHR 术后翻修的最常见原因。而成功的 TSA 则避免了肱骨头假体对盂的后侧和内侧的侵蚀。

已得到证实以 HHR 治疗绝大多数肱骨近端粉碎性骨折，一般能够充分缓解疼痛，但是运动功能和范围可能有差异。TSA 的开展减少了患者顽固的关节痛，显著改善疗效，使患者的日常生活能力的提高。

Boyd 指出 HHR 和 TSA 对功能的改善相同，但是对治疗类风湿关节炎，TSA 与 HHR 比较，无论在缓解疼痛、关节运动幅度或患者自我满意度等 TSA 优于 HHR，因此 Boyd 推荐类风湿性关节炎用 TSA，骨关节炎、骨坏死、急性骨折则用 HHR。而 Cofield 的研究指出治疗肱骨近端骨折，TSA 较 HHR 假体应用时间更长，缓解疼痛的效果更佳。骨关节炎和类风湿性关节炎行 HHR 者平均随访 9.3 年 18% 的患者要求作 TSA 翻修，以解决 HHR 造成中等至严重疼痛问题。所以 Cofield 认为 HHR 仅限于肩盂骨块不够大，难以安装假体时或者用于过分活跃年轻患者才作 HHR。Spering 对 108 例平均 12.3 年随访 TSA 和 HHR 对缓解疼痛，改善运动都很满意，但是 TSA 优于 HHR，而且创伤患者、合并肩袖撕裂患者 HHR 的翻修率高。但是 Hattrup 和

Cofield 的资料却显示肱骨头坏死合并肩袖损伤的患者 TSA 术后肩盂假体的松动率较高，此类患者 HHR 是种较好的选择。

肩关节成形术实验和临床仍在研究中，我们认为应根据肩胛盂关节骨与软骨的情况决定是否置换肩胛盂：肩胛盂软骨已损伤者宜采用 TSA，否则采用 HHR。对骨关节炎和类风湿关节炎，常常会发生肩胛盂的侵蚀，TSA 优于 HHR，虽然 HHR 也能明显缓解肩关节疼痛，它不及 TSA 效果好，所以优先考虑 TSA。而近端肱骨头坏死和骨折，肩胛盂的关节软骨面是完好的，此时 HHR 是满意的选择。

由于双动结构对肩胛盂的磨损较小，双极肱骨头成形术既有 HHR 技术操作简便，改善肩痛的作用，又没有因肩胛盂成形术产生的并发症，能恢复三角肌和冈上肌的杠杆作用。但是处于金属之间的高分子聚乙烯仍有磨损，现有的双极肱骨头置换临床报道资料随访时间短，尚不能证明它优于单极 HHR 或 TSA，更不能替代 TSA。

4. 假体的固定方法的选择　肩关节置换假体的固定方法有骨水泥、非骨水泥的骨长入和压配合固定三种，包括全长和近段固定。但是临床结果显示骨水泥柄固定有着明显的低松动率。

近端骨水泥固定具有翻修时容易取出假体，而且实验研究其轴向和旋转稳定性发现近端数厘米骨水泥固定优于近端骨长入固定，与全长骨水泥固定效果相同。临床应用近段处理骨长入假体结果良好。特别是 Gastman 报道 28 例无 1 例有松动线，仅有 1 例下沉，后又重新稳定。所以骨水泥和骨长入固定都是可取的，骨水泥固定具有显著的临床效果，近段骨水泥固定已足够，全长的骨水泥固定会造成翻修时骨水泥取出困难。骨长入型体优于压配型，前者 X 线松动征象发生很少，中期临床随访取得了好的效果，假体柄骨长入的表面处理超出干骺端时反而体会不到非骨水泥假体的优点。若肱骨骨质疏松或骨折，一定要用骨水泥固定。

肩胛盂金属托表面置换，由于金属对金属摩擦问题，特别是盂杯的边缘摩擦，导致局部骨溶解，因此已不再使用。肩盂的表面置换假体有两种方式：带有金属托的高分子聚乙烯盂杯和无金属的全部高分子聚乙烯盂杯。前者可用骨水泥固定，或非骨水泥骨长入表面处理，金属杯用皮质骨螺钉固定在肩盂上。骨水泥型易于松动，高于非骨水泥组 3 倍。但后者翻修率相对高，常因假体高分子聚乙烯衬与金属结合不稳定，导致两者分离造成的。Stone 和 Frieman 发现骨水泥固定的高分子聚乙烯的盂杯应力分布较合乎生理。没有金属托也就避免了金属对金属的摩擦，所以全聚乙烯盂杯骨水泥固定成为目前 TSA 的标准方法。

盂杯插入固定部的设计分为两种：①细柄插梢状；②宽大鳃片状。前者操作容易，去除骨质少，而且该假体受力少，优点颇多，后者设计操作时去除骨质多，必要时放中置器，比较适用类风湿关节炎患者。两种设计优劣尚需临床进一步实践，得出正确的结果。

5. 人工肩关节置换翻修术的基本指征　人工肩关节置换术后出现下列几类状况时，就需要考虑翻修：①假体断裂或假体周围骨折；②假体松动；③假体置位不当：关节脱位或半脱位、活动受限；④感染。

全/半肩关节置换术后肱骨干骨折很少发生，但是一旦发生则后果严重。可以保守或手术的方法治疗，部分患者保守治疗骨折愈合满意，可有疼痛和肩活动受限，如不满意，可行开放复位、钢板固定，结果更满意。治疗的目的是稳定骨折、早期康复训练、维持良好功能的假体。注意假体的稳定性、骨折的位置和稳定性、骨的质量，有助于决定假体周围骨折的治疗方案。Worland 等根据骨折的解剖和内植物的稳定性对肩关节置换术后肱骨假体周围骨折分类：A 型：在结节周围骨折；B 型：假体柄周围骨折，B1 型：螺旋形骨折，假体稳定，B2 型：假体柄尖端周围横行或短斜形骨折，假体稳定，B3 型：假体柄周围骨折伴假体不稳定；C 型：假体尖端以远骨折。6 例患者（67 ~ 94 岁）在肩关节置换术后平均 43 个月（13 ~ 85 个月）发生肱骨假体周围骨折。多数骨折需要手术，可以长柄假体翻修。恰当的处理可望取得满意的结果。

Campbell 等回顾 20 例患者 21 例次假体周围肱骨骨折，平均随访 27.1 个月，认为：Diaphyseal 骨折以标准柄关节翻修合并或不合并补充固定，骨折愈合时间延长，并发症发生率高，康复慢。肱骨近端 metaphysis 骨折，如果假体柄远端尖部超过骨折线至少 3 倍皮质骨直径，则可以标准柄合并钢丝捆扎翻修。手术解剖复位可减少愈合时间。石膏或支架固定可用于处理假体固定好而且稳定的术后骨折，骨折愈合但康复受损，并伴随肢体固定而增加并发症的风险。长柄假体髓内固定合并钢丝捆扎是治疗不稳定肱骨干骨折的适当选择。45%的患者有中毒的骨质疏松，30%的患者骨质疏松严重。确定了骨折的机制有5种，包括3种术中的原因。依据骨折愈合时间、康复训练的副作用、手术并发症的发生率和严重性等方面加以评价，利用肱骨假体的髓内稳定固定和钢丝捆扎提供了上佳的结果。

当由于假体置位不当造成关节脱位或半脱位、活动受限时，应通过翻修术正确置放假体，以恢复肩关节功能。肱骨假体应略高于大结节水平，这样肩袖与肩峰之间就会留有一定的间隙，避免了在上臂外展初起阶段时，肩峰与肱骨大结节发生碰撞。肱骨头大小应适当，如果肱骨头太小，术后就会出现三角肌松弛，患者抬臂困难，而且其他肌肉也松弛，容易发生肱骨假体半脱位。使用厚垫关节盂假体以及大直径肱骨头会增大肱骨干偏置距（offset），术后肩胛下肌受到较大的牵拉力量，容易造成关节前方软组织修复失败和肩关节的前脱位。本组1例全肩关节置换术所用关节盂过厚，致关节活动受限。如果肩胛下肌挛缩，应游离后做Z字成形，以保证术后能外旋肩关节。术后用悬吊固定，修复肩袖者则宜用外展支具固定。

6. 肩袖对肩关节运动功能具有重要意义　人工肩关节置换术可能出现多种并发症，熟悉预防和治疗的措施十分重要。人工肩关节置换术后的更坚强的肩袖固定和更积极的功能康复训练有助于功能的改善。对患者进行康复治疗时，类风湿性关节炎、创伤性关节炎、骨坏死是妨碍运动康复和肌腱愈合的危险因素。Rozing等研究40例肩关节置换术患者，随访2年以上发现术中肩袖修复的质量对肩关节置换术后的临床评分具有显著影响。肩袖良好修复者的临床评分显著增高，并持续改善。应在无张力情况下修复肩袖撕裂，并应注意保护肱二头肌长头肌腱。肱骨近端结节部对肩袖功能具有重要的影响。肱骨假体应略高于大结节水平，这样肩袖与肩峰之间就会留有一定的间隙，避免肩峰撞击综合征。肱骨头假体大小应适当，如果肱骨头太小，术后就会出现三角肌松弛，患者抬臂困难，而且其他肌肉也松弛，容易发生肱骨假体半脱位。使用厚垫关节盂假体以及大直径肱骨头会增大肱骨干偏置距（offset），术后肩胛下肌受到较大的牵拉力量，容易造成关节前方软组织修复失败和肩关节的前脱位。术后用三角巾悬吊固定，修复肩袖者则宜用外展支具固定。

7. 肩关节置换术后康复训练对恢复关节功能极其重要　肩关节置换术后的物理治疗和康复训练是决定肩关节置换术后结果的基本因素。肩关节是人体主要的大关节中运动范围最大的关节。除了“硬件”的形态特点之外，肩关节周围“软件”的状况也是极为重要的一环。而大量的临床经验显示：理疗和康复训练则是重建功能的关键保证！Boardman等对81例全肩关节置换术后患者进行康复训练，特别注意维持运动功能和软组织的愈合过程中的问题。70%的患者维持了上举功能，90%维持了外旋。在对患者进行康复治疗时，类风湿性关节炎、创伤性关节炎、骨坏死是妨碍运动康复和肌腱愈合的危险因素。

（钱齐荣　吴海山　于沈敏）

参考文献

1. Steven J Hattrup. Current controversies in shoulder arthroplasty. Current opinion in Orthopeadics, 2001, 12: 301-306.
2. 钱齐荣，吴海山，周维江，等，人工肩关节置换术治疗肱骨近端骨折. 骨与关节损伤杂志，2003年，18（3）：161-163.
3. Chesser TJ, Langdon IJ, Ogilvie C, et al. Fractures involving splitting of the humeral head. J Bone Joint Surg Br, 2001 Apr, 83 (3): 423-426.
4. Hartsock LA, Estes WJ, Murray CA, et al. Shoulder hemiarthroplasty for proximal humeral fractures. Orthop Clin North Am, 1998, 29 (3): 467-475.
5. Dimakopoulos P, Potamitis N, Lambiris E. Hemiarthroplasty in the treatment of comminuted intraarticular fractures of the proximal humerus. Clin Orthop, 1997, (341): 7-11.
6. Kligman M, Roffman M. Humeral fracture following shoulder arthroplasty. Orthopedics, 1999, 22 (5): 511-513.
7. Cameron B, Iannotti JP. Periprosthetic fractures of the humerus and scapula: management and prevention. Orthop Clin North Am, 1999, 30 (2): 305-318.
8. Worland RL, Kim DY, Arredondo J. Periprosthetic humeral fractures management and classification. J Shoulder Elbow Surg, 1999, 8 (6): 590-594.

9. Campbell JT, Moore RS, Iannotti JP, et al. Periprosthetic humeral fractures: mechanisms of fracture and treatment options. J Shoulder Elbow Surg, 1998, 7 (4): 406 - 413.
10. Boyd AD Jr, Thornhill TS, Barnes CL. Fractures adjacent to humeral prostheses. J Bone Joint Surg Am, 1992, 74 (10): 1498 - 1504.
11. Kligman M, Bretler D, Bernfeld B, Roffman M. Fracture of the humerus after hemiarthroplasty of the shoulder. Harefuah, 1996, 131 (9): 307 - 309, 375.
12. Attarian DE. Management of nonunion below proximal humeral prosthesis Contemp Orthop, 1995 Apr, 30 (4): 337 - 338.
13. Torchia ME, Cofield RH, Settergren CR. Total shoulder arthroplasty with the Neer prosthesis: long - term results. J Shoulder Elbow Surg, 1997, 6 (6): 495 - 505.
14. Owens RA. Total shoulder arthroplasty. AORN J, 1997, 65 (5): 927 - 932.
15. Naranja RJ Jr, Iannotti JP. Displaced three - and four - part proximal humerus fractures: evaluation and management. J Am Acad Orthop Surg, 2000, 8 (6): 373 - 382.
16. Boileau P, Trojani C, Walch G, et al. Shoulder arthroplasty for the treatment of the sequelae of fractures of the proximal humerus. J Shoulder Elbow Surg, 2001, 10 (4): 299 - 308.
17. Hattrup SJ, Cofield RH. Osteonecrosis of the humeral head: results of replacement. J Shoulder Elbow Surg, 2000, 9: 177 - 182.
18. Cofield RH, Frankle MA, Zuckerman JD. Humeral head replacement for glenohumeral arthritis. Seminars in Arthroplasty, 1995, 6: 214 - 221.
19. Boyd AD, Thornhill TS, Ewald FC. Total shoulder arthroplasty versus hemiarthroplasty: indications for glenoid resurfacing. J Arthroplasty, 1990, 5: 329 - 336.
20. Sperling JW, Cofield RH, Rowland CM. Neer hemiarthroplasty and Neer total shoulder arthroplasty in patients fifty years old or less. Long - term results. J Bone Joint Surg, 1998, 80: 464 - 473.
21. Worland RL, Arredondo J. Bipolar shoulder arthroplasty for painful conditions of the shoulder. J Arthroplasty, 1999, 13: 631 - 637.
22. Peppers TA, Jobe CA, Dait QG. Fixation of humeral prostheses and axial micromotion. J Shoulder Elbow Surg, 1998, 7: 41 - 47.
23. Harris TE, Jobe CM, Dai QG. Fixation of proximal humeral prostheses and rotational micromotion. J Shoulder Elbow Surg, 2000, 9: 205 - 210.
24. Boileau P, Walch G. The three - dimensional geometry of the proximal humerus: Implications for surgical technique and prosthetic design. J Bone Joint Surg, 1997, 79: 857 - 865.
25. Robertson DD, Yuan J, Bigliani LU. Three - dimensional analysis of the proximal part of the humerus: Relevance to arthroplasty. J Bone Joint Surg, 2000, 82: 1594 - 1602.
26. Sperling JW, Cofield RH, O'Driscoll SW. Radiographic assessment of ingrowth total shoulder arthroplasty. J Shoulder Elbow Surg, 2000, 9: 507 - 513.
27. Gartsman GM, Russell JA, Gaenslen E: Modular shoulder arthroplasty. J Shoulder Elbow Arthroplasty, 1997, 6: 333 - 339.
28. Wallace AL, Phillips RL, MacDougal GA, et al. Resurfacing of the glenoid in total shoulder arthroplasty - A comparison, at a mean of five years, of prostheses inserted with and without cement. J Bone Joint Surg Am, 1999, 81: 510 - 518.
29. Stone KD, Grabowski JJ, Cofield RH, et al. Stress analyses of glenoid components in total shoulder arthroplasty. J Shoulder Elbow Surg, 1999, 8: 151 - 158.
30. Rozing PM, Brand R. Rotator cuff repair during shoulder arthroplasty in rheumatoid arthritis. J Arthroplasty, 1998, 13 (3): 311 - 319.
31. Mestdagh H, Petroff E, Maynou C, et al. Effect of the rotator cuff condition on the results of shoulder arthroplasty. Rev Chir Orthop Reparatrice Appar Mot, 1997, 83 (6): 522 ~ 530.
32. Boardman ND, Cofield RH, Bengtson KA, et al. Rehabilitation after total shoulder arthroplasty. J Arthroplasty, 2001, 16 (4): 483 - 486.
33. Qian QiRong, Wu HaiShan, Li XiaoHua, et al. The Proximal Fractures Of Humerus Treated With Arthroplasty. Chinese Journal of Traumatology, 2005, 8 (5): 1 - 6.

40 交锁髓内钉内固定术后脂肪栓塞综合征诊治分析

对于胫骨干和股骨干骨折，交锁髓内钉固定是一种理想的治疗方式，其固定可靠，能早期活动关节，早期负重，因而在临床上广泛应用。但是交锁髓内钉手术仍可导致一些并发症，其中脂肪栓塞综合征（FES）就是较为严重的一种，其发病急骤，病势凶险，一旦发生，若不及时诊断和处理，将会导致严重肺、脑损伤，重者因多脏器功能衰竭而死亡。

【病例介绍】

病例1 患者，男性，25岁，因车祸致左大腿肿痛、畸形伴活动障碍1h入院，头部，胸部无外伤。摄X线片提示：左股骨中段骨折，骨折端错位，髋、膝关节无异常。入院后予左下肢皮牵引制动，完善有关各项检查。伤24 h患者体温出现升高至38.9°C，经对症治疗后下降至37.9°C。第三天送手术室在硬外麻下行“左股骨切开复位交锁髓内钉内固定术”。术后患者神志清楚，监测生命体征平稳，小便量、色正常。术后10h突发神志不清，间躁动不安，高热（39.6℃），脉搏130～150次/分，呼吸急促（26～30次/分），$SaO_2$82%～85%，$PaO_2$55mmHg，双肺呼吸音粗，即予面罩吸氧，静脉应用激素、呋塞米、低分子葡萄糖酐等处理，但患者SaO_2<85%，且腹部出现散在针尖样出血点。改用气管插管下呼吸机辅助呼吸，胸部X线摄片及胸部CT检查提示双肺出现暴风雪样阴影改变。考虑患者出现“脂肪栓塞综合征”。加用头部冰帽降温，甘露醇脱水，白蛋白及镇静等药物，治疗2天后神志转为清醒，3天后完全停用呼吸机，拔除气管插管，改面罩吸氧。术后2周查胸部CT示双肺暴风雪样阴影基本吸收，切口一期愈合，2个月后摄片复查示骨折对位对线良好，骨折端周围骨痂形成，扶拐行走，康复出院。

病例2 患者，男性，28岁，因右小腿重物砸伤致疼痛、活动障碍半小时入院，X线片示：右胫腓骨中下段粉碎、错位，膝、踝关节无异常。入院后完善各项检查，次日行右胫骨闭合复位带锁髓内钉内固定术，术后6h即出现发热（38.5～39.4℃），脉搏110～120次/分，精神欠佳，$PaO_2$60mmHg。胸片、ECG未见异常。排除术后吸收热，考虑亚临床型脂肪栓塞，予伤腿处冰囊袋冰敷，消肿对症治疗，2天后体温渐下降，行高压氧舱治疗及膝关节CPM锻炼，术后2周伤口痊愈，3周后出院。

【原因分析】

脂肪栓塞是骨折最严重的并发症，多见于长骨骨折后，发病机制目前尚未完全明确。多数人认为其发生与骨折未进行制动、处理粗暴及骨折端不断发生错位，使脂肪栓子释入血液的机会增多有关。其临床表现差异很大，特别是行髓内钉术后，诊断有时易于被骨科医师忽略。通过分析认为，行髓内钉内固定术后出现FES的原因大致有以下2种。

1. 手术时机选择不恰当　病例1发生脂肪栓塞综合征的原因之一是，患者股骨骨折后出现发热等症状，且在伤后3天内安排髓内钉手术，即在FES的潜伏期及高峰期行髓内钉手术治疗，诱发暴发型FES发生。对长骨骨折早期行开放内固定可以减少FES，因为早期开放内固定可以清除骨折端血肿及脂肪，减少进入血液循环的脂肪栓子。另外，早期内固定可有效地防止骨折端活动及组织再损伤，限制髓腔内脂肪的持续释放。但在髓内钉内固定时，髓腔内打入及插钉时有大量脂肪栓子进入血循环。若在FES的潜伏期或高峰期因伤肢体肿胀明显，压力较高，进行髓内插钉反而会增加FES的发生率。避开FES的潜伏期及高峰期行髓内钉手术可减少FES发生。

2. 髓腔内压力过高　将髓内钉插入髓腔时，髓腔内压力明显升高，使髓腔内的脂肪入血，从而引发肺功能的变化。但是对在手术过程中扩大髓腔的操作是否增加脂肪栓塞发生的机会，还存在争论，与非扩髓的髓内钉固定相比，扩大髓腔的长骨髓内钉固定有一定的优越性。但有很多学者认为，扩髓可使髓内压升高，造成二次损伤，引起较多的脂肪栓子进入血液循环，激发炎症、凝血等级联反应，增加脂肪栓塞的发生率。病例1、2术中均行扩髓，提示交锁髓内钉固定手术时，扩髓操作能显著增加髓腔内压力致增加脂肪栓塞的风险。

【防治措施】

髓内钉术后引起的脂肪栓塞综合征（FES），从目前的诊治水平来说，仍然是一个颇为棘手的问题。就手术本身而言，尽管目前尚存争议，但对具有典型临床表现的患者，根据Gurd诊断标准判定，诊断并无困难。因FES的临床表现呈突发性，病势凶猛，早期症状及体征多不典型，容易漏诊或误诊。特别是行髓内钉内固定术后引起的FES与直接创伤后发生的脂肪栓塞有相似之处，因此，在行髓内钉固定长骨骨折时，应警惕FES的发生，并及早预防诊断，建议如下几点防治措施：

1. 阻止骨折端脂肪颗粒的外溢　脂肪栓塞综合征（FES）的“元凶”脂肪栓子来自骨折处，预防的关键在于阻止骨折端脂肪颗粒的外溢。骨折部位如固定不佳、搬动患者及手法复位粗暴，容易诱发本病。故在入院前正确处理骨折，对骨折进行牢固的外固定，操作时注意手法轻柔，是减少本病发生的重要因素。长骨骨折行髓内钉固定手术有其特殊性，应避开脂肪栓塞的潜伏期及高峰期。

2. 术中手法应轻柔　行髓内钉固定术中，插钉时用力过猛，手法粗暴常导致髓腔内压力骤然升高会增加脂肪栓塞发生的风险，因此应注意手法，轻柔，尽可能采用非扩髓穿钉法，术中应用减压导管接头。另外，髓内钉的插入方式最好是用手使力插入髓腔，最后再用滑动锤轻轻叩击，而要尽力避免用滑动锤大力锤击髓内钉的方式，以减少挤压髓内脂肪进入血液循环的危险。伤后伤肢肿胀明显，压力较高，在脱水、活血、消肿以后（伤后7～10 d），这样肌间隔内压力相对较小，对骨折后或手术时脂肪小滴进入断裂静脉的影响较小。

3. 提高对亚临床型脂肪栓塞的认识　髓内钉术后发生暴发型、完全型脂肪栓塞综合征的诊断并不困难，当伤后开始出现体温突然升高，脉搏快、呼吸道症状和中枢神经系统症状（嗜睡或昏迷）及皮肤出血点时，应高度怀疑该病。而不全型脂肪栓塞综合征无呼吸道症状，轻型仅表现发热、心动过速、皮下出血点等非特异性症状，部分患者无神经系统症状，容易漏诊。早期使用合理药物干预及高压氧舱治疗等可以控制亚临床型脂肪栓塞进一步加重，临床应予重视。

（陈亮清）

41. 先天性胫骨假关节的治疗与误治

1708 年 Hatzoecher 最早对先天性胫骨假关节（congenital pseudarthrosis of the tibia，CPT）进行了描述，其发生率约为 1/190000。Boyd 对 CPT 进行了较为完善的分类，目前在国际上较为普遍接受。Ⅰ型：出生后胫骨向前弓形弯曲，外伤后出现假关节；Ⅱ型：出生时胫骨向前弓形弯曲，自发骨折后，骨折端呈尖锥形，硬化，髓腔闭塞，常伴有神经纤维瘤病。Ⅲ型：胫骨前弓，囊状变，在囊状变部位发生假关节。Ⅳ型：胫骨中下 1/3 硬化但不变细，髓腔部分或全部闭塞，骨折多为横行，骨折后出现假关节；Ⅴ型：胫腓骨假关节。Ⅵ型：由骨间神经纤维瘤或神经鞘瘤压迫形成假关节。尽管治疗方法多种多样，但由于治疗方法不当而造成的手术失败也占有一定的比例。

【病例介绍】

病例 1 患儿，女性，9 岁，因为左先天性胫骨假关节在当地医院行两次植骨治疗，均发生手术失败。第三次在当地行同侧带血管蒂腓骨转移治疗，手术 9 个月发现不但骨没有愈合，而且带蒂的腓骨也因为缺乏支撑发生断裂。形成“Z”字形畸形，短缩 5cm（图 1）。经过认真讨论与严密的手术方案设计，决定采用对侧游离腓骨移植的方法进行治疗，术中见带蒂的同侧腓骨成“Z”字形，骨组织无血运，予以彻底切除，并将残存胫骨两端的病变骨彻底清除，打通髓腔；切取对侧的带血管蒂的游离腓骨进行移植，通过两枚螺丝钉与胫骨进行固定，腓动静脉分别与胫前动脉、大隐静脉端端吻合，血管吻合后腓骨血运良好，延长 2cm，术后石膏外固定（图 2）。

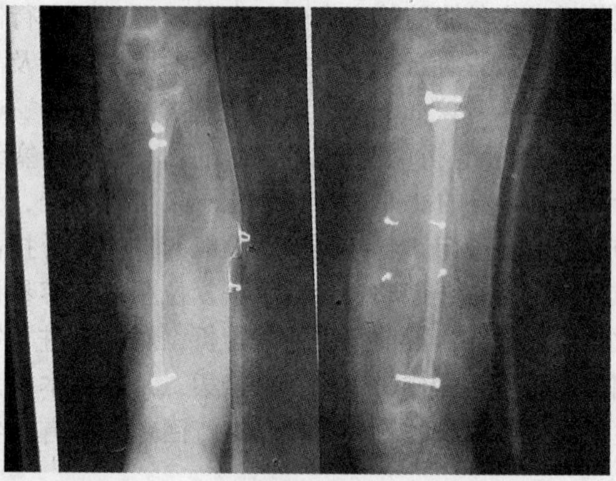

图 2　对侧腓骨游离移植术后 9 个月

患儿 9 个月后去除石膏，改为夹板固定，并逐步下地行走，2 年后完全去除夹板，拍片示游离移植的腓骨变粗，骨断端完全愈合，术后 4 年复查，移植腓骨增粗，骨折端完全愈合（图 3）。患儿恢

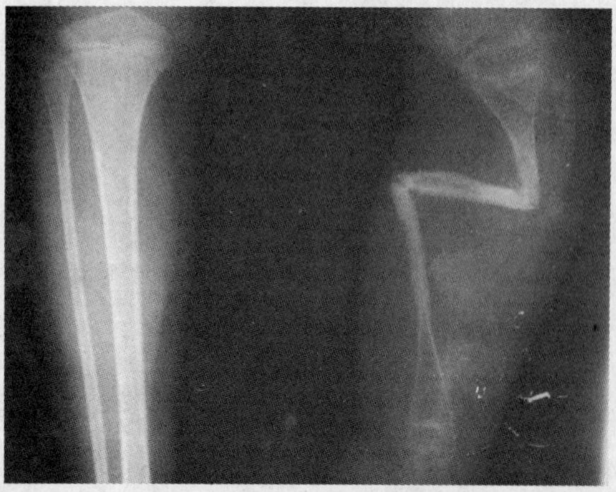

图 1　左侧胫骨先天性假关节术前

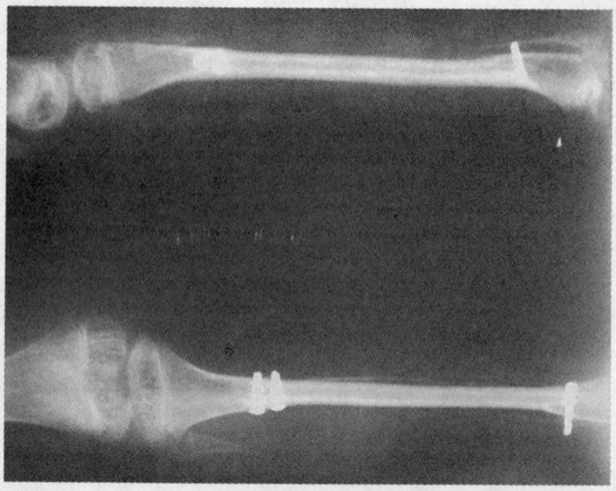

图 3　术后 4 年游离的腓骨增粗，骨折端完全愈合

复行走，下肢短缩 3cm。

病例2 患儿，女性，13 岁。自 2 岁起因为右胫骨先天性假关节在几家医院进行多次手术，包括植骨术、半环形外固定支架肢体延长术等，均未获得成功，到本院就诊时，右下肢假关节形成，膝外翻畸形，下肢短缩 13cm，只能靠扶双拐行走（图4）。取左侧游离腓骨移植到右侧胫骨，膝关节外翻得到矫正，下肢短缩减少到 11cm。2 年后移植的腓骨完全成活、变粗，断端骨折线消失（图 5）。术后 2 年再次入院，给予单侧延长外固定支架股骨、胫骨同时延长术，股骨延长 5cm，胫骨上端延长 4.5cm（图 6），结果下肢短缩 1.5cm。目前患者逐步进行行走功能操练。

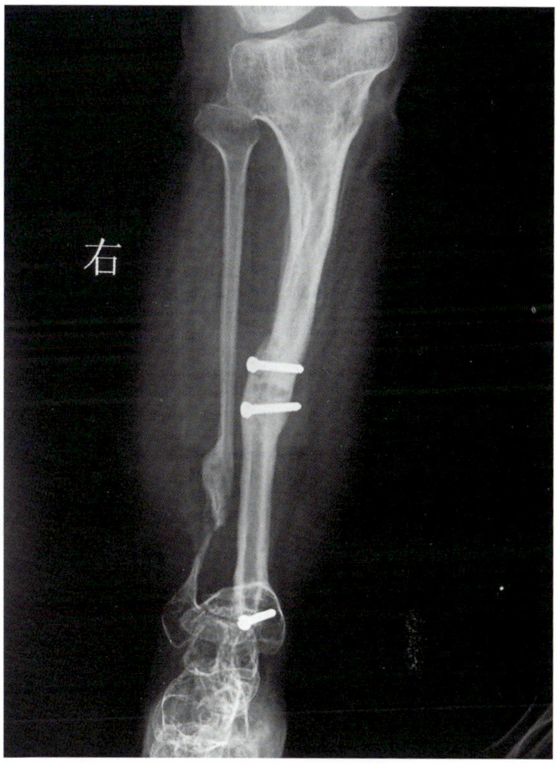

图 5 术后 2 年，移植的腓骨完全愈合、变粗

【原因分析】

导致先天性胫骨假关节手术失败的原因是多方面的，具体分析如下：

1. 手术时机选择不当 Boyd 指出，假关节周围的纤维瘤组织具有溶骨能力，年龄越小，其骨溶解能力越明显，而随年龄增长，溶骨能力降低。这与 Umber 的观点有相似之处：患儿年龄越大，骨愈合的可能性越大。2000 年欧洲小儿矫形外科中心的多中心回顾性研究提出，3 岁前手术的成功率最低。但 Joseph 在 2003 年发表了不同的观点：对 CPT 的治疗并不需要等到 3 岁以后，早期手术反而能够得到更好的结果，推荐早期切除假关节，皮质骨植骨，髓内针固定；而不使用 Ilizarov 环支架，因为他认为后者在小儿中的成功率不高。

2. 手术方法

（1）植骨固定术 Boyd 在 1941 年提出应用双骨板加骨松质植骨（dual bone grafts）的方法，Moore 在 1949 年提出反复延迟植骨以增加成骨因素的观点（delayed bone - grafting），而 McFarland 在 1951 年提出短路植骨稳定假关节（bypass graft）的手术方法。Sofield 1971 年提出将一段骨干倒转髓内钉固定的方法（diaphyseal fragmentation reversal）。

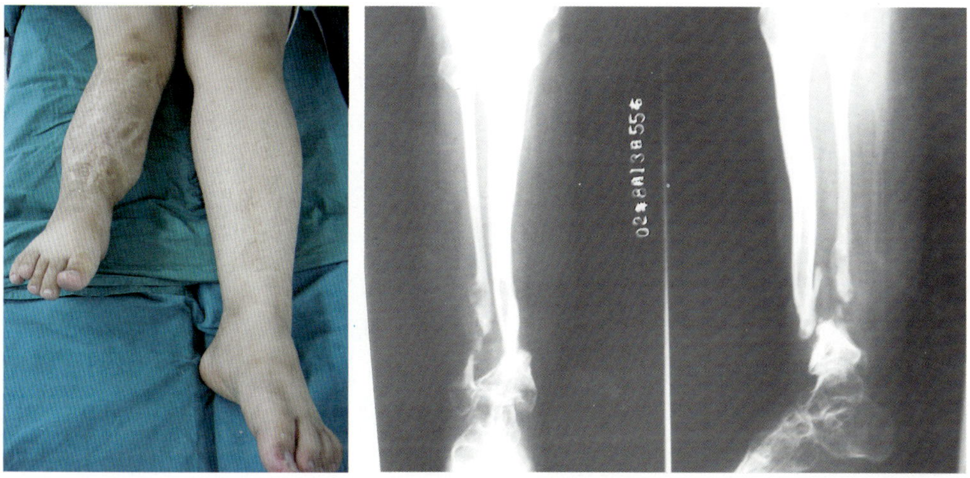

图 4 患者术前照片及 X 线片

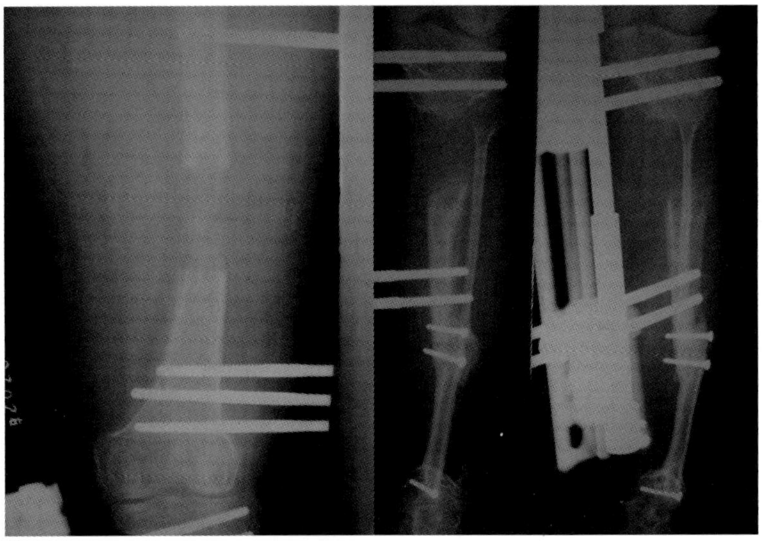

图6　股骨延长5cm，胫骨延长4.5cm

无论采取哪一种手术方案，都应以切除假关节病变组织、硬化骨端、异常的病变骨膜为前提，另外，还必须辅以有效的外固定。通过长时间与大量病例的临床观察，发现各种方法只有大约50%的成功率。总结临床疗效不佳的诸多因素，发现胫骨先天性假关节远端不能牢固固定、植骨吸收、局部血运差、残留畸形和再骨折等都是导致失败的原因。

应用髓内固定治疗CPT为Charnley 1956年所推荐，其愈合率达75%。髓内固定的优点是可以通过内夹板提供机械的稳定性，且不需要繁琐的手术操作和漫长的手术时间。1992年Anderson等报道采用假关节切除、髓内棒植入和表面植骨治疗CPT，10例患者中，9例一次手术即愈合，另一例再次植骨后也实现了愈合；但5例发生了再骨折，有3例需要再次治疗；10例患儿平均随访6年，均能正常行走而没有疼痛。

Kim等将髓内棒固定加自体骨移植作为首次手术方案用于治疗11例患者的12个CPT。其手术方法具体为：切除假关节至正常骨质，打通髓腔，将髓内棒自断端向远端穿过跟骨，再逆行穿入近端至胫骨近端骺板水平。所选髓内棒为能插入髓腔的最大型号者。术后不负重长腿石膏固定至少4个月。而后换用前方带有保护的膝踝足矫形器。患者初次手术的年龄平均为2.5岁（0.5～8.8岁），2例采取截肢的方法，其他9例均得到随访，时间平均为16.9年（10.1～34.3年）。4例通过第一次手术就实现了假关节的愈合。另7例在第一次手术后，假关节仍未愈合，其中4例经过多次手术，包括反复髓内棒置入、带血管的腓骨游离移植，最终假关节愈合；2例因多次手术失败，最终实施膝下截肢；还有1例仍未愈合。作者认为，失败的重要因素为胫骨假关节的位置太低及同时伴有腓骨假关节。随访中发现无一例因髓内棒固定导致踝关节僵硬和胫骨远端骺板出现早闭。Dobbs等也评价了假关节切除、自体骨植骨和Williams髓内棒固定的长期疗效，对21例患者术后随访平均14.2年，认为这种方法在其中的16例患者中达到较为满意的结果。

髓内棒固定和表面植骨是治疗先天性胫骨假关节的一种传统方法。以前使用髓内固定不包括踝关节及足部跟距骨，而胫骨假关节通常位于胫骨远端1/3，因此，不能获得稳定的内固定。目前采取的髓内棒固定，是在假关节彻底切除的基础上，增加髓内棒的直径，而且包括足踝部的内固定，延长髓内棒的力臂，从而增加髓内棒固定的稳定性，为假关节愈合提供良好的生物学和力学环境。

（2）Ilizarov外固定技术　Ilizarov技术的理念是切除假关节，插入楔压，通过环形外固定装置，给假关节部位加压，纠正成角，同时在近端延长胫骨，矫正肢体不等长。该技术最早由Ilizarov和Gracheva采用，治疗16例患者，结果所有患者最初均愈合，但有5例在第一年内发生再骨折，接下来5年内又有2例再骨折。再骨折患者中有5例经进一步的治疗获得痊愈。Ilizarov认为，再骨折的原因在于残存的畸形，所以须完全矫正所有的成角畸形，以避免再骨折。2000 年欧洲小儿骨科协会报告的多中心协作，13 个国家，340 例大宗 CPT 患者结果表明，Ilizarov 技术治疗结果可靠。2005 年日本的多中心研究总结 73 例患者的治疗情况，认为最可接受的术式是 Ilizarov 法和吻合血管游离腓骨移植。

在国内，1989 年引用前苏联 Ilizarov 多功能外固定器的理论与技术，此后，该技术逐步推广并取得良好疗效。1996 年李起鸿采用与 Ilizarov 原理相同多功能、多平面的半槽式外固定器治疗先天性胫骨关节 11 例，年龄 2～17 岁，平均 9 岁，下肢短缩 4～9cm，9 例接受过 17 次手术，包括 3 次带血管腓骨移植，结果 9 例假关节于术后 5～8 个月愈合，1 例未愈合，愈合率 80% 以上，愈合指数 33d/cm。11 例延长肢体平均 7cm，随访时间平均 3 年 10 个月，1 例术后 3 年 11 个月因外伤而胫骨再骨折，2 个月后出现骨连接未再发生假关节。

Ilizarov 法的优越性：①由于本手术与肢体延长同时进行，使外科医师敢于彻底切除假关节及病变骨段、骨膜，无肢体短缩的后顾之忧，而彻底切除病变骨组织是假关节愈合的基本条件；②在假关节愈合同时，小腿也得到延长，达到同时均衡肢体的目的，此为以往任何手术均未具有的优点；③由于外固定器使骨断端持续加压，压应力将促进骨细胞成骨，这一生物力学原理将有利于提高骨愈合力，加之固定器的三维结构固定方式，将更有利于矫正原有或防止新发生的成角、旋转、移位畸形；④坚强的固定为在骨愈合前就能早期负重和功能锻炼提供有效的保护，避免长期固定和卧床造成的肢体失用综合征，如肌肉萎缩、关节僵硬、废用性骨质疏松以及其并发症，为加速骨愈合并大幅度降低并发症起到决定性作用；⑤与传统植骨固定术相比，不需任何形式植骨，且创伤小，操作简单，尤其与带血管蒂的腓骨移植术相比，手术方法大为简化，易于推广应用。

Ilizarov 法的局限性在于：①对假关节部位偏低、远骨折端太短或骨质疏松难以穿针固定者不宜采用；②整个治疗过程长，骨愈合后远骨折端纤细，再骨折和假关节的复发率比较高。

（3）截肢　对采用了各种治疗方法仍不能解决胫骨假关节的患者，也可以采用截肢治疗。采用截肢治疗存在的误治包括：①因为截肢后残肢过短可导致力臂短缩，并且如果发生残端骨生长过快还需重新修整，因此膝下截肢并不理想；②从假关节处截肢有明显的缺点：如骨生长过快，本来瘢痕部位的皮肤覆盖较差，加上骨架外形不佳，容易导致残肢活动功能障碍。因此，McCarthy 指出，截肢平面应在假关节以远的踝关节水平。

保留软骨的 Symes 截肢效果最好，可使骨与皮肤能作为一个整体生长延长。我们推荐一种新的截肢方法，其具体做法是：彻底切除假关节的组织，但保留供应跟骨的神经血管组织，再将胫骨、腓骨插入跟骨，以两枚交叉克氏针固定，然后将下肢皮肤和后足皮肤缝合覆盖血管神经束。12 周后即可佩戴小腿假肢完全负重。术后残肢的生长及负重功能良好。

由于患儿的年龄、病程与要求存在差异，截肢的指征也要因人而异。我们认为，如果患儿具有以下指征，可以考虑截肢：①经过 3 次手术后仍未愈合者；②患儿肢体有明显的短缩畸形（>5cm）；③假关节的存在影响了其以下部位的生长，形成畸形且无功能的足；④反复的手术和住院给患者造成极大的痛苦，家长有截肢要求者。

（4）带血供的骨移植　自 1979 年陈中伟报道了 12 例应用带血管蒂游离腓骨移植治疗先天性胫骨假关节以来，国内外已有大量报道。Hagan、Buncke 以及 Pho 等对大部分病例以同样的方法作为首次手术方案，结果都达到 100% 愈合。而对于反复手术者，Uchida 等报道应用吻合血管游离腓骨移植，5 名经历多次手术失败的患者也得到了 100% 的愈合。1990 年 Weiland 报道采用吻合血管的腓骨移植术治疗 CPT 19 例，随诊平均 6.3 年，发现 18 例得到完全愈合，但 10 例仍留有胫骨残留畸形，总的优良率达到 90%。欧洲小儿矫形外科学会（EPOS）报道 170 例患儿，结论是：采用此法进行治疗，首次治愈率为 72%，总治愈率为 94%。

从这些临床报道的结果来看，带血管蒂的腓骨移植虽有一定的缺陷，但在目前不失为治疗儿童先天性胫骨假关节的一个比较理想的方法。其最大的优点是使传统植骨的爬行替代转化为骨折愈合过程，有血液循环的活骨移植后不仅不再需爬行替代，可直接和胫骨愈合，而且因移植入带血液循环的骨和骨膜，从而植入了大量成骨效应细胞，经传导或诱导作用可促进局部新骨形成，对假关节处的骨愈合有明显的促进作用。另一方面，良好的血液循环保证所移植腓骨可以具有足够的长度，允许病变组织切除更彻底。但术时应确保血管吻合成功；术后还存在胫骨残留畸形、供侧生长发育畸形等不足。在适应证的选择上，Simonis 和 Mayou 提出：①假关节超过 3cm，肢体短缩超过 5cm，是带血管蒂腓骨游离移植的首选适应证，而对应用传统术式有可能成功的病例，不宜首选带血管蒂游离移植的术式；②移植腓骨的游离：切取对侧腓骨，Henry 入路，于腓骨中段同时切取与之相连的袖珍皮瓣（约 1.5cm×3.0cm），便于术后观察血运。切取腓骨长度比患侧胫骨缺损长度多 2～3cm；③移植骨固定：在近端将腓骨嵌入胫骨，加用或不用螺钉固定。在远端多采用斯氏针或辊针固定；④血管吻合与术后处理：显微镜下将腓动、静脉桥接于受区胫前动、静脉。术后除常规“三抗”治疗外，强调制动和应力。

尽管采用带血管的游离腓骨可以取得良好的疗效，但仍有一部分病例不能达到彻底根治，总结这部分病例手术的经验，可以发现以下共性：①病灶清除不彻底。在手术中不能彻底清除增生的纤维结缔组织、既往手术瘢痕组织及增厚的病变骨膜；②骨端硬化骨咬除不彻底。在手术操作中，必须彻底咬除硬化骨，直至有血运的新骨创面；③髓腔处理不到位。必须刮除髓腔内所有病变的瘢痕组织，并打通髓腔；④游离腓骨的长度不够。因为对病变骨切取的长度估计不足，造成腓骨端与胫骨的接触面积太小；⑤固定不牢靠。由于患儿长期不负重，胫骨骨质差，腓骨两端与胫骨难以牢靠固定，在术后外固定不足的情况下，骨端容易再次形成假关节；⑥腓骨血液循环障碍。由于解剖不熟悉或手术粗暴操作，可导致腓动静脉的损伤，术后腓骨血液循环不能建立，或是显微外科技术欠佳，或术后出现血管危象，导致腓骨的血循环障碍，使得带血管的游离腓骨变成单纯的腓骨植骨，而且由于腓骨游离移植后无法检测其血运，很容易失去手术探查的机会。

【经验与体会】

从以上 2 个病例的介绍来看，我们认为，虽然先天性胫骨假关节的治疗存在争议，但早期彻底切除病变骨，游离对侧腓骨移植，结合坚强的内外固定，可以达到早期骨断端愈合、早期恢复肢体功能的目的。如果采取姑息的单纯植骨的方法，不但不能彻底切除病变的腓骨，而且骨断端不容易愈合，随着患儿不断生长，病侧肢体与健侧相比长度差别会越来越大，给后期治疗带来更大的困难。而采用同侧带蒂腓骨移植看起来似乎简单，但事实上操作起来非常麻烦，带蒂的腓骨通过骨间膜移至胫骨可造成对腓骨血管蒂的牵拉，容易导致血管危象，从而使移植的腓骨成为一根单纯的植骨棒。另外，如果患侧有腓骨支撑，虽然先天性胫骨假关节术后不能愈合，但患肢的长度至少可以维持。在这种情况下，我们认为游离对侧腓骨进行移植的方法应该作为首选。

（范存义）

42. 下肢慢性溃疡创面外科治疗的失误与处理

下肢慢性溃疡是一种常见病、多发病，多发生于中老年患者。通常由各种原因导致下肢静脉回流障碍或供血不足所引起，或因外伤导致皮肤软组织缺损反复感染、慢性骨髓炎反复破溃等原因所致。经过长期换药或中医中药治疗经久不愈的溃疡在临床上需要手术治疗，目前，手术方法主要以植皮或皮瓣修复为主。但经常由于对原发病因诊断不清，手术方式或手术时机选择不当，而造成移植皮片或皮瓣坏死，导致手术失败。

【病例介绍】

病例1 患者，男性，61岁，因右小腿下段皮肤反复破溃渗液伴瘙痒15年入院。体查见右小腿下段前内侧有面积约10cm×8cm的皮肤破溃区，边缘不整齐，中央可见腓肠肌腱外露，并散在少量脓苔，底为红色肉芽组织，破溃区边缘以外约5cm宽的皮肤色泽黝黑（图1）。双下肢和腹壁未见静脉曲张，右小腿稍肿胀，足背动脉搏动可扪及，双足末梢毛细血管反应及感觉正常。踝关节及各足趾活动自如。术前血常规、凝血常规结果正常，总蛋白62.19g/L，白蛋白32.39g/L，其他肝肾功能指标基本正常。术前创面溃疡组织病理活检未见肿瘤细胞，X线检查结果示右胫腓骨未见骨髓炎表现。

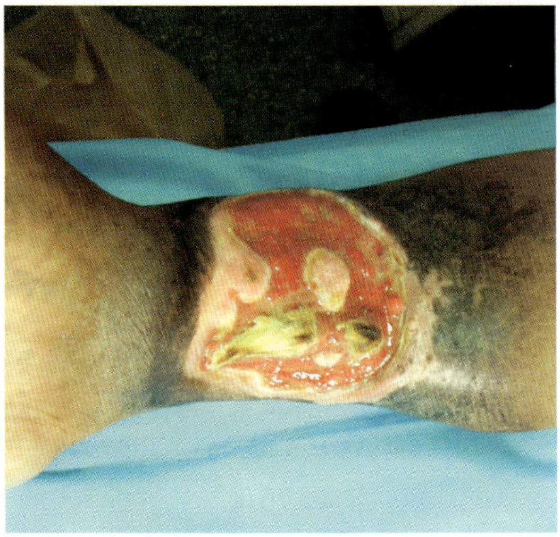

图1 右小腿下段慢性溃疡

择期行右小腿扩创、游离胸脐皮瓣移植术，术后皮瓣发生静脉危象而坏死（图2），并出现腹腔积液、腹部供区创面经久不愈（图3）。术后B超和CT检查示肝硬化、脾大，血管彩超和血管造影诊断为布-加综合征（Budd-chiari's syndrome，BCS）。坏死皮瓣去除后，经湿敷换药，小腿创面趋于新鲜（图4），患者担心手术风险，放弃进一步治疗。

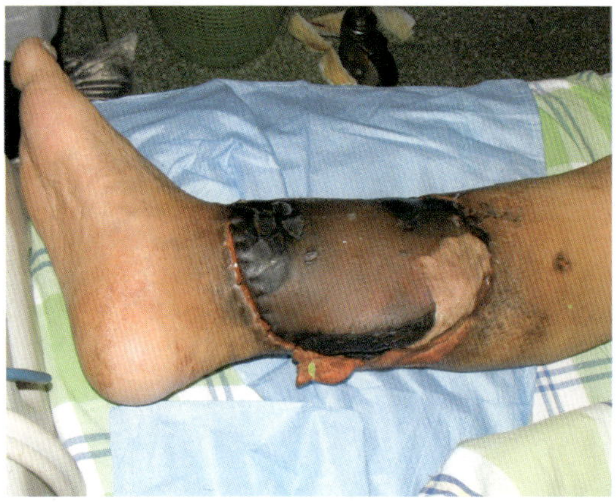

图2 术后皮瓣发生静脉危象而坏死

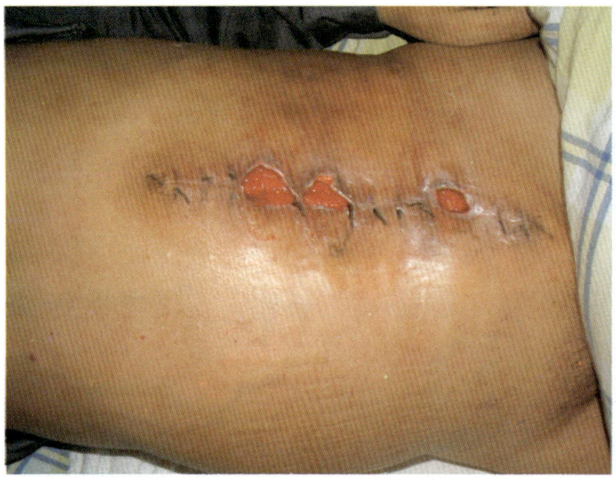

图3 术后2个月腹部皮瓣供区创口尚未愈合

【原因分析】

根据病史、临床表现、体格检查、辅助检查及术后皮瓣血运变化综合分析，认为导致皮瓣坏死的

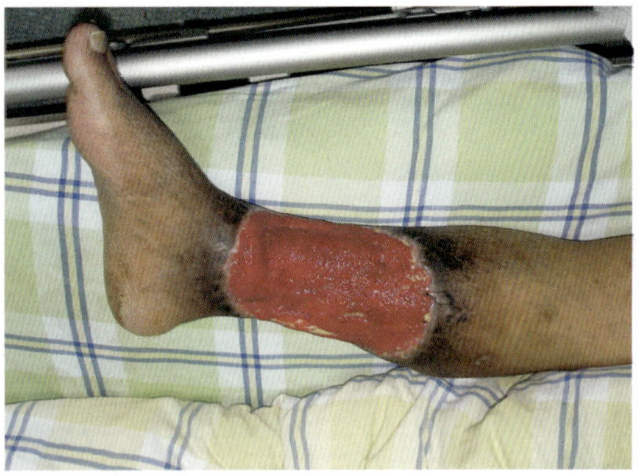

图 4　小腿创面趋于新鲜

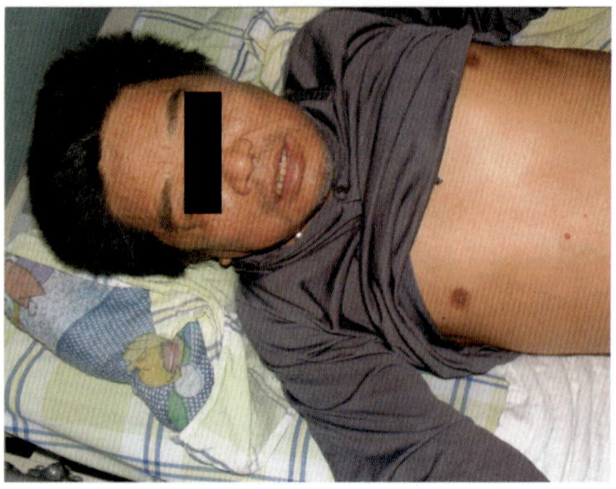

图 5　颜面黝黑、腹壁静脉曲张

原因如下。

1. 对下肢慢性溃疡原发病因缺乏分析　下肢慢性溃疡的病因很多，如果术前诊断不清，病因不明，没有治疗原发病，就可能导致皮瓣坏死，术后溃疡复发，创口不愈。病例 1 仅以右下肢慢性溃疡入院，无明显其他临床症状。术前考虑可能系皮肤病、皮肤肿瘤或者慢性骨髓炎所致，予以病理活检及右胫腓骨 X 线摄片检查，排除慢性骨髓炎和溃疡癌变后，即按以往经验选择皮瓣移植来修复此类经久不愈的溃疡创面。本例患者选择了游离胸脐皮瓣移植修复，术后出现静脉回流障碍，皮瓣明显肿胀，逐渐变紫发黑，经过尿激酶溶栓治疗也未见好转，最后皮瓣全部坏死。看来小腿慢性溃疡和皮肤移植失败的原因都是静脉回流不畅。

2. 对原发疾病认识不足　本例经 B 超和 CT 检查发现该患者肝硬化、脾大，进一步行血管彩超和血管造影显示肝静脉段下腔静脉明显狭窄（隔膜型），结合患者右小腿经久不愈的溃疡和皮肤营养改变，诊断为布 - 加综合征。布 - 加综合征的病理生理变化主要是由肝静脉和下腔静脉血液回流障碍而致肝淤血、双下肢静脉淤血，代谢产物淤积，可出现腹壁浅静脉曲张、小腿皮肤色素沉着、顽固性溃疡及肝脏结构和功能的改变等。回顾病例 1 的临床体征，患者存在较为典型的肝病面容和腹壁静脉曲张（图 5），但术者对布 - 加综合征认识不足，忽略了全面的体格检查和必要的辅助检查，从而发生漏诊和误治，实际上这个病例是不适宜进行吻合血管游离组织移植的。

【防治措施】

下肢慢性溃疡能否得到合理有效的治疗，应该注意以下几点。

1. 查明发病原因　治疗原发疾病下肢慢性溃疡的常见发病原因有：①下肢静脉性疾病，最为多见，下肢浅静脉系曲张以及股静脉、髂外静脉或下腔静脉阻塞等原因导致下肢静脉处于持续高压状态，可引起下肢皮肤营养不良，皮肤反复破溃并感染；②外伤后下肢皮肤软组织缺损、创面基底床血运差，尤其是合并骨外露时，创面常经久不愈；③慢性骨髓炎迁延，反复破溃、流脓；④贴骨瘢痕导致慢性溃疡形成；⑤特异性感染；⑥失神经支配；⑦皮肤疾病（如淀粉样变、硬皮病等）；⑧皮肤癌。在处理下肢慢性溃疡创面时，一定要先明确病因，特别是对那些仅以下肢慢性溃疡入院的患者，除了全面详细的体格检查及三大常规、胸片、心电图、肝肾功能等辅助检查外，还应进一步做下列检查：①肝脾 B 超、血管彩超等，明确是否有全身或局部血管疾病或损伤，必要时行 CT 或下肢血管、下腔静脉造影，明确下肢血管栓塞或狭窄的部位及程度；②下肢 X 线摄片，明确有无骨髓炎或骨肿瘤；③创面分泌物细菌培养和药敏试验，必要时做特殊培养；④溃疡组织病理活检，明确有无癌变或特殊皮肤病。

病例 1 如果术前行血管彩超或血管造影检查，明确了溃疡病因，通过介入治疗或外科手术治疗原发疾病（布 - 加综合征），待下腔静脉回流改善后再行皮瓣移植手术，手术成功率将会明显提高。自 2005 年经历病例 1 的失败，我们将肝脾肾 B 超检查和下腔静脉、髂外静脉、股静脉彩超列入下肢游离皮瓣移植手术的常规检查，至 2007 年先后又发现 2 例布 - 加综合征，经支架植入，下腔静脉回流改善后再行游离皮瓣移植，2 例皮瓣均取得成功。

2. 采取适当措施处理溃疡创面　下肢慢性溃疡应该尽早查明病因，尽早对因施治。对下肢慢性溃疡应根据不同的发病原因以及患者的全身及局部情况采用不同的治疗方法。单纯溃疡创面外科治疗的方法主要有以下 3 种。

(1) 外科保守治疗　外科保守治疗的方法主要是通过创面清洗，去除创面坏死感染的组织，保持创面干洁，给创面提供一个良好的生长环境。目前许多研究者重视中西医结合的方法治疗慢性溃疡，通过中药作用于创面，促进创面愈合，同时口服中药制剂进行全身的调整。也有把细胞生长因子（如 EGF、b－FGF 等）作用于溃疡创面促进创面愈合的报道。其主要适应证为：①全身情况差，不能耐受手术治疗的患者；②慢性溃疡的病因诊断明确以前的创面处理；③对因治疗以后面积小、散在、表浅的溃疡，估计通过保守治疗能够治愈的创面；④外科手术治疗之前的辅助治疗等。

(2) 植皮修复　皮肤移植是一种简单且创伤较小的创面修复方法。因下肢慢性溃疡创面基底血运较差，一般采用自体中厚皮片或刃厚皮片移植，因此皮肤移植修复的创面有不耐摩擦、术后易破溃复发等缺点。因此仅适用于：①面积较小且没有肌腱、血管、神经和骨关节外露的溃疡创面；②不能耐受皮瓣移植手术患者的溃疡创面；③原发病因解除或者控制以后，经清创换药后比较新鲜的创面。

(3) 皮瓣修复　皮瓣修复是一种治疗慢性溃疡十分有效的方法，主要包括局部皮瓣转移、带血管蒂皮瓣转移和游离皮瓣移植等。其最大优点是修复后溃疡不易复发，耐摩擦，外形及功能较为满意。主要适用于：①溃疡创面大，手术扩创后有肌腱、血管、神经、骨关节等深部组织外露的创面；②骨髓炎所致的溃疡创面；③位于重要的功能区（如足跟），修复后需要重建感觉、耐摩擦的创面；④采用皮片移植不能愈合的创面。但在下肢慢性溃疡采用皮瓣修复以前，应该完善相关检查，明确基础疾病，先有效治疗基础疾病以后再采用皮瓣修复，以免基础疾病导致皮瓣的坏死、创面不愈或者溃疡复发。

（唐举玉　谢松林）

脊柱

43. 上颈椎手术螺钉内固定失误及处理

传统的寰枢椎固定方法应用最多的是后路钢丝固定、椎板夹固定、枕颈固定（如枕颈CD环内固定）等方法，这些固定均是单平面的固定，它们的缺点是固定强度不足，或者固定过多。随着新型内固定技术的发展，近年来螺钉固定（如前路齿状突螺钉固定）和使用经枢椎椎弓根螺钉的钉板固定在上颈椎固定中得到了较广泛的应用。它们的优点是在保持固定强度的前提下，尽可能保留寰枢关节或颈椎的功能。但手术时经常由于内固定选择和操作方法不当、粗心大意，引起内固定失败。更有内固定破坏局部结构导致原内固定方案无法进行等并发症发生。

一、齿状突空心加压螺钉位置偏离

【病例介绍】

患者，男性，47岁。因车祸致颈痛伴左半肢体感觉、活动障碍72小时入院。查体：颈后部广泛压痛，活动受限。左眼睑下垂。左半躯体痛、触觉过敏，右半躯体痛、触觉减退。左上肢不完全瘫痪，肌力3级；左下肢肌力3^+级，肌张力减低。左肱二、三头肌腱反射均减弱，左桡骨膜反射未引出；右侧均正常。右上下肢肌力、肌张力正常。腹壁反射正常。左提睾反射减弱，右侧正常。双下肢腱反射正常。双侧霍夫曼征、巴宾斯基征阴性。X线片示：齿状突Ⅱ型骨折、寰枢椎半脱位。入院后予牵引、脱水等治疗。4天后左眼睑可提起。左上肢肌力恢复至3^+级，左下肢肌力恢复至4级。患者诉左半头皮、耳后皮肤痛觉过敏，稍一触碰左半头皮、头发即疼痛难忍。行$C_{1\sim2}$螺旋CT扫描，经矢状面、冠状面多平面重组及三维重建发现，齿状突骨折为Ⅱ型，向左后方移位。继续牵引4天后，行经皮前路螺钉治疗齿状突骨折术，术后摄X线片复查，可见齿状突螺钉位置偏离（图1），后经再次手术齿状突螺钉内固定，摄X线片复查螺钉位置满意。

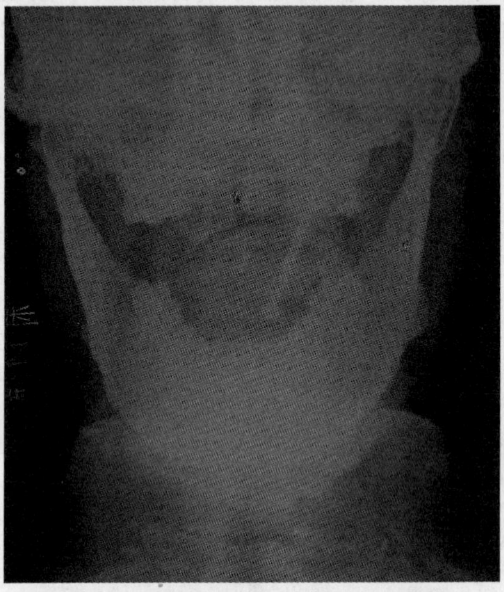

图1　齿状突螺钉位置偏离，齿状突骨折没有固定

【原因分析】

通过对第一次手术的回忆，我们发现有以下2个方面原因导致齿状突螺钉位置偏离。

1. 患者体位不当、张口不够　经皮前路螺钉治疗齿状突骨折要求患者仰卧位，双肩垫以软枕，头颈自然向后仰伸，并于颈后部放置一沙袋，头部两侧各放置一小沙袋，保持头部位于正中。将一纱布球塞入患者口腔，使嘴巴张大，便于术中X线监视。而第一次手术张口不够，头部没有位于正中，致使术中C型臂透视影像模糊，误认为螺钉位置居中。

2. 术者心存侥幸心理、怕麻烦　经皮前路螺钉治疗齿状突骨折要求C型臂X线机监视下确认导针贯穿齿状突尖部，正侧位的位置达到要求后才将齿状突螺钉旋入。如果术中没有得到清晰的图像，术者心存侥幸心理、怕麻烦，自以为是，就会导致上述的错误发生。

【防治措施】

齿状突前路内固定，主要适用于Ⅱ型骨折，以及有移位的Ⅲ型骨折。齿状突腰部斜形或粉碎性骨折、严重骨质疏松、短颈畸形患者，不适宜行前路螺钉内固定；颈椎管狭窄患者，术中采用颈过伸位，易造成脊髓神经挤压，造成损伤，如没有脊髓神经诱发电位监测，不宜进行此种手术；如存在寰枢椎不稳定，伴有横韧带断裂、一侧或双侧寰枢椎关节骨折、不稳定 Jefferson 骨折也不宜进行此种手术。而有骨折不愈合倾向的因素则视为相对禁忌证。许多作者都认为Ⅱ型骨折移位大于6mm、后移位、患者年龄大于40岁、治疗延误3周以上、骨折成角大于10°以上和陈旧性的Ⅱ型骨折都有明显的骨折不愈合趋势。而术前或术中不能复位也视为绝对禁忌证。经皮前路螺钉治疗齿状突骨折的优点：①手术创伤小，手术切口仅为1cm。利用套筒和止血钳逐步撑开，对组织损伤小，而常规的开放手术，不管是采用甲状软骨上缘横切口，还是胸锁乳突肌旁斜切口，切口长度一般要求7～8 cm方能很好显露手术；②出血少。我们治疗12例，平均出血12ml，而一般的开放手术出血量在100ml左右；③副损伤少。开放手术时显露范围较大有时会伤及喉上神经及甲状腺上动脉，且由于金属直角拉钩反复的牵拉可能刺激和损伤食管、气管等，轻者造成术后吞咽不适，重者造成食管损伤甚至食道瘘；而利用套筒和止血钳逐渐将颈前的血管神经及食道等向两侧推开，其撑开缓慢，力量较直角金属拉钩拉开小。套筒与两侧的血管食管等相接触的部位为圆弧状不易造成食管血管及神经的损伤；④手术操作方便，手术时间短。整个手术操作可一个人完成。

1. 依照操作步骤，严格操作　经皮前路螺钉治疗齿状突骨折是一种微创手术，术野狭小，操作是在透视下完成的，任何影响透视影像的因素都必须引起注意。患者仰卧位，双肩垫以软枕，头颈自然向后仰伸，并于颈后部放置一沙袋，头部两侧各放置一小沙袋，保持头部位于正中，其目的是达到理想的进针角度：单枚中空螺钉固定，冠状位居齿状突正中，矢状位则呈向后15°。将一纱布球或绷带塞入患者口腔，使嘴巴张大，便于术中X线监视。

2. 总结经验，一丝不苟　为了获得清晰的C型臂X线机的图像，张口是非常重要的，实践中我们发现一卷绷带塞入患者口腔，使嘴巴张大，能够让齿状突的结构得以清晰的显示。在看侧位影像时，头部两侧放置的小沙袋应取去。当然要让熟悉C型臂的人操作。在行导针定位时，我们的经验是一小段一小段的进，千万不能盲目大幅度进针，导致脑脊液漏或脊髓损伤。刘少喻等采用自制齿突导针定位器应用于颈前路齿突骨折双头螺纹空心加压螺钉内固定术5例，5例患者内固定螺钉位置佳，位于齿突中央，无偏斜，他们认为使用齿突导针定位器可增加放置内固定螺钉的准确性、减少X线对手术人员的辐射及降低术中污染的可能性，这是一个不错的尝试。总之，外科尤其在开展新手术时，要循序渐进，一丝不苟，总结经验，不要犯不该犯的错误，要对患者抱极端负责的态度。

二、使用枢椎椎弓根螺钉固定的钉道破坏

【病例介绍】

患者，女性，50岁。以步态不稳10年，加重2个月于2005年4月11日入院。10年前，无明显诱因出现步态不稳，易于跌倒，后渐感双下肢力量差，双上肢如常，无言语不清，吞咽困难及视物不清，未诊治。2个月前，步态不稳明显，跌倒次数增多，活动后无加重，肢体感觉正常，无肌肉震颤及大小便失禁。查体：T 36.5，P 72次/min，R 18次/min，BP 99/68mmHg，神清语利，右利手，痉挛性步态，双眼球水平眼震（+），吞咽困难，声音嘶哑，余颅神经检查（-），后发际低，脑膜刺激征（-），双上肢肌力3～4级，左下肢肌力级4，右下肢肌力4级，肌张力增加，四肢腱反射亢进，双侧 Hoffmann 征（+），双 Babinski 征（+），右指鼻试验，跟膝胫试验欠准，感觉正常，心肺及腹部检查未见异常。头颅 MRIT1 加权像矢状位示：环齿前间隙增宽，大于3mm，齿状突上移，突入颅

腔，高出枕骨大孔水平连线6mm，延髓受压，向后成角移位，并变细，其内信号异常。颅颈侧位片示：齿状突超过硬腭—枕大孔线3mm以上。确诊为颅底凹陷并寰枢关节脱位，延髓受压，颈2水平颈髓变性。作好充分术前准备后拟行口咽入路行寰椎松解复位、后路使用枢椎椎弓根螺钉的钉板系统枕颈固定术，术中因进针位置过高、方向偏差，导致右侧枢椎椎弓根螺钉固定的钉道破坏，只好用三颗螺钉、一块钛板加钛缆缠绕固定（图2），术后使用颈围时间达3个月。

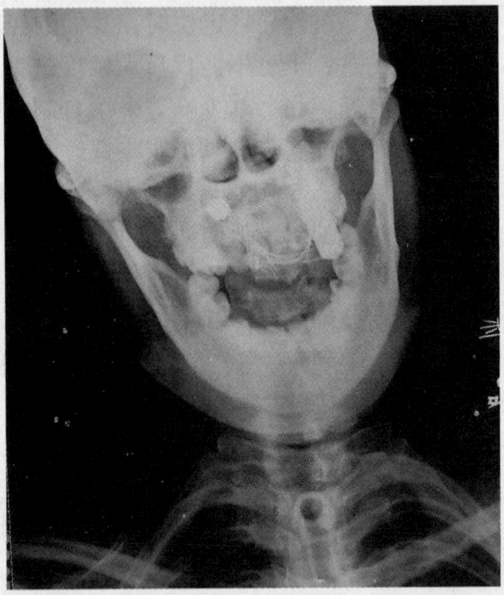

图2 使用枢椎椎弓根螺钉固定的钉道破坏

【原因分析】

通过对手术的回忆，我们发现有以下2个方面的原因导致使用枢椎椎弓根螺钉固定的钉道破坏。

1. 进针位置过高、方向偏差 做枕颈部正中纵切口，显露出枕骨鳞部、枢椎椎弓及枕大孔后缘。用神经剥离子将 C_2 神经根和静脉丛挑起，显露出枢椎椎弓峡部的上面和内缘（椎管侧壁）。在枢椎下关节突根部中点用高速磨钻磨破骨皮质，形成一个凹陷，由此用细手锥沿椎弓峡的上面和内面骨皮质下逐渐深入达到枢椎侧块的深部。此刻手锥与患者的中矢面呈约15°的夹角，与身体纵轴的横截面成30°夹角，这样可以尽量使手锥远离椎动脉。用丝锥攻丝，然后拧入合适长度的椎弓根螺钉。在实践操作中，由于参照点的不同，在确定枢椎下关节突根部中点时往往有误差，本例选择的进钉点偏高，手锥与患者的中矢面呈的夹角也大于15°，导致枢椎椎弓根内侧壁的破裂，后改变钉道，均不理想。这样枢椎右侧的椎弓根螺钉无法安装。

2. 准备不充分，手术术者怕麻烦、术中透视不够 枢椎的解剖结构复杂，个体差异大，周围重要结构多，术前应充分掌握个体各自解剖参数。否则，螺钉内固定位置不当引起椎动脉、脊髓损伤等并发症的后果严重。术中透视、术中CT、术中三维导航系统的运用，均可避免螺钉内固定位置不当的危险。本例手术术者直到枢椎椎弓根内侧壁破裂以后才进行透视，此时为时已晚。

【防治措施】

Ebraheim等把螺钉从下关节突后方经狭部和椎弓根进入椎体的技术统称为枢椎椎弓根技术。相对于寰枢椎后路钢丝固定法、椎板夹固定法和Magerl固定法，采用寰枢椎侧块钉板系统固定或使用枢椎椎弓根螺钉的枕颈固定不需先将寰枢椎充分复位，不像前者需将颈椎行某种程度的后伸而使术野变得狭小、加深使手术操作更加困难。本方法在安置寰椎和枢椎的螺钉时不需将寰枢椎充分复位，颈椎可保持中立位，此时寰枢椎可能仍处于轻度脱位状态，只要不压迫脊髓即可。在整个固定程序的最后一步即用螺母锁定连接板与螺钉的过程中寰椎才逐渐复位。复位这一步在固定螺钉装置之后才完成是本术式最突出的特点。固定完成后可以透视观察寰椎复位情况，如果复位不够或复位过度，可以取下固定螺母将连接板的曲度调整后重新固定。这种便利是上述三种术式所不具备的。而且与Magerl的经关节螺钉固定术相比，在枢椎椎弓峡部安置椎弓根螺钉比经峡部向寰椎侧块穿入螺钉要容易得多。由于避免了不必要的枕颈融合术，手术变得简单、安全。我们使用的枕颈固定板可以通过预弯曲度而有很强的复位能力，它可以使头颅连同寰椎上升和后移。对于严重的寰枢关节脱位寰椎向枢椎前下方移位，致齿突上移进入枕大孔的病例，在完成了前路松解术后，可以利用这套器械使寰枢关节解剖复位。这种强大的复位能力是枕颈CD和Cervifix所不具备的。本组19例除上述的病例外由于内固定坚强可靠，术后不需再用任何外固定。寰椎侧块钉板系统固定适用于可以植入寰椎侧块螺钉和枢椎椎弓根螺钉的寰枢椎不稳。对于先天畸形和Jefferson骨折等不适宜行寰椎侧块螺钉的寰枢椎不稳可选择使用枢椎椎弓根螺钉的枕颈固定术。

1. 术前充分准备 后路经 C_2 椎弓根定固定术的钉道，需保证不穿破椎弓根下外壁。C_2 椎弓根内壁及下壁骨皮质厚，外壁薄且紧邻椎动脉，并且螺钉经椎弓根髓腔下部，其上部可允许上倾度范围大，因此经 C_2 椎弓根钉对钉道内倾角要求较上倾角显得重要些。临床常根据术前二维图像和临床经验来决定椎弓根内固定的具体操作方法，如椎弓根钉内固定的进针点、方向性和螺钉直径，但由于解剖差异和二维图像的局限性，难免会出现椎弓根破裂和神经损伤等并发症。四川大学华西医院林达强等对5具成人干骨标本薄层（1mm）螺旋 CT 扫描的研究显示应用术前个体化 CT 的理想三维断面影像，可观察 C_2 椎弓根形态、骨质状态及与邻近结构的关系，准确测量枢椎椎弓根的大小、走行方向。根据这些三维影像可确定后路枢椎螺钉固定手术可行性及安全性。由于解剖结构上的差异，一部分患者不适宜于椎弓根螺钉内固定。由此可见强调术前行仔细的影像学检查的重要性。

2. 借鉴和总结经验，精益求精 ①进钉点：Xu 等通过解剖研究，将进钉点确定为：枢椎椎板上缘水平线下5mm 与椎管内侧缘外7mm 的交点处。Howington 等也通过解剖研究，确定了另一种进钉点定位方法：枢椎棘突正中垂线外侧 26mm 与枢椎下关节突的最下缘上方 9mm 的交点处。若术中枢椎关节突外侧的椎动脉得以显露，则该进钉点与椎动脉内缘的垂直距离为 1.38mm。李志军等则将进钉点确定为枢椎横突下缘水平线与关节突的中外1/4垂线的交点处；②进钉角度：Xu 等确定的螺钉内倾角为30°，上倾角为20°。Howington 等发现显露枢椎椎弓根内缘和上缘，按他们确定的新进钉点，螺钉内倾 35.2°、上倾 38.8°置钉，20 枚螺钉均准确置入，各个方向均没有突破椎弓根。Abumi 等临床应用 28 枚枢椎椎弓根螺钉，无一例出现副损伤；③螺钉直径和进钉深度：螺钉直径一般选用 3.5mm 的皮质骨螺钉，枢椎椎弓根的高度或宽度 < 5mm，则不宜行螺钉固定，但必要时可用直径稍小的螺钉。Brantley 等研究指出，椎弓根螺钉直径在螺钉的横截面积为椎弓根横截面积的 0.7～0.9 时固定最牢。进钉深度 16～25mm 之间，18～20mm 为宜，并注意参考术前的影像学测量结果。有人建议遵循宁内勿外、宁上勿下的进钉原则。借鉴了别人的经验是有用的，但术中的情况不是一成不变的，有时要根据术中的情况灵活应用，本例因进针位置过高、方向偏差导致枢椎椎弓根螺钉固定的钉道破坏，也是遵循宁内勿外、宁上勿下的进钉原则，但做过了头。另外一点，进针的手感也是很重要的。根据我们的经验，手术中根据个体情况及手术前所测数据仔细操作，掌握好进针点及进针方向是减少椎弓根破坏的关键；但术中不厌其烦的透视或充分利用导航设备，是减少并发症不可缺少的步骤。

（肖增明 詹新立）

44. 颈椎疾患前路手术治疗的失误

颈椎疾患包括颈椎退行性病变、颈椎外伤、颈椎肿瘤、颈椎感染、颈椎先天性畸形等病症。此类疾病的内科治疗往往效果欠佳，最终多数患者仍须求助于外科治疗。颈前入路是颈椎疾患外科治疗最常用的术式，也是最经典的术式，从最初的前路减压、植骨融合术，到现今最流行的前路减压、自体髂骨植骨融合、钢板螺钉内固定术，它已经有近百年的历史。但由于该入路的应用解剖比较复杂，涉及诸多重要结构；同时颈椎疾患患者病情错综复杂，影响因素较多，术中、术后各种并发症常会出现。据文献报道，颈椎前路手术并发症总发生率一般在 8.2% ~23.9%，暂时性并发症为 12.8% ~23.4%，永久性并发症为 0.2% ~0.5%。与手术直接相关的失误一般可以根据手术的步骤分为4类：

1. 前入路相关性并发症　周围神经损伤（喉上神经、喉返神经、舌下神经、交感神经等），血管损伤（椎动脉、甲状腺上动脉、甲状腺下动脉等），食管和气管损伤，甲状腺损伤，颈部切口感染及血肿等。

2. 前路减压相关性并发症　减压不彻底，脊髓损伤加重，神经根损伤，硬脊膜撕裂等。

3. 前路椎体间植骨融合相关性并发症　植骨块移位，植骨块塌陷、吸收、假关节形成，临近节段退行性变，供骨区血肿、感染及慢性疼痛，皮神经损伤等。

4. 前路内固定相关性并发症　钢板、螺钉松动、断裂，螺钉位置不当等。

下面就几类经常发生的并发症和较为严重的并发症作一简单介绍。

一、喉上（返）神经损伤

【病例介绍】

病例1　患者，女性，56 岁，因双上肢麻痛、肌肉萎缩并双下肢步态不稳 1 年入院。行 MRI 检查显示颈 2/3 节段椎间盘向后突出，压迫硬膜囊及双侧神经根。诊断为混合型颈椎病，于全麻下行颈 2/3 减压、髂骨植骨、CSLP 钢板内固定术，术后即出现饮水呛咳。禁流质饮食，给予固体食物并补液，于1周后呛咳症状明显缓解，3 个月后门诊复查，呛咳症状消失。

病例2　患者，男性，47 岁，因高处坠落致四肢感觉、运动障碍，大小便困难 4 小时入院。按照 ASIA 分级标准评分为 A 级，影像学检查提示颈 5 椎体骨折脱位。急诊于全麻下行颈 5 椎次全切除、髂骨植骨、蝶形钢板内固定术，术后出现声音嘶哑。经过发音训练，术后 3 个月复查声嘶症状无明显改善。

【原因分析】

喉上神经损伤的发生率为 1.02% ~3%，喉返神经损伤的发生率为 1.33% ~1.5%，总的发生率在 2.66% ~3.06%。上颈椎手术易损伤喉上神经，该神经分内、外支，喉内支与甲状腺上动脉的喉上动脉伴行，穿甲状舌骨膜入喉，司声门以上喉黏膜的感觉，损伤后引起术后进食尤其是食用流质食物或饮水时出现呛咳；外支在距甲状腺上极约 1cm 处，弯向内侧发支支配环甲肌及咽下缩肌，损伤后可致环甲肌功能障碍，声带松弛，声调变低。下颈椎手术易损伤喉返神经，左、右喉返神经的运动支支配环甲肌以外的诸喉肌，感觉支分布于声门裂以下的喉黏膜，损伤后导致声带麻痹、发音障碍、声音嘶哑等，但多数仅有轻微症状如声带易疲劳等，多为暂时性的，需 1 ~3 个月逐渐恢复，如喉返神经完全切断或严重挫灭伤，则遗留永久性声音麻痹症状。

喉上、喉返神经损伤的主要原因有两点：

1. 永久性损伤

（1）对前入路的解剖不熟悉，操作粗暴，多见刚开展颈椎前路手术时，常见的失误有神经切断、神经缝扎等。

（2）错误钳夹神经，可出现在钳夹止血时。

（3）术中电灼止血时误伤神经。

2. 暂时性损伤

（1）过度牵拉或牵拉时间太长，造成神经缺血、水肿。

（2）钳夹止血时若止血钳钳夹力度不大时所造成的损伤也可以是暂时性的。

【防治措施】

1. 要熟悉喉上、喉返神经的解剖位置，并注意有无变异的可能 只有将解剖关系熟记于心，方可减少误伤的可能；双侧喉返神经分布路线不同，尤其需要注意，左侧喉返神经勾绕主动脉弓，经气管食管沟内垂直上行，行程较长，多行于甲状腺下动脉的后方。右侧喉返神经则勾绕右锁骨下动脉，经气管食管沟的前方，并向上内方斜行，行程较短，多行于甲状腺下动脉的前方（图1、2）。

2. 在需要结扎甲状腺的动脉时须掌握结扎技巧 结扎甲状腺上动脉时，尽量完全分离动脉，并在靠近甲状腺上极部予以结扎切断动脉；结扎甲状腺下动脉时，需靠近甲状颈干进行，防止误切喉返神经。

3. 不管是在上颈椎手术还是在下颈椎手术，不要为了保护神经而刻意去分离 分离颈前筋膜时只需显露能够容纳指头的切口即可，然后以食指钝性分离两鞘间的间隙，将气管、食管一起牵向对侧即可。

4. 术中仔细操作，保护软组织 在视野不清晰时不随意钳夹或切断组织，止血时尽量不使用电刀而用钳夹止血，准确止血，不钳夹过多组织；若进行电灼止血，最好采用尖镊将出血点夹起止血，避免直接烧灼出血部。

5. 牵拉的力度不宜过大 术中牵拉时，注意轻柔，时间也不宜过久。

二、食管瘘

【病例介绍】

病例1 患者，男性，42岁，因车祸致四肢功能障碍1年入院。X线示颈4椎体陈旧性骨折，入院后在局麻＋颈丛阻滞下行前路颈4椎体开槽扩大减压、自体髂骨植骨融合、CSLP钢板内固定术（图3、4）。术后一周出现切口红肿、出现脓性渗

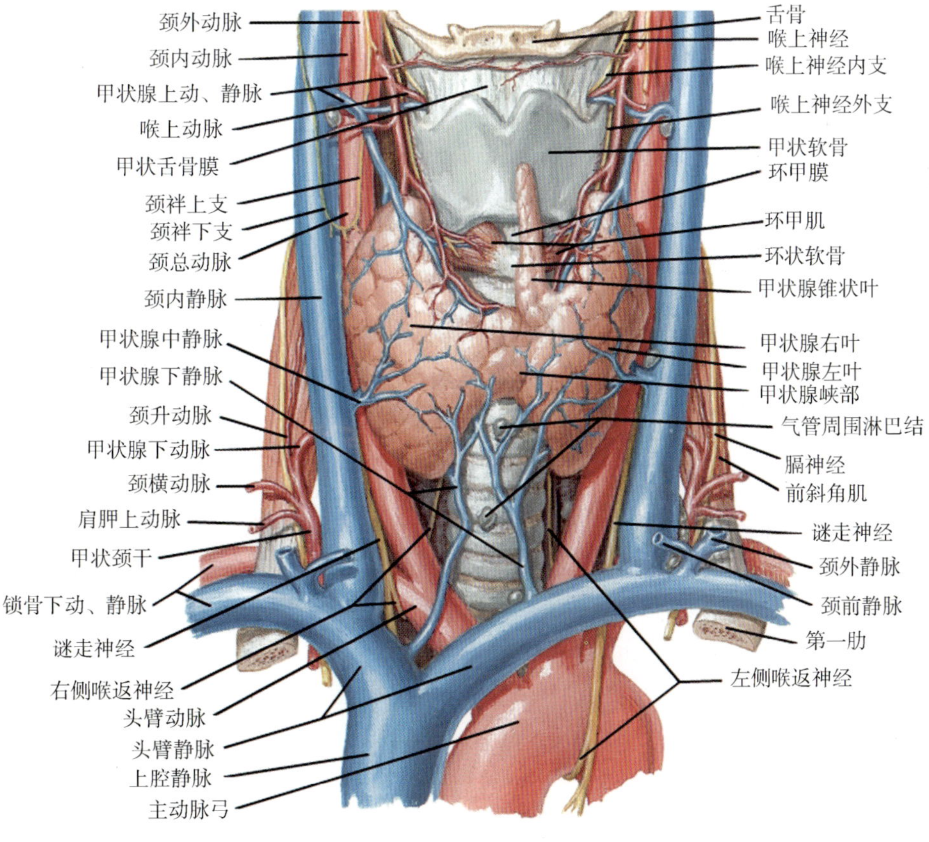

图1 喉上（返）神经解剖前面观

（图片引自 http：//www. netterimages. com/）

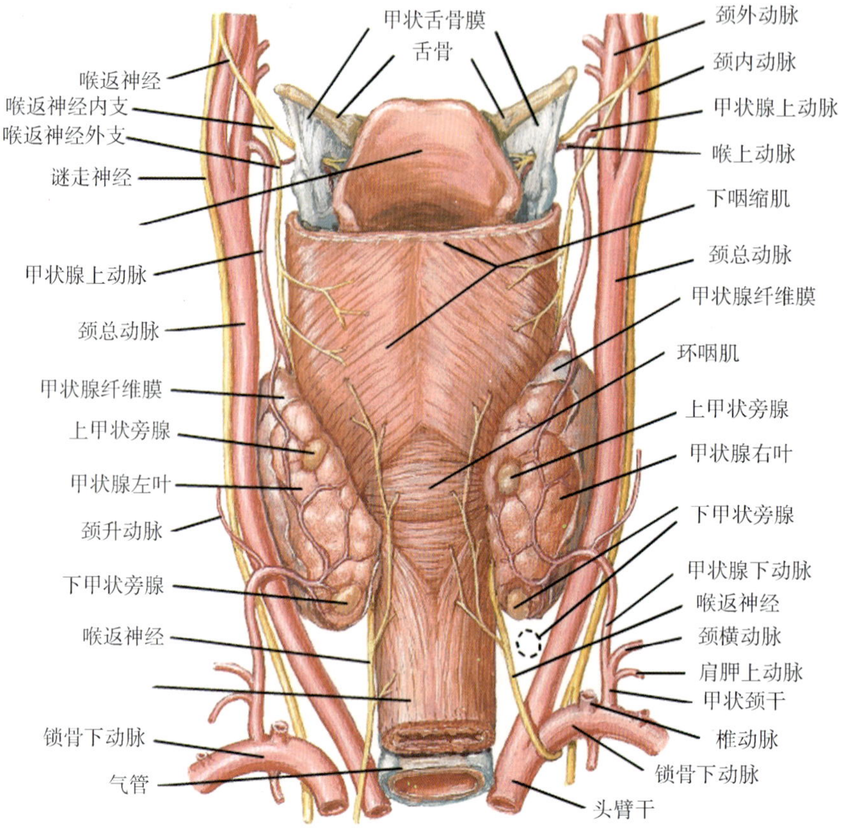

图 2 喉上（返）神经解剖后面观

（图片引自 http：//www. netterimages. com/）

出，同时进食时吞咽痛逐步加重，经胃镜检查发现食管存在较小的溃疡灶，并有脓性渗出，位置与手术部位平面一致。考虑患者发生食管瘘，可能与术腔内部有交通。遂禁食水，大力加强抗感染治疗与局部切口换药，同时给予深静脉营养等充分的支持治疗，期间患者并发肺部感染，虽经积极治疗但最终因电解质紊乱、呼吸衰竭而死亡。

【原因分析】

食管瘘是颈前路手术中非常严重的并发症之一。食管瘘的临床表现与瘘口的大小有关，小的瘘口可以无任何症状，严重的食管瘘往往合并周围组织和器官的感染、营养不良和其他多种全身并发症。此种并发症虽然不多见，发生率仅为 0.04% ~ 0.25%，但死亡率达 9% ~45%，必须提高警惕。发生原因有：

1. 显露椎体时用力牵拉，尤其将食管直接卡压在椎体外侧。

2. 手术器械伤及食管，如边缘锐利的拉钩。

3. 电凝止血误碰拉钩致伤。

4. 同颈椎前路内固定器械不断摩擦；AO 的 CSLP 钢板固定螺钉松动时，由于锁定螺钉的膨胀作用，固定螺钉头部出现锯齿状张开，对食管可造成损伤。

5. 植入骨块或钢板固定时连同食管外膜一起嵌入其内。

6. 内植物滑脱或植骨块脱出压迫食管，造成食管缺血坏死。

7. 颈椎过伸可引起食管血供下降、疲劳甚至撕裂。

8. 术中有食管壁挫伤，但术后未采用禁食等措施而发生食管瘘。

9. 颈部手术感染时，手术牵拉受损的食管抗感染能力下降，易发生炎症水肿。

10. 少见原因如食管瘢痕、颈前路手术方法后放射治疗。

11. 手术牵拉时间过长、高龄、全身情况差、颈部软组织瘢痕、前路 $C_{3/4}$ 及 C_7/T_1 减压内固定是

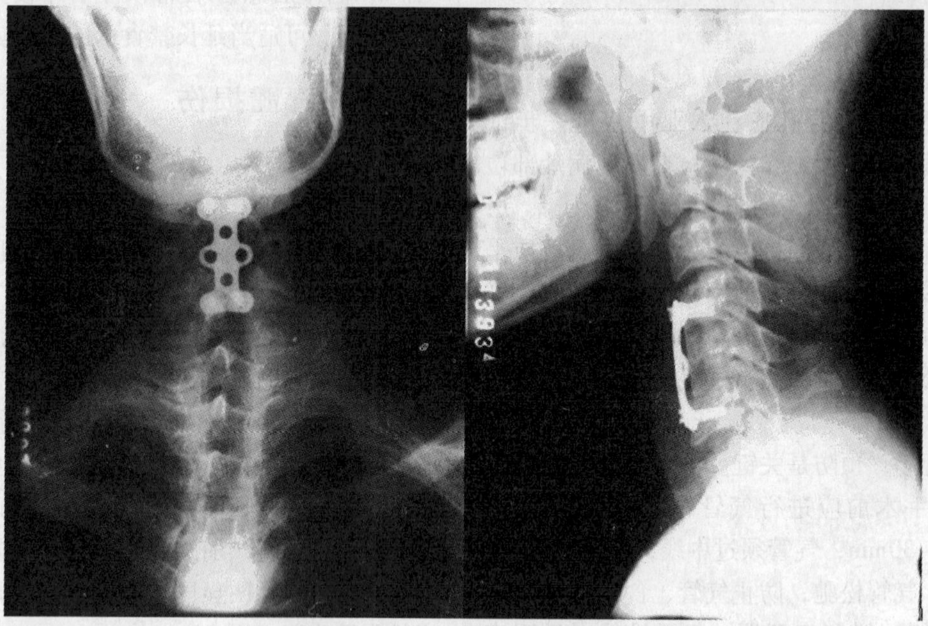

图3 术后颈椎 X 线正侧位

侧位可见 CSLP 钉尾呈锯齿状张开，其对食管的摩擦可能与食管瘘的形成有关。

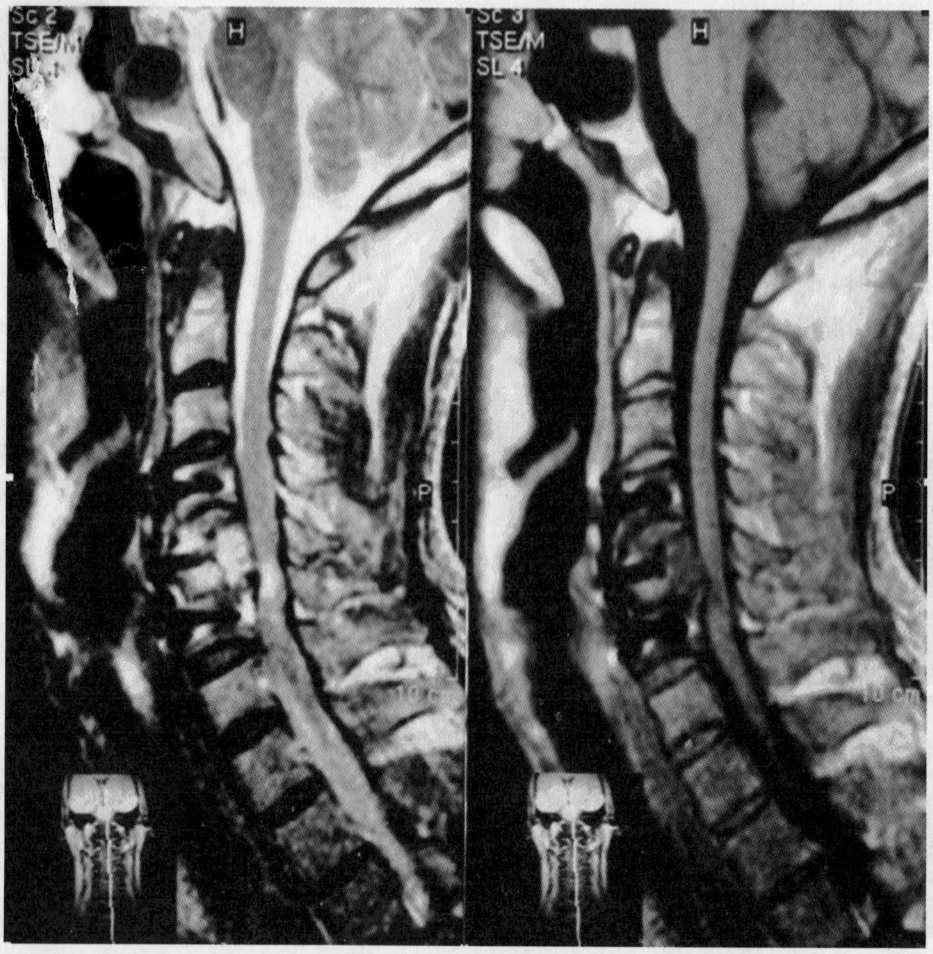

图4 术后患者颈椎 MRI

高危因素。

【防治措施】

如术中怀疑食管穿孔应注入亚甲蓝进一步证实，术后可通过钡透检查和内镜检查发现病灶部位予以确诊。怀疑食管损伤的患者，术后给予禁食，鼻饲，深静脉营养，静滴抗生素，注意水电解质平衡。食管瘘诊断后，非手术治疗的死亡率很高，一般需要手术治疗。手术目的是清除脓肿，并取出松动的内固定松动，并予以引流通畅。如无效，则行分流手术。

对于食管瘘，预防是关键。可采取以下措施：

1. 颈椎手术前应进行气管、食管推移训练，每次持续10~30min，气管须过中线，如此训练3~5d，使食管、气管松弛，防止气管、食管牵拉伤。

2. 避免使用锐利牵开器，显露椎体时助手牵拉轻柔，并注意有无食管卡压在拉钩下。

3. 在牵拉食管和气管时，不宜时间过久，应给予食管松弛的间隔时间。

4. 椎间植入植骨块及植入物固定时需显露清楚，确实无食管外膜嵌入时方可进行。

5. 电凝止血时应十分小心，避免触及食管拉钩。

6. 在使用AO的CSLP时，螺钉一定要固定确实，避免其锁定螺钉钉尾呈现锯齿状。

7. 围手术期积极预防感染，并避免颈椎过伸等易使食管缺血的情况发生。

8. 若术后患者咽痛和吞咽痛较为明显，则需谨慎小心，可适当延长禁食水的时间。

三、脊髓损伤

【病例介绍】

病例1 患者，女性，54岁，因四肢麻木并精细功能障碍入院，行MRI检查发现颈3/4、颈4/5、颈5/6椎间盘突出，向后压迫硬膜囊，尤以颈4/5、颈5/6节段为明显。诊断为脊髓型颈椎病（图5）。于全麻下行颈4/5、颈5/6椎间盘摘除、髂骨植骨、蝶形钢板内固定术，术后当天即出现左上肢肌力下降，胸部束带感，经急诊磁共振检查证实椎管内血肿形成，急诊行颈前路探查术，术中发现止血海绵已经凝结成块，明显压迫脊髓，遂予以清除，术后症状明显改善（图6）。

【原因分析】

脊髓损害加重是颈椎前路手术中常见的并发症之一，发生率为5.3%~12.9%，可以出现在前路减压的环节，也可以出现在前路内固定的环节，有时属于不可逆性损伤，对患者的影响最为严重。产生脊髓损伤的失误主要与以下方面有关：

1. 基础病情特点

（1）对于颈椎骨折患者来说，脊髓损伤本身在72h内仍有病情变化，因此急诊手术后脊髓损伤平面上升同其疾病本身的演变规律不无关系。

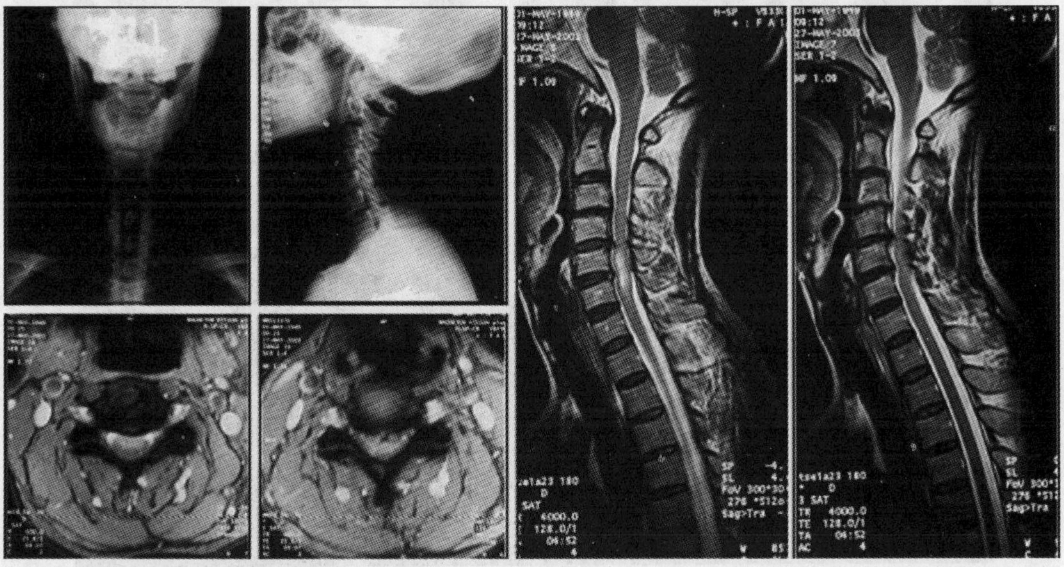

图5 术前颈椎X线及MRI检查

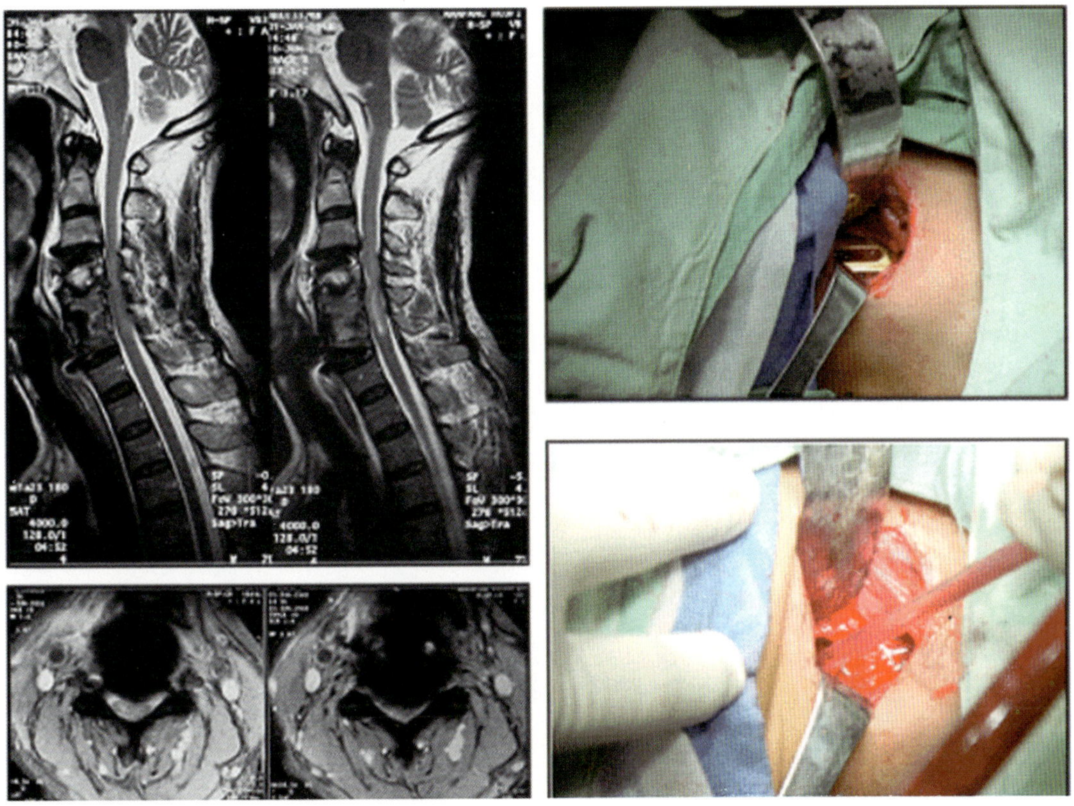

图 6 术后当日急诊 MRI 检查显示椎管内血肿形成，压迫脊髓，术中见止血海绵凝结成块明显压迫脊髓

（2）对于脊髓型颈椎病，其患者中约有 10% 可无明显诱因出现症状进行性加重，称之为颈椎病急性期，也是脊髓症状加重的可能因素之一，手术是否能够诱发急性期发作尚不明确。

（3）颈椎管狭窄且椎管横断面狭窄率 >40%、椎管前方突出物与硬膜粘连严重等情况都属于脊髓损伤加重的危险因素。

2. 减压后再灌注损伤 脊髓长期处于受压状态，血供差，经充分减压后，短时间内血供恢复，可造成脊髓水肿加剧，病理生理上表现为神经细胞能量代谢障碍、钙超载、大量自由基产生，周围组织中炎症细胞增多等，从而导致脊髓功能进一步下降。

3. 操作失误与器械的刺激损伤

（1）环锯进入太深，进入椎管，伤及脊髓。初学者因手感较差，容易出现此问题。即使有经验的医师，若思想麻痹，亦可造成脊髓损伤。

（2）Kerrison 钳在椎体后缘减压时，冲击脊髓，或失手直接撞击脊髓。

（3）骨刀行椎体后部减压时，骨刀滑入椎管，或骨块移入椎管。

（4）在颈椎不稳或椎管狭窄显著的患者，如颈椎过伸、或太大力敲击环锯的内芯，也可出现脊髓损伤。

（5）植骨时，植骨块太小，但敲击力量太大，骨块突然陷入椎管。

（6）术中出血，盲目或者慌张进行压迫止血，直接压迫脊髓。

（7）脊柱侧凸前路矫形内固定中过撑，引起脊髓牵拉性损伤。

（8）脊柱结核等椎体破坏严重时，由于骨性标志不明显，且骨质破坏严重，在病灶清除时，由于用力过猛，刮匙等进入椎管，损伤脊髓。

（9）其他少见的原因有吸引器头、镊子掉进减压骨窗内直接损伤脊髓。

4. 术中止血不彻底，造成术后血肿压迫。

【防治措施】

1. 要从思想上要高度重视 脊髓损伤是脊柱外科中最严重的并发症之一，任何失误都可能造成患者残障，为患者及其家庭带来极大痛苦，因此必须树立预防第一的观念。

2. 术前要对患者的病情有一个全面的评估　对急性期的患者特别是X线片显示颈椎管狭窄，MRI显示压迫最明显处脊髓横断面面积小于30mm²，且T2加权像脊髓髓内有一高信号，占脊髓横断面积的50%以上，说明脊髓受压明显，脊髓损伤局部有水肿，脊髓功能处于高危的临界状态，可以称之为脊髓型颈椎病危象，处理时应加以注意和重视。

3. 手术操作要规范　手术视野显露要清晰，任何操作都须在直视下进行；术中止血应彻底，宁可放慢手术速度，也要在保持术野清晰的情况下进行下一步操作。

4. 器械操作要轻柔，不能操作粗暴，要准、稳，要熟练，不能失手　尽量减少器械对脊髓及神经根的直接接触；环锯减压时术者要严格保持准确的方向，不应偏斜，最好在C形臂X线机透视下逐渐深入；紧贴椎体刮除后缘骨质，且不可太深。

5. 术中采取正确的体位，把握好植入骨块的形状与长度，应用体感诱发电位检测脊髓功能、对脊髓损伤进行早期处理，术后麻醉清醒后立即进行症状体征的检查，都可减少后遗症发生。

6. 一旦出现脊髓损伤的症状，应当及时进行相关检查，针对原因进行处理。若复查MRI证实为血肿压迫所致，应当及时手术清除血肿，以利于瘫痪恢复；非血肿压迫所致，应当按照急性脊髓损伤来处理，立即予以甲泼尼松冲击治疗，并给予脱水、神经营养药物治疗。

四、首次手术减压不彻底，遗留脊髓或神经根受压

【病例介绍】

病例1　患者，男性，46岁。因双上肢麻木，双下肢行走无力7个月就诊。诊断为脊髓型颈椎病。术前颈椎MRI T1加权像显示$C_{3/4,4/5,5/6,6/7}$水平脊髓受压明显（图7A）。于当地医院行颈前路C_5椎体次全切除＋$C_{3/4}$椎间隙减压、植骨融合内固定手术。术后患者神经功能改善不明显。1个月后去除颈托外固定后，出现颈部疼痛症状。颈椎侧位片显示钢板上位螺钉位于椎间隙内，钢板、螺钉松动（图7B）。颈椎MRI T2加权像显示$C_{3/4}$，$C_{6/7}$髓核残留，$C_{3/4}$，$C_{6/7}$水平脊髓仍受压（图7C）。再次行颈前路手术取出钢板、螺钉，发现$C_{4\sim6}$植骨已融合，清除$C_{3/4}$，$C_{6/7}$残留髓核，行椎间隙减压，Interfix椎间融合器固定融合（图7D）。再次术后患者颈部疼痛消失，神经功能改善。

病例2　患者，男性，47岁。因四肢感觉麻木，双下肢行走无力就诊。诊断为脊髓型颈椎病，MRI示$C_{4/5}$，$C_{5/6}$节段脊髓受压（图8A）。环锯法减压植骨后患者症状无改善，侧位X线片显示植骨块前移，椎间隙塌陷（图8B），MRI示脊髓减压不彻底（图8C）。再次手术翻修，颈5椎体次全切除减压植骨并钢板固定，术后1年患者神经症状功能恢复（图8D）。

【原因分析】

颈椎前路手术减压不彻底是导致术后症状不改善或改善不理想的重要原因，有些患者甚至表现为

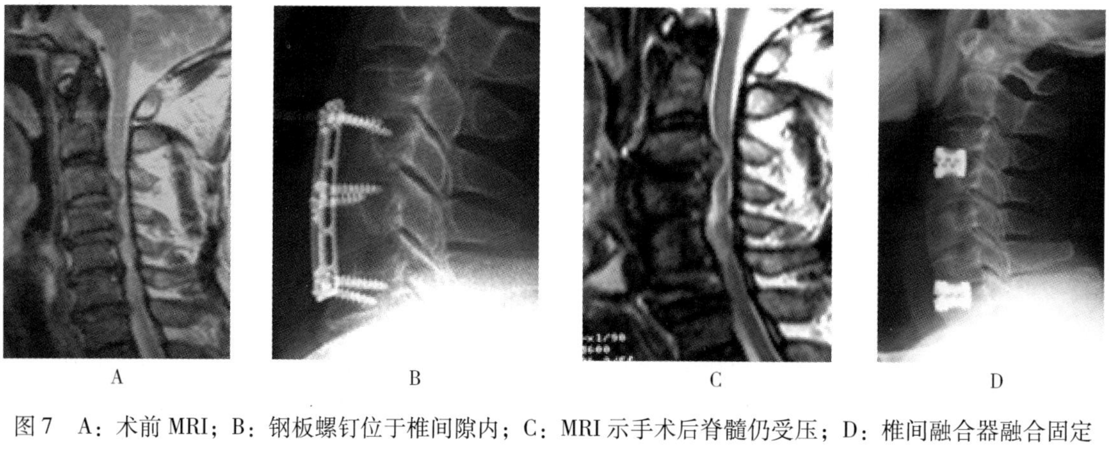

A　B　C　D

图7　A：术前MRI；B：钢板螺钉位于椎间隙内；C：MRI示手术后脊髓仍受压；D：椎间融合器融合固定

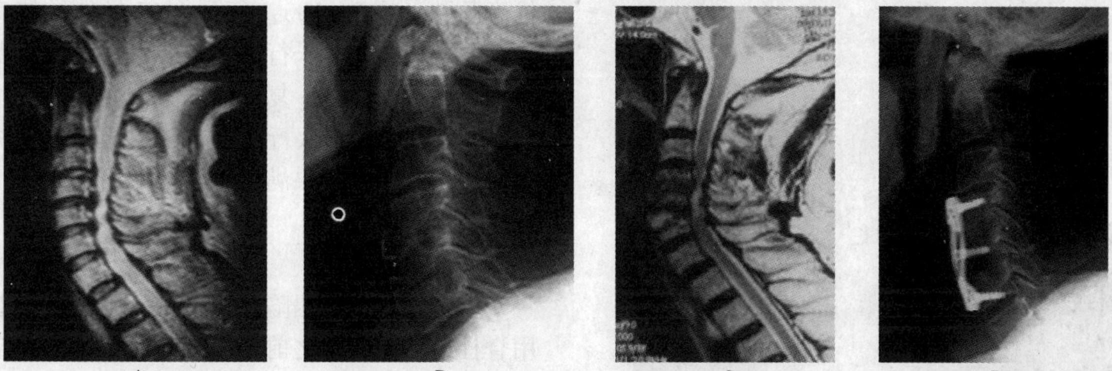

图8 A：MRI示$C_{4\sim5}$，$C_{5\sim6}$脊髓受压；B：环锯法减压术后植骨块前移；C：MRI示减压不彻底；D：再次手术减压钢板固定

原有神经症状不同程度加重。主要表现在如下几个方面：

1. 原致压物切除不彻底　如在对多椎节开长槽或椎体次全切除减压时，残余髓核组织以及对上位椎体下缘和下位椎体上缘骨赘切除不彻底，尤其是下位椎体上缘骨赘常因技术操作不便，遗留较多，从而构成减压不充分的原因。

2. 形成新的压迫　脊髓和硬膜囊在开槽与残留骨赘处形成折点，形成一种新的致压因素，从而妨碍神经功能的恢复。

3. 减压范围有限或遗留致压物　如广泛椎管狭窄仅行前路手术，手术节段较少，解除致压物范围有限；如部分患者除骨赘产压外还可合并髓核脱出和后纵韧带增生肥厚，单纯切骨开槽不能达到彻底减压目的，所以在行椎体开槽减压时如发现后纵韧带增厚，尤其在椎间盘水平，或影像学检查有髓核脱出到后纵韧带之下征象者，应切除增厚之后纵韧带并取出脱出的髓核，以达到彻底减压之目的。

如病例1首次术后MRI所示，残留致压物为脱出之髓核组织，位于上位椎体的后下缘，同时有钢板和螺钉滑出，患者主诉症状加重并伴明显吞咽不适感，再次手术取出钢板螺钉扩大减压，证明脱出之髓核位于增厚的后纵韧带下方，切除后纵韧带并取出其后方的髓核组织，脊髓受压消除。对骨赘范围较大者采用环锯法减压时，因所用环锯直径相对偏小，视野有限，加之潜行扩大减压不够，尤其环锯钻芯定位偏上或偏下，则不易完全切除致压物而导致减压不彻底。如病例2中所示，前路环锯法减压之后，由于椎间隙视野有限，椎体后缘骨赘难以彻底去除，因而患者神经功能改善有限。而二次手术，去除C_5椎体彻底减压后，患者症状才得以改善。

【防治措施】

颈椎前路手术减压不彻底多与术前诊断、颈髓致压物的性质范围、颈髓受压程度、手术选择的方式、手术技巧的多方面因素有关，其预防措施主要如下：

1. 术前仔细研究病患者的病史及辅助检查资料，特别是影像学表现　既使是MRI检查，也可能遗漏横切层或矢状面上的病理致压物，因而需仔细研究各个层面的影像学表现。与临床查体定位不相符者，不能单纯依赖影像学检查，而仍应以临床表现为主，决定减压的范围。

2. 术中要根据经验判断减压是否彻底　通常情况下，如果减压彻底后，硬脊膜会自然膨隆，紧张度适中无变形，也可用特制的神经钩沿椎体后缘小心的探查减压是否彻底。

3. 综合利用多种手段达到最佳减压效果　除了彻底去除致压物外，椎节序列及生理曲度的良好恢复，椎间隙高度的恢复都会改善椎管及神经根管的容积，有助于提高减压效果，故而应重视椎间隙高度的恢复并酌情使用钢板或Cage等内固定器材，以恢复及维持颈椎的生理曲度。

五、植骨块移位、塌陷

【病例介绍】

病例1　患者，男性，18岁，颈部疼痛伴活动受限2月。颈椎X线和MRI显示颈6、7椎结核并椎旁脓肿（图9、10）。行颈6、7椎体结核病灶清除、髂骨植骨术，未行内固定，术后3日患者异物感明显并吞咽困难，复查颈椎X线发现植骨块向前脱出（图11），再次行前路减压、髂骨植骨块复位并内固定，手术效果满意。

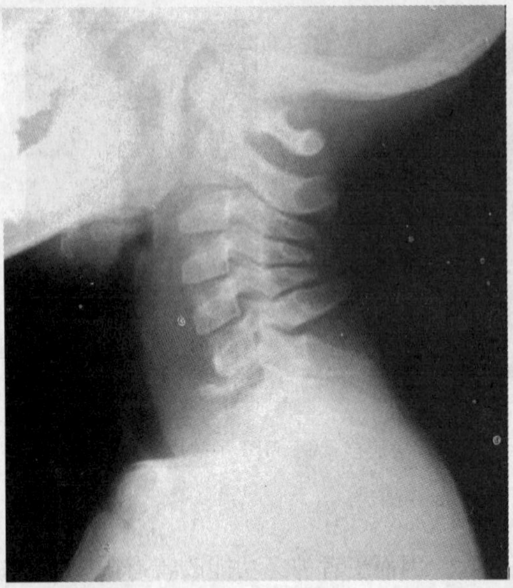

图9　术前颈椎X线侧位

【原因分析】

植骨块移位、塌陷并不少见，尤其在未普遍采用脊柱前路内固定之前，但是即使采用内固定，也可能发生植骨块脱出或滑入椎管。一般在术后早期出现，术后X线摄片检查以及CT扫描检查均可确定植骨块及钢板的位置。有下列一些原因：

1. 植骨块太小　比减压骨窗小或长度不够，嵌入骨缺损部后结合不紧密。

2. 骨槽太浅，或者减压的骨窗呈外大内小术中骨块嵌入即使比较平整，但骨窗与骨块之间的

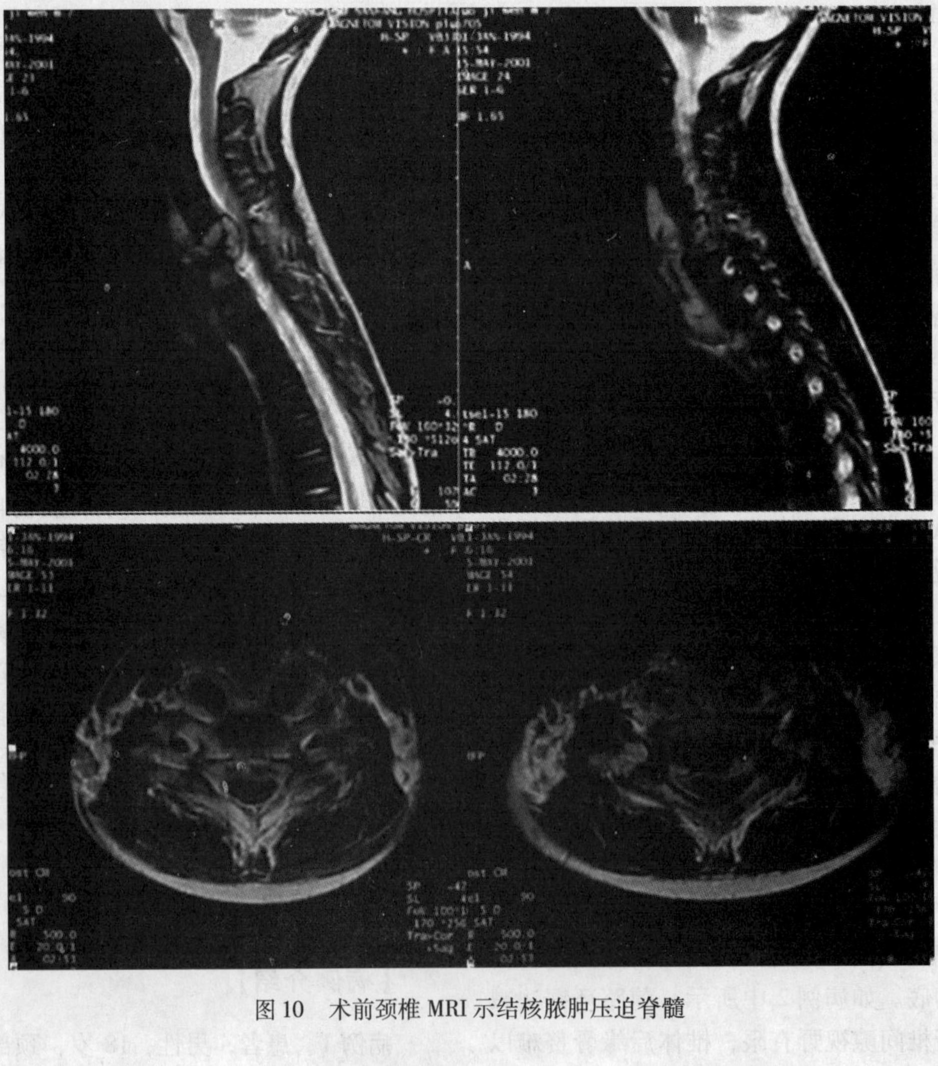

图10　术前颈椎MRI示结核脓肿压迫脊髓

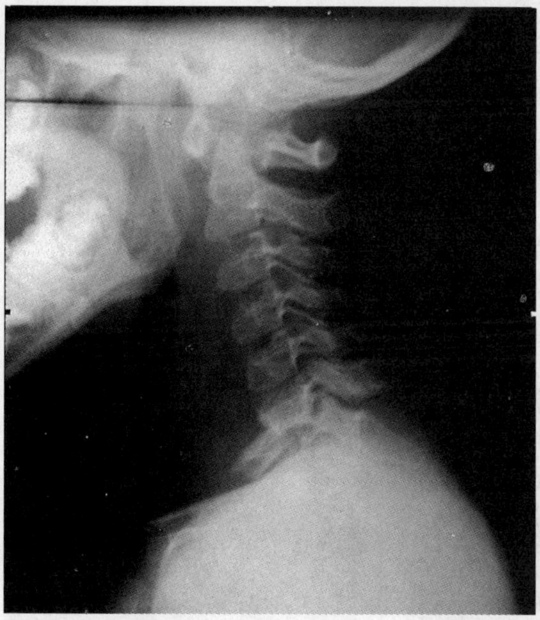

图11 术后颈椎X线示植骨块向前脱出

嵌合作用较差，术后颈部稍过伸，骨块就可能脱出。

3. 术后颈部制动不够 植骨部活动异常活动导致植骨块脱出或滑入椎管。

4. 钢板固定时，尤其采用植骨块螺钉固定，由于钢板弧度与患者颈椎前屈不贴合，如颈胸交界部固定时，钢板没有预弯或预弯不够，或者植骨块不平整，螺钉就出现一种“拔出”力，或者钢板螺钉误入间隙，或有骨质疏松等，钢板松动脱出或翘起，也将植骨块带出。

5. 颈椎多节段减压时，没有采用颈椎前路钢板固定，增加植骨块脱出的危险性。

6. 植骨塌陷与植骨选择及固定方式有关，终板刮除过多，上下极植骨界面较软易于塌陷松动；植骨块过大，植骨块上下极承受过大的压力负荷，造成塌陷；塌陷后常合并有成角畸形。

【防治措施】

颈椎前路植骨融合的目的是维持颈椎生理曲度和椎间隙高度，防止颈椎不稳和畸形的发生，如果植骨块脱出比较明显（超过1/3）、或有钢板翘起、或植骨块滑入椎管，一般均需要进行再次手术。如果植骨块脱出在1/3内，患者没有临床的症状，可以在严密观察下加强颈部制动，如进行头颈胸石膏固定，以待植骨融合。

为了预防植骨块移位、塌陷的发生，应当注意以下问题：

1. 植骨受区的准备 即植骨体的准备，减压时应去除上下软骨板，使植骨块与椎体终板骨直接接触。椎体前缘增生的唇状骨赘应切除，以便植骨块或钛网与宿主骨良好接触。

2. 供骨的准备 尽管供植骨的材料有异体骨、人工骨等多种选择，但人工骨仍是植骨材料的金标准。植骨材料除了应选择三面皮质骨之外，还应尽量修剪成与减压槽的大小和宽度一致的形状。植骨块大小应合适，一般应大于骨窗2mm，可以与骨窗密切嵌合，并将植骨块表面敲击平整。由于颈前路椎体倾斜角的存在，减压槽往往呈梯形，故而植骨块亦应尽量修剪成楔形植骨块。以钛网填充碎骨来填充减压槽时，应尽量去除碎骨中的软组织，并同时将钛网修剪成与减压槽一致的形状。

3. 减压的骨窗应内外一致 不能越往深部越浅，不但起不到减压作用，而且与植骨块嵌合不紧。

4. 有效的内固定 用前路带锁钢板内固定有助于提供术后即刻稳定性，有助于提高植骨融合率。

5. 钢板预弯合适 不能出现向外翘起的力量。钢板固定时螺钉应确实在骨质内。

6. 内固定装置一般应选用钛合金材料，可以进行术后的CT/MRI检查，便于术后观察随访。

7. 术后无论采用内固定与否，都需要辅助制动，如颈托、胸腰段支具等，以利植骨融合。颈椎椎间植骨一般需要2~3个月才能达到骨性愈合，所以术后需要选用合适的石膏围领或颈托作外固定一定时间，特别是单纯植骨未加内固定者，更应延长外固定时间。术后通过摄片随访确定植骨融合与否，椎间骨小梁形成或椎间关节活动消失确认为融合；如果术后3个月椎间融合节段仍有活动、植骨周围有透亮带提示植骨延迟融合；半年以上仍有上述情况则为植骨不融合。

六、内固定不良

【病例介绍】

病例1 患者，男性，54岁，四肢肌肉萎缩伴行走障碍2年，诊断为脊髓型颈椎病（图12）。行颈5/6、颈6/7椎间盘摘除、髂骨植骨、蝶形钢板

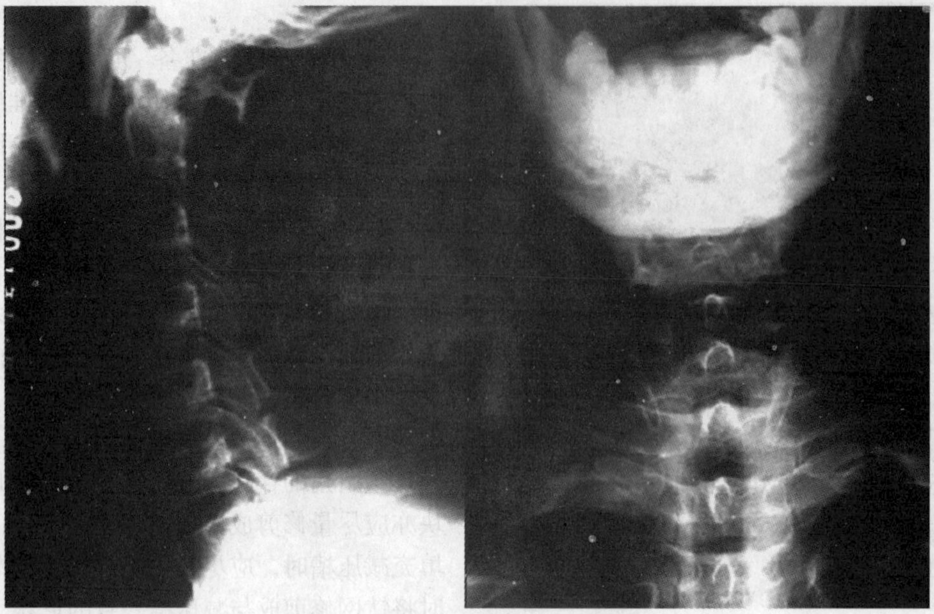

图12 术前颈椎X线正侧位

内固定术，术后复查颈椎X线发现下位螺钉固定不良，钢板下端松动翘起（图13），但患者无任何不适。未行外科处理，长期随访观察未见钢板位置有明显改变。

病例2 患者，男性，35岁。诊断为脊髓型颈椎病（图14、15）。行颈5/6椎间盘摘除、髂骨植骨、Orion钢板内固定术，术后复查颈椎X线发现最下方的螺钉进入下位椎间隙（图16）。患者无不适，门诊随访观察，定期拍片显示螺钉无松动及移位，1年后植骨已经完全融合，遂取出内固定。

病例3 患者，女性，45岁。因双上臂麻木疼痛8月入院，颈椎MRI显示颈4/5、5/6椎间盘突出。于全麻下行颈前路4/5、5/6椎间盘摘除、自体髂骨植骨、CSLP钢板内固定术，术后3个月复查X线片显示钢板横向断裂（图17）。

病例4 患者，男性，62岁。车祸后双上肢及

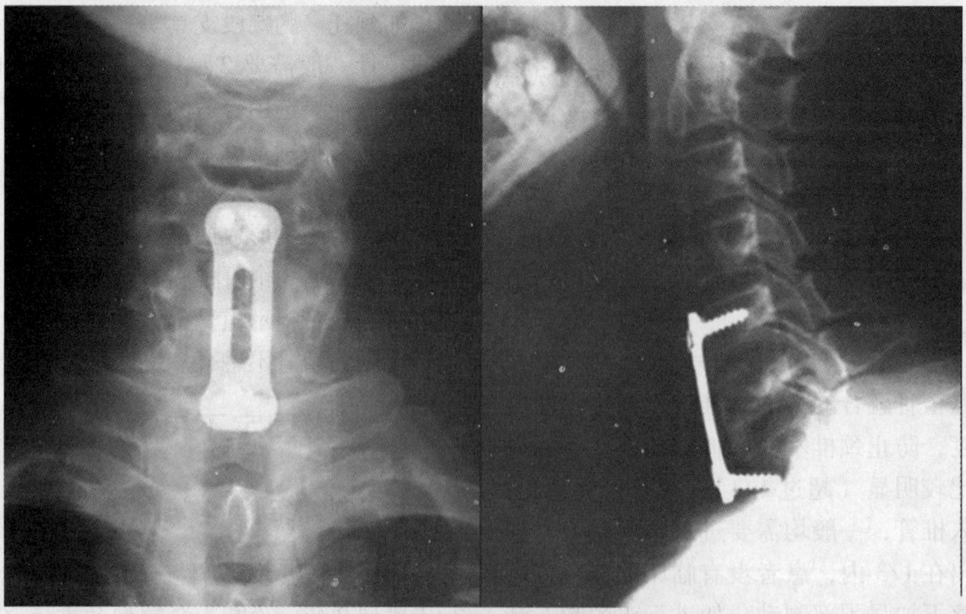

图13 术后颈椎X线钢板下端松动翘起

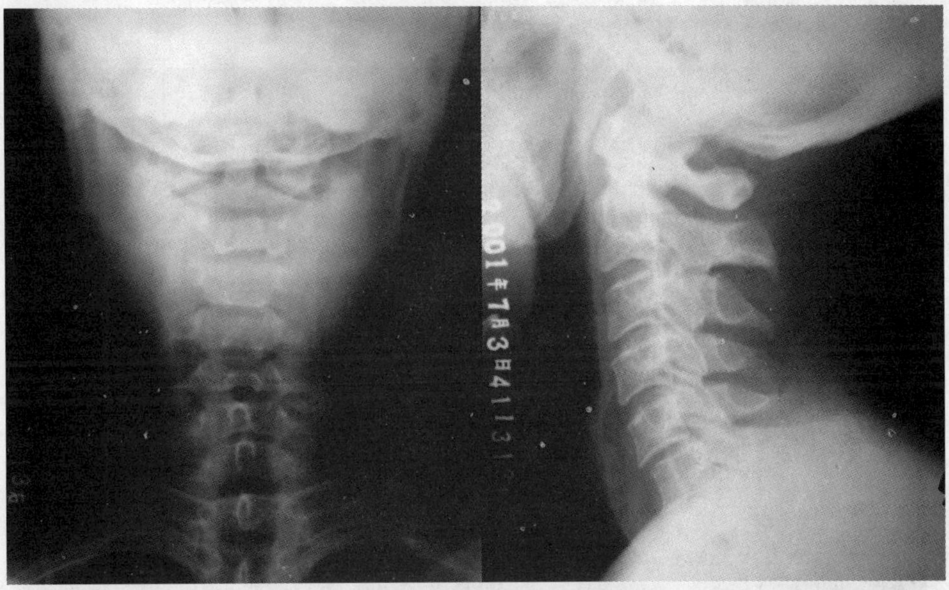

图 14　术前颈椎 X 线正侧位

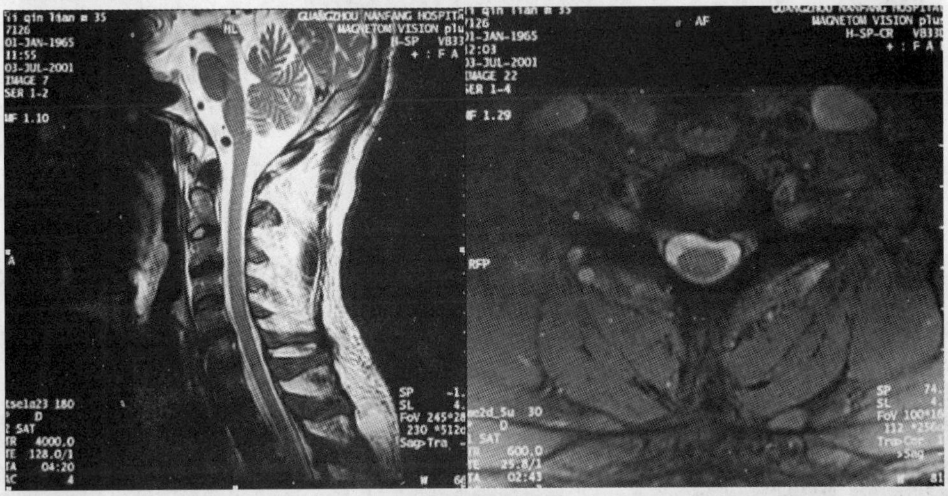

图 15　术前颈椎 MRI

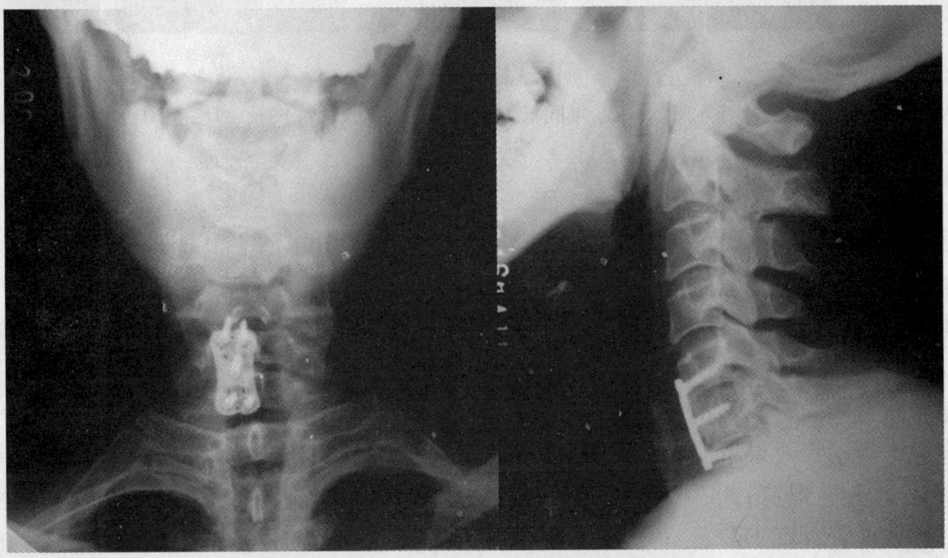

图 16　术后颈椎 X 线示螺钉进入椎间隙

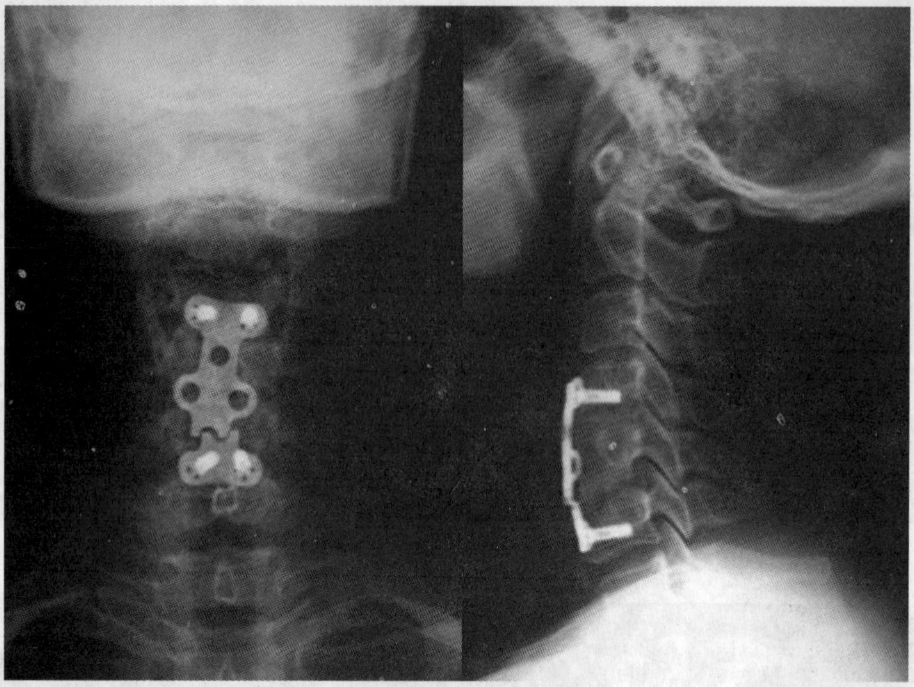

图 17 术后颈椎 X 线示钢板断裂

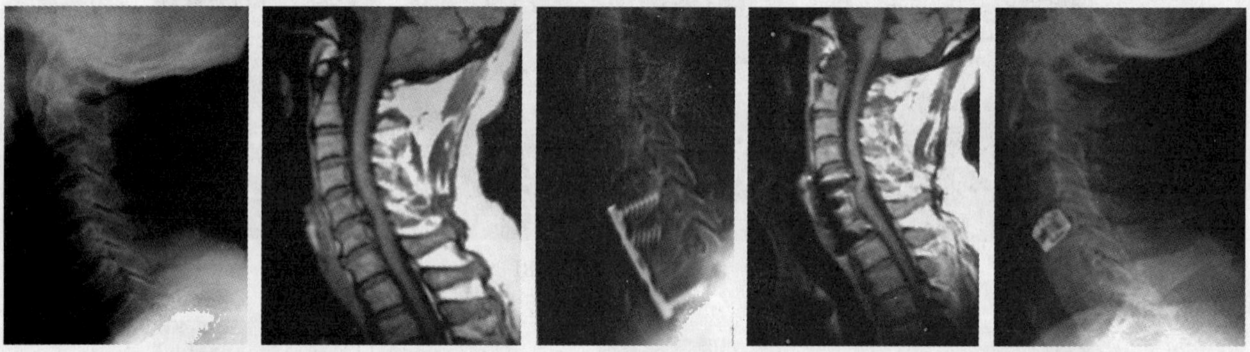

A B C D E

图 18 A：术前 X 线；B：MRI 示 $C_{5/6}$，$C_{6/7}$椎间盘突出；C：X 线示螺钉较长；D：MRI 示螺钉进入椎管；E：Syneage－C 融合

双下肢感觉运动功能障碍。术前 X 线片提示颈 5/6，6/7 椎体前部间隙增宽，椎体下缘泪滴样骨折（图 18A）。MRI 显示 $C_{5/6}$，$C_{6/7}$ 椎间盘突出（图 18B），诊断为颈椎过伸伤。行颈前路 C_6 椎体次全切除减压、植骨融合内固定术。术后患者神经功能症状加重，经脱水等治疗效果不明显。复查颈椎侧位片发现钢板固定上位螺钉较长（图 18C），MRI 显示上位螺钉进入椎管（图 18D）。再次手术翻修，取出钢板螺钉，局部减压加 Syncage－C 融合（图 18E）。患者术后 3 个月神经症状消除。

病例 5 患者，女性，49 岁。因颈椎过伸伤颈 5～6、颈 6～7 脊髓受压（图 19A）而行前路减压植骨钢板固定术。术后脊髓压迫症状缓解不满意，X 线片显示钢板跨越正常椎间隙，螺钉退出，钢板弯曲（图 19B），MRI 显示 $C_{5/6}$ 间隙后缘骨赘残留（图 19C）。前路翻修取出钢板，环锯法减压去除 $C_{5/6}$ 间隙残留骨赘，Interfix 融合（图 19D），术后神经症状恢复。

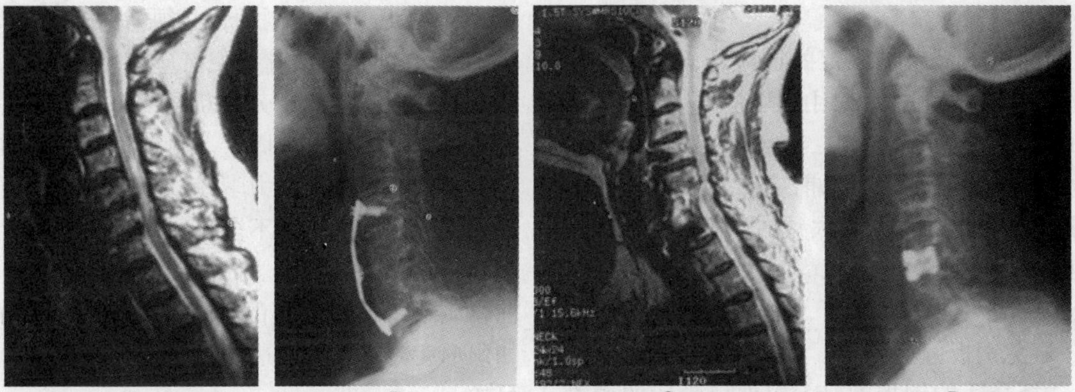

A B C D

图 19 A：术前 MRI 示 $C_{5/6}$、$C_{6/7}$ 脊髓受压；B：X 线示钢板弯曲；C：MRI 示 $C_{5/6}$ 间隙后缘骨赘残面；D：Interfix 融合

【原因分析】

内固定不良包括内置物位置不良、内固定松动（发生率 1.5% ~ 3.0%），植入物断裂（发生率 3% ~7.1%）等。

螺钉位置不当主要同术者的操作经验和技术有关：

1. 螺钉固定角度不正确可使其位置不良。

2. 螺钉长度选择不当，为了达到有效的加压固定效果，适当调整角度致使位置不良。

3. 钢板长度选择不当，致使螺钉位置随之改变。

4. 适应证选择不当。

螺钉误入椎间隙或椎管多发生于下颈椎或颈胸交界段内固定者，由于术中透视难以清晰显示下颈椎边缘，螺钉容易上下偏斜或过长误入椎管。

钢板、螺钉松动同以下多因素有关：

1. 植入物设计上的缺陷，早期的内固定系统往往没有防止固定螺钉松动、旋出的技术。

2. 若患者年龄较大，骨质疏松严重，螺钉把持力不够，易造成螺钉松动。

3. 术中反复调整螺钉方向，使攻丝后骨螺纹消失。

4. 手术操作不当，导致螺钉位置不良，如进入了椎间隙或者植骨界面，当然起不到牢固固定钢板的作用。

5. 骨质有破坏，螺钉位于破坏骨质内，如颈椎结核、颈椎肿瘤时。

6. 术后辅助外固定不足、术后颈部外伤。

7. 螺钉未能完全锁定而超出钢板平面常见于 AO 颈椎前路带锁钢板，因为此种内固定锁定要求较高，锁钉与钢板需要一定的角度，钢板的偏斜或螺钉角度不恰当都容易发生失误。

8. 其他危险因素有年龄、同种异体骨植骨、多节段长钢板、术前颈椎不稳定及损伤的机制不明确等。

在一些新型钛合金材料的颈椎前路内固定植入物出现以后疲劳、断裂现象不多见，早期此类并发症主要与材料、设计的缺陷以及局部没有良好制动有关。

内植物位置失误或松脱 近年来内植物使用大量增多，在给患者带来好处的同时，由于手术适应证选择不够合理、对手术器械不够熟悉、手术条件有限，使颈椎前路内植物在应用中仍存在一定比例的失误。

病例 4 是由于技术操作所致的螺钉位置不良所导致，此种情况往往需要再手术翻修，以挽救神经功能。而病例 5 中除了减压不彻底外，钢板跨越了正常的椎间隙，从而导致钢板应力集中，钢板弯曲，其结果必然是钢板断裂，因而也需要翻修手术。

【防治措施】

一旦发生内固定不良，应当立刻应用牢靠的外固定严格限制颈部活动。

对于内固定位置不良，若内固定局部损伤周围组织器官的可能性不大，可密切随访观察，待植骨融合后将内固定取出；若在此基础之上出现内固定的松动和移位，则需要手术处理。预防时应做到以下几点：

1. 前路钢板螺钉内固定的适应证，对于适应证不明确的患者尽量避免使用内固定，以减少术后并发症的几率。

2. 对于经验不足者，术前应熟悉手术器械的操作和要求，根据X线片，大致估计所用钢板和螺钉的长度。

3. 术中应尽量显露术野，根据两侧颈长肌放置钢板，避免钢板偏斜。

4. 选择合适的钢板螺钉，根据植骨后的颈椎曲度预弯钢板，避免应力集中。

5. 术中一定要经透视确定螺钉及钢板位置并做出相应调整，对于颈胸交界处显示不清者，需要在直视下置入螺钉，并根据手下感觉螺钉是否位于骨质中，斜位片可以判定螺钉在椎体内的位置，可以使用。

6. 锁定钢板后应用手触摸，确定完全锁定，以防螺钉突出损伤食管。

7. 骨质疏松患者使用内固定时应谨慎处理。

对于内固定松动，根据术后影像学复查结果决定，若松动程度不大，可采用保守治疗，限制活动，待植骨融合后应及时去除内固定植入物；若松动、移位的内固定已经对周围组织、器官造成威胁，且不能真正起到内固定作用时，应当及时取出内固定，并可同时行后路融合固定。

预防：

1. 螺钉固定应一次成功，避免反复调整。

2. 确保螺钉位于正常骨质内，固定前可以定位针探察钢板螺孔下位置是否正确，避免进入植骨块界面或椎间隙，必要时X线透视或摄片协助确定。

3. 术后应严格制动，必须辅助外固定支具。

4. 在严重骨质疏松患者应慎用内固定。

对于内固定的疲劳、断裂，应当及时去除植入物，可行后路植骨内固定。目前，新的颈前路内固定器械的材料和生物力学设计逐步跟上，因其自身缺陷而产生的断裂并不多见，而主要与术后制动不足和不良活动有关，因此在植骨未完全骨性愈合前，应限制患者颈部的活动，尤其是不良的活动，如颈部旋转运动，以达到预防植入物疲劳、断裂的目的。

翻修时应针对每一例患者的具体情况采取不同措施。手术后脊髓或神经根性症状持续，或加重，或复发，其原因是多方面的。术后早期出现的持续根性痛或脊髓功能障碍加重，可能为手术刺激或骨性压迫减压不充分，有时为脱出之髓核未去除所致；术后患者脊髓功能障碍及神经根性疼痛无变化或变化不明显，而诊断和术式选择无误，则可能由减压不彻底所致。对残留骨赘局限者，可采用较大直径环锯开窗减压；骨赘范围较大者，同时有前柱高度降低及颈椎生理变小或消失者，开长槽减压后在撑开状态下植骨，尽可能重建颈椎前柱高度和生理曲度。酌情选用颈椎前路钢板螺钉固定，可增加施术节段的稳定性，提高融合率。Cage椎体间融合后需再手术时，必须充分认识，由于Cage与周围骨质融合较牢，取出时难度很大，需将Cage周围骨质开槽达椎体后缘方可将其撬出。经过这一操作，其减压范围已够，切取自体髂骨植骨，或用钛网加切取之碎骨植骨，酌情钢板螺钉固定。

（王新伟　王　健　瞿东滨　金大地）

45. 颈椎疾患后路手术治疗的失误

颈椎后路手术往往对颈椎生理解剖结构破坏较多，因而也容易由于术式本身的局限性和治疗技术上失误，严重效果不佳或症状加重。许多患者由于症状持续存在或复发往往需要再次手术治疗。颈椎后路手术治疗失误的主要情况包括：减压不彻底，颈椎后凸畸形。以及内固定相关问题等。

【病例介绍】

病例1 患者，男性，29岁。车祸致 C_6 椎体爆裂骨折，骨折块突入椎管，侧块及椎板粉碎性骨折（图1A），行前路减压植骨固定术后，症状无改善。术后CT显示植骨块过深（图1B），二次行后路减压侧块钢板固定，减压及固定的范围自 C_3 至 T_2，范围较大（图1C、D），患者术后神经症状改善不明显，且出现颈部僵硬、疼痛、左上肢剧烈疼痛，CT扫描显示侧块螺钉进入椎管（图1E、F）。再次行后路翻修手术去除原固定钢板、螺钉，行 C_4 ~ C_7 节段的Cervifix内固定（图1G）。

病例2 患者，男性，43岁。因颈椎病合并颈椎管狭窄、$C_{6/7}$ 椎节不稳入院，MRI提示颈椎管狭窄，脊髓广泛受压变形（图2A，B），行前路 $C_{4/5}$ 椎间隙减压，钛网+钢板固定及后路 $C_{5\sim7}$ 减压、侧块螺钉内固定（图2C）。术后MRI显示后路椎板切除上极处理不佳，形成二次压迫，C_7 ~ T_1 段椎管仍狭窄（图2D），神经功能改善不明显。再次后路翻修，减压范围扩大至 $C_{4\sim7}$，重新行 C_4 ~ T_1 固定（图2E），术后MRI显示椎板上极的二次致压物已经去除，脊髓受压解除（图2F）。

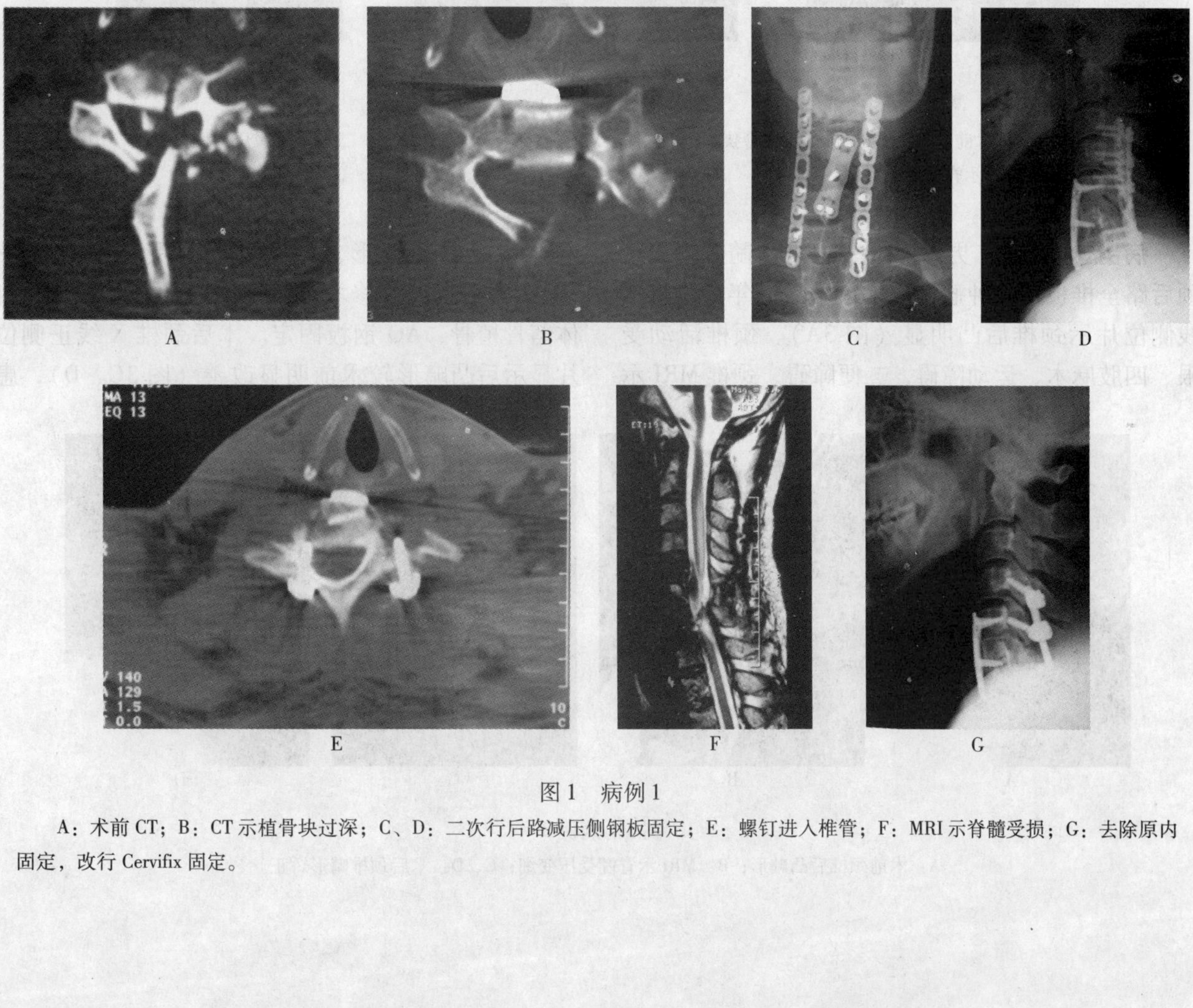

图1 病例1

A：术前CT；B：CT示植骨块过深；C、D：二次行后路减压侧钢板固定；E：螺钉进入椎管；F：MRI示脊髓受损；G：去除原内固定，改行Cervifix固定。

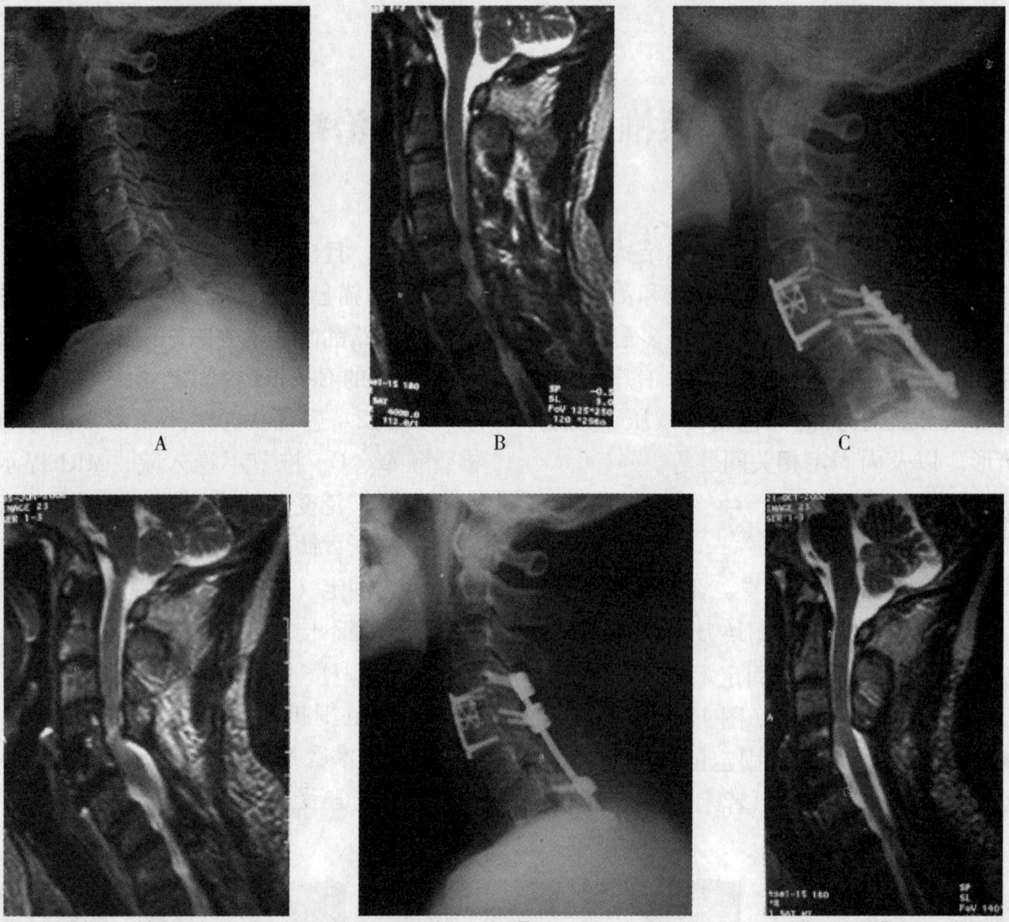

A　B　C　D　E　F

图2　病例2

A：术前X线片；B：MRI示椎管狭窄；C：术后X线片；D：术后MRI；E：二次手术减压内固定；F：术后MRI示脊髓受压解除。

病例3　患者，男性，18岁，因颈髓血管瘤行颈后路全椎板切除肿瘤摘除术，术后一年余颈椎X线侧位片示颈椎后凸明显（图3A）。颈椎活动受限、四肢麻木、运动障碍，二便障碍，颈椎MRI示颈椎严重后凸畸形，颈脊髓明显受压变细（图3B）。行颈前路翻修术，切除C_4、C_5椎体减压，自体髂骨植骨，AO钢板固定。术后颈椎X线正侧位片显示后凸畸形较术前明显改善（图3C、D），患

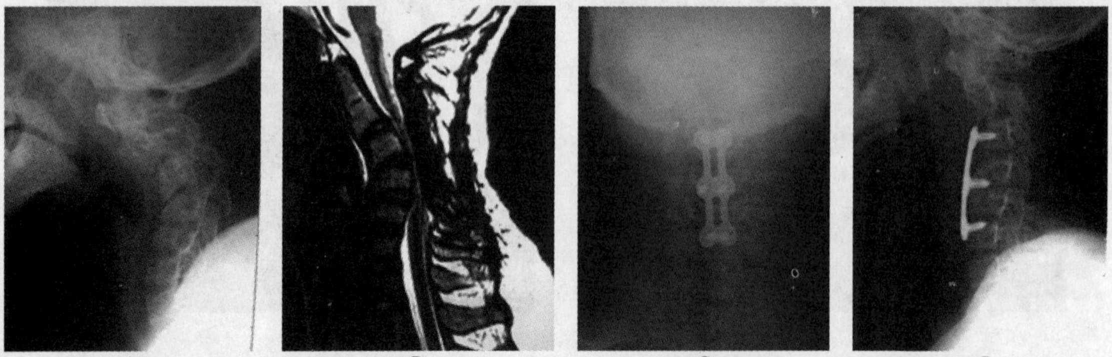

A　B　C　D

图3　病例3

A：术前颈椎后凸畸形；B：MRI示脊髓受压变细；C、D：术后颈椎畸形矫正。

者不全瘫及尿便障碍症状有改善。

【原因分析】

颈椎后路手术后失误或疗效不佳的原因有：

1. 减压不彻底　患者持续神经症状可能是手术未能彻底切除致压源，或手术节段错误而遗漏致压物所造成。在减压区与正常区交界处，也常会残留致压物，此不但造成神经功能改善不彻底，在有些患者还可能由于二次压迫而导致原有神经症状的加重。对于具有明确手术指征，已行后路减压手术，但术后症状未能解除的神经根症状或脊髓功能障碍症状，应再次行影像学检查以明确原因。病例2就是由于后路椎板切除减压后，在椎板切除区域的上、下极处减压不彻底所形成的二次压迫。患者神经症状改善不明显，经再次手术彻底减压后，神经功能才得以改善。减压节段应根据脊髓受压的节段决定，超过受压节段1~2个椎板水平较好。

2. 植入物位置不良　术后神经症状恶化还应考虑植入物位置不佳和移位可能。侧块钢板螺钉由于为非直视下操作，侧块的前方有血管神经束通过，不正确的钻孔和置钉是脊神经根损伤的主要原因。术者对内固定操作不熟练或固定不确切时，较易发生内植物放置不准确或移位；尤其是术中透视影像不清晰的条件下，加之经验不足，则更易发生。后路手术后融合骨块和/或内固定出现断裂虽较少见，但一旦出现植骨或内固定断裂，并有不稳趋势或患者有明显症状时，则应考虑行翻修术。病例1前路手术之后植骨块过深导致神经功能无改善，故而行再次后路翻修手术，但由于后路内固定范围过大，且后螺钉进入椎管，神经功能不但无改善，且出现根性症状，再次手术取出原有螺钉，重新进行后路固定，患者根性症状方得以缓解。

3. 血肿形成　颈椎后路手术后硬膜外血肿形成临床上比较少见，一方面可引起感染，另一方面如血肿过大，可压迫脊髓引起急性损伤可能，尤其是在术后24~48h以内，诊断及处理不及时可危及患者生命。发生原因包括：①出血，椎旁肌群及骨面渗血、术中对口径较大之静脉或动脉支未行结扎、电凝止血由于血管压力较高重新出血；②残留死腔，术毕闭合切口时未注意消灭死腔，特别是切除棘突及椎板后椎旁及颈背筋膜下方的空隙未将其闭合，伤口内渗血，由于该腔隙的存在而引起积血存留；③引流不畅，如未放置引流管、引流作用不可靠、或引流管向外滑出或负压吸引管壁空隙数量不够或开口太小等等，均易引起堵塞而难以使积血排出而形成血肿。硬膜外血肿多在术后当日发生，出现神经症状进行性加重，自主运动、深反射与术前相比减弱或消失。

4. 感染　外科感染的危险因素有：营养不良、肥胖、糖尿病、使用类固醇激素、年长患者、术前身体其他部位存在感染灶、休克及术前住院时间长者，内固定物的植入也是外科感染的一个重要诱因。颈后部切口的感染可分为表浅感染和深部感染，前者为皮肤和皮下组织的感染，后者为背部深筋膜以下的感染。由于感染部位不同其表现不一。表浅的感染一般发生于术后3~4d，深部感染发生于术后7~14d。切口周围可有红、肿、热、痛及波动感，深部感染时表面皮肤红肿表现不一定明显，但有逐渐加重的颈痛、乏力、低热。感染波及椎管时，会出现神经功能症状的恶化，患者在使用激素期间，早期症状可能被掩盖。感染发生后依据其严重程度可有不同程度的白细胞计数和血沉升高，在白细胞计数正常时，应注意是否白细胞分类及C反应蛋白的升高。切口周围不同部位的分层穿刺既有助于诊断又可作细菌培养以指导抗生素的使用。

5. 椎板切除术后不稳和后凸畸形　颈椎在矢状面、冠状面上比胸腰椎有更大的活动性，这种活动性使颈椎更易于出现不稳。颈椎的稳定性在很大程度上依赖于与其相连的韧带、肌肉组织。当后路手术破坏了这些软组织，颈椎丧失其支持的动力，容易发生不稳，甚至逐渐发生后凸畸形。椎板切除术后在以下的情况下容易发生颈椎后凸畸形：①颈椎骨折三柱损伤时，后路椎板切除可导致明显的颈椎不稳和后凸畸形；②由于颈半棘肌和枕下肌的大部分附着于枢椎的棘突，如果上颈椎手术后没有将剥离的肌肉组织和项韧带缝回到枢椎棘突上，或者同时作了枢椎椎板切除，则增加了术后出现不稳和后凸畸形的危险；③如果术前的颈椎屈伸动力侧位片显示有颈椎的不稳，则椎板切除术后容易发生后凸畸形；④椎板切除范围过大，对于椎板切除范围过大，如3~4个节段以上，又未行内固定或可靠的外固定者，容易继发颈椎后凸畸形。病例3椎管内肿瘤后路肿瘤切除术时，切除椎板范围较多，因而继发颈椎后凸畸形。

如患者术后早期症状得到缓解，但随后又复发，或在早期后路手术后逐渐出现脊髓病变症状，则应详细检查是否存在颈椎不稳或后凸畸形发生，因为颈椎生理曲度是否得到有效恢复对颈椎后路减压术后效果有明显影响，尽管颈椎具有很大活动度，但后凸畸形会牵拉脊髓，同时前方的压迫如突出的椎间盘、增生的骨赘或骨化的后纵韧带对脊髓的压迫作用因颈椎后凸的形成而增强。此种情况下，即便施行了椎板切除或者椎管扩大成形术，脊髓也难以向后有效漂移而获得足够的减压。同时，由于椎板切除后颈椎稳定性下降，易产生额外的运动，尤其在屈曲位时，椎体后缘会对脊髓产生压迫；更重要的是会压迫脊髓的血管，使脊髓功能障碍更明显更广泛。因而患者症状严重者，常需再次手术将前方的骨赘切除并重建矢状位序列并进行重建固定（病例3）。

【防治措施】

1. 充分的术前准备　由于颈椎后路手术的范围往往较大，因此务必做好充分术前准备。应详细进行手术计划，对于减压的范围、是否进行融合和固定以及固定的范围等问题，术前应详细计划；为防止术后硬膜外血肿形成压迫颈髓，术前肝功能异常或凝血机制不良者不宜手术，需先行内科治疗；患者抵抗力较差，术中损伤较大以及手术时间较长，可能出现感染者，应持续静脉使用预防性抗生素；畸形严重需要矫正者，应作脊髓监护，以尽早发现可能出现的脊髓或神经根过度牵拉。

2. 术前影像学准备　同其他颈椎手术类似，术前应通过影像学检查明确骨性标记以及手术减压和固定的范围，应准备术中透视，以及时发现和纠正可能出现的植入物位置不良。颈椎后路手术术前屈伸侧位X线必不可少，此有助于判断颈椎稳定性，以及术后可以得到最大的前凸弧度。如果这种生理前凸无法满足，则可以先行前路手术。CT扫描具有很好地区别骨性边缘，小关节切除范围及椎动脉位置等优点。MRI现在已几乎成为颈椎手术不可或缺的检查，可以明确颈脊髓受压状况，确定减压的范围。

3. 仔细的术中操作　除了仔细操作以避免神经损害之外，减压时应仔细判断减压的范围，尤其是在减压区域的上下极处是否还残存压迫。术中透视有助于判定侧块及椎弓根螺钉的正确位置，透视应在标准的正位或侧位像上进行判定。术野内认真止血是减少术后血肿的重要措施，使用双极电凝止血有良好的止血效果，即使是软组织渗血也不能忽视，有时需用骨蜡封闭椎板残端渗血。避免不必要的显露可以减少损伤及术后血肿形成，过多显露侧块以及寰椎后弓可能造成大出血。术中彻底止血防止血肿形成，能够减少感染的发生，因为血肿是细菌的良好培养基。防止脂肪液化、坏死，严防异物存留于切口内，关闭切口前常规用大量无菌盐水冲洗切口，去除组织碎屑和已失活的组织，分层缝合肌肉、皮下及皮肤，消灭死腔。

为防止不稳和后凸畸形的发生，椎板的切除外侧不超过小关节突的内侧1/3，最多不多于1/2，术毕应将附着于枢椎棘突的软组织缝回。施行椎板切除术后或涉及多个节段时，可使用侧块钢板及螺钉内固定的方法，以获得即刻稳定，术后无需使用外固定。Pait通过解剖研究将关节突侧块分为四个象限，即上内、上外、下内及下外，脊神经根出椎管后向外下前斜行。在对应于侧块区，脊神经由上内向下外行走，因而将这两个象限定为神经根行程区，外上象限由于其前下方既没有脊神经又没有椎动脉，因而是侧块前侧“出钉安全区”。置钉技术有Roy－Camille法、Magerl法、An法，其中An法最常用，其标准是：从侧块中点内侧1mm进钉，方向是向头15°、向外20°～30°。如果患者为后凸畸形者，在对神经组织彻底减压后，应尽可能恢复颈椎生理前凸，之后可采用侧块螺钉系统固定及植骨来重建生理曲度，侧块螺钉固定系统强度大，临床效果确切。如果仍不能恢复正常的生理前凸，则应考虑前路减压并作前后路固定。我们曾经采用后路减压及侧块钢板固定进行了13例颈椎变直或轻度后凸的翻修手术，结果无一例需要行前路手术。但手术只能恢复到术前最大的过伸位前凸弧度，而很难恢复到理想的前凸弧度。如果术前检查提示颈椎为僵硬的后凸畸形，我们认为应选择前路手术矫正之，然后再行后路固定。

4. 妥善的术后处理　由于颈后路手术大多减压范围较广泛，尤其是在固定欠确实的情况下，应辅助可靠的外固定。术后出现颈肩部疼痛要仔细辨别是颈神经根麻痹引起还是螺钉位置不良引起，后者需要手术干预。颈后路手术因组织丰富，术后伤口出血较多，应常规置引流管，待引流量减少至20～50ml/h后再拔出引流管。术后加强管理，应保证引流管通畅，搬动患者或翻身时，不能将其拔出或扭曲。小的血肿可逐渐自行吸收，较大的血肿要进行穿刺抽出并加压包扎。穿刺时要避开脊髓的方向且边进针边回抽，术后如果患者出现四肢麻木症状比术前加重，应密切观察，一旦出现双下肢不能活动，应立即行再次手术探查引流，不可消极等待，分层拆除全部缝线，清除硬膜外血肿，结扎活动出血点，硬膜外用冷盐水冲洗 30min，更换负压引流管，防止因延髓呼吸中枢受压导致患者死亡。

术后出现伤口感染迹象者，应严密观察注意切口变化及患者全身情况。一旦明确感染存在，应积极治疗，否则预后不佳。手术清除脓液和坏死的组织，此时注意硬脊膜因炎性充血而变脆，术中容易损伤。病灶清除后应放引流。是否取出或更换植入物应综合患者具体情况而定，包括患者的免疫力、牵涉到的组织及手术治疗的时间。我们的处理原则是在治愈感染以后再行重建手术。如果植入物未直接与脓性组织接触可以考虑大量生理盐水（4 ~6L）脉冲灌洗，仍保留植入物，放置引流后关闭伤口。必要时在 2 ~3d 后再次开放伤口进行清创，并静脉用细菌敏感的抗生素。对可疑伤口感染者，则应加强观察，除加强抗感染措施外，必要时也可及早手术探查。伤口感染可蔓延至椎管、脊髓脑脊膜，后果严重，要注意预防。

（陈德玉　王新伟）

46. 无骨折脱位型颈髓损伤诊治的失误

外伤性无骨折脱位型颈脊髓损伤是临床上常见的一类颈脊髓损伤，1982 年 Pang 将此类损伤定义为无放射影像异常脊髓损伤（Spinal cord injury without radiographic abnormality，SCIWORA）以来，对此类颈脊髓损伤已有较多的分析和探讨。尤其是近几年来 MRI 检查的应用，对此类损伤已有进一步的认识。无骨折脱位型颈脊髓损伤属于一类具有临床特点的损伤类型。在诊断、治疗和预后方面都不同于骨折脱位合并的脊髓损伤，也不同于颈椎病性脊髓病。由于在普通 X 线片、CT 和 MRI 上 未见明显骨折脱位，因此临床上由于对此类疾病的认识不足，易被漏诊或误诊，从而延误治疗。

【病例介绍】

病例 1 患者，男性，30 岁，武警军官，入伍 9 年，平时训练中常有“头顶开砖、头顶碎啤酒瓶”等气功科目，两个多月前训练后感下肢酸痛无力，四肢关节活动不灵活，到当地医院内科诊治，检查风湿、类风湿无阳性发现，转上级医院风湿科，诊断；“强直性脊柱炎”，给予“甲氨蝶呤”“扶他林”等治疗，两个月无好转，四肢酸痛无力加重至不能行走，风湿科转神经内科诊治，神经内科予以摄颈椎 X 线片，未见骨折脱位（图 1），胸椎 MRI 无阳性发现，拟诊：脊髓侧索硬化？神经内科收治入院，入院后家属与本院骨科脊柱中心医师聊天时引起骨科医师警觉，建议查颈椎 MRI，颈椎 MRI 提示：颈 5、6 椎间盘突出，脊髓信号异常（图 2），转至本院骨科脊柱中心，查体：四肢肌力 4 级$^{-}$，肌张力高，四肢腱反射亢进，双上肢 Hoffman（+），踝震挛（+），胸骨角以下痛、温、触觉减退。予以行前路颈椎椎间盘摘除 + 植骨融合 + 颈前路钢板内固定术，术后肌力恢复至 5 级，术后 3 个月生活恢复自理。

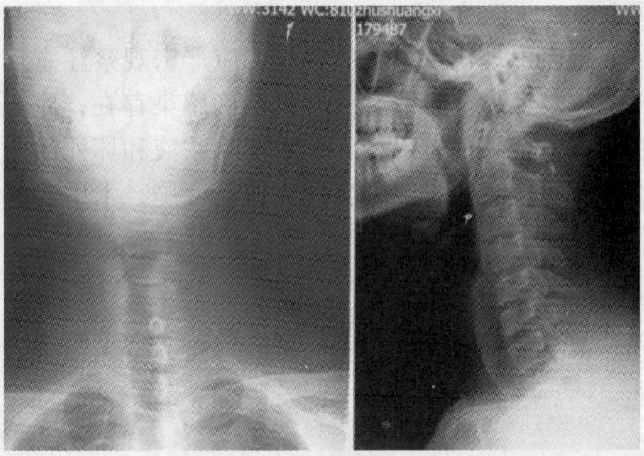

图 1　颈椎 X 线片无异常

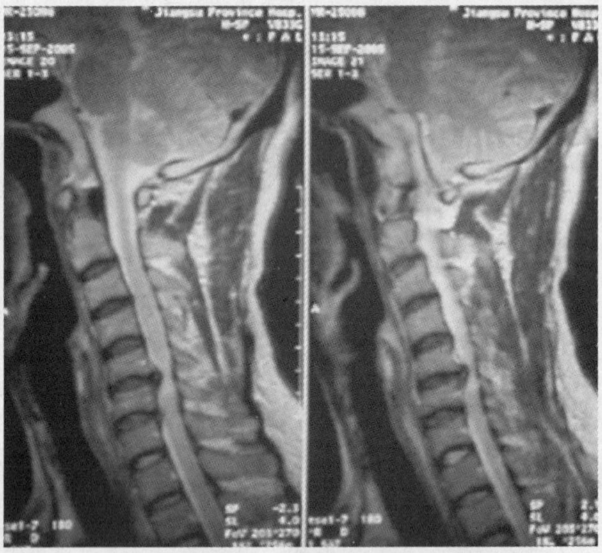

图 2　颈椎 MRI 显示颈 5、6 椎间盘突出，脊髓信号异常

病例 2 患者，男性，53 岁，工人，骑车时跌倒，颜面部着地，无昏迷，当时感四肢麻木，双手不能活动，行走无力，被急送到当地医院诊治，予以头颅 CT 检查，诊断为：脑血管意外？后又考虑臂丛神经损伤，予以弥可保等治疗 3 个月，无效，转至本院。摄颈椎 X 线片未见骨折脱位（图 3），查：双上肢伸屈肘肌力 3 级，伸屈腕肌力 2 级，手内在肌肌力 0～1 级，双下肢肌力 4 级，颈椎 MRI 提示：颈 3、4，颈 4、5 椎间盘轻度突出，脊髓信号异常（图 4），颈椎 CT 检查未见异常（图 5），诊断：脊髓损伤，颈 3、4，颈 4、5 椎间盘突出。

予以行前路颈4椎体次全切除+植骨融合+颈前路钢板内固定术（图6），术后双上肢神经功能基本无恢复，随访半年，神经功能亦无恢复。

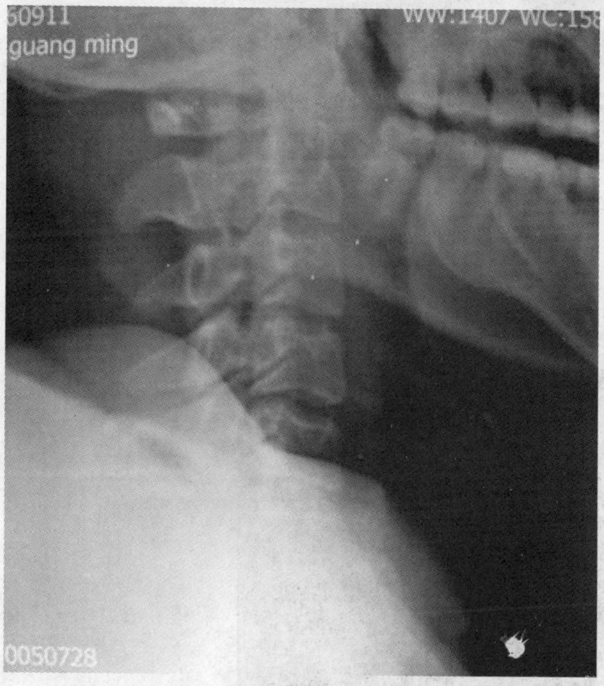

图3 复查颈椎X线片无异常

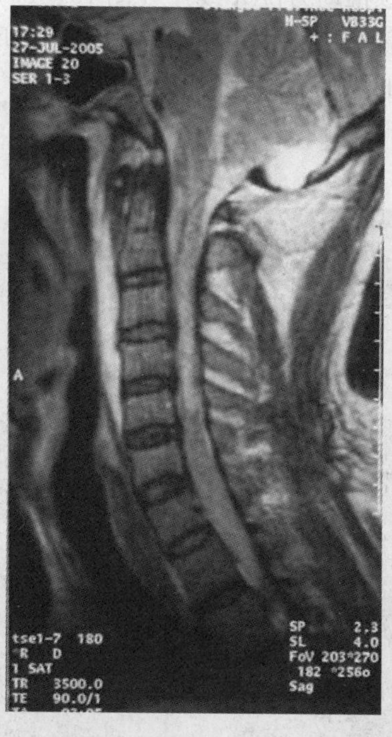

图4 颈椎MRI：颈3、4，颈4、5椎间盘轻度突出，脊髓信号异常

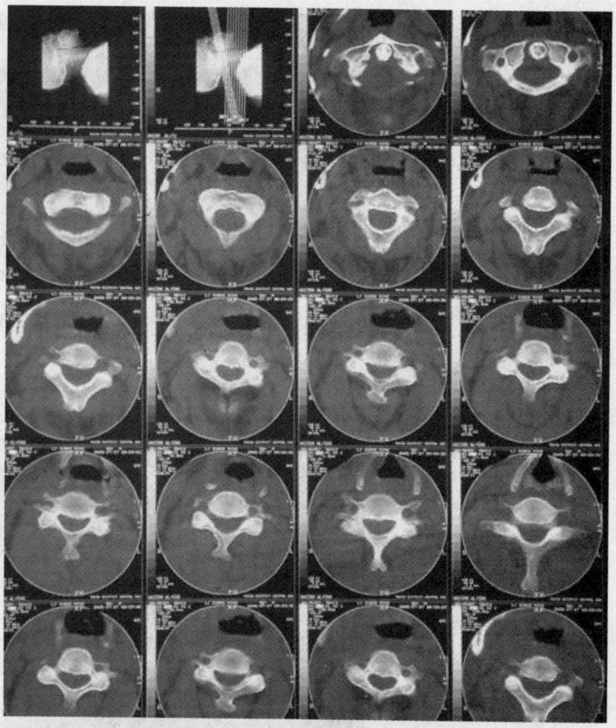

图5 颈椎CT检查无明显椎管狭窄

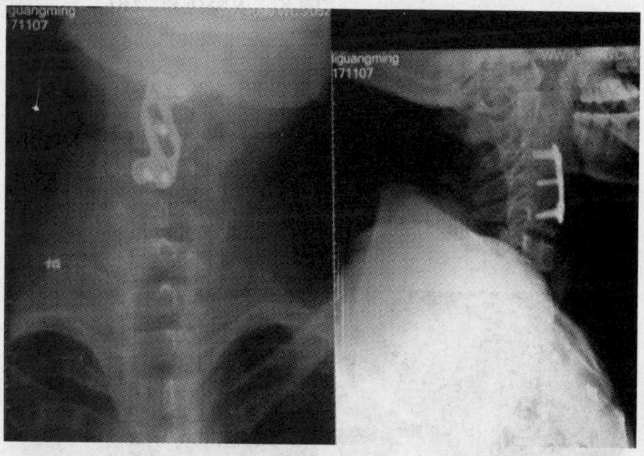

图6 术后颈椎X线片，前路手术，减压范围不够

病例3 患者，男性，35岁，农民，自机动三轮车上跌下，额部着地，随即四肢不能活动，呼吸困难，急送至本院急诊，查：神志清，颈痛，四肢肌力0级，锁骨平面以下感觉明显减退。急诊给予呼吸支持，超大剂量甲泼尼松龙冲击治疗，行普通X线、CT+三维重建、MRI检查，X线、CT+三维重建无异常（图7），MRI显示颈1～3水平T_2相髓内长条状高信号（图8）。诊断：颈1～3无骨折脱位颈脊髓损伤，不全瘫。除超大剂量甲泼尼松冲击

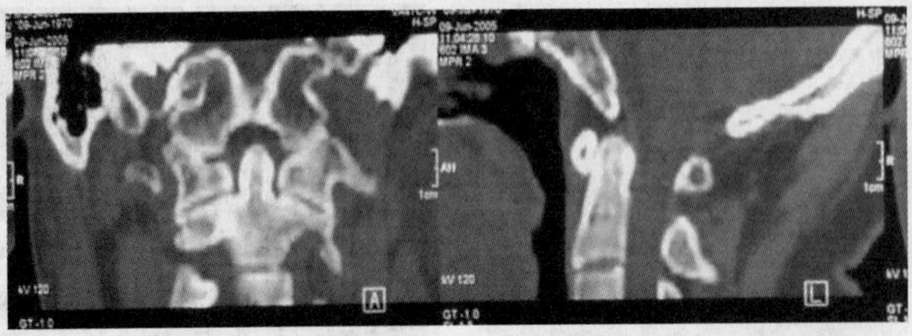

图 7　颈椎 CT 三维重建无异常

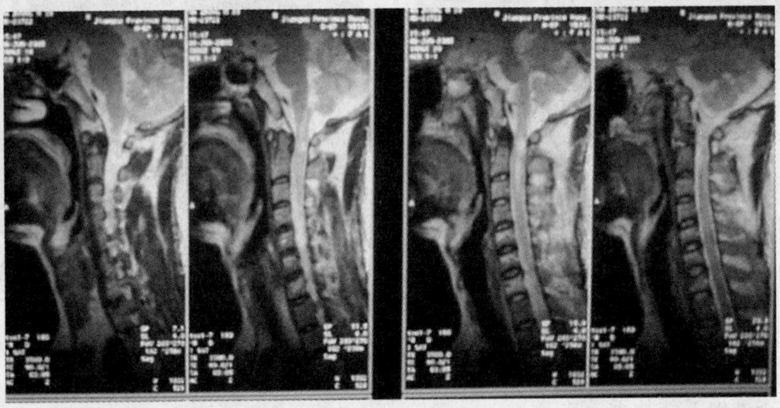

图 8　入院颈椎 MRI，显示颈 1～3 水平 T_2 相髓内长条状高信号

治疗外，常规给予头颈制动、脱水、营养神经、高压氧治疗，神经功能逐渐恢复，1 个月后转康复治疗。3 个月后复诊（图 9），查体：双手内在肌肌力 4 级，余肢体肌力 5^- 级，胸骨角以下感觉稍减退。予以检查颈椎动力位 X 线片（图 10、11），发现颈 1、2 明显不稳，建议手术治疗，反复告诉患者高位颈椎不稳的风险，患者仍拒绝手术治疗。目前仍在随访中。

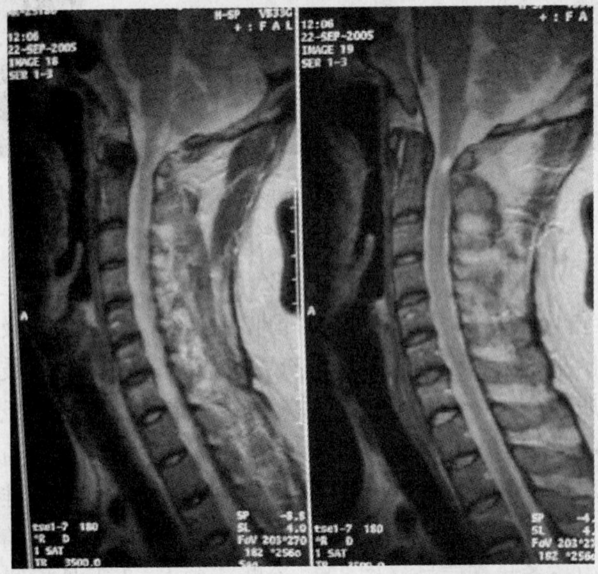

图 9　3 个月后颈 1、2 水平 T_2 相髓内高信号

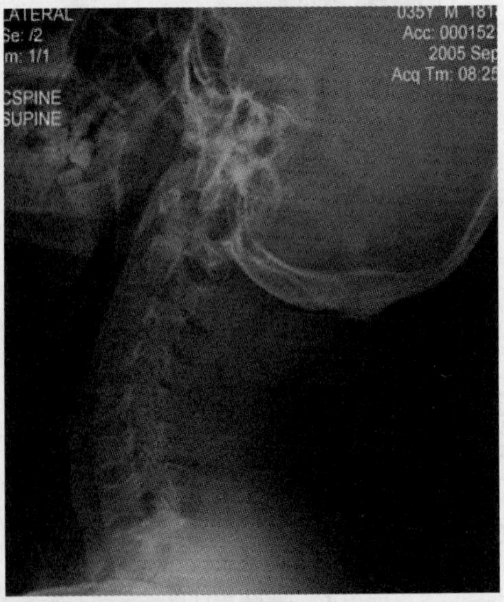

图 10　3 个月后颈椎过伸位片正常

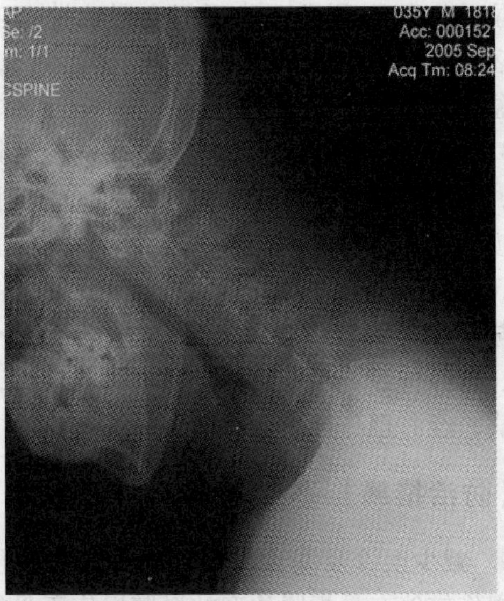

图11 3个月后颈椎过屈位片显示颈1、2严重不稳，寰椎前弓与齿状突距离>5mm

【原因分析】

1. 分类及误诊原因分析 Pang提出的SCIWORA在国内通常被称之为无骨折脱位型脊髓损伤。其致病因素以往认为是一过性颈椎脱位或挥鞭样损伤所致。我们认为以上这种观点并不全面，根据其病因及损伤机制，外伤性无骨折脱位型颈脊髓损伤的病因常多种多样，颈椎所受的外伤实际上是个动态的过程，凡是外伤的暴力未能引起颈椎外伤后的呈现骨折脱位的状态，却由于受伤时各种因素造成颈脊髓在完整的椎管内受到冲击和压迫，均可造成外伤性无骨折脱位型颈脊髓损伤。在此我们将其大致分为三类，分别讨论其误诊特点：

（1）颈椎间盘突出压迫型 此种因素所导致的颈脊髓损伤比例较大，大部分文献报道约占无骨折脱位型颈脊髓损伤的40%～65%，老年人、年轻人均可发生；受到伸直、屈曲、旋转暴力时均可发生；所受到的暴力程度也不一致。大部分年轻患者由较大的暴力引起，如病例1头部直接暴力；老年患者多数有椎间盘慢性退行性变存在，较轻微的外力如行走或骑车时跌倒即可造成原有的颈椎间盘突出加重，导致脊髓损伤。颈脊髓损伤程度与所受暴力大小及椎间盘突出的程度有关，不全性脊髓损伤多见，椎间盘突出严重者可占据损伤平面的大部分椎管，造成完全性脊髓损伤。部分患者椎间盘损伤常涉及多个节段。老年患者伴有椎管狭窄时可加重脊髓损伤的程度。此类损伤在普通X线片及CT上均难有阳性发现，但在有MRI设备的医院诊断并不难。常常造成误诊的大多在基层医院，少部分急诊外科非脊柱或骨科专业医师由于对此类疾病不熟悉而导致误诊。尤其当所受暴力不大时，更易误诊，通常误诊的病种有急性脊髓炎，脊髓侧索硬化，脑血管意外等，当损伤表现为中央型脊髓损伤时，还可能误诊为周围神经损伤，而类似病例1误诊为类风湿关节炎的少见。

（2）颈椎退行性变型 多见于老年人，大多数为轻微外力引起的损伤。绝大部分患者存在颈椎退行性改变、椎管狭窄、椎体不稳定、颈椎分节不全等基础病变。由于有颈椎基础病变，存在有各种原因所致椎管储备间隙消失或明显减少的病理基础为特点；椎管有效容积减小，退行性变的椎体及其周围的软组织在轻微的外力下即可对脊髓产生一过性挤压、挫伤。此种损伤常导致不完全性脊髓损伤，如中央型脊髓损伤、脊髓前部损伤等。MRI检查常显示脊髓水肿或脊髓挫伤征象，放射检查常提示在脊髓损伤信号水平处有椎体后缘骨赘、后纵韧带骨化等椎管狭窄征象。此类型损伤造成误诊的因素与上一种类似。但由于颈椎X线片及CT上有颈椎退行性变存在，较易引起重视，因此，此类型误诊比例相对较低。

（3）单纯脊髓挫伤型 主要由颈部过伸型损伤引起。脊髓损伤可能与节段性颈椎椎间不稳有关，外力作用下损伤的一刹那椎体向前移位造成脊髓损伤，瞬间肌肉收缩使损伤水平的上颈椎节段向后方跳跃并恢复原位。即颈椎椎体发生一过性脱位，随即再复位，故X线片可以显示正常征象，这种创伤暴力使某节段在颈椎间盘纤维环和周围韧带弹性限度内的一过性移位或半脱位，如没有造成纤维环应力性撕脱伤，则无颈椎间盘突出或椎间盘仅轻度损伤而无明显的髓核向后突出而压迫脊髓，此类型可称为真正意义上的无骨折脱位型脊髓损伤。有的学者将这种机制称之为屈曲-反跳，Flexion-Recoil理论。此类损伤不但在普通X线片及CT上无阳性发现，而且MRI检查在最早期即伤后数小时内由于髓内水肿、出血尚未至高峰，有可能也无脊髓信号异常，因此这一类型损伤最易误诊及漏诊。如例2，患者早期CT，X线片均无异常，早期颈椎MRI仅颈3、4，颈4、5椎间盘轻度突出，虽然T2像脊髓信号异常，但没有像例1椎间盘明显对脊髓造成凹陷性压迫，如果对无骨折脱位型脊髓损伤这类疾病不熟悉，造成误诊也的确较难避免。

2. 误治原因分析　无骨折脱位型颈脊髓损伤较伴有骨折脱位型的脊髓损伤所受的暴力较轻，不完全损伤比例较高，很少伴有脊髓的横断、严重的挫裂等毁损性损伤，临床上以不全损伤尤其是中央型脊髓损伤多见。积极、早期、合理的治疗可能会使此类损伤具有较好的预后。目前存在治疗上失误的原因大致有以下3种：

(1) 误诊导致的误治　目前大部分非脊柱或骨科专业外科医师由于对此类疾病不熟悉而导致误诊及漏诊的比例非常高。不少基层医院骨科医师对本病的认识不足，加上缺少MRI设备，也会造成误诊及漏诊。由于误诊及漏诊率高，因而延误治疗的非常多见。许多患者被当作神经内科的疾病治疗，甚至被当作癔病、风湿等疾病治疗。常常治疗数周无效后才转到骨科治疗，此时大部分患者已失去最佳的治疗时机。

(2) 延误手术的时机　即使诊断上明确，仍有不少临床骨科医师对本病的认识还停留在传统的概念上。常常因未能及时发现存在脊髓压迫而失去手术的良好时机，造成了严重后果。许多患者由于X线片、CT无异常，急诊入院后简单诊断为脊髓休克。采取保守治疗症状一直无改善，直到伤后数周左右经MRI证实系颈椎间盘突出或椎管狭窄压迫脊髓才做手术减压。虽然术后获得了一定的神经功能恢复，但无疑已失去了最佳的手术时机。

(3) 手术方式的失误　对于上述颈椎间盘突出压迫型和颈椎退行性变型的无骨折脱位型颈脊髓损伤，由于存在明确的脊髓压迫，需通过手术彻底的减压，才有可能获得良好的神经功能恢复。在手术方式的选择上，有前路和后路的选择，关键是脊髓受压迫的原因、程度及范围。错误的手术方式会导致减压的范围不够，压迫不能彻底解除，反而由于减压段脊髓的位移，在减压的上下端平面形成新的压迫。例2患者颈3至颈5水平脊髓均有压迫，而术者选择前路颈4椎体次全切，减压范围显然不够，这也可能是该患者神经功能恢复不良的原因之一。对于单纯脊髓挫伤型，虽然脊髓未见明显受压，由于髓内肿胀、出血，会导致相对椎管狭窄的因素存在，是否要手术减压目前尚存争论。但此类患者由于有颈椎椎体发生一过性脱位的存在，因此极有可能存在隐匿性颈椎不稳，需进一步检查颈椎动力位片，否则颈椎不稳不但会影响神经功能恢复，还有可能进一步加重神经损伤，如例3，患者动力位显示颈1、2严重不稳。

3. 除无骨折脱位型脊髓损伤被误诊为其他疾病外，临床上也有其他疾病被误诊为无骨折脱位型脊髓损伤，本院有两例癔病患者，表现为四肢不能活动，急诊摄片未发现骨折脱位，MRI亦无阳性发现，被误诊为无骨折脱位型脊髓损伤，给予激素、脱水、营养神经等治疗。后经神经内科会诊，诊断为癔病，经心理疏导后症状消失。

【防治措施】

1. 减少误诊及漏诊率　针对无骨折脱位型颈脊髓损伤较伴有骨折脱位型的脊髓损伤所受的暴力较轻，不完全损伤比例较高的特点，凡遇到颈部外伤后出现四肢运动、感觉或括约肌功能障碍，以及既往有颈椎病史而伤后症状加重或出现瘫痪的患者，如果没有发现明显的颈椎骨关节损伤，应彻底查明造成颈髓损伤的真正原因。要仔细进行神经学检查并常规进行颈椎MRI检查。MRI的矢状面扫描能使我们观察到更多节段，它能清晰的显示椎体周围的结构、椎管狭窄的程度、脊髓受压等形态学改变。早期就可以观察到脊髓水肿、挫伤、出血、横断及晚期的变性、空洞形成与萎缩等一系列变化，因此对脊髓损伤的早期诊断、预后及正确制订治疗与康复计划有重要价值。

2. 恰当治疗时机、方法的选择　无骨折脱位型颈脊髓损伤较少伴有脊髓的横断、严重的挫裂等毁损性损伤，积极、早期、合理的治疗可能会使此类损伤具有较好的预后。根据MRI检查结果，对颈椎间盘突出压迫型者，如椎间盘突出程度严重或椎管狭窄伴椎间盘突出，脊髓明显受压迫，应予以早期手术治疗，术式的选择应视脊髓受压迫的节段数而定。单纯颈椎间盘突出涉及1～2个节段的宜行前路椎间盘切除加椎间植骨融合术，涉及3个及以上节段的或伴有颈椎管狭窄者宜采用后路椎管扩大成形术。对颈椎间盘突出压迫脊髓不明显及无颈椎间盘突出挫伤型原则上可不采用手术治疗，但目前有多篇文献报道对于颈椎稳定的中央型颈髓损伤手术效果较非手术效果好，对于早期的脊髓水肿有减压作用。对此观点目前尚存争议。早期针对性治疗中的另一个重要的问题是手术时机，凡是需要手术的患者，越早的手术肯定对脊髓功能的恢复越有利，但手术的风险会明显的提高。因此，在医患关系不稳定时期，应根据患者的情况，降低手术风险的同时，尽早手术。时机掌握得当，可以提高脊髓功能的恢复率，延误手术时机就可能使有望恢复或改善脊髓功能的部分脊髓损伤得不到恢复。

3．类固醇激素的应用　由于无骨折脱位型颈脊髓损伤基本上不会出现脊髓的横断、骨片刺入等毁损性损伤，因此早期的超大剂量甲泼尼松龙冲击治疗对无骨折脱位但有颈髓损伤症状的患者临床意义很大，类固醇激素通过影响多种继发性损伤的发生机制阻止脊髓继发性损伤的发生，早期采用超大剂量甲泼尼松龙冲击治疗，可阻止脊髓继发性损伤的发展，减轻损伤后的神经变性，有效地保护脊髓，有利于运动和感觉功能的恢复。甲泼尼松是目前唯一治疗急性脊髓损伤疗效被明确肯定的药物。根据美国国家急性脊髓损伤研究会（NASCIS）1990年建议，超大剂量甲泼尼松龙伤后8h内应用，首先以30mg/kg静脉内快速冲击，继之以5.4mg/h，维持23小时。1997年进一步提出：患者损伤3小时内应用甲泼尼松龙治疗应维持24小时，3～8小时应用甲泼尼松龙治疗应维持治疗48小时。本院自1997年10月后开始对脊髓损伤患者，采用1990年NASCIS－Ⅱ所推荐的甲泼尼松龙方案，对急性外伤性无骨折脱位颈髓损伤患者采用大剂量甲泼尼松龙静滴治疗取得了较满意的疗效。ASIA等级平均提高2级。目前从临床观察，甲泼尼松龙方案对未受严重压迫尤其是无颈椎退行性变、椎管狭窄的脊髓损伤治疗效果较明显。

（王道新　秦晓东）

47. 腰椎间盘突出手术发生医源性错误原因及对策

1903年Mixter报告腰椎间盘突出症手术治疗至今已一百多年历史，尽管手术越来越普及，技术越来越成熟，但手术中出现医源性错误时有发生，表现形式多种多样，轻者影响疗效，重者致残甚至死亡。

【病例介绍】

病例1 患者，男性，31岁，腰痛、右下肢酸痛7个月，时轻时重，未行诊治，近一月来疼痛加重，行走困难。查体：下腰变直，腰生理活动度：前屈70°，后伸10°，左侧弯20°，右侧弯15°，腰4、5和腰骶棘间压痛，腰4、5棘旁偏左叩压时向左下肢放射痛。左直腿抬高50°，加强试验（+），左足底感觉减退，左跟腱反射减弱。右直腿抬高80°，感觉正常，双下肢肌张力、肌力正常。膝反射正常。椎管造影：腰3、4椎间盘膨出，腰4、5椎间盘突出（图1A）。X线片：腰椎轻度增生，骶椎腰化（图1B）。治疗：手术取4、5腰椎为中心后正中切口，4、5腰椎右侧椎板开窗，摘除4、5腰椎椎间盘，手术顺利。术后第1、2天感觉腰痛减轻，第三天仍感腰痛，右足麻木。术后半月伤口愈合拆线，复查X线片提示3、4腰椎右椎板缺如，与术前X线片和椎管造影片对照，发现患者骶椎腰化，手术定位错误，错将3、4腰椎椎间盘当4、5腰椎椎间盘摘除。突出明显的4、5腰椎椎间盘未摘除，致手术失败（图1C）。

病例2 患者，男性，62岁。腰痛伴双下肢、双足底疼痛麻木八年，加重三个月，曾长期在门诊理疗、针灸、中西药治疗无效。近期来不能从事劳动。查体：脊柱无畸形，腰生理活动度：前屈80°，后伸25°，左侧弯30°，右侧弯30°，下腰部无明显压疼和叩疼，直腿抬高左、右80°，踇趾背伸力双侧减弱，双膝反射正常，双跟腱反射减弱，小腿外侧足背足底感觉减退。肌无萎缩，肌张力正常，肌力4级。X线片：腰椎明显增生，MRI：腰椎3~5椎管狭窄：腰3、4，4、5硬膜囊明显受压。住院诊断：腰椎管狭窄，腰3、4，4、5椎间盘突出。治疗：手术取腰3~骶1后正中切口，行4、5腰椎全椎板切除，充分扩大椎管（图2），使受压的硬膜囊完全膨胀恢复搏动，在切除腰4、5椎间盘时，见脑积液流出，神经剥离器充分分离周围粘连，见硬膜囊左侧偏前有1cm左右裂口，立即用明胶海绵和棉片压迫，再于皮下切取约2cm的脂肪片，覆盖于裂口部的棉胶海绵上，用棉片压紧，椎间植骨，椎弓根钉固定。取除压迫棉片，见脑积液漏出减少，切口置引流管，严密缝合骶棘肌和腰背筋膜。术后前两天嘱患者俯卧，切口压沙袋，48小时观察，引流管每天引出淡血性脑积液约300ml，第三

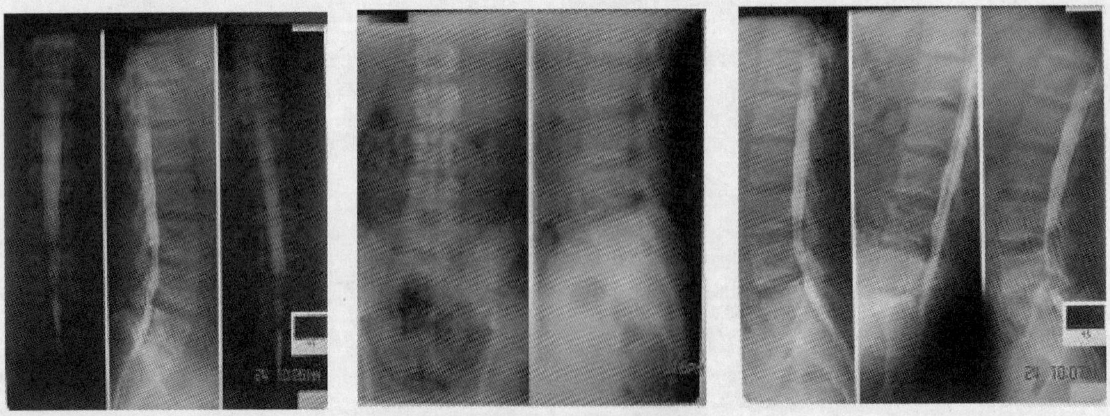

图1 A：椎管造影，显示L3/4椎间盘膨出，L4/5椎间盘突出；B：X片示骶椎腰化；C：定位错误，L4/5椎间盘突出未摘除

天腰部用弹力腰围，改平卧位。术后每天快速静滴20%甘露醇250ml，连续3天，每天限制流汁饮食，每天补液1500ml，加强抗感染。术后第七天脑积液渗漏明显减少，拔出引流管。14天伤口拆线，切口一期愈合。术后经5年随访，恢复体力劳动。

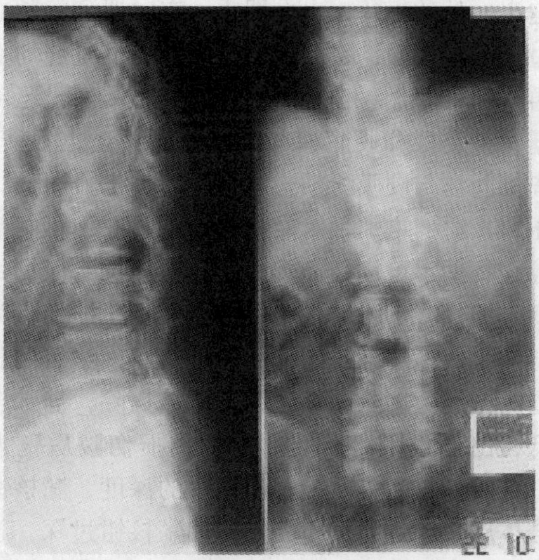

图2　腰椎板切除，扩大椎管

【原因分析】

腰椎间盘突出手术发生医源性错误文献记载多种多样，除上述所见外，神经根切断，马尾严重损伤，失血性休克，腹后壁大血管损伤等。

1. 发生定位错误的常见原因　最常见的原因是术前没仔细阅读X线片和CT片，忽略了患者腰椎骶化和骶椎腰化的解剖变异，术中按正常的序列计数腰椎，而导致定位错误。

2. 硬膜囊损伤脑积液漏　多发生在椎板开窗切除黄韧带和摘除椎间盘时，特别是椎管狭窄的患者，因椎板增厚，小关节内聚，黄韧带增厚与硬膜囊粘连，椎板开窗困难，加之术者缺乏耐心，椎间盘髓核摘除时，由于硬膜囊与椎间盘粘连，手术未将粘连完全分离，盲目咬切椎间盘；此外，术野出血多，在切除椎间盘时术野不清，盲目粗暴操作都可能损伤硬膜囊。

3. 术中出血的原因　多发生硬膜外静脉丛血管破裂出血，特别在椎间盘急性充血，水肿期，更易出血。如果术者经验不足，手术缺乏耐心，不能正确处理出血，反复用吸引器吸引，就会造成出血量增加，严重者可以造成失血性休克。如果术中椎间隙有大量鲜血涌出应考虑在咬髓核时损伤腹后壁大血管。

4. 神经根损伤　多发生在椎间盘突出物体积较大，将神经根压迫变细变扁，失去正常形态，或因根管狭窄神经根张力大，周围纤维粘连多，或神经根在离开硬膜囊时走行变异。这些病理改变都容易造成手术损伤神经根。

5. 马尾损伤　多见于椎管狭窄，中央型椎间盘突出和椎间盘脱入椎管内的病例。造成原因多发生在硬膜囊与椎间盘黄韧带的粘连分离不彻底，术野暴露不充分，盲目粗暴操作有关。

【防治对策】

1. 椎间盘手术常用的定位方法　凭解剖标志定位，如髂嵴最高点平 第4、5腰椎椎间隙，术中触摸骶骨斜坡找到腰骶关节，术中用钳提拉棘突，如活动的棘突为腰5，不活动为骶骨，这些常用的方法只能作为定位参考，不能作为绝对的标准，如患者椎骨发育变异，解剖标志与椎骨的关系就会发生变化，如单纯依赖上述方法定位，就会发生错误。为此，要求手术医师术前必须反复阅读CT和X线片，除注意椎间盘的病理改变外，更要注意有否腰椎骶化和骶椎腰化的发育变异，应将CT提示的椎间盘突出部位和X线片相互对应。术前做到心里有数后，对术中准确定位大有好处。若术前能在X线下定位，或术中C臂X线机透视定位更为准确。

2. 防止硬膜囊和神经损伤

（1）椎板开窗时如椎板厚，小关节内聚，单纯用椎板咬骨钳打开椎板较困难，最好用窄骨刀和椎板咬骨钳相结合，先用骨刀凿除部分下关节突，将椎板凿薄，然后用带角度的椎板钳将椎板咬除。黄韧带显露后，用小尖刀先于下位椎板的上缘切开其附着处，然后用神经剥离器挑起黄韧带，用椎板钳咬切黄韧带。每进一步，必须用神经剥离器探查分离硬膜囊和黄韧带的粘连，置入椎板钳咬切时，钳口向上挑起黄韧带，不能向深部加压咬切，不能撕拉，以免损伤硬膜囊和神经。

（2）椎间盘突出物体积较大，神经根管狭窄者，由于神经根失去正常形态，神经根张力大，无移动余地，手术者必须熟悉解剖，时刻警惕神经根的变异，不要盲目切开椎间盘，一定要充分扩大骨窗，细致用神经剥离器探查分离神经根，确认神经根后方可摘除椎间盘和扩大根管。

(3) 中央型的椎间盘突出或突出椎间盘已钙化，或椎间盘完全脱入椎管与硬膜粘连较重者，手术操作更应细致，中央型椎间盘突出从一侧摘除时，如术野显露不好，不可勉强摘除，最好两侧椎板切除或全椎板切除摘取。从一侧向中央和对侧咬髓核时，髓核钳必须伸入椎间隙再张开钳口咬髓核，避免强力牵拉。忌在椎间隙外咬切。神经拉钩牵拉硬膜囊和神经根时，不可用力过大，时间过长。硬膜外脂肪是保护硬脊膜的屏障，手术时不要剥离。

如发生硬膜损伤，切口小于1cm者可用明胶海绵加脂肪片覆盖，大于1cm或有缺损者，用五个“0”的线修补。如马尾断裂或神经根断裂，难以修复，修补后效果也不好。单根马尾损伤可能无不良后果。如发生脑积液漏，忌用吸引器在破口处吸引，应用棉片保护好裂口再吸引积液，否则易将马尾吸入引流管。关闭切口时应严密缝合肌层和腰背筋膜，术后加强控制感染，限制流汁饮食，早期拨出引流管。

3. 腰椎硬膜外静脉破裂，出血多，往往影响视野，无法操作。术者应冷静耐心吸引出血处，看清出血后用冷盐水棉片压迫，等待3分钟后出血即止。如去除棉片后又出血，可用明胶海绵和棉片压紧，暂不取出，进一步扩大骨窗口，显露手术野，然后用神经剥离器轻柔分离椎间盘，暴露突出椎间盘后，十字切开椎间盘，将髓核摘除。这时再取出压迫出血处的棉片，出血即止。有时遇到静脉血管横过椎间盘表面，在分离前可用双极电凝烧灼血管后再摘除椎间盘。在手术中，如突出椎间盘已部分暴露，神经根和硬膜囊与椎间盘的关系也很清楚，分离椎间盘与硬膜囊粘连时视野总被出血阻碍，反复压迫止血，增加手术时间，遇此情况，不必等出血停止，助手可用神经剥离器和神经拉钩保护好硬膜囊和神经根。术者一手置吸引器管于椎间盘旁吸引，一手快速切开暴露部分的椎间盘，然后用髓核钳置入椎间隙摘除髓核，一旦髓核摘除，静脉压力减低，出血也随之停止。为防止损伤腹后壁大血管，在咬髓核时应掌握好髓核钳的深度，髓核钳应在椎体后2/3的间隙内咬切，如髓核钳过深，超过椎体前间隙，就易造成腹后壁血管损伤。

（秦　智　杨　雯）

48. 腰椎间盘突出症手术的常见失误及预防

腰椎间盘突出症是中老年人的常见病，虽多数可通过保守治疗而缓解症状，但仍有不少患者因神经受压、症状明显还需手术治疗。手术治疗分二大类：一是后入路手术，即通过一侧或二侧椎板开窗，或半椎板、全椎板切除，摘除突出的髓核组织。在后路手术中，近几年也有通过椎间盘镜摘除突出髓核组织的微创技术；另外，也有在放射介入情况下通过射频消融或激光或刨削方法切除突出椎间盘。二是前入路手术，切除突出的椎间盘后，同时做椎体间植骨融合术。虽然腰椎间盘突出症的手术治疗已较普及，但不管是前路手术还是后路手术，手术的失误仍时有发生。下面介绍几种常见的手术失误及其预防。

一、后路手术

对腰椎间盘突出症患者，后路手术是目前最常见且应用最普遍的手术。其常见的失误有以下几方面：

（一）节段判断错误

患者，男性，32 岁，腰痛伴左下肢放射痛，并有左足麻木，MRI 检查见 $L_5 \sim S_1$ 椎间盘向左后方突出。于 2002 年 6 月在某医院施行后路椎板开窗，突出椎间盘摘除术。术后 2 年中，患者仍感左下肢疼痛，行走困难。于是复查 X 线片，见 $L_{4\sim5}$ 左侧椎板被部分切除。CT 检查仍显示 $L_5 \sim S_1$ 椎间盘明显向左后方突出（图 1 ~4）。

【原因分析】

有些医师常凭自己经验，手术中根据解剖定位。其实，准确定位是脊椎外科中极为重要的问题，若不重视，常会出现节段性失误，造成该切的椎间盘没切，不该切的椎间盘却挨了一刀，其结果患者症状非但没有解除，反而造成不良后果。

【防治措施】

1. 过去，在没有 C 形臂移动 X 线机的条件下，

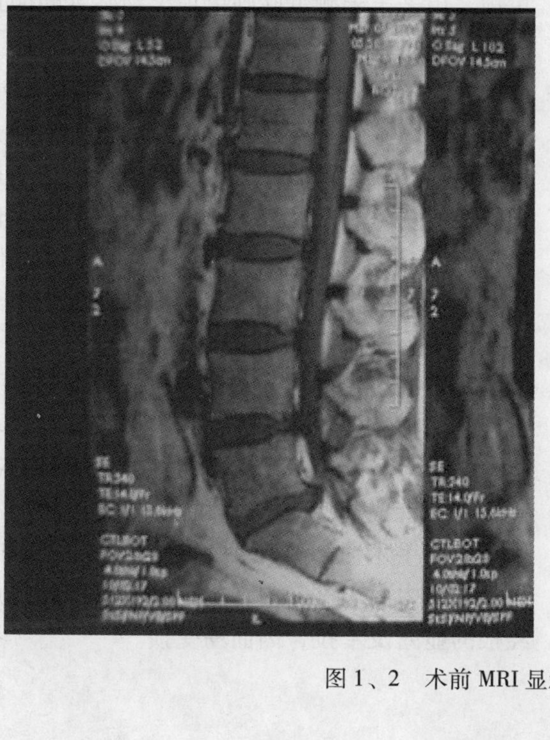

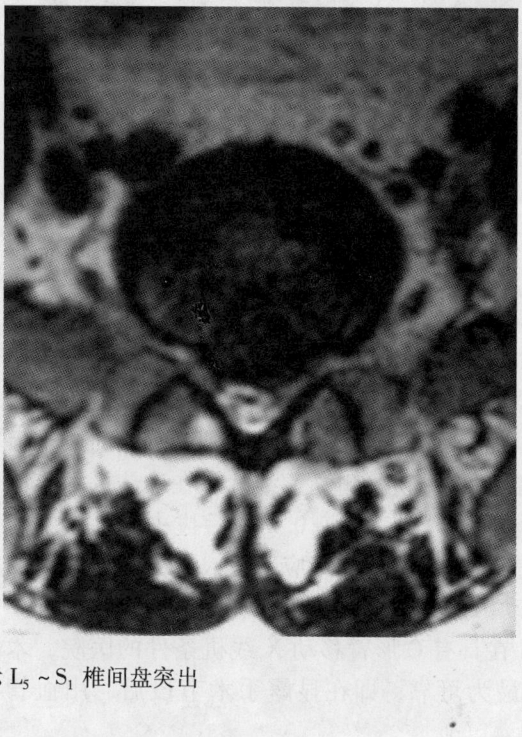

图 1、2 术前 MRI 显示 $L_5 \sim S_1$ 椎间盘突出

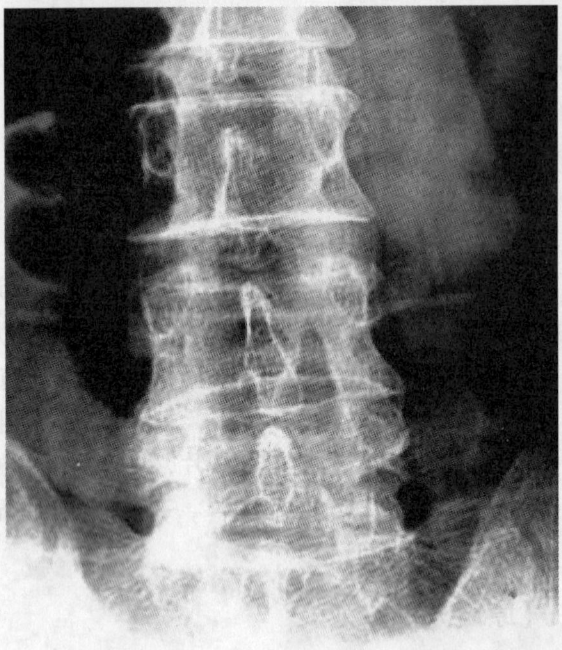

图3 术后X线显示 L_4 左侧椎板开窗切除术后改变

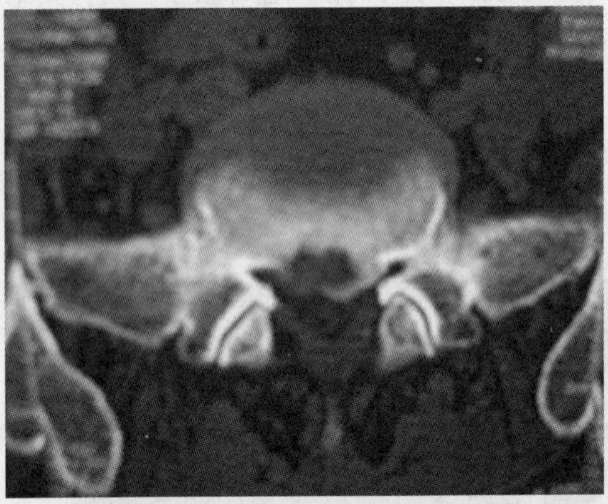

图4 术后2年CT检查仍显示 $L_5\sim S_1$ 椎间盘突出

骨科医师常在放射科X线定位下注射甲基蓝(Methylene Blue)作为标记，即在无菌条件下，用一注射器吸取甲基蓝1ml，在预定手术部位的棘突旁（左或右）插入注射针头，碰到棘突侧面或椎板时留住针头，摄正、侧位X线片，在确认手术节段无误时注入甲基蓝0.1～0.2ml后拔去针头。手术时根据美蓝的标记找到相应节段。此方法在没有C形臂移动X线机设备的医院，作者认为仍然可行。

2. 在具有C形臂移动X线机条件的医院，术中定位最为可靠，即在显露手术节段后，用血管钳、巾钳或其他金属物固定于预定手术部位间隙的棘突或韧带上，然后应用C形臂移动X线机透视定位。此为目前最为常用而且可靠的定位方法。

3. 必须指出的是以下方法不可取 ①采用皮外定位，即将不透光的金属物放在腰背部预定手术的部位，然后到放射科进行X线定位。作者认为此方法不可靠，手术中由于皮肤及软组织的牵拉，预先的定位与真正要手术的节段常常出现偏差，最终导致手术失误；②术中以两侧髂嵴连线作为 $L_{4\sim5}$ 节段来定位，结果也常常出现失误，原因是对肥胖者两侧髂嵴不易摸清，况且有些患者常有腰椎骶化或骶椎腰化；③有些医师术中以骶骨定位，即在术中先找到骶骨，与骶骨相邻节段为 $L_5\sim S_1$，向上一个节段为 $L_{4\sim5}$，此法也不可靠，对有腰椎骶化或骶椎腰化的患者也常会出现节段判断失误，而且扩大切口，增加创伤。

因此，作者认为：有条件的医院，术中采用C形臂移动X线机定位是防范节段判断失误的有效方法；而无C形臂移动X线机设备的医院，术前采用甲基蓝注射摄片法仍然是一种有效的定位方法。

（二）神经根损伤

神经根损伤包括：神经根被切断和过度牵拉神经根。

【原因分析】

1. 神经根被切断 这种情况偶有发生，一旦出现，患者手术侧下肢则出现失神经支配的功能障碍，有的患者或伴有大、小便及性功能障碍。这是令人痛心的并发症。此情况往往发生在下列情形：一是手术医师经验不足，术中不能正确判断是突出椎间盘还是神经组织，因此将神经根误认为是突出椎间盘而切除。二是有些患者突出的椎间盘位于神经根下方，若突出较大，神经根受压严重而缺血发白，使术者更难以辨认。另有一种情况是由于术中出血使视野模糊而造成。

2. 过度牵拉神经根造成神经功能受损 术中过度牵拉神经根致使术后受牵拉侧下肢神经功能障碍，也是常见的手术失误。往往见于下列情况，一是神经根管狭窄，使神经根的牵伸度受限。二是发生在再次手术时，再次手术比初次要复杂和困难，再次手术中由于椎管内神经周围的瘢痕粘连影响神经根的显露及牵拉，因而易受损。

【防治措施】

1. “不见神经根 不切椎间盘”，这是许多脊椎外科医生多年工作的经验总结。也是最为有效的防范办法。在后路椎间盘摘除术时，不管采用何种方法，当切除相应节段的椎板及黄韧带后，一定要小心翼翼地寻找神经根，并轻轻将其牵开。寻找过程中动作要轻柔，防止损伤椎管内血管丛而影响显露，若见椎间盘上面或神经根周围微血管较丰富，可用双极电凝电灼，切忌用单极电凝，以防灼伤神经。

2. 对伴有神经根管狭窄的患者，手术中应先将神经根管扩大，以使神经根有较好的牵伸度。这一举措也有利于因神经根受压、周围水肿的患者术后症状更好、更快的缓解；对于再次手术的患者，术中应小心仔细地将瘢痕组织剥离。剥离瘢痕组织最好先从正常组织开始，在瘢痕组织中直接剥离易损伤硬脊膜及神经根。

（三）硬脊膜损伤

【原因分析】

硬脊膜损伤虽不多见，但也偶有发生。此情况常见于下列情形，一是黄韧带与硬脊膜有粘连，在没有小心分离的情况下切除黄韧带，造成硬脊膜撕裂，如果蛛网膜也同时撕裂，则可见脑脊液溢出。二是手术者操作粗暴，在切除椎间盘、摘除髓核时损伤硬脊膜。

【防治措施】

防止硬脊膜损伤主要是手术者操作应小心，仔细分离黄韧带下与硬脊膜的粘连组织；在切除椎间盘、摘除髓核时应小心保护好硬脊膜囊，防止其受损。一旦发现脑脊液溢出，可将手术床置于头低脚高位，以降低腰段脑脊液压力，同时用小针细线修补硬脊膜，但要当心，别把马尾神经缝扎于硬脊膜上造成马尾神经的永久性功能障碍。有些撕裂修补有困难，可用周围筋膜移植，或用一小片氧化纤维素和胶水进行修补，胶水是采用凝血酶、氯化钙和新鲜冷冻沉淀物做成的。

（四）过多切除椎板及关节突造成医源性腰椎不稳、滑脱

患者，男性，59 岁，腰痛伴有双下肢放射痛，经检查诊断为 $L_{4\sim5}$椎间盘突出伴椎管狭窄。于是在全麻下做 L_5 全椎板和 L_4 部分关节突切除减压及 $L_{4\sim5}$椎间盘切除。术后 3 年仍感腰痛，复查 X 线片显示 $L_{4\sim5}$ Ⅱ度滑脱（图5、6）。

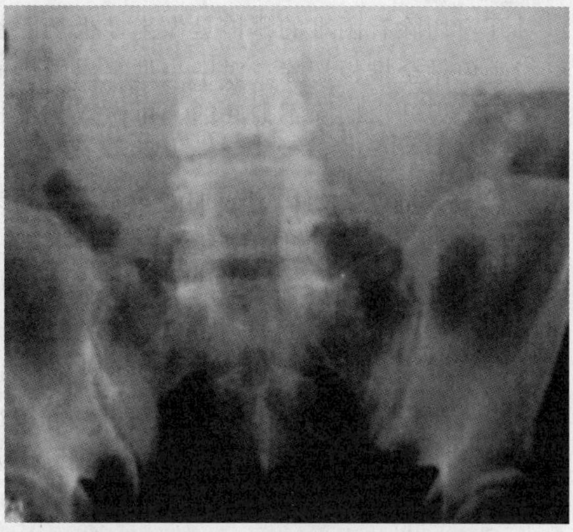

图5　L_5全椎板及 L_4 部分关节突切除术后

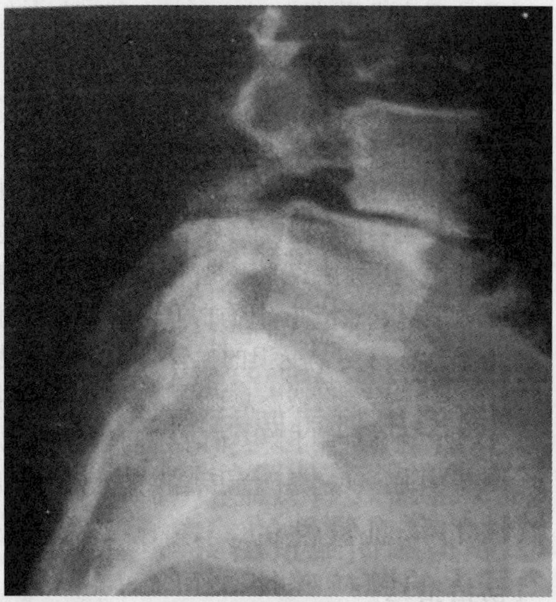

图6　术后 3 年 X 线显示 $L_{4\sim5}$椎体滑脱

【原因分析】

在腰椎间盘突出症手术中，由于过多切除椎板和关节突，可造成医源性腰椎不稳甚至腰椎滑脱。这种情况往往发生在腰椎间盘突出的同时，伴有较严重的椎管狭窄或神经根管狭窄，手术中广泛切除椎板及关节突而又未加内固定所造成。

【防治措施】

1. 术中尽可能减少对腰椎稳定性的破坏 能用椎板开窗摘除突出椎间盘的不用全椎板切除；对开窗切除有困难的哪怕是做半椎板切除也尽可能避免做全椎板切除；对中央型突出的椎间盘，单侧椎板开窗摘除不彻底的，可做双侧椎板开窗。

2. 必要时同时做内固定或加融合手术 中老年人的腰椎间盘突出症常伴有腰椎退变性不稳及关节突周围的骨赘增生而影响神经根的显露，有些患者还有椎管狭窄。因此，手术中需做全椎板切除减压及部分关节突切除才能显露神经根，但此举造成腰椎的进一步不稳。这种情况下，最好在切除突出椎间盘的同时行椎弓根螺钉的钉棒/板系统固定及椎体间融合术，以稳定脊椎。虽然，脊柱内固定后常加剧上、下相邻节段退行性变的问题已引起越来越多学者的关注，但对腰椎不稳的内固定融合术目前仍是公认的有效方法。对伴有骨质疏松的老年患者，内固定融合术须谨慎。

（五）椎体前方大血管破裂

【原因分析】

在腰椎间盘突出症手术中，发生椎体前方大血管破裂虽属罕见，但一旦发生则是灾难性事件。发生此情况往往是手术者经验不足，在摘除髓核时髓核钳插入过深，穿透或咬除前方的纤维环及前纵韧带到达后腹膜。最容易受损的血管是肠系膜下动、静脉，其次是下腔静脉或髂总血管。若上述血管损伤破裂，患者血压急剧下降，而手术间隙内不一定可见大量血液涌出，这是因为后腹膜间隙很大，足以容纳数千毫升血液。

【防治措施】

1. 手术时，髓核钳不能插入过深，一般成人的腰椎椎体前后径为3cm左右，手术中若发现髓核钳插入太深，则应特别小心。

2. 如发现患者血压突然下降而手术者又注意到髓核钳插入过深，此时应疑有椎体前方大血管损伤。

3. 发生椎体前方大血管损伤时，应立即关闭后路切口，把患者迅速翻过身来，一方面立即快速输血，一方面请腹部外科或血管外科医生参与协同处理，打开腹腔，探查并修复受损血管。

（六）内固定不当造成的神经损伤

【原因分析】

近些年来，对伴有腰椎不稳者、椎管狭窄需广泛切除椎板或关节突者、椎间隙狭窄为维持椎体间高度的椎间盘突出症患者，在切除突出椎间盘的同时，行椎弓根螺钉钉棒（或钉板）系统内固定或加做椎体间融合术。虽然，内固定的应用目前还有争议，是对是非在此不作讨论，这里仅讨论内固定本身的失误及其预防。这类手术的常见失误是椎弓根螺钉的进钉点或进钉轨迹打偏，结果造成不是损伤神经根就是打到椎管内损伤马尾神经（图7）。

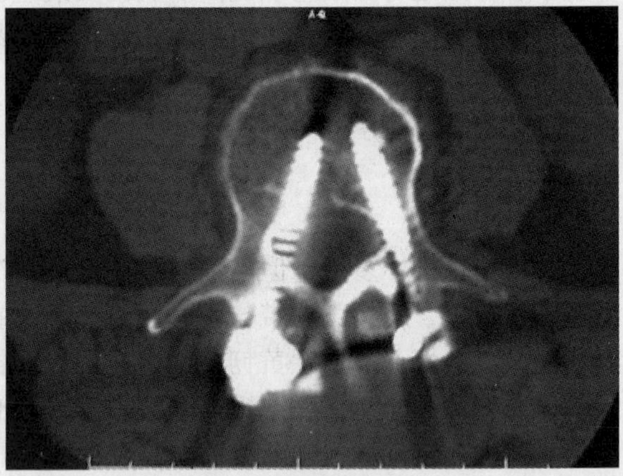

图7 右侧椎弓根钉打入椎管内

【防治措施】

1. 进钉点的选择极为重要 在腰椎，上一椎节的下关节突在内，而下一椎节的上关节突在外。因此，进钉点必须选择在所要固定椎体的上关节突，偏内往往将螺钉打到椎管内，造成神经损伤。下面介绍两种进钉点选择法：① Weinstein 法，于预定进钉椎的上关节突外缘垂直延长线与横突中轴水平线的交点作为进钉点，该处椎板外缘有一典型的骨嵴（bony crest），此定点标志也相当于紧靠骨嵴外上方的凹陷处，进钉方向应向内偏斜10°，向下偏斜10°~15°（图8）。② Roy - Camille 法，即上下关节突中央的垂直线与平分二侧横突的水平线交点下方1mm处垂直进入。有些退变严重的患者，关节突周围骨赘明显，此时需将骨赘咬除，用两把

Kocher 钳分别钳夹上下相邻棘突并提拉之，可帮助辨别上下关节突间隙。

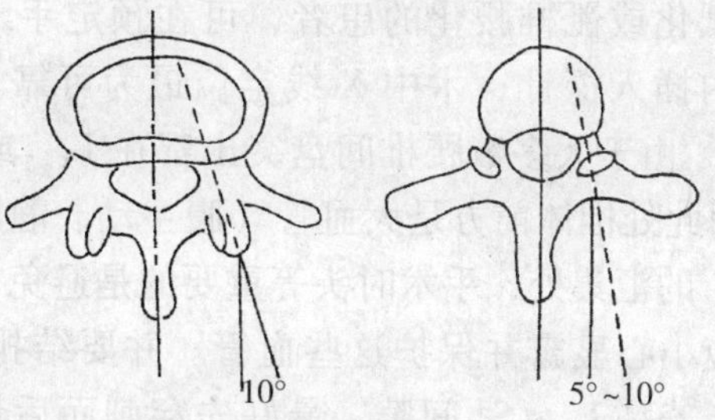

图 8 腰椎椎弓根钉进钉点及进钉方向

2．术中应用 C 形臂移动 X 线机透视，对判断进钉点及进钉方向有帮助，有条件的医院应尽可能使用。

3．近些年来，少数医院已将计算机导航系统应用于脊椎外科手术，大大提高了脊柱内固定的准确性和安全性（图 9）。根据文献报道，没有应用计算机导航的脊柱内固定手术中，有 15% ~30%（甚至更高）的椎弓根螺钉打偏，造成椎弓根爆裂或损伤神经，而使用计算机导航系统辅助手术者仅为 3% ~4%。导航引导下的椎弓根螺钉置钉技术之所以仍有 3% ~4% 钉道偏差，其原因有三：一是采用 CT 导航辅助手术，由于术前将放射科做的 CT 扫描图像预先传输给导航工作站，而手术过程中患者体位与做 CT 时不同，因此手术过程中的导航显示器出现的图像与原先储存于导航工作站的 CT 图像不符，即出现图像“漂移”。而椎弓根本身比较峡小，哪怕有 1 ~2mm 的图像“漂移”都可误导进钉过程。因此，近年来个别医院应用手术室 MRI 或手术室 CT，即将磁共振或 CT 机器安装在手术室，患者手术体位放好后进行 MRI 或 CT 扫描，并即时将图像传输到导航计算机，这种实时图像传输可防止“漂移”现象，可惜因设备价格昂贵，目前仅见于个别医院的神经外科手术。二是术中采用 C 形臂移动 X 线机（包括二维或三维）导航辅助手术，这是目前骨科导航手术中应用较多的方法。虽然这也是术中实时图像采集及传输，按理说不应出现图像“漂移”，但由于手术时操作者用力过大使脊柱移动，尽管手术时按照导航指引的方向进钉，但在进钉过程中脊柱不断被微动的情况下仍可出现图像“漂移”而使置钉偏差，因此，导航引导下置入椎弓根螺钉，动作还需轻柔。三是固定于棘突上的动态参考架松动，使红外线接收器接收到的信号与原先注册并储存于导航工作站的图像信号不符，也可出现置钉方向的偏差。只要注意以上几点，导航引导下的椎弓根螺钉内固定仍然是当今预防置钉偏差的最安全、准确、可靠的手术方法。

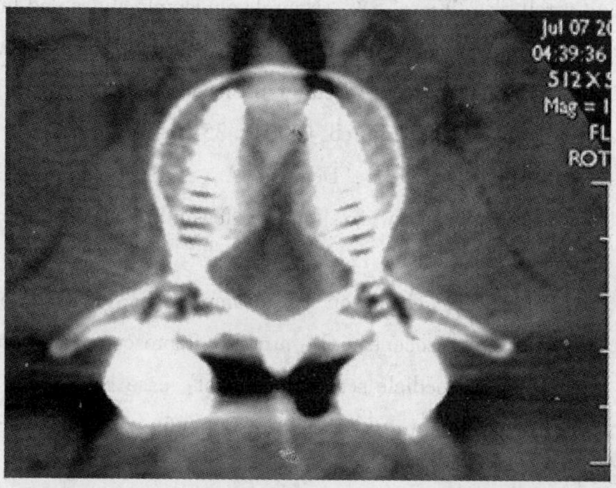

图 9 导航下准确引入椎弓根钉

（七）关于椎间盘镜下髓核摘除术造成的神经根或硬脊膜损伤

【原因分析】

椎间盘镜下摘除突出椎间盘的微创手术近些年来逐步开展，它具有对组织损伤小、恢复快、住院时间短等优点，但手术造成的神经根或硬脊膜损伤也偶有发生，出现此情况的原因主要有两点。其一，手术指征选择不当；其二，视野模糊。此外，还有手术者经验不足。

【防治措施】

1．严格掌握指征　椎间盘镜下髓核摘除术适用于椎间盘向左后或向右后方突出的患者。有下列情况不宜做椎间盘镜下髓核摘除术。一是椎间盘中央型突出；二是伴有明显椎管狭窄或侧隐窝狭窄的患者；三是腰椎退行性变伴有明显腰椎不稳者。

2．保持视野清晰　这是镜视下手术获得顺利完成的重要保证，视野下的出血便造成红盲，看不清任何组织，此时继续进行操作则非常危险，神经的损伤往往因此而发生。所以，手术过程中应认真止血，不断冲洗，始终保持视野清晰。

3．在镜视下若发现出血较多而又无法止血时，应果断终止镜视下手术，采用常规后入路直视手术。

4．椎间盘镜下手术，必须是经过严格镜视下操作培训的医师进行，未经培训过的医师不要单独做此手术。

二、腰椎间盘突出症的前路手术

前路手术比后路手术复杂，创伤也大。前路手术可在彻底切除椎间盘的同时加以椎体间植骨融合。此手术早在20世纪60年代就有很多医师赞成应用，后因解剖复杂、创伤大、融合率低而逐渐放弃。目前的进步主要在于内固定器材的应用及改进。有下列情况不宜做前路手术：① 有明显椎管狭窄及神经根管狭窄患者；② 髓核突入椎管内患者；③ 极外侧型椎间盘突出患者。

前路手术同样也有其失误的地方，主要有：

① 节段判断错误；② 误伤椎前大血管；③ 突破后纵韧带，器械进入椎管内损伤神经。

【防治措施】

1．前路手术同样需要认真定位，特别是有腰椎骶化或骶椎腰化的患者，可在预定手术的椎间隙内插入探针，术中X线定位最为可靠。

2．由于大多数腰椎间盘突出都在 $L_{4\sim5}$ 或 $L_5\sim S_1$，而此处椎体前方是大血管（腹主动、静脉及髂血管）的汇集处，手术时头等重要的是避免损伤血管，应小心显露并保护这些血管。并要结扎腰动、静脉。若是 $L_5\sim S_1$ 间隙，最好先穿刺而后切开前纵韧带，因为左侧髂总血管尤其是静脉被动脉覆盖，容易被切破，造成大出血。

3．与后路手术一样，前路手术在刮除椎间盘时，也要小心器械不能插入太深，以免穿透后纵韧带进入椎管内，继而损伤神经。

（黄煌渊）

参考文献

1. 李鸿儒主编. 手术失误及处理（骨科）. 昆明：云南科技出版社，1989，2.
2. 胡有谷，党耕町，唐天驷主译. 脊椎外科学. 人民卫生出版社，2000，11.
3. 贾连顺，李家顺主编. 脊椎创伤外科学. 上海：上海远东出版社，2000，5.
4. Holcher EC. Vascular and visceral injuries during lumbar disc surgery. Spine，1991，16:623.
5. Jones AM，Stambough JL，Balderson RA，et al. Long term results of lumbar spine surgery complicated by unintended incidental durotomy. Spine，1989，14:443.
6. Goldberg EJ，Andersson GBJ. Dural tears in Lumbar spine surgery. In：Andersson GBJ，McNeill TW. Lumbar spine stenosis. Chicago：Mosby－Year Book，1992，415.
7. Thalgot JS，Coyler HB，Sasso RC，et al. Postoperative infection in：spinal implants：classification and analysis；a multi－center study. Spine，1991，16（8）:981.
8. Anda S，Aakhus S，Skaanes KO，et al. Anterior perforation in：lumbar discectomies：a report of four cases of vascular complications and a CT study of the prevertebral lumbar anatomy. Spine，1991，16（1）:54.
9. Waddell G. A new clinical model for the treatment of low back pain. Spine，1987，12:633.
10. West JL，Bradford DS，Ogilvie JW. Complications of the variable screw，pedicl screw fixation. Spine，1991，16（7）:839.
11. Stolke D，Sollmann W，Seifert V. Intra and postoperative complications in lumbar disc surgery. Spine，1989，14:56.
12. Aho AJ，Auranen A，Pesonen K. Analysis of cauda equine symptoms in patients with lumbar disc prolapse. Acta Chir Scand，1969，135:413.
13. Anderson JT，Bradley WE. Neurogenic bladder dysfunction in protruded lumbar disc and after laminectomy. Urology，1976，8:94.
14. Burton CV，Kirkaldy－Willis WH，Yong－Hing K，et al. Causes of failure of surgery of the lumbar spine. Clin Orthop，1981，157:191.
15. Carroll SE，Wiesel SW. Neurologic complications and lumbar laminectomy. Clin Orthop Rel Res，1992，284:14.
16. Lutz P. Nolte Thomas Beutler Basic principles of CAOS Injury，Int. J care Injured，2004，35 S－A6－S－A16.
17. Amiot LP，Labelle H，Deguise JA，et al. Computer－assisted pedicle screw fixation. A feasibility study. Spine，1995，20: 1208 - 1212.
18. Acosta FL Jr，Thompson TL，Campbell S，et al. Use of intraoperative isocentric C－arm 3D fluoroscopy for sextant percutaneous pedicle screw placement：case report and review of the literature. Spine J，2005，5（3）:339－343.

49. 腰椎滑脱症手术治疗失误

在比利时医师 Herbinlaux 于 1782 年最先描述 L_5 在骶骨上向前滑移的病例后，Kilian 于 1854 年将此病正式命名为腰椎滑脱症。如今腰椎滑脱症已经成为除腰椎间盘突出症及腰椎管狭窄症外，引起中老年人腰腿痛的又一常见病因。由于腰椎滑脱有其独特的病理解剖学改变及影像学特征，因此在导致腰痛的各种病因中比较容易被诊断，且随着对此病病理解剖特点认识的不断深入以及新型脊柱内固定器械及植骨材料的不断出现，术后椎体滑脱的矫正率及植骨融合率都有了很大提高，因而腰椎滑脱症似乎理应获得一个较好的治疗效果，然而事实并非如此。随着临床手术病例数的不断增长，腰椎滑脱症手术并发症的发生率也在逐年上升，有些患者手术治疗后不但原有症状没有改善，反而病情进一步加重，这除了与术者的技术和经验有关外，对腰椎滑脱症不同病理改变的认识以及手术治疗方法的选择也是影响治疗效果的重要因素。腰椎滑脱症手术治疗的目的是对椎管和神经根管彻底减压，以解除神经压迫，纠正脊柱畸形和加强脊柱的稳定性；手术的主要步骤可归纳为神经根减压、滑脱适当复位、内固定和植骨融合。但由于手术适应证掌握不当、内固定选择和操作不当以及忽视彻底的神经减压等原因，常引起多种并发症。常见并发症包括椎弓根螺钉位置不良、内固定失败（椎弓根螺钉断裂、松动，固定棘突钢丝断裂）、滑脱矫正度再次丢失以及神经减压不彻底等，其中部分病例需要再次手术。如能针对初次手术失败的原因，选用合适的手术方式及合理的内固定及植骨融合材料，仍可取得满意疗效。

一、椎弓根螺钉位置不良

【病例介绍】

病例 1 患者，女性，52 岁，因“腰痛伴左下肢放射痛 2 年，加重伴间隙性跛行 2 个月”在当地医院诊断为 L_5 椎体滑脱伴双侧峡部崩裂。在硬膜外麻醉下行腰椎后路手术，L_5、S_1 用 RF 椎弓根螺钉内固定。术后左下肢疼痛稍有改善，但右下肢出现剧烈疼痛，活动障碍，并有会阴部放射痛，夜间为重，影响睡眠。术后 2 周转入我院，X 线片显示 L_5 和 S_1 双侧椎弓根螺钉位置不佳，进入椎管（图 1A、B），翻修术中探查 4 枚螺钉均不在椎弓根内，椎弓根内侧皮质破裂，右侧螺钉偏下、偏内，穿过 L_5 神经根袖的上 1/3，神经根明显肿胀粗大，椎管和神经根管均未彻底减压，棘突两侧各有 2 条 3.0 cm×1.0 cm×0.5 cm 大小的自体髂骨植骨块。予以取出内固定和植骨块后进行重新减压、内固定和植骨融合（图 1C、D）。

病例 2 患者，女性，48 岁，不明原因出现下腰部及右下肢疼痛 2 年，加剧 2 个月，在当地医院行 X 线片及 CT 检查后诊断为 L_5 双侧椎弓断裂伴Ⅱ度滑脱。全麻下行腰椎后路椎弓根螺钉复位固定 + 椎体间植骨融合术，术后次日出现右下肢小腿后外侧、足背剧烈疼痛、皮肤感觉过敏。立即复查 X 线片及 CT 扫描发现 L_5 右侧椎弓根螺钉进入椎管，再次手术进行椎弓根螺钉位置调整，术中反复 C 臂机透视椎弓根螺钉位置满意后，逐层关闭切口。二次手术后患者右下肢疼痛即刻得到明显缓解，术后 3 个月门诊随访 L_5 椎体滑脱复位满意（图 2）。

病例 3 患者，男性，48 岁，因腰痛伴间歇性跛行 2 年。外院摄片提示：腰 4 椎体前滑脱经非手术治疗无效，不能坚持正常工作，在院外行腰 4 椎体复位后路椎弓根钉内固定，椎板间植骨融合术，术后两周出院回家休养，4 周后下床活动发现腰痛与间歇性跛行未减轻而摄腰椎正侧位片，片中显示：钉置入深度不够，复位不佳（图 3）。

病例 4 患者，女性，52 岁，因腰痛 5 年，间歇性跛行 2 年。外院摄片提示：腰 4 椎体前滑脱，在外院行腰 4 椎体复位后路椎弓根钉内固定，椎板间植骨融合术，住院 4 周后逐渐下床活动后发现腰腿疼痛未减轻，术后 6 个月摄腰椎正侧位片，片中显示：钉置入椎间隙，复位不佳（图 4）。

【原因分析】

大量研究表明人体椎弓根钉道参数具有较大的

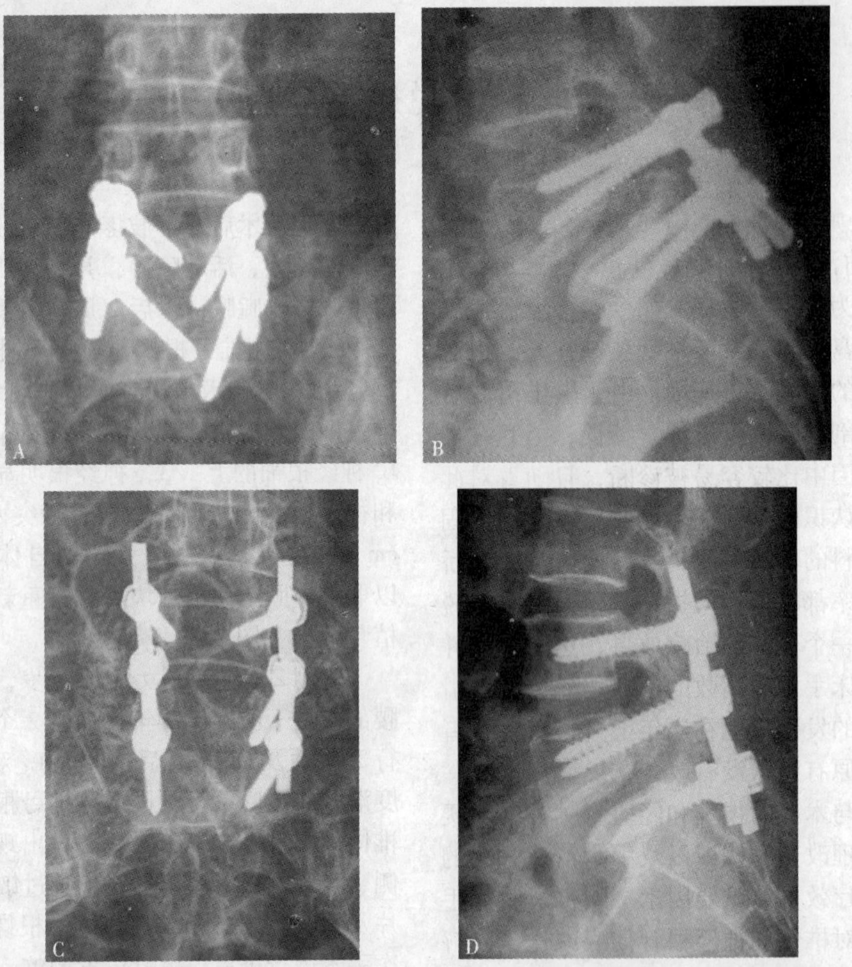

图1　第一次术后正侧位片显示四枚椎弓根螺钉均内倾角过大，进入椎管（A、B），再次手术，充分减压、L_4、L_5、S_1 椎弓根螺钉固定，术后正侧位片显示椎弓根螺钉位置良好，横突间植骨充分（C、D）

变异性，不同的个体、不同节段水平均有显著不同，胸腰椎各节段的椎弓根位置上下直径、水平横径也有很大的不同，体重和身高是两个影响变异性的重要相关因素，椎弓根解剖位置有一定的个体差异。而腰椎滑脱症患者由于滑脱上位椎体前移，导致腰椎前凸异常增大，术中暴露腰椎横突及上关节突基底部困难，加上部分退变性滑脱患者合并有椎弓根发育不良及腰椎侧弯旋转畸形，使得椎弓根螺钉入针点及方向不容易确定，椎弓根螺钉位置不良是术中最常见的并发症之一。术中定位错误经 C 形臂 X 线机监视可及时发现并矫正，但由于投照位置及方向掌握不佳，椎弓根钉入针点错误较难被发现，尤其在肥胖患者及 C 臂机图像不清时更易发生。病例 1 是由于 L_5 双侧椎弓根峡部崩裂引起的真性滑脱症，是运用椎弓根螺钉技术的适应证。螺钉从后柱经椎弓根直达椎体，两侧同时固定三柱，起到三维固定作用，固定效果确定。但通过对该例第一次术后 X 线片分析，不难发现椎弓根螺钉置入的进针点、方向及钻入的深度均存在明显的不足。椎弓根的上方、外侧是相对安全区，但其内侧和下方是螺钉钻入的危险区，因而术中置钉时应遵循宁外勿内，宁上勿下的原则，以免损伤神经根。本例因 L_5 椎弓根钉偏内偏下而损伤右侧 L_5 神经根。病例 2 L_5 右侧螺钉内倾角过大，穿破椎弓根内侧壁挤压神经根，术后分析原因时发现术前患者腰椎同时合并侧弯及旋转畸形，置钉时未予足够重视，加上 C 臂机图像不清造成椎弓根钉入针点及方向错误。

【防治措施】

1. 熟悉病理解剖　对于脊柱外科医生而言，

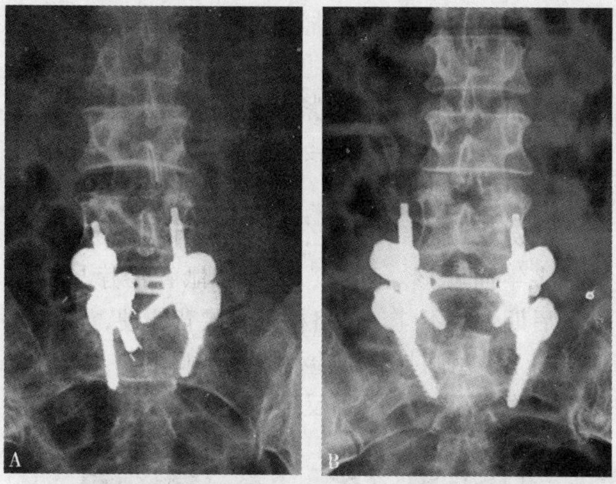

图2 术后正位片显示右侧 L_5 椎弓根螺钉进入椎管（A），再次手术重新调整椎弓根螺钉位置，术后下肢疼痛症状缓解（B）

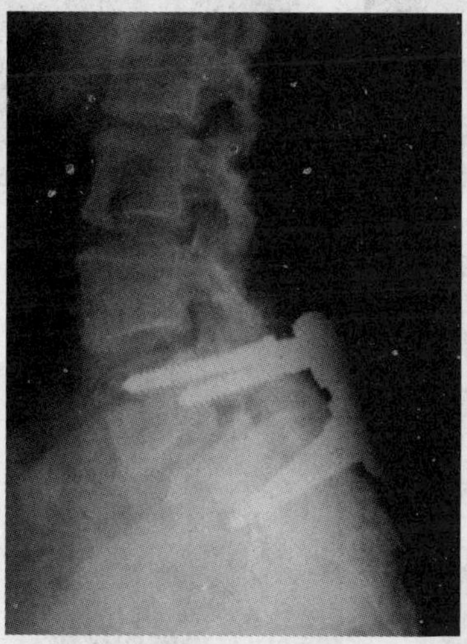

图3 钉置深度不够，腰4滑脱未复位

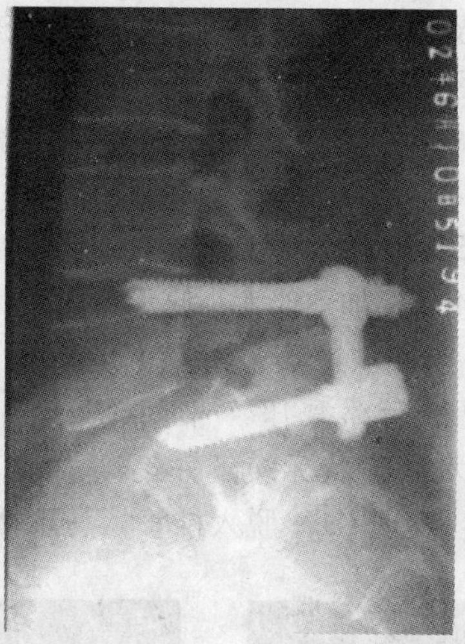

图4 钉置入椎间隙腰滑脱未复位

不合并严重退行性变的正常解剖置钉多无困难，但对于严重退行性变、畸形甚至是二次或多次手术后的解剖结构的辨认，则需要一定的经验。术中应反复比对，尽量显露周围正常的解剖标志，依此来判断正确的椎弓根螺钉进钉点。腰椎副突是椎弓根螺钉进钉点的参考，但对于副突不明显者，可显露横突基底部以帮助判断进钉点。必要时还可先减压，在直视椎弓根位置下再置钉。

2. 充分研究术前影像学资料 术前影像学可以提供很多的信息，应根据 X 线片、CT、MRI 仔细评价椎弓根的粗细、长短、方向和椎体的旋转情况等，从而确定进针点、进针角度、螺钉的直径和长度。腰椎椎弓根的进针点为上关节突外缘的切线与横突水平平分线的交点；S_1 的椎弓根螺钉置入的难度较大，通常选取 S_1 外缘的切线和关节突下缘的切线的交点为 S_1 的进针点，螺钉向中线倾斜，并瞄向骶骨岬，进入软骨下骨。进针的角度应随着椎弓根角度的变化而变化，螺钉的长度则以进入椎体 50% ~80% 为宜，对于 L_5 最常用螺钉的直径为 6.5mm，长度为 45mm。

3. 术中确认 术中要进行透视，加强监测，透视时球管尽量与手术部位垂直，一般而言，标准正位片上，螺钉不应越过椎体中线（棘突），如发现入钉点过于靠内或倾斜角度过大，则应及时调整；彻底减压后，应再次探查椎弓根内壁，如发现螺钉置出椎弓根，则需要重新置入螺钉。手术中根据术者如没有百分之百的把握，又无透视监视情况最准确的方法是：先行减压，将椎弓根位置用神经剥离器清楚上下界，避开神经根，再置入螺钉，然后再作椎间隙的处理。是先置钉或先减压，作者认为要以实际出发，没有本质上的不同，骨科手术程序上有些要遵循，有些则可以变通，术者根据自己手术技术的熟练情况而定，灵活掌握运用。

4. 必要的经验 椎弓根螺钉是脊柱外科基本技术之一，除了扎实的基本功之外，尚需一定的临床经验以免置钉失误。①术中充分暴露入针点，仔细辨认局部解剖结构，选择合适长度及直径的螺钉；②准备椎弓根螺钉通道时宜用手推进，仔细体会有无突破感，避免使用锤击及摇钻；③置钉前探查钉道四壁是否为骨性结构；④对于腰椎滑脱同时合并侧弯及旋转畸形患者应重视并仔细辨认 C 臂机前后位椎弓根图像。

二、内固定断裂及移位

病例 5 患者，女性，53 岁，腰痛伴双下肢间歇性跛行 4 年，加重伴大小便无力 3 个月。术前 X 线片示 L_5 双侧峡部裂，向前 Ⅰ 度滑脱（图 5A ~ D）。行腰椎后路减压 + 椎间 Cage 植骨融合术（PLIF）。术后症状无缓解并逐渐加重，行 CT 及 MRI 检查，发现 Cage 脱入椎管，马尾神经仍受压（图 5E、F、G）。半年后二次手术，术中见 Cage 脱入椎管，周围瘢痕组织粘连，硬膜囊受压。行扩大减压，小心取出融合器，更换大一型号的 Cage，并以椎弓根螺钉固定，锁紧螺钉前两连接棒轻度加压，卡紧融合器并恢复腰椎前凸（图 5H、I）。二次术后 3 个月症状缓解。

病例 6 患者，男性，41 岁，因腰背疼痛伴下肢痛多年而就诊。理疗、针灸、骶管治疗早期有效，后期效果不佳。体格检查：腰背僵硬，散在压痛，右下肢直腿抬高试验及加强试验阳性，双侧足背伸肌力对称，右跟腱反射未引出。影像学检查：

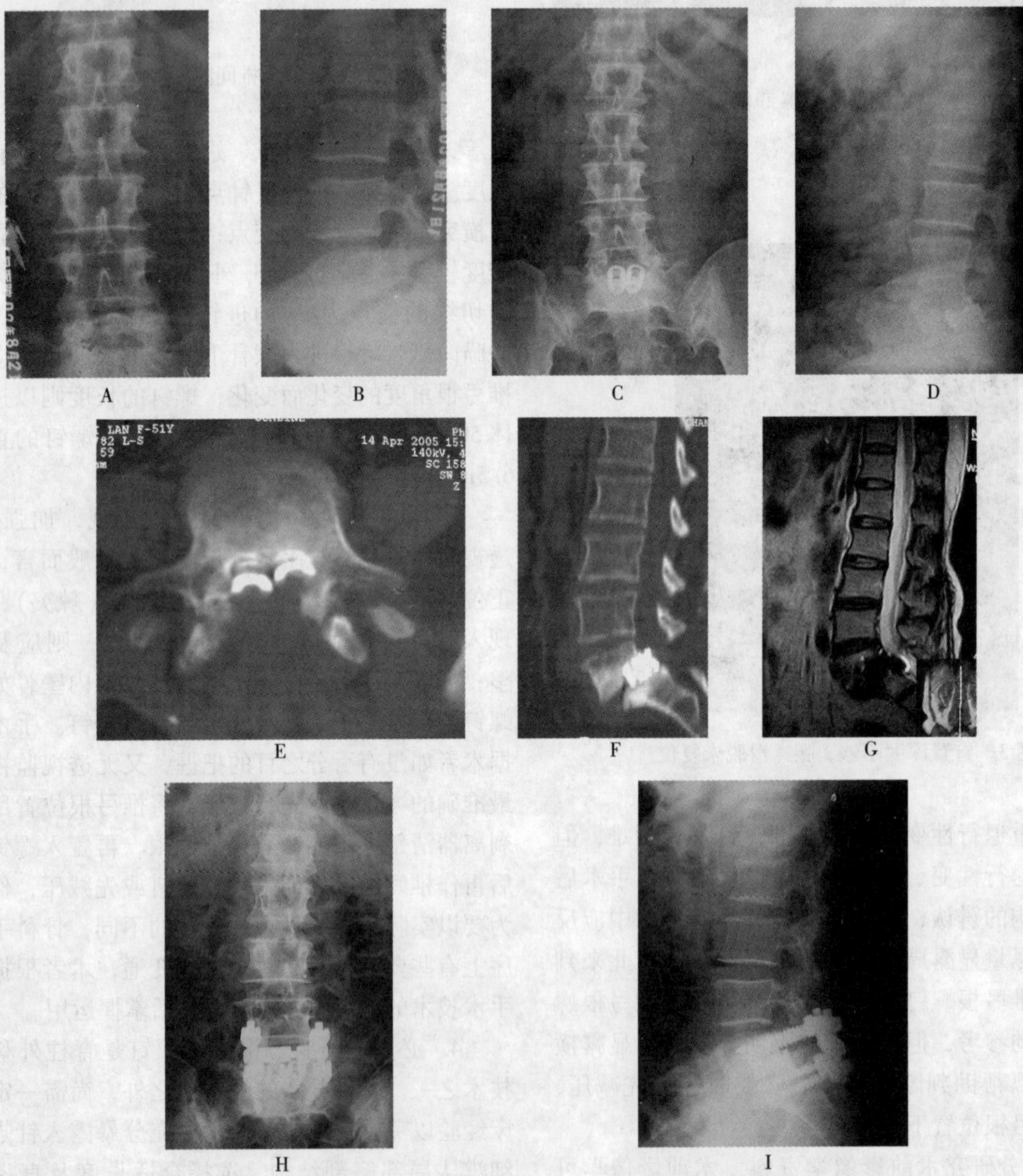

图 5 A、B：第一次术前正侧位 X 线片；C、D：第一次术后正侧位 X 线片；E、F：第一次术后 CT 横断面及三维重建片；G：第一次术后 MRI 矢状位 T1 加权像；H、I：第二次术后正侧位 X 线片

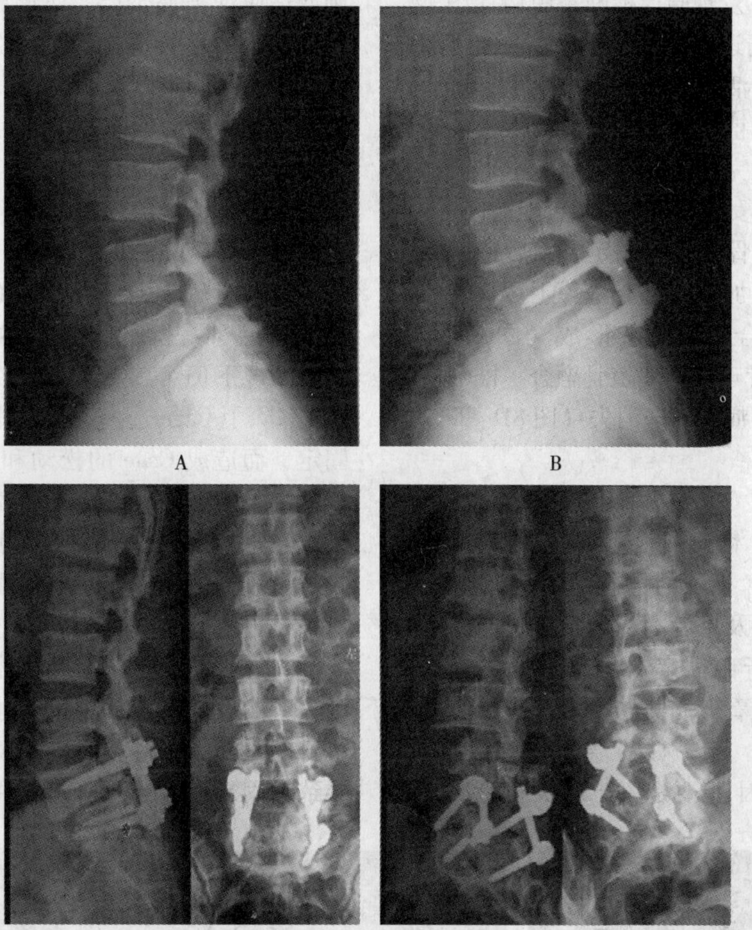
A B C D

图6 A：术前侧位片；B：第一次术后侧位片；C、D：第一次术后3年侧位、正位及斜位片

显示双侧 L_5 椎弓崩裂伴 L_5 Ⅱ度滑脱（图6A）。第一次手术行 L_5S_1 椎弓根螺钉提拉复位，双侧神经根管开窗减压，椎间盘切除，椎板间及关节突间植骨融合。术后影像学证实 L_5S_1 滑脱已纠正至接近正常（图6B）。术后症状得以缓解。该患者酷爱体育活动，运动量较大，术后3年患者又感腰痛，非手术治疗有所缓解，但症状反复发作。复查X线片提示一枚固定在 S_1 椎弓根螺钉已断裂，滑脱又恢复到术前状态（图6C、D）。再次行后路断钉取出，椎体间植骨融合，椎弓根螺钉固定术。

病例7 患者，女性，54岁，5年前曾因 L_5 滑脱行后路植骨哈氏棒固定，术后4年出现腰背部不

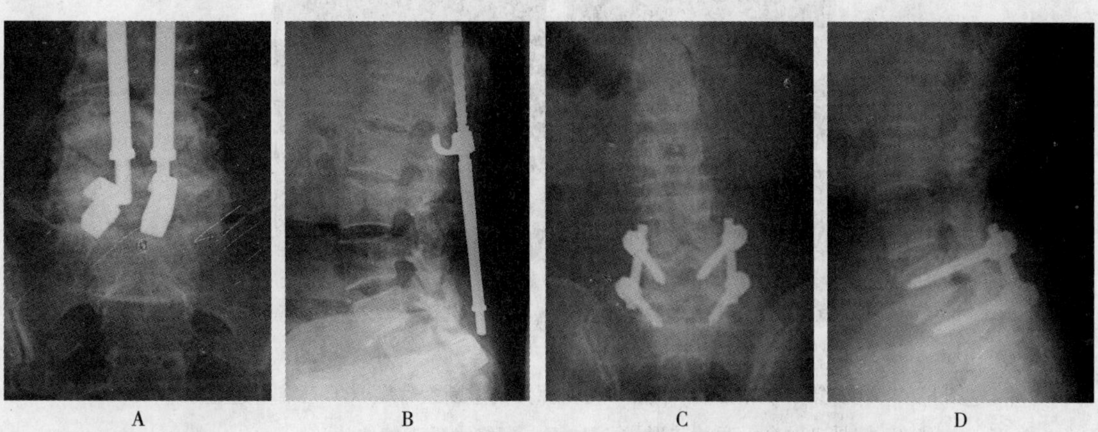
A B C D

图7 A、B：首次术后4年正侧位片；C、D：第二次手术术后正侧位片

适、疼痛，摄 X 线片发现哈氏棒断裂脱钩（图 7A、B），此后腰背部疼痛逐渐加重，并可触及腰背部皮肤隆起，影响患者生活及睡眠。再次手术，行后路取出哈氏棒、横突间植骨融合、短节段椎弓根螺钉内固定术，术后症状完全消失（图 7C、D）。

病例 8 患者，女性，66 岁，18 年前因 L_5 滑脱行后路"H"形植骨 + 钢丝固定，术后持续性腰痛。半年前腰痛症状加重，复查 X 线片及 CT 示钢丝断裂，植骨未融合，假关节形成（图 8A、B、C）。二次手术取髂骨于横突间植骨融合 + 椎弓根螺钉内固定，术后腰痛症状随即消失（图 8D、E）。

【原因分析】

腰椎滑脱内固定术后内固定物失败的表现和原因有多种，包括手术指证的选择、治疗原则的把握、手术操作技巧以及患者本身的身体状况和手术后康复不当等，由于内固定本身及医疗技术的缺陷，也可能使得既往看似完美的手术，在目前呈现出其缺陷。

1. 治疗相关原因 主要是由于对疾病的治疗原则或适应证把握不严，而形成的治疗方案不完善。腰椎滑脱治疗的原则应包括必要的减压，必要的复位，足够的固定以及可靠的植骨融合等。椎体间植骨融合就生物力学而言，最为理想；但必须提供植骨融合所需的稳定性。以融合器行 PLIF 手术尽管植骨可靠，但是由于其在手术过程中往往需要去除大部甚至是全部的小关节突，这一过程本身对腰椎的稳定性有较大的破坏，因而对于腰椎滑脱而言，行 PLIF 手术，除了选择合适规格的 Cage 之外，大多数情况下仍然需要辅助椎弓根螺钉内固定。病例 1 中，除了 Cage 选择太小之外，没有附加足够的内固定，而造成 Cage 的松动和滑移。病例 4 中则仅仅使用了椎弓根螺钉，而且对滑脱椎体施行了较为"完美"的复位，由于椎体间缺乏有效的支撑以及缺乏可靠的植骨，椎体向前滑移的力量集中与于椎弓根螺钉上，因而出现断钉。

2. 内固定物失败 包括椎弓根螺钉断裂、松动、弯曲及连接杆断裂等。内固定断裂除了与产品本身的设计、材料有关外，术中及术后并发症也是导致内固定失效的一个重要原因，甚至可能导致神

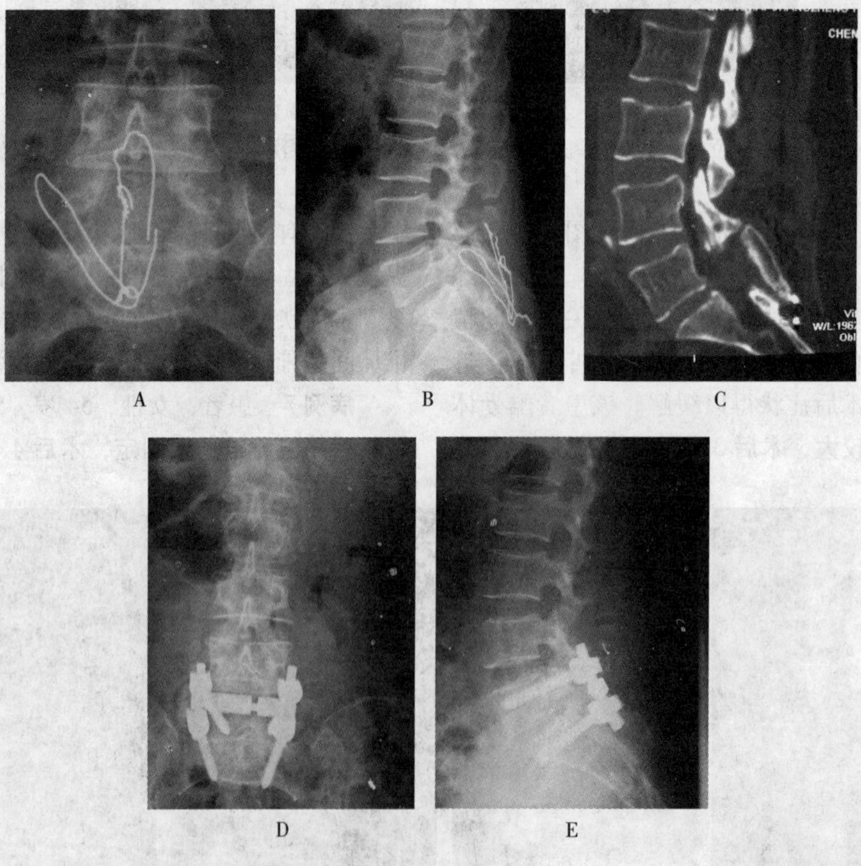

图 8 A，B：第一次术后 18 年摄片发现棘突钢丝断裂；C：CT 三维重建显示 L_5，S_1 植骨未融合，假关节形成；D、E：翻修术后正侧位片

经功能恶化。术中由于椎弓根螺钉位置偏内或偏外，导致椎弓根一侧或两侧皮质破裂，如此则大大降低了椎弓根螺钉的强度，容易导致内固定失败；另外在安装连接杆时用力不当，也可导致内侧皮质劈裂降低螺钉的固定强度。腰椎滑脱行后路椎体间融合时，由于Cage植入不够深，或Cage太小，术后搬动体位时脱出，亦可造成马尾及神经功能症状加重。病例1中行椎体间Cage植骨融合后，Cage脱出，再次压迫马尾神经及神经根，其原因与Cage的选择不当有关。

3. 内固定材料本身的缺陷　20世纪50～60年代哈氏棒问世，以及70年代椎弓根螺钉应用于脊柱外科后，在器械和技术上对腰椎滑脱症的手术复位和固定提供了可行性。随着脊柱内固定器械的发展，出现了RF、Steffee、Dick、Roy－Camelle、Zielke、CD以及SOCON等内固定系统，近年又相继出现了不少新设计的内固定器械。有研究对12种椎弓根螺钉脊柱内固定器械进行的生物力学测定证实钉－棒结构的刚度、抗屈伸强度、抗疲劳强度均高于螺钉－钢板结构，也明显优于椎板系统和钢丝等。由于内固定选择不当或者由于当时、当地医疗水平和条件的限制，可能使得在当时或当地看似完美的手术其实也存在一定的不足。病例5和病例6第一次手术都是在脊柱内固定器械还不发达的早期，当时对于腰椎滑脱选择长节段哈氏棒或棘突钢丝固定也无可厚非，但随着医疗技术的发展，以目前的治疗观念来看，这样的选择就显得不够理想了。

【防治措施】

1. 适度复位滑脱椎体　滑脱椎体的复位，可恢复腰骶部的解剖序列和腰骶角，大大减少上一椎体在下一椎体上的滑移剪力，重建了腰骶部的力学稳定性。从而避免假关节形成或滑脱继续加重。但对于严重滑脱的椎体是否应完全复位尚有争议。完全复位后一方面可由于神经根的牵拉使得部分患者出现神经症状；另一方面，单纯椎弓根螺钉固定系统，由于在复位后承受更大的应力，在植骨未发生牢固融合之前，有可能造成内固定的断裂。因而提倡适度的复位，但何为“适度的复位?”各学者经验不一。我们的经验是：尽量利用椎节本身韧带及椎间纤维环的张力结构来进行复位，以及椎间融合器在撑开的过程中，随着纤维环张力的增加，可使滑移的椎体部分复位；另外如果使用椎弓根螺钉进行提拉复位，应在提拉螺钉具有一定张力的时候，及时停止继续提拉。病例4中，单纯使用椎弓根螺钉提拉复位并维持固定，不能有效阻止上一椎体的前移倾向，因而进行适度的复位甚至原位融合即可，或者联合使用椎体间植骨融合或使用包括L4在内的长节段固定。

2. 正确使用内固定　腰椎滑脱的治疗既不能盲目过多使用内固定，以免加重患者负担，但亦不可违反治疗原则，想当然的随意减少内固定的使用，使得医患双方陷入再次手术的境地。就腰椎滑脱而言，目前最为理想的方案应该是椎体间融合结合椎弓根螺钉固定——即所谓的360°融合术，尤其是拟对滑脱椎体进行完全复位者，应特别重视内固定的强度问题。椎体间融合术可采用自体骨，也可使用椎间融合器；可行前路手术，也可行后路手术。常用方案包括：

（1）ALIF＋前路钢板固定　对于不伴有神经症状者，可选用单纯经腹膜外椎体前外侧入路，椎体间融合及椎体钢板固定术，其优点是骨接触面大，固定牢靠，对神经无骚扰，对Ⅰ～Ⅱ度的滑脱复位效果较满意（图9）。

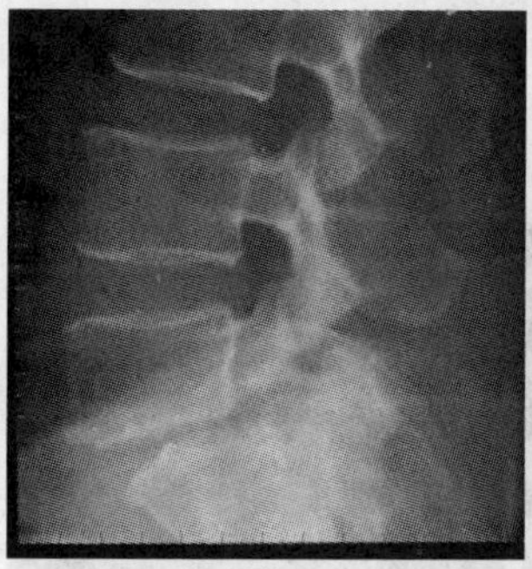
A

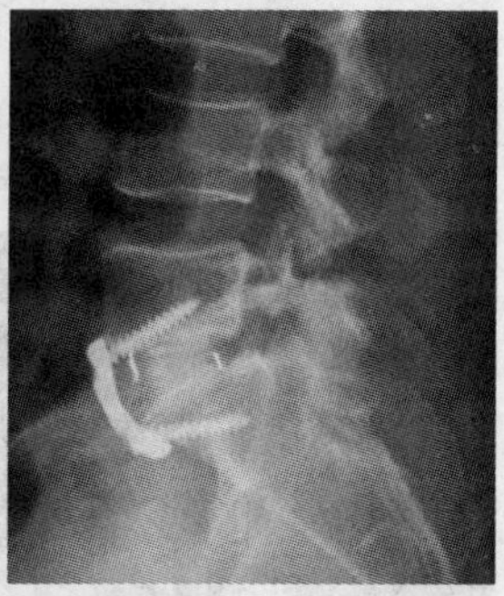
B

图9　腰5椎弓根崩裂伴L_5～S_1 Ⅰ度滑脱（A），行前路L_5S_1 Cage融合及前路椎体钢板固定（B）

（2）ALIF＋椎弓根螺钉固定　应用椎弓根螺钉技术行滑脱椎体提拉复位，再行双侧神经根管减压，充分游离神经根。在行前路手术切除该平面椎间盘髓核组织，并用椎间盘刨刀和刮刀修整椎间盘内植骨床，将内置骨松质颗粒的椎间融合器植入、嵌紧（图10）。ALIF＋椎弓根螺钉固定也可使用髂骨块植入（图11）。

（3）PLIF＋椎弓根螺钉固定　即在后路减压复

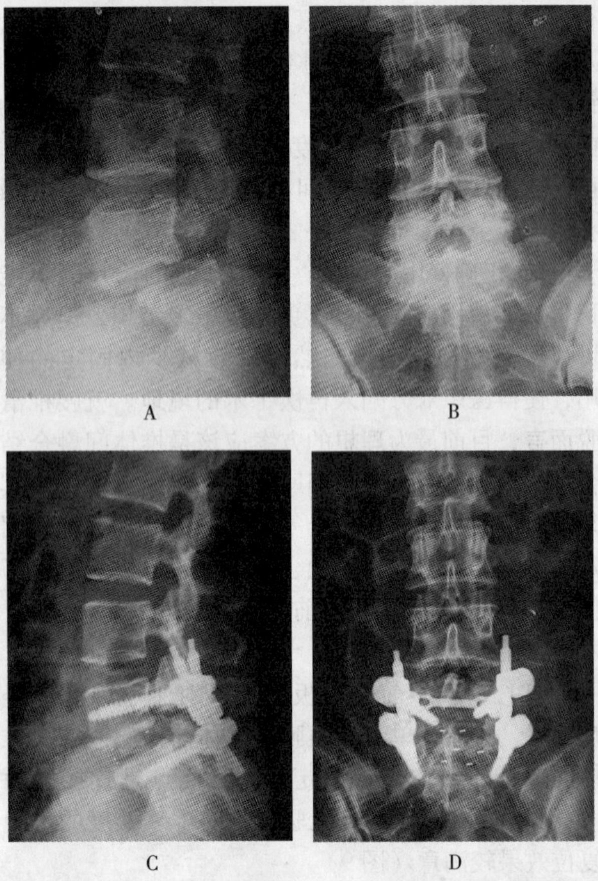

图10 L_5 椎弓根崩裂合并 $L_5 \sim S_1$ 滑脱Ⅱ度（A、B），后路提拉复位后再行前路椎体间融合（C、D）

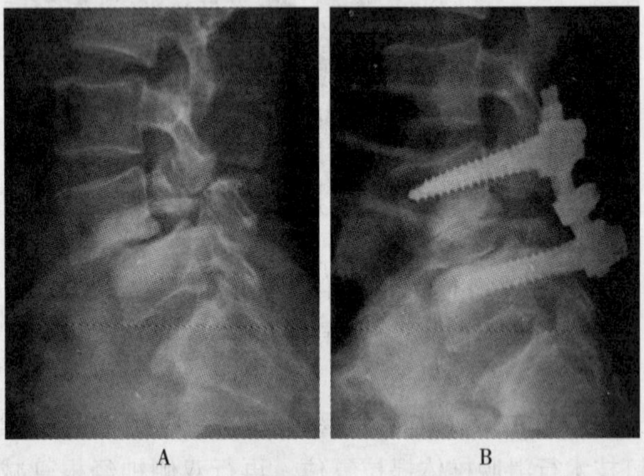

图11 L_4 椎弓根崩裂伴 $L_{4\sim5}$ Ⅱ度滑脱（A），后路椎弓根螺钉提拉复位后，经前路腹膜外入路，$L_{4\sim5}$ 大块髂骨植骨融合（B）

位、椎弓根螺钉固定的同时，将双侧的神经根及硬膜囊分别牵拉向内侧，经后路椎体间前后向植入Cage，一般均为两枚（图12）。

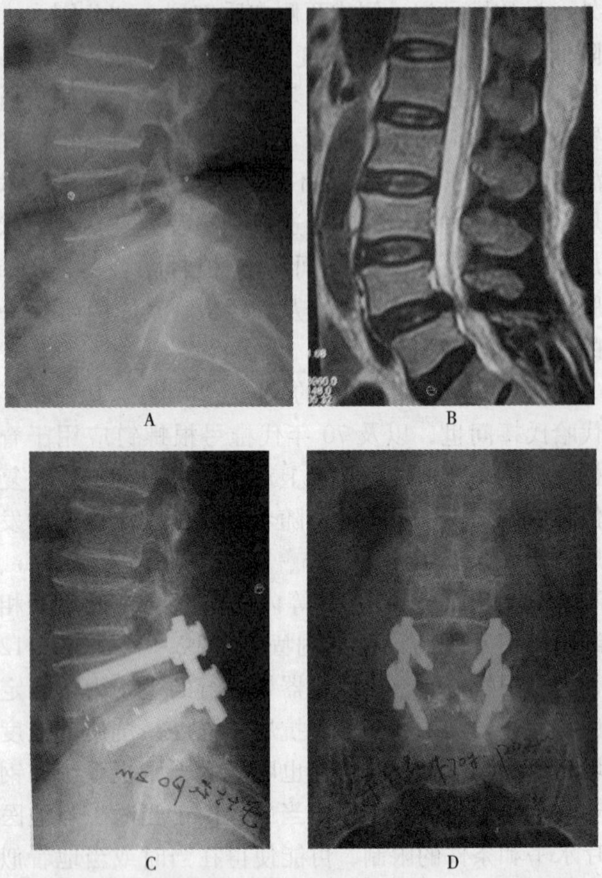

图12 L_4/L_5 退变性滑脱（A、B），行后路椎弓根螺钉复位固定，椎体间融合术（PLIF）（C、D）

（4）TLIF＋椎弓根螺钉固定　在腰椎管减压及椎弓根螺钉提拉复位的基础上，经过单侧椎间孔入路，斜向植入单枚的Cage，达到椎体间融合的目的，该方法较之传统的PLIF手术具有损伤小，费用低的优点，但仅适用于患者仅有单侧神经根症状，仅需行单侧减压者。

3. 翻修手术要点　由于内固定失败所导致的翻修手术往往比较困难，除了充足的术前准备之外，手术时还应注意遵循一定的原则：

（1）原钉道的处理　断钉应尽量予以取出，但骶骨的螺钉如断钉过深，不易取出时，亦可不予取出，以免使钉道松弛，难以起到固定作用，而骶骨螺钉的钉道选择范围较大，在原钉道的周围再次钻入螺钉是可行的。

（2）翻修螺钉的选择　椎弓根螺钉断裂、松动患者再次手术时去除原固定物后，宜选用长度及直径均较原固定螺钉至少增加5mm的新椎弓根螺钉，椎弓根原通道通过填塞碎骨块及自固化羟基磷灰石进行预处理，以提高螺钉的骨界面把持能力。

（3）Cage 的处理 Cage 的取出十分困难，即使未获牢固骨性融合，其增生的纤维、瘢痕组织仍然坚韧。应充分松解 Cage 周围组织后方能将其完整取出。术者需具备丰富的脊柱外科临床经验，并应充分暴露术野，保持操作视野的清晰，同时要备有精巧而耐用的手术器械。

（4）植骨方式 尽量选用椎体间植骨，以提高支撑强度及植骨融合率。

三、植骨不融合

病例 9 患者，女性，50 岁，因“腰椎滑脱症术后腰背部酸痛 10 年，加重伴间歇性跛性 4 年”而入院。于 10 年前无明显原因出现腰背部酸痛，在当地医院拍片示 $L_{3/4}$、$L_{4/5}$ 滑脱，予以后路减压，自体髂骨植骨融合，国产 Steffee 钢板螺钉内固定术。术后 1 年取出内固定，腰背部酸痛症状有所缓解。近 4 年来，腰背部酸痛逐渐加重，并出现间歇性跛行，X 线腰椎摄线示 $L_{3/4}$、$L_{4/5}$ 滑脱明显加重，腰椎呈后凸畸形，因而再次入院行翻修手术。术中见右 L_4 椎弓根破裂。予以重新减压，暴露椎弓根，解除神经根压迫，L_3 ~ S_1 椎弓根螺钉固定，基本恢复腰椎力线，减压后大量骨粒植于双侧横突间（图 13）。

病例 10 患者，男性，68 岁，8 年前因腰腿痛在当地医院行 X 线片及 CT 检查后发现 L_4 滑脱伴双侧椎弓断裂。在连续硬膜外麻醉下行腰椎后路复位棘突钢丝固定加椎板及横突间植骨融合术，术后腰腿痛症状缓解。近两年又发下腰部及右下肢疼痛，复查 X 线片发现固定棘突钢丝断裂，椎板及横突间植骨处假关节形成，L_4 滑脱程度加重，再次在全麻下行腰后路复位椎弓根钉螺钉固定 + 前路经腹膜外

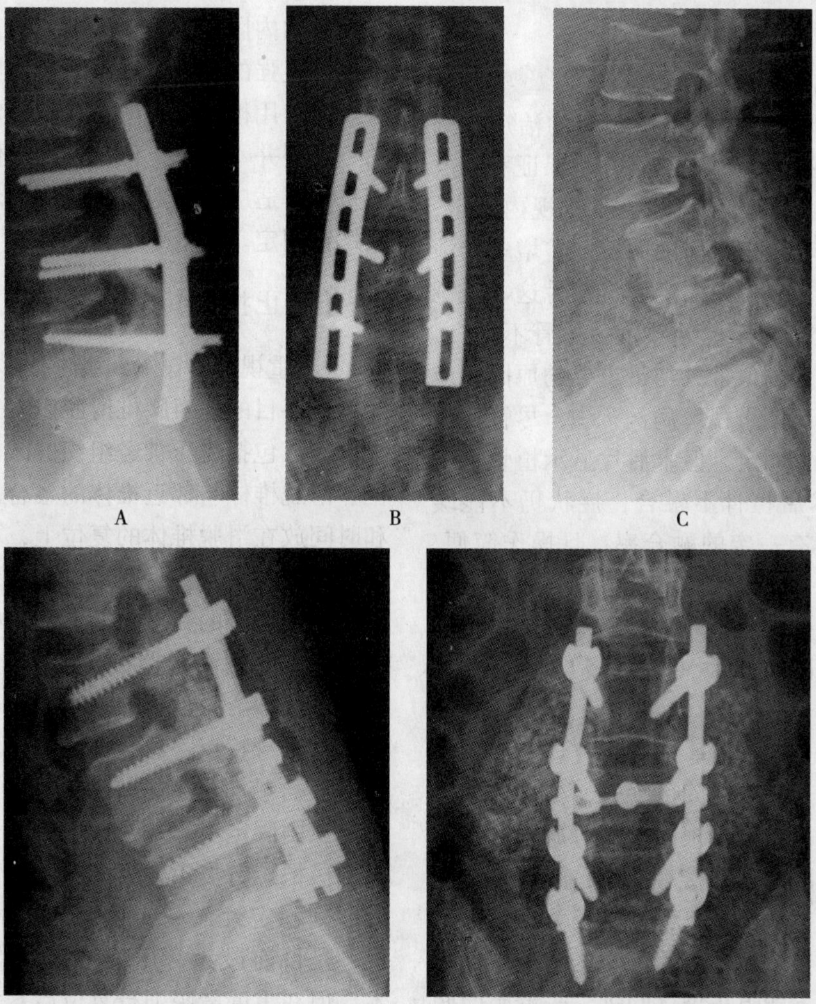

图 13 第一次术后正位及侧位片（A、B）；第二次手术取出内固定后侧位片（C）；第三次手术行长节段椎弓根螺钉固定，横突间植骨融合术（D、E）

椎体间植骨融合术，术后患者腰腿症状消失，X 线片显示滑脱椎体复位良好，术后 6 个月门诊随访发现前路椎体间植骨牢固融合（图 14）。

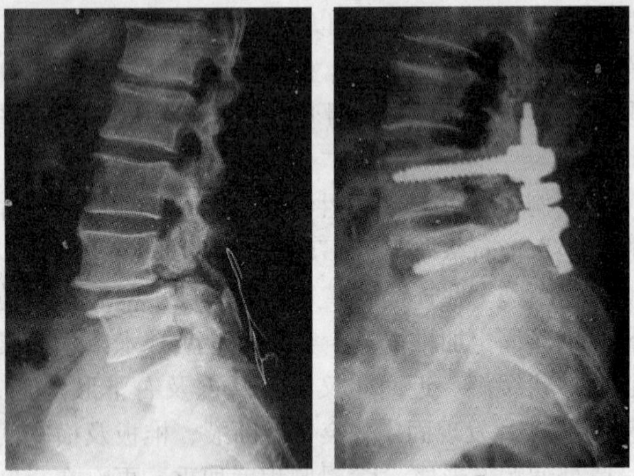

A　　　　B

图 14　第二次术前侧位片（A）；翻修术后侧位片（B）

【原因分析】

1. 未充分重视融合　腰椎滑脱症的治疗原则上面已提及，其中确实而牢固的融合是保证手术成功的关键。但在实际操作中，往往只重视内固定，而忽略了植骨，尤其是在目前内固定日益增多的情况下。切不可只重视复位内固定而将植骨这一关键步骤草草了事，这是临床上导致术后植骨不融合，滑脱矫正度重新丢失的最常见与最重要的原因，应引起广大骨科医师高度重视。病例 7 中，尽管使用了多节段椎弓根螺钉固定，但术后片显示植骨很不充分，因而患者术后植骨不融合，症状仍不能缓解。横突间植骨具有一定的融合率，且操作简便，但植骨必须可靠：一方面植骨床准备要充分，另一方面，植骨量应充分。没有充分显露横突，仅将不多的骨粒填塞于肌肉之间，是不能达到融合的目的的。

2. 植骨融合方式欠合理　腰椎融合的方法很多，一般包括椎板及关节突间的融合，横突间的融合，椎体间的融合以及椎弓根间的植骨融合。横突间和椎弓根的植骨融合因其接触面小，故而融合率较低。在椎弓根完整的情况下，椎板及关节突的融合是简单而有效的，但在椎弓根崩裂的情况下，单纯后结构的融合并不能阻止椎体间进一步滑脱的倾向，容易导致手术失败。病例 8 中，由于当时医疗条件的限制，选择的是棘突间植骨、钢丝固定，一方面固定不确实，另一方面，棘突间植骨块未完全融合，因而导致再次手术。目前比较为大多数临床医师所接受的是椎体间的有效植骨。常用的方法为前入路经腹膜外椎体间大块髂骨植骨，后入路双侧椎体间融合器（Cage）融合植骨，也有临床医师把髂骨块修成块柱状嵌入椎体间融合。前入路经腹膜外椎体间植骨可获得较大的植骨面积，融合率高，但该术式不能对神经根进行有效减压，有一定的局限性，而且腹膜外椎体前入路并非为大多数临床医师所熟悉；后路椎体间 Cage 融合或块柱状髂骨融合虽然骨接触面积相对前入路手术偏小，然而临床报道都能达到有效融合，该术式对手术器械要求较高，对神经根有一定程度的骚扰，但只要细心操作，手术还是方便和安全的，目前应用较为广泛。

3. 固定不可靠　腰椎滑脱后路植骨方式包括椎板棘突间植骨，侧后方横突间植骨以及椎间植骨，既往采用前两种植骨方式由于植骨不确切或缺乏可靠的内固定方式，失败率较高，例 8 中钢丝不能提供坚强的固定，导致融合失败，最终钢丝也断裂。而采用椎间植骨融合及内固定者出现内固定松动、断裂并不多见。但单纯的椎体间植骨融合术应慎重选择适应证，对于滑脱明显者，应辅助以椎弓根螺钉固定。

【防止措施】

1. 重视植骨融合　滑脱椎体的融合是手术治疗的最终目的，对腰椎滑脱患者来说，一个理想的手术应该包括受压神经组织的减压、滑脱椎体的复位、滑脱椎体与邻近椎体的融合。术者与其把精力和时间放在滑脱椎体的复位上，不如集中精力保证滑脱椎体的融合。目前市场上有多种滑脱复位固定器械，在繁多的新产品面前，应根据患者实际情况选择所需要的固定器械，而不宜盲目追求新技术，忽略了腰椎滑脱治疗的基本原则。每种内固定器械都有其自身特点，适合不同的患者。单节段内固定钩钉适合峡部不连的轻度滑脱，操作简单，创伤小，虽内固定不够坚强，但有利于植骨融合。短节段椎弓根螺钉技术在大多数情况下能提供足够的术后即刻稳定性，又能尽可能小的牺牲腰椎运动节段，是目前最为常用的治疗腰椎滑脱的内固定技术，但在重度滑脱强行复位后，尤其是在没有椎体间支撑的前提下，术后滑脱椎体的前移倾向，可能导致复位的丢失甚至内固定的松动和断裂。椎间融合器因有恢复椎间高度的作用，适合腰椎滑脱的患者；但植入椎间融合器后，对脊柱后方稳定结构的破坏也较大，易损伤神经根等，故而操作时应格外小心。

2. 充分做好植骨融合 前路或后路椎体间植骨融合，或加侧后方横突间植骨融合术，其治疗机制是降低受累脊柱节段的运动，从而达到缓解疼痛、维持脊柱排列，以减少继发性脊柱小关节、韧带及肌肉活动的目的。植骨的主要来源是术中切除的棘突、椎板和关节突，也可利用同一腰后正中切口，显露一侧的髂骨嵴部分，刮取适量骨泥。横突间植骨融合术已有多年随访的经验，证明其融合率为75% -90%，是一种可靠的植骨融合方式。目前主张采用的椎体间植骨，因为椎体和椎间盘承受腰椎的大部分载荷，故椎体间植骨使腰椎的稳定性更佳；并且椎体间接触面积大，提供了较为理想的植骨床；还可恢复椎间隙高度，扩大椎间孔，因而有利于神经根减压。也有学者主张椎体间植骨与侧后方横突间植骨同时进行。应用椎间植骨融合器或钛钢螺纹融合器可增大和维持椎间隙和椎间孔高度，有利于植骨的融合。根据 Dennis 三柱理论，椎间融合技术最符合生理要求，稳定性好，融合率高，但该手术技术的应用随访时间较短，手术并发症较多，对手术操作要求也相当高。总之，需仔细处理植骨床、充分植骨，以获得确实的融合

3. 合理应用内固定 由于内固定的松动，断裂或椎弓根钉道过大，骨质疏松等原因，可引起复位腰椎再次滑脱，给再次手术带来困难。因而合理可靠的内固定是保证植骨融合的一个重要手段。目前认为，腰椎滑脱中椎体间支撑植骨附加必要的后路或前路内固定是腰椎滑脱治疗的有效手段。

（陈德玉 王新伟 徐建广 侯铁胜 朱海波 王仁中）

参 考 文 献

1. 邹德威，海涌，马华松，等. 重度脊柱滑脱的治疗. 中华骨科杂志，1998，32（8）：259 -262.
2. Chopin D . Surgical management of spodylolisthesis. J Bone Joint Surg，1997，79B（Suppl）：91 -96.
3. 邵水霖，海涌，邹德威，等. RF - II 系统治疗腰椎滑脱的远期疗效. 中国脊柱脊髓杂志，2002，12（3）：174 -176.
4. Esses SI，Schs BL，Dreyzin V. Complications associated with the technique of pedicle screw fixation：a selected survey of ABS members. Spine，1993，18（15）：2231 -2238.
5. Polly DW，Orchowski JR，Ellenbogen RG. Revision pedicle screws. Bigger，Longer shims - what is best? Spine，1998，23：1374 -1379.
6. Nork SE，Hu SS，Workman KL，et al. Patient outcomes after decompression and instrumented posterior spinal fusion for degeneration spondylolisthesis. Spine，1999，24（6）：561 -569.
7. Di Lorenzo N，Conti R，Romodi S. Retrieval of broken pedicle screws by "friction" technique. Technique note. J Neurosurg Spine，2000，92：114 -116.
8. Madan S，Boeree NR. Outcome of posterior lumbar interbody fusion for spodylolytic spodylolisthesis. Spine，2002，27（14）：1536 -1542.
9. 侯树勋. 正确掌握腰椎滑脱的治疗原则. 中国脊柱脊髓杂志，1999，9（4）：183.
10. Aebi M，Thalgott JB，Webb JK. AO ASIF. 脊柱内固定. 北京：人民卫生出版社，2000. 2 -9.

50. 脊柱脊髓疾病的诊断失误与预防

两种脊柱脊髓疾病同时存在，其中有一种主要的症状相同或相似，有的不仅是一种症状相同或相似，而且影像学表现也极相似，临床上有时容易漏诊和误诊。双下肢疼痛无力是临床常见症状，可以由一种或两种疾病甚至是多种疾病同时引起。其中有的是骨科疾病引起的，有的是内科疾病；有的是脊柱疾病，有的是脊髓疾病；有的需手术治疗，有的需药物治疗。有时由于疏忽仅做出一种疾病诊断与治疗，而忽略了另一种疾病的存在，出现误诊和误治。由于未对引起症状疾病做出正确诊断，并针对原因进行正确处理，虽然经过手术等治疗，但是往往达不到预期效果。

【病例介绍】

病例1 腰椎滑脱合并胸椎管狭窄的诊断失误

患者，女性，56岁，因腰痛伴双下肢疼痛无力半年，加重1个月入院。检查腰、骶部压痛，双下肢痛觉无异常，无肌萎缩，肌力5级，膝踝反射可引出。腰椎X线片、CT片示第4腰椎前滑脱（图1），临床诊断：第4腰椎前滑脱、腰椎管狭窄症。在硬膜外麻醉下行腰椎管减压椎弓根螺钉固定植骨术（图2）。术后切口愈合，摄腰椎X线片显示腰椎滑脱已复位，椎弓根螺钉位置正常，椎间及后外侧植骨良好。术后半年腰痛伴双下肢疼痛好转。半年后双下肢无力逐渐加重，至术后一年半时出现行走困难，双下肢无力，曾出现行走中跌倒现象。疑有手术失误，在当地多次摄腰椎X线片，腰椎CT检查（图3~5），见椎弓根螺钉、植骨位置正常，植骨已融合，腰椎稳定，无椎管狭窄征象。曾怀疑膝关节不稳，摄CT等检查也未见异改变。后又来院复查检查发现双下肢肌力3级，肌张力高，行腰椎X线片CT扫描，见腰椎滑脱已复位，螺钉位置正常椎间及后外侧植骨良好愈合良好，因椎体已融合，为进一步行MRI检查确定病因，决定取出金属螺钉。取出金属螺钉后（图6），行脊柱MRI检查，发现腰椎椎管减压充分（图7），但上胸段后纵韧带骨化并有黄韧带钙化（图8），存在严重的胸椎管狭窄症，最终做出胸椎管狭症的诊断。后行胸椎管减压术，术后症状逐渐好转，可自步行。

病例2 胸椎管狭窄症合并脊髓变性性疾病的诊断失误

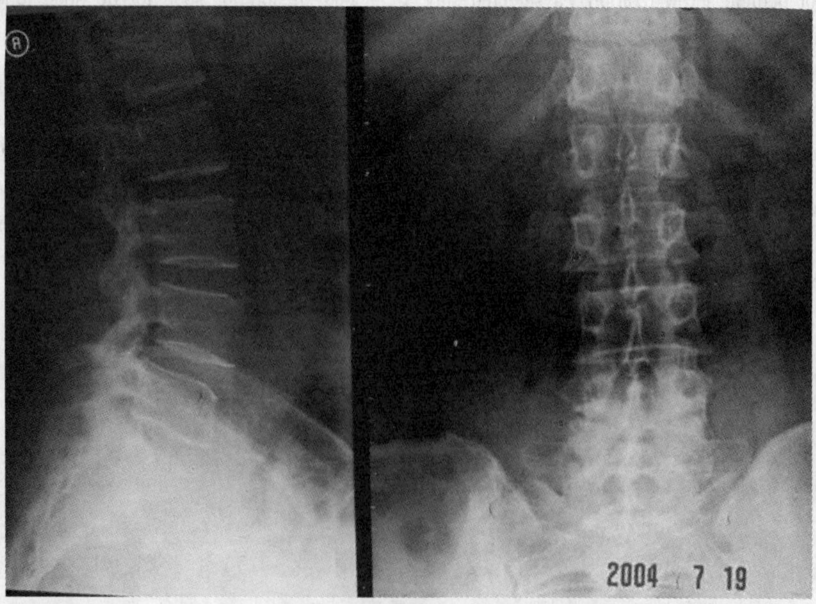

图1 术前X线片，腰4椎体前滑脱

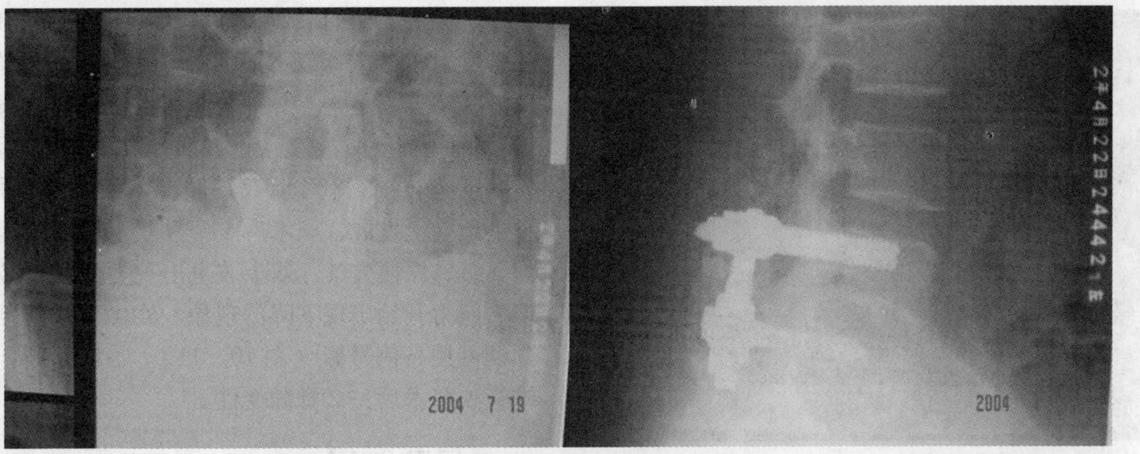

图2　第1次手术，减压植骨椎弓根螺钉固定

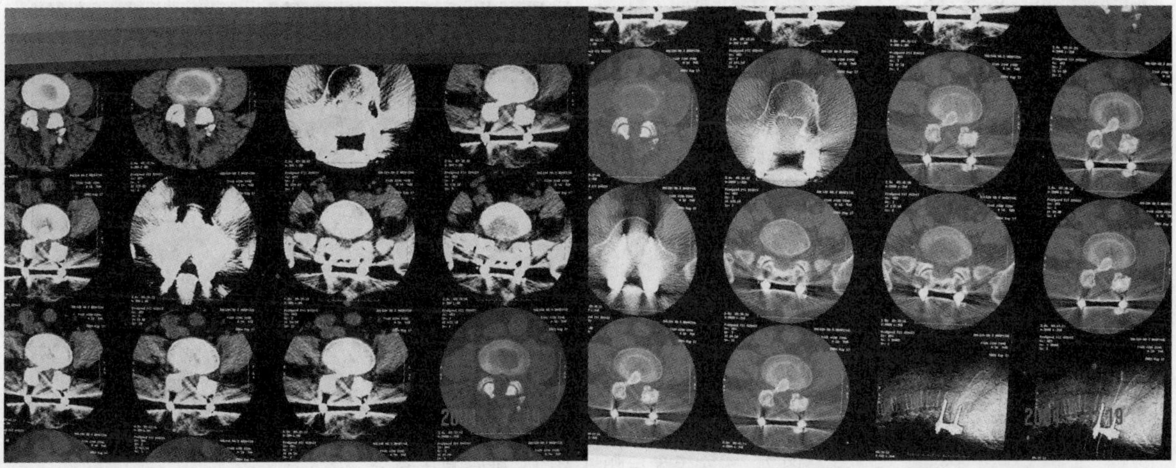

图3　术后1.5年CT，减压充分椎弓根螺钉位置正确

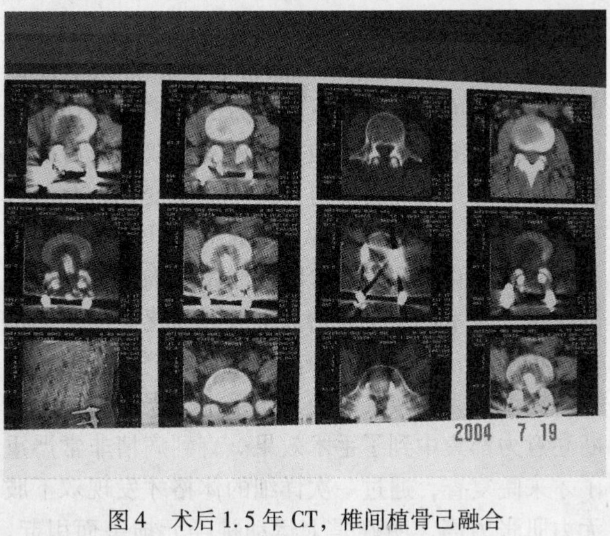

图4　术后1.5年CT，椎间植骨己融合

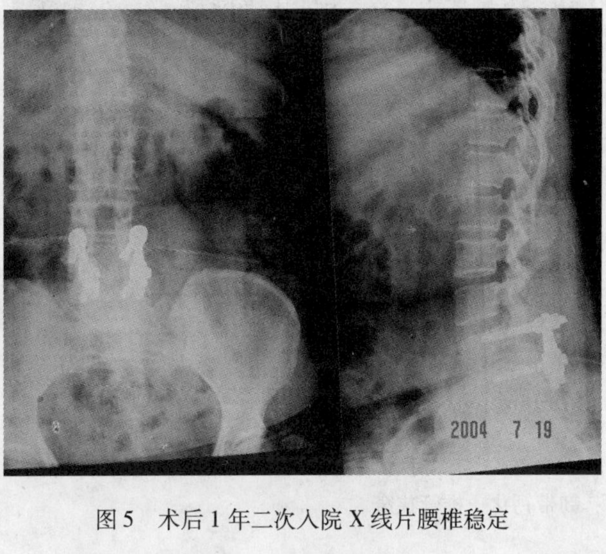

图5　术后1年二次入院X线片腰椎稳定

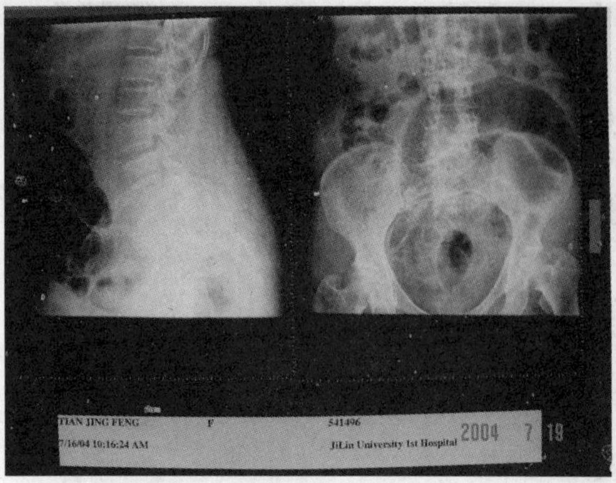

图6　术后1年二次入院取出椎弓根螺钉后

患者，男性，76岁，双下肢疼痛1个月，双下肢麻木无力3个月，检查下腹及双下肢痛觉减退，膝腱反射较活跃，双下肢肌力3级。MRI示胸11、12椎管狭窄症，相应水平脊髓水肿高信号（图9）。诊断：胸椎管狭窄症。行胸椎管减压术，术后症状曾一度好转，3个月后双下肢麻木无力症状加重，且逐渐向上发展，至术后5个月双下肢痛觉消失肌力0级，尿便失禁。双上肢也出现类似双下肢早期疼痛肌力开始出现下降的现象。MRI检查胸腰段和颈椎可见高信号影（图10、11）。临床诊断：①胸椎管狭窄术后；②脊髓变性。

【原因分析】

1. 病例1　上胸段后纵韧带骨化黄韧带钙化MRI、CT资料，表明第一次住院时胸椎管狭窄症就已存在，其症状双下肢无力与腰椎前滑脱、腰椎管狭窄症的症状重叠在一起。摄腰椎X线片发现第4腰椎前滑脱，就满足腰椎前滑脱腰椎管狭窄症诊断。而未就可能形成双下肢无力的众多疾病作鉴别诊断，未作细致的体格检查，未发现双下肢可能存在的肌张力升高和腱反射亢进的细微变化，及进行必要的胸椎MRI检查，从而未能在做出第4腰椎前滑脱、腰椎管狭窄症的诊断同时做出胸椎管狭窄症的诊断。当术后半年开始双下肢无力逐渐加重，出现行走困难，行走中不稳出现多次跌倒现象时，还一直错误认为是腰椎滑脱乃至手术失误而引起，诊断注意力都集中到了手术效果。直到病情非常严重了才来院复查，通过一次详细的体格才发现双下肢无力肌张力高，明确是上运动神经元损害而引起。

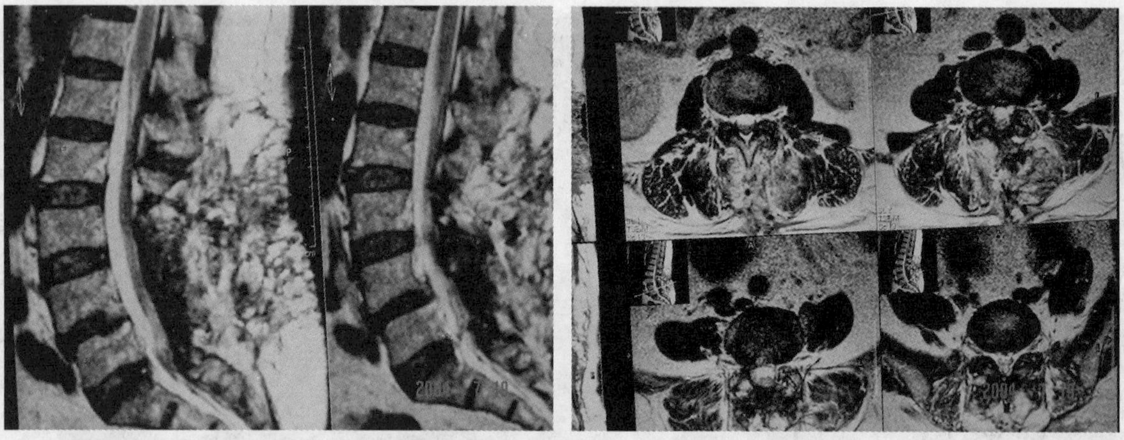

图7　二次手术后腰椎MRI，椎管减压充分

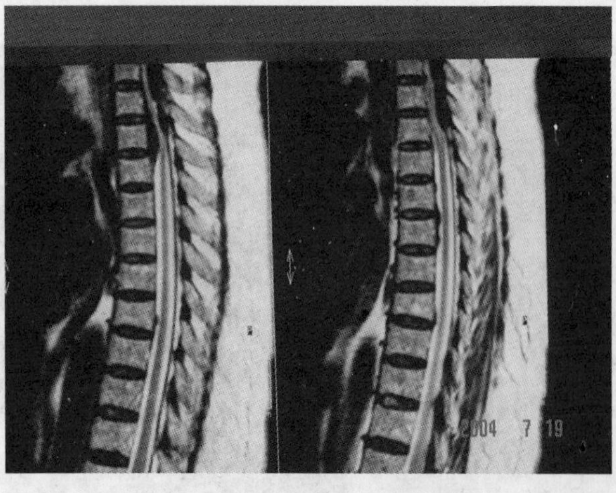

图8　二次手术后胸椎MRI，后纵韧带骨化并有黄韧带钙化，椎管狭窄

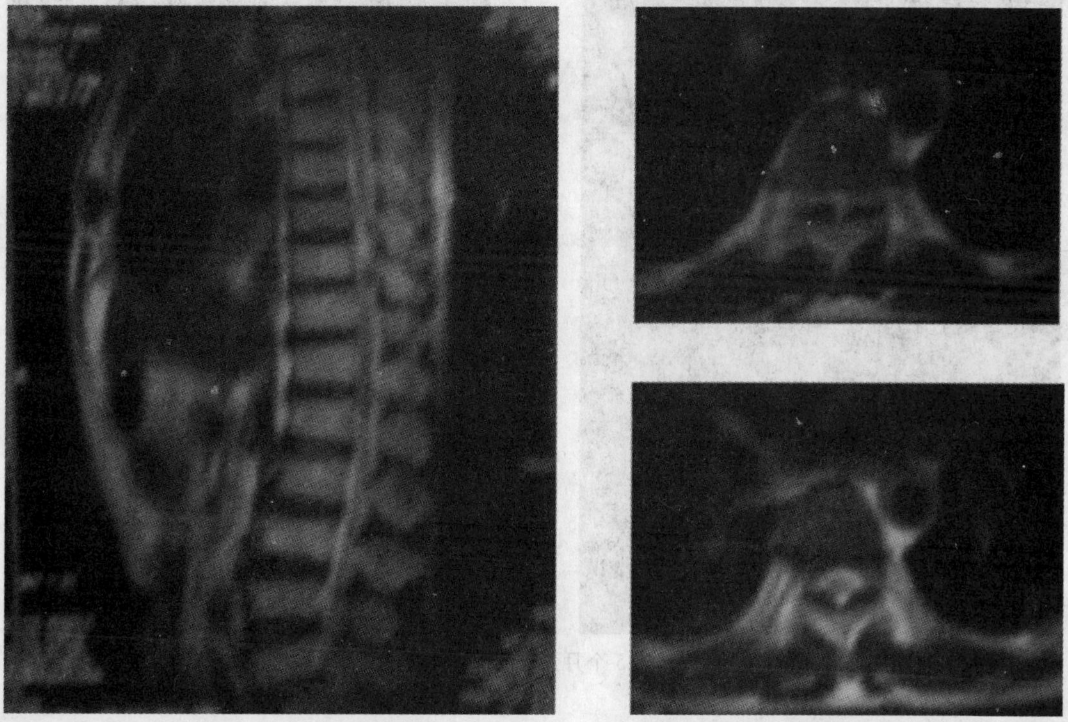

图9 病例2术前MRI，胸椎管狭窄，脊髓水肿高信号

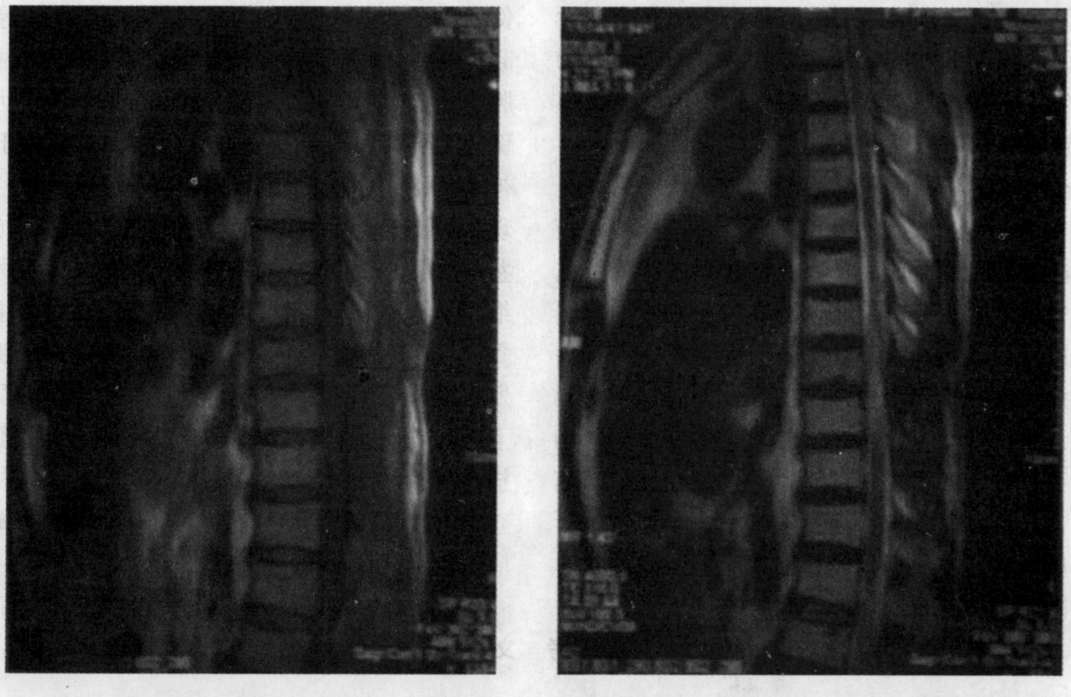

图10 减压后5个月胸椎MRI，椎板减压充分，脊髓高信号

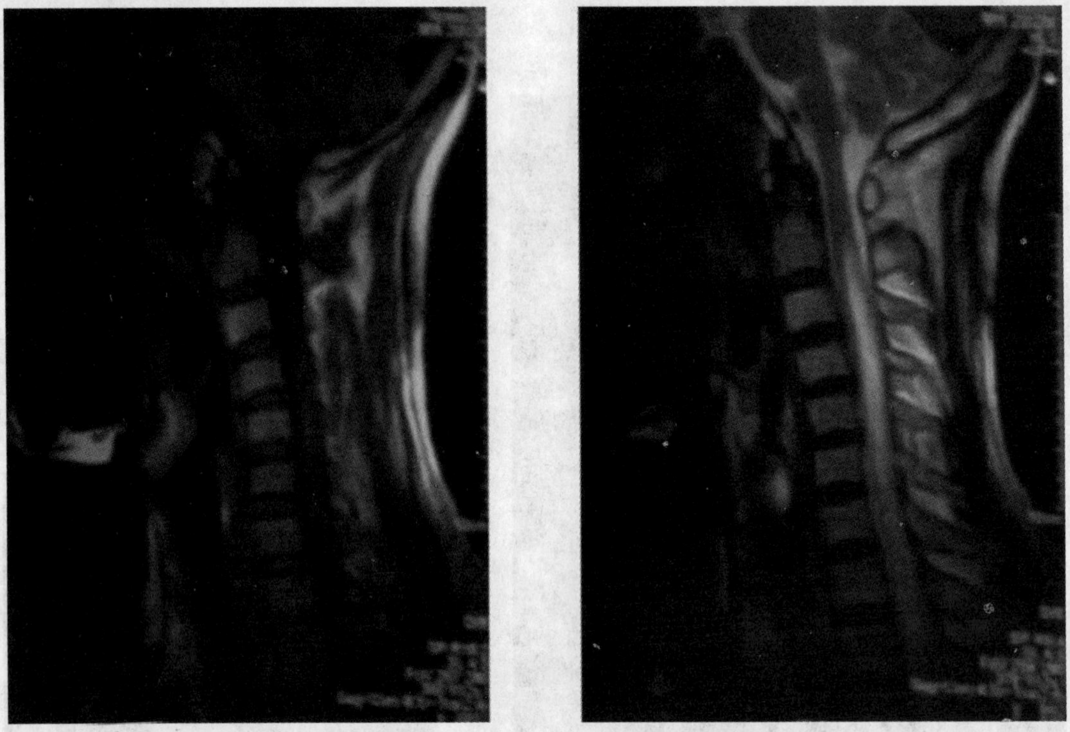

图 11　术后 5 个月颈椎 MRI，颈髓异常信号

分析失误原因是缺少细致认真的体格检查和最能引起双下肢无力的胸椎腰椎 MRI 检查。

2. 病例 2　胸 11、12 椎管狭窄症与脊髓变性性疾病同时存在，胸椎管狭窄症双下肢不全瘫是可以手术治疗的。失误是术前并未做出脊髓联合变性的诊断。分析两病初起症状均具有双下肢无力。胸椎管狭窄手术减压后症状曾短时期内有所缓解，但由于脊髓变性疾病依然存在并继续发展，因此术后好转一个时期后不久症状又逐渐加重。从术后 5 个月 MRI 结果看脊髓变性是从胸髓到颈髓，病变由轻向重逐渐发展，因此认为脊髓变性在手术时就都已存在。失误原因主要也是缺少必要的鉴别诊断，因此，未进行可以鉴别引起双下肢肌无力肌张力升高相似的症状的颈椎 MRI 检查。如果当时颈髓出现异常信号，恐怕脊髓变性早期就已获得诊断。另外胸椎管狭窄脊髓水肿所出现高信号与脊髓变性的高信号相似，一般难于鉴别，是失误的另一个原因。所以直至后来病变发展至颈髓，出现明显颈髓症状时才发现同时存在有脊髓变性疾病。

【防治措施】

下肢无力是脊柱脊髓常见的临床症状之一，可见于脊柱疾病和脊髓疾病。其中脊柱疾患可由腰椎疾病例如腰椎管狭窄、腰椎间盘突出、腰椎结核等疾病引起；也可由胸椎颈椎疾病引起。脊髓疾患可见于脊髓肿瘤脊髓变性等疾病而引起；也可见于下运动神经元例如腰椎间盘突出压迫脊髓神经根；或者由于上运动神经元疾病例如脊髓侧索硬化等引起。因此当临床出现双下肢疼痛无力症状时要进行明确诊断，同时注意鉴别诊断。① 要认真体格检查，发现某种疾病的早期细微变化，并进行必要影像学检查，研究脊柱影像学资料与患者症状体征是否相符，从而确定诊断，以免发生误诊误治；②注意鉴别是上运动神经元损害还是下运动神经元损害，同是上运动神经元损害还要注意损害发生的部位，发生在颈椎还是胸椎；③影像学检查应包括 X 线片 CT 和 MRI 等。对可疑患者 MRI 检查应包括上一部位以防漏诊。

（李印良　刘建国）

参　考　文　献

1. 饶书城主编. 脊柱外科手术学. 北京：人民卫生出版社，1993，413.

2. 贾连顺，李家顺主编. 现代腰椎外科学. 上海：上海远东出版社，1995，393.

3. 杨克勤，张之虎主编. 颈椎病. 北京：人民卫生出版社，1995，72－79.

51. 平背综合征

【病例介绍】

患者，男性，55岁，成人脊柱侧弯，曾在外院先后行后路经椎弓根骨水泥注射，后路矫形内固定，由于手术操作不当及融合节段、战略椎选择错误，术后出现不全瘫，后期发生内固定松动、平背综合征等术后并发症。在我院行后路内固定取出，后路经椎弓根椎体截骨，后路内固定矫形加植骨融合手术，术后矫形效果良好，脊柱矢状面形态和躯干平衡恢复良好（图1～9）。

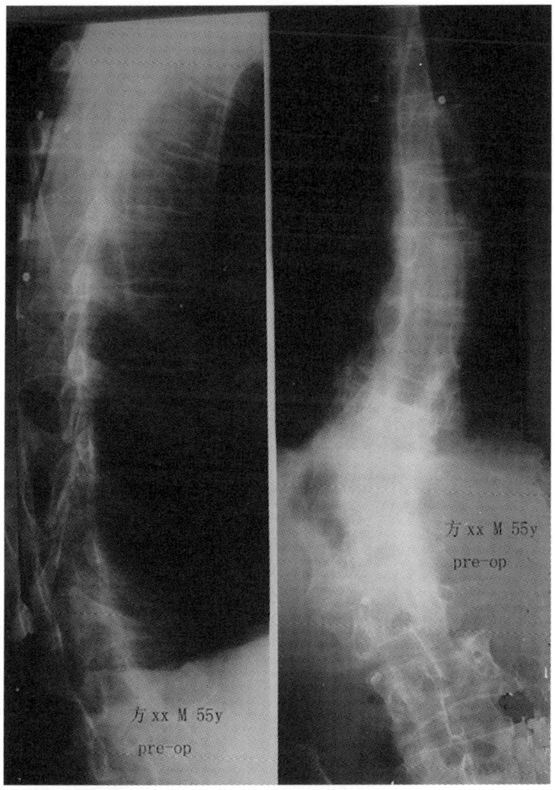

图1 术前正侧位X线片

【原因分析】

脊柱内固定融合术已在国内外广泛开展，在解决许多脊柱病变的同时也产生了一系列的医源性问题。除了围手术期并发症以外，固定与非固定交界

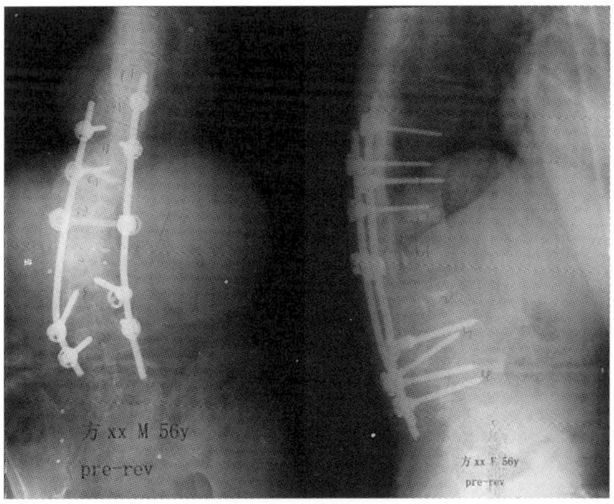

图2 第一次术后正侧位X线片

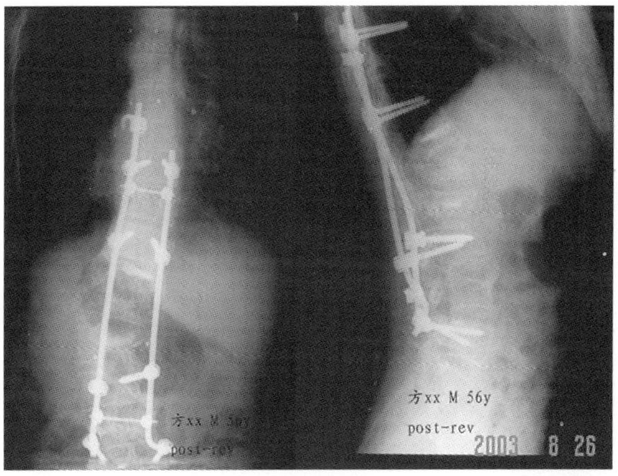

图3 翻修手术后正侧位X线片

区的退行性变和躯干失代偿是主要的远期并发症。在躯干矢状面失代偿中，平背综合征（flat back syndrome）较常见。平背综合征又称平背畸形，是脊柱术后的一种姿态失衡，其特点是躯干前倾或前俯、膝髋关节伸直时直立困难或不稳、患者常出现进行性加重的腰背痛和疲劳感。1972年Doherty最早报道了腰椎脊柱侧凸融合术后并发平背综合征。平背综合征可由多种原因引起，以往常发生于脊柱侧凸哈氏棒矫形术后，其生物力学因素为脊柱侧凸

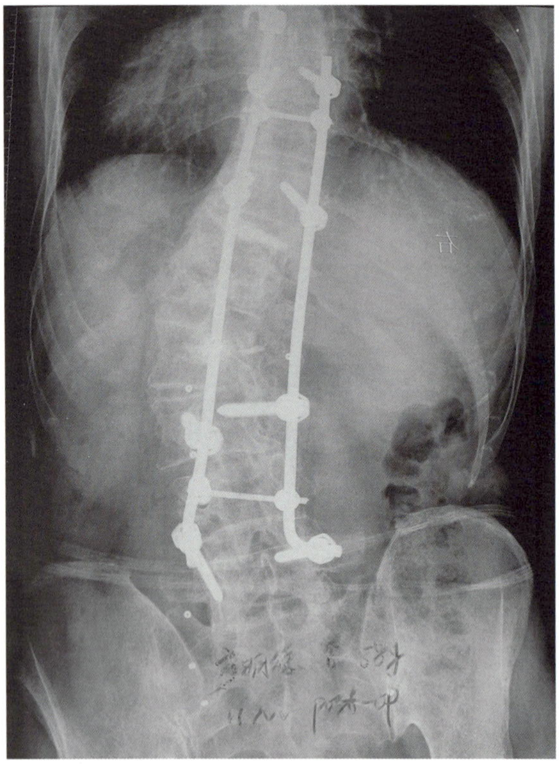

图4　手术后1年随访正位X线片

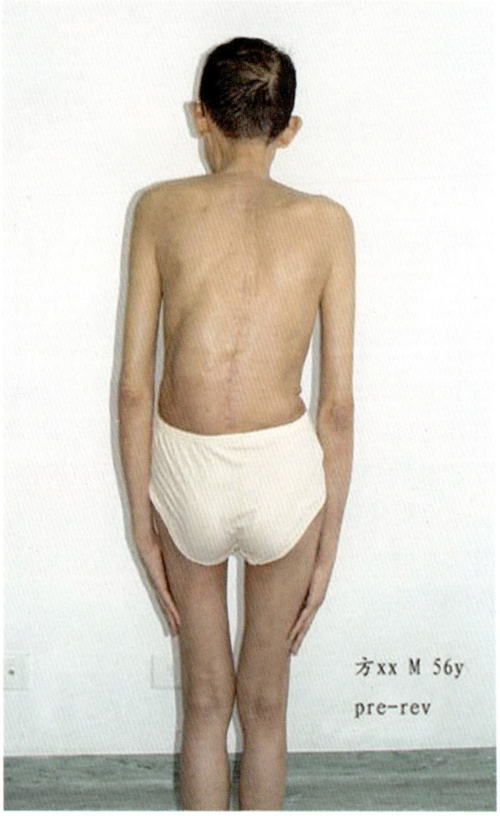

图6　翻修手术前背面

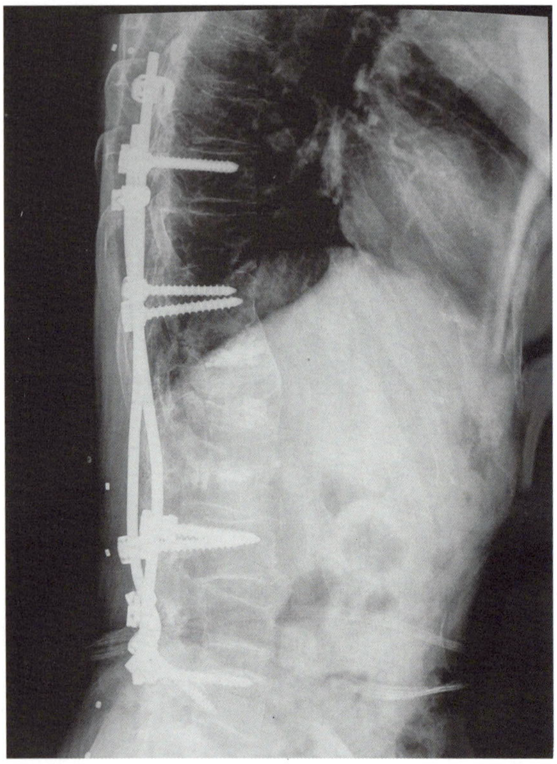

图5　手术后1年随访侧位X线片

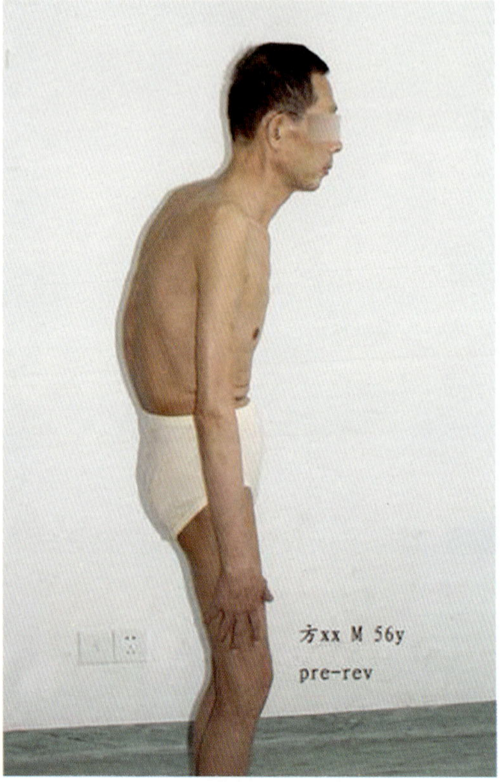

图7　翻修手术前侧面

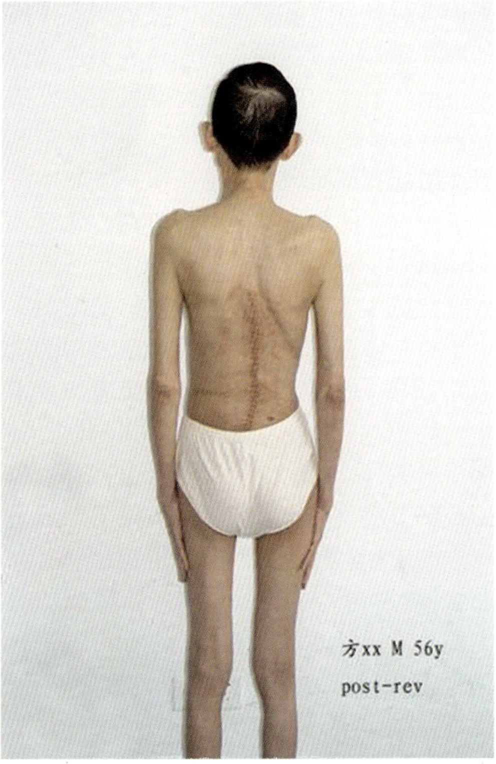

图 8　翻修手术后背面

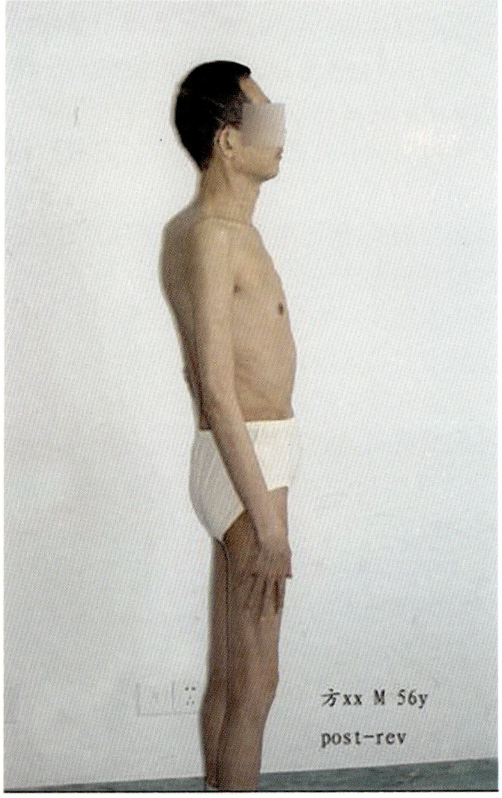

图 9　翻修手术后侧面

矫正时过度使用了撑开力造成腰椎的生理前凸消失。

此类平背综合征尤其多见于融合区远端至腰 4～5 水平或骶骨时，其特点为：畸形进展缓慢，早期躯干可代偿，直至逐渐超过代偿极限。哈氏术后 10～20 年间常无症状，此后患者开始发现明显畸形、躯干前倾、甚至不能抬头平视，此时易于诊断。20 世纪 80 年代后期后路三维矫形技术的应用允许重建脊柱在三维空间的正常形态，但是一些医师仍然过度强调冠状面脊柱侧凸的矫正而忽视了矢状面平衡的重要性，因而术后患者的腰椎前凸常减少，这种缺少对维持脊柱矢状面原始前凸重要性的认识导致当时术后医源性平背畸形的发生率居高不下。目前尽管许多脊柱外科医生已认识到减少腰椎前凸的危害性，但是仍不能完全防止平背综合征的发生，原因之一是因为对存在双平面或三平面畸形的脊柱侧凸的矫形有时是非常困难的，为了获得最佳的矫正结果，常需要牺牲一部分的矢状面形态的改善。此外平背综合征还可发生在行胸腰骶椎融合的患者，因为术后患者的腰椎前凸可能减少，而且没有未融合的椎间盘来代偿。这些医源性平背畸形具有以下特点：术后立即发生，患者常感觉不能维持躯干平衡，不能像术前一样穿衣，平视；如果平背综合征发生较突然，躯干不能适应腰椎前凸的改变，症状可在术后 1～3 年发生；大多数医源性平背畸形患者原有脊柱侧凸，如伴腰椎过度前凸，术后腰椎前凸的减少虽然未超过躯干代偿极限，但常没有完全消失，背部外观不是完全平直，因而这些患者并不表现为明显的平背畸形；由于这些患者并无明显的平背畸形，常不易早期诊断，易误诊为精神因素所致，给予不恰当的治疗，而且在明确诊断后，即使患者的症状、体征很重，是否应早期手术目前尚有争论。

平背综合征还可继发于脊柱侧凸融合术后内固定器械失败、假关节、椎间盘前部塌陷（在单纯后路融合的患者）等。其他少见的病因包括非侧凸性椎间盘疾患手术失败所造成，比如发生在腰椎间盘突出症行 2～3 个椎体融合术后。

【治疗措施】

患者的临床评估应包括详细追问病史，特别是原始诊断和手术方法，腰部疼痛的性质以及功能受限程度，这需要与根性疼痛和植入物引起的局部不适相鉴别。由于腰椎正常前凸的减少甚至消失，背部肌肉、韧带以及关节囊长期紧张，易引起背部疼痛、疲劳、躯干前倾、无法长时间直立。患者常诉行走时易绊倒，特别是在不平坦的路上行走非常困难。为了维持直立姿态，患者常过屈髋膝、骨盆旋后，长此以往导致膝关节退行性变、步态异常、髋部以及骶髂关节持续疼痛。为了直立及平视，颈椎长期呈过伸状态，可引起颈椎间盘塌陷和突出、下颌畸形及颞下颌关节异常。

体格检查应包括详细的神经系统评估。影像学检查站立位全脊柱正侧位片，摄片时患者应保持膝髋伸直位，上肢不能支撑躯干，如果无法直立，可将上肢轻靠在与肩水平的横杆上。在站立位全脊柱侧位片上测量经齿状突中心的铅垂线与骶1中心的距离，判断矢状面脊柱的平衡状态。Schwab推荐矢状面骨盆倾斜指数（sagittal pelvic tilt index，SPTI）来定量评估矢状面骨盆旋转程度，以指导手术方案的选择，SPTI正常值平均为0.7。MRI对原融合区远端椎间盘正常与否非常有意义，在翻修手术时MRI显示信号良好、无退行性变或纤维环撕裂的椎间盘应尽量保留，CT和MRI也有助于截骨水平（圆锥水平、局部形态）的判断。

目前认为唯一持久有效的治疗方法是手术矫正。患者不可能通过理疗、锻炼和支具等其他方法获得直立姿态，一些患者喜欢选择理疗和创伤相对较小的对症手术来改善症状（如取内固定等），而不是针对病因选择脊柱补救手术来纠正平背畸形。需要强调的是这些保守方法仅对腰椎前凸减少不明显的患者，特别是年轻患者可能有效，但不能阻止有严重腰椎前凸减少的成人平背综合征患者病情的加重。平背综合征诊断一旦明确，应尽快手术纠正脊柱畸形，而不应等到症状严重影响生活质量才施行脊柱补救手术。脊柱补救手术目的是在矢状面维持头位于经骶骨中心线的铅锤上，恢复腰椎前凸，使患者能直立和平视。当然手术中应避免过度纠正，因为这样会加剧姿态异常，引起脊髓过度牵拉，出现下肢神经损害。准确判断腰椎前凸需要纠正的度数是非常关键的，首先应确定平背综合征患者目前的腰椎前凸度数，然后与初次手术前的原腰椎前凸度数相减，通常二者相差10°~30°并不奇怪，如果初次手术前的原腰椎前凸就有异常，可根据目前患者侧位X线片上C7铅锤线与骶骨中心的距离来推算腰椎前凸需要纠正的度数。腰椎前凸的正常范围在30°~65°之间，因而术者不应仅满足于恢复腰椎前凸的平均值。当然完全恢复腰椎的正常前凸是没有必要的，对此类患者，完全恢复其腰椎前凸可能引起背部肌肉、结缔组织、脊髓和神经牵拉，邻近未融合的椎体承受过大负荷，术后数月仍诉疼痛，特别是年老的患者，其身体也不可能在短时间内完全适应这么大的姿态和体位变化。

由于植骨融合块的存在，目前最常用的手术方法是后路截骨、内固定矫形。如果患者原手术的内固定植入物仍然存在，可能需要先取出原内固定，再二期手术截骨、内固定矫形。后路截骨可以采用经典的经关节突"V"形截骨，但由于原始植骨对解剖标志的破坏，较难做到经关节突截骨，而且融合块非常厚，可达1~2cm，使得即使成功截断了后份结构也难于使截骨面闭合，因而可以进行经椎弓根椎体截骨。即在选定的截骨椎水平，用"V"形截骨方法对截骨椎的上下关节突进行关节截骨后，切除双侧椎板和整个椎弓根，用气动磨钻钻入椎体，产生一个可以允许髓核钳进出的隧道，以逐步切除椎体内骨松质，在闭合截骨面之前必须切除脊髓前方的椎体后壁。用骨刀对双侧椎体侧壁进行截骨，最后潜行修正上位椎板下缘和下位椎板上缘，确认下位神经根近端起始部上方无残留椎弓根皮质，即可对截骨处进行加压合拢，造成截骨椎的压缩骨折，使截骨面闭合而达到对后凸畸形的矫正。许多平背综合征患者常同时存在原融合区问题，如植骨不融合或融合差需要再次植骨融合，因而翻修手术范围应为包括截骨区在内的长节段，也需要重新放置植入物行内固定。平背综合征手术的疗效与患者年龄、病程长短、是否需要延长、融合范围或同时行另外的矫形手术、以及术前的残疾程度等因素直接相关。对于原手术融合至骶骨的患者，前路或后路脊柱截骨是必要的，而且截骨区应在$L_{2\sim5}$水平，可根据脊髓圆锥的位置来判断。后路内固定时需施加压缩力。必要时，内固定延伸至原融合区域近端2~3个节段可避免内固定的近端刚好处于后凸的顶椎上。

（邱　勇）

52. 医源性后凸畸形及其治疗

脊柱后凸超过正常范围称为脊柱后凸畸形。从病因上，脊柱后凸畸形可分为：姿势性、休门氏病、先天性、神经肌源性、脊髓脊膜膨出、创伤性、手术后、放射后、代谢性、骨骼发育不良、结缔组织病、肿瘤和炎症等因素引起的后凸畸形。而医源性因素是脊柱后凸畸形的重要病因之一。从部位上，脊柱后凸分为颈椎后凸畸形和胸腰椎后凸畸形等。

【病例介绍】

患者，女性，14岁，因诊断椎管内蛛网膜囊肿伴不全性瘫痪（图1、2），在外院行椎板切除减压蛛网膜囊肿切除术（图3），术后3年出现医源性脊柱后凸畸形，就诊前畸形进行性加重并伴腰背部疼痛（图4、5），在我院行前路TSRH翻修矫形内固定术，后凸矫正明显（图6～9），3个月及6个月随访示矫形维持良好，融合佳，并无明显矫正丢失（图10、11）。

【原因分析】

单纯椎板切除而不行融合内固定是医源性后凸畸形常见的原因。由于覆盖椎管的椎板切除，腰背肌附着点消失，导致脊柱后柱张力带消失，造成生物力学不稳定，有时甚至行部分或全部的关节突切

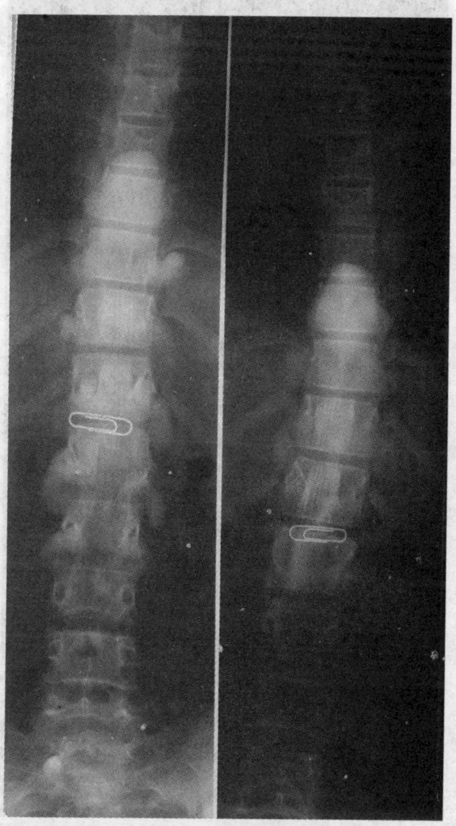

图1 蛛网膜囊肿摘除术前X线片

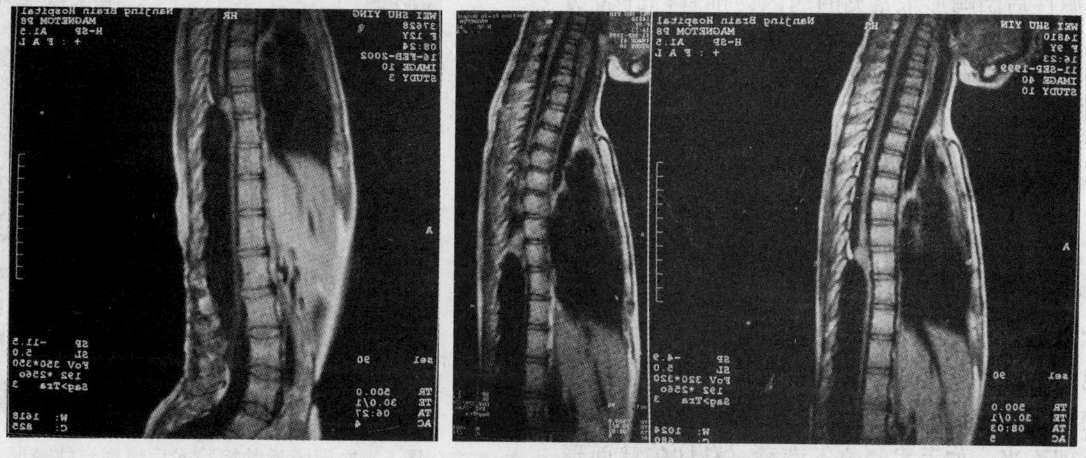

图2 术前MRI示椎管内蛛网膜囊肿

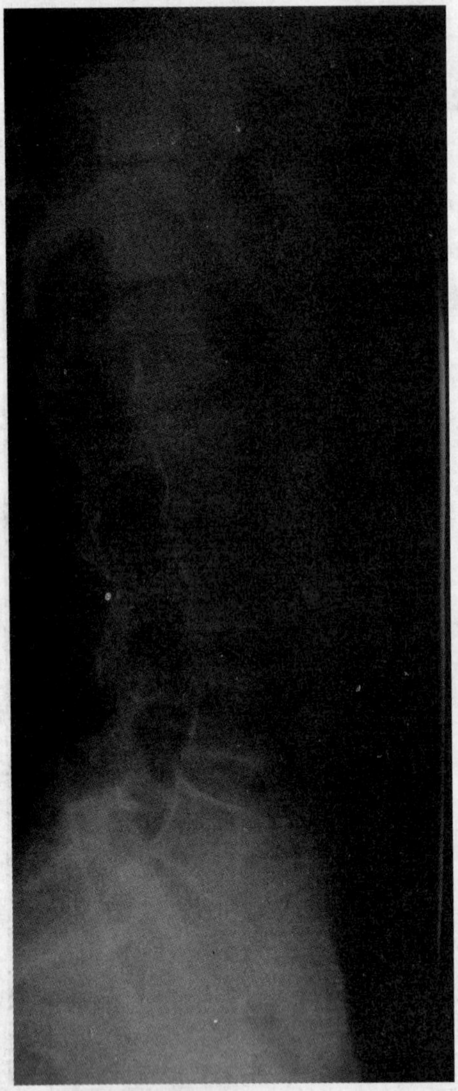

图3 蛛网膜囊肿摘除术后X线片

除，进一步导致椎间不稳，从而逐渐产生后凸畸形。医源性后凸畸形最常见的病因为椎管内肿瘤切除或孔洞引流术后，在颈椎或胸腰椎行单纯椎板切除减压术后，如果未行后路融合内固定，由于后柱肌肉韧带的平衡，在减压节段可出现后凸畸形。此外如果术后融合不佳，如假关节形成；或尽管脊柱融合，但存在脊柱矢状面失平衡，也可形成医源性后凸。胸腰椎骨折后也可形成后凸畸形。具体原因包括，①非手术治疗指征错误：如对不稳定的胸、腰椎骨折进行了非手术治疗；②非手术治疗不当：如单纯的平卧不能有效地对骨折复位或骨折愈合后负重较早，都有可能引起后凸畸形的发生；③手术初期处理不当：如手术复位不满意，脊柱矢状面形态没有重建，内固定不可靠，甚至行无内固定和

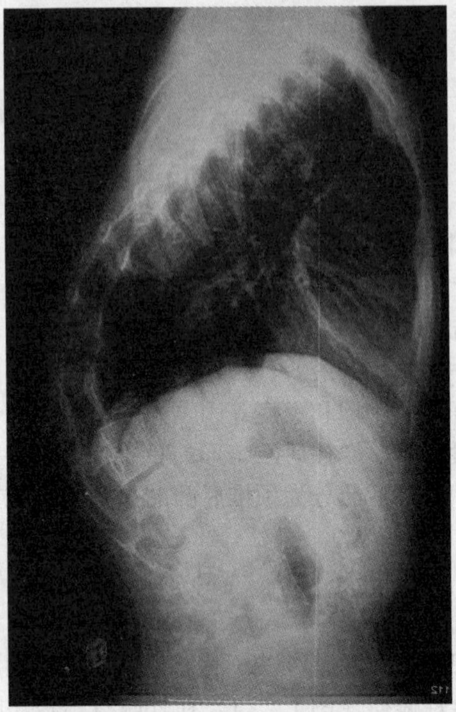

图4 蛛网膜囊肿摘除术后出现后凸畸形

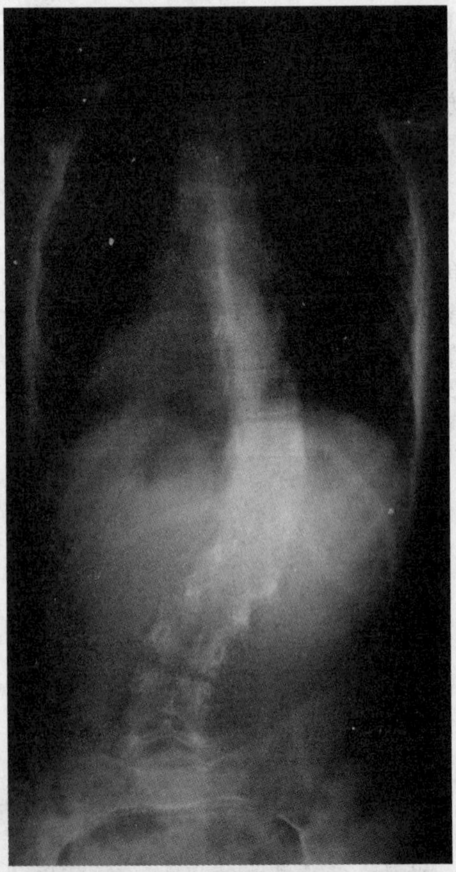

图5 蛛网膜囊肿摘除术后出现脊柱畸形

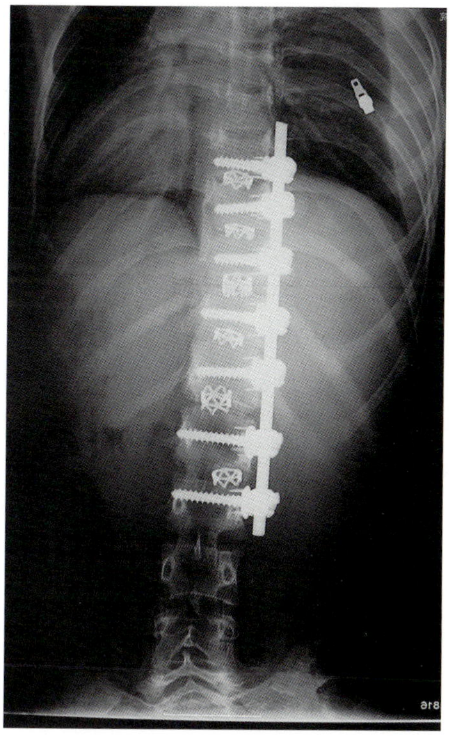

图6 前路内固定术后正位 X 线片

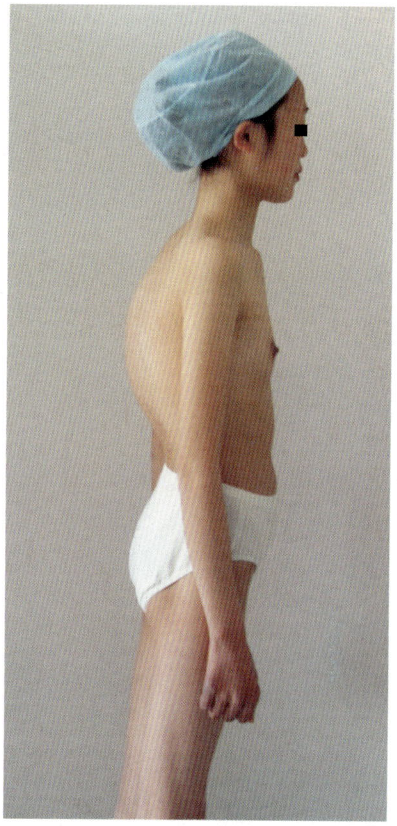

图8 内固定术前照片

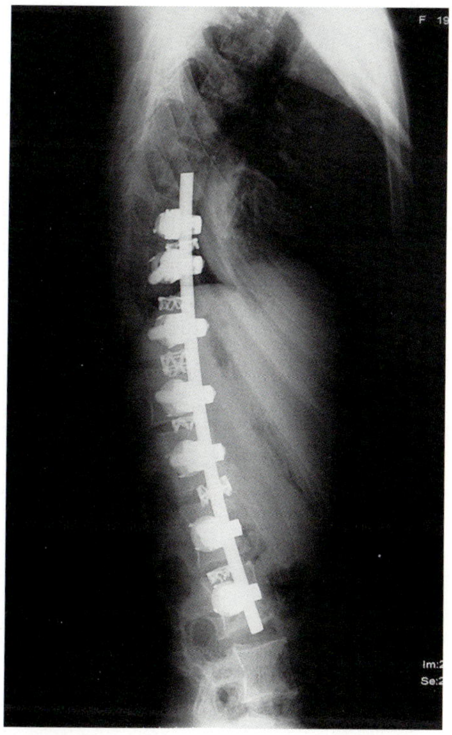

图7 前路内固定术后侧位 X 线片

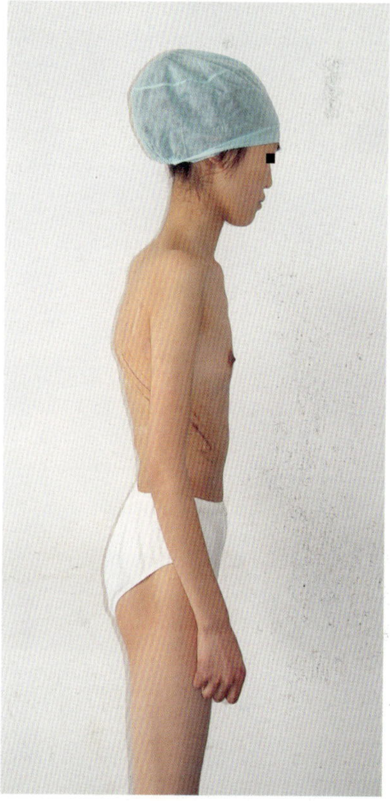

图9 内固定术后照片

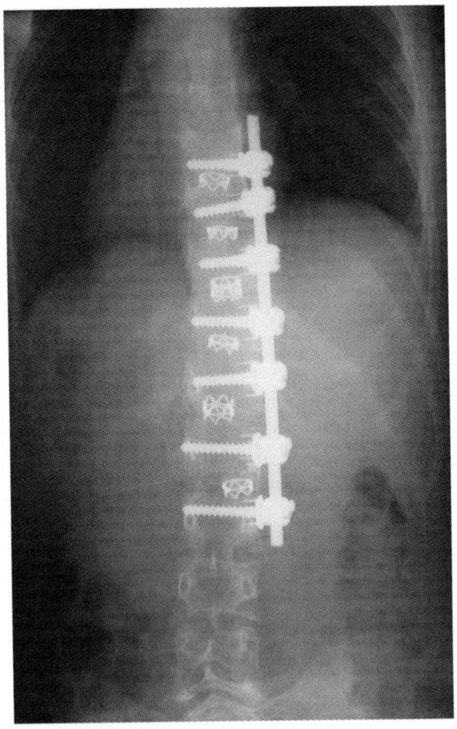

图10 内固定术后6个月正位X线片

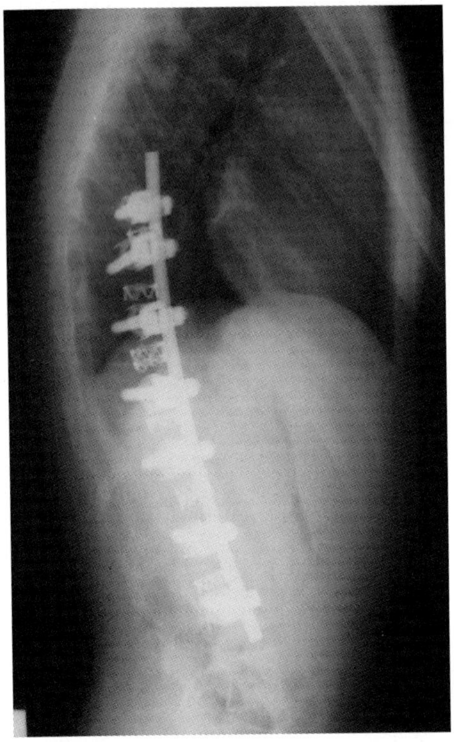

图11 内固定术后6个月侧位X线片

融合的椎板切除减压等，是目前手术患者后期发生后凸畸形的主要原因，该内容另作讨论。假关节形成和内固定失败也是医源性后凸畸形发生的重要原因。另外，由于内固定（如Hrrington棒）或矫形力应用不当，也可出现术后矢状面畸形，此类畸形归入平背在综合征另外讨论。

【防治措施】

对于后凸畸形的防治，首先应明确后凸畸形的部位，畸形的大小，有无神经损害症状的出现、稳定性和柔韧性。应依据后凸的进展和疼痛的程度决定手术适应证。后凸畸形较小、疼痛不明显或后凸畸形稳定无明显进展、无神经损害，通常不建议手术治疗。手术治疗的适应证包括：①后凸畸形导致脊髓压迫并产生神经症状；②畸形严重外观明显；③有慢性疼痛；④畸形进展迅速。

医源性颈椎后凸畸形的手术矫正比较困难通常需要节段性的固定和融合。手术通常需要分期进行，前方松解减压，解除脊髓压迫，必要时作前方支撑融合，二期再行后方固定和融合，防止后凸复发。

医源性胸椎或腰椎后凸畸形的外科治疗与其他病因导致的后凸畸形治疗原则一致，根据畸形和症状的严重程度，根据手术方式可分为原位固定和畸形矫正两种；根据入路又可分为前路、后路和联合入路。原位固定融合虽然简单安全，但有报道融合率低，因而仅适用于只存在不稳定而畸形不明显的患者。单纯椎板切除或减压术后导致的医源性后凸畸形通常为规则型非成角后凸畸形，单一后路固定植骨融合可以满足矫形及固定需要。如需脊髓减压及当椎体塌陷较多椎体骨折愈合不良时，则先采用前路行椎管减压、植骨和内固定，当同时还存在明显假关节时，则需要分期前后联合入路。部分患者可行前后路同时联合截骨术。

（邱 勇）

53. 陈旧性胸腰椎骨折后凸畸形及其治疗

【病例介绍】

患者，女性，53 岁时腰 1 骨折，在当地医院行 Harrington 单棒内固定治疗，术后 1 年逐渐出现腰背部酸痛和腰背部后凸畸形，并逐渐加重，摄片示腰 1 压缩性骨折内固定松动，胸腰段后凸畸形（图 1）。在外院行内固定取出（图 2、3），我院行翻修手术：后路经椎弓根缩短截骨矫正后凸及侧凸畸形（图 4、5），术后 17 个月随访示矫形效果维持良好，融合佳，无假关节及纠正丢失（图 6、7）。

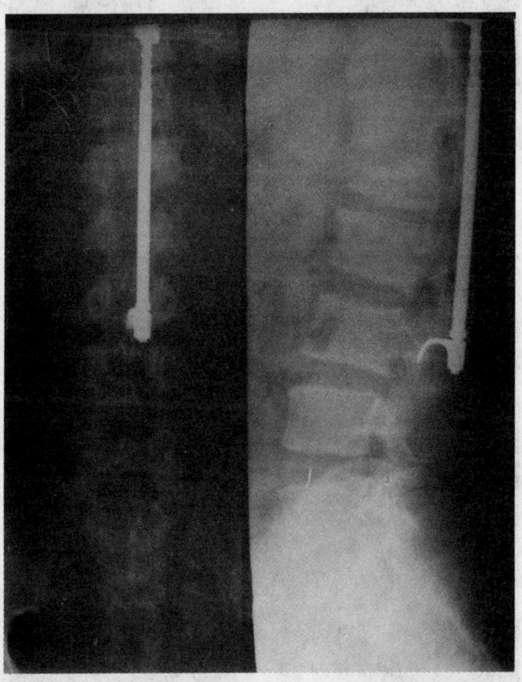

图 1　翻修内固定拆除前正、侧位 X 线片

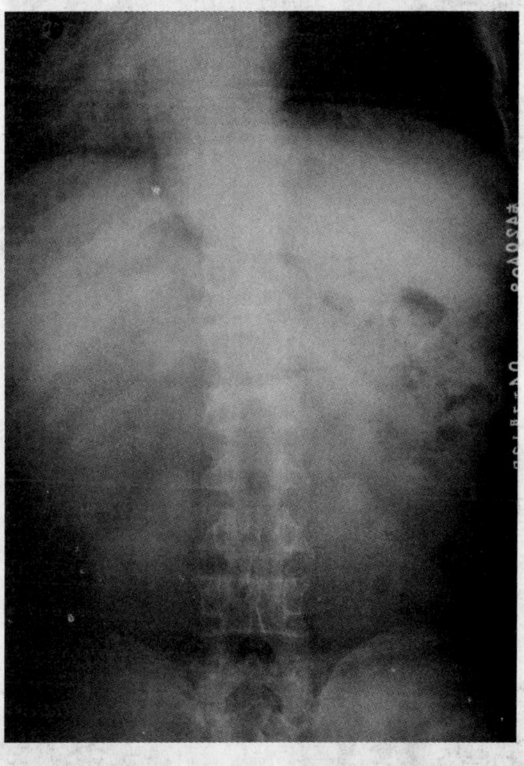

图 2　翻修前正位 X 线片

【原因分析】

20 世纪 90 年代后，由于经椎弓根内固定技术的普及和对胸腰椎骨折生物力学的认识加深，特别是对骨折后稳定性的精确诊断，使得大部分胸腰椎骨折患者获得了正确的初期处理（手术或保守），远期发生的后凸畸形本应该明显减少。但事实上，胸腰椎陈旧性骨折后凸畸形，包括原发的和迟发性的后凸畸形在国内仍是一个突出存在的问题。部分患者且表现为疼痛性后凸畸形。综合分析，造成后凸畸形的原因有：

1. 非手术治疗指征选择错误　目前对于有神经损害的胸腰椎骨折应该手术已经达成共识。对于无神经损害的患者，手术的指征主要决定于对稳定性的诊断，后者带有很大的主观性，使得对部分不稳定或潜在不稳定的胸腰椎骨折进行了非手术治疗。

2. 非手术治疗措施不当　对于不需手术的患者，“平卧 3 个月”为目前国内非常流行的主要措施，事实上这一措施存在明显的生物力学缺陷。一方面单纯平卧不能有效地对骨折复位，只能使骨折愈合在原始的后凸畸形位置。另一方面，根据骨折愈合的病理过程，3 个月时，是骨痂愈合比较脆弱的时候，此时开始完全负重并不利于防止迟发性后

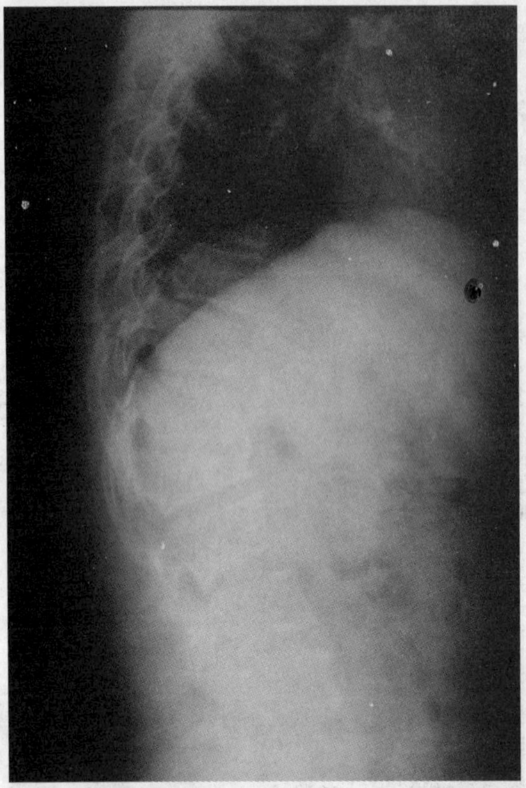

图3　翻修前侧位X线片

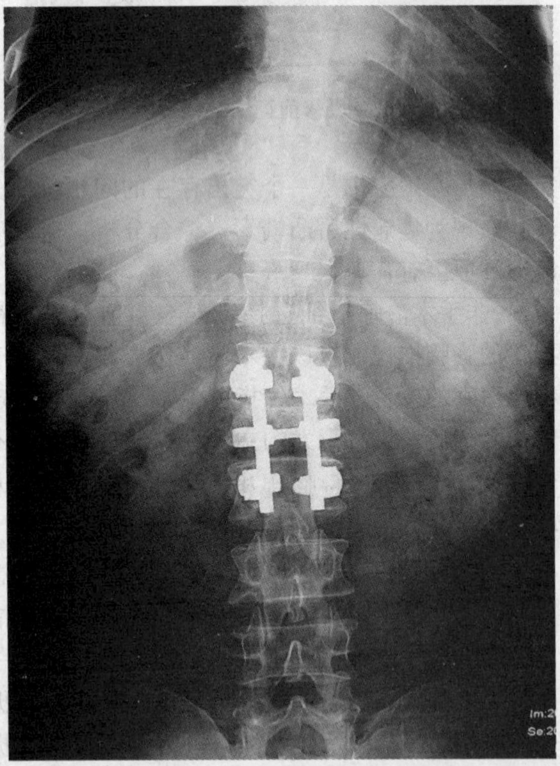

图4　术后正位X线片

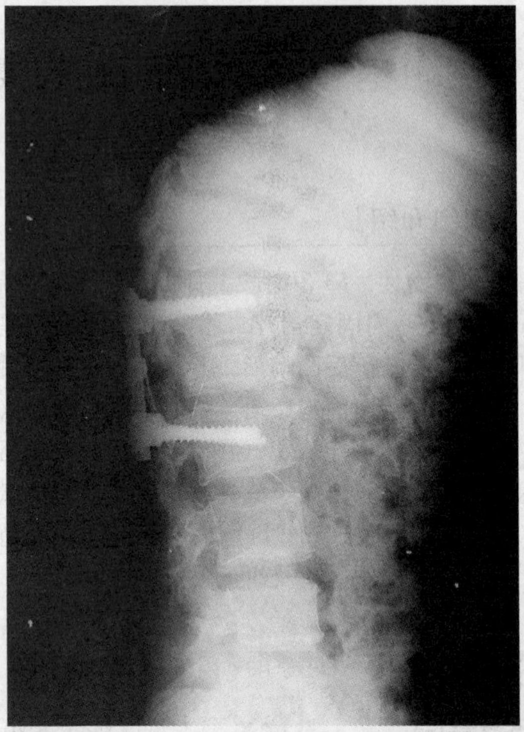

图5　术后侧位X线片

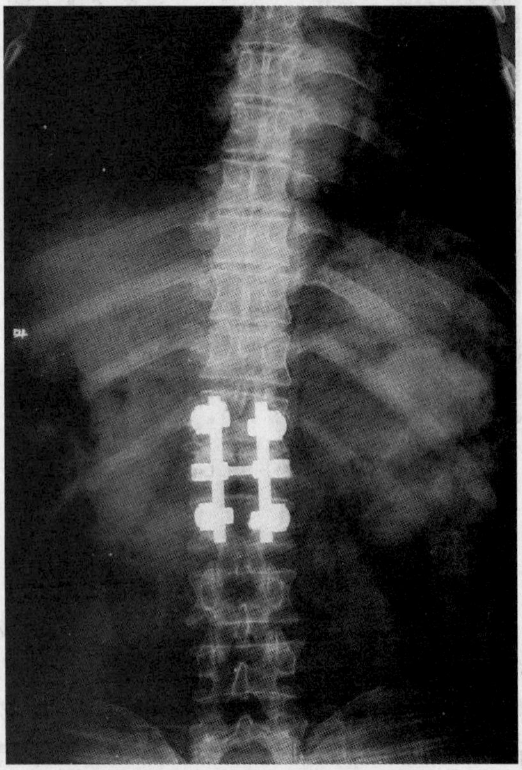

图6　术后17个月随访正位X线片

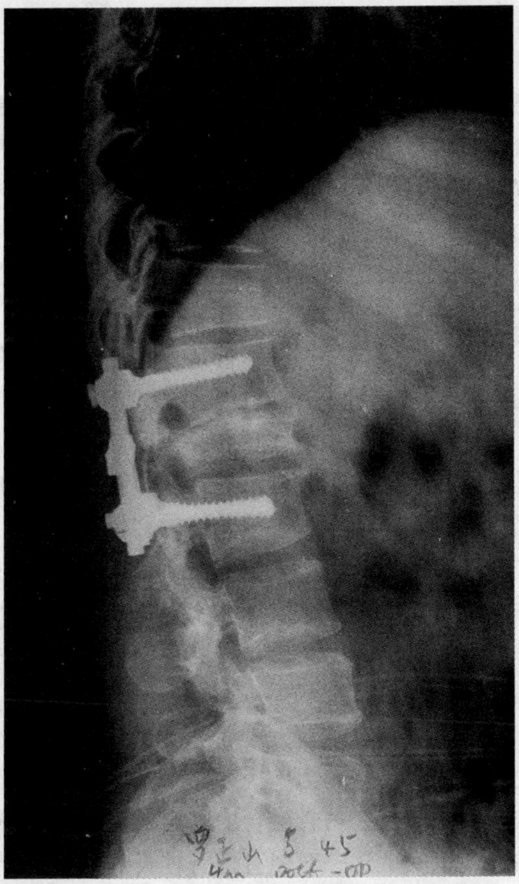

图7 术后17个月随访侧位X线片

凸畸形的发生。

3. 手术初期处理不当 主要指手术复位不满意，脊柱矢状面形态没有重建，内固定不可靠，甚至不带内固定和融合的椎板切除减压等，这是目前手术患者后期发生后凸畸形的主要原因。另一个越来越引起重视的问题是，骨折初期复位满意，椎体高度恢复良好。但由于椎体复位后出现明显的椎体内骨质缺损，使得脊柱前柱丢失有效的支撑功能，远期可发生纠正丢失和后凸畸形。

4. 假关节和内固定失败 这两者可以互为因果，特别应强调的是融合对预防后凸畸形的重要性。目前内固定技术高度发展，但只有自身的坚固骨融合才能维持长期的脊柱稳定性，目前仍有进行内固定而不做植骨融合的，这是极不可取的手术方案。

南京鼓楼医院邱勇报道了一组17例陈旧性骨折后凸畸形患者，男12例，女5例；年龄24～52岁，平均34岁。后凸畸形的顶椎均位于原骨折脊椎，其中 L_1 10例，T_{12} 5例，L_2 2例。后凸畸形Cobb角32°～72°，平均46°。所有患者均在外院于伤后3～11天内手术，初次手术均为后路手术。具体术式为：①单纯椎板切除减压3例；②椎板切除减压、无植骨融合的椎弓根内固定9例；③椎板切除减压加椎弓根内固定植骨融合5例。17例中，10例内固定已取出，7例未取出者中有5例内固定断裂（假关节2例），2例内固定松动。患者此次就诊的症状：①腰痛12例（71%），其中4例需经常使用止痛药，8例偶尔使用止痛药；②躯干失去支撑的疲劳感13例（76%）；③站立姿态前倾8例（47%）；④腰部外观畸形4例（24%）；⑤内固定突出于皮下2例（12%）。症状出现的时间：最早为7个月，最迟为2.5年，11例患者为1.5～2.5年。

【防治措施】

1. 稳定性的诊断 目前大多学者认为对于胸腰椎骨折的稳定性诊断应包括生物力学因素和神经功能状态。前者常表现为椎体压缩的状态、后凸畸形的度数，后份断裂破坏的程度、骨折累及的节段范围等。后者主要指椎管受侵的程度和是否存在神经损害。椎管内存在明显的骨块和出现神经损害本身说明脊柱损伤的严重性，为了使对稳定性的生物力学判断具有一定的量化性，Farcy改良了Denis对Ⅰ～Ⅲ度不稳定特征的定义，并作了量化。Farcy把脊椎三柱的每一柱进一步分解成骨结构和韧带结构，即前柱、中柱和后柱还分别包括前纵韧带、后纵韧带和关节带、棘间韧带，使得脊柱共有六个单元构成，当有三个以上的单元损伤，即可认为为不稳定骨折，如还伴有矢状面形状异常，更预示骨折可能发生进行性后凸畸形，但该方法有时需要MRI以帮助诊断韧带的损伤状态。

2. 后期后凸畸形的临床评估 对于后期后凸畸形的时间定义目前并无统一标准，用“伤后6个月”虽可简化叙述，增加各病例组和各种治疗方案间的可比性，但有时时间并不是决定后凸畸形治疗和预后的主要因素，只有当骨折在正常应该愈合时间内出现骨折畸形愈合或假关节，此时存在的后凸畸形才能定义为后期后凸畸形。在处理这种后期后凸畸形时，重要的是区别这种后凸属稳定性还是不稳定的畸形，只有不稳定的后期后凸畸形才会发展成进行性的后凸畸形。一般说来，稳定的后期后凸畸形主要是指畸形愈合，它容易出现在爆裂型骨折，可能的远期危害是椎管狭窄。而不稳定的后期后凸畸形容易发生于 chance 骨折或骨折脱位型损伤。

对于后期后凸畸形，临床可表现的疼痛、畸形、力学不稳定或神经损害。腰痛可出现在后凸畸形的顶椎区，活动后加重，卧床休息后缓解，如当前屈后伸时患者自感异常声响时，该疼痛提示存在有明显不稳定。有时腰痛也可表现为下腰痛，这可能是由于骨折处的椎管狭窄，也可能是胸腰段后凸畸形所致的下腰椎代偿性前凸增加所致。

即使对于进行性的后期后凸畸形，临床也只有不足50%的患者能主观感觉后凸畸形的进行性加重，因而X线摄片仍是评价稳定性的主要手段。提示不稳定的定性指标包括不同时期的X线片示后凸畸形进行性加重、后凸畸形伴有脊柱侧弯或脊椎侧方移位或旋转和假关节或骨折椎体骨量明显丢失等。CT或MRI显示椎间盘后纵韧带结构明显损伤或塌陷。而量化的指标主要通过动态X线摄片，如在过伸过屈位X线侧位片上显示骨折椎有5mm的滑移或大于15°的局部矢状面旋转或大于22°的相对矢状面成角，即可认为不稳定（图1）。

3. 陈旧性胸腰段骨折后凸畸形的手术策略 陈旧性骨折后凸畸形的外科治疗根据畸形和症状的严重性，主要可分为原位固定和畸形矫正两类手术。根据入路又可分为前路、后路和联合入路。原位固定融合虽然简单安全，但有报道融合率低，因而仅适用于只存在不稳定而畸形不明显的患者，一般可采用单一后路固定植骨融合。如需神经减压及当椎体塌陷较多椎体骨折愈合不良时，则采用前入路行椎管减压、植骨和内固定。当同时还存在明显假关节时，则需要分期前后联合入路。

后凸畸形的矫正并非易事，极少能达到解剖复位，对于不稳定的后凸畸形，如假关节和骨折不愈合，后凸畸形可能较为柔软，可进行前路或后路的单一入路进行矫正，有时也可先行前路融合，二期后路内固定稳定，这样可以改善畸形的矫正和提高融合率，但患者需接受分次手术，对畸形的纠正也十分有限，且手术对畸形的纠正是通过延长脊柱，因而理论上有潜在的神经并发症。目前因前路内固定技术的发展，前路减压、复位、畸形矫形、植骨内固定可一期完成。

陈旧性胸腰椎骨折，不管是什么原因造成的后凸畸形，通常是比较僵硬的，有人建议行三期手术，即后路截骨——前路植骨——后路内固定，优点是在进行前路植骨时可以进行有效纠正，附加的后路内固定又可防止前方植骨快的移位或松动，如果先行前方撑开植骨，就可能造成神经组织牵拉，该手术策略虽然遵循了“不延长脊柱地纠正畸形”的原则，但由于需要三次手术，只能选择性地使用。

另一个可作的选择是后路经椎弓根椎体截骨，理论上该手术策略因为单一入路手术就可达到缩短脊柱、纠正畸形、植骨融合内固定的特征而最具优越性，但事实上这一对强直性脊柱炎后凸畸形十分有效的截骨手术在陈旧性胸腰椎骨折后凸畸形就并不总是很有效，原因是前者在闭合截骨面时，截骨椎必然发生塌陷，而在后者，截骨椎上下椎间盘则可发生前方张开，相反截骨椎不发生满意的闭合，因而后凸畸形的纠正实际是发生在椎间隙，远期仍有可能发生后凸畸形的复发，甚至假关节。另外，在胸腰段脊柱行经椎弓的骨折椎体截骨，在技术上较困难，潜在的神经并发症也大于在腰椎截骨矫形。

（邱　勇）

54. 脊柱侧凸畸形矫治术后失代偿及其治疗

【病例介绍】

患者，男性，17岁，在外院诊断脊柱侧弯行后路矫形术，因融合节段选择错误术后出现失代偿，骨盆倾斜，平衡丢失，内固定松动（图1、2），迟发性深部感染及畸形加重等并发症（图3、4）。翻修手术策略：前后路联合截骨术，后路腰椎骶骨骨盆Galveston内固定术。术后矫形效果良好（图5），躯干及总体平衡恢复满意（图6、7）。术后2.5年随访畸形控制良好，未出现假关节及内固定并发症（图8、9）。

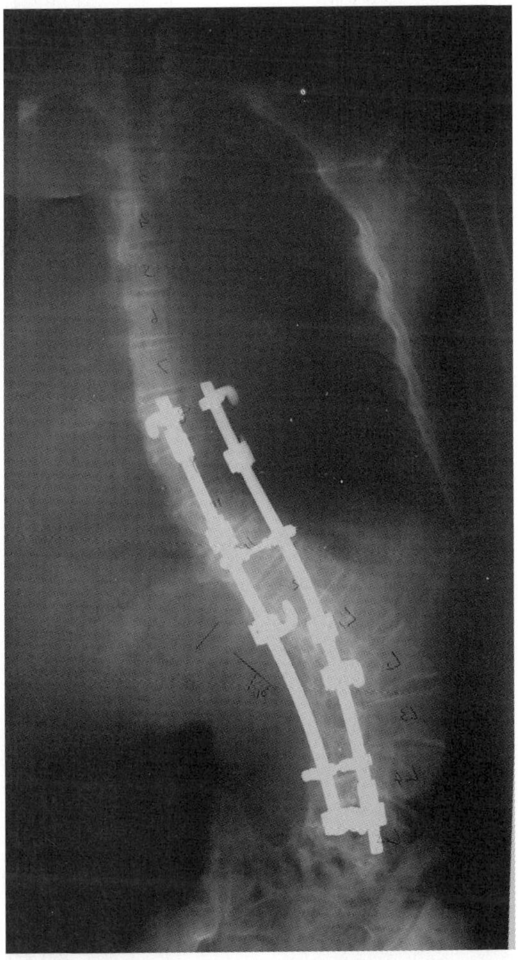

图1　翻修术前正位X线片

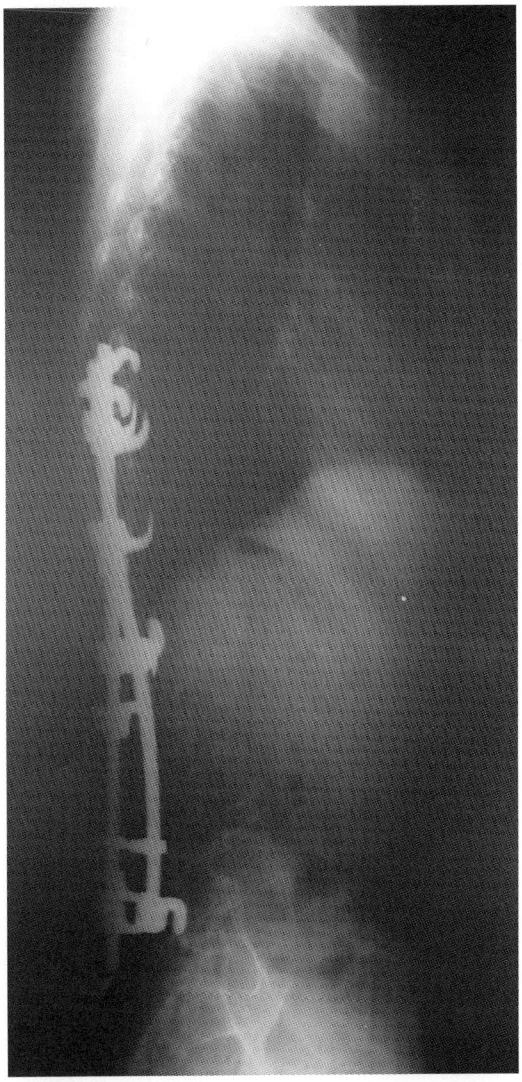

图2　翻修术前侧位X线片

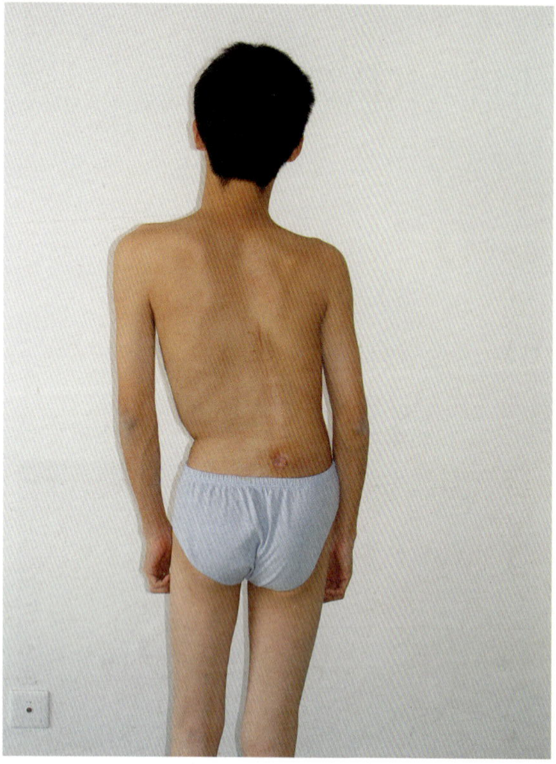

图3　术前背面照片

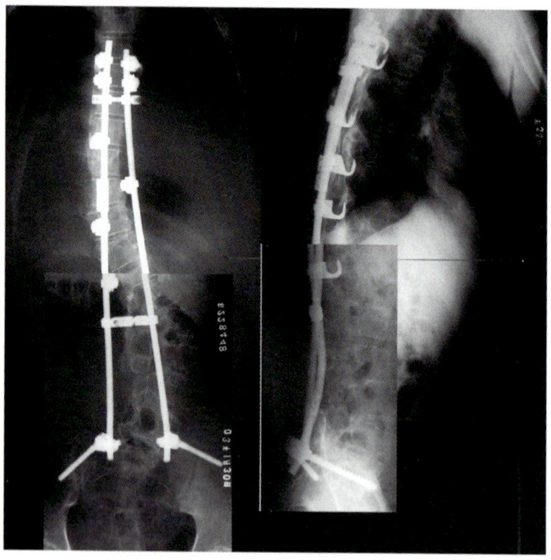

图5　翻修术后 X 线片

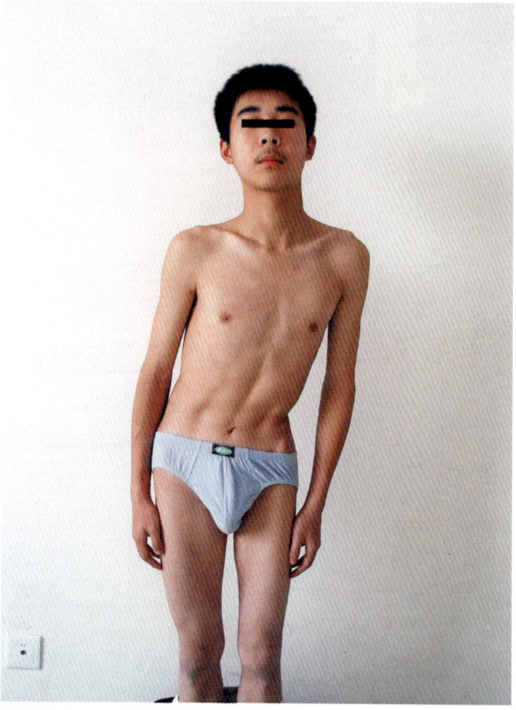

图4　术前前面照片

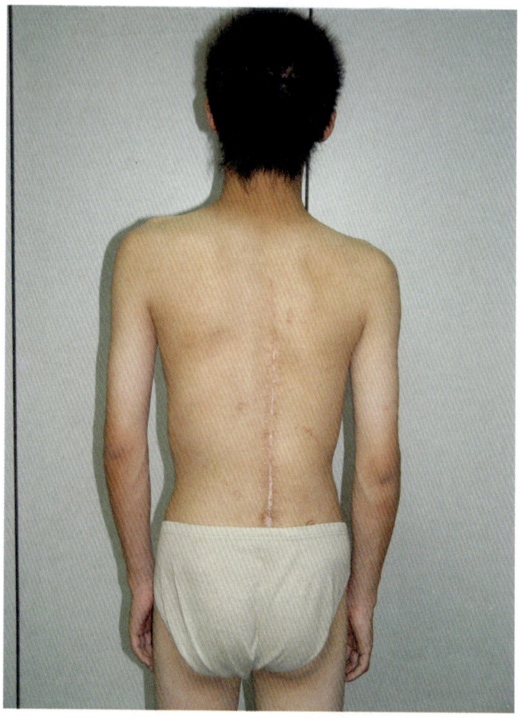

图6　术后背面照片

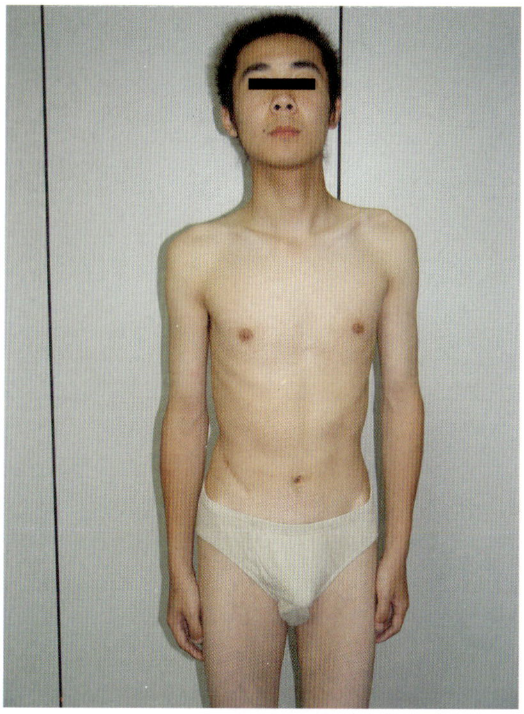

图 7　术后前面照片

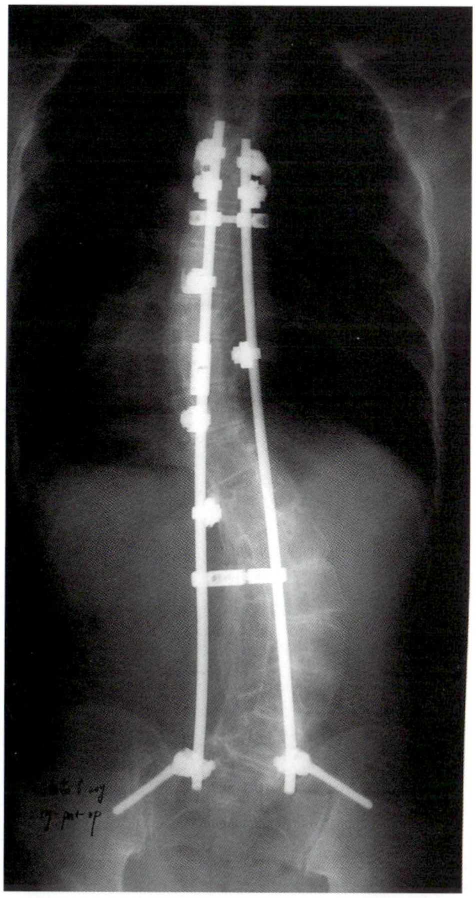

图 8　翻修术后 2.5 年正位 X 线片

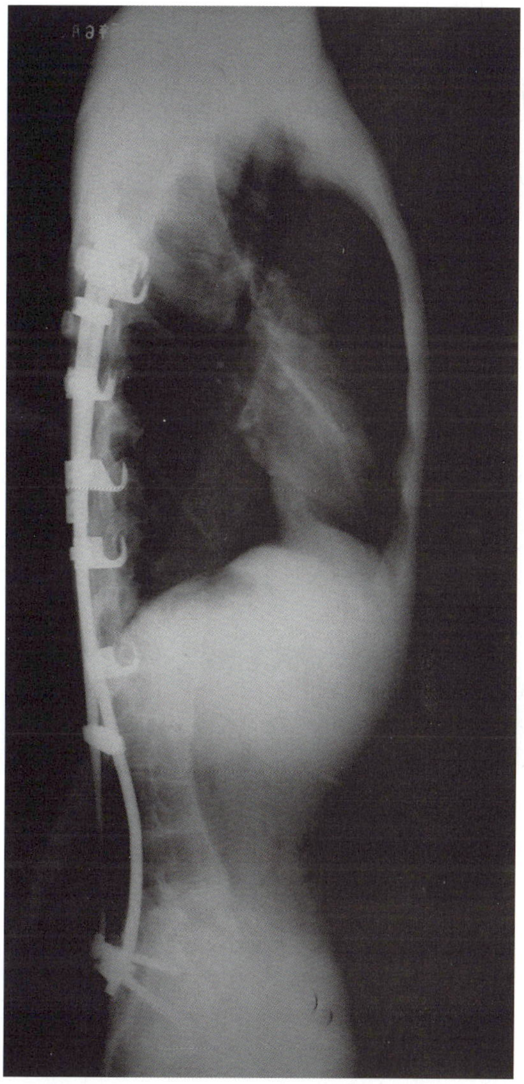

图 9　翻修术后 2.5 年侧位 X 线片

患者，男性，10 岁，数年前因脊柱侧凸畸形在外院行后路内固定术，术后出现内固定松动，假关节形成，失代偿（图 10～14），后在当地医院内固定取出未再作治疗（图 15、16）。在我院诊断神经纤维瘤病合并脊柱侧弯及胸椎后凸畸形，拟行脊柱侧凸翻修手术，手术策略：一期脊柱侧弯前路松解加骨骺阻滞术，二期脊柱侧弯后路 TSRH 内固定加植骨融合术，手术恢复患者脊柱支撑功能，外形改善明显（图 17～21）。术后 6 个月随访矫形效果维持良好，无内固定并发症及假关节形成（图 22、23）。

【原因分析】

脊柱矫形后的失代偿主要包括矢状面和冠状面

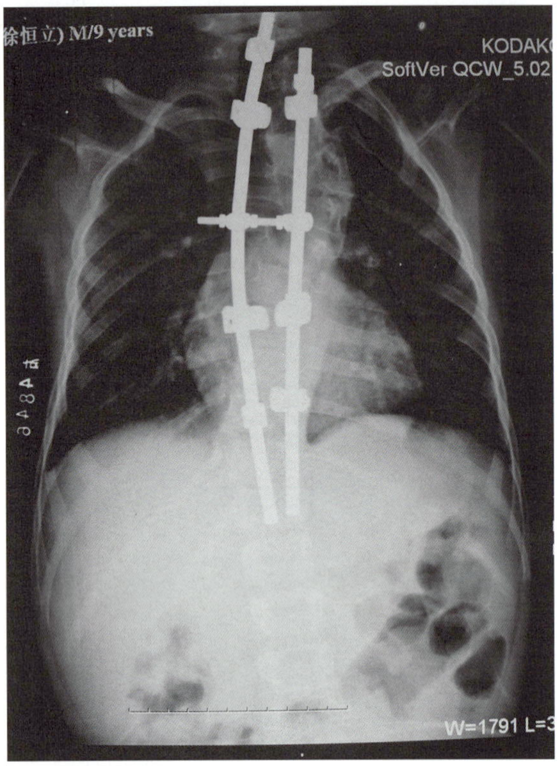

图 10　第一次手术术后正位 X 线片

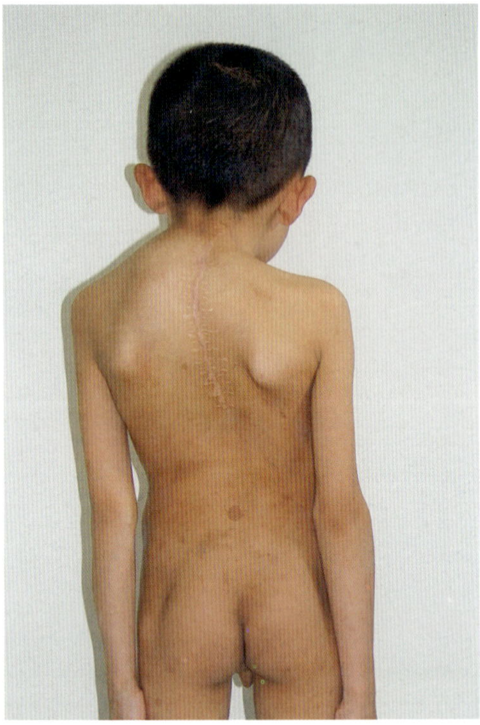

图 12　翻修术前背面照片

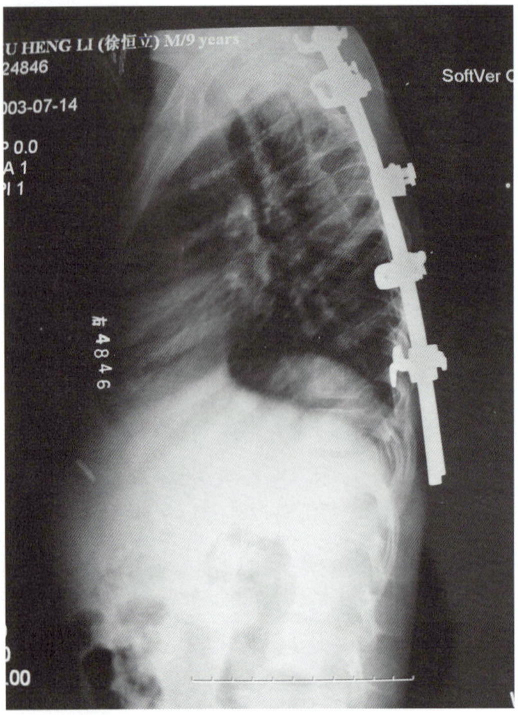

图 11　第一次手术术后侧位 X 线片

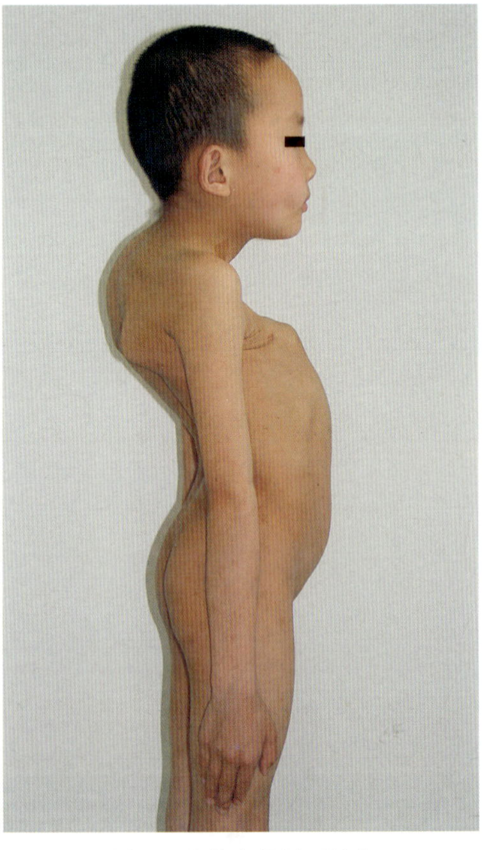

图 13　翻修术前侧面照片

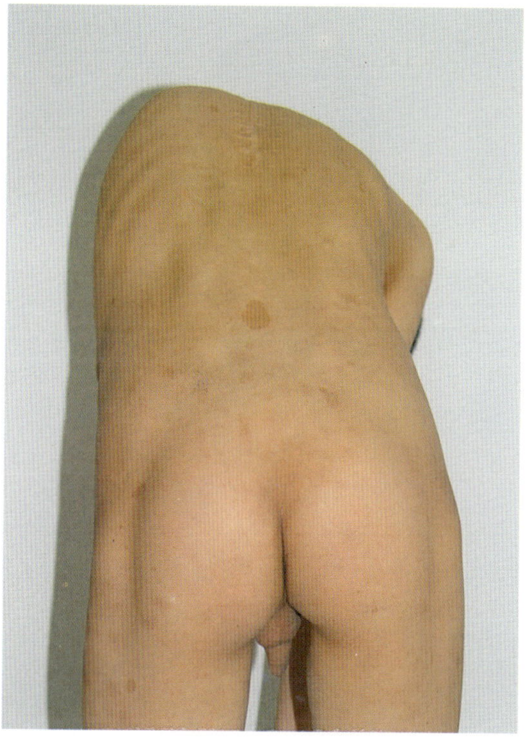

图 14　翻修术前弯腰照片

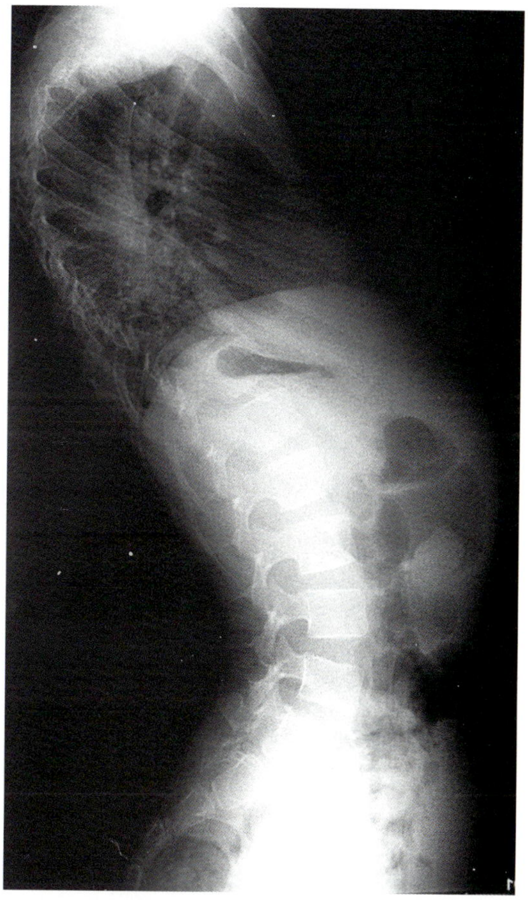

图 16　翻修术前侧位 X 线片

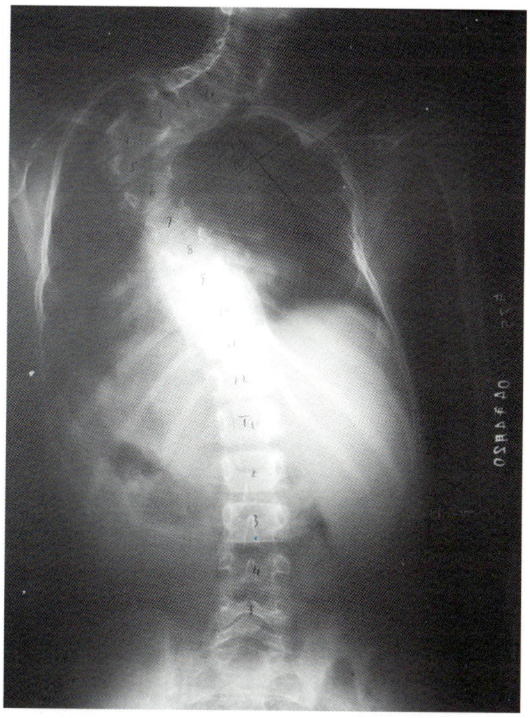

图 15　翻修术前正位 X 线片

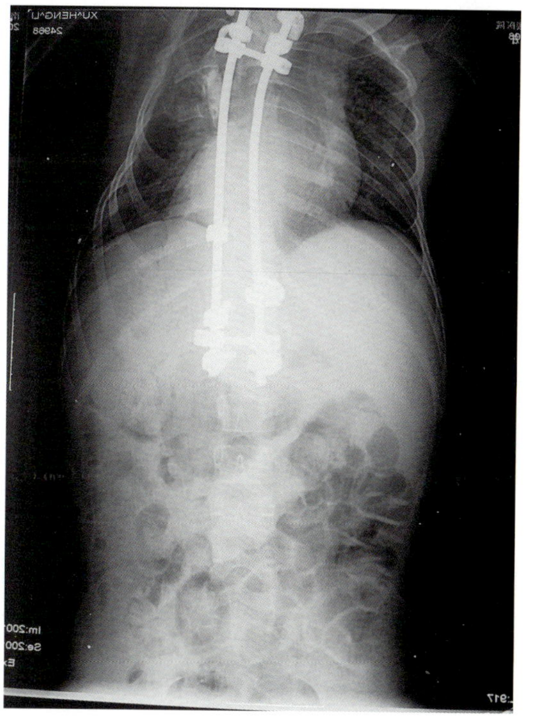

图 17　翻修术后正位 X 线片

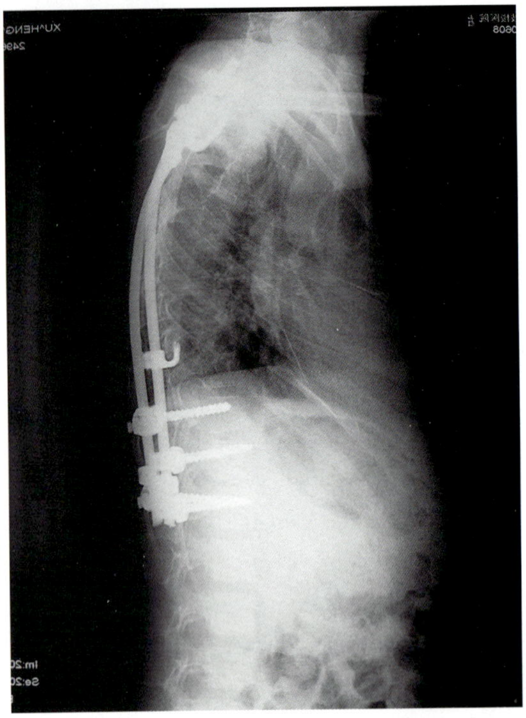

图 18　翻修术后侧位 X 线片

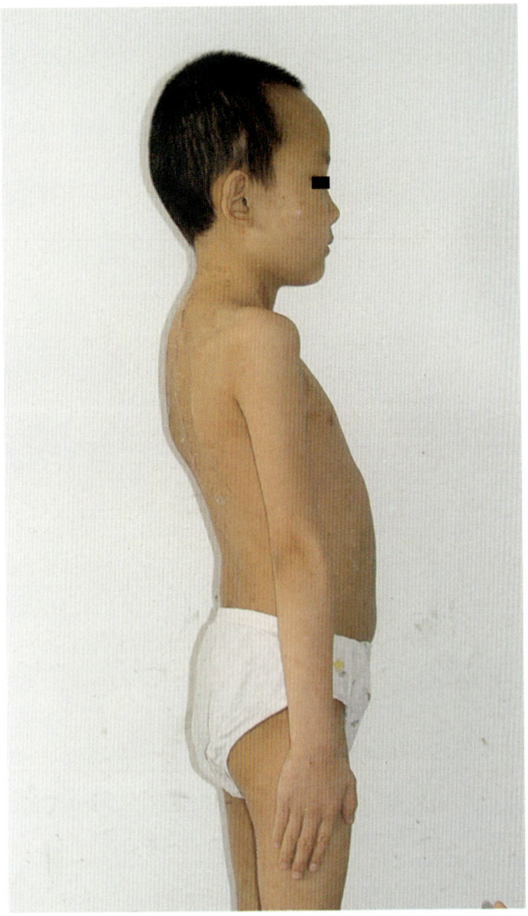

图 20　翻修术后侧面照片

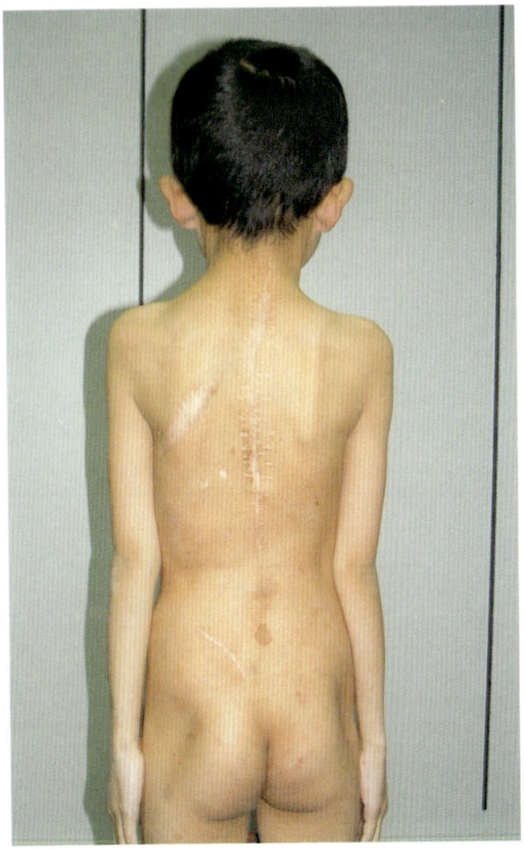

图 19　翻修术后背面照片

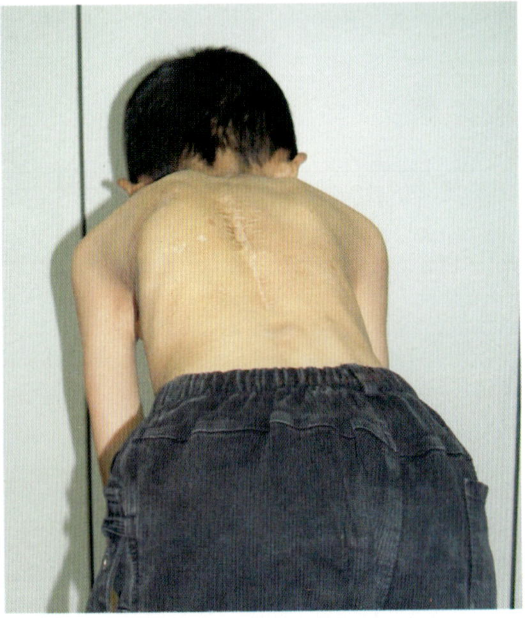

图 21　翻修术后弯腰照片

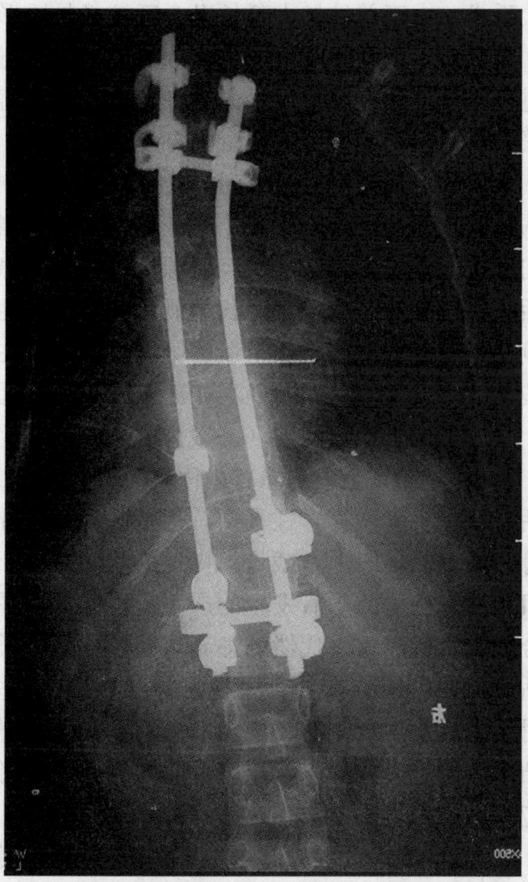

图22 翻修术后随访正位 X 线片

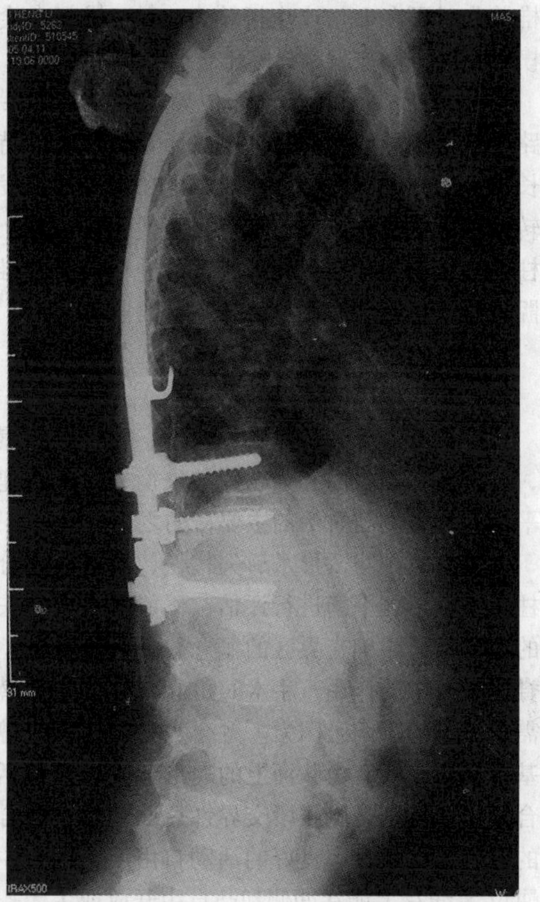

图23 翻修术后随访侧位 X 线片

的躯干平衡较术前有恶化、原发或继发弯曲加重或变为结构性、融合区的远端倾斜进入侧凸区、固定区的上方或下方出现新的交界性后凸或侧凸及平背综合征、曲轴效应等。术后失代偿的发生率文献报道不一，最高可达 14.59%，术后失代偿的常见原因包括：

1. 矢状面　融合末椎选择错误以及矫形时没有恢复正常脊柱矢状面的排列，术后可在融合区的上方和下方出现畸形加重；内固定恢复腰椎矢状面前凸不足或胸椎过分前凸会导致固定区的上方有前倾的倾向；术前忽略交界性后凸畸形，融合的下末椎正好落在后凸的顶椎区或它的上方，术后早期即可出现交界性后凸。

棒的预弯错误、各钩型设计错误，尤其是纠正力的方向错误也可导致矢状面失平衡。各种内固定矫形手术后出现的平背综合征，就是由于忽略了正常腰椎矢状面的前凸而出现术后的腰椎的前凸消失甚至后凸畸形。

2. 冠状面　冠状面失代偿最常见的原因是内固定融合节段的选择错误，可能出现在两种相反的情况之下，第一是融合时没有将结构性弯曲全部融合，忽略了远端的腰弯或近端高位胸弯，经常容易犯的错误是只融合固定了双主弯中的一个弯曲以及忽略了双胸弯中的上位结构性弯曲。第二是融合节段过长，进入了非结构性的代偿区域。

躯干的不平衡或倾斜最明显的例子是在胸腰双主弯的患者只纠正了一个弯曲，虽然手术早期纠正很好，但由于另一弯不能代偿手术对“主弯”的纠正，术后即可出现冠状面的失平衡。另一可能的情况是对 LenkeⅠB 或 LenkeⅠC 型胸弯患者在进行胸弯选择性矫正融合时，胸弯的过度纠正超过了腰椎的代偿能力，远期即可出现与术前相反方向的躯干倾斜。

术后双肩不等高加重也是一常见的冠状面失代偿，主要发生在 LenkeⅡ型的脊柱侧凸患者，术前对僵硬的上胸段弯曲认识不足，没有进行纠正固定，而又对下胸段的侧凸进行过度纠正。在某些脊柱侧凸的患者如下方固定在 L_3，由于在去旋转恢复腰椎前凸时可在 $L_{3\sim4}$ 产生扭转力，$L_{3\sim4}$ 椎间盘会发生楔形变甚至侧方偏移最终出现骨盆倾斜。

3．水平面　对生长尚未成熟的脊柱行单一的后路融合手术导致术后曲轴效应，脊柱前方的持续生长加上后方的牢固融合导致脊椎在水平面上发生旋转偏移，这是一典型的水平面失代偿的表现。如脊柱前柱结构还存在生长潜能，可进行前路的椎体骨骺阻滞，否则即需要前后路环形截骨术。

【治疗措施】

脊柱侧凸的患者，除外观畸形、躯干倾斜塌陷外，还常伴有额状面和矢状面的失衡，因此重建躯干平衡应作为侧凸矫治的主要目的之一。

为了有效预防矫形术后失代偿，术前应充分对脊柱三维畸形和平衡进行评估，不能忽略脊柱矢状面的重要性，明确交界区的概念，重视骨盆在躯干和脊柱平衡中的作用。手术时机和脊柱的生长潜能是需要考虑的第四维因素。融合水平的选择应遵循其基本原则：所有矢状面上的畸形节段必须包括在融合区内，特别是胸腰段交界性后凸畸形；融合远端的椎间隙必须具有良好的活动自由度，即在左右侧屈位 X 线片上能在凹侧和凸自由开放或关闭；融合远端末椎在向凹侧侧屈位 X 线片上显示自动去旋转，特别是在不成熟的脊柱；在侧屈位 X 线片上，骶骨中央线通过融合远端末椎，该末椎位于稳定区内；融合固定的上下端在矢状面和额状面上都不能终止于侧凸的顶椎区；如 T_1 在额状面上倾斜大于 5°，注意可能存在的左侧高位侧凸，如 $T_{2\sim5}$ 在侧屈位 X 线片上示结构性，该区必须包括在融合区内。

脊柱矫形术后失代偿的翻修术，术前应对脊柱冠状面及矢状面的失平衡情况进行评估。在翻修术前患者需进行全脊柱 MRI 检查以排除先天性及发育异常性疾病。脊柱翻修术发生并发症的风险远高于初次手术，由于单纯扩大延长融合区较截骨矫形安全，尤其对于胸腰段畸形的翻修，因此术前应对患者进行个体评估以决定手术方案；若患者无显著失代偿，可使用胸腔镜解决残留剃刀背畸形。

术后的失代偿可通过下列方式得到挽救。

1．由于融合节段选择错误导致的需要适当向上向下扩大延长融合区　神经肌源性脊柱侧凸患者术后失代偿翻修时应扩大延长至骶骨，而特发性脊柱侧凸患者一般不需延长至骶骨，但必须满足在侧屈位 X 片上，骶骨中央线必须通过延长融合远端椎，且末椎位于稳定区内（一般为 L_3 或 L_4）。

2．部分或完全去除原有内固定　进行前方或/和后方截骨矫形恢复脊柱平衡，甚至进行脊柱外的截骨，如双侧髋臼上方截骨术恢复矢状面平衡。神经肌源性脊柱侧凸术后发生的严重骨盆倾斜、平背综合征及术后严重失代偿的患者均是腰椎截骨矫形的适应证。由于胸椎截骨潜在的神经并发症较多，仅对于术后发生严重曲轴现象的患者、先天性脊柱侧凸术后严重失代偿以及僵硬性胸椎侧凸的患者考虑应用胸椎截骨矫形。

3．创造腰椎代偿弯以恢复冠状面平衡　对于一些非常严重的脊柱畸形（先天性脊柱侧凸术后失代偿、脊髓纵裂）等，脊柱截骨矫形并不适用，应创造或加大腰椎代偿弯以恢复患者平衡。

翻修手术策略主要有一期前后路联合矫形、一期前路松解头盆牵引二期后路矫形、单纯后路矫形等方法。一期前后路联合手术存在创伤大、神经并发症高等诸多缺点。目前多主张采用分期手术，因为一定的前路松解、截骨、缩短脊柱后进行适当牵引可明显改善后路矫正效果、降低手术并发症、重建和保护躯干平衡。

（邱　勇）

55. 严重后凸型脊柱侧凸的手术失误及防治策略

【病例介绍】

患者，男性，13岁。7岁时因诊断脊柱侧弯（图1、2），在外院行后路Luque棒固定术（图3、4）。脊柱侧弯术后出现内固定断裂，假关节形成，矢状面失代偿，交界性后凸畸形进行性加重（图5、6）。13岁时来我院就诊，诊断先天性脊柱侧凸，前柱发育不良，拟行脊柱侧弯翻修手术。手术策略：一期后路TSRH矫形术（图7、8），因后突严重且顶椎区前柱发育不良，行二期前路骨骺阻滞术加凹侧支撑融合术，手术矫形好，矢状面形态恢复良好（图9、10）。

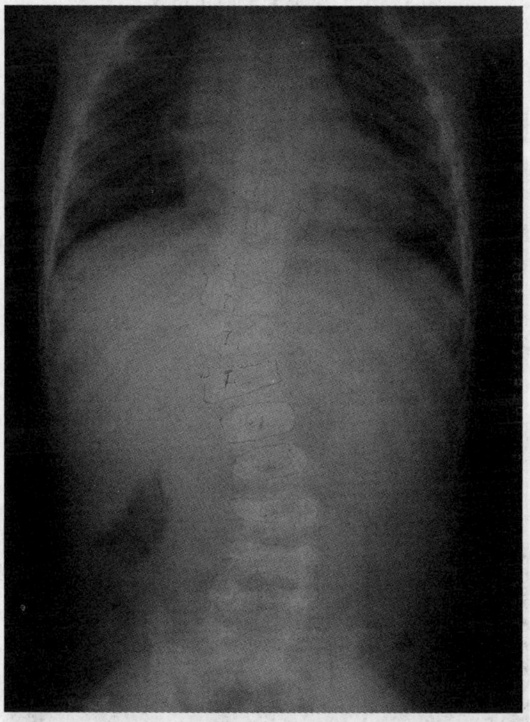

图1 术前正位X线片

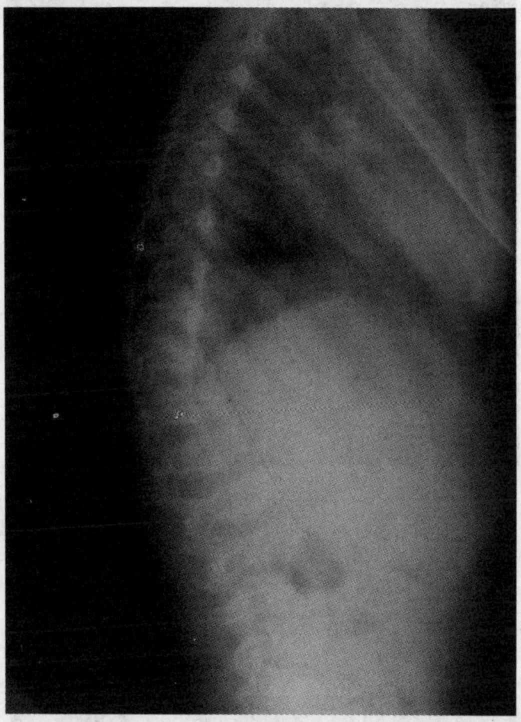

图2 术前侧位X线片

【原因分析】

后凸型脊柱侧凸中的后凸畸形可分为角状后凸和规则性后凸。前者主要发生于先天性脊柱侧凸和神经纤维瘤病性脊柱侧凸，后凸畸形进展快、临床可能存在潜在不稳定或严重不稳定，并可发生角状后凸处的旋转半脱位，导致不全性瘫痪，使前路手术存在极大的脊髓损伤危险。后者则主要见于神经肌源性或特发性脊柱侧凸，一般无不稳定的临床特征，也不容易发生旋转半脱位，后凸畸形的进展较慢，也不易出现神经损害并发症。但不管是角状后凸还是规则性后凸，远期均可能发生脊髓的慢性牵拉性损害。单一后路内固定融合术后的纠正丢失发生率和纠正丢失百分率均明显高于非后凸型脊柱侧凸，其主要的生物力学原因为脊柱前方出现空隙，脊柱前柱失去支撑功能而发生进行性的躯干塌陷。对于这种患者进行凸侧前入路的融合，并不能恢复前柱的支撑功能。理想的、符合生物力学原理的方法是行凹侧入路前方的支撑性融合，并且必须使用真正具有支撑功能的胫骨干皮质或腓骨，而非肋骨或髂骨，否则后路融合和/或内固定仍可出现疲劳骨折和发生躯干塌陷。

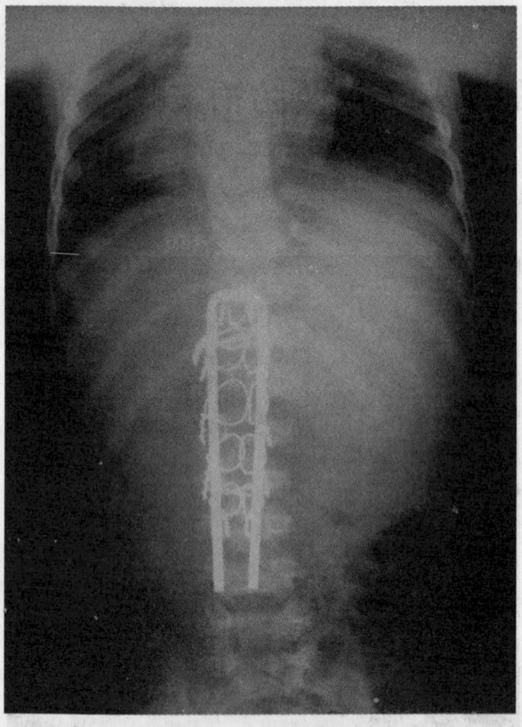

图 3　第一次手术术后正位 X 线片

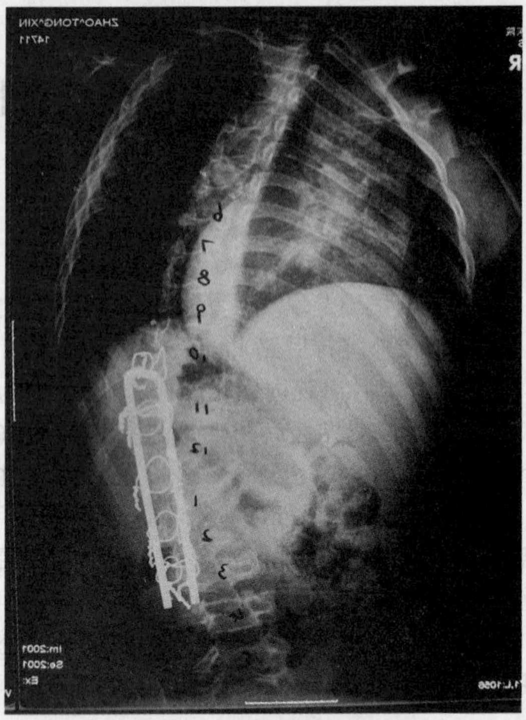

图 5　第二次手术术前正位 X 线片

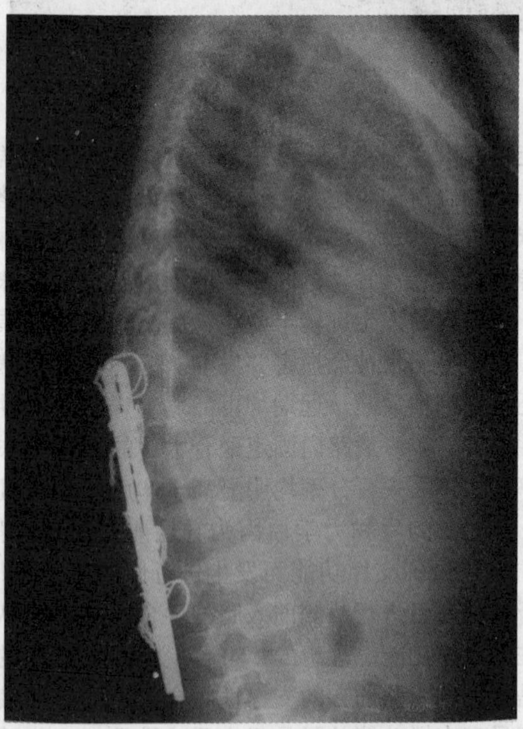

图 4　第一次手术术后侧位 X 线片

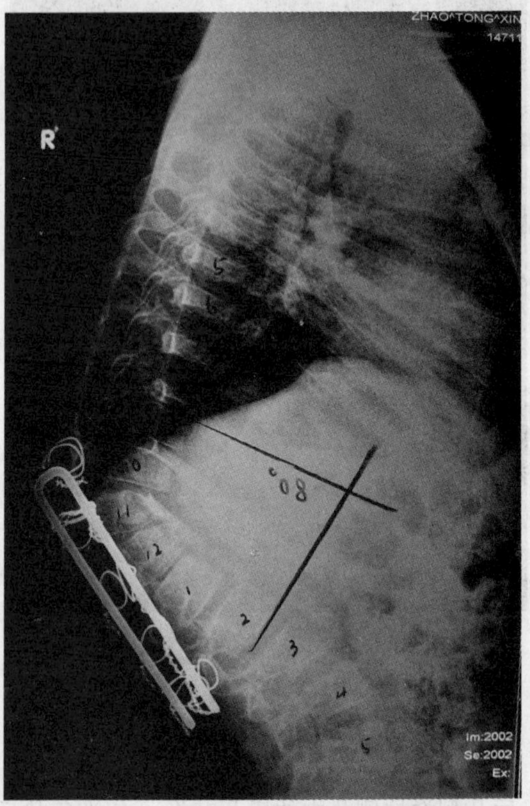

图 6　第二次手术术前侧位 X 线片

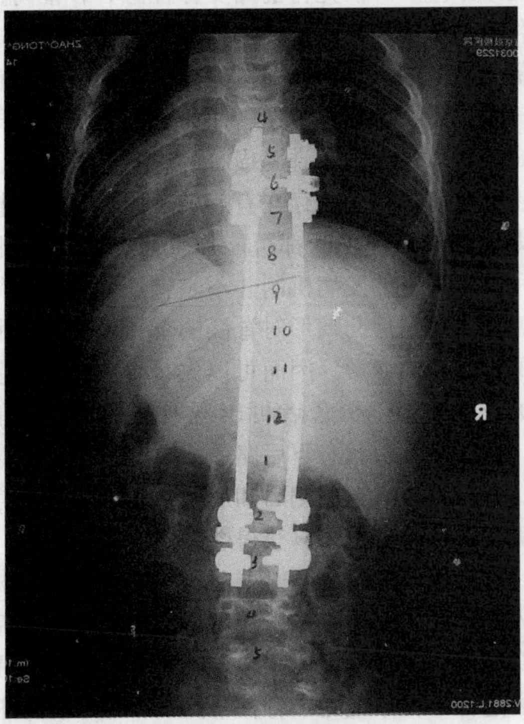

图 7　翻修后路术后正位 X 线片

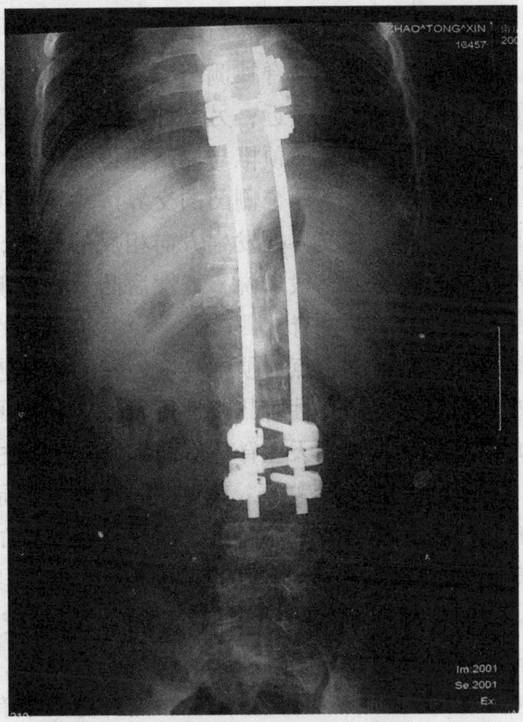

图 9　前路支撑术术后正位 X 线片

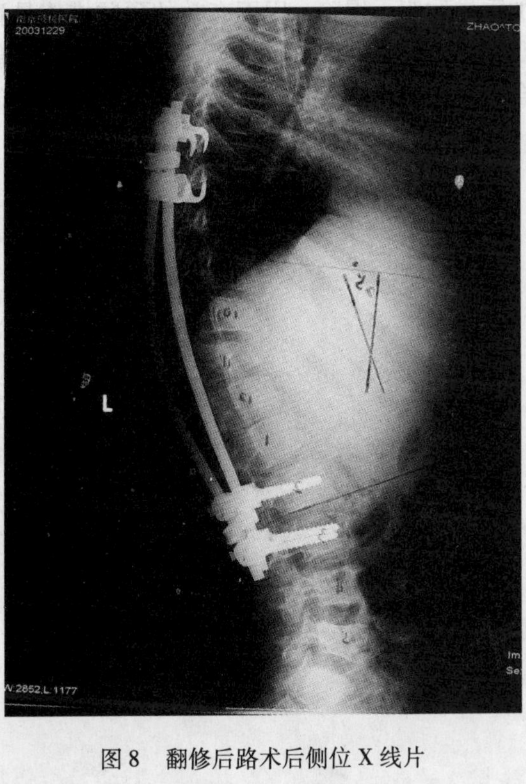

图 8　翻修后路术后侧位 X 线片

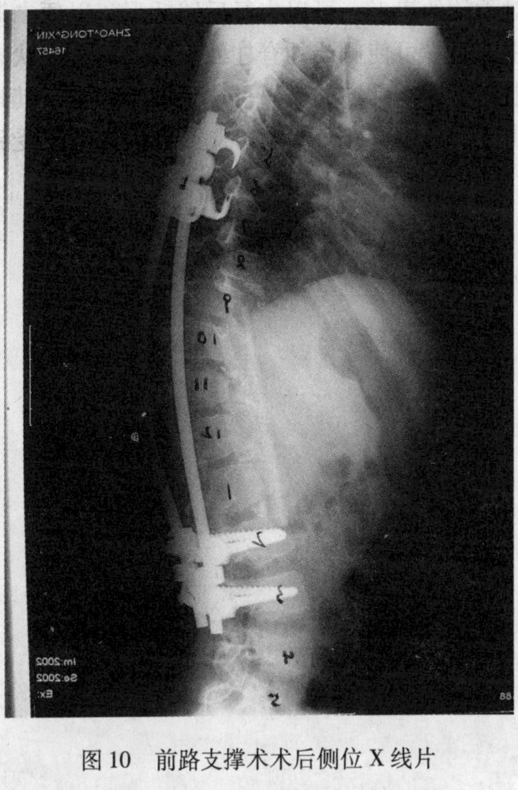

图 10　前路支撑术术后侧位 X 线片

【治疗措施】

后凸型脊柱侧凸根据后凸顶椎与侧凸顶椎的关系，可分为真性后凸型脊柱侧凸，即后凸顶椎与侧凸顶椎的位置一致或接近；另一种为旋转反向型后凸性脊柱侧凸，其后凸顶椎与侧凸顶椎不一致，其后凸的顶椎位于上下两个侧凸的交界区，发生原因为上下两个侧凸在交界处发生方向相反的旋转，即交界性后凸畸形。一般来说，真性后凸型脊柱侧凸可发生于神经肌源性脊柱侧凸、神经纤维瘤病性脊柱侧凸等，影像学特点为顶椎高度旋转和椎体连续向外侧塌陷。而交界性后凸畸形可发生在任何原因的胸腰双主弯，如先天性脊柱侧凸和特发性脊柱侧凸。对于前者的支撑融合，其支撑的区域主要是脊柱的侧凸区，相对较短。而对于后者，其支撑的区域就必须包含胸腰双主弯的交界区，即胸腰段脊柱，因而支撑区常跨越上下两个弯曲，相对较长。有时对腰弯有明显塌陷倾向，而胸弯不严重时，则必须在腰弯的凹陷中行支撑融合，这可达到最有效的支撑和恢复负重线，并预防上方胸弯的塌陷下沉。

手术方法根据后凸和侧凸的柔软性选择。脊柱相对柔软的患者，可以先行后路矫形，以便二期前路手术时，可使侧凸的脊柱处于最大的矫形状态下行前路支撑，前方的支撑可达到即刻稳定。其缺点是由于脊柱没有充分松解，侧凸和后凸纠正受到一定限制。而对于僵硬性脊柱侧凸，由于直接后路矫形的效果差，可以先行前路支撑性融合，椎间盘切除将有助于脊柱松解，使二期后路矫形的效果进一步提高，其缺点是前方支撑融合的胫骨条可能在后路矫形中发生松动或移位，而失去前方支撑的即刻稳定。对于已出现有脊髓损害的患者，其脊柱已处于不稳状态，特别是存在有旋转半脱位时，直接的一期前路或后路手术都可能加重原有的神经损害，这种神经损害的发病机制并不是脊髓受到机械的压迫，而主要是后凸畸形对脊髓的牵拉或旋转半脱位时的椎管扭曲变形，因而可以先行牵引，以恢复椎管的连续性，部分患者可出现明显的神经功能改善，此时在牵引状态下后路手术，其安全性可以增加，并获得较满意的侧凸和后凸纠正，二期的前路凹侧支撑性融合也可以获得即刻稳定。

脊柱侧凸的前方凸侧入路为一普遍采用的标准化入路。此入路易于暴露和解剖。但对于一个后凸型脊柱侧凸，在行椎体间融合或脊柱松解时，前入路的选择不再单纯是个脊柱暴露的问题，必须根据生物力学要求选择手术入路（凸侧还是凹侧）。对于严重后凸型脊柱侧凸，远期发生神经损害或术后纠正丢失是公认的并发症，原因为后凸畸形呈进行性加重导致躯干塌陷，因而有效的预防措施是脊柱侧凸的凹侧支撑性融合，而非传统的凸侧脊柱融合。

（邱　勇）

56. 胸椎前路术后并发顽固性乳糜胸

【病例介绍】

病例1 患者，男性，27岁，特发性脊柱侧弯（图1）一期行开胸（右侧第7肋）前路松解术、2周后行后路CD矫形植骨融合术，术后2周康复出院。出院后2周逐渐出现胸痛、胸闷、活动后气喘及咳嗽。X线片提示右侧胸腔积液（图2），B超定位后于腋后线第8肋下行胸腔穿刺，抽出600ml淡黄色液体，胸腔积液常规示蛋白定性阳性、乳糜试验阳性。经4次穿刺后，复查B超提示胸腔积液为50ml，胸痛等症状5个月后才完全消失，随访至今未有复发（图3）。

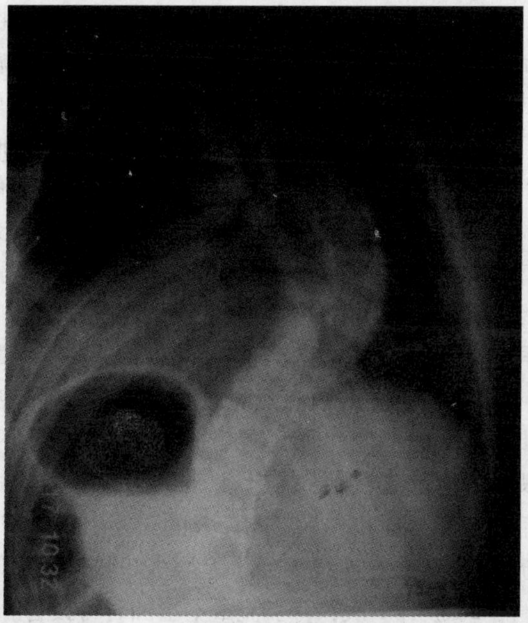

图1 特发性脊柱侧弯

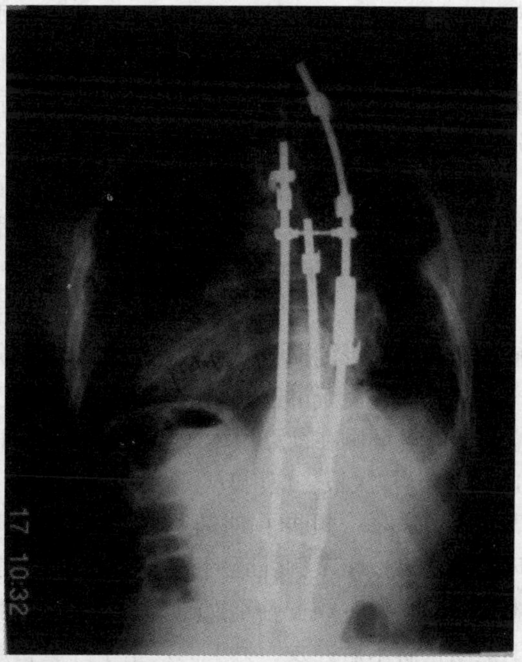

图2 X线片示右侧胸腔积液

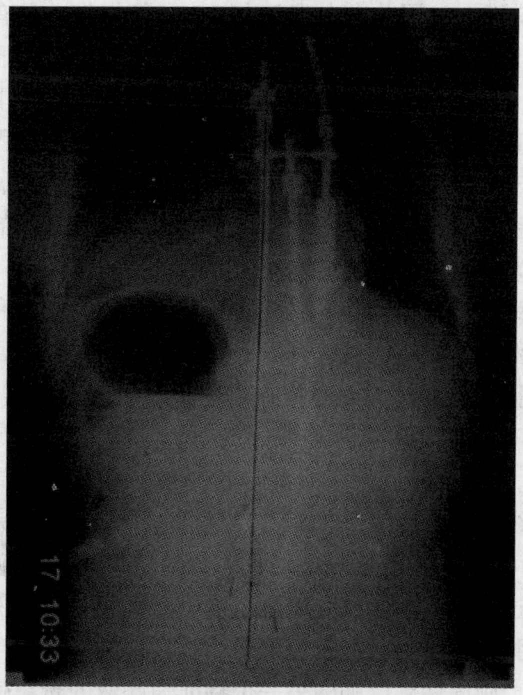

图3 术后随访X线片

病例2 患者，女性，25岁，因特发性脊柱侧凸入院，Cobb角75°，于2002年9月26日行右侧胸腔镜下前路松解术，术后恢复顺利，胸腔引流3天拔除，16天后行后路TSRH矫形融合术。2周后诉胸部疼痛，全胸片示右侧胸腔积液，右侧肺不张，予以穿刺后，症状好转出院。于后路矫形术后2个月，又因胸痛和胸腔积液再次入院，1个月内共穿刺7次后，B超报告右侧胸腔积液仍有944ml，改行右侧胸腔闭式引流，术后5d拔除引流管，复查B超提示胸腔积液为50ml。病情稳定出院，随访至今未有复发。

【原因分析】

乳糜胸是胸外科手术特别是食管癌术后的严重并发症之一，对脊柱外科而言，顽固性乳糜胸则是少见的并发症，若未及时发现和恰当处理，其后果严重。因此，早期发现及时处理乳糜胸对其预后有十分重要的意义，国内文献尚无脊柱侧凸前路松解、矫形术后并发顽固性乳糜胸的报道，南京鼓楼医院脊柱外科1998~2003年行脊柱侧凸前路手术350例，发生顽固性乳糜胸2例。

淋巴系统广泛地包绕脊柱，因此胸椎前路手术的解剖和暴露有可能损伤胸导管主干及（或）分支而产生乳糜胸，由于淋巴管侧支循环可减少淋巴液的溢出，故乳糜胸在前路手术发生率并不高。1977年Einsentein首次报告应用Dwyer前路器械时发生1例乳糜胸；Hajime报告了胸腰段脊柱骨折后凸畸形行环形融合术发生1例乳糜胸；我院脊柱侧凸前路手术350例，发生顽固性乳糜胸2例，1例为胸腔镜下前路松解术后并发，另1例发生于开胸松解术后，发生率为0.57%。

由于患者术前禁食，流经胸导管的淋巴液少于1 mc/min，因此术中难于诊断胸导管损伤，只有当溢出的淋巴液积聚到一定的量时，才表现出明显的症状，因此具有病程迁延、反复发作的特点。本组例1于术后2周时才出现胸痛、胸腔积液，病程长达3个月；例2于术后30d时出现胸痛、胸闷、活动后气喘及咳嗽，病程长达5个月。产生症状的原因为胸腔内乳糜液增多时，肺组织受压、纵隔向对侧移位、静脉回流不畅，故患者出现胸闷气急和呼吸困难等症状；另一方面，循环血容量减少和回心静脉血流不畅，使心排血量降低，出现心率增快，血压偏低，患者诉心悸、气急、头晕和乏力等症状。Weidner认为术中胸导管撕裂，乳糜进入周围组织，则在后纵隔形成一“乳糜瘤”，当胸膜完整时可保留2d或更长的时间，以后“乳糜瘤”破裂通过纵隔胸膜形成乳糜胸。这可以解释本组病例乳糜胸的发生时间在术后第2~4周的原因。

顽固性乳糜胸的另一个特征为胸液的聚集速度快、引流量多及引流液外观颜色的改变。胸腔引流量一般在800~2000ml，颜色为淡黄、橙黄或乳白色。本组2例引流液的特征性表现为静置后出现乳脂层和浆液层，比重大于1.012，甘油三酯含量>100mg/100ml和胆固醇/甘油三酯的比值<1，白细胞计数增高，蛋白含量大于3%及苏丹Ⅲ染色阳性。

顽固性乳糜胸的诊断并不困难，一般非出血原因造成的胸腔引流量增多，应首先考虑乳糜胸的可能。若胸腔引流或胸腔穿刺出现乳状液体应高度怀疑乳糜胸。引流量与进食之间的关系，有助于明确诊断。若进食后胸腔引流液变混浊，引流量增多，颜色发生改变可作为诊断乳糜胸的有力证据。

【防治措施】

顽固性乳糜胸可采用保守或手术治疗。一般对乳糜量每日500ml以下的病例多采用保守治疗，采用引流、抑制乳糜液的生成及支持疗法。为了减少淋巴流动及促进胸导管闭合，本组2例患者均采用低脂饮食，多食用富含中链甘油三酯的食物，因其直接通过门静脉系统吸收而不是通过肠道乳糜管吸收，不仅可以满意地维持营养，且能被直接吸收入血流而不增加淋巴液的生成，可使胸导管流量减至最少，有利于愈合。

通过胸腔闭式肋间引流或反复胸腔穿刺，抽尽胸腔积液，促使肺组织扩张，消灭胸内残腔，有利于胸膜脏层与壁层粘连，可促进胸导管或其分支的破口早日愈合。本组例2经反复胸腔穿刺后，乳糜胸治愈；例1行胸腔穿刺症状缓解后出院，因胸痛加剧再入院，再次胸腔穿刺后，胸腔积液仍高达944ml，行胸腔闭式引流后，乳糜胸迅速得到控制。据此认为，若顽固性乳糜胸反复胸腔穿刺疗效不佳，应即时采用胸腔闭式引流。此外，采用胸腔闭式引流后，拔管的时机亦为影响疗效的重要因素，若24h引流量<150ml，连续2~3d无增多趋势，可夹闭引流管，2d放开1次，待引流量不增加时可拔管。

对每日乳糜量为500~1 000ml的病例应保守治疗5日左右，观察每日乳糜量有无减少趋势，再决定继续保守或手术治疗。本组例1行胸腔闭式引流前，胸腔积液高达944ml，引流5日后，胸腔积液仅为50ml，获效的原因在于①治疗过程中保持胸腔引流通畅，有利于肺膨胀；②患者始终保持半卧位、充分咳嗽膨肺，使乳糜液不易自破口溢出，压迫粘连瘘口加速愈合。

（邱　勇）

57 脊柱侧凸后路矫形融合术后并发迟发性感染

【病例介绍】

南京鼓楼医院邱勇统计该中心 2001 ~ 2003 年期间治疗的509 例脊柱侧凸患者中有4 例发生迟发性感染（图1 ~ 8），其中特发性脊柱侧凸1 例，先天性脊柱侧凸2 例，神经源性脊柱侧凸（伴颈脊髓空洞症）1 例，平均年龄为 18. 3 岁（12 ~ 31 岁）。2 例先天性脊柱侧凸患者均有骨盆倾斜，一例因腰椎旋转性半脱位致双下肢完全瘫痪，另一例伴有腰段脊柱裂，硬脊膜膨出且仅有轻度神经症状。4 例患者中有3 例先行前路脊柱松解术，2 周后再行后路脊柱融合术。2 例骨盆倾斜患者均使用 CD 系统按 Galveston 技术行后路融合术，另2 例患者分别使用 CDH 和 TSRH 内固定系统。

4 例患者后路手术平均手术时间为 5. 9h（4. 5 ~ 8h），平均术中失血量为 1 975ml（1 300 ~ 3 000ml）。植骨材料均为自体骨，2 例因骨盆倾斜而行 Galveston 技术固定到双侧髂骨翼，故分别取自体腓骨和胫骨做植骨材料。术后抗生素使用时间平均为 18d（7 ~ 30d），病例 2 患者术后 17d 突发高热达 39℃，3 天后下降至 38℃以下，持续 13d，病例 4 患者术后 12d 突发高热，2d 后降至 37 ~ 38℃之间，持续 20d。2 例患者均行全面检查，未查出发热原因。该 2 例患者均为 Galveston 技术固定，只有病例 2 患者有导致迟发性感染的危险因素，因该患者有腰椎旋转性半脱位导致的截瘫，需行保留导尿。

诊断迟发性感染距初次手术时间平均为 19. 2 个月（10 ~ 27 个月），所有患者均有后背手术切口处皮肤窦道形成，内有淡黄色液体渗出。2 例患者有后背部疼痛不适感，但不需服用止痛剂，仅 1 例患者在窦道形成前有发热史。所有患者均未见内植物外露。4 例患者血沉平均值为 55. 5mm/h（27 ~ 96mm/h），白细胞计数为 9875 个/μl（8 400 ~ 12200 个/μl）。影像学检查未发现假关节形成，未见内植物脱钩，断钉断棒现象，但均可见内植物有松动迹象，病例 1 患者内固定节段尚未完全融合。

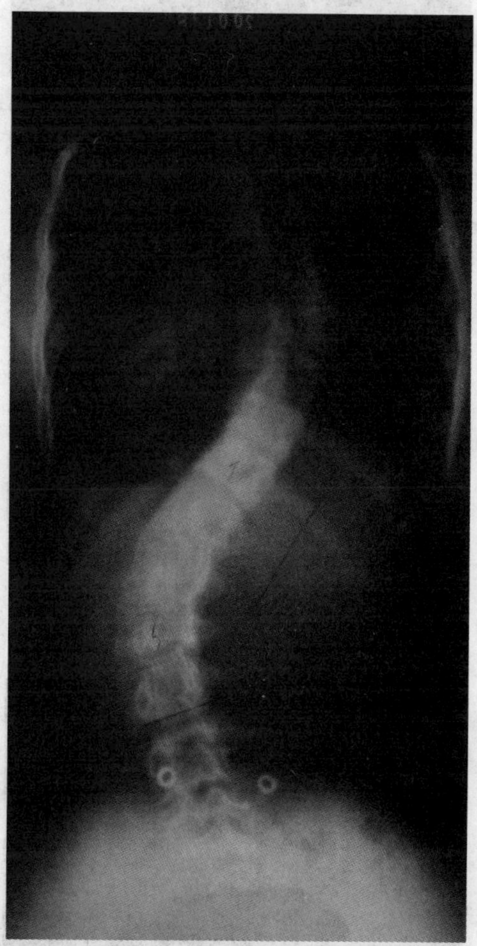

图1 术前正位 X 线片

故暂未取出内固定，也未做扩创术，予口服抗生素，伤口行门诊换药。其余 3 例患者均收住入院行扩创取出内植物术。

术中见大量炎性肉芽组织包裹内植物周围，钉钩和横连处有脓性液体。窦道均和横连及开口钩相通，可见开口钩内套筒明显松动，横连处易见松动，且此二处软组织颜色发黑。术中未发现假关节，亦未发现骨坏死表现。术中肉芽组织未送病理检查。3 例患者术中炎性内芽组织送细菌室培养并做药敏检查，病例 1 患者窦道深部分泌物亦送培养加药敏检查，4 例患者培养结果均为金黄色葡萄球

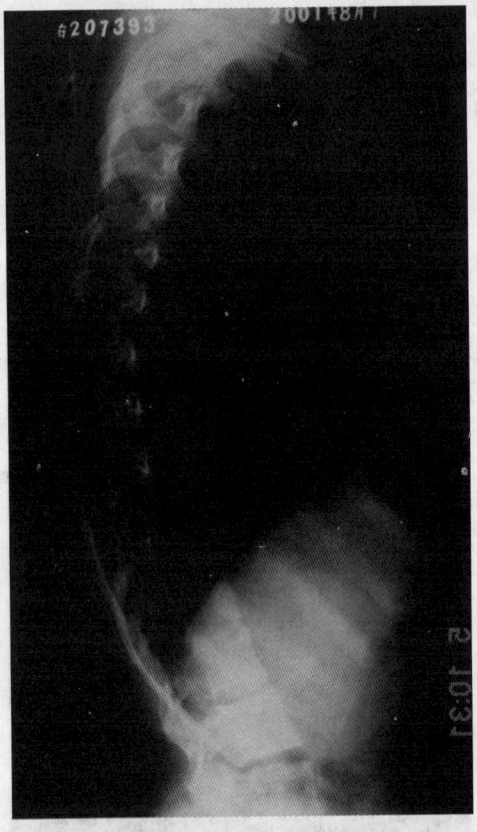

图2 术前侧位 X 线片

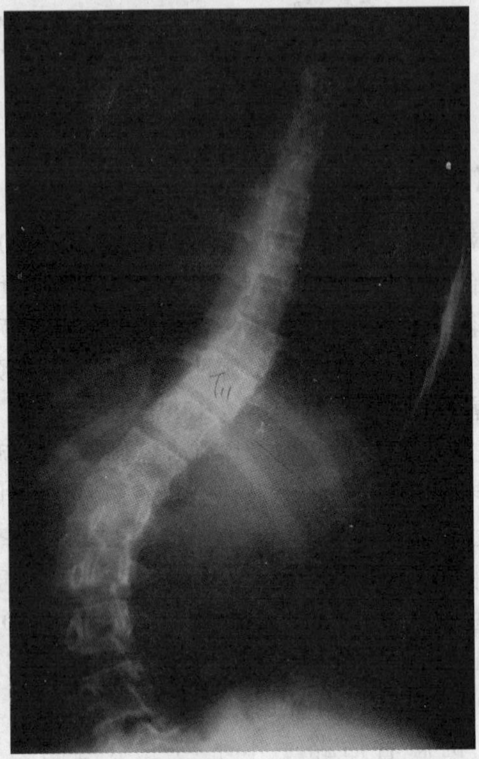

图4 术前凸侧 BendingX 线片

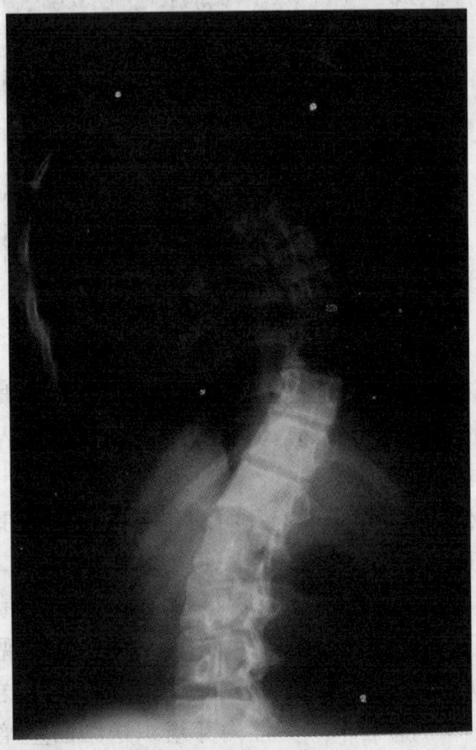

图3 术前凹侧 BendingX 线片

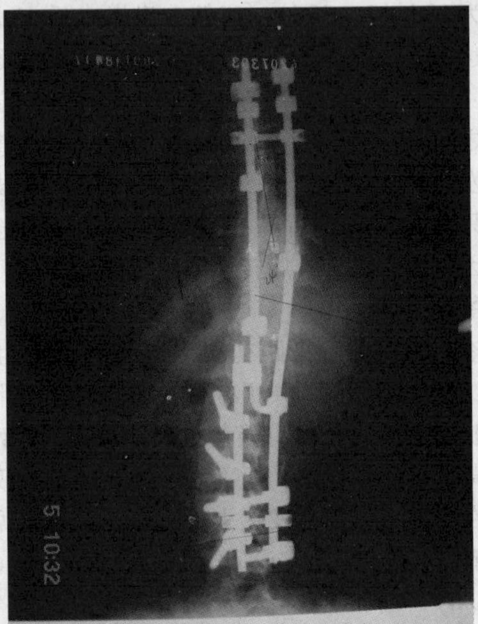

图5 术后正位 X 线片

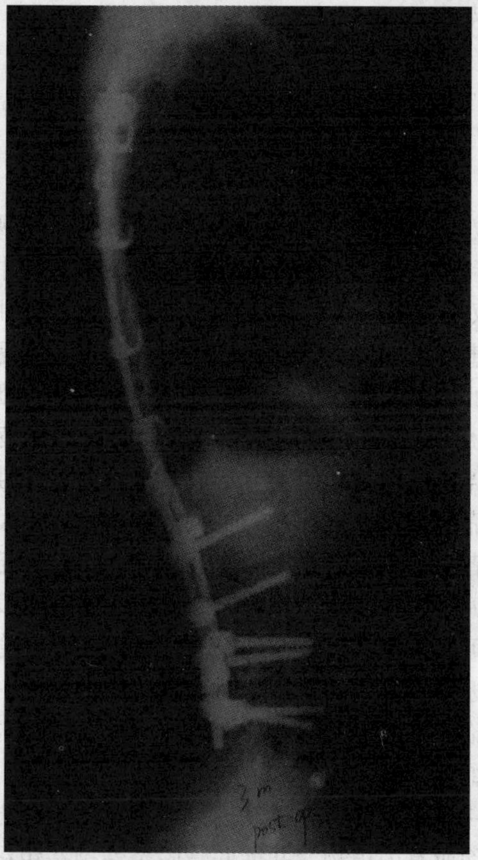

图6 术后侧位 X 线片

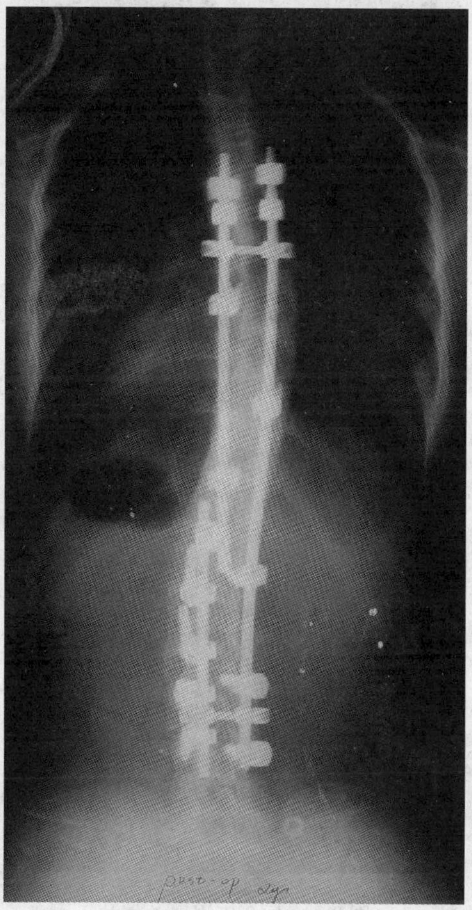

图7 术后 2 年正位 X 线片

菌生长，且仅对万古霉素敏感。

3 例患者去除内植物，清除炎性肉芽组织后，用大量稀释碘伏和生理盐水冲洗伤口。均一期闭合伤口，并于伤口上下段各放置负压引流一根，2d 后拔除。术后静滴青霉素持续 7d，再口服抗生素持续 10d，3 例患者伤口均一期愈合。平均随诊 9 个月（4～14 个月），未发现感染复发，但有假关节形成和侧凸进行性加重。

【原因分析】

迟发性感染的发病机制目前在学术界尚未取得共识。Richards 在报告中坚持认为迟发性感染是人体皮肤上正常生长的低毒力细菌术中种植的结果。这些细菌在后路融合术中种植于手术伤口内，经过一段时间潜伏，在条件适合的情况下大量繁殖，从而出现临床症状。现代节段性脊柱内固定系统庞大的体积和数量是激发感染的罪魁祸首。他们的 23 例患者，术中脓性肉芽组织全部送培养，有 18 例患者培养结果阳性，其中 12 例为初油酸痤疮杆菌，4 例为表皮葡萄球菌，1 例为变异细杆菌，1 例为金葡萄。另 5 例培养结果为阴性，考虑是扩创术前口服抗生素对培养结果产生了明显影响。他们推荐培养时间应延长至停用抗生素后 7～10d。Clark 和 Viola 认为高比例的培养阳性结果强烈提示金属腐蚀不是迟发性感染的主要原因。

但是也有不少学者持不同意见。Dubousset 指出迟发性感染是一种无菌性炎症，金属内植物对机体组织的腐蚀是造成炎症的主要原因。他认为 CD 棒、CD 钩及横连之间的微动所产生的金属碎屑会刺激机体组织发生炎性反应。但值得注意的是，在 Dubousset 的病例中，也有 2 例培养结果为表皮葡萄球菌，且他们的培养时间并没有延长至 7 天以上。

还有人认为血液传播是迟发性感染的原因。Heggenss 描述了 6 例脊柱手术后迟发性感染的病例，其中有 2 例患者在脊柱感染前身体远处就有其他感染灶，3 例患者则有滥用静脉毒品史。然而 2 例有远处感染灶患者，1 例在尿中培养出金黄色葡萄球菌，而在脊柱感染的伤口中只培养出痤疮杆菌。我们认为血液传播的细菌往往是毒力强的病原

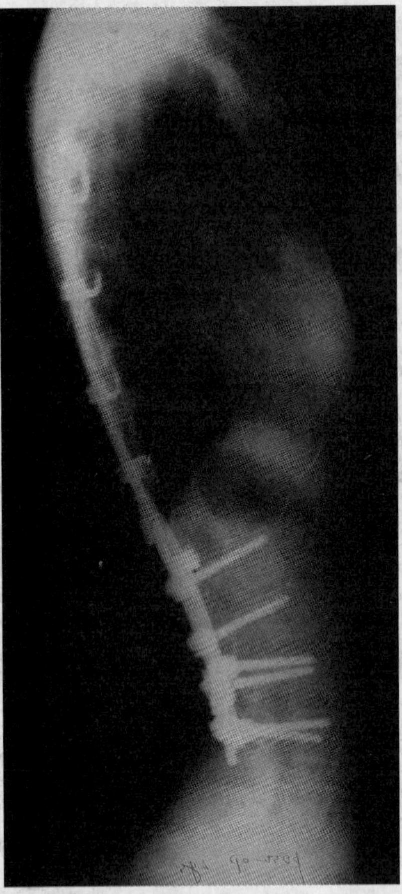

图8 术后2年侧位X线片

菌，比如金黄色葡萄球菌或革兰阴性杆菌。而Heggeness的6例患者培养均为表皮葡萄球菌或痤疮杆菌，所以不支持血液传播学说。

作者认为现代节段性脊柱内固定系统体积大，数量多，各金属部件之间的微动产生的金属碎屑对周围机体组织会起腐蚀作用，造成炎性反应，从而干扰了机体组织正常生长环境。术中种植的低毒性细菌在这种环境中容易被激活，缓慢繁殖，最终导致临床症状。

【防治措施】

脊柱侧凸后路融合术后迟发性感染是一种严重并发症，虽不多见，但却时有报道。Dubousset于1994年报道了用CD系统治疗脊柱侧凸后迟发性感染发生率为1%左右。Clark和Shufflebarger报道用CD系统和Moss Miami系统治疗1 247例脊柱例凸患者，迟发性感染的发病率为1.7%。Richards用TSRH系统治疗了489例脊柱例凸患者，有23例出现迟发性感染，发生率为4.7%。南京鼓楼医院脊柱外科统计的509例脊柱侧凸患者中，共有4例发生迟发性感染，发生率为0.78%。Richards的病例，发生迟发性感染距初次手术时间平均为27个月（11～79个月）。Viola报道的病例平均也为27个月（10～88个月），Clark的病例为37个月（14～102个月）。

Viola报道的8例感染患者中有2例未出现皮下脓肿和切口窦道，Richards报道的23例患者中也有2例仅呈现发热和后背疼痛。作者认为若脊柱侧凸术后患者出现皮下脓肿并最终形成窦道，则迟发性感染的诊断明确，但若仅出现疼痛和发热，则诊断较为困难。Viola认为术后出现不明原因的背部疼痛，伴血沉增高和假关节形成，是诊断迟发性感染的可靠线索，并推荐在人工关节置换术后迟发性感染患者中，有诊断意义的CRP和碘-131标记的白细胞闪烁扫描技术，作为诊断脊柱手术后迟发性感染的可靠手段。但至今尚未有文献证实其在脊柱手术后迟发感染中的作用。对迟发感染的诊断一定要结合临床症状和体征，血液学检查及影像学检查，做出综合判断。

一旦迟发性感染被发现，最重要的治疗方法就是去除所有内植物，并彻底清除炎性肉芽组织，充分冲洗伤口。只有这样，感染才能被有效控制。因为黏附在内植物表面的细菌往往被一种由多糖蛋白复合物形成的生物膜所包裹，抗生素和机体免疫系统不能有效穿透这层屏障，不取出内植物，这层生物膜就不能被去除。部分取出内植物的做法也是不恰当的。如果患者脊柱尚未完全融合，我们建议口服抗生素并伤口换药。作者治疗的3例患者术后均一期闭合伤口，静脉滴注青霉素7d，再口服抗生素10d。二期闭合伤口，术后长期使用抗生素似无必要。

为了减少迟发性感染的发生率，一方面要防止矫形术中细菌种植，如术中常规使用抗生素，注意无菌操作，手术结束前反复冲洗伤口，术后保持引流通畅，防止血肿形成。另一方面还要注意在不影响矫正效果和稳定性前提下，尽量减少植入物体积和数量。Wattenbarger和Richards认为现代节段性脊柱内固定系统体积大，数量多，容易导致组织炎症和内植物突起部位，尤其是横连处囊肿形成，从而激活低毒性细菌的感染。他们曾尝试使用单棒系统治疗侧凸，体外力学试验证实其效果满意，但临床结果却显示高发的内植物失败发生率和假关节形成。

（邱　勇）

58 脊柱侧凸术后并发肠系膜上动脉综合征

【病例介绍】

肠系膜上动脉综合征（superior mesenteric artery syndrome，简称SMAS）是一少见的临床综合征。其原因是位于腹主动脉和肠系膜上动脉之间的十二指肠第三段遭到机械压迫所致，可在多种诱因下发病。因早期报道于躯干石膏固定后，故又称石膏综合征或 Wilkie 综合征。而脊柱侧凸术后并发肠系膜上动脉综合征的报道很少，1997～2001 年南京鼓楼医院矫治各种脊柱畸形 560 例，发生 SMAS 5 例（男 3 例，女 2 例），年龄 16～28 岁（图 1～6）。先天性脊柱侧凸 2 例，特发性脊柱侧凸 3 例，COBB 角 78°～116°。其中 3 例发生于脊柱侧凸前路松解术后骨盆牵引过程中，2 例发生于后路矫形术后。该 5 例脊柱侧凸的平均 COBB 角纠正率为 68%。术后身高延长 2～15cm。

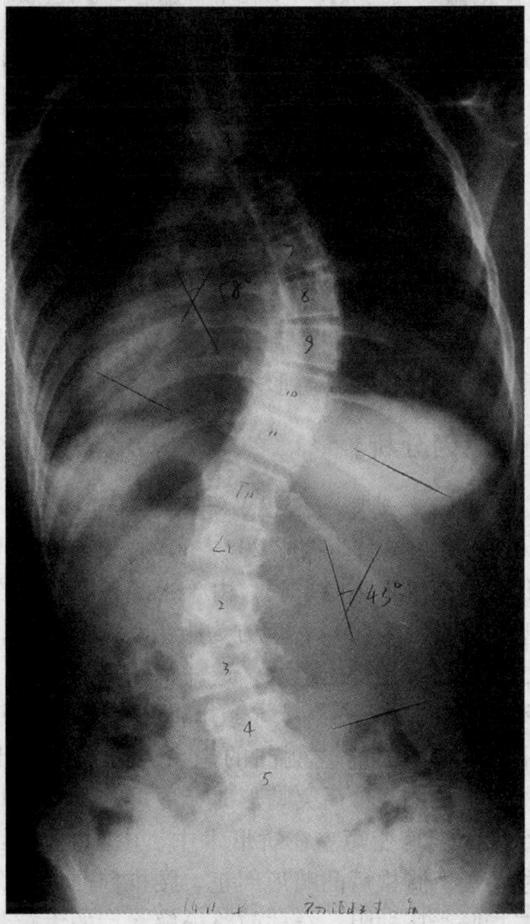

图 1 术前正位 X 线片

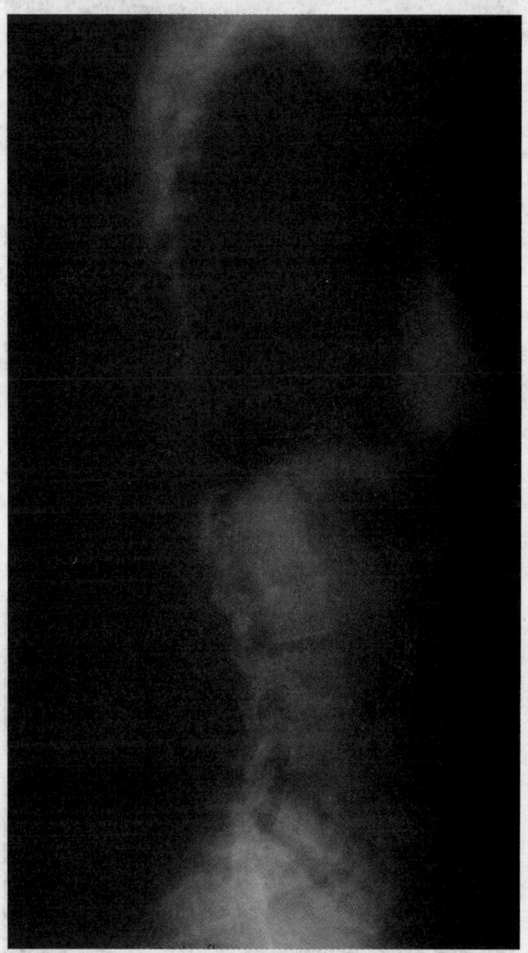

图 2 术前侧位 X 线片

5 例 SMAS 患者的脊柱手术均顺利，术后 5 天左右逐渐发生腹胀、恶心和间歇性呕吐。呕吐物为棕绿色混浊液体。插入胃管时抽出大量同样液体，而腹痛轻或无。触诊全腹软，有时轻压痛，特征性的表现为在呕吐间歇期可有食欲和出现肠鸣音。腹部平片见胃泡水平增大，侧位片中示十二指肠充气性扩张（图 7）。患者经禁食、胃肠减压、维持水电解质平衡、采用左侧卧位，减轻或暂停骨盆牵引

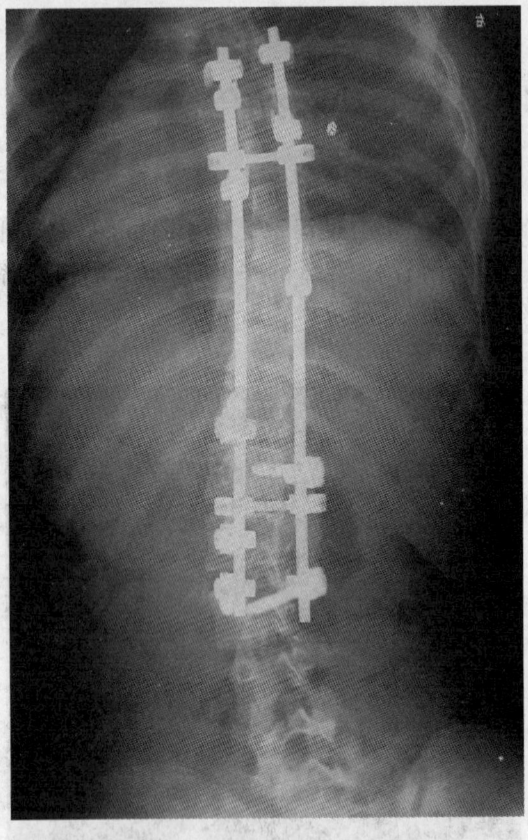

图 3　术后正位 X 线片

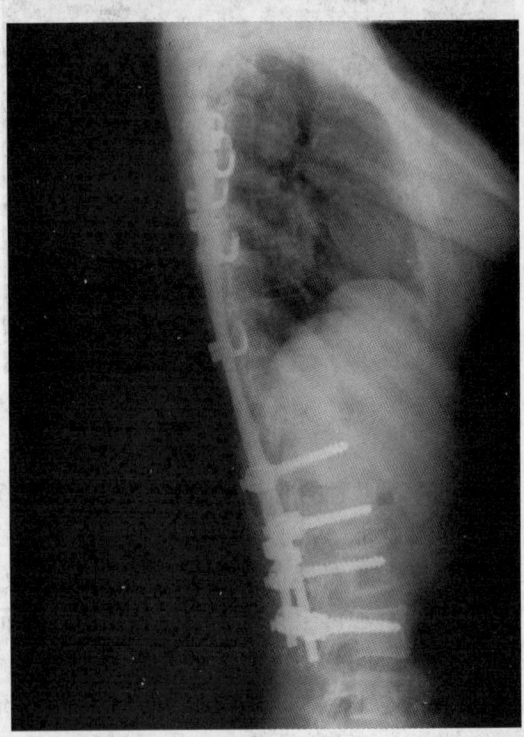

图 4　术后侧位 X 线片

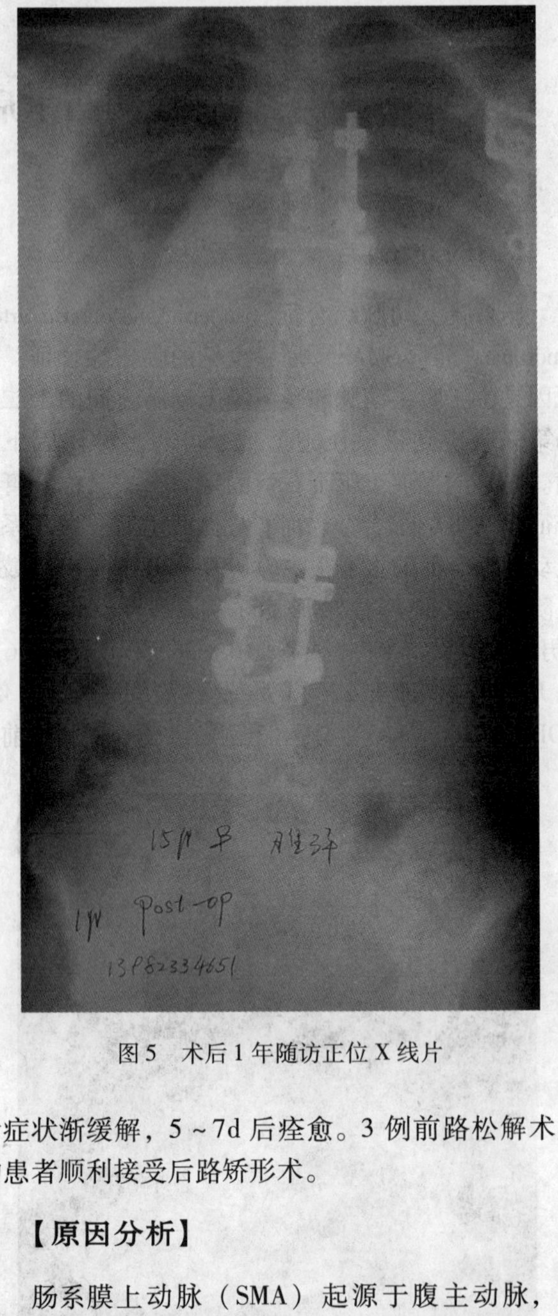

图 5　术后 1 年随访正位 X 线片

后症状渐缓解，5～7d 后痊愈。3 例前路松解术后的患者顺利接受后路矫形术。

【原因分析】

肠系膜上动脉（SMA）起源于腹主动脉，在 L_1 和 L_2 水平与主动脉成 20°～50°的锐角横跨十二指肠横部而进入小肠系膜，由于十二指肠固定在后腹壁，其前方为 SMA，后方为腹主动脉和脊柱，使十二指肠横部易受压阻塞，这一特殊解剖关系（有人称为“胡桃核”），是导致 SMAS 的解剖学基础（图 1）。在严重脊柱侧凸的患者，可发生躯干塌陷，当脊柱侧凸伴后突畸形时，更可加重脊柱腹侧软组织的挛缩变短。在矫形术中，由于躯干延长、脊柱伸展、胸椎后凸畸形纠正、腰椎前凸增加，使十二指肠受压梗阻。脊柱前路松解术后的大重量骨盆快速牵引、持续强迫性牵引床仰卧、腹肌收缩力

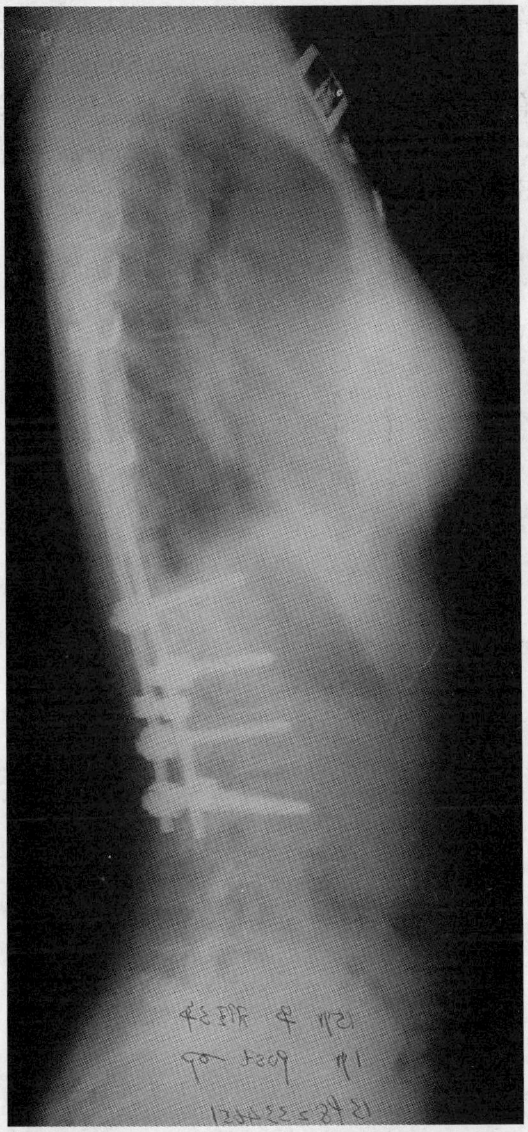

图 6　术后 1 年随访侧位 X 线片

下降、内脏下垂也可减少 SMA 与腹主动脉之间的角度而致 SMAS。

【防治措施】

脊柱矫形术后发生 SMAS 主要报道于 20 世纪 70～80 年代，发生率达 2%～9%，原因可能为当时的脊柱矫形手术主要为使用大撑开力的哈氏技术，术后还需佩带躯干石膏。90 年代后，三维矫形技术广泛使用，并使脊柱侧凸的纠正率大大提高，但 SMAS 的报道反而锐减。可能原因为三维矫形术主要使用去旋转力和平移力纠正脊柱侧凸，术后不再需要躯干石膏。回顾近 15 年中英文文献，仅见一篇脊柱去旋转三维矫形术（TSRH）后发生 SMAS 的英文报道。分析本组 5 例 SMAS，其共同的特征为患者均为严重脊柱侧凸（78°～116°），且呈后凸型，术前躯干塌陷明显、术后脊柱延长多、纠正百分比高，或术后经历了快速骨盆牵引，这些特征也是 SMAS 的易发因素。文献还报道患者瘦长体型或体重急剧下降、神经肌源性脊柱侧凸、长时间仰卧，甚至遗传因素和解剖变异均可成为 SMAS 的易发因素。术前重视这些可能存在的或术后可能发生的因素，有助于预防和处理脊柱矫形术后发生的 SMAS。而值得注意的另一个问题是，脊柱矫形术后腹胀、呕吐等消化道症状的发生率并不低，南京鼓楼医院统计的 430 例脊柱侧凸矫形术后发生“肠麻痹”等消化道症状达 35 例（8%）。经严格鉴别诊断，如 SMAS 常在术后一周发生、呈周期性呕吐、腹软、腹痛轻或无、呕吐间歇期可有食欲、停止骨盆牵引后症状减轻等特性，结合腹部 X 线摄片

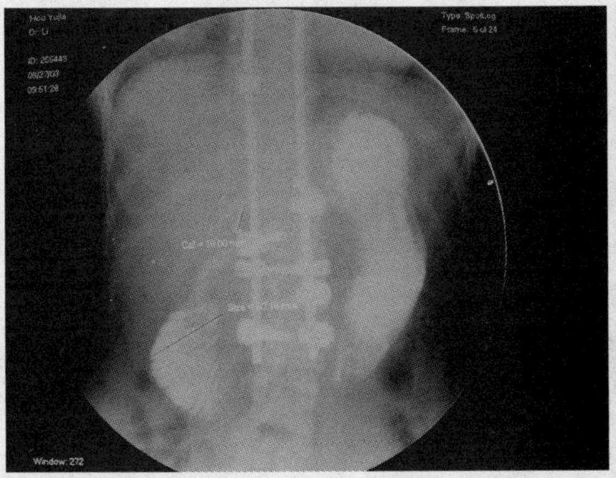

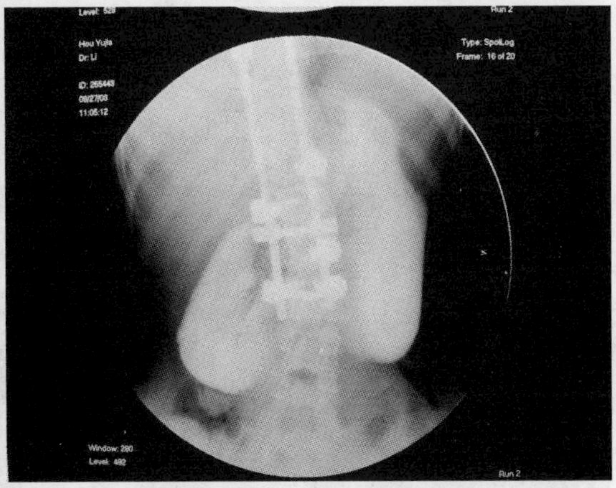

图 7　术后钡餐十二指肠近段梗阻扩张明显

示十二指肠充气性扩张，真正符合 SMAS 诊断的只有5例（1.2%）。而由于麻醉、止痛剂、电解质紊乱、早期饮食或脊柱前路术中内脏大神经损伤或腹膜后刺激发生的“肠麻痹”症状均在术后早期发生，3~5d内自动消失。

早期文献报道 SMAS 的死亡率可高达20%，但在脊柱矫形术后发生的 SMAS 大部分无死亡。这与脊柱畸形术前患者一般情况良好和 SMAS 的早期诊断有关。作者认为通过禁食、胃肠减压、改变体位、维持水电平衡或减轻骨盆牵引等措施，患者均可痊愈，不必去除内固定，更不需腹部手术。

（邱　勇）

59. 椎间盘突出合并马尾综合征的误诊及其防治

【病例介绍】

病例1 患者，男性，38岁，因排尿功能障碍、尿潴留就诊，既往无腰腿痛病史。泌尿科医师诊断其为排尿障碍、尿潴留而予以耻骨上造瘘，一周后发现患者鞍区及会阴区感觉减退，但无明显坐骨神经症状，经MRI检查发现$L_5\sim S_1$椎间盘中央向后突出，压迫硬膜囊。诊断为$L_5\sim S_1$椎间盘突出症伴发马尾综合征，急诊予椎板扩大开窗减压，椎间盘摘除术。

病例2 患者，女性，32岁，因排尿不畅，子宫颈Ⅱ度脱垂而收入妇产科，准备行子宫脱垂修复术，术前发现鞍区感觉减退，肛门括约肌松弛，追问病史发现患者于3个月前曾因突然出现双下肢发射性疼痛，不能行走，同时出现排尿困难，而在当地医院诊断为$L_{4\sim5}$椎间盘突出症，而行单侧开窗椎间盘摘除术。此次MRI检查发现$L_{4\sim5}$椎间盘仍存在中央型突出。给予全椎板切除减压，椎间盘摘除，$L_{4\sim5}$植骨融合，TSRH内固定。

病例3 患者，男性，42岁，因慢性腰痛长期在康复科治疗，3个月前发现会阴部感觉异常未引起重视，一次外伤后突发排尿困难，MRI示$L_{4\sim5}$椎间盘中央型突出，压迫硬膜囊，行一侧椎板开窗减压，对侧半椎板切除和椎间盘切除术。

病例4 患者，男性，40岁，因渐进性排尿困难就诊于神经外科，无明显坐骨神经痛，有慢性腰痛病史，MRI检查L_4椎体后缘有一中高密度影压迫硬膜囊（图1、2），以神经鞘瘤为诊断进行手术，术中发现为$L_{4\sim5}$椎间盘游离型突出，向后上方移位，行全椎板切除和椎间盘摘除术。

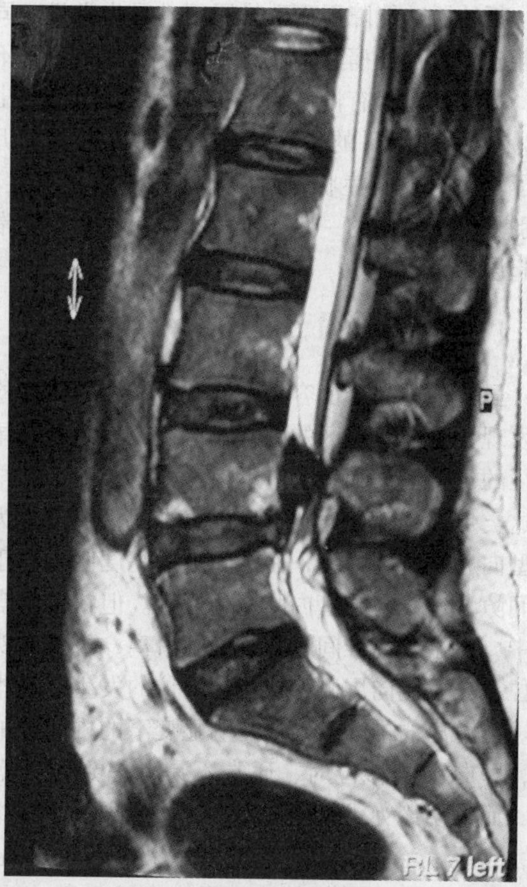

图1 术前MRI侧位片

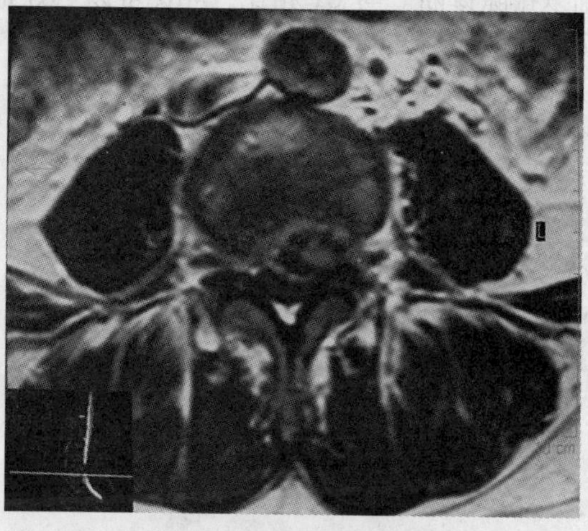

图2 术前MRI横断面

【原因分析】

继发于腰椎间盘突出的马尾综合征是由椎间盘突出压迫脊髓硬膜囊和马尾神经根而引起下腰痛、坐骨神经痛、下肢运动无力、鞍区和会阴感觉减退、排尿功能障碍。此并发症的发生率仅占腰椎间盘突出症的1%～2%，典型的腰椎间盘突出马尾综合征诊断并不困难，但部分患者临床症状并不典型。其诊断和治疗的延误常造成恢复的延长甚至于神经的永久性损害。

椎间盘突出症本身好发于青壮年，而继发于椎间盘突出症的马尾综合征中发病亦以青壮年居多。椎间盘突出所致马尾综合征最常见于 $L_{4\sim5}$ 及 $L_5\sim S_1$ 椎间盘突出。其临床表现以鞍区、会阴部感觉减退，括约肌功能障碍而致排尿困难最为常见，同时可伴有坐骨神经痛及下肢无力，亦可此类症状不明显，特别是对于有慢性腰背痛患者或椎间盘突出节段为 $L_5\sim S_1$ 水平的患者。在就诊时，患者主诉忽略了轻微的下肢症状，而以排尿困难为主要症状，特别是对于急诊的一些非专科医师在诊断上就常易引起误诊。

【防治措施】

虽然马尾综合征容易误诊，但详细的体格检查可发现会阴部及鞍区的感觉减退，此为诊断马尾综合征的重要依据和手段。影像学检查有助于及早诊断这类疾病，MRI 通常可显示出椎间盘突出常为中央型向后压迫硬膜囊，而椎间隙的高度明显窄于正常间隙，这可与椎管内肿瘤相区别。但在椎间盘脱垂中，由于游离椎间盘与椎间隙脱离，可能向头侧移位，亦可能向尾侧移位，且移位的发生率基本相等。当游离的椎间盘碎块在明显变窄的椎间隙的上方，即向头侧移位时，通常不易考虑到椎间盘脱垂，而易误诊为椎管内新生物等，并进一步详细检查，延缓了治疗时间，在这种情况下，可以通过 MRI 上，椎管内异物的信号强度在 T_1、T_2 相均与椎间盘的信号强度相似来鉴别，必要时也可行增强扫描以排除诊断。与 CT 相比，MRI 可以更好地对马尾综合征进行诊断以及鉴别诊断，因此，在怀疑马尾综合征时，更倾向于采用 MRI 检查。但同时，也不能单凭影像学即诊断马尾综合征，如果把影像学为中央型椎间盘突出伴双下肢症状即诊断为马尾综合征，并不合适，因为患者可能并无马鞍区感觉减退及括约肌功能障碍。详细的询问病史，仔细查体，并结合影像学检查，即可对马尾综合征做出正确的诊断。

马尾综合征为主要症状的腰椎间盘突出症的治疗原则与其他类型椎间盘突出症有一定的区别。因椎间盘突出通常为中心型，且突出髓核较大，过度的牵拉操作等常会导致神经症状的加重及残留。因此传统认为开窗术摘除椎间盘是手术禁忌，一般需采用全椎板切除减压，椎间盘摘除，尽量减小对脊髓的牵拉操作。由于马尾综合征的椎间盘突出部分可为游离型突出，而采用侧前方的髓核旋切抽吸术时不能去除突出的椎间盘组织，因此这一方法不适合此类患者。对于此类患者椎间盘突出症应采用传统开放手术。

马尾综合征的治疗时间大部分作者报道应尽早手术，手术时间越早，治疗效果越好，手术的时间应在 24 ~ 48h 以内，这些报道总结在 24 ~ 48h 以内手术的患者，一般在一周内鞍区的感觉及括约肌功能即可大多恢复。作者报道的 4 例患者在发病后 7 天 ~ 3 个月才行手术治疗，长时间对马尾神经的压迫，可能导致不可逆的神经损害，故患者的恢复时间与文献比较明显延长，治疗效果明显较差，恢复时间长达 6 个月，甚至仍有部分症状残留，因而此类 患者的及早诊断和手术治疗对预后及神经功能恢复至关重要。

（邱　勇）

肿 瘤 篇

60. 骨巨细胞瘤治疗的失误

调查资料显示，从疾病构成比来看，骨巨细胞瘤在国人中的发病率远高于国外文献报道，占骨肿瘤的13%～15%。由于在认识上的不足，曾经将其作为良性肿瘤处理，但是随着对其生物学特性的进一步了解，现普遍认为骨巨细胞瘤是潜在恶性的肿瘤。骨巨细胞瘤的治疗主要有病灶刮除加植骨、瘤段切除加自体骨移植和瘤段切除加肿瘤型人工关节置换等。由于治疗方法选择的不恰当或手术方式的不彻底，加之肿瘤自身存在的复发倾向，骨巨细胞瘤手术后复发率在40%～60%，在膝、腕关节部位可高达66%。本文拟通过对三例复发性骨巨细胞瘤病例治疗过程的回顾，探讨骨巨细胞瘤治疗中可能的失误和应对的措施。

【病例介绍】

病例1 患者，女性，31岁，因右股骨远端巨细胞瘤于2004年6月行病灶刮除加人工骨植骨术。术后1年患者在无明显诱因下出现右股酸痛，抬腿困难，X线摄片提示右股骨远端、外侧髁溶骨性破坏灶，结合病史考虑可能局部复发，不排除肉瘤变(图1)。

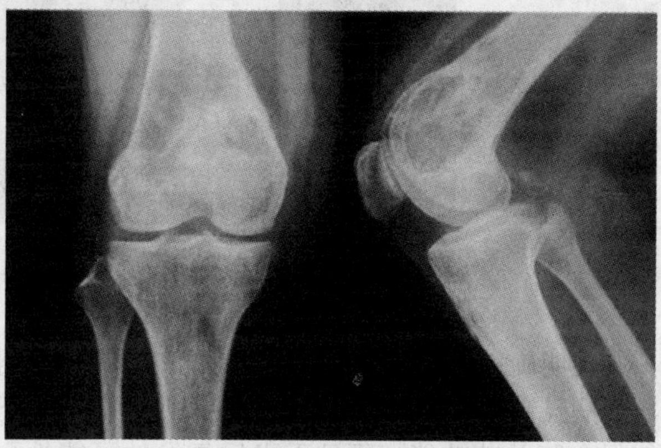

图1 股骨远端巨细胞瘤病灶刮除术后1年随访

患者即转入我院门诊治疗。CT平扫提示股骨外侧髁骨皮质破坏，局部可见软组织肿块，病灶内高密度钙化点考虑为残留部分未吸收植入人工骨。因巨细胞瘤复发一部分可能出现肉瘤变，如果有恶变，则手术的无瘤操作要求更高。为在术前明确复发病灶性质，是单纯巨细胞瘤复发或在复发的基础上存在肉瘤变，进一步在CT引导下穿刺活检，穿刺病理证实为复发性巨细胞瘤（图2）。

在明确病变性质后，为了解病灶在周围软组织和骨髓腔中的侵犯范围，对病变部位行常规MRI检查。T1加权像中病灶占据股骨髁远端的大部分，呈明显的低信号区，在T2加权像上信号明显升高，同时病灶突破骨皮质，破坏关节面（图3）。

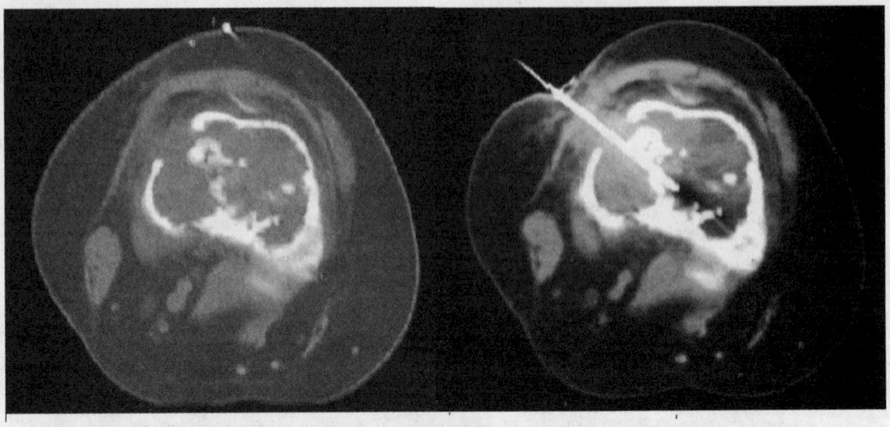

图 2　病灶部位 CT 平扫和 CT 引导下穿刺

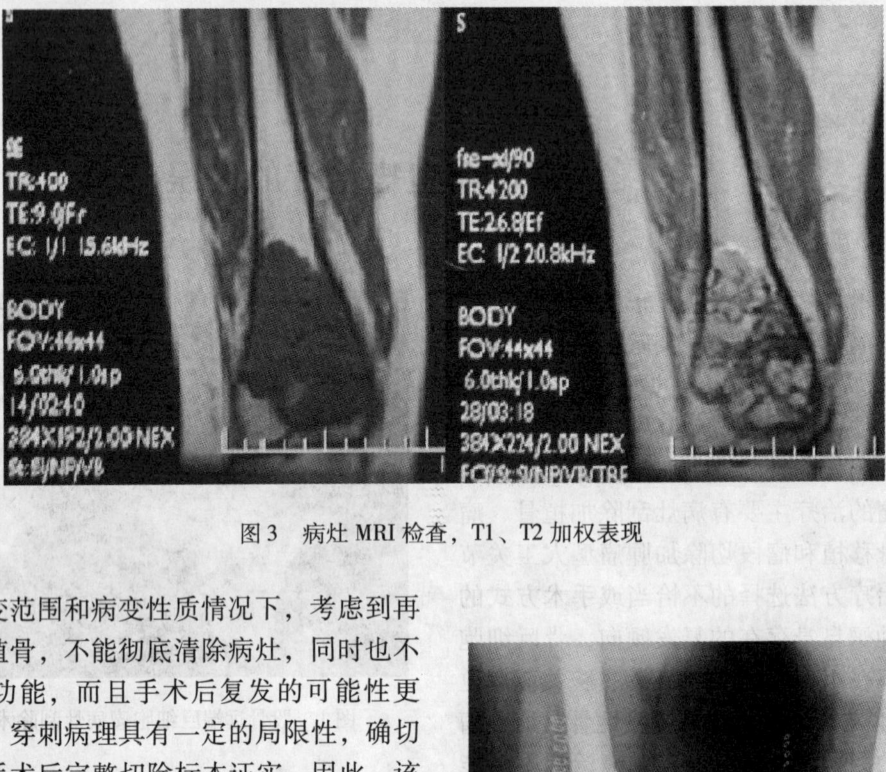

图 3　病灶 MRI 检查，T1、T2 加权表现

在明确病变范围和病变性质情况下，考虑到再次行病灶刮除植骨，不能彻底清除病灶，同时也不能保全膝关节功能，而且手术后复发的可能性更大。另一方面，穿刺病理具有一定的局限性，确切的诊断还需待手术后完整切除标本证实。因此，该病例采取了完整瘤段切除，肿瘤型人工膝关节置换术（图 4）。术后病理证实为复发性巨细胞瘤伴动脉瘤样骨囊肿。术后患者辅助康复训练，患者功能恢复良好，膝关节能屈曲至 80°。

病例 2　患者，男性，25 岁，因右膝部股骨远端巨细胞瘤于 2003 年 3 月行局部病灶刮除，骨水泥填塞，术后长期门诊随访。2005 年 9 月起，患者自觉行走乏力，偶有右股、右膝部酸痛不适。门诊摄片提示右股骨外侧髁骨质溶解破坏，侧位片上可见股骨髁后软组织影，结合病史，考虑巨细胞瘤术后复发可能（图 5）。

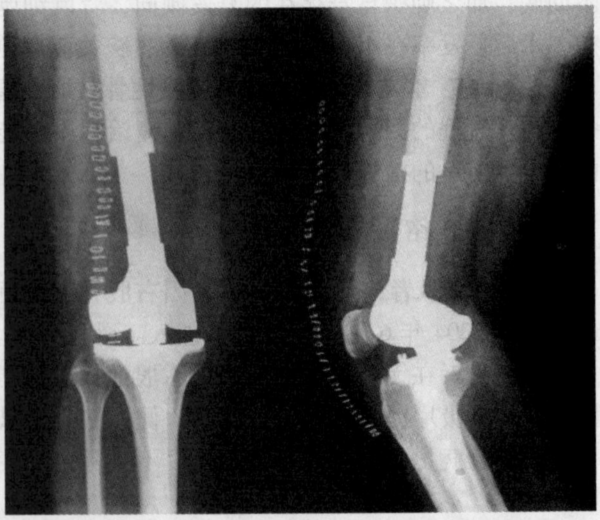

图 4　假体置换术后 X 线摄片

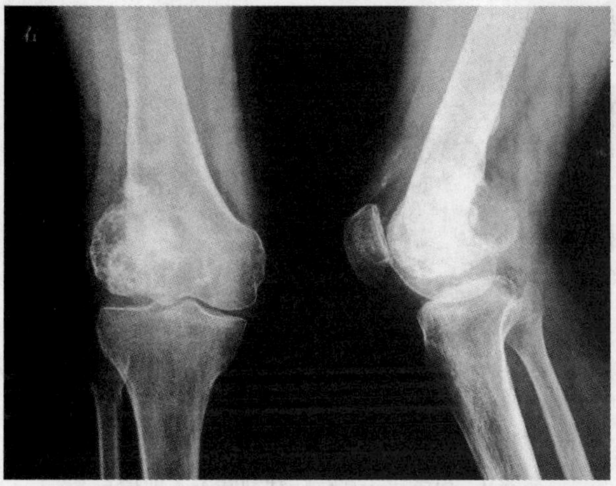

图 5　骨巨细胞瘤病灶刮除术后 2 年随访

为进一步明确病灶复发及病变范围，再行 MRI 检查。T1 加权相中表现为病灶明显低信号，混杂小片状高信号，T2 加权相上为高信号，部分信号明显增高，同时存在部分低信号区，检查证实肿瘤局部复发，肿瘤组织突破外侧皮质，股骨外侧髁外侧软组织侵犯，同时累及股骨内、外侧髁关节面，病灶有明显水肿，有骨水泥残留痕迹（图 6）。

该病例较病例 1 的软组织侵犯程度更为严重，术前认为其恶变的可能性更大。因此，按照我科的肿瘤处理常规，术前予行 CT 引导下穿刺活检。穿刺病理证实为巨细胞瘤复发，无明显恶变证据。

该病例虽无恶变证据，但关节面的完整性已经丧失，软组织中的病灶通过搔刮术是绝对不能清除的。因此较为恰当的手术治疗是瘤段切除，同时行肿瘤型人工膝关节置换术。术后病理证实为侵袭性巨细胞瘤，具有恶性倾向。患者术后随访 X 线摄片显示关节位置良好（图 7）。通过康复训练，患者术后功能恢复良好，尚未拆线膝关节已能屈曲至 100 度。

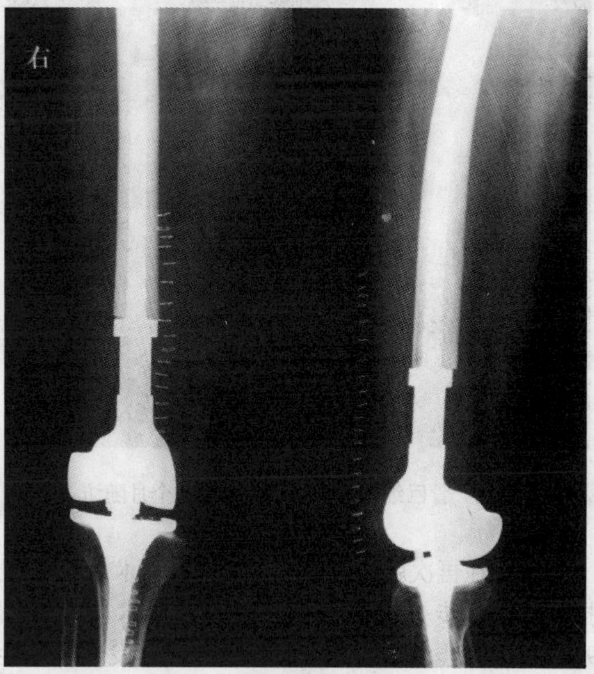

图 7　假体置换术后 X 线摄片

病例 3　患者，男性，37 岁，因右胫骨近端骨巨细胞瘤于 2003 年 11 月在当地医院行病灶刮除植

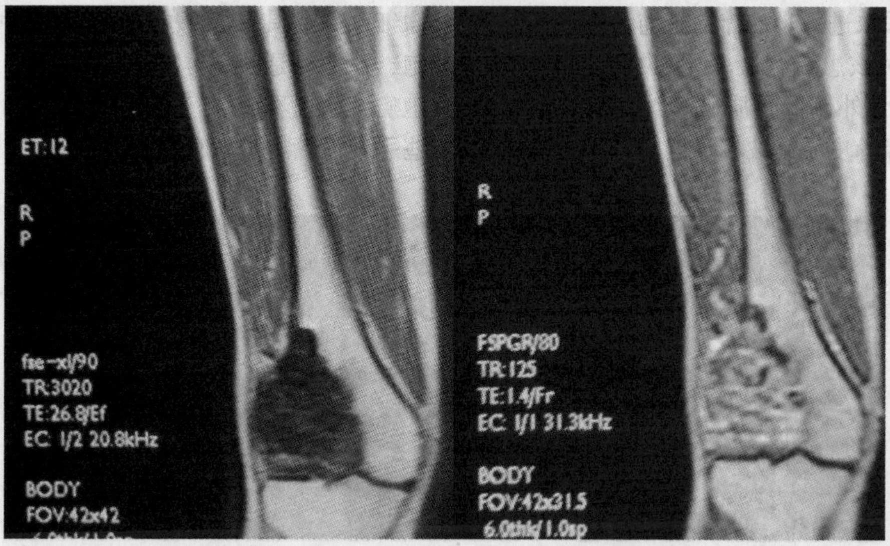

图 6　病灶 MRI 检查，T1、T2 加权相表现

骨内固定术。术后9月余即在原病灶处出现疼痛伴轻度肿胀，X线摄片提示胫骨平台下病灶已刮除，同时植骨，加克氏针固定，该处无明显骨质破坏，但在植骨区的远端出现溶骨性破坏灶，结合病史，考虑巨细胞瘤术后复发可能（图8）。

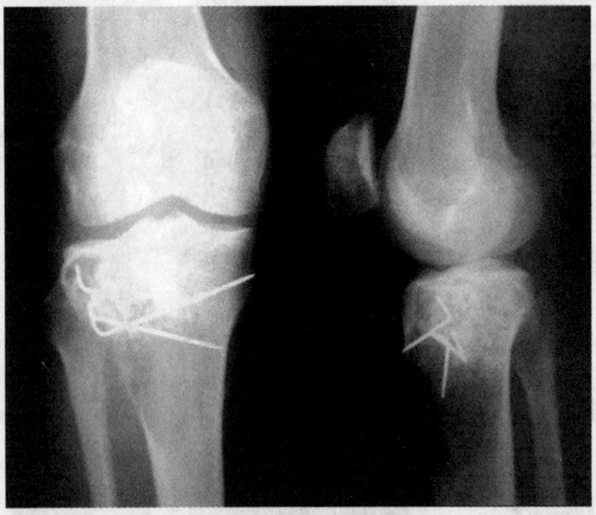

图8　骨巨细胞瘤病灶刮除术后9个月随访

患者在再次就诊时带来了第一次手术前的X线摄片。进一步分析该病例，同时对比术前片（图9），可以初步认为，患者胫骨平台下复发性溶骨性破坏灶在术前即已存在。而第一次手术可能并未彻底清除病灶，尤其是位于胫骨干骺端的病灶。

该患者是我病区较早期的病例，一些肿瘤诊疗常规尚未形成，因此，并未对此进行穿刺细胞学检查，同时，因为存在内固定物，也不适宜进行MRI检查。但是在采取进一步治疗措施前，应该了解病灶的范围，故对该患者行胫骨上端薄层CT平扫。CT扫描显示胫骨外侧髁骨质破坏灶，病灶内有残留植骨，外侧缘骨皮质有破坏，但胫骨平台骨质无明显破坏（图10）。

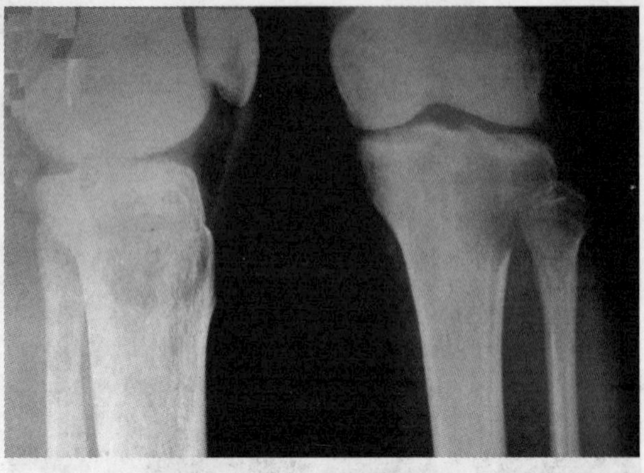

图9　患者第一次行病灶刮除手术前摄片

该患者病灶已突破骨皮质，应该具有行瘤段切除合并肿瘤型人工关节置换的手术指征。但近端关节面完整，行人工关节置换将牺牲远近两侧关节面；而且人工关节远期存在松动的现象，翻修是必然的。从这两方面综合考虑，选择了再次扩大病灶刮除植骨术，同时告之可能再次复发。患者手术顺利，术后恢复良好，术后1年随访无明显复发迹象。

【原因分析】

骨巨细胞瘤有较高的复发率，这有两方面因素，一方面是骨巨细胞瘤的病变特点，另一方面是手术操作的不当。由于病灶壁存在不规则破坏，囊壁多为凹凸不平的沟壑，单纯刮除很难彻底清除肿瘤细胞，尤其是镶嵌在囊壁沟槽中的残留肿瘤细胞，这往往是肿瘤再次复发的基点。由于对骨巨细胞瘤的认识不统一，带来了治疗上的分歧，甚至有些手术设计本身就存在缺陷，这必然会带来术后的

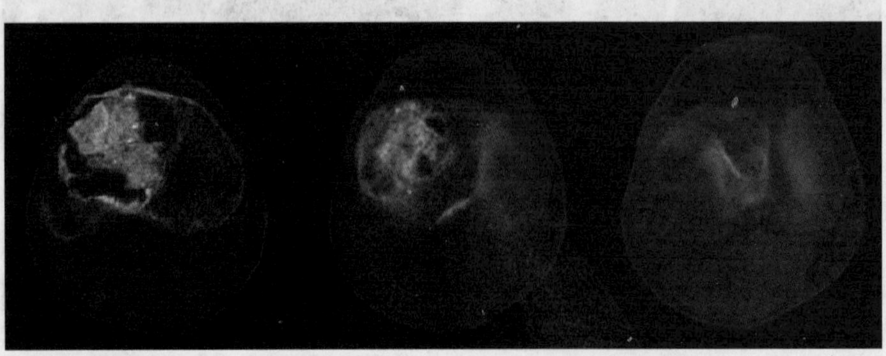

图10　右胫骨上段病灶CT平扫

高复发率。

首先，必须强调这样一个观点，骨巨细胞瘤为具有侵袭性潜在恶性的肿瘤。这个认识是长期治疗经验，包括对肿瘤细胞的生物学特性分析的总结。在疾病治疗的思想上就要引起重视，包括医患双方，患者不应草率就医，医师不能盲目手术，任何将其视为良性肿瘤，单纯刮除就可以解决问题的想法不应该存在。早期的不恰当处理，只能增加患者的痛苦，给后续的治疗制造了更多的麻烦，而且很多病例在手术时仅将其作为简单的骨囊肿处理，这在治疗上的重视程度更不够。

其次，手术设计也是一个值得探讨的问题。有些情况下，为了盲目追求美观，手术切口过小，或切口设计不合理，在手术视野暴露不够的情况下盲目的进行刮除操作。也有些情况是手术医师对局部解剖结构无把握，担心损伤重要结构，对病灶不能做到彻底切除。这都导致病灶残留，进而将残留归结为术后复发，无形中夸大了肿瘤的复发率。而且在视野不够下的盲目操作还可能伤及临近关节面，影响术后关节功能。

术前对病变范围估计不足也是一个可能的问题。如上述病例3，很明显在原病灶下方还存在另一个病灶，假设术前进行CT和MRI检查，则病变在髓腔内的扩展范围，以及病灶对骨皮质的侵犯程度，可以有更为清晰的了解。这不仅可以防止病灶遗漏，而且对于手术方案的确定也有指导作用。

【防治措施】

肿瘤的治疗，关键在于按照肿瘤的诊疗常规进行正规治疗。不规则的治疗带来的后果是灾难性的。这在日常医疗工作中屡见不鲜。

肿瘤治疗，首先要解决的问题是术前诊断。可以这么认为，术前的正确诊断，对于治疗方案的贯彻和患者的疗效有不可低估的作用。因此，术前的详细检查是必不可少的。我科常规对骨肿瘤、尤其恶性骨肿瘤患者，术前查病变部位全长X线摄片和MRI，放射性核素全身骨扫描，胸片及胸部CT，肝胆胰脾双肾B超以及CT引导穿刺细胞学检查。术前检查除了了解病变的性质外，还应了解病变的范围。普遍认为骨巨细胞瘤的病理学分级对于预后的指导意义不确切，更倾向于以病变范围分级。Campanaeei等从病变范围角度，即影像学上提出了三级分期。Ⅰ级表示静止类型，占10% ~15%，几乎无临床症状，皮质骨侵犯轻微，变薄但完整的皮质骨包裹肿瘤；Ⅱ级表示活跃类型，此类占70% ~80%，临床症状明显，皮质骨变薄与膨胀。边界不清楚；Ⅲ级表示侵袭类型，数量占20%左右，病变进展快，似恶性肿瘤，皮质骨穿破，多有病理骨折，有软组织肿块并覆以假包膜等。对于Ⅰ、Ⅱ级病例，单纯病灶刮除植骨是可以考虑的；如果Ⅲ级侵袭性类型，假设采取同样的病灶刮除植骨，则手术后复发的可能性就明显提高了，我科倾向于瘤段

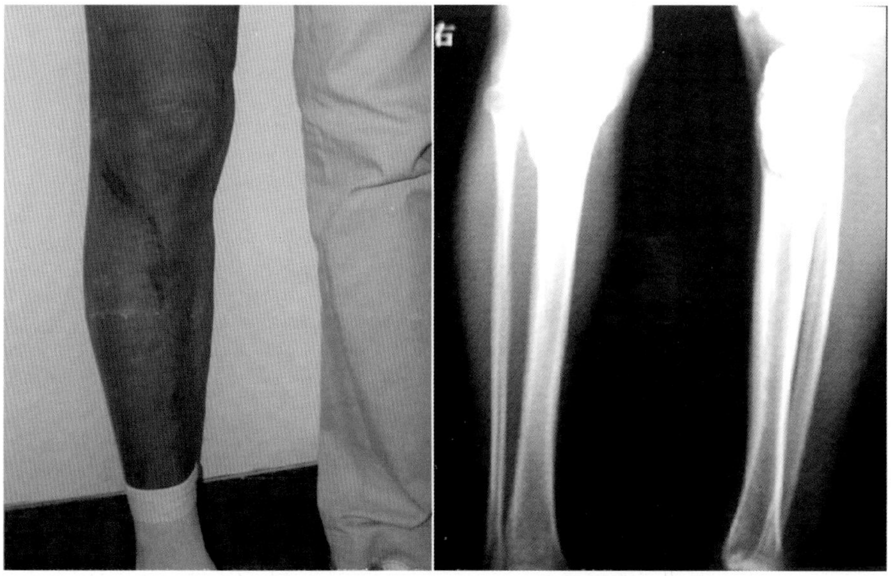

图11　患者术后1年外观和X线摄片情况

切除，人工关节置换术。

在肿瘤手术治疗中，除了无菌原则外，还应注重无瘤原则。对于骨巨细胞瘤病例，如采用病灶刮除植骨，一般采用病灶区弧形切口，自肌肉间隙分离，显露病灶破坏严重一侧，保护周围软组织，自病灶上下边缘，尽可能开大骨窗，以刮匙刮出肿瘤组织，以骨刀将囊壁的硬化嵴凿除，以刮匙搔刮至正常骨质，冲洗后以石炭酸、95%乙醇处理囊壁，生理盐水冲洗，然后进行植骨。其他也有采用液氮冷冻、氯化锌烧灼、10%高渗盐水浸泡、高速磨钻打磨等，各有利弊，目的只有一个，就是清除囊壁残存肿瘤细胞。对于肿瘤切除术后骨缺损修复，主张采用可吸收人工骨或异体骨，位于关节面下的缺损，可采用部分自体骨填充。完全应用自体骨，可能取材不够；应用不可吸收的骨水泥，因无法通过爬行替代的方法实现骨生物力学重建，在骨水泥植入部位可能因局部骨吸收而产生生物力学缺陷，出现病理性骨折。

如采用瘤段切除，人工关节置换术，则肿瘤切除范围应彻底，尽量在包膜外切除肿瘤组织。但人工关节存在松动、断裂，远期的翻修不可避免。在肿瘤未破坏关节面情况下，仍可考虑肿瘤切除，同时植骨恢复负重骨的生物力学强度。

骨巨细胞瘤的治疗矛盾主要是复发，转移少见。我科尝试局部植入缓释型化疗药，进一步杀灭残存肿瘤细胞。当然，这只是初步的工作，尚待大样本病例资料的远期随访。

（董　扬）

61. 骨盆肿瘤切除与重建中的失误

骨盆肿瘤的切除与重建一直是外科学最具挑战性的手术之一。在先进的化疗方案，敏感的影像技术以及先进的手术方法的支持下，许多原先认为不截肢就不能切除的骨盆肿瘤患者现在可以进行有效的保肢治疗。在20世纪70年代，进行骨盆肿瘤切除的患者中，10%的患者有致命并发症，5年生存率为25%～30%。在近年的文献报告中，骨盆肿瘤患者的总体生存率超过了50%，局部复发率低于30%，但由于骨盆肿瘤在解剖上的特殊性和肿瘤性质上的复杂多样性，临床上对骨盆肿瘤治疗上的失误依旧不少。

【病例介绍】

病例1 患者，女性，43岁。因右臀部肿痛于5年前在外院诊为"骨巨细胞瘤"行肿瘤切刮，骨水泥填充术，术后辅助放疗。1年前右臀部出现疼痛并逐渐肿胀，3月前疼痛肿胀加剧来我院求治。X线片、CT及MRI见右髂骨肿瘤复发（图1～3），可见明显的骨质破坏和巨大软组织肿块。入院诊断：右髂骨恶性肿瘤。行肿瘤切除髂骨重建术（图4）。术后诊断：右髂骨恶性纤维组织细胞瘤。术后随访2年未见肿瘤复发，患肢功能满意。

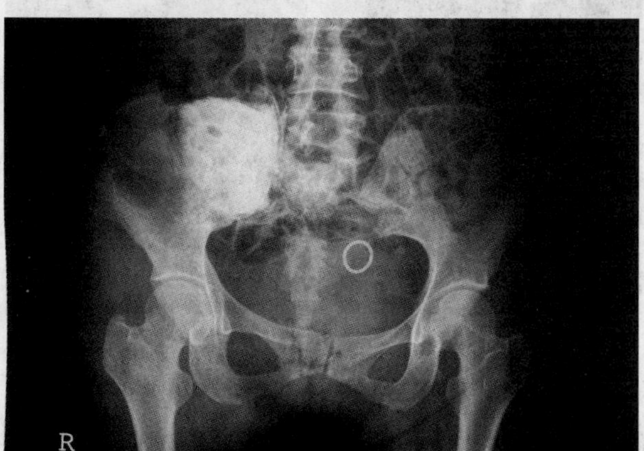

图1 右髂骨"骨巨细胞瘤"术后5年

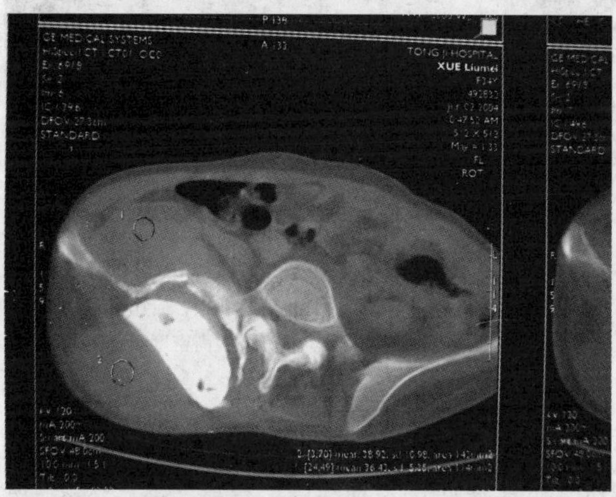

图2 右髂骨骨质破坏和巨大软组织肿块

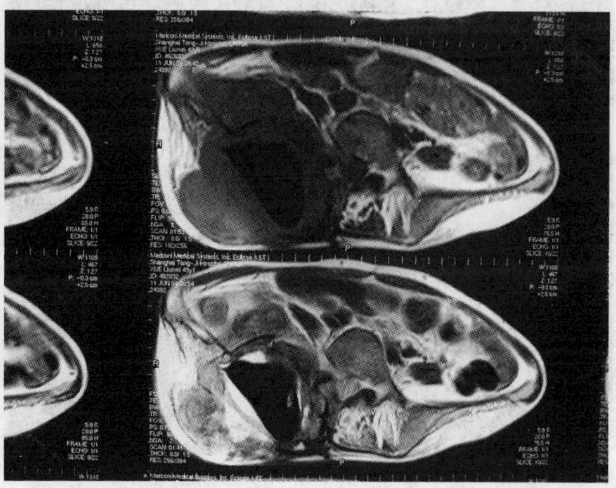

图3 右髂骨后外侧巨大软组织肿块

病例2 患者，男性，45岁，因右股骨上端巨大肿瘤侵犯右侧骨盆及盆腔来我院求治。患者于15年前因右股骨上端软骨肉瘤在外院行肿瘤切除术。术后1年肿瘤复发。后又经多次手术多次肿瘤复发，行放疗，热疗无效，肿瘤进行增大并伴发感染，窦道形成。巨大肿瘤压迫直肠和膀胱，造成大小便功能障碍。入院X线片、CT及MRI见右股骨上端巨大肿瘤侵犯髂骨、耻骨、坐骨并累及盆腔

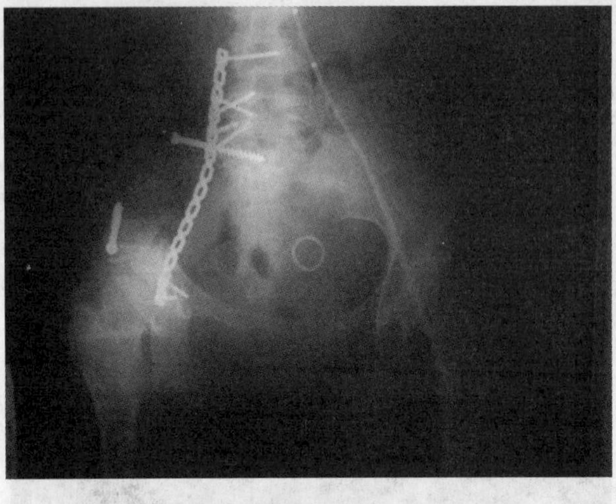

图 4　右髂骨肿瘤切除髂骨重建术术中摄片

肿瘤切除后应用带血管髂骨重建骨缺损，应用重建钢板于坐骨和腰椎椎体间作临时固定。左侧线状高密度影为阻断腹主动脉的球囊导管。

(图 5～10)。行右侧半骨盆截肢术、切除肿瘤（图 11）。术后随访 9 个月肿瘤无复发。术后诊断：软骨肉瘤。

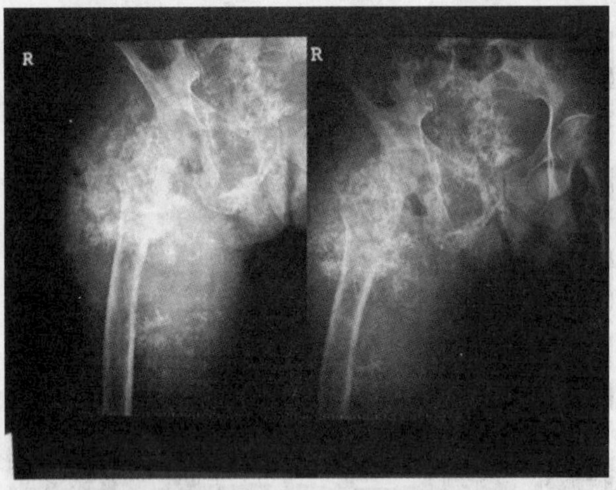

图 5　右股骨上端巨大肿瘤侵犯髂骨、耻骨、坐骨及盆腔

【原因分析】

骨盆肿瘤，无论是良性还是恶性，其切除手术主要有三大目标：①充分切除肿瘤；②减少并发症，包括术中术后出血、疼痛、伤口愈合、肿瘤复发等并发症；③满意的骨盆重建。而要完成这三大目标，完整切除肿瘤是基础。特别是第一次手术的彻底性，往往决定了患者的预后。本文中介绍的两

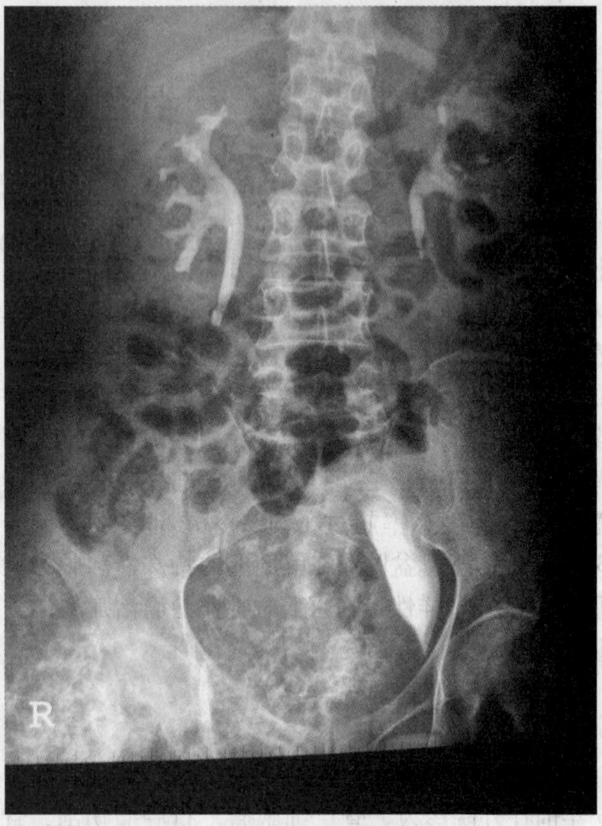

图 6　输尿管造影见右侧输尿管受侵，膀胱被推移到左侧髂窝

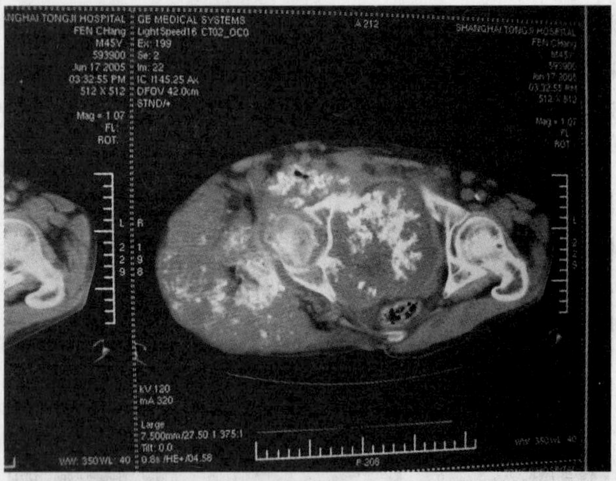

图 7　CT 扫描见肿瘤占据整个盆腔，直肠受压

例患者之所以经历多次手术，其原因都归咎于第一次手术未能彻底切除肿瘤。因此，术前充分阅读 X 线摄片，包括 CT、MRI 及骨扫描，不仅有助于术前充分判断肿瘤的性质，对确定相对准确的切除范围，均有极其重要的意义。对例 1 骨巨细胞瘤患

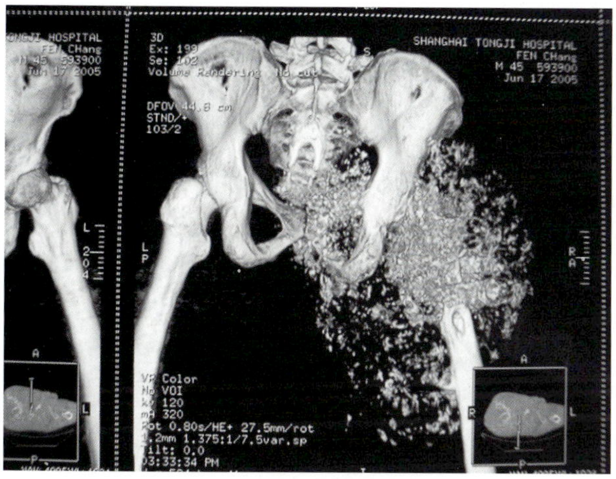

图 8　CT 重建见肿瘤侵犯耻骨、坐骨及髂骨

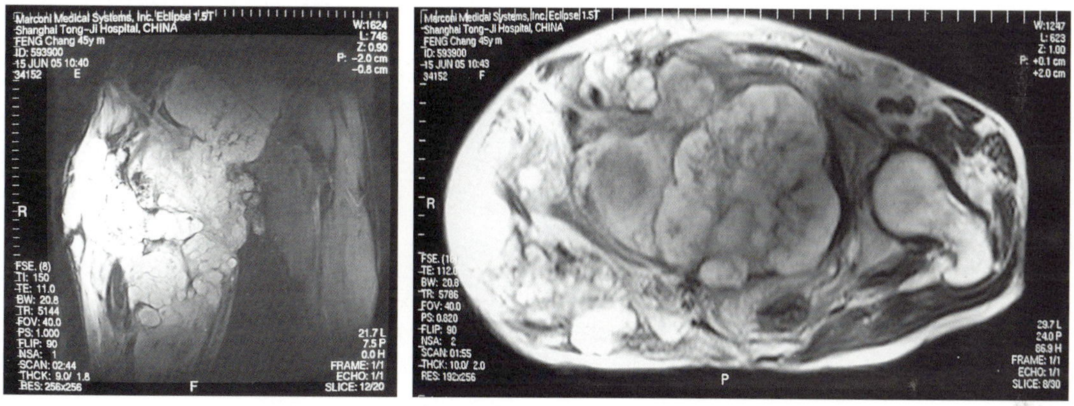

图 9　MRI 见肿瘤侵犯整个盆腔

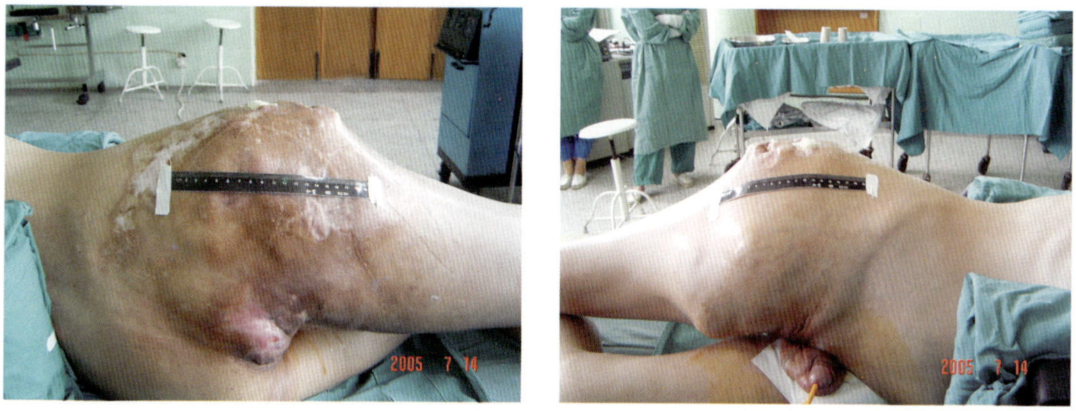

图 10　肿瘤外观，可见多个原手术切口，肿瘤破溃，感染窦道，放疗热疗的皮肤瘢痕

者，若术前即考虑为骨巨细胞瘤，在首次手术时采用局部肿瘤切刮手术是不提倡的，特别是肿瘤位于骨盆，更应考虑到肿瘤局部复发给进一步治疗带来的困难。若在初次手术时即完整切除受侵髂骨，患者日后的多次手术应可避免，且可避免补救性放疗，造成骨巨细胞瘤的恶变。另一例软骨肉瘤患者在初次手术后很快复发，后又经历多次手术，放疗和热疗，均以姑息为目的，病情非但不能得以控制，反而并发感染，肿瘤迅速生长侵犯骨盆，给最终的手术带来相当困难和极大的风险。软骨肉瘤的初次手术务求彻底，软骨肉瘤一旦复发要再行局部切除一般是很难彻底切除肿瘤的，应行扩大切除或根治性切除方能避免再次复发。

【防治措施】

骨盆几乎所有的部位都有肌肉覆盖，这些肌肉可保护邻近的血管和神经不受肿瘤的侵犯。在骨盆后方，臀大肌对坐骨神经有保护作用。在骨盆前方，血管神经束从耻骨上支的前面经过，二者虽然十分接近，但由于有血管神经鞘的包裹，可保护血管神经免受肿瘤的侵犯。因此，骨盆肿瘤真正侵犯血管神经者并不多见，一般情况下，原发性骨盆肿

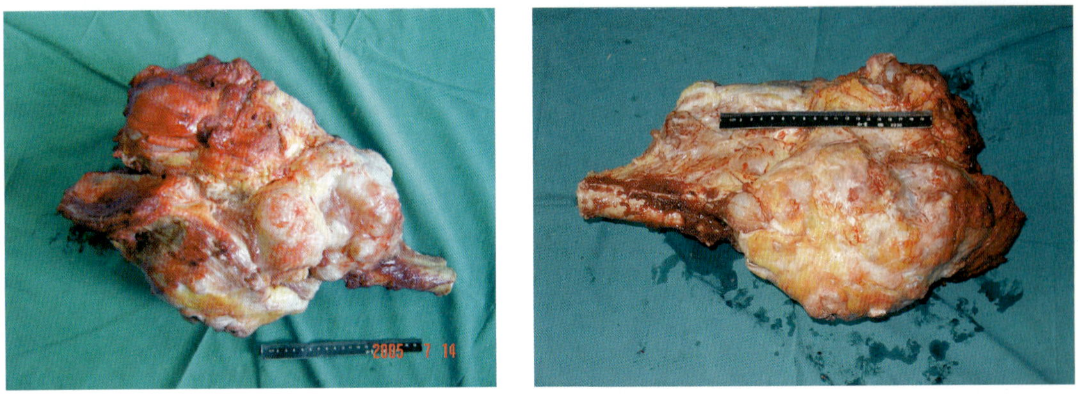

图 11　完整切除的肿瘤，肿瘤重达 9.8kg

瘤是可以切除并保肢的，但保肢与髋关节解脱或半骨盆切除术相比较，截肢术的并发症相对较少，局部复发率较低，且术后恢复更快。在有截肢指征的情况下，勉强保肢并不可取。截肢指征包括：①手术后局部复发难以完整切除的骨盆肿瘤；②肿瘤侵犯已超过骶髂关节，影响骶神经根孔；③肿瘤侵犯坐骨切迹，有坐骨神经或骶神经受累症状。由于股神经功能丧失并不会导致明显的步态异常，肿瘤累及股神经仍可考虑保肢。

1. 骨盆肿瘤的临床诊断　典型症状是持续 6 ~ 12 个月的腹股沟区或臀部疼痛，可有或无骨盆 X 线片的异常。若患者有持续性疼痛或影像检查有异常时，即可诊断。临床诊断时应注意以下方面：

（1）是肿瘤还是其他退行性或感染性疾病？

（2）如果是肿瘤，良性还是恶性？

（3）如果是恶性，是肉瘤还是转移性肿瘤？

（4）如果是恶性，是高分化还是低分化？

此外，部分患者的肿瘤解剖来源也存在疑问，它是来源于骨组织还是软组织？检测其侵犯的组织成分（骨还是软组织）通常可确定其起源组织。进行这种检测需要足够的影像检查。恶性骨盆肿瘤的影像学检查包括平片，骨扫描（全身），MRI 或者 CT。

骨盆区异常疼痛的患者应行骨扫描。在骨扫描片上发现异常信号应考虑进行活检。如果影像学检查在发现骨盆肿瘤的同时有其他部位癌肿征象，也要进行活检以证实是原发肿瘤或是骨转移癌。活检通常是用细针穿刺技术而不采用切开活检。活检应该由有经验的外科医生完成，并选择好活检的时间和部位。

原发性骨盆肿瘤在手术前获取病理诊断依据是十分重要的，往往还需要更多的病理学依据，只进行冷冻切片是不够的，通常需要永久切片。恶性肿瘤在活检查时就有污染的风险，特别是软骨肉瘤，由于其对放化疗不敏感，一旦污染，很难控制。因此对于怀疑软骨肉瘤者，一般采用细针穿刺活检。对于原发肿瘤，活检的位置应与最终手术的切口线一致，并且取足够的样品。由于大多数骨盆肉瘤是在髂嵴上切除的，所以活检的位置也应选在髂嵴上。

对于针刺活检不能提供有效诊断的患者，则需在手术室切开活检。如果是软组织肿瘤或者是含大量软组织成分的骨肿瘤，可在局麻下进行切开活检，切开活检更要注意活检切口要和以后手术的切口一致。不管是细针穿刺，还是切开活检，都应避免污染腹膜后隙。如果无软组织成分，应在手术室内用较粗的针（3 ~ 6mm）穿刺。如果肿瘤位置较深（如骶骨前），或者小而深，就需要 CT 导引。

2. 治疗原则　高度恶性骨肉瘤患者应进行术前和术后化疗。术前化疗后还应该进行影像学检查以评估化疗的效果。MRI 可显示肿瘤周围区域有无缩小。

除此之外，还应该在术前化疗后确定手术的边界。方法是通过评估肿瘤 MRI 断面来确定。

患者最末一次化疗后 2 ~ 5 周即可进行手术。术前 2 天行无菌流质饮食，手术前夜清洁灌肠。如果手术涉及肠道，应该进行更规范的术前肠道准备。术前还应进行中央静脉和气管插管，预置导尿管，如果一侧输尿管受肿瘤侵犯，就应该放置输尿管支架。术前放置硬膜外导管可用来术中和术后的镇痛。如果不进行术前准备而进行切除术，将增加并发症的发生率。

骨盆巨大病灶切除需要6～12小时，这取决于肿瘤的大小和部位，及手术医师的经验。一般做前侧、后侧和髋臼切除要6个小时，一侧骨盆切除和重建需要8个小时。切除的部分一般都需重建。如果涉及血管，肠和泌尿系统，应请相应科室会诊。

术中如果镜检发现有肿瘤污染，还需进行放射治疗。给予患者1400cGy的电子束照射，持续90分钟。放射治疗需参照术前影像资料制定相应计划。

所有的植入物（全髋植入物，钢板）都应在活检或最后一次查房时备好。列一张清单对于整个过程很有用。护士也应该做好护理记录，并做好术前和术后护理。

骨盆截肢术是骨科的一项重要手术，需要有经验丰富操作熟悉的外科医生和麻醉师完成。通常，手术一般需要6个小时左右或更多。术中出血过多，甚至有髂血管急性出血。手术医师应作好迅速控制出血的准备。当做右侧的截肢术时，医师必须特别小心，因为下腔静脉在右侧，比主动脉位置低。如果肿瘤靠近髂总静脉，手术就要结扎下腔静脉和髂总静脉的部分。

术后，对患者进行重症监护1～2天，保留硬膜外麻醉管以控制疼痛。髋关节重建的患者需安置骨盆环带以固定骨盆。

3．骨盆肿瘤切除的主要术式 MSTS（the musculo－skeletal tumor society system）把骨盆肿瘤切除术分三类：Ⅰ型（髂骨切除）；Ⅱ型（髋臼周围切除）；Ⅲ型（闭孔周围切除）。连同骶骨一起切除者列为Ⅳ型。如果以上几型的联合切除，可用其数字联合表示：Ⅰ～Ⅱ型表示髂骨和髋臼联合切除，Ⅰ～Ⅳ型表示髂骨和骶骨的联合切除，Ⅰ～Ⅲ型表示一侧骨盆全切。切除包括股骨头的列为H型。

髂骨切除：通过标准的髂腹股沟骨盆切口的后面部分，可行髂骨切除。在前面股血管不需要广泛游离，因为前面髂骨切除是通过坐骨切迹或位于髋臼的上方。后方骨切除是通过或紧接骶髂关节。可通过后正中线切口使切口暴露范围更大。有巨大髂骨肿瘤的患者在坐骨切迹处显露臀血管存在一定困难，对于这些患者也许应该结扎臀血管以防多出血，特别是那些肿瘤侵犯将会再次累及的血管。髂骨肿瘤切除的关键是充分暴露坐骨神经，臀血管和闭孔血管。

髋臼切除：手术要求从耻骨到骶髂关节的标准髂腹股沟切口，髋臼切除的深部暴露要求控制髂和腰血管。和髂骨切除一样，髋臼切除涉及三个骨切除，要求更清楚的暴露，要处理的血管也较多，应充分暴露髂外血管、股血管神经以及深面的耻骨肌群和耻骨上支。如果闭孔神经被肿瘤侵犯也应切除。

老年人的血管更容易受伤，需要更加小心以避免损伤。如果肿瘤侵犯髋臼后柱，应切除髋臼上的所有坐骨。

闭孔切除：可采用标准的髂腹股沟延长切口，若显露困难，可辅助垂直于髂腹股沟切口增加暴露。如果需要闭孔切除时，而闭孔血管神经很靠近肿瘤，可在耻骨水平将其切除。内侧骨切除通过耻骨联合或通过对侧耻骨，切除时应注意保护膀胱和尿道免受损伤。

应认真行软组织重建以防止膀胱或直肠向膀胱间缺陷处形成突出，这可通过MARLEX网，GORTEX或筋膜移植来达到。腹股沟底部应该从耻骨结节到外侧髋骨适当加强以防止腹膜突出并应小心确保股血管有充足空间，另外，在男性患者，应小心使精索和相关结构能通过合适路径返回腹膜后间隙。

骶骨切除：可采用后切口、前切口或前后联合切口。一般以后路为常用，若后路纵切口显露困难，可于切口上下端辅助横切口。部分或全部骶骨切除和骨盆切除需要的手术入路和手术技巧不同。骶骨切除手术最大的困难在于处理肿瘤完整切除与骶神经保留之间的关系，尤其是高位骶骨肿瘤。

4．骨盆重建原则

（1）髂骨重建 髂骨切除仅造成骶髂关节到髋臼上方的骨性缺损，不需要髋关节重建。骨缺损可通过异体或自体腓骨移植，异体皮质骨移植，或异体骨盆移植来重建。有的髂骨重建是较困难的。如果不行骨移植，应尽可能将骨盆远端和近端用环扎线或钢板联合起来。行移植腓骨或骨干时，应将其植入残留的骶骨和髋臼中，并用皮质骨螺钉或钢板固定。如果行异体髂骨移植，应用4～5厘米的钢板将其固定。针对该类骨缺损的金属移植物尚未见报道。

（2）髋臼重建 髋臼切除造成的骨缺损可视切

除情况采用不重建；或通过同侧股骨近端的关节融合重建；或者行髋关节成形术。关节成形可通过联合异体髂骨移植和全髋成形，通过一个能将皮质固定到剩余骨盆的金属髋关节，或通过鞍状假体来实现。大部分关于Ⅱ型重建的报告缺少相应的对照，并发症和失败率高达30%。所以最好行最简单的重建手术。

当有足够剩余的髂骨和耻骨用来固定移植骨或内置假体时，异体骨移植－内置式假体联合髋关节成形重建可取得较好效果，一般只在以下情况推荐使用关节成形重建术。①相邻的部分骶骨切除导致用来重建的骨极为有限。这类患者最好在股骨和剩余的髂骨和耻骨间行关节融合重建；②部分髂骨和耻骨切除的髋臼切除患者，如果他尚有部分髂骨残留，那么其最好在股骨近端和髂骨间行关节融合，可用也可不用骨移植。

有时行Ⅱ、Ⅲ型骨切除导致关节融合较为困难。若要使患者双下肢等长，就必须在股骨近端和髂骨间进行骨移植，但如果股骨头可利用，肢体不等长不明显，可用矫形鞋来纠正。

（3）异体骨移植－假体重建　异体骨移植应小心挑选，要根据供用组织的情况和其特点来考虑。术前移植骨的大小可通过X线平片检查，测量其髋臼直径，并将其与患者的相同尺寸进行比较而得到。一般情况下，因为尺寸关系，女性移植骨只用在女性患者身上，患者的大小通过CT或MRI扫描得到相同尺寸。通过髋臼假体和股骨头假体得以重建。该手术应关注如何使髋臼周围的软组织和臀筋膜牢固缝合重建以增大髋关节的稳定性。

（4）关节融合术　切除髋臼周围的骨肿瘤后，可将股骨近端和残留骨盆进行融合重建。除去融合率不足50%的报道外，在不进行骨关节融合的患者身上，一种无痛且稳定的假关节已得到广泛应用。其功能结果正在与多种可选择的重建方法进行比较，包括假体重建，移植骨－假体复合物或高压灭菌的自体移植骨－假体复合物。

（5）髂股融合术　行髂股融合术须注意肢体的长度。预计肢体短缩超过5cm，应慎用髂股融合术。融合时应清除股骨头的关节软骨，尽可能增大股骨头和髂骨间的接触面。也可凿去部分大转子以方便钢板固定。将肢体放在理想位置，然后将钢板固定于髂骨翼和股骨近端。从股骨头和大结节上凿下的骨质可作为植骨材料。髋人字石膏固定患肢直到融合区骨愈合。一般认为石膏须固定3个月。

（6）人工关节假体　Link公司设计了一种重建髋关节的内置式假体，该假体将股骨近端与残留髂骨以人工关节连接起来。它设计的最初目的是用来替换由于骨盆髋臼区骨质丧失太多不能行全髋置换的患者。该系统相对简单，但并发症较多。主要是脱位、松动和髂骨骨折。假体的股骨部分和其他任何股骨假体一样，与股骨髓腔连在一起，残留的髂骨的下方则做成切迹以匹配鞍状关节。这样提高了假体的稳定性但削弱了髂骨翼的强度。因此必须小心不能过多切掉髂骨翼。

5. 术中及术后并发症　并发症中最常见的就是术中失血，这与术中分离困难和肿瘤侵袭血管有关。只要肿瘤位于或紧靠髂血管或臀血管，术前就应该行血管造影或MRI检查了解血管与肿瘤的关系，并且应考虑到动脉重建的可能。

有文献报告术前行介入血管栓塞可减少失血。血管栓塞可在手术当天或术前1～2d进行以减少失血，但这类手术的有效性尚有争议。血液回输技术

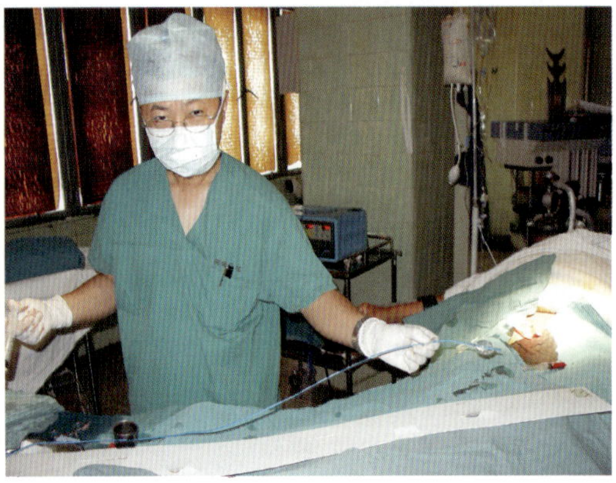

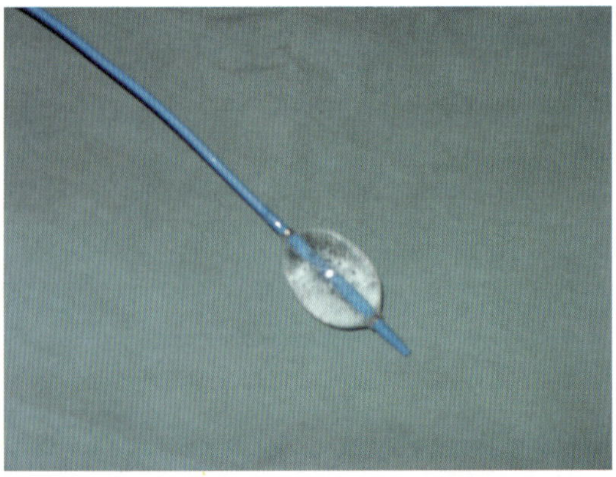

图12　腹主动脉球囊阻断技术，从健侧股动脉插入，用生理盐水扩张球囊暂时阻断腹主动脉

在恶性肿瘤的手术中不宜使用。麻醉师和手术医师应该共同观察术中失血情况。我们的初步临床观察，术中使用腹主动脉球囊阻断技术，可有效减少骨盆肿瘤术中出血，并有利于肿瘤的切除。本文中介绍的2个病例均在腹主动脉球囊阻断技术下进行（图12），术中失血均在800ml以下。

骨盆肿瘤切除和重建所涉及的最严重的神经损伤是坐骨神经和股神经损伤。闭孔神经损伤不会导致严重的功能异常，仅会有下肢内旋功能障碍。所有行骨盆切除的患者都应该告知其可能会有永久性的股外侧皮神经感觉丧失或腹股沟区感觉丧失。股神经可以在分离（伴有牵引）或关闭腹股沟筋膜时损伤。神经撕裂伤应该在损伤的同时及时修复。坐骨神经在行髂坐骨切迹或坐骨切除时易受损伤。横穿骶骨的螺钉固定是骶神经（S_1 ~ S_3）损伤潜在的重要原因。

骨盆肿瘤切除时可能损伤的内脏包括尿道，膀胱和肠管。术中应仔细分离以减少损伤可能。侵犯骶骨岬附近的肿瘤是尿道损伤的高危因素，故在肿瘤切除之前应该置放尿道支架。膀胱或直肠损伤应该在损伤时及时修复。常规探查腹膜陷窝会增加腹膜感染的可能。骨盆肿瘤侵犯直肠或肠管并不常见，除非术前或术中发现肠管已被肿瘤侵犯，一般在切除肿瘤时不必行结肠造瘘。

术后静脉血栓形成有一定风险并常常影响髂总静脉。通过术后适当活动，适当使用外科袜，并应用抗凝药物（阿司匹林或低分子肝素）可以减少此类并发症。术后常规超声检查4 ~ 5d一次，两周一次，3 ~ 4周后再次检查可以早期发现血流异常。术后3 ~ 6周出现无法解释的肿胀应考虑到血栓形成的可能。所有术后患肢出现进行性水肿的患者均应考虑血栓栓塞或肿瘤局部复发可能。

（梅　炯）

62. 股骨肿瘤术后医源性骨折

良性骨肿瘤是指各种异型的骨的异常，发病率不高。就其性质而言，包括发育性的（骨软骨瘤）、错构瘤性的（纤维性发育异常）及修复性的（动脉瘤样骨囊肿）。对其治疗可采用刮除术、辅助治疗及骨移植等手段，但术中如过多刮除肿瘤旁骨皮质将造成术后病理性骨折的严重后果。

【病例介绍】

患者，女性，69 岁，于体检行 X 线摄片时发现右股骨上段肿块（图 1）。患者无疼痛、发热等症。常规体检未见局部红肿、血管扩张等异常表现。双下肢肌力感觉正常，行走自如。患者入院后予常规术前检查，股骨 CT 平扫示股骨中上段骨皮质旁肿块（图 2）。一周后行骨肿瘤切除术。术中见股骨干中上 1/3 肿瘤约 10cm×5cm 大小。肿块包膜完整，光滑质硬。肿块基底大，与周围组织无粘连。于基底将肿块完整切除，彻底止血后关闭切口。术后 X 线摄片示肿瘤切除完全（图 3）。术后嘱患者卧床休息，不可负重。患者不遵医嘱于术后 3 天自行下床走动后感右股骨上段肿胀、疼痛、局部畸形及下肢活动受限。行 X 线摄片示股骨中上段骨折（图 4）。后再次行骨折内固定术后痊愈。

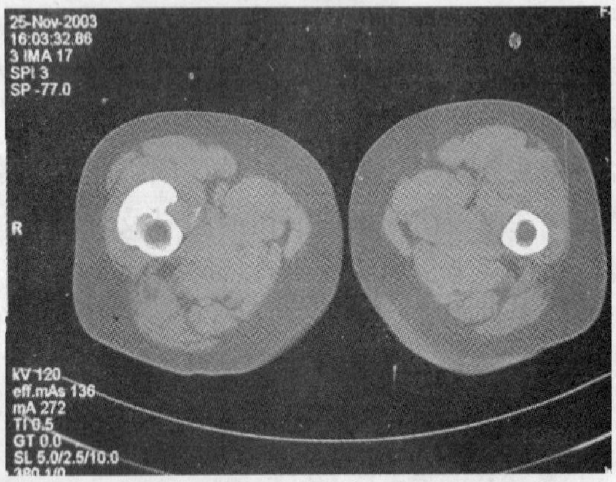

图 2　股骨中上段 CT 平扫

【原因分析】

根据患者的手术前后的临床表现及影像学检查，作者分析认为，出现术后股骨中上段骨折的原因如下：

良性骨肿瘤的发病率不高，通常在诊断其他不相关疾病时偶然发现。对那些具有典型 X 线表现而生长缓慢的肿瘤只需门诊随访而不必给予特殊处

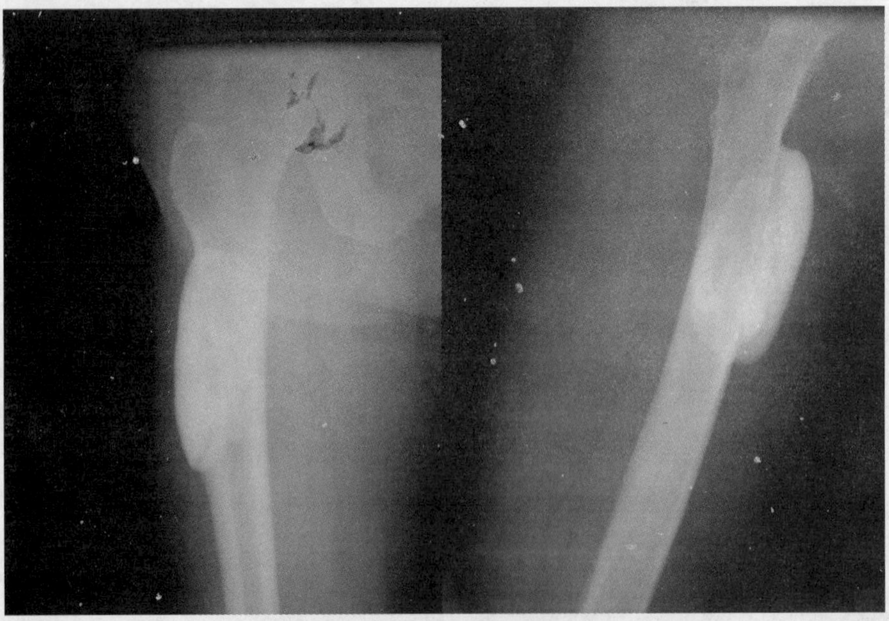

图 1　患者股骨中上段正侧位 X 线片

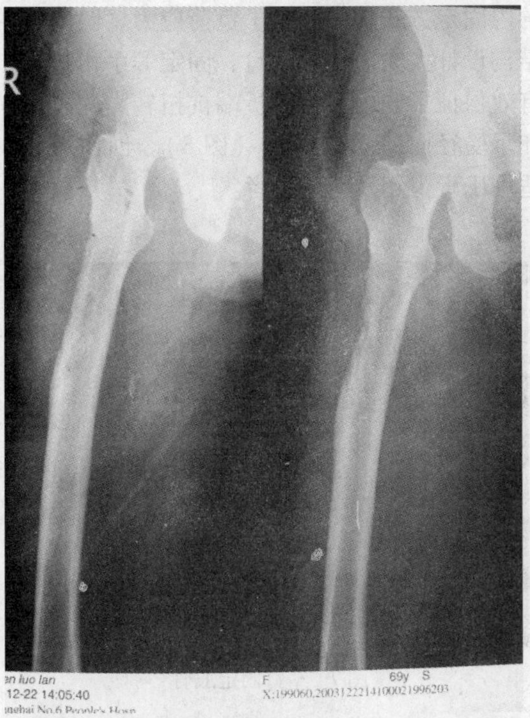

图3　肿瘤切除术后正侧位 X 线片

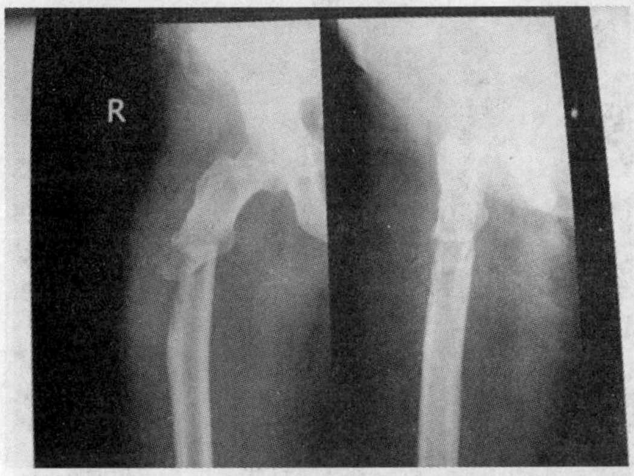

图4　术后股骨中上段骨折

理。是否需手术切除，以肿瘤大小及生长部位而定。手术切除时，必须完整切除病灶。尽可能避免去除大块肿瘤周围硬化骨组织，以免严重破坏骨结构造成病理性骨折。

本例患者由于股骨中上段肿瘤本身较大且基底宽，完整切除时不可避免地会造成肿瘤周围正常骨皮质的缺损。骨结构的完整性及稳定性因此受到了影响，再加上患者术后不遵医嘱过早的负重最终造成患处的疲劳性骨折（图4）。

【防治措施】

1. 骨肿瘤局部的处理　良性骨肿瘤常适用刮除和重建治疗。切口范围应扩展到肿瘤近侧端及远侧端使能见到肿瘤的全部。如果骨皮质完整，则应开窗以使手术可以探及全部肿瘤。窗口必须足够大以清除边界隐藏的或可能含有肿瘤的区域，去除所有大块瘤组织，直到外观正常的骨组织。

作者也常使用一些药品使刮除术周围的组织坏死以增加治愈机会，如用液氮反复冻融病损区以杀死细胞。但这一方法也可带来骨坏死、病理性骨折等副作用。也有一些医师局部用石炭酸以杀死细胞。此外，甲基丙烯酸甲酯也对残余骨有热力学坏死作用。

近年来对此类肿瘤常用骨移植重建缺损。可以选用自体骨移植、异体骨移植、脱钙骨、人工骨等。对于大段骨缺损可采用带血供的骨移植修复。

2. 内固定预防病理性骨折　为确保骨移植的成功，往往需植入一定的内固定器材。这样在移植物融合前内固定可起到结构性的支撑作用，预防病理性骨折的发生。对本例患者股骨中上段肿瘤而言，目前多用髓内固定以减少对骨皮质及骨膜的进一步侵犯，最大限度的保护移植物周围骨的血供。常用的内固定器材选择包括：

（1）PFN　即近端股骨髓内钉，也叫股骨重建钉。该钉直径小，不必扩髓；近端增加防旋螺钉，可防止旋转不稳定；锁孔为椭圆形，允许纵向滑动，最大限度减小应力集中。股骨颈内双钉承载，抗旋、抗压抗拉能力明显提高。可对上至粗隆间及粗隆下，下至股骨髁间骨缺损进行固定。适应范围较宽，固定稳定性较好。可用于几乎所有部位股骨良性肿瘤患者。操作简便，力学性能可靠，允许早期负重，并发症少。是股骨骨缺损理想的内固定物。本例患者病理性骨折后经 PFN 固定（图5），术后骨折愈合情况良好（图6），未发生内植物失败。

（2）γ钉　应用简便、手术创伤较小、手术时间短。半闭合操作，符合微创原则，更具力学和生物学优势。最早由 Groose（1989）开始应用，曾被广泛推荐使用。特别适用于粗隆间骨缺损的术后固定（图7）。由于γ钉外翻角较大，形成三点负重，应力集中于与钉弯曲部相接触内侧皮质和钉尾部的外侧皮质，内植物的高刚度造成钉尾部的应力集中，对于粗隆下骨缺损适应性不强。

（3）膨胀钉　通过压力泵向钉体内压注生理盐水使髓内钉顺应髓腔的形状膨胀。钉体上的四根纵向辐条随着髓内钉的不断膨胀而以正交的方向逐渐

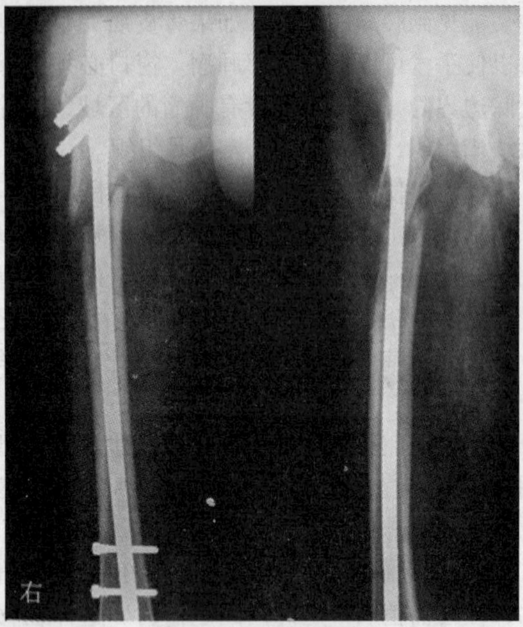

图5　PFN 固定股骨中上段病理性骨折

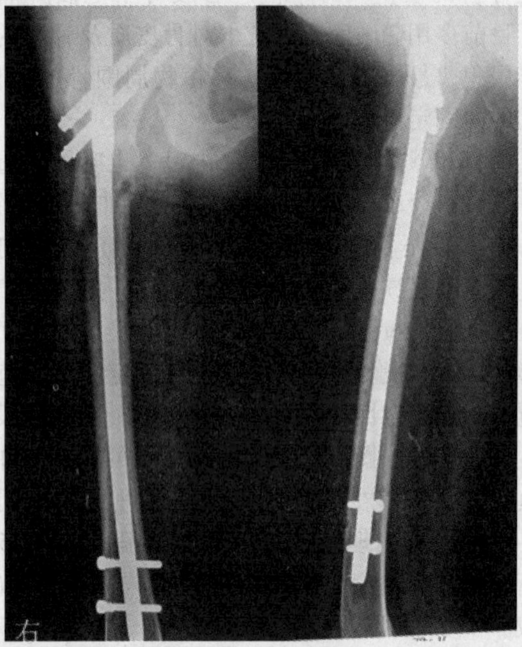

图6　PFN 固定术后骨折愈合情况良好

展开，髓内钉沿钉体全长与骨髓腔内壁紧密接触从而达到坚强的内固定效果，无须交锁钉，沿钉体全长的内固定方式均匀分布了负荷应力。髓内钉的这种结构设计大大简化了插钉，固定等手术过程，同时有效保证了髓内钉在骨折端抗扭转力，抗横向移位和承受径向应力的能力（图8）。创伤更小，尤其适用于青少年及老年患者。

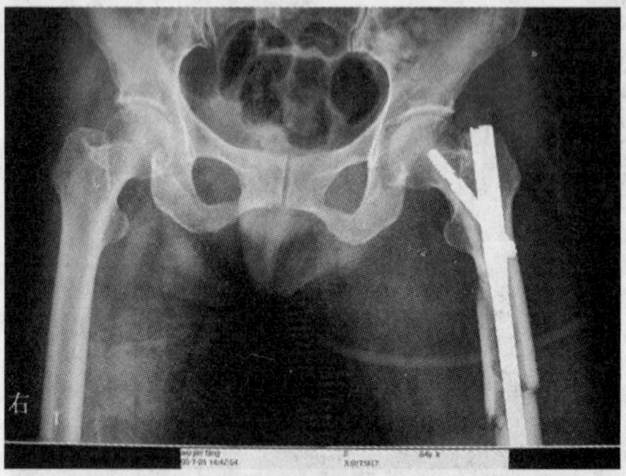

图7　γ钉固定股骨

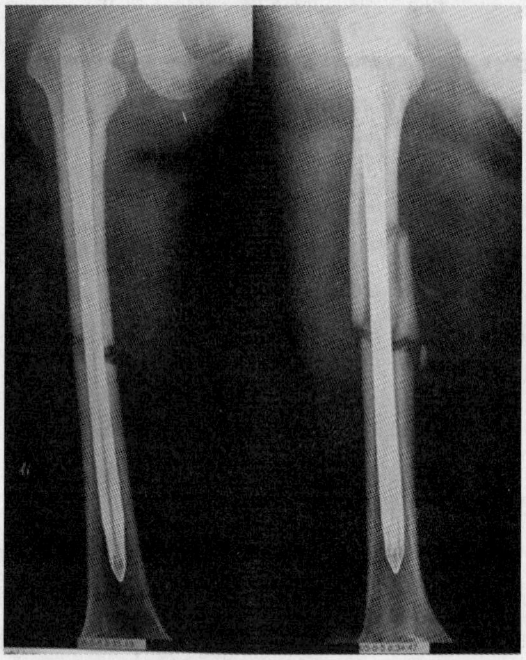

图8　膨胀钉固定股骨

（王金武　李　琦）

参 考 文 献

1. Gitelis S, Wilkins R, Conrad E. Benign bone tumors. J Bone Joint Surg, 1995, 77A:1756－1782.
2. Kneisl JS, Simon MA. Medical management compared with operative treatment for osteoid osteoma. J Bone Joint Surg, 1992, 74A:179－185.
3. Ward WG, Eckardt JJ, Shayestehfar S, et al. Osteoid osteoma: diagnosis and management with low morbidity. Clin Orthop, 1993, 291:229－235.

63 股骨下端和股骨颈骨内腱鞘囊肿（邻关节骨囊肿）的误诊及处理

骨内腱鞘囊肿（intraosseous ganglion/Juxta – articular bone cyst）又称为邻关节骨囊肿、关节旁骨囊肿、骨内黏液囊肿或滑膜囊肿等，是一种局限在邻近关节的骨内良性囊性变。1956 年 Hicks 首先使用“骨内腱鞘囊肿”来描述一种发生在关节软骨下的囊样病变。近年来国内外有关邻关节骨囊肿的病例报道渐渐增加，但对该种疾病认识不足，极易误诊，从而导致因治疗不当引起的不良后果。我科 2004 年 3 月和 2004 年 10 月收治 2 例邻关节骨囊肿术前诊断有误，现结合文献报告如下。

【病例介绍】

病例1 患者，男性，70 岁。因发现左膝关节外侧突出物 5 年，疼痛 3 个月就诊。查体：自行步入病房，左膝关节外侧稍肿胀，关节内上方压痛，外下方腓骨小头处可触及突出物，关节活动基本正常。X 线片显示：左腓骨骨软骨瘤（图 1）。按左腓骨骨软骨瘤于 2004 年 10 月 6 日收入住院。

鉴于对门诊诊断有疑问，考虑到单纯腓骨骨软骨瘤不会有膝关节内上方明显的压痛，故入院后再行 CT 及 MRI 检查，CT 检查发现：左股骨内侧髁部有一 3cm × 5cm 椭圆形透亮区域，囊样低密度灶似成分割状，骨皮质变薄，周围骨质边缘硬化，部分关节面缺损，与关节相通（图 2）。左腓骨外生性骨软骨瘤。MRI 检查示：左膝髌骨软化症；左膝内外侧半月板后角变性；左腓骨小头周围结构钙化；左股骨内侧髁病灶，约 3cm × 5cm，呈 T1WI 略低信号，T2WI 略高信号，脂肪抑制仍呈高信号病灶（图 3）。术前考虑：良性骨巨细胞瘤？于 2004 年 10 月 14 日在硬膜外麻醉下行左股骨内侧髁病灶清除 + 植骨术。手术过程如下：麻醉起效后，常规消毒铺巾，上气囊止血带，以左膝关节内侧斜形切口入路，分开皮肤，皮下组织及深筋膜，剥离骨膜。见股骨内侧髁部骨皮质变薄，于股骨内侧髁侧面开窗约 2cm × 2cm 大小，显露股骨内侧髁病灶，可见 5cm × 3cm × 2cm 囊腔，见病灶内含透明胶胨样物质及肉芽组织，并有灰白纤维组织囊壁刮出，囊壁易剥离，囊腔壁呈分隔状。予以彻底刮除病灶后，囊壁以石炭酸烧灼、乙醇中和固定处理后，生理盐水反复冲洗，植入同种异体骨松质，骨盖覆盖后，缝合骨膜及各层，关闭创口，加压包扎。病理报告（20041020）：左股骨内侧髁骨内腱鞘囊肿。囊壁软组织为纤维结缔组织，并发生黏液样变性，无内衬细胞，部分区域小血管增生。囊壁骨质为破碎骨组织。内含有半透明或黄色胶胨样物。术后 6 个月 X 片复查示植骨区已愈合（图 4）。

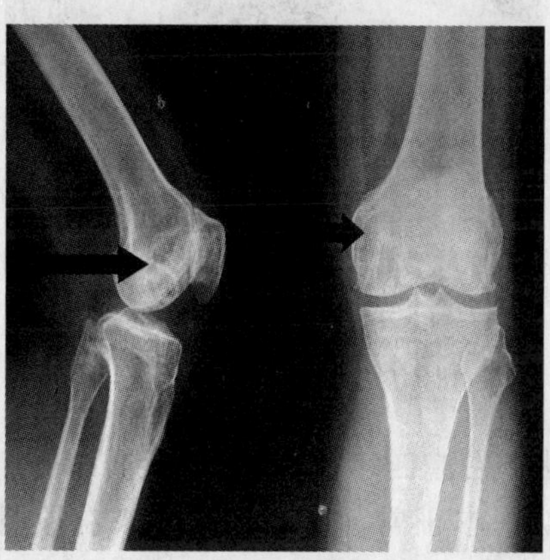

图1 术前 X 线片

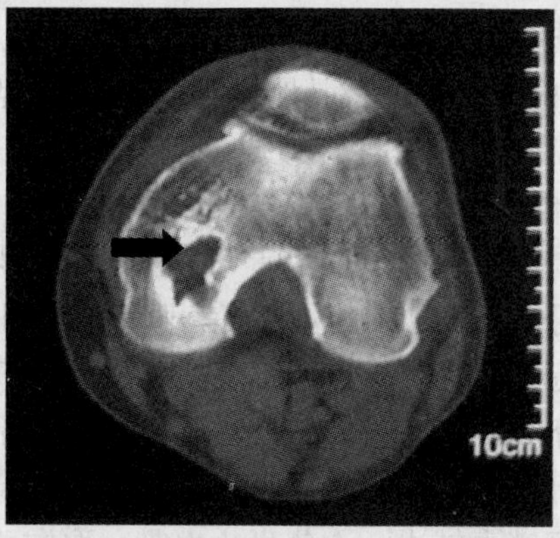

图2 术前 CT

病例2 患者，男性，50 岁。因右髋部酸痛不适 2 个月就诊。查体：自行步入病房，右髋部未及

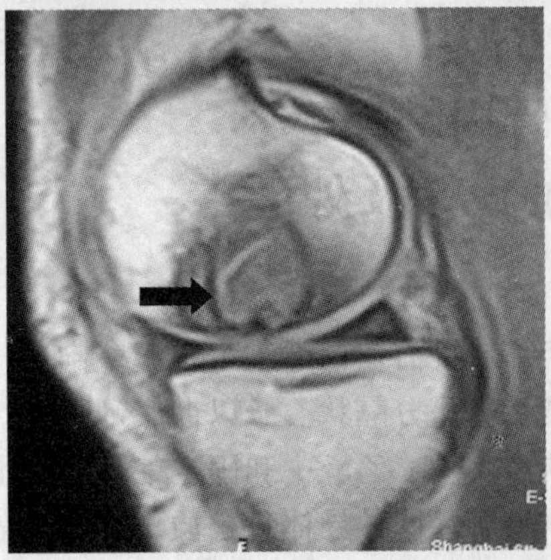

图3 术前 MRI

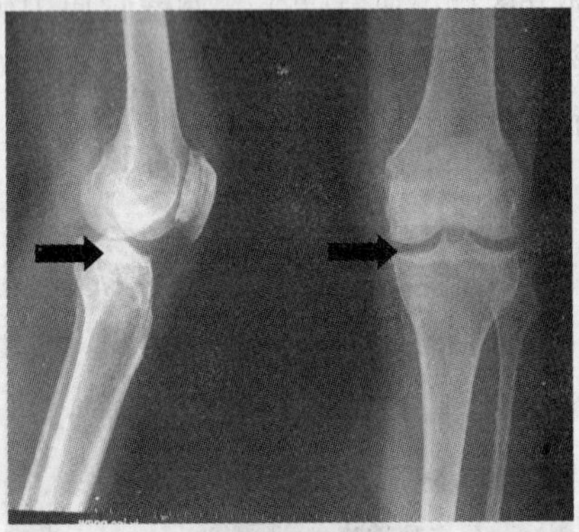

图4 术后6个月 X 线片

明显肿胀，右髋四字征（－），纵向叩击痛（±），关节活动基本正常。X 线片显示：右股骨颈病变（图5）。按右股骨颈占位性病变，于2004年3月9日收入住院。

为进一步明确诊断，入院后行 CT 及 MRI 检查，CT 检查发现：右股骨颈处3cm×3cm椭圆形透亮区域，囊样低密度灶似成分割状，骨皮质变薄，周围骨质边缘硬化（图6）。MRI 检查示：右股骨颈病灶，约3cm×3cm，呈 T1WI 略低信号，T2WI 略高信号，脂肪抑制仍呈高信号病灶（图7、8）。术前考虑：良性骨巨细胞瘤？骨囊肿？骨纤维结构不良？于2004年3月19日在硬膜外麻醉下行右股骨颈病灶清除＋植骨术。手术过程如下：麻醉起效后，常规消毒铺巾，上气囊止血带，取右股骨上段以大粗隆为中心切口入路，分开皮肤，皮下组织及深筋膜，剥离骨膜。见股骨颈外侧部分骨皮质变薄，于股骨颈外侧面开窗约2cm×2cm大小，显露股骨颈处病灶，可见3cm×3cm×2cm囊腔，见病灶内含透明胶胨样物质及肉芽组织，囊腔壁呈分隔状。予以彻底刮除病灶后，囊壁以石炭酸烧灼、乙醇中和固定处理后，生理盐水反复冲洗，植入同种异体骨松质，骨盖覆盖后，缝合部分关节囊及各层，关闭创口。病理报告（20040325）：右股骨颈骨内腱鞘囊肿。囊壁骨质为破碎骨组织。内含有半透明或黄色胶胨样物。术后6个月复查，X 线示植骨区已愈合（图9）。

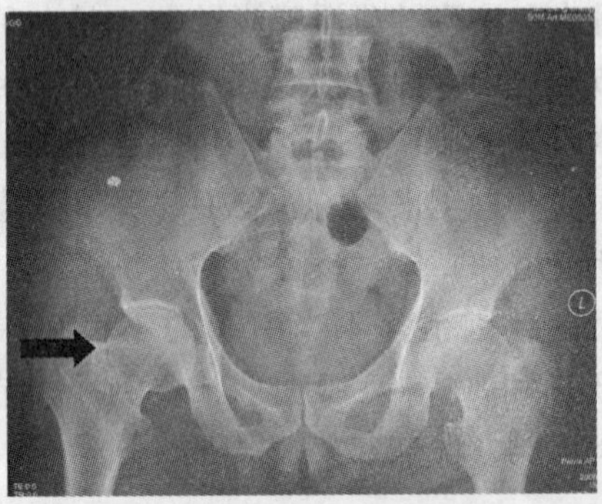

图5 术前 X 线片

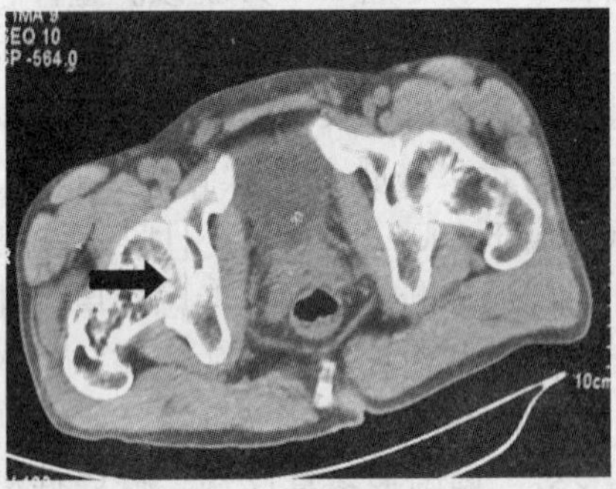

图6 术前 CT

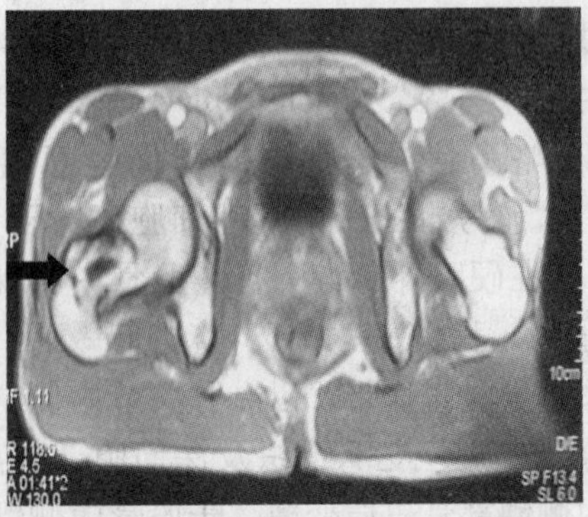

图7 术前 MRI

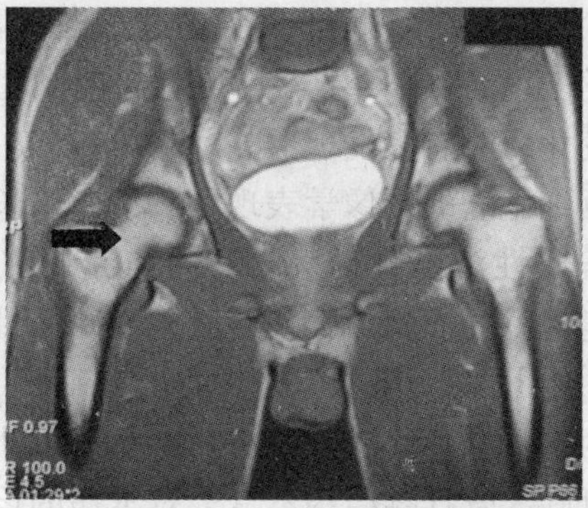

图8　术前 MRI

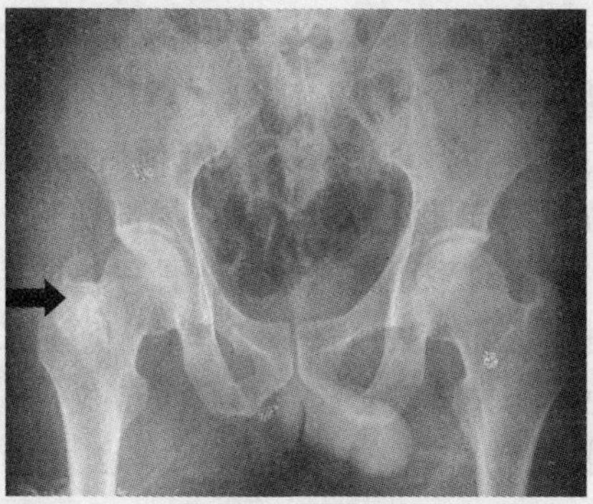

图9　术后6个月X线片

【原因分析】

1. 骨内腱鞘囊肿的发病机制　骨内腱鞘囊肿，1972年由WHO正式命名，定义为："邻关节软骨下的良性囊性病变，为纤维组织构成的多房性病变伴广泛的黏液样变；影像学所见为边界清晰、周边硬化的溶骨性囊性病变"。本病组织学与发生在软组织的腱鞘囊肿相同。骨内腱鞘囊肿比较少见。国外报道200多例，国内报道36例。本病例1为位于股骨内侧髁部的骨内腱鞘囊肿。同时合并腓骨骨软骨瘤和外侧半月板后角撕裂性损伤；病例2为股骨颈处的骨内腱鞘囊肿。均比较少见，容易误诊。

邻关节骨囊肿好发于20～40岁，年龄跨度在14～73岁，多数文献报告男性发病多于女性，也有学者统计男女发病率相似。病变部位以长管状骨多见，下肢多于上肢，经常发生于髋、膝、踝、肘关节附近，以股骨头、颈、髋臼及股骨上下端最为多见；上肢以腕骨多见，Magee报告，在无法解释的腕痛患者中，约4%存在邻关节骨囊肿。骨内腱鞘囊肿的发病机制及病变来源意见尚未统一，发病机制有以下几种：①外伤学说；②软组织侵入学说；③髓内化生学说；④滑液漏出学说。我们赞同前3种学说。病变来源从本例影像学表现及手术所见，认为由骨内向骨外生长的可能性较大。

2. 临床表现　该病主要症状为可有不同程度的局部疼痛、肿胀及关节活动障碍。有时有局部轻压痛。但程度轻微，常不被重视，病程长短不等，体检一般无明显发现，本病病程一般较长，少数患者有外伤史。容易误诊。

1968年Salzer将此病分为两型：①紧贴于骨或侵蚀骨皮质；②发生于骨内。1974年古贺三郎根据病变发生在骨内外和骨皮质的关系分为3型：Ⅰ型为紧贴于骨皮质；Ⅱ型为Ⅰ型穿透骨皮质入骨内；Ⅲ型为发生于骨内。并将Ⅰ、Ⅱ型称为骨膜下腱鞘囊肿，将Ⅲ型称为骨内腱鞘囊肿。1979年Schajawicz将本病分为两型：特发型（相当于古贺Ⅲ型）；和穿透型（相当于古贺Ⅱ型）。目前临床报道多采取Schaiawicz分型或古贺分型。Schajowicz以骨内病变是否与软组织腱鞘囊肿相通将本病分为两型：①穿透性（由骨外腱鞘囊肿穿透到下面骨内，在骨内形成囊肿，即有软组织肿块或腱鞘囊肿形成，该型临床上少见，常有明显疼痛，活动后加重）；②特发性（常无症状，或仅有关节疼痛，偶尔发现。临床上大部分病例属此类），根据上述分类，本报告两例病例属特发型。

3. 影像学表现　骨内腱鞘囊肿在以前X线平片是主要的诊断手段，X线片可见在近关节软骨下骨内有大小不一的（一般小于5cm）、圆形或者椭圆形的透亮区，呈多囊状。骨皮质变薄，稍有肿胀，周围可见骨硬化，无钙化。本两例病例CT检查示境界清晰的低密度病灶，边缘硬化，这与手术所见一致。我们认为其CT检查有一定特点：囊腔内CT值在36～45HU之间，低于软组织而高于水样密度，符合胶胨样密度改变，借此可区别肿瘤样病变和单纯性骨囊肿；囊腔前外下壁骨质凹陷性缺损，局部正好为关节滑膜附着处，这很可能为关节中腱鞘囊肿侵入骨内之通道，上述表现未见于其他疾病，颇具特征性。提示：CT检查对于骨内腱鞘囊肿的术前定性诊断具有重要价值。MRI检查示T1WI为略低信号，T2WI为略高信号，脂肪抑制后仍呈高信号，此信号可能与病灶内含黏液有关。对诊断很有价值。

【防治措施】

在手术治疗之前，诊断与鉴别诊断对于骨内腱鞘囊肿十分重要，骨内腱鞘囊肿需与退行性骨关节病、色素沉着绒毛结节性滑膜炎、骨囊肿、含软骨组织的骨肿瘤、慢性骨脓肿以及有溶骨破坏的良性骨肿瘤（尤其是骨巨细胞瘤）等相鉴别。

退行性骨关节病引起的关节软骨下囊性变时与本病相似，但关节退行性变发病年龄较大，其他亦可见关节退行性变征象，如骨质增生、硬化，关节间隙变窄等。

色素沉着绒毛结节性滑膜炎主要以滑膜增生为主，侵犯骨质时，可引起关节软骨下囊变。MRI 能更清楚显示滑膜增生范围，显示含铁血黄素沉着。对色素沉着绒毛结节性滑膜炎的诊断，MRI 很有帮助，由于有含铁血黄素所以在 T2 加权像中可见低信号的绒毛状物，具有特征性。

MRI 有助于鉴别骨囊肿，因为骨囊肿内容物为清亮液体，无囊壁，T2WI 图像呈明显高信号；而骨内腱鞘囊肿含黏液较多，T2WI 图像呈略高信号。

含软骨组织的肿瘤一般会在囊状影内见点或环状钙化。MRI 鉴别有困难，因为钙化在 MRI 上呈低信号，只有借助 X 线平片或 CT，CT 检查更敏感。

慢性骨脓肿鉴别：慢性骨脓肿的 X 线特点是硬化边非常显著，可有死骨形成及骨膜反应。

与肿瘤样病变如骨纤维结构不良（osteofibrous dysplasia，OD）相鉴别。OD 好发于 10 岁以下儿童，男女皆可受累，为骨的发育异常性病变。凭借其临床表现、X 线及病理改变确定诊断并不困难，在影像学上呈磨砂玻璃样变，在髋部有典型的牧羊人手杖变化，时有多发现象。

骨巨细胞瘤的影像学表现为：发生于长骨的骨端，呈偏心性溶骨性破坏，其特点是膨胀非常明显，呈皂泡状。而骨内腱鞘囊肿则无膨胀性、皂泡样改变。

本两例病例手术前就曾考虑为良性骨巨细胞瘤、骨囊肿、骨纤维结构不良。对本病的诊断一定要综合分析，做出正确诊断，最终确诊靠手术肉眼观察和病理检查。本组诊断失误的主要原因是对该疾病认识和重视不够。综合文献分析，尽管有上述鉴别要点，术前仍多误诊。且本病临床症状隐匿，故难于早期正确诊断。

早期诊断和合理治疗是决定预后的关键因素，对确诊为邻关节骨囊肿者常规行局部切除，彻底刮除病灶，必要时采用自体或异体骨移植或用骨水泥填塞。对于无症状的病例，有学者仍主张早期手术，避免影响关节发育，导致骨关节炎等，如病变处于非主要功能部位且范围大，也可行骨端切除术。

邻关节骨囊肿预后良好，术后复发少见。复发与术后缺损区或附近结缔组织发生黏液退行性变有关，而非手术切刮遗留。本组两例病例术后症状均明显改善，随访近 2 年无复发，取得良好效果。

（张春林）

参 考 文 献

1. Tuzuner T. Penetrating type intraosseous ganglion cyst of the lunate bone. West Indian Med J, 2005, 54（4）: 247 – 249.
2. Van den Dungen S, Marchesi S, Ezzedine R, et al. Relationship between dorsal ganglion cysts of the wrist and intraosseous ganglion cysts of the carpal bones. Acta Orthop Belg, 2005, 71（5）: 535 – 539.
3. Darcy PF, Sorelli PG, Qureshi F, et al. Carpal tunnel syndrome caused by an intraosseous ganglionof the capitate. Scand J Plast Reconstr Surg Hand Surg, 2004, 38（6）: 379 – 381.
4. Al – Qattan MM. A penetrating intraosseous ganglion of the triquetrum causing ulnar nerve compression. Hand Surg, 2004, 9（1）: 101 – 103.
5. Schajowicz F, et al. Juxta articular bone cyst（Intraosseous gangli）. J Bone Joint Surg, 1979, 61（1）: 107.
6. 程晓光，屈辉，田光磊，等. 腕关节月骨、头骨骨内腱鞘囊肿影像学表现. 中华放射学杂志，2003，37（7）：633 – 634.
7. 魏新建，王晓飞，王晓鸽，等. 邻关节骨囊肿（骨内腱鞘囊肿）附 1 例报告. 中国矫形外科杂志，2002，10（11）：1048 – 1050.
8. Magee TH, Rowedden AM, Degnan GG. Intraosseous ganglia of the wrist. Radiology, 1995, 195（2）: 517 – 520.
9. Feldman F. Interaosseous ganglion. Am J Roentgenol, 1973, 118（4）: 328 – 330.

64. 骨肿瘤临床诊治的失误

过去的三十多年中，骨肿瘤的诊断和治疗取得了较大的进展。19 世纪 70 年代，大剂量化疗使保肢手术成为可能，使截肢不再是骨肉瘤患者的唯一选择。80 年代，磁共振技术的发展为骨肿瘤提供了精确的影像表现，为肢体重建做出许多创造性的技术发展。化疗、影像学技术、假体设计、同种异体骨库建立、放射治疗和假肢使骨肿瘤治疗发生了革命性的变化，大部分的肿瘤切除都可以获得满意的功能。外科医师的判断和患者自己的选择是截肢手术或保肢手术的主要决定因素。同时，分子生物学技术的提高，使骨肿瘤的诊断水平明显提高。然而由于骨肿瘤发病率较低，经治医师的经验不尽相同，在诊断和治疗的各个环节均可出现失误。

【病例介绍】

病例 1 患者，女性，19 岁，左膝部酸痛 3 个月，在当地医院摄 X 线片提示左胫骨上段溶骨性破坏（图 1）。行肿瘤刮除，骨移植手术（图 2），术后病理报告：非骨化性纤维瘤，恶性肿瘤待排除。8 个月后发现肿瘤扩大，软组织肿胀，作者医院再次 CT 导向下经皮穿刺活检，病理报告：骨肉瘤。因作了不正规治疗，该例无法保肢治疗，只能作截肢术。

【原因分析和防治措施】

骨肿瘤的诊断应遵循临床、影像学和病理学三

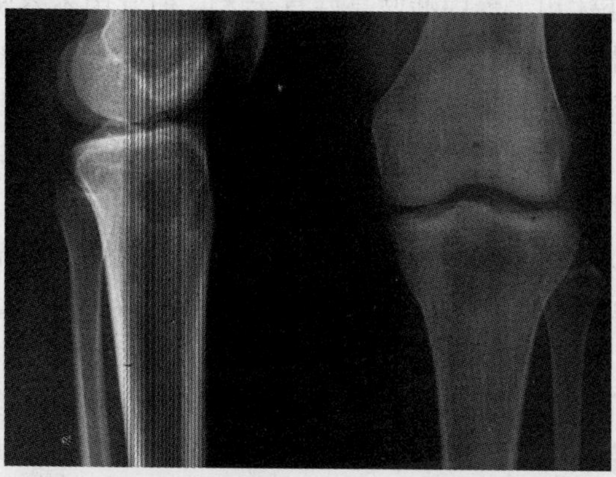

图 1　术前示左胫骨上段溶骨性破坏

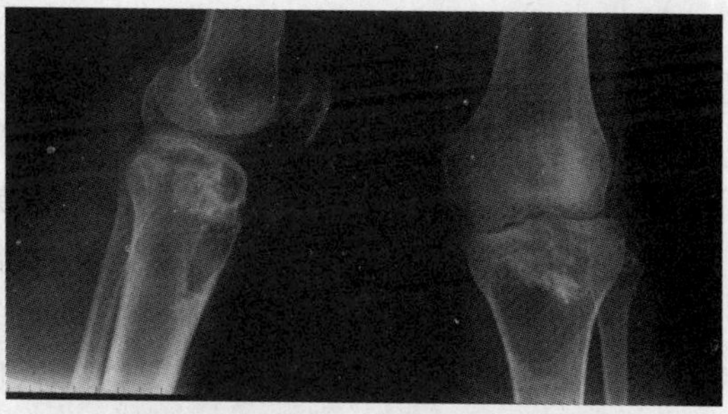

图 2　肿瘤局灶刮除，骨移植术后

结合的原则，近年来，分子生物学技术在骨肿瘤的诊断中显得更加重要。同时对于有些病例应进行随访，非骨化性纤维瘤好发于胫骨上段、股骨下段的后方，一般较小，有自愈倾向，本例患者发生于胫骨上段、肿瘤体积较大，显然 X 线表现与病理诊断有不相符的地方，这时临床医师应与病理医师共同讨论，必要时应请上级医院病理会诊，以免错误诊断，造成误治。

一旦发现肿瘤，诊断和治疗的第一个关键步骤是病灶是否需要活检。综合影像学资料、病史、体检以及骨软组织肿瘤外科医生的经验判断一部分患者可以不必活检而避免相应的风险。如果需要行活检，应该由有活检经验的医师操作，外科医生将面临以下三种选择：①细针吸取活检；②CT 导向下经皮穿刺活检；③切开活检。前两种技术是肉瘤活检中应用较多，通常是在局麻下进行操作，过程较快，可以在一般病房进行。但在操作中必须注意设计好针道的位置，以避开主要的血管、神经以及没有受侵犯的间室。所有活检通道都必须在下次手术中予以切除。活检通道都会出血，因此在活检中要避免出血引起肿瘤向外及通道周围组织的扩散。肿瘤外科医师应使用各种方法减小血肿，并将其控制在能够完整切除的区域内。

非肿瘤专科人员的活检操作常使一些可以避免的并发症发生，从而对患者可能造成灾难性的后果。而补救一个失败的活检手术都应考虑肿瘤及活检带来的问题，遵从肿瘤治疗原则。活检后的 MRI

检查可以发现血肿形成范围及先前未受侵犯的组织的污染。在不影响预后的前提下，可以切除整个肿瘤和活检通道。较大的缺损可以用游离皮瓣和血管进行重建，如果血肿形成较大，则往往不能保证完整的切除，而需要对血肿区域做放射治疗和/或化疗。对于局部复发的检测应包括整个血肿区域。

恶性肿瘤属于罕见性疾病，据美国的统计资料，正规注册的骨科医师平均3年才遇到1例原发性恶性骨肿瘤（转移瘤除外）。如果不是在骨肿瘤中心工作，很难积累起丰富经验。在国内，许多缺乏骨肿瘤专业基本训练的医师对骨肿瘤作了错误处理，后果令人痛心。恶性骨肿瘤的诊断与治疗难度很大，非一般医院能胜任，应将骨肿瘤患者转诊到大的医疗中心处理，以免除许多不该发生的悲剧。

病例2 患者，女性，32岁，左膝部酸痛2个月，在当地医院摄片提示左股骨下段后方局限性骨增生。拟诊左股骨下端骨软骨瘤（图3），经后方行囊内肿瘤切除术（图4）。手术后病理报告：皮质旁骨肉瘤。

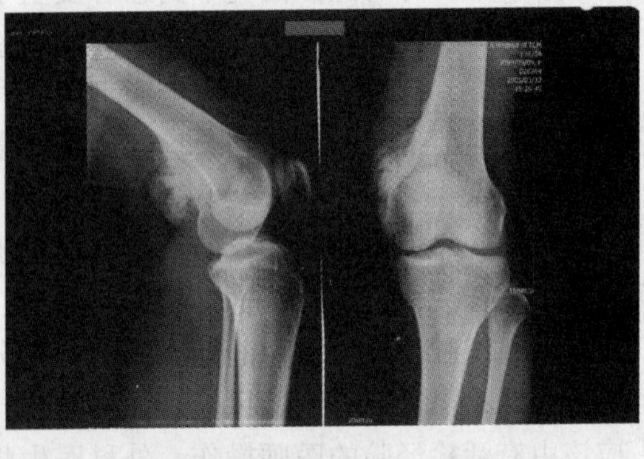

图3 术前示左股骨下段后方局限性骨增生

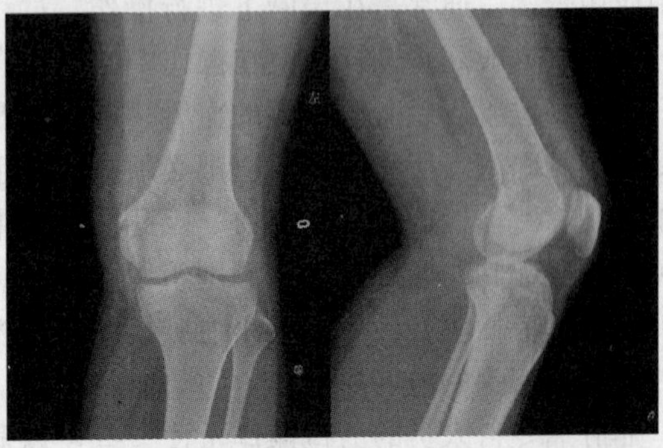

图4 行囊内肿瘤切除术后

【原因分析和防治措施】

该例患者误诊的原因主要是在影像学上皮质旁骨肉瘤与骨软骨瘤的鉴别诊断上，当两者很难鉴别时，应作广泛切除性活检。

典型的皮质旁骨肉瘤是由低度恶性的能形成编织状或者板层状骨的成纤维细胞组成的。与典型的骨肉瘤相比，它好发年龄较大，通常在20～40岁之间，远端股骨的后部是皮质旁骨肉瘤经常累及的部位，但是其他的长骨也会受累。肿瘤来源于骨皮质，基底部分较宽。随着时间的推移，病灶可以侵袭骨皮质，进入髓腔。该例患者术前如能进一步CT、MRI检查，如发现骨皮质或髓内有侵犯，则可排除骨软骨瘤的诊断，皮质旁骨肉瘤治疗上一般采取单纯手术切除，5年生存率为80%～90%。

无蒂型骨软骨瘤呈碟状，半球形或菜花状。肿瘤的纵切面中，显示三层典型结构：①表层为血管稀少的胶原结缔组织，与周围骨膜衔接并与周围组织隔开；②中层为灰蓝色的透明软骨，即软骨帽盖，类似于正常的软骨，一般为几毫米厚。软骨帽厚度与患者年龄有关，儿童及青少年，正处于生长活跃期，软骨厚度可达3cm。成年人软骨帽盖较薄，甚至可以缺如。软骨帽盖的厚薄与肿瘤的发展有密切关系：厚者表示发展，薄者代表成熟。成年骨软骨瘤患者，如软骨帽盖超过1cm厚，说明肿瘤继续发展，应考虑有无恶变的发生；③基层为肿瘤的主体，外缘为皮质骨与正常骨相连，内部为骨松质，与宿主骨髓腔相通。

Enneking提出的描述系统已被广泛的采用。①囊内切除能在伤口的边缘遗留下肉眼和镜下的肿瘤组织，沾染了暴露的组织平面。囊内手术最常用于诊断性切开活体组织检查，刮除或做碎块切除减少病变体积。囊内截肢是姑息手术，但常因不察觉的微小延伸病变，导致不良结果；②边缘切除。经过反应区做囊外整块切除，可残留卫星结节或跳跃的病灶，主要发生在G_1及G_2病变中，作为一个局部手术常被称为切除活体检查或“剥壳”（shell－out）手术，边缘截肢作为姑息手术或作为解剖难达到部位的确切性手术或辅助性手术；③广泛切除。经反应区之外（2cm以上），将病变、假囊、反应区和包括正常组织袖套整块切除，剥离完全在间室内的正常组织，不切除有关肌肉的全长（即起点到止点）或者从一个关节到另一个关节的全部骨骼。这种切除不留任何卫星灶；④根治性手术。是在自然屏障之外把病变所在整个间室切除，包括病变、假囊、反应区、整个肌肉和骨与关节。纵向看，剥离的平面超过受累骨骼的上下各一个关节或者是超过一条肌肉的起止点；横向看，剥离超过包含病变的筋膜间室或者是包含骨内病变的骨骼的骨膜。根治的间室外手术，去除原发灶，反应区的卫星灶和受累间室中正常组织的跳跃灶，理论上说，不留任何微细的病变。

肿瘤切除治愈是指手术后没有局部复发和远处肿瘤细胞的残留。典型的骨旁骨肉瘤对化疗和放疗均不敏感，要求达到广泛切除标准。恶性骨肿瘤的修正手术（revision surgery）比起初次手术难度大得多，效果也差得多。该例患者由于初次手术膝后软组织受到污染，增加广泛切除的难度，最后虽作了保肢手术，但手术复发的风险大大增加。

病例3 患者，男性，35岁，左髋部酸痛4个月，在当地医院摄片提示左股骨上段溶骨性破坏（图5）。行CT导向下经皮穿刺活检，病理报告：骨巨细胞瘤。仅行肿瘤刮除，自体骨移植手术（图6）。术后7个月复发（图7）。

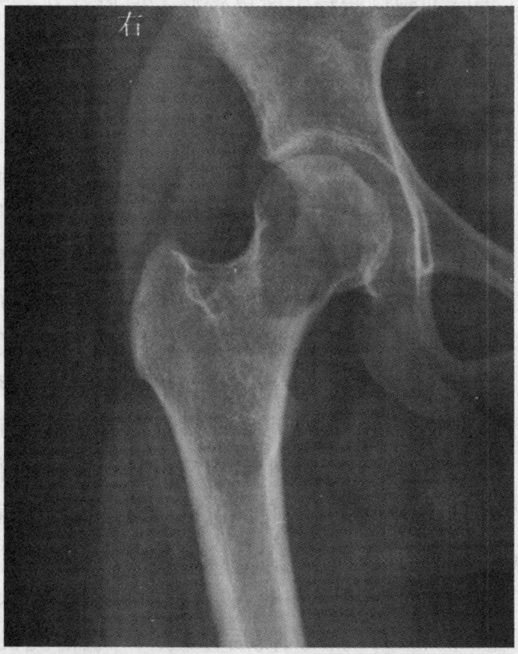

图5 术前示左股骨上端溶骨性破坏

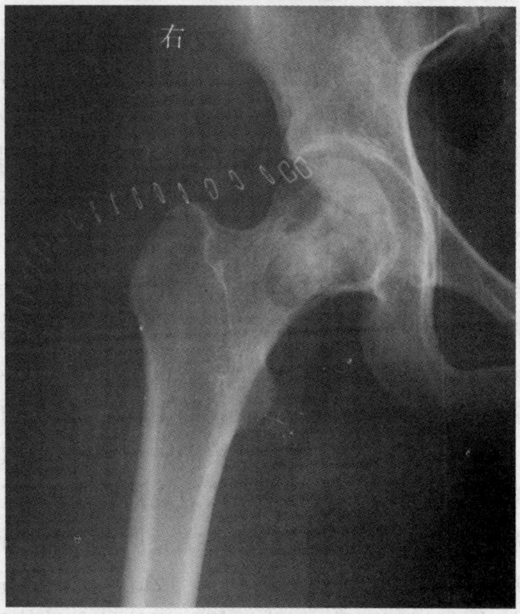

图6 肿瘤刮除，自体骨移植术后

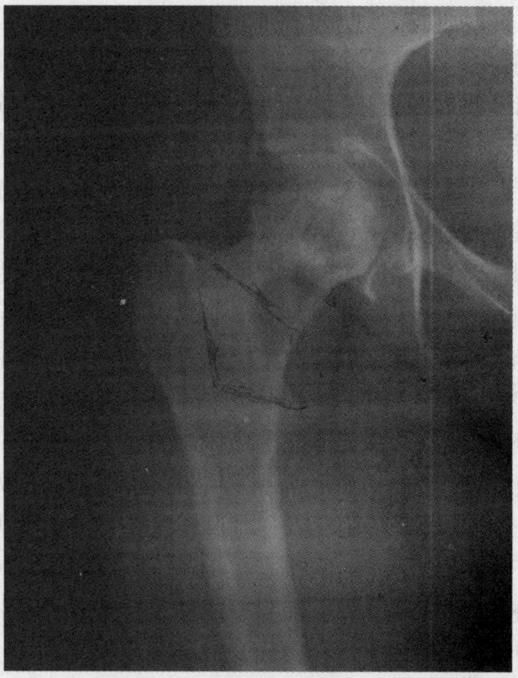

图7 术后7个月骨肿瘤复发

【原因分析和防治措施】

该例患者的年龄、肿瘤部位、X线表现符合骨巨细胞瘤的诊断，病理也证实临床诊断。手术复发的原因，作者认为主要与手术方法的选择有关。

骨巨细胞瘤主要治疗方法是手术治疗。治疗问题不少，主要是复发率较高。近年来，随着治疗的方式逐渐增多，复发率亦有所下降。自1818年AstlayCooper首次描述骨巨细胞瘤以来，肿瘤囊内刮除植骨就逐渐成为了一种较为有效的治疗方法，一直延续至今，其适应证主要是那些肿瘤组织尚未穿破骨皮质的病例。具体方式是开窗显露瘤腔，尽量用刮匙刮尽肿瘤组织，再用自体骨或异体骨移植。该手术堪称骨巨细胞瘤的经典手术，但复发率较高，达26% ~60%。主要是因为：①缺乏对肿瘤的准确分级；②刮除术是在瘤骨开窗，未能在充分暴露、直视下进行，手术难以彻底；③手术时未采用局部辅助治疗，近年来已较少单独应用。目前常用肿瘤囊内刮除加局部辅助治疗：①化学药物烧灼疗法：化学药物烧灼疗法始于本世纪中期，它是在经搔刮的骨巨细胞瘤的瘤腔壁部用化学物质进行烧灼，目的是杀灭刮除术后残留的肿瘤细胞，增加治愈率、降低复发率。虽有人认为烧灼并不能降低复发率，但其治疗价值已被许多学者所证实。已报道过的被选用于化学烧灼的药物有乙醇、甲醛溶液、石炭酸、过氧化氢、氯化锌等，经统计其治疗后复发率在11% ~19%。手术时彻底、干净的刮除肿瘤组织，直到正常骨。同时用高速圆钻或电灼处理瘤壁，然后用盐水冲洗干净，肿瘤腔用石炭酸、酒精或氯化锌涂擦、冲洗，共3次。氯化锌烧灼对骨巨细胞瘤细胞及移植骨愈合影响的实验研究表明氯化锌与其他用于烧灼的物质均可杀伤肿瘤细胞，但它可与肿瘤细跑的蛋白质结合形成蛋白盐和游离酸，该蛋白盐的致密性较低，有利于药物的继续渗透，因此，氯化锌烧灼的范围更广，据报道其在骨巨细胞瘤的渗透深度可达5mm，加之其对骨愈合无不良影响，是目前化学烧灼法比较理想的药物，然而其14%的复发率与乙醇或石炭酸的19%的复发率并无太显著的差异；②冷冻治疗：自 Marcove 等1964年首次应用液氮冷冻治疗肺癌肱骨上端转移癌以来，冷冻疗法已广泛用于各种骨肿瘤的治疗，其最早应用于骨巨细胞瘤的治疗是在1973年。我国从70年代也随之开展了骨巨细胞瘤的液氮冷冻治疗。冷冻治疗的基本原理是利用低温杀灭搔刮未能完全去除的残余肿瘤细胞。液氮所致的深冷可因脱水、水结晶后增加的细胞内电解质浓度、细胞膜的破裂、细胞膜蛋白质的变性、血液阻滞等而使细胞破坏。文献报道冷冻治疗所造成的骨腔壁骨坏死的深度可达2cm，而更有人认为冷冻后局部残留的坏死肿瘤细胞可充当特异性抗原，从而促使机体产生更大的抗肿瘤能力。冷冻治疗的适应证与刮除法的适应证相似，且一般需在肿瘤刮除的基础上进行。可采用的冷冻方法一般有接触冷冻，插入冷冻，液氮直接喷冻以及液氮通过漏斗直接倒入冷冻等4种，而现常采用的方法是漏斗法，并需在术中反复2 ~3次。冷冻治疗的复发率较刮除法明显降低，为10%以下，但通常也会带来一些诸如神经损伤、感染、软组织坏死、肿瘤恶变、骨折、影响关节功能等并发症；③切刮加骨水泥填充治疗：骨水泥又称骨黏合剂，学名为丙烯酸，主要成分为甲基丙烯酸甲酯－苯乙烯共聚体。临床应用国外始于60年代，由于骨水泥既可充填缺损，又能利用其聚合热（可达80 ~90℃）杀伤残存的肿瘤细胞，近年来已广泛应用于骨肿瘤的治疗。最早应用骨水泥充填治疗的报道系 Vidal 于1969年所提出的，此后该疗法在国内外得到广泛开展。Persson 等的试验显示骨水泥聚合热引发的骨腔壁骨坏死在骨松质深度为1.5 ~2mm，而在皮质骨骨坏死深度为0.5mm，远小于冷冻治疗所造成的骨坏死，因而可减少因骨坏死范围过大造成的关节软骨退行性变及关节功能受损。切刮加骨水泥填充术的适应证与单纯刮除术的适应证相仿，但复发率较低，文献报道在8% ~15%。宜使用放射不透光性骨水泥，以便在X线检查时发现有无复发。当肿瘤达到关节软骨时，应将植骨与关节软骨压紧，使之密切相接，以利愈合。虽然骨水泥填充术在骨巨细胞瘤治疗中效果较好，但也存在骨水泥植入综合征、感染、关节退行性变等问题。

有关骨巨细胞瘤治疗的策略见图8。

病例4 患者，男性，16岁。因运动时突感右上臂疼痛，摄X线片示右肱骨中段长椭圆形透亮区、骨皮质变薄伴病理骨折，边界清楚，考虑骨囊肿（图9），予以外固定治疗，45天后摄片示病理骨折已愈合，病变仍存在（图10）。1个月后行病灶穿刺、自体红骨髓注入术，术中流出暗红色液体。术后54天摄片示病理骨折已愈，病变仍存在，范围无明显扩大。2个月后行病灶刮除，硫酸钙植入，术中见病灶内为淡黄色澄清液体，未能获得实质性病理组织。摄片病变部位有修复表现，患者无明显不适感。手术后3个月跌倒致右上臂外伤后疼痛，逐渐出现肿块，并增大。摄片示病变进展、骨皮质破坏（图11）。入院后体检：一般情况良好，心、肺、腹检查无异常发现。专科情况：右上臂中上3cm手术瘢痕，中段肿胀，表面未见曲张静脉，皮温不高，压痛，扪及5cm ×4cm质软肿块，边界清楚，有波动感。摄X线片示右肱骨中段骨破坏、骨膨胀，伴层状骨膜反应，骨皮质穿破。MRI考虑

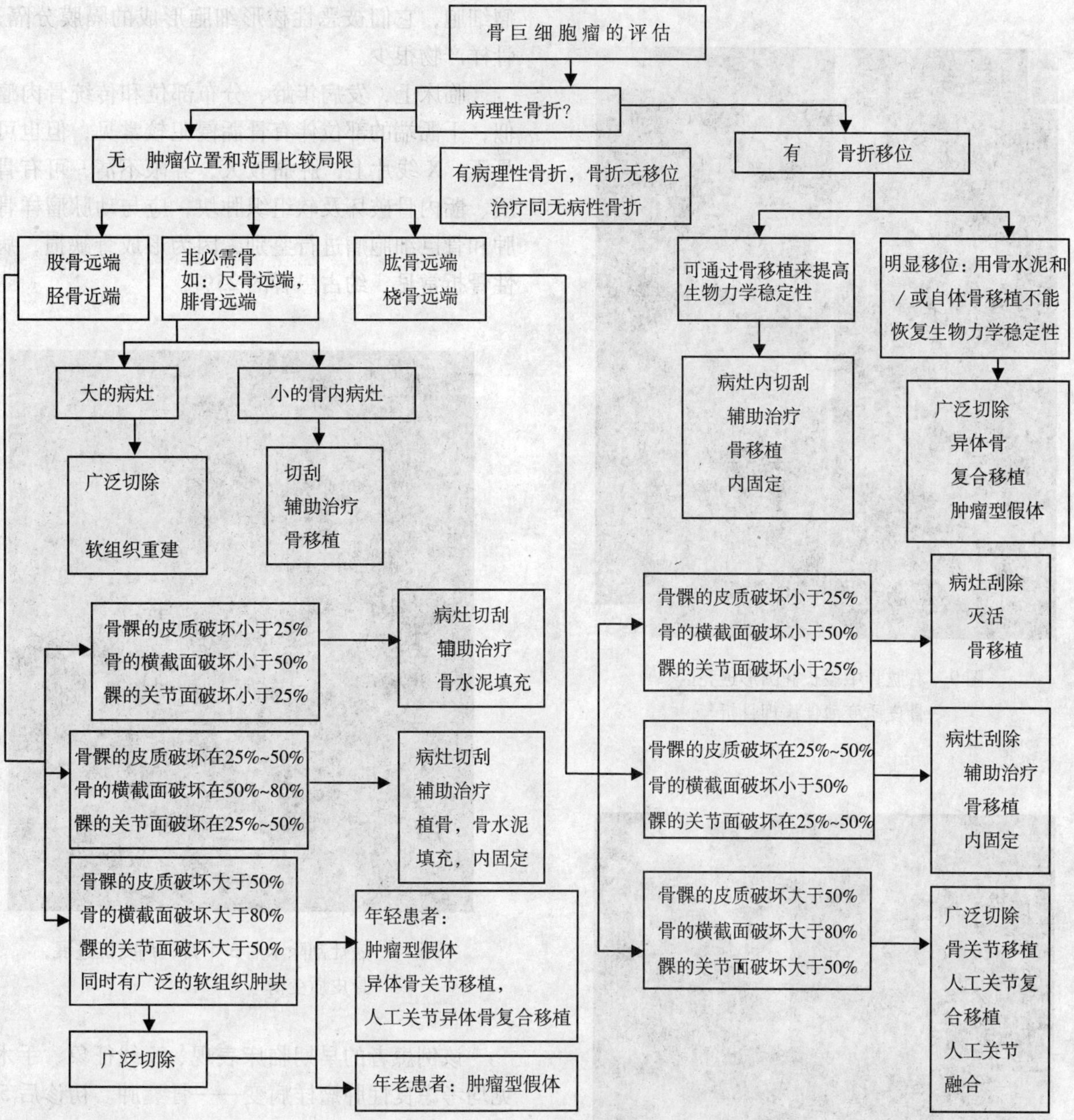

图8 骨巨细胞瘤的治疗策略

动脉瘤样骨囊肿。实验室检查示三大常规正常；胸片无异常发现；血生化示碱性磷酸酶 393U/L（正常 30～140U/L）。行肿瘤刮除活检术，术中见肱骨中段骨破坏，部分皮质穿破，肿瘤 8cm×6cm×6cm，为多房性血窦，内含陈旧出血，并有搏动性出血，病灶近端为 3cm×3cm×2cm 质软组织。病理报告：毛细血管扩张型骨肉瘤。行大剂量化疗，后行保肢手术，术后继续化疗两个疗程，观察已一年半。

【原因分析和防治措施】

单纯性骨囊肿好发于骨的干骺端偏骨干部位，以肱骨近端和股骨近端多见。放射学特征包括地图样不规则骨破坏，肿瘤呈膨胀性生长伴有皮质骨变薄。与动脉瘤样骨囊肿不同，动脉瘤样骨囊肿呈典型的偏心性生长，而单室性骨囊肿却位于骨中心。骨膜反应少见，一般无临床症状。单室性骨囊肿的治疗是抽吸及注射激素，或病灶刮除骨移植。

毛细血管扩张型骨肉瘤是高度恶性骨肉瘤的亚型，一段时间被认为比传统的骨肉瘤的预后还要差。Huvos 认为可能是缺少诊断标准而导致延误或错误的治疗。现在认为诊治正确的生存率基本上一样，治疗和传统骨肉瘤相同。

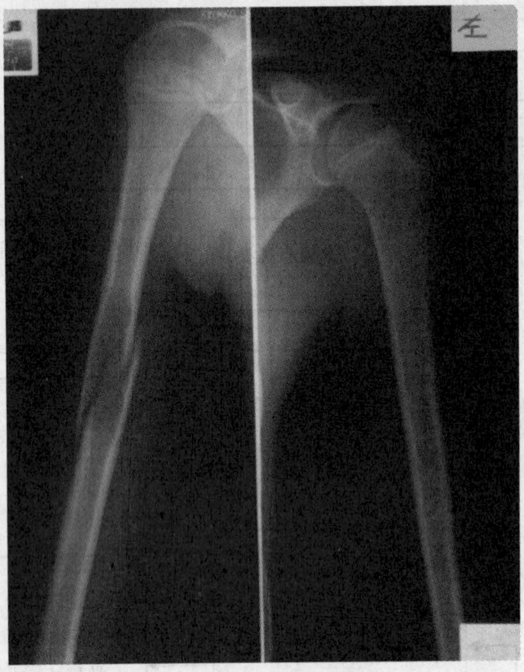

图 9 右肱骨中段长椭圆形透亮区、骨皮质变薄伴病理骨折

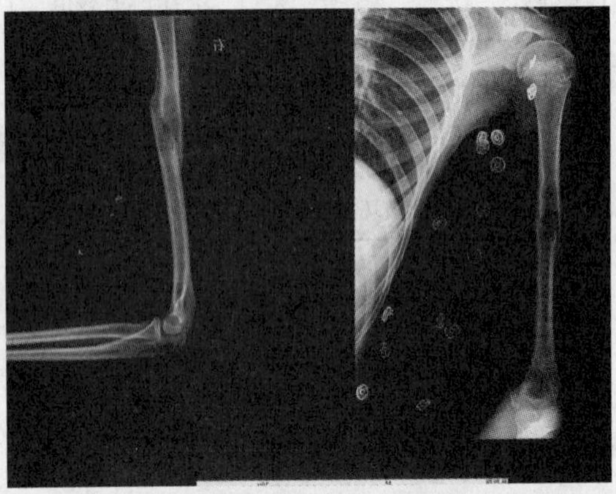

图 10 45 天后骨折愈合，但病变区依然

诊断标准：①X 线表现为病损以溶骨性为主（但不是所有溶骨性病变都是毛细血管扩张性骨肉瘤）；②肉眼检查时肿瘤呈动脉瘤或血窦结构，包括有隔膜隔开的血管腔；③组织学是充满着血或肿瘤细胞，它们被恶性梭形细胞形成的隔膜分隔开，骨样产物很少。

临床上，发病年龄、分布部位和传统骨肉瘤相似，干骺端的部位伴有骨骺侵犯较常见，但也可在骨干。X 线片上，肿瘤较大，界限不清，可有骨皮质、髓内骨破坏及软组织肿块，应与动脉瘤样骨囊肿和骨巨细胞瘤进行鉴别，因为形成骨缺损，病理性骨折常见，约占患者的 25%。

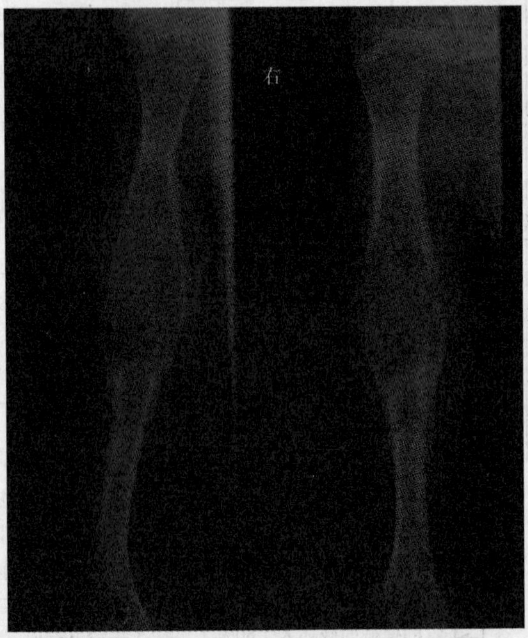

图 11 病灶刮除术后 3 个月，病变区进展，骨皮质变薄

该例患者的早期临床表现、X 线征象、手术所见均考虑良性肿瘤样病变——骨囊肿。初诊后 5 个月临床与 X 线表现发生突变，病理为“毛细血管扩张型骨肉瘤”。本例患者可能是一例极为罕见的起病缓慢的毛细血管扩张型骨肉瘤。或文献上曾报告过的骨囊肿或动脉瘤样骨囊肿恶变为骨肉瘤的病例。说明骨肿瘤的诊断存在复杂性，随着时间的推移良性骨肿瘤可演变、骨肿瘤的诊断可修正。这是骨肿瘤临床医师应注意的问题。

（杨迪生 叶招明）

65. 骨肿瘤活检手术的常见失误

虽然骨与软组织肿瘤的活检手术在操作上较简单，但手术的计划和实施不仅需要有关于骨与软组织肿瘤的临床影像和病理学方面的知识，更需要在治疗方面有深思熟虑计划和复杂的认知技能。从而选择最佳活检部位，活检方式以及如何处理活检标本。如活检时操作不当，或切口位置不佳导致活检并发症，均会影响肿瘤的局部治疗，有时会影响到患者的生存。尤其是巨大的软组织肿块和影像上有侵袭性的骨肿瘤，更应该由经验丰富的肿瘤专家进行影像研究和活检。

【病例介绍】

病例1 患者，女性，56岁。因右髋疼痛2月，加重1周，在当地医院摄X线片发现右股骨上端溶骨性破坏（图1），未见明显骨膜反应和软组织肿块。考虑“右股骨上端骨病损”在当地医院行活检手术（图2）。术后病理：“右股骨上端恶性肿瘤”。术后一周转入我院，经HDMTX和CDP化疗后，行肿瘤切除人工假体置换术（图3～6）。术后病理：“右股骨上端骨肉瘤”。术后采用Bacci化疗方案化疗2疗程后失访。

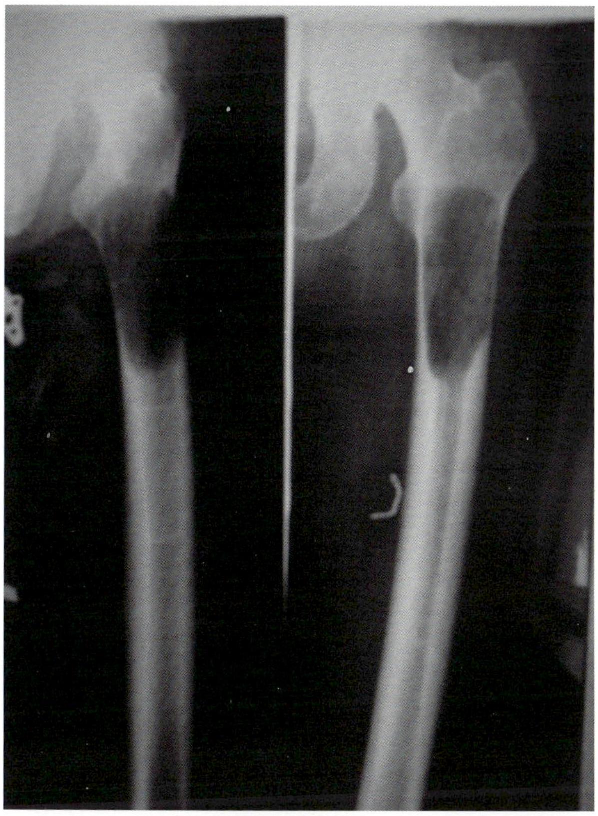

图1 术前X线片见股骨上端溶骨性破坏

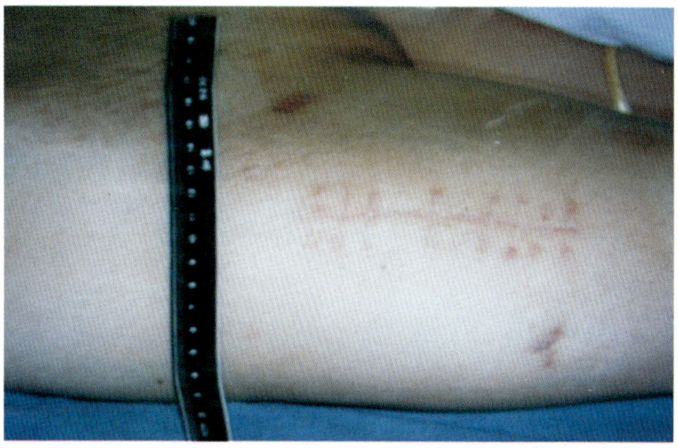

图2 不恰当的活检切口并错误地放置引流

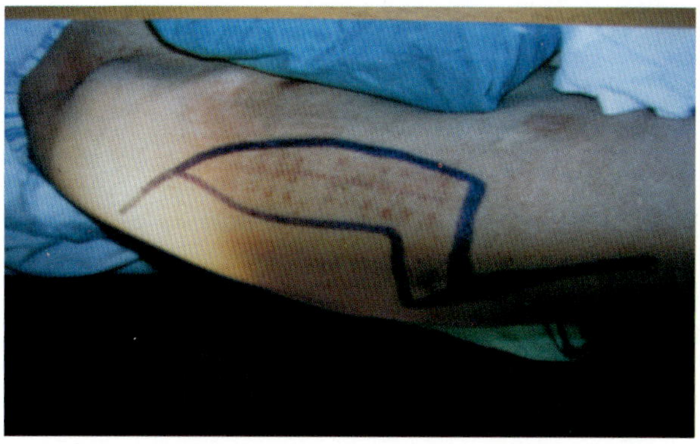

图3 不恰当的活检手术给最后的保肢手术带来困难

病例2 患者，男性，34岁。因左上臂疼痛4个月，加重2周，在当地医院摄X线片发现左肱骨上端溶骨性破坏，可见虫噬样皮质骨破坏（图7），但无明显骨膜反应和软组织肿块。考虑“左肱骨上端恶性肿瘤”在当地医院行活检手术（图8）。术后病理：“左肱骨上端骨肉瘤”。术后1个月转入我

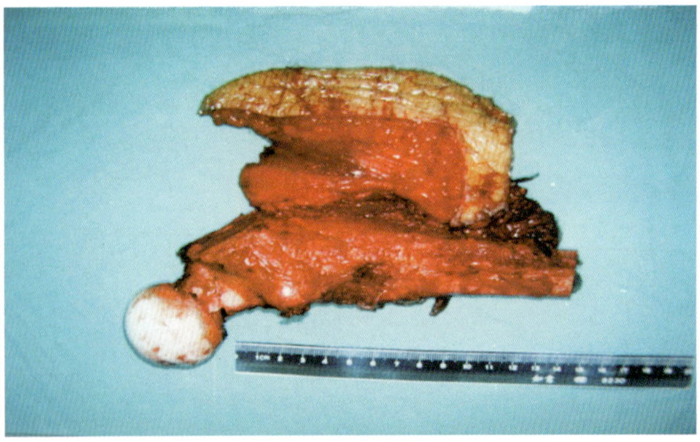

图 4　完整切除肿瘤

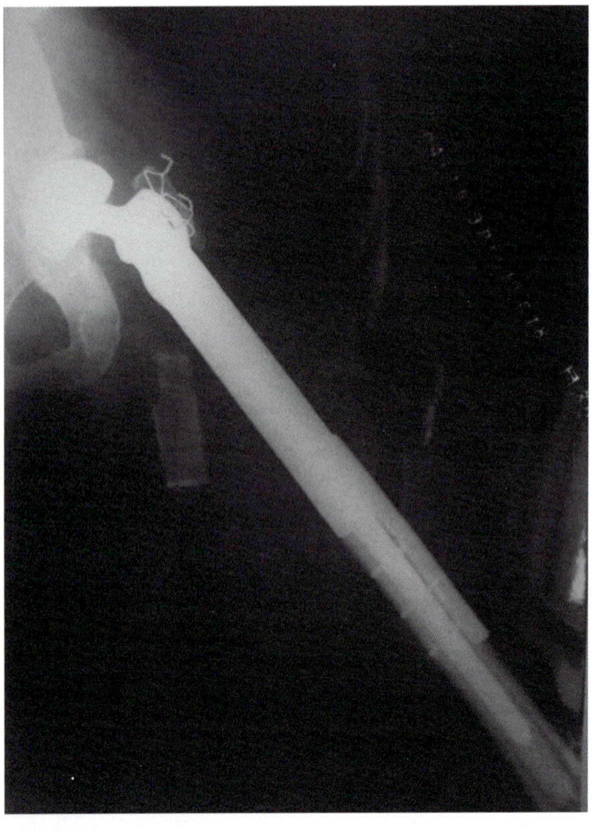

图 5　股骨上段人工假体置换

院，经 HDMTX，ADM 和 CDP 化疗后，行肿瘤切除瘤骨灭活再植入手术。术后病理：“左肱骨上端骨肉瘤”。术后 4 个月肿瘤于患肢肘部软组织内复发而行左肩离断术。截肢后 33 个月死于肺转移。

【原因分析】

在进行活检手术前，最基本的考虑有以下 2 个方面：①是否可以获得有价值的组织标本，得到有

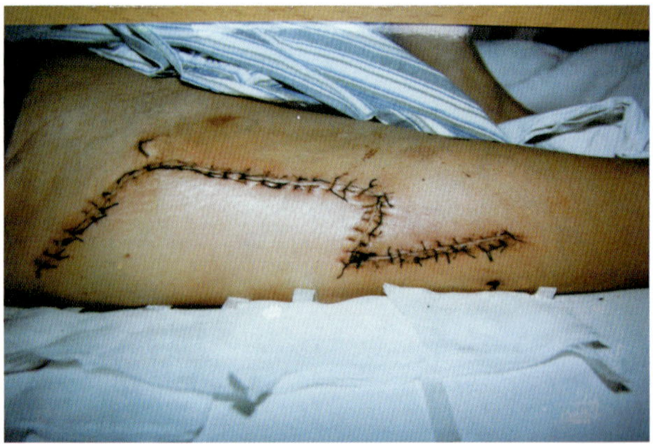

图 6　术后切口

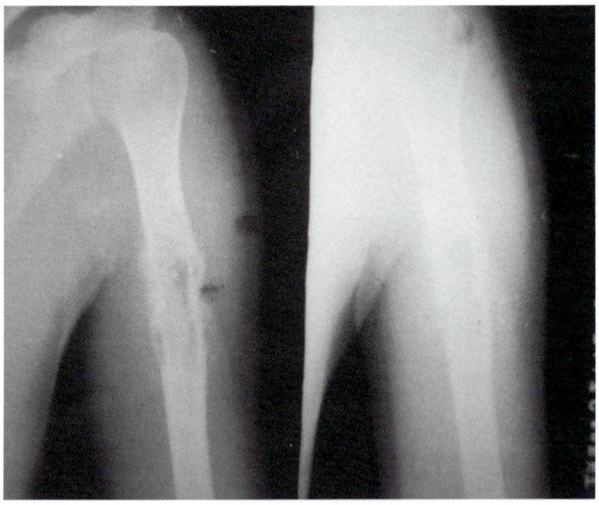

图 7　左肱骨中上段虫噬样骨破坏

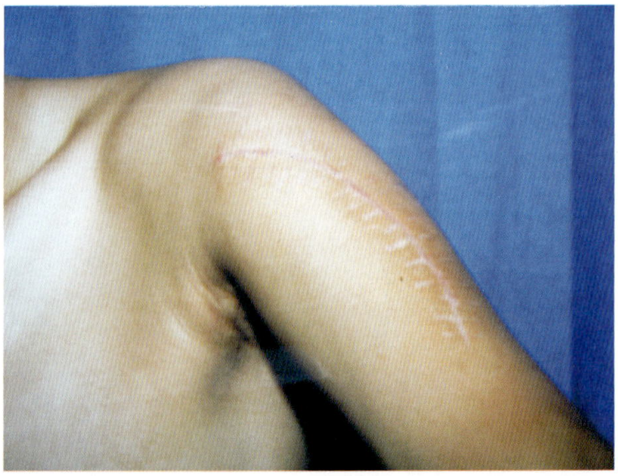

图 8　不恰当的活检切口，造成肿瘤于活检后广泛污染

利于治疗的组织学诊断；②如何避免重要组织因活检手术而受肿瘤污染，从而使以后治疗（特别是保肢手术）复杂化。一般而言，做活检的决定往往取决于最初的临床检查和影像学判断，因此，临床医师应该在活检前对临床检查和影像学信息进行仔细的分析，特别是CT和MRI对骨肿瘤的诊断价值应得到高度重视。必要时应依据活检前的鉴别诊断，请放射肿瘤学专家，肿瘤内科专家或其他外科专家，病理学专家共同会诊。做到临床，影像和病理三结合，尽可能在活检手术前对肿瘤的性质有初步的了解。

由于活检手术必然会造成骨和软组织肿瘤的播散，因而决定在何处活检非常重要。一个正确的活检位置必须在随后的局部手术中或截肢术中，连同恶性肿瘤一起整体被切除。尤其是目前保肢手术在各种恶性肿瘤中的普遍应用，活检位置选择至关重要。如果活检的位置妨碍活检切口和肿瘤的整体切除，则很可能造成不必要的截肢。活检位置的选择时也必须同时考虑多个可供选择的手术方案，这取决于活检前的鉴别诊断和临床分期的判断，以及外科医师的手术经验及诊断经验。如果外科医师只关心获得组织的诊断而不考虑可能的最终手术计划，不恰当的切口不仅会影响保肢手术是否可行，还可能会影响到患者的生存。例1患者的切口选择应是恰当的，但由于不恰当地使用了引流装置而给肿瘤的完整切除带来困难。

在四肢的活检手术禁忌使用横切口，活检通道也不能横过正常的骨骼肌肉区或关节到达肿瘤相关区，这样在最终的手术中就很难将活检通道一并切除。故在四肢手术中经常应用纵向活检切口，避开主要的神经血管束，以免其在活检中被污染，而在最终的手术治疗中不得不牺牲它们。

标准的骨科手术入路在活检中也不合适。例如，通过臀部来对骨盆肿瘤进行活检，若随后的手术需要半骨盆或骨盆局部切除，臀部的活检通道会给手术造成相当大的困难，如果将受污染的臀部皮肤和骨盆肿瘤一并切除，则可能使骨盆肿瘤的保肢手术丧失机会。即便是在半骨盆切除中，外科医师也无法使用臀后皮瓣而改用前部皮瓣，这相对于使用后部皮瓣的标准半骨盆切除术而言，皮瓣的坏死率更高。经胸三角间隔途径的肱骨活检通常会引起肿瘤经过正常的血管神经平面向远处扩散，使得肱骨近端肿瘤切除后更容易局部复发。如果通过三角肌前部切取肿瘤标本，然后在最终的手术中将其连同肱骨肿瘤一并切除，会使活检造成的肿瘤污染减到最小。但这些概念在常规骨科手术的实践或教育中没有引起足够的重视。例2患者的复发即是典型的反面例证。

【防治措施】

所有的活检手术都不可避免地造成肿瘤的局部扩散，肿瘤细胞或通过打开肿瘤包膜，或通过打开的间室屏障如骨皮质、关节囊、筋膜和筋膜间隔等，或通过手术产生的血肿在离活检位置相当远的距离沿着间隙组织、脂肪和肌肉扩散。因此，所以这些可能受肿瘤污染的组织都需要在最终的手术时予以切除，活检入路亦应在随后的手术切口中以利于切除，或者是截肢切口的远端。因此，活检手术不应打开间室间隙，也不应该打开血管神经束周围的组织间隙，关节间隙，硬膜外隙。

除了计划活检手术实施的部位，还需要决定采取何种活检方式，是采取针吸活检，套针活检，切开活检，还是术中冷冻切片活检。活检手术主要分为闭合活检和切开活检2大类。

1. 闭合（穿刺）活检　闭合活检没有切口，它通过针或环锯刺过皮肤获得组织标本。其主要优点是手术血肿小，对骨损伤小，不易造成病理性骨折。肿瘤细胞散落的机会和感染机会也较少，省时省费，也能避免由于肿瘤快速扩散而引起的一系列皮肤问题。适用于切开活检不易到达的部位，如脊椎、骨盆等。主要用于软组织肿瘤，局部复发或转移，及肿瘤和感染的筛分。缺点是取材过小，有时很难诊断和分级。方法虽简单，但有一定的盲目性。

闭合活检特别在软组织肿瘤的活检中具有优势。软组织肿块的针吸活检一般应用较小的针（直径0.7mm）。在许多有经验的医师中恶性肿瘤的诊断准确率为90%。但由于获取的组织量有限和组织结构不完整，对于特定的肿瘤类型或组织分级准确率是很低的。针吸活检在诊断局部软组织肿瘤复发和淋巴结播散中具有较好的应用价值。

套针活检：在局麻下以带针芯的粗针，最好针尖上作一缺口，刺入肿瘤后，旋转360°然后边抽吸瘤组织边拔针头，能吸取出针孔大小的组织块，时常可获得有价值的病理诊断。它可以得到直径3～6mm的组织，以包埋（或冰冻）切片做组织学观察。该方法的诊断准确率在90%以上。尽管损伤极小，它偶尔也会引起血肿，使潜在的污染平面扩大。它特别适用于“较简单”肿瘤，即病损在临床和影像学诊断上较为典型，准确概率较高，较小标本足以在组织学上证实诊断。它也适用于深层组织，比如脊柱，骶骨，股骨近端，或骨盆。由于所取组织有限，对所取组织的处理必须仔细计划，并且由经验丰富的病理学专家读片。

较多医学中心认为闭合活检对骨肿瘤诊断的成功率较高。在临床上高度怀疑骨肉瘤的骨病损，有人报道针吸活检有80%的诊断率。闭合活检可减少病理性骨折的风险，对很难接近的骨盆或脊柱活检应优先考虑闭合活检。若高度怀疑转移性肿瘤，感染或肿瘤局部复发时，也应优先考虑闭合活检。闭合活检的另一个缺点是不能进行更多的临床研究，如肿瘤细胞的遗传学检查或细胞学检查。此外，符合软组织肉瘤分级的诊断正确率较低，也可能因为小量标本而低估组织学分级。这在临床上很重要，因为对于高分化软组织肿瘤的治疗策略应给予术前化疗。尽管有人报道较高的诊断准确率，但对于阴性诊断的闭合活检不应认为是良性，因为标本可能来自临近的正常组织或来自肿瘤的假包囊。

闭合活检应由有经验的医师操作，医师必须意识到闭合活检的针道会被肿瘤细胞污染，应该和肿瘤一并切除。因为新辅助化疗或放疗可能延误手术时间，使针道的定位较为困难。故最终做手术的外科医师必须指导活检，知道针道的方向和位置并能合适的定位。恶性肿瘤不管闭合活检还是切开活检只应该由有经验的外科医师来进行，最好由同一医师对最终外科手术负责，因为活检中通道都会被肿瘤细胞污染。

2. 切开活检　切开活检适用于成骨性病变，或穿刺活检未能成功者。可取得较大组织块而有利于组织学诊断。切开活检包括切除式活检和切口式活检。

（1）切除活检　可兼顾诊断和治疗，适用于骨病损的初期或者骨病损较小，或影像学诊断判断为良性的肿瘤，以及肿瘤发生于可牺牲的骨，如腓骨，肋骨或锁骨等，也可用于手术前诊断已相当明确，或一些需取较大组织块才能确诊的肿瘤如骨样骨瘤（显示瘤巢）和骨软骨瘤（显示软骨帽）等。如果外科医师经验丰富，切除活检也可用于在影像学上表现为低度恶性的软骨肉瘤，如低度恶性的髂骨软骨肉瘤可以被一期广泛切除而不需要事先活检，因为活检需要更宽的边界，切除前的活检可能导致肿瘤污染，造成肿瘤复发而难以完整切除。

（2）切开活检　切开活检中外科医师能得到相对比较大的组织用于诊断，这会帮助经验相对少的病理专家做出更准确的诊断。但切开活检不应被看作小手术，而应由有经验的骨科医师进行。不仅要考虑到有效的取材，更要考虑到日后手术时切除活检通路。活检部位选择失误或活检术中操作失误，可能会给患者带来难以补救的后果，如有可能引起操作性的血肿，肿瘤细胞溢出，操作性感染，或引起的病理学骨折。切开活检要求有专用的手术器械，后续治疗的计划安排管理，时间安排和治疗费用的安排。

切开活检不仅要求获取高质量的活检标本，也要求外科医师注意手术操作细节以减少肿瘤细胞污染。切开活检的切口不宜大，但要能容纳适当的组织标本。在接近恶性肿瘤假包膜时，肌肉颜色一般从红色变为鱼肉色。恶性肿瘤通常是灰白或白色的，其假包膜经常扩张的毛细血管所包绕。取标本时，对于恶性肿瘤需要包括假包膜与肿瘤界面，对良性肿瘤而言，应包括正常组织与肿瘤界面。任何恶性肿瘤的周围是最有活力的，在诊断上最有代表性，而中央区经常是坏死组织。组织标本不要用血管钳钳夹，也不宜过大，否则只会导致肿瘤细胞过度的泄漏。

外科医师在选择切开活检位置时应充分评估X线片、CT扫描或MRI来定位肿瘤最低分化或最少矿化的部分，这是最有代表性的部分。外科医师应该避免在柯得曼三角处活检，这里有把反应骨当作是骨肉瘤的风险。除非周围没有软组织肿块，否则没必要在恶性肿瘤中取骨组织作标本。切取包含恶性肿瘤的骨皮质可能导致病理性骨折，最终导致截肢。如果皮质骨开窗无法避免，应该用圆锯来凿成小而圆的洞使所受应力最小。如果需要更大的窗口，可以沿着骨长轴把2个独立的洞孔用电钻平行锯开，连接成长椭圆形窗口。应避免用骨刀把许多钻孔凿成矩形，以免使应力聚集在矩形的角上造成骨折。

仔细止血很有必要，这样可以预防术后血肿形成。如果骨内有空腔，应该用骨水泥填塞以防止肿瘤污染软组织，骨水泥不宜太多，太多会把肿瘤推挤到髓腔的其他地方，理论上也可能增加骨髓压力而增加血源性转移的可能。活检切口必须仔细关闭并预防皮肤坏死或溃疡，特别是当皮肤因巨大肿瘤压迫或放疗而致营养受损时尤需小心。如果考虑恶性肿瘤可能，术后应避免应用引流装置。引流管通道可使肿瘤播散，应和活检通道一并切除。如果必须使用引流装置，其通道应该邻近并和活检切口在同一直线上，引流通道远离活检切口，同时将二者的整块切除将十分困难。

在恶性肿瘤活检时是否在近端放置止血带尚有争议。应用止血带最大的优点是活检的术野清晰，有利于外科医师减少手术时间和减少失血。有人认为，如果能在止血带时间内完成预定的手术，可能会减少瘤栓形成。反对者认为，止血带会使静脉淤滞，放松止血带时会使肿瘤栓子增多，如果在切口闭合后放松止血带，可能会形成较大的血肿。但必须注意：①肢体不能应用弹力绷带缠绕止血，这样会使肿瘤细胞进入血流；②若手术不能在止血带时间内迅速结束，应放松止血带，闭合切口前应仔细止血。如果在活检切口闭合前放松止血带，可能会因为假包膜内的大血管出血而形成较大的血肿，血肿所流经的区域将被肿瘤细胞污染，这会对以后的手术的选择带来很不利的影响。

活检证实恶性肿瘤后如果要即刻进行最终的手术切除，必须注意以下几点。活检伤口必须仔细谨慎闭合，并且切口应用美敷封闭。患者重新铺巾，更换活检中使用的器械及手术衣。同样，在肿瘤切除后打算进行自体骨移植时需更换独立的无菌器械、布巾和手术衣，避免供骨区被恶性肿瘤细胞污染。最好先取骨，关闭供区切口后再进行肿瘤手术，把供区污染可能性减少到最低。或者采用二个独立的手术组和手术器械同时或依次进行手术而没有交叉污染。

冰冻切片是切开活检中的一种重要手段，由于在组织学上诊断迅速而为临床常用。冰冻切片主要应用于以外科手术为主要手段的病例，所要求回答的问题也比较简单，即是不是肿瘤？是肿瘤还是感染？是良性还是恶性？是原发性肉瘤或转移性癌？其目的主要在于：①紧随其后的外科手术（保肢或截肢）的证实性诊断；②能证实常规切开活检所取的样品是活性肿瘤组织的典型，并决定是否需要特殊染色，电镜，遗传研究，或者细菌培养，并为这些研究提供合适的材料；③评价手术边界是否还残留肿瘤。由于冷冻切片和永久切片相比尚欠详细，因此对病理医师的诊断经验要求较高。

在进行活检前，外科医师必须和影像学、病理学医师探讨影像学疑点及可能诊断。这会启发病理学家有效的判读冷冻切片，也能保证合理地加工所取组织并进行必要的实验。除了活检组织用苏木素－伊红染色，石蜡包埋外，还可用于其他的研究。感染和肿瘤临床上常有相互误诊的报告，将获取的活检标本进行需氧、厌氧、真菌及抗酸细菌培养，可减少误诊可能。电镜是鉴别圆细胞和软组织肿瘤研究的重要诊断工具。如果可疑的话，部分标本应该放置于戊二醛而非甲醛中进行必要的电镜检查。免疫组化研究对于鉴别许多恶性肿瘤有重要的参考价值，但一些免疫标记物仅能用在冷冻切片而不能用于固定以后的组织。组织检查应用不太普遍，它需要特殊的加工过程，包括细胞学研究、组织印迹、组织培养、激素受体检测、流式细胞检查及最近的细胞遗传学研究。因此在活检标本的处理中和病理学医师进行知识沟通非常重要。

（梅　炯）

66. 毛细血管扩张型骨肉瘤治疗失误分析

毛细血管扩张型骨肉瘤（Telangiectatic osteo sarcoma），又称出血性骨肉瘤，是一种罕见的骨肉瘤亚型。30 多年前，国外病理学家发现本型骨肉瘤与传统的成骨肉瘤在病理表现上有很大的差异，将其列为亚型并对该病进行了较全面的报道。本病因病理及临床上极易误诊为“动脉瘤样骨囊肿”，造成治疗不当。

【病例介绍】

患者，女性，27 岁，因外伤后“左股骨下段骨折”（图 1），在当地医院行“切开复位内固定术”（图 2），术后一直卧床休息，术后 1 个月患肢出现肿胀，并逐渐出现持续性胀痛，B 超检查显示为软组织内积液，行切开引流后肿胀无明显缓解，转到我院。门诊行彩超检查，诊断为“左下肢深静脉血栓形成”，在血管外科行“溶栓治疗”，效果差。经我科会诊，以“左股骨下段肿瘤；贫血；左下肢深静脉血栓溶栓术后”转入我科。入院后全身骨扫描检查显示为“股骨下端骨代谢异常活跃，符合骨肿瘤改变”。行“左股骨下段瘤段切除，人工

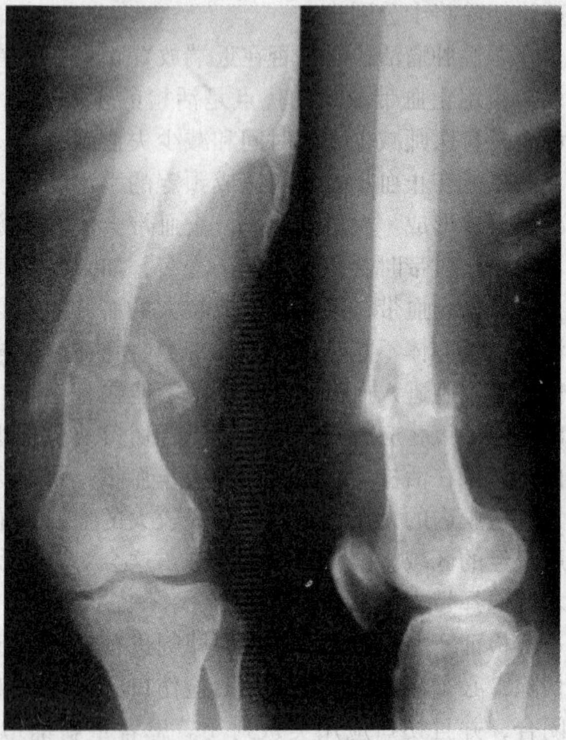

图 1 左股骨下端骨折

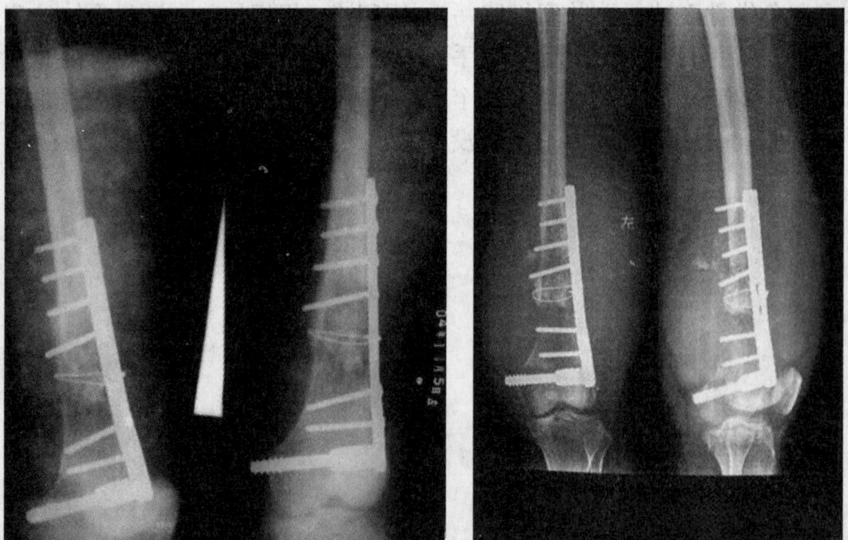

图 2 第一次手术内固定后及随访 2 个月后的 X 线片

全膝关节置换术”，术中见左股骨骨折断端骨质破坏吸收，钢板螺钉松动（图3），同时可见创面软组织广泛坏死，病变组织送病理学检查，病理结果报告：形态学倾向于动脉瘤样骨囊肿伴坏死以及炎症，不排除巨细胞瘤（图4）。术后伤口引流量多，每日约50～200ml左右，夹管后有血肿形成，分别进行了两次探查手术，术中均见软组织质脆、内有出血水肿坏死区域，未发现有明确的活动性出血，给予清除坏死软组织，关创后加压包扎处理。术中所取坏死组织送病理学检查，均报告为“符合动脉瘤样骨囊肿，有成骨现象”（图5）。术后患肢加压包扎，渗出明显缓解，遂出院继续治疗。4个月后，患肢因再次出现出血现象而入院治疗，入院后检查显示：Hb71g/L，血清Ⅶ、Ⅷ、Ⅸ因子均在正常范围之内，患肢血管造影，显示患肢人工假体周围大量迂曲血管形成；骨髓穿刺显示为“增生性贫血骨髓改变”。由于经多种治疗措施均不能有效控制软组织的坏死和肿胀，经全院组织会诊后认为恶性病变可能，讨论后行“左侧髋关节离断术”。截肢后所取病变组织送病理学检查，报告为“血管扩张型骨肉瘤，侵及软组织达皮下”（图6）。

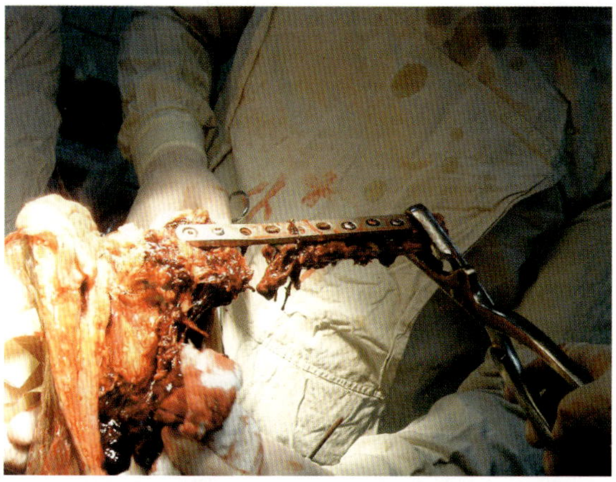

图3　第二次手术中骨折断端大体病理表现

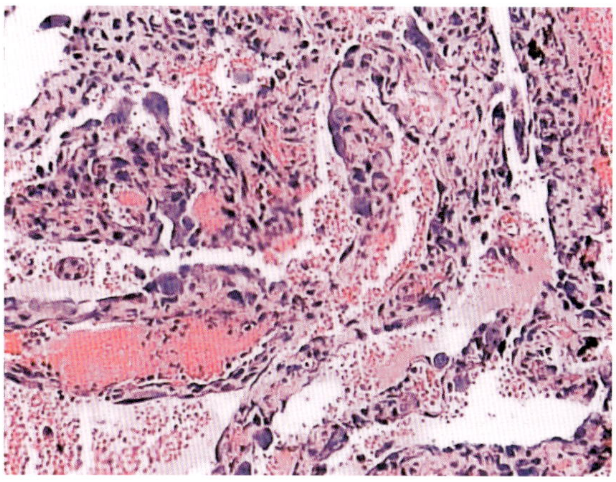

图4　广泛性出血坏死，局部血管瘤样改变及及囊状结构囊壁多核巨细胞集聚（HE×100）

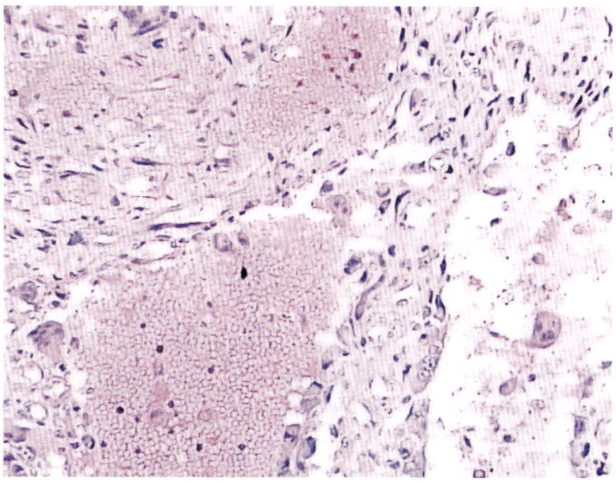

图5　多房性腔隙组成，腔隙周边为成纤维细胞、组织细胞、破骨细胞，局部有成骨现象（HE×100）

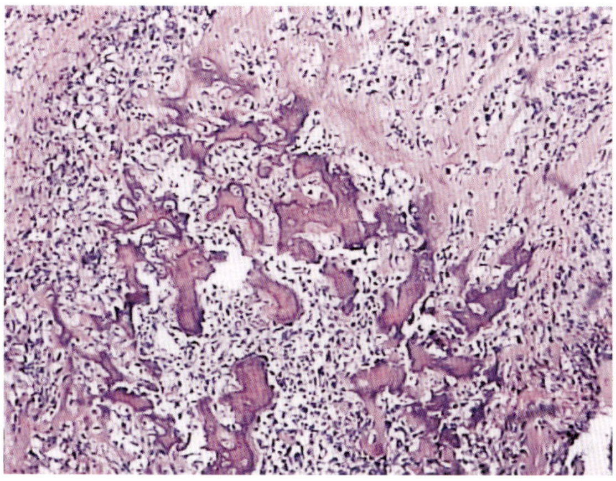

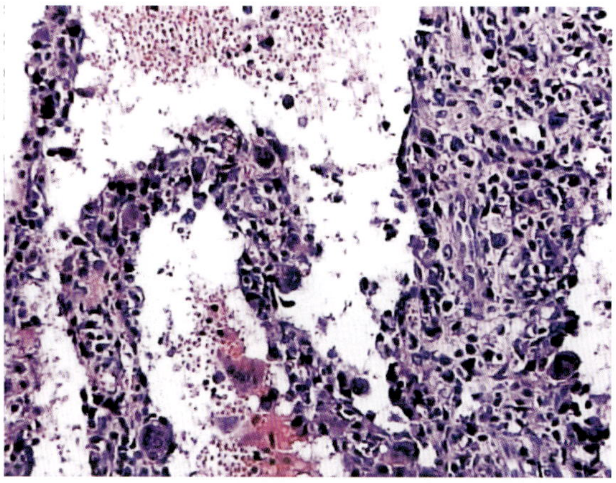

图6　肿瘤浸润软组织、肌肉及皮下，伴广泛出血、坏死及瘤性成骨，并见横纹肌萎缩、异物巨细胞反应（HE×100）

【原因分析】

根据本例患者的治疗过程，结合病理学检查结果、术中病理表现，我们认为，造成患者误诊的原因有以下几点：

1. 首次治疗单位诊断错误，治疗方法不当　患者因外伤致左股骨下段骨折，首诊单位简单按照正常创伤骨折进行治疗，术中未能及时发现骨折端骨质的异常，术后未送病理学检查，造成诊断与治疗措施上的失误，使患者失去了最佳治疗时机。同时由于股骨肿瘤病变部位的原始改变已经不复存在，后期的病理与影像学检查所看到表现均为肿瘤的继发性、非典型性表现，这些也给后续的诊断与治疗措施的选择带来了更大的干扰与困难。

2. 毛细血管扩张型骨肉瘤与动脉瘤样骨囊肿本身存在诊断与鉴别诊断的困难　从临床表现来看，毛细血管扩张型骨肉瘤发病率较低，根据不同的报道，约占原发性骨肉瘤的2－11%。该病起病症状与骨肉瘤类似，病程较短，发病迅速，临床经过凶险，预后差；发病部位以干骺端、干骺端偏骨干或骨干部位为主，常见于股骨、胫骨、肱骨、腓骨、肩胛骨及骨盆；早期碱性磷酸酶可以为正常，约1/4患者可有病理性骨折。动脉瘤样骨囊肿是良性骨肿瘤，约占骨肿瘤的2%；根据不同报道分析，不同部位的骨均可被侵犯，但多见于股骨远端、胫骨近端的干骺端或干骺端偏骨干部位，脊柱也是该病常发部位之一。该病病程往往较长，表现为进行性的肿胀和/或疼痛，发生于脊柱者可有神经压迫症状或脊柱侧弯；血清碱性磷酸酶正常。本例患者早期资料不全，不能对诊断提供有利的早期证据，但病理性骨折术后软组织持续肿胀、坏死，骨折端骨质破坏吸收严重，从这些临床表现看，倾向于毛细血管扩张型骨肉瘤的诊断。

影像学上，毛细血管扩张性骨肉瘤为溶骨性破坏为主的病变，骨皮质呈广泛虫蚀样破坏，可侵犯软组织，骨髓腔边界不清，病灶内骨硬化现象少见，骨膜反应常见，部分患者可见Codman三角。肿瘤破入软组织后，可在软组织内形成巨大阴影。动脉瘤样骨囊肿影像学上病变早期成偏心性、囊性破坏，伴多发间隔和骨的“气球样膨胀”，囊肿表面可有薄层骨壳，病变的后期，骨壳可以较厚，并因出现粗细不均的间隔而呈现多房性改变。Campanacci在放射影像学基础上将动脉瘤样骨囊肿分为三类：①非活跃型，表现为骨膜壳完整，骨的内层界限明显；②活跃型，骨膜壳不完整，病损的边缘仍明显；③侵袭性，骨膜壳不明显，病损边界不明显。该患者早期影像学资料不全，但病理性骨折术后X线报告认为骨折端骨质呈溶骨性病变，特别是人工关节置换术后进行的讨论中，放射科会诊认为病变区以溶骨性改变为主，支持本病毛细血管扩张型骨肉瘤的诊断。

病理学方面，大体病理上，毛细血管扩张型骨肉瘤由充满血液和凝血块的空腔及海绵状组织形成，肿瘤柔软易出血，肿瘤组织由间隔和壁层组成，肿瘤周边可有硬化。动脉瘤样骨囊肿内可见多数充满血液的大小不等的囊腔，呈彩带样、纤维性、多房性囊肿样囊壁为其特征。在病理组织学上，毛细血管扩张型骨肉瘤病变组织内有多个单房或多房、充满血液的腔隙伴明显出血及坏死；囊壁实质性瘤组织较少；作为恶性肿瘤，瘤细胞呈多角形或梭形，有明显的异型性及较多的核分裂像，同时肿瘤囊壁为恶性成骨细胞并有肿瘤性直接成骨，这是毛细血管扩张型骨肉瘤区别与动脉瘤样骨囊肿的特征性病理组织学特征。动脉瘤样骨囊肿在病变生长快速期，囊壁可有成纤维细胞样细胞增生，可见出血灶、含铁血黄素颗粒的巨噬细胞及多核巨细胞，但不会看到细胞的异型性。本例患者在本院的头几次手术过程中，病理学检查中均见到“出血灶、含铁血黄素颗粒的巨噬细胞及多核巨细胞”，未发现有明显的细胞异型性表现，这是造成误诊为动脉瘤样骨囊肿的原因，但在最后一次手术中，发现了明显的细胞异型性，因此最后确诊为毛细血管扩张型骨肉瘤。

【治疗体会和防治措施】

通过上述分析可以发现，毛细血管扩张型骨肉瘤与动脉瘤样骨囊肿在发病部位、影像学和大体病理表现等方面存在较大的相似性，这是造成两种疾病容易发生误诊的主要原因。另一方面，两者在病理组织学方面又存在一定的鉴别性特征，即无论在镜下有如何得相似性，一旦发现有瘤细胞的异型性表现和核分裂象，就应当考虑诊断为毛细血管扩张型骨肉瘤。由于毛细血管扩张型骨肉瘤内实质性瘤组织较少，因此，病理取材在诊断的过程中发挥非常重要的作用。取材时应注意多点取材，要取软的、健康瘤组织而非出血、坏死区域或坚硬的骨质，切忌在肿瘤边缘、病理骨折的断端或骨痂部位取材。总之，骨肿瘤在诊断上必须坚持临床表现、病理特征和影像学三者结合的观点，避免仅凭某一方面的证据而草率做出诊断，延误治疗。临床对具有恶性骨瘤特征而与病理或影像学诊断不符者，应多次行病理活检及动态影像学比较，以明确诊断；对病理学或影像学诊断为骨良性肿瘤者，如临床表现有恶性行为时，应及时行相关检查。

（王　臻　郭　征　孟国林　李　靖）

67. 创伤性股深动脉假性动脉瘤误诊分析

股深动脉假性动脉瘤归属于周围动脉瘤，而周围动脉瘤以股动脉和腘动脉最为常见，约占90%以上，病因以创伤为主，其他病因有动脉粥样硬化、感染等，其中假性动脉瘤占多数。股深动脉部位深，受伤少见，伤后形成假性动脉瘤者更少见，故容易漏诊和误诊。

【典型病例】

患者，男性，18岁，因右股后外侧刀刺伤后疼痛、伤口出血1h入院。查体：脉搏：120次/分，血压：80/55mmHg，急性失血貌，皮肤、黏膜苍白，神志清楚，表情淡漠，右股中段后外侧见约3cm长、12cm深，刀刺伤口，出血量大，足背动脉搏动减弱，膝、距小腿关节及各足趾活动良好，远端感觉良好。急查血常规：WBC 11.2×10^9/L，RBC 2.46×10^{12}/L，HGB 7.3g/L，PLT 111×10^9/L。入院诊断考虑：右股深动脉损伤伴失血性休克。在持续硬麻下行扩创探查术，术中因出血凶猛，扩创深达股骨后方、历时约40分钟仍未找到血管断端，发现出血自动停止，考虑可能因拉钩压迫导致血管断端栓塞，观察30分钟仍未见再出血，分层缝合伤口后加压包扎结束手术。术后预防感染、止血及对症等处理。术后7天，患者诉右股内侧突然出现胀痛、麻木感，考虑血栓脱落出血，予以加压包扎，症状渐消失。术后14d伤口Ⅰ/甲愈合，拆线，出院。出院后约1个月（即术后40余天），患者下床活动后再次突然出现右股内侧剧烈胀痛、麻木感而第2次入院。查体：伤口愈合良好，右股内侧明显肿胀、扪及波动感、似有搏动，未触及震颤，未闻及杂音，足背动脉搏动良好。入院诊断：右股深动脉损伤后血肿形成。经积极术前准备后在持续硬麻下行右股中段前内侧切口探查，在切口进入约2cm深时即见大量暗红色血液混杂陈旧性血凝块涌出，立即用纱布压迫伤口临时止血，取腹股沟韧带下方2cm处作切口解剖出股动脉，于发出股深动脉分支前用橡皮条临时阻断股动脉控制出血，继续探查清除暗红色血液和陈旧性血凝块约600ml，见腔壁似血管内壁（后病理检查证实为血管内皮细胞形成），且与股深动脉（解剖至股动脉发出处证实）第2、3段移行处相通，双重结扎股深动脉远、近断端，切除瘤壁，分层缝合伤口后加压包扎结束手术。术后诊断：创伤性右股深动脉假性动脉瘤。术后预防感染、止血及对症等处理，术后14d伤口Ⅰ/甲愈合，拆线，出院。随访6个月未见再出血。

【原因分析】

1. 股深动脉于腹股沟韧带下方3～5cm处由股动脉发出，随后发出旋股内、外侧动脉及3～4条穿动脉等重要分支供应股肌肉和股骨营养，在股中段走行于股骨的内侧靠后方股内侧肌、长收肌和大收肌之间。因其部位深，不容易受伤，如受伤多为刀刺伤和股骨骨折后的断端刺伤，伤后常行血管结扎术，如为第1、2段损伤有条件亦可行血管重建术，因其在股动脉病时常用来作重建下肢血循环的通道；但因部位深、显露困难和出血凶猛术野不清，有时难以找到血管远近断端，处理最好是先用纱布压迫切口临时止血，取腹股沟韧带下方2cm处另作纵行切口解剖出股动脉，于发出股深动脉分支前用橡皮条临时阻断股动脉控制出血，在基本不出血情况下使手术难度减小。

2. 创伤性假性动脉瘤的诊断一般不困难 依据外伤史、伤后一段时间局部出现膨胀性搏动性肿块，可伴有震颤和收缩期杂音，借助彩超或动脉造影可明确诊断，且二者诊断准确率相等，首选彩超。彩超的特异性和敏感性可达100%，对鉴别诊断有重要意义。彩超系无创性检查，简便易行，可常规进行。血管造影为有损伤性检查，费用昂贵，不宜常规使用，对确需准确判断瘤体大小、形状、与周围血管关系和侧支循环建立情况，以此来确定手术方案和评估预后的患者才考虑使用，但对于病程小于1个月的患者更应该小心谨慎，因该检查可引起瘤体迅速扩大、破裂大出血，甚至危及生命。但对于锁骨下动脉、腋动脉、股深动脉和腘动脉等假性动脉瘤可因瘤体较小、患者肥胖或搏动不明显而漏诊，加之对假性动脉瘤的认识不足、警惕不高而误诊，尤其是没有彩超或动脉造影条件的基层医院漏诊率和误诊率极高。合并局部感染者常常被误诊为脓肿而行切开引流术，亦有误诊为肿瘤而行手术切除，往往导致术中大出血、休克、危及生命，经验不足的医师常常束手无策，后果不堪设想。股深动脉损伤少见，伤后形成假性动脉瘤者更少见，该病例症状、体征不典型，未行彩超或动脉造影，加之认识不足而导致误诊。

【防治措施】

1. 加强对该病的认识，对于曾经受伤的血管走行部位出现的包块应高度警惕，尤其是尖刀刺伤、部位较深、出血较多，伤后只行简单清创缝合加压包扎而未扩大彻底清创的患者。

2. 对于四肢大血管走行部位的损伤伴大出血必须扩创探查，术中应千方百计找到损伤的血管断端予以结扎或修复，不要侥幸期待出血自行停止或血管断端自行栓塞，甚至依赖加压包扎止血，否则随时可能再次出现大出血。术中如确实无法找到血管断端，可在估计损伤可能性最大的血管近端正常组织伤部位另作切口，尝试临时阻断哪条血管可明显控制出血，如非主干血管则于该处结扎止血，如为必须修复的血管在基本不出血情况下于原创口修复可大大减小手术难度；亦可采用血管造影明确损伤具体部位后处理。

动脉瘤是由于动脉壁病变或损伤而形成的局限性膨出，临床上以搏动性肿块为主要表现，有真性动脉瘤、假性动脉瘤和夹层动脉瘤三型，瘤壁由纤维组织构成者称为假性动脉瘤。假性动脉瘤系血管损伤后动脉壁全层破裂后由于周围有较厚软组织，伤道较小而曲折、经包扎止血或清创不彻底，血肿与动脉相通而形成搏动性血肿，约在伤后 1 个月血肿机化形成纤维组织性外壁，内膜为动脉内膜细胞延伸形成，裂口不能自行愈合，瘤体可能继续增大，如不及时治疗可能出现破裂大出血、甚至危及生命，囊内血肿形成栓子脱落栓塞动脉远端，造成严重后果。有进行性长大、破裂先兆或破裂、压迫主要血管、神经产生症状和合并感染者应紧急手术，此时易于成功修补。手术方式有动脉瘤结扎切除术、动脉瘤切除应在血管部位临时控制出血下进行，不可贸然直接进入瘤体部位，否则可能导致难以控制的大出血。

（冉学军）

参考文献

1. 钱水贤，张生来．股深动脉扩大成形术治疗严重下肢缺血．中华普通外科杂志，2004，19（2）：103－104．
2. 蒋米尔．利用股深动脉重建严重缺血下肢血循环．中国实用外科杂志，2004，24（4）：206－208．
3. 孙英信．创伤性假性动脉瘤外科治疗的经验与教训．中华创伤杂志，2002，18（2）：118－119．
4. 赵玉峰，王爱民，孙红振，等．四肢主要动脉创伤性假性动脉瘤的外科治疗．创伤外科杂志，2006，8（1）：46－48．
5. 胥少汀，葛宝丰，徐印坎．实用骨科学．第 2 版．北京：人民军医出版社，1999，953－954．
6. 杨德华，段志泉，杨栋，等．创伤性假性动脉瘤和动静脉瘘的手术治疗．中华创伤杂志，2001，17（10）：595－597．

神 经 篇

68. 肱骨干骨折钢板内固定致医源性桡神经损伤的治疗

临床上，肱骨干骨折约占全身骨折的3%。由于桡神经与肱骨干的特殊解剖关系，因此，约有18%的肱骨干骨折合并桡神经损伤，故该种病例在临床上较为常见。

单纯肱骨干骨折进行骨折复位内固定术后，也可导致医源性桡神经损伤。但临床报道较少。本文报道了一例肱骨干骨折钢板内固定致桡神经损伤的治疗体会。可望引起骨科医师的高度重视，从而尽力避免发生医源性神经损伤。

【病例介绍】

患者，男性，2004 年 7 月 20 日因车祸致左肱骨中段闭合性骨折。当时上臂肿胀、疼痛明显，伴有畸形、反常活动，并有骨擦感。左拇示指及左腕背伸活动可，左虎口区感觉正常。X 线片示：左肱骨中段骨折。遂于 2004 年 7 月 23 日在外院行左肱骨骨折切开复位钢板内固定术。术后次日即发现左拇、示指及左腕背伸活动丧失，左虎口区感觉明显减退。考虑为术中过度牵拉神经所致，遂给予神经营养药物治疗。术后保守治疗 3 个月，骨折愈合可；鉴于桡神经功能改善不明显，于 2004 年 10 月 27 日来院就诊，以“左肱骨骨折术后，左桡神经损伤”收入院。

入院后常规检查，EMG 见左桡神经自肱骨中下段完全损伤。遂于 2004 年 8 月 2 日在臂丛麻醉下，行左桡神经探查修复术。取原手术入路切口，自上臂外侧肌间隔中下部至肱骨外上髁处（图 1）。在肱桡肌与肱肌之间的间隙内，找到桡神经，顺其走行逆行向上游离其至肱骨桡神经沟处，再顺行沿桡神经走行，将桡神经从桡侧腕长伸肌与肱肌的肌间隙内游离出来，直至肱骨外上髁处。术中见桡神经在肱肌管以远约 5cm 处，有一长约 4cm 的病段神经，色黄，触之如硬条索状，且其与肱骨及周围组

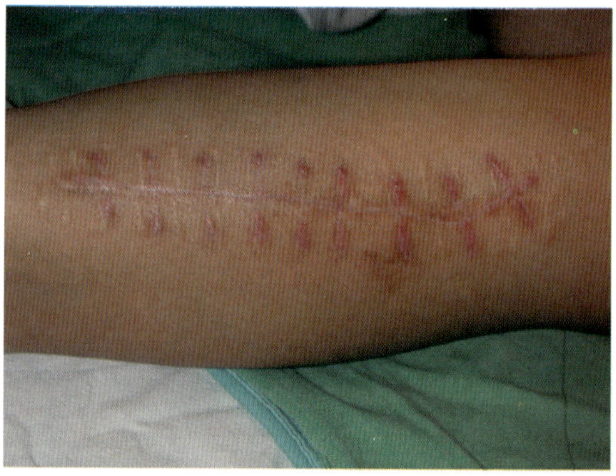

图 1 左上臂外侧陈旧性手术切口

织瘢痕粘连严重（图2）。在橡皮条的牵引下，将病段神经从周围瘢痕中仔细游离出来。术中肌电图测定，结果示左桡神经完全损伤。故将病段神经切除，直尺测量桡神经缺损约4cm（图3）。遂在局麻下取同侧腓肠神经移植修复（图4）。术后3个月，桡神经功能部分恢复，腕背伸可，伸拇、伸指力弱，虎口区刺痛减退好转。

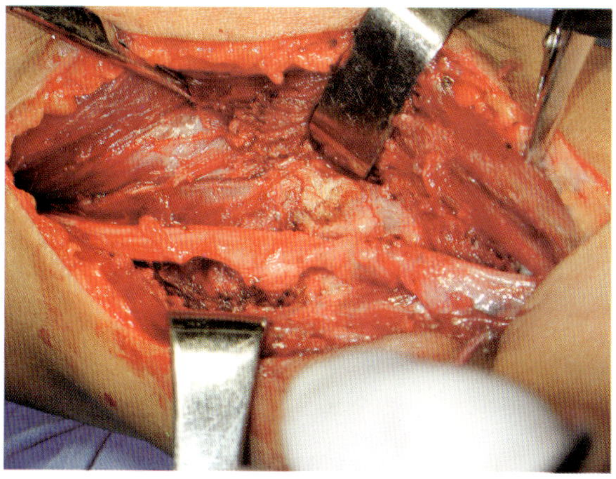

图2　术中见在肘外侧变性的桡神经，色黄，外径变粗，触之如硬结状

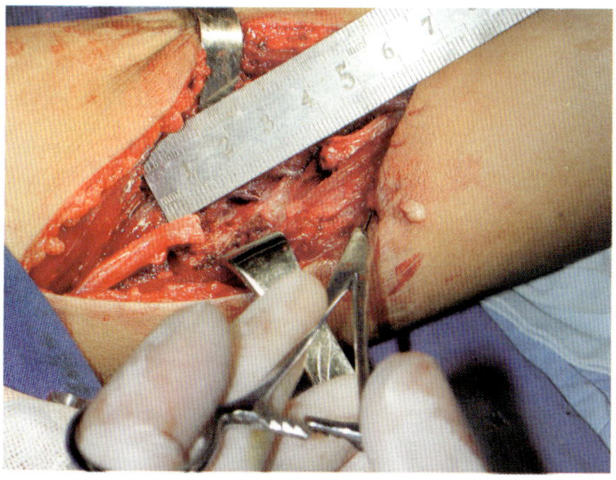

图3　切除变性的桡神经，测量缺损约4cm

【原因分析】

患者肱骨中段骨折诊断明确，骨折本身并不复杂，采用钢板内固定治疗，手术适应证及内固定选择恰当，复位及固定效果满意。但术中造成了桡神经的医源性损伤，是该手术的一大败笔。究其原因，可归纳如下：

1. 神经切割、挤压伤　几乎周围神经的各个

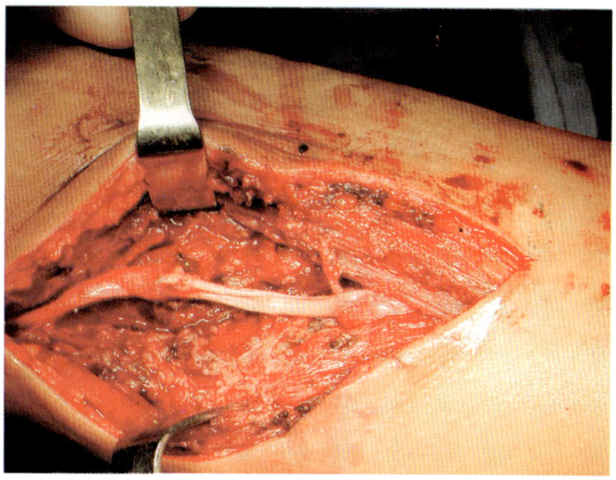

图4　腓肠神经移植修复桡神经缺损

部位都可以因手术而致伤。手术有大有小，种类繁多，如骨折切开复位术损伤神经，临床上以肱骨中下1/3骨折手术损伤桡神经为多见。这与桡神经与肱骨的特殊解剖位置有关，肱骨干中、下1/3段交界处后外侧有一桡神经沟，沟内有桡神经紧贴。此处肱骨骨折时桡神经易损伤。骨痂生长过多和桡骨头前脱位可压迫桡神经。

手术不慎也可伤及此神经。常见的原因有：①由于肱骨骨折移位，使桡神经脱离了正常的解剖位置，做软组织切开时，容易误切；②术野出血较多，在止血不彻底的情况下，盲目钳夹止血，也可导致桡神经挤压伤；③骨折断端锐利，若粗暴地将肱骨复位，容易造成桡神经刺伤，甚或横断伤；④将桡神经置于钢板之下造成神经被拧紧的钢板挤压伤等。该类原因损伤较重，一般需手术探查修复。

2. 神经牵拉伤　在肢体发生骨折脱位时，可同时造成神经的牵拉伤；或肢体发生骨折脱位当时并未造成神经损伤，而在骨折脱位整复过程中，由于强力的牵拉整复，可造成神经的牵拉损伤。大多数医师为避免将桡神经损伤，故在骨折复位固定之前即将桡神经游离出来，并用橡皮条牵引，若牵拉力量过大，或橡皮条过细，也可造成桡神经地束勒牵拉损伤。

在牵拉损伤中，由于神经束被拉长，神经纤维在内膜管内受压，随着牵拉力量的增加，神经内的连接组织从轻微的变化直到营养血管被拉断和神经纤维损伤，最后导致整段神经组织的纤维变性。该例患者考虑主要为此因素致伤。

3．神经摩擦伤　当肢体活动时，神经持续地、反复地在不规则和粗糙的表面上摩擦，可以引起神经结构的变化，这种变化将威胁神经纤维的连续性，或使神经内部结构出现纤维性变。在某些病例可以造成神经变细，但更多见的是由于长期摩擦、刺激，引起纤维化组织反应，使神经变粗。如尺神经于肘部滑脱，在肘关节屈、伸运动时，尺神经反复摩擦于尺神经沟内外，导致创伤性尺神经炎的发生。

若钢板表面未被覆任何软组织，而其直接与桡神经接触，也可造成神经的摩擦伤。该类神经损伤病变较广泛。

4．缺血性神经损伤　神经的缺血性损伤可以由创伤引起，也可以由非创伤因素造成。由于创伤引起神经缺血的原因有：①因神经受压或被牵拉，如钢板或瘢痕组织的压迫，而间接地妨碍了神经干的血供；②长时间严重的组织水肿，致使组织内压高于神经营养血管内的压力，可造成缺血性神经损伤；③动脉进入神经内部的血管丛在外伤时遭到损伤；④肢体主要的动脉受损或其大的分支遭到损伤。

其他非创伤性原因造成神经缺血性损害，如动脉栓塞，动脉进入神经内部的血管丛狭窄、堵塞或发生痉挛。也可因动脉内注射有害的物质引起动脉广泛痉挛，或发生严重的动脉内膜炎，导致血管堵塞，影响神经的血液供给。该类神经病变较广泛。

【防治措施】

一、医源性桡神经损伤的预防

骨折复位内固定术导致的医源性神经损伤在临床上并不少见，医源性神经损伤的重点在于预防。防止手术中损伤神经的根本条件，是手术者必须仔细谨慎，并对周围神经的局部解剖及结构特点有充分的了解。在此基础上，防止手术中损伤神经还应采取以下原则：一是抓住它，二是躲开它。具体方法是：凡病损区有神经时，应首先从正常组织中解剖分离出该神经，先将它“抓住”，然后再做骨折复位固定等手术。当找不到该神经或该神经不通过手术操作区时，则要尽可能远地“躲开”它，特别要提防器械或其他操作不当而对其造成牵拉伤。这是防止术中损伤神经的主要原则。其主要措施如下：

（1）充分的术前准备　术前必须熟悉周围神经的局部解剖，尤其要注意周围神经与骨性标志的关系，如桡神经进入肱肌管后，在桡神经沟内走行，紧贴肱骨干。当肱骨中下段骨折或行内固定手术时，要警惕该神经损伤等。

（2）手术操作步骤清晰，层次分明　由于肱骨骨折移位，使桡神经脱离了正常的解剖位置，做软组织切开时，切忌误切；同时，在骨折复位前，必须将桡神经游离出来，防止骨折断端或钢板挤压伤。

（3）彻底止血　这样既可防止盲目钳夹致伤桡神经，也可防止术后组织肿胀，而导致桡神经的缺血性损伤。

（4）橡皮条牵拉力量切勿过大，橡皮条切勿过细　这样可以防止造成桡神经束勒牵拉伤。

（5）桡神经组织床良好　切勿将其置于裸露的钢板表面或骨性组织表面，防止摩擦性损伤。

二、医源性桡神经损伤的治疗

1．非手术治疗　非手术治疗的主要方法有应用神经营养药物，促进神经修复；主动和被动活动不需要固定的关节，以防关节僵硬或强直；腕托背伸位外固定，防止腕关节囊松弛等。

2．手术治疗

（1）手术指征　术中发现桡神经被切断或部分切断；术后出现“三垂”症状，观察1个月无电生理恢复迹象，观察2～3个月，无临床进一步恢复迹象，局部皮肤条件许可，进行肌电及其他必要的检查后，行手术探查修复术。

（2）手术方法　①术中发现桡神经被切断或部分切断，应及时予以缝合；②肱骨骨折复位内固定所致的桡神经医源性损伤，大多为牵拉伤，桡神经连续性存在，常仅需作桡神经松解术；③如切除神经瘤或病段神经，桡神经近、远端间隙在3cm以内，则常能直接缝合；如缺损大于3cm，或屈肘90°以上方能使桡神经两断端直接缝合时，则应作神经移植术；如神经缺损超过5cm，则可作小隐静脉动脉化神经移植术。本例神经缺损约4cm，故作腓肠神经移植修复；④对桡神经功能无法恢复的病例，采用肌腱移位重建腕、指背伸功能。

（3）术后处理　如做神经缝合或神经移植，术后应用石膏托固定神经为松弛位。如做神经移植，石膏固定3～4周；如做神经直接缝合，固定应适当延长至4～6周。固定期间应充分主动和被动活动不需要固定的关节。术后早期可短期适当选用抗生素。术后即开始用神经营养药物。

（郑宪友）

参考文献

1. 荣国威，王承武．骨折．第一版．北京：人民卫生出版社，2005，536－548.
2. 郭世跋．临床骨科解剖学．天津：天津科学技术出版社，1988：434－451.
3. 朱盛修．周围神经显微修复学．北京：科学出版社，1991，277－287.
4. DeFranco MJ，Lawton JN．Radial nerve injuries associated with humeral fractures．J Hand Surg，2006，31（4）：655－663.
5. Shao YC，Harwood P，Grotz MR，Limb D，Giannoudis PV．Radial nerve palsy associated with fractures of the shaft of the humerus：a systematic review．J Bone Joint Surg，2005，87（12）：1647－1652.
6. Yam A，Tan TC，Lim BH．Intraoperative interfragmentary radial nerve compression in a medially plated humeral shaft fracture：a case report．J Orthop Trauma，2005，19（7）：491－493.
7. 夏瀚，张在华，郑军，等．自锁髓内钉内固定治疗肱骨干骨折合并桡神经损伤．中华创伤骨科杂志，2004，6（12）：1407－1408.
8. 刘庆峰，李雪梅，李荣富．肱骨干骨折外固定架治疗后并发迟发性桡神经损伤7例．骨与关节损伤杂志，2003，18（9）：643.

69. 骨间背神经肌支的医源性损伤

桡神经在肘关节上、下 3cm 范围内分成深、浅两支，深支即骨间背神经。骨间背神经进入旋后肌后发出分支支配旋后肌，在相当于肱桡关节以远 8cm 处骨间背神经穿出旋后肌后分成两组，一组支配浅层肌肉（指总伸肌、尺侧腕伸肌、小指伸肌），一组支配深层肌肉（拇长展肌、拇短伸肌、拇长伸肌及示指伸肌）。在前臂背侧切口治疗骨折时，肌肉分离过程中，容易造成骨间背神经肌支的误伤。

【病例介绍】

病例 1 患者，男性，32 岁，前臂桡侧撞击伤后肿胀、疼痛、畸形，伸指、伸拇功能正常。于当地医院 X 线检查提示尺、桡骨中 1/3 横行骨折，并给予骨折切开复位钢板内固定，术后加用石膏外固定，4 周拆除外固定石膏开始行患肢功能锻炼。术后 3 个半月来我院就诊。查体：前臂背侧正中见一略呈“S”型术后切口斑痕，主动伸指、伸拇不能，被动正常，主、被动屈、伸腕及屈指、屈拇功能正常。诊断为骨间背神经损伤。臂丛神经阻滞麻醉下行骨间背神经探查术。术中见骨间背神经主干和肌支埋藏于纤维瘢痕中，与周围组织广泛粘连（图 1）。沿神经主干向远端仔细分离神经肌支，见肌支连续良好，行神经松解术（图 2），切除神经干及神经入肌点处瘢痕组织，彻底止血。术后随访 1 年，伸指、伸拇功能恢复满意。

病例 2 患者，男性，19 岁，前臂挤压伤后肿胀、疼痛、畸形，伸指、伸拇功能正常。前臂 X 线

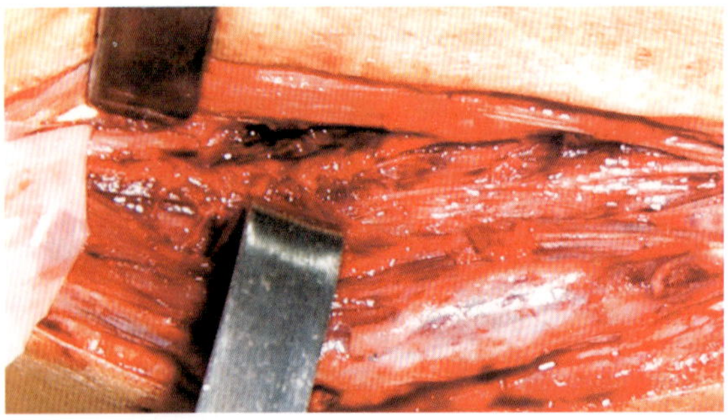

图 1 术中示骨间背神经主干及肌支埋藏于瘢痕中

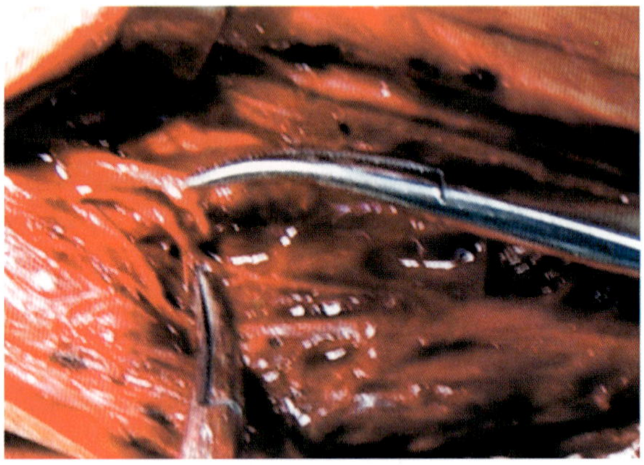

图 2 行神经松解

摄片提示尺桡骨近 1/3 斜行骨折，行骨折切开复位钢板内固定术。术后加用石膏外固定，4 周拆除外固定石膏行患肢功能锻炼。8 个月后因主动伸指、伸拇不能来我院就诊。查体及诊断同病例 1。入院后在臂丛神经阻滞麻醉下行骨间背神经探查术。术中见神经主干和肌支周围组织大块瘢痕形成，仔细剥离后可见神经肌支撕脱、断裂、受压，受压神经肌支呈条索样瘢痕，撕脱和断裂神经肌支远端难于寻找，放弃神经修复手术，应用桡侧屈腕肌腱穿过前臂骨间膜和拇长伸肌腱编织缝合、桡侧伸腕短肌腱和指总伸肌腱编织缝合重建伸拇、伸指功能。术后随访 1 年，伸指、伸拇功能恢复良好。

病例 3 患者，男性，44 岁，前臂硬物击伤后肿胀、疼痛、畸形，伸指、伸拇功能正常。于当地医院行前臂 X 线摄片提示：前臂尺桡骨远 1/3 双骨折，给予骨折切开复位钢板内固定，术后加用石膏外固定，4 周拆除外固定石膏开始行患肢功能锻炼。术后 8 个月来我院就诊，查体：前臂背侧正中见一“S”型术后切口斑痕，主动伸拇不能，拇外展受限，腕及手的其他功能正常。诊断为骨间背神经肌支损伤。臂丛神经阻滞麻醉下行骨间背神经探查术。术中见骨间背神经支配深层肌肉肌支埋藏于纤维瘢痕中，与周围瘢痕广泛粘连。向远端仔细分离神经肌支，见神经肌支断裂，远端难于寻找，放弃

神经修复手术，应用桡侧腕屈肌腱穿过前臂骨间膜和拇长伸肌腱编织缝合重建伸拇功能，术后随访1年，伸指功能恢复满意。

【原因分析】

前臂双骨折背侧正中入路出现的骨间背神经损伤，作者认为原因有以下3种。

1. 手术入路选择失误　通过对上述3例病例，发现骨间背神经肌支损伤均发生在尺桡骨双骨折内固定手术入路采用前臂背侧单一切口的患者。此手术入路的适应证笔者推测应该是桡骨上1/4和尺骨上1/3的后外侧手术入路。由于术者手术适应证选择不当或对于骨间背神经解剖认识不足擅自扩大了适应证范围。为了达到一个切口解决两个骨折的目的，不得不将切口尽量偏向尺侧，再加上手术操作失误等原因，不可避免的发生骨间背神经的损伤，且骨折部位越靠近近端，越容易出现骨间背神经主干和肌支同时损伤。

2. 肌肉分离界面失误　通过对上述3个病例术中探查发现，病例1、2采用纵行剖开深筋膜后直接向骨间膜分离；病例3在桡侧伸腕短肌和指总伸肌之间分离到达桡骨断端，在小指固有伸肌和尺侧伸腕肌之间分离到达尺骨断端。从骨间背神经解剖走行我们知道，骨间背神经在桡侧腕短伸肌和指总伸肌之间出旋后肌下缘，走行于前臂后侧浅深两层之间，短支支配浅层肌肉，长支支配深层肌肉。因此，如背侧正中切口直接向骨间膜分离，势必造成肌支的广泛损伤。桡侧伸腕短肌和指总伸肌之间的分离则更具危险性，这种分离极易造成骨间背神经主干和肌支的联合损伤。由于这种分离具有盲目性，所以肌支的损伤也表现为无序性，即不是一定出现拇指功能的障碍或丧失，而只表现为损伤肌支和它所支配的肌肉的功能障碍或丧失。

3. 肌肉分离过程中过于粗暴、术中止血不彻底，术后形成瘢痕粘连　上述3例病例，有2例对当初术者进行了追访，均为切开前臂背侧深筋膜后，用拉钩钝性、强力纵行撕开肌肉，肌肉断端采用压迫止血，术后只留置皮下引流条。这种粗暴的分离、不彻底的止血方式和术后引流的不充分，是造成神经肌支撕脱性损伤和术后神经周围瘢痕形成的原因，从而也导致神经修复困难。

【防治措施】

从保护骨间背神经角度，我们主张前臂尺桡骨双骨折作骨折切开复位内固定时应分别选取手术入路切口：桡骨上2/3骨折推荐选取从外侧肘横纹开始，沿肱桡肌的内侧缘延伸的前外侧切口入路，在肱桡肌和桡侧腕屈肌之间分离，这样可以有效避开桡神经深支；桡骨下1/3骨折可自由选取前外侧切口和后侧切口，只是后侧切口在分离过程中应尽量偏向桡侧，注意无创操作，术中应彻底止血。至于尺骨骨折固定，因肌肉分离界面和骨间背神经全长相距较远，所以没有骨间背神经损伤的危险。

（路来金　宣昭鹏）

70. 肱骨远端骨折术后尺神经损伤的预防和处理

成人肱骨远端骨折是一类常见的肘关节骨折，包括肱骨髁上骨折、髁间骨折、内上髁骨折、内髁骨折和外髁骨折等。为了避免制动或牵引时间过长导致关节僵硬，应该早期进行积极、主动地功能锻炼。这类损伤通常需要手术治疗，但国内外文献报道，肱骨远端骨折术后尺神经损伤十分常见。

【病例介绍】

病例1 患者，男性，28岁，不慎跌倒，右肘着地，摄片后诊断右肱骨髁上粉碎骨折（图1）。术前检查手部无麻木区。全麻下行右肘后侧正中切口，暴露肱三头肌，游离尺神经，肱三头肌舌形肌瓣向远侧翻起。骨折复位后，外侧用重建钢板置于平整的肱骨后外侧，钢板下方弯向外侧，与骨面及肱骨小头相吻合。内侧用1/3管形钢板置于肱骨内侧骨嵴，钢板下方弯向内侧（图2）。缝合舌形肌瓣到原位，未行尺神经前移术。麻醉清醒后检查右小指可以内收、并拢。但术后第二天肘内侧有渗血，并出现尺侧一个半指和小鱼际区麻木，小指不能并拢。肌电图检查尺神经无传导。术后2个月随访，麻木区仅限于小指，小指肌力可达4级，肘关节功能良好。

病例2 患者，男性，64岁，高处坠落，左肘着地，摄片后诊断左肱骨髁上及髁间粉碎骨折（图3）。术前检查手部无麻木区。全麻下行左肘后侧正中切口，暴露肱三头肌，游离尺神经。用小摆锯行尺骨鹰嘴“V”形截骨，将肱三头肌瓣向近侧翻起。骨折复位后首先用二枚导针将髁间骨折固定，然后用空心钉固定。在肱骨后内侧用预弯后的重建钢板固定，行尺神经前移术，然后将截下的尺骨鹰嘴用张力带钢丝固定到原位（图4）。术后第一天出现尺侧一个半指麻木和轻度环、小指爪形手畸形。术后2个月随访，小指麻木，肌力4级，肘关节活动度（中立位法）30°~100°。

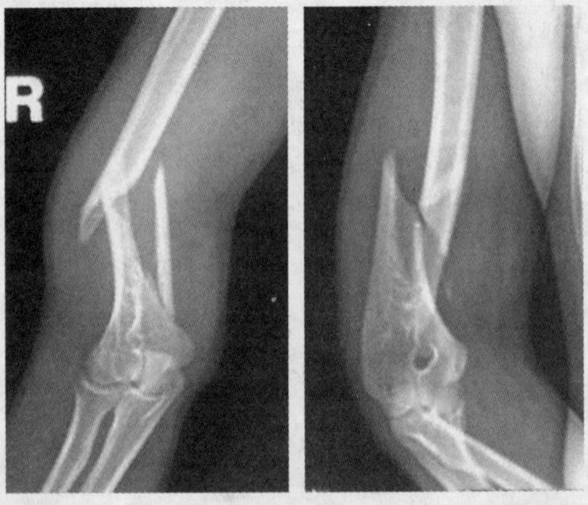

图1 术前X线片

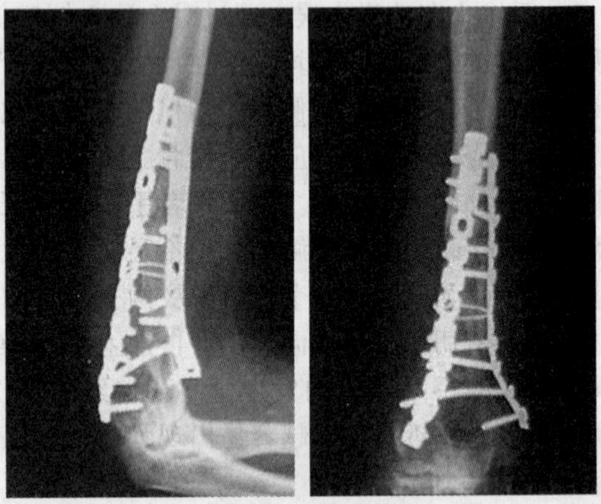

图2 术后X线片

【原因分析】

1. 尺神经损伤的应用解剖　尺神经穿过臂内侧肌间隔后，贴肱三头肌内侧头表面下行。在肘部，最初位于肱骨内上髁后方、关节囊内侧，表面覆以较坚韧的纤维膜。继而行于尺侧腕屈肌的肱头和尺头之间、指深屈肌表面，外侧紧贴肘关节囊和尺侧副韧带。尺神经在肘部容易受到肱骨内上髁骨折、内髁骨折、肘关节脱位及肘内侧切割而直接损伤。此外，由于骨折复位不良或骨痂增生压迫、摩擦尺神经等，以及肘外翻畸形或骨化性肌炎使尺神经受牵拉、摩擦，也可以使尺神经损伤，久之可发生尺神经炎。

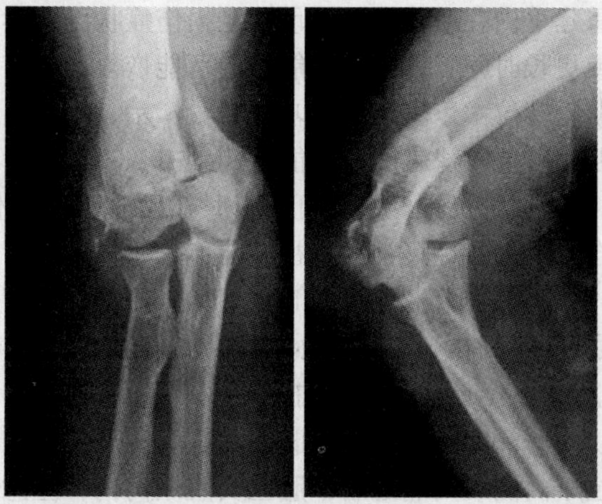

图3 术前 X 线片

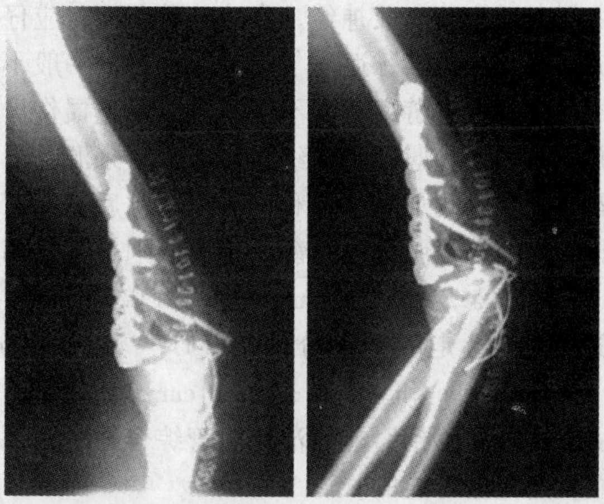

图4 术后 X 线片

2. 肱骨远端骨折 按照 X 线片显示骨折的部位，肱骨远端骨折可分为关节外骨折（肱骨髁上骨折、肱骨内上髁骨折）和关节内骨折（肱骨髁间骨折、肱骨内、外髁骨折）等。

肱骨内上髁骨折多发生于儿童和少年。在这个年龄组，肱骨内上髁还是骨骺，尚未与肱骨下端融合，因此容易发生撕脱性骨折，也可合并肘关节脱位。骨折时肘关节内侧组织，如侧副韧带、关节囊、内上髁和尺神经等均可损伤。成人肱骨内上髁骨折的骨折片较小，不易内固定者，为避免日后对尺神经的刺激和压迫，可以切除，然后将肌腱止点缝合于近侧骨折端。如果骨折片明显移位，黏附于关节囊前方影响肘关节伸展或伴有尺神经症状者，可行切开复位，尺神经松解术，复位困难时也可以将骨折片切除。

肱骨髁间骨折是肘关节的一种严重损伤，好发于青年和壮年。这种骨折常为粉碎性，复位较困难，固定后容易发生再移位和关节粘连，对日后肘关节功能有严重影响。暴力机制复杂，按跌倒时肘关节的位置分伸展型和屈曲型。按其骨折线可分为“T”型和“Y”型。有时肱骨髁部可分裂为三块以上，即粉碎性骨折。肱骨髁间骨折术中需游离尺神经。

肱骨外髁骨折是儿童肘部常见损伤，多属于骨骺骨折。多发年龄在2～18岁，其中以6～10岁最常见。肱骨外髁骨折因关节软骨翻转与骨折面无法愈合，外髁部位发育停滞而形成外翻畸形，尺神经受到牵拉，长期机械性刺激引起尺神经麻痹。

3. 止血带损伤 止血带有助于术中分离、显露尺神经，但止血带损伤并非少见。上肢神经损伤发生的原因：①止血带压力过大；②连续2～3次上止血带，时间太长，止血带与肱骨之间压迫正中、尺、桡神经引起损伤，术后麻醉消失后才发现。止血带损伤性质通常是神经干受压迫和缺血。

4. 术中粗暴牵拉尺神经、暴露空气中的尺神经表面干燥、尺骨鹰嘴截骨和内固定操作时误伤、止血不彻底导致血肿压迫、术后体位不当使尺神经被支具或床面压迫等。

5. 尺神经功能评定 尺神经损伤后，可逐渐出现的症状：手掌尺侧、小指全部和环指尺侧半感觉减退或消失，尺神经支配的肌肉如尺侧腕屈肌及环、小指的屈指深肌力量减弱，晚期可出现爪状手畸形，小鱼际肌及骨间肌萎缩。临床检查可在尺神经沟部位触及不光滑的条状物。神经电生理检查可提供诊断依据。

尺神经功能评定试用标准：

分数	外　形	屈指	感觉
4	无爪形畸形	TAM 优	S4
3	轻度爪形畸形（不伴肌萎缩）	TAM 良	S3
2	中度爪形畸形（伴肌萎缩）	TAM 可	S2
1	重度爪形畸形（肌萎缩明显）	TAM 差	S0～1

注：屈指功能取环、小指 TAM 的平均值，（TAM）指关节活动度

综合评价：分级：优10～12分，良7～9分，可4～6分，差3分以下。

【防治措施】

1. 对肘部骨折，尤其是涉及肱骨内上髁的骨折，尽可能早期的解剖复位、牢靠固定，减少肘外翻发生是预防尺神经损伤和尺神经炎发生的主要措施。

2. 尺神经是上肢最容易受到损伤的神经，术中应避免对尺神经的过度牵拉。肘后侧入路浅层分离时沿皮肤切口线切开深筋膜，在肱骨内上髁后侧的尺神经沟中辨认尺神经，将其充分游离并套入一根橡皮片轻轻牵向内侧，以便在整个手术过程中识别，以防损伤。术后沿尺神经分布区的麻刺感十分常见，但很少持续较长时间。偶然情况下晚期的尺神经损伤需要手术减压，因此需要详细记录尺神经与内固定的位置关系。

3. 止血带损伤的防治　止血带应置于上臂根部，压力不得超过 0.04KPa，充气时间最长不得超过 2 小时。术后如果发现神经损伤，通过检查可以确定哪个神经损伤。伤后 2 周可以做肌电图、神经传导速度测定，确定完全性还是不完全性损伤。治疗：应将患肢屈肘托腕掌于功能位悬吊于颈项，采用神经生长或营养药物。预后：神经脱髓鞘损伤，术后很快出现恢复，Tinel 征检查时从止血带损伤处，很快麻感到达远端，一般说术后 6 周内感觉、运动均可恢复。神经轴突断裂，轴突再生按每日生长 1～2mm 速度前进，根据再生距离可以估计恢复时间。观察时间至伤后 2～3 个月，如无恢复现象，则伤段神经干有可能发生缺血纤维化，应手术探查，行神经干内外松解，然后可获得一定恢复，完全不恢复者极少见。

4. 手术操作轻柔，注意生理盐水纱布覆盖保护尺神经，彻底止血，注意适当体位等。

5. 一旦出现尺神经损伤症状，应及早治疗　①尺神经前移术及尺神经松解术：将尺神经前移至肱骨内上髁前方，既缩短了尺神经的行程、减轻了尺神经的张力，又使尺神经离开了尺神经沟，避免了增生或不平整的肱骨内上髁与尺神经沟的压迫、摩擦。前移后做尺神经外膜或束间松解，有利于神经功能恢复；②肘内翻截骨术：对明显肘外翻畸形者，在尺神经炎早期即行内翻截骨术；③肌腱转位术重建手内在肌功能：对尺神经损伤症状已持续数年或更长时间者，神经功能已不可能恢复，可考虑行肌腱转位术以重建部分功能，如：示、小指固有伸肌腱转位重建骨间肌功能等。

6. 肘部尺神经显露可用于肘部尺神经松解术、吻合术及创伤性尺神经炎神经前移术等。

（1）尺神经松解术　以肱骨内上髁与尺骨鹰嘴突之间的尺神经沟为中心，作一长 6～8cm 切口，向上沿肱三头肌内缘、向下沿尺侧腕屈肌外缘延伸。切开深筋膜，牵开皮肤和深筋膜，尺神经在肘上位于内侧肌间隔之后，肱三头肌纵沟内，注意保护。先游离出其中一段作牵引，以便向上下游离。细心切开肱骨内上髁与尺骨鹰嘴突之间的深筋膜，其深部即为尺神经，注意保护。沿尺侧腕屈肌两个头之间向远侧分离尺神经，直达前臂前面，应仔细保护其肌支。尺动脉返支与尺神经伴行，一般不需结扎。注意上下游离范围不能过大，以免损伤尺神经的营养血管。肘部尺神经血供有 3 个来源：尺侧上副动脉、尺侧下副动脉和尺侧返动脉后支，三条动脉从起始处至肱骨内上髁的距离分别是（14.5±2.3）cm、（4.8±1.2）cm 和（5.9±0.7）cm，其伴随尺神经行走的距离分别是（15.4±2.1）cm、（5.1±1.1）cm 和（6.6±1.3）cm。将肘部尺神经从肘管内前移到肘前部治疗肘管综合征时，保护其血供是完全可能的。

（2）尺神经前移术　切开肱骨内上髁前面的深筋膜，将已游离的尺神经转移至内上髁前方，缝合数针筋膜予以固定，注意勿使尺神经受压。为防治内侧肌间隔压迫尺神经，可在切口上部将此间隔打开。尺神经前移术的适应证：①肘关节创伤性骨性关节炎使尺神经沟骨质明显增生、刺激，压迫和磨损尺神经者；②肱骨外上髁骨折合并肘外翻畸形使尺神经张力增加出现症状者；③各种原因所致迟发性尺神经炎者。尺神经前移术是一种有效的治疗方法，但肘关节手术是否需要常规行尺神经前移术仍有一定争议。

（董英海）

71. 腕管综合征的手术并发症

腕管综合征（carpal tunnel syndrome，CTS）是周围神经卡压中最常见的一种。自从1933年Learmonth初次报道手术治疗以来，至今已有70余年的历史。因手术入路切口损伤了正中神经掌皮支而引起手掌部疼痛的并发症较为常见，故1986年日本的奥津（OKUTSU）临床上第一例报道内镜治疗（ECTR）以来，先后有不同的学者，采用不同的手术器械和不同的手术入路内镜下治疗CTS。以上两种手术从手术并发症发生的情况比较。Palmar已作了报道。切开减压与内镜下减压二者并发症的发生率无明显差别。并发症中以正中神经损伤为最常见。现将常规开放手术（OCTR）与内镜手术（ECTR）手术经历的并发症报道如下：

【病例介绍】

病例1 腕管综合征（OCTR）腕管完全未切开并发症尺神经损伤

患者，女性，45岁，左手1～3指麻木伴有夜间痛醒5年余。2003年以左腕管综合征收入外院手术治疗。术后左1～3指麻木，疼痛感未见好转。4～5指亦出现麻木感，手腕部肿胀伴疼痛，经保守治疗二月余无效，转入我院门诊。检查所见，见左腕掌侧腕横纹以近2cm处，从桡侧腕屈肌横行至尺侧腕屈肌斜向豌豆骨处可见“L”形长约8cm手术切口瘢痕（图1），瘢痕肿胀，压痛明显，沿正中神经，尺神经走行叩击，Tinel征（+）。肌电图检查报告：左正中神经运动潜伏期7.2ms与术前比较无变化，可见尺神经有部分损伤。以CTS术后并发尺神经损伤入院。左臂丛神经阻滞麻醉。在气压止血带下按我院常规手术切口，沿大鱼际纹5cm弧形切口，切开皮肤显露掌腱膜（图2），见屈肌支持带完整无损未被打开，腕管处未见手术创伤迹象（图3），切开腕管，见正中神经在腕横韧带下方受压变细。检查未见滑膜增生和囊肿等占位性病变。再沿前臂切口进入，见掌长肌腱与其周围组织广泛粘连形成瘢痕，在掌长肌腱尺侧下方见正中神经被瘢痕卡压变细（图4），正中神经明显肿胀，向远端延长切口与手掌部切口贯通。正中神经连续性存在（图5）。向尺侧探查，见尺侧腕屈肌与尺神经、血管粘连，不易分开。切除瘢痕，见尺神经进入腕尺管前明显卡压，尺神经充血伴肿胀外膜有挫伤（图6），但神经束连续性存在。分别于正中神经、尺神经外膜下注射确炎舒松后关闭伤口。术后石膏外固定腕关节功能位5天，除甲钴胺（弥可保）等几项神经营养药物外，静脉点滴地塞米松5～10mg qd，共三天。术后1～5指麻木疼痛明显好转。

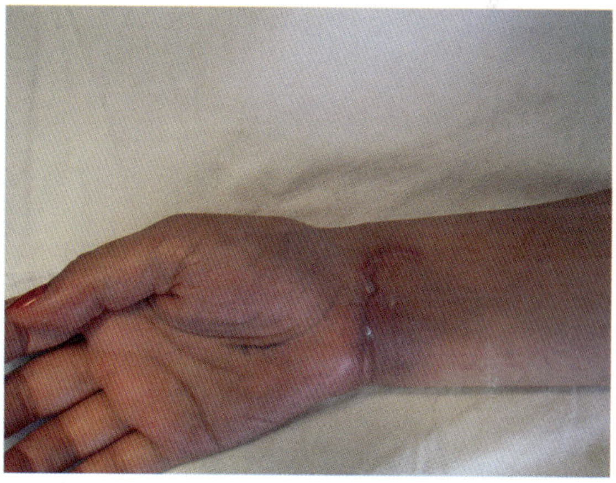

图1 病例1术后伤口

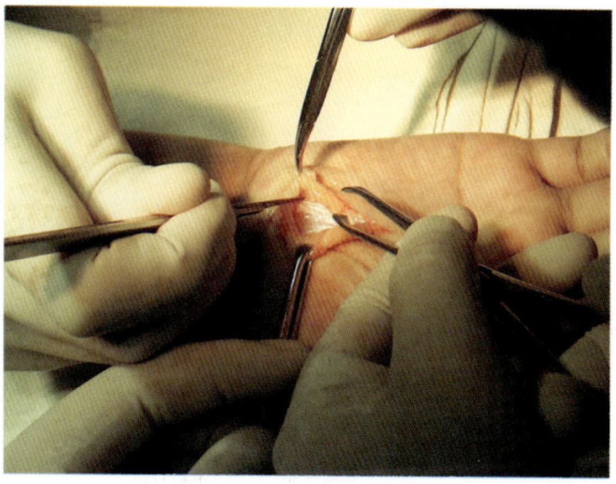

图2 术中见掌腱膜完整无损

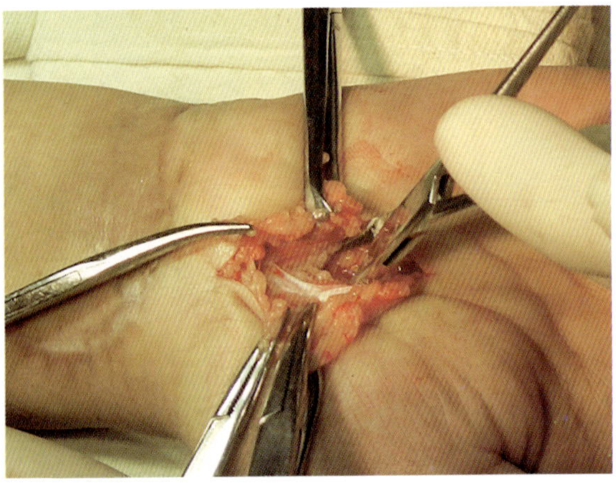

图3 术中见腕横韧带完整无损

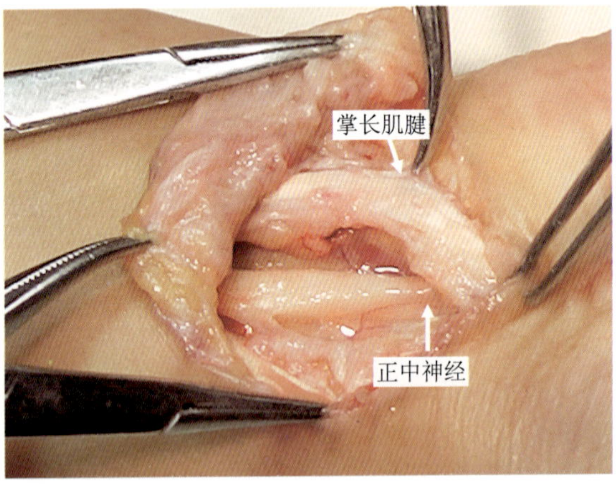

图4 正中神经在掌长肌下方被瘢痕组织卡压变细

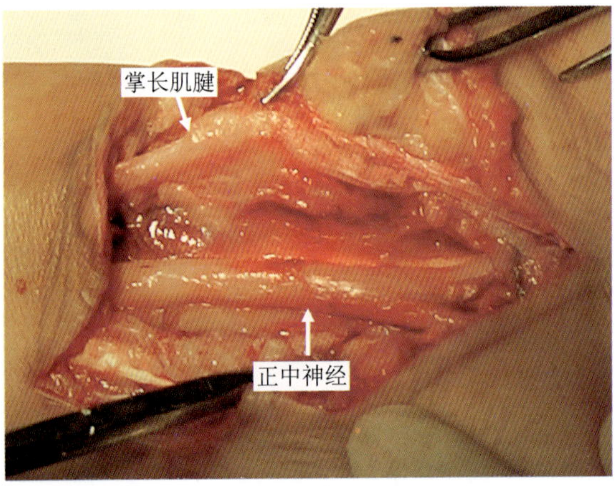

图5 瘢痕下显露正中神经见明显肿胀

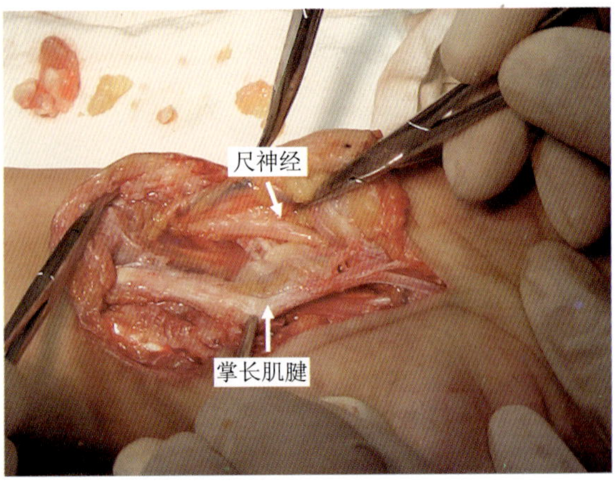

图6 切除尺神经周围瘢痕，见尺神经充血伴肿胀，外膜有挫伤

病例2 腕管综合征 ECTR（奥津法）术后正中神经与腕横韧带组织粘连

患者，女性，55 岁。夜间双手桡侧 3 指麻木，致醒 2 个月。肌电检查，腕部正中神经潜伏期右侧为 6.5 ms，左侧为 7.5 ms，均较本院腕部正中神经潜伏期的正常值延长。诊为双侧腕管综合征。本次发作为第 3 次，前 2 次发作均经局部封闭治疗而缓解。故决定在内镜下切断双侧腕横韧带。左侧手术在臂丛阻滞麻醉下进行，右侧手术在局麻下进行，在内镜下切断腕横韧带。术后第 2 天，患者主诉右手麻木已完全消失，但左手麻木未见好转，反而加重，夜间仍麻木致醒。考虑可能与腕管内创伤反应及出血水肿有关，故给予局部理疗及服用消肿药物，治疗 2 个月后症状未见任何好转。肌电检测提示左腕部正中神经潜伏期仍为 7.5 ms，较正常值延长，故决定再次手术探查。手术探查与结果：在臂丛阻滞麻醉下，按腕管切开减压术切口逐层切开皮肤、掌腱膜，见腕管段切断的腕横韧带尺侧缘与正中神经有明显粘连，压迫正中神经主干。在手术放大镜（4 倍）下，彻底松解粘连及切除增厚的瘢痕组织，纵行切开神经外膜，显露完整的神经束，于受压段上下正中神经外膜下注射确炎舒松 1ml。术后当天，夜间麻醒症状消失，第 2 天起，手指麻木逐渐缓解，术后 1 年麻木基本消失。

病例3 腕管综合征 ECTR（Chow 法）术后并发正中神经损伤

患者，女性，45 岁。右手桡侧 3 指麻木，腕部 Tinel 征、屈腕试验均呈阳性。肌电检测，证实右侧腕部正中神经潜伏期较正常延长（4.8 ms），诊为腕管综合征。本次虽为第1次发作，但正中神经支配区刺痛觉消失，伴大鱼际肌萎缩（++），故决定在内镜下行腕横韧带切断术。在局部麻醉下，于右远位腕横纹以近2cm，掌长肌尺侧做1 cm横切口，切开皮肤深筋膜后插入5.5 mm扩张管时患者出现剧痛，加用局部麻醉剂后继续进行操作。术后当晚主诉右手麻痛加剧，次日检查，原刺痛消失区扩大。肌电检测正中神经潜伏期消失，提示正中神经部分损伤。经局部理疗、药物治疗1个月后无效，决定再次手术探查。手术探查与结果：在臂丛阻滞麻醉下，按腕管切开减压术常规切口，逐层切开并向近端扩大。在腕掌外套管插入切口处，见正中神经变异于掌长肌腱尺侧前臂深筋膜与正中神经有明显粘连。在手术放大镜（4倍）下，彻底松解粘连，切除增厚的瘢痕化神经外膜。正中神经束膜连续性存在，彻底清除神经外膜的瘢痕组织后，见正中神经外膜有缺损，最终确认正中神经变异于掌长肌腱尺侧。术中肌电检测正中神经潜伏期已恢复正常。术后第2天起，手掌及拇、食指刺痛消失区明显缩小，主诉麻痛逐渐缓解。

【原因分析】

根据第一例并发症的手术切口和再次手术探查，认为并发症的原因有如下几点：

1．对于正中神经在腕管内的解剖位置概念不清　腕管是由内侧壁的豌豆骨、钩骨，外侧壁的舟状骨、大多角骨，底部的月状骨，头状骨；顶部即掌侧部由横行的腕横韧带构成腕管。腕管内有1～5指的屈指肌腱和正中神经通过。任何原因导致的腕管的容积变小引起腕管内的压力升高就可以压迫正中神经。临床上即出现腕管综合征的症状。手术治疗是唯一的方法。无论是开放性手术或由内镜手术，手术的入路不同，使用的手术器械不同，但切开腕管（切断腕横韧带）是共同的目的。本例的手术入路在腕管入口以近2cm处从桡侧腕屈肌至尺侧腕屈肌，近似横行切口、切口内能显露的是正中神经进入腕管前的一段，无法显露腕管段的腕横韧带，导致腕管完全未被打开。究其原因在于对正中神经走向以及腕管内的局部解剖位置不清。

2．切口设计失误　开放性手术（OCTR）在1933年Larmonth报道以来，因手术切口损伤正中神经掌皮支、而小切口则因显露不清、盲目切开腕管而引起正中神经血管损伤等并发症，所以切口的入路设计从长短到形状发生了各种各样的改良。OCTR是目前比较公认的切口（即本院采用的切口），在手掌部腕管的上方沿大鱼际纹3～5cm弧形切口，微型拉钩牵开显露，直视下均能够完全切开腕横韧带。ECTR无论一个切口或两个切口，切口均设计在腕管的入口和出口。本例外院的手术入路远离腕管，在前臂从桡侧腕屈肌至尺侧腕屈肌，近似“L”形的横行切口实属罕见。因切口距腕横韧带较远无法显露，切口从尺侧向远端延长，损伤了尺神经。

3．手术者无手外科基本操作经验　术中因局部解剖不清，无法辨认正中神经与尺神经。误将尺神经、正中神经分离，造成尺神经不必要的创伤。随访时发现第一例手术者为中医骨科医师，在前臂腕横纹以近2cm设计2cm横行切口，试图通过前臂小切口半直视下切开腕管。因术中切口无法显露屈肌支持带，所以切口向两端（桡尺侧）延长至桡侧腕屈肌和尺侧腕屈肌。术中解剖结构不清，将尺神经误认为正中神经，沿尺神经向腕尺管方向延长。结果形成从桡侧腕屈肌至尺侧腕屈肌斜向腕尺管的比较少见的切口。

根据第二例再次手术探察所见，分析并发症发生原因如下：发生神经损伤是在我们开展内镜手术的早期，经验不足是其原因。但此例右侧的疗效良好，而左侧发生神经损伤，是与左侧病情重，曾作过2次局部封闭治疗，多次腕管内注射药物引起腕横韧带组织与正中神经发生粘连有关。致使在操作中切断腕横韧带时伤及正中神经。

根据第三例再次手术探察所见，分析并发症发生原因为正中神经变异于掌长肌腱尺侧，内镜插入时损伤了正中神经而产生剧烈疼痛。

【防治措施】

1．术前掌握手术部位的局部解剖学知识　诊断为CTS，决定手术方案后，无论是OCTR或ECTR，术前都要学习掌握正中神经、尺神经在腕管与腕尺管的走向、位置与手术的目的。了解病因，熟悉局部解剖位置是预防并发症的关键。

2．切口的设计要正确　OCTR（沿大鱼际纹偏尺侧0.5cm弧形长3～5cm切口）（图7）。ECTR单切口法（奥津法），入路设计在掌长肌腱尺侧距远端腕横纹以近2cm处1cm横行切口（图8）。EC-

TR 双切口法（Chow 法）（图 9）。

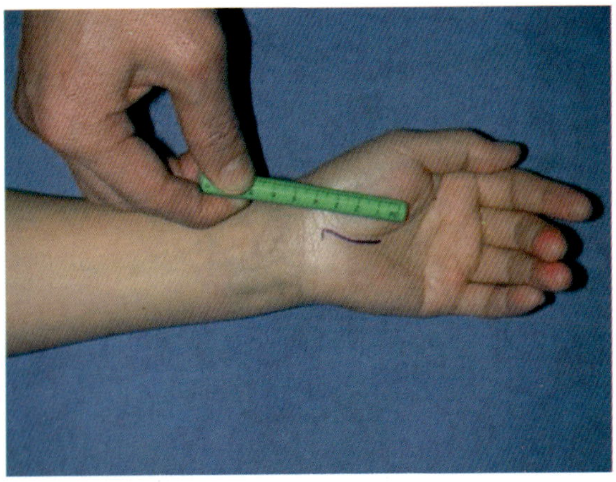

图 7 常规开放手术（OCTR）手术入路切口

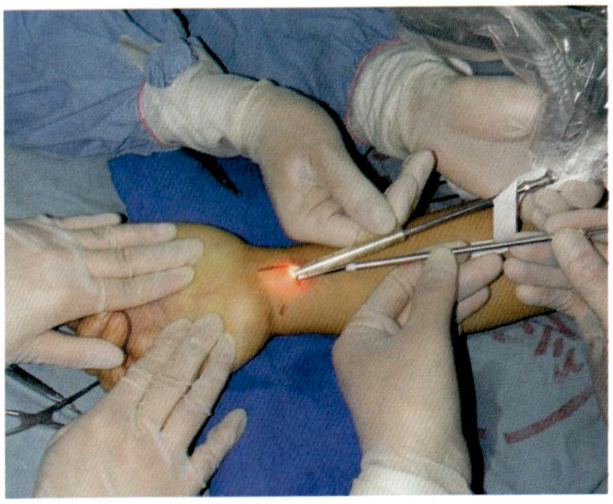

图 8 单切口（奥津法）术中像

3. 手术方法 常规的手术方法操作，切开皮肤、皮下组织，显露掌腱膜、腕管入口或出口。我们习惯腕管的逆行切开法，直视下显露掌浅弓。在掌浅弓以近 1cm 左右，中弯血管钳插入腕管向上顶

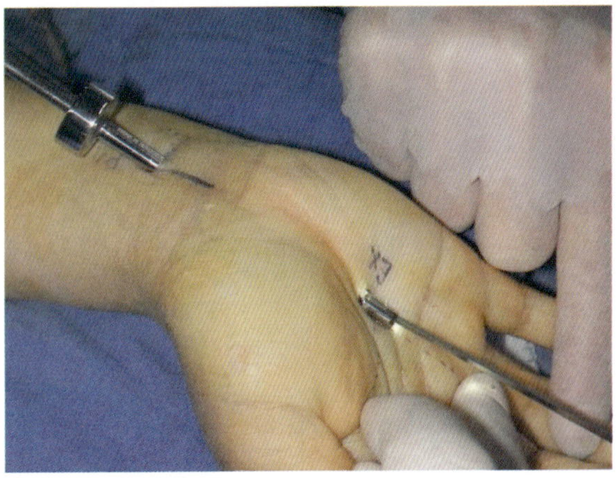

图 9 双切口中（Chow 法）术中像

起，尖头刀切开腕管至入口处，前臂深筋膜可不于切断，因与腕管开放的程度关系不大，检查大鱼际返支。无大鱼际萎缩，未见卡压可不予松解。根据正中神经卡压的程度和外膜增厚的程度，一般不主张切开正中神经外膜，检查腕管内无占位性病变后，常规注入正中神经外膜内确炎舒松 1ml 左右。ECTR 的手术方法详见已发表的论文。

4. 对多次腕管内药物注射的患者，选择内镜治疗要谨慎。如无特殊要求，尽量采用常规开放手术。

5. 局麻是预防神经损伤并发症发生的方法 例 2 因在臂从麻醉下操作，使正中神经外膜损伤时术中未发现。

6. ECTR 无论单切口法或双切口法，在掌长肌腱尺侧切开皮肤，钝性分离显露掌长肌腱后，确认有否正中神经变异在掌长肌腱尺侧。本例 3，因外套管插入时即出现疼痛，若想到正中神经变异，即能避免损伤。

（史其林 杨明杰）

其 他

72. 腓肠神经营养血管皮瓣部分坏死原因的临床研究

自 1992 年 Masquelet 等报道了 6 例腓肠神经为蒂的岛状皮瓣以来，有关腓肠神经营养血管皮瓣的解剖及临床应用报道越来越多。这些皮瓣大多以逆行转移的方式修复踝足部及小腿远 1/3 段胫前的皮肤软组织缺损，皮瓣切取部位一般未超出小腿后侧近中 1/3 交界平面。1999 年 Nakajima 等提出小隐静脉也有一套营养血管系统，可以切取以小隐静脉营养血管为蒂的岛状皮瓣，皮瓣切取部位也可在小腿后侧上段。我们自 2000 年 7 月以来，采用远端蒂的小隐静脉 - 腓肠神经营养血管皮瓣修复小腿远端、踝周、足背等部位软组织缺损 49 例，部分坏死 12 例。现报告如下。

【病例介绍】

本组病例 49 例，男性 41 例，女性 8 例，年龄最小的 17 岁，最大 65 岁，平均 37 岁。皮瓣部分坏死的 12 例病例，年龄最小的 19 岁，最大 65 岁，平均 41 岁。典型病例如下：

病例 1　患者，女性，19 岁，2001 年 7 月 9 日因左足背、左膝外侧车祸伤致左膝外侧皮肤缺损，左足背自足趾近节处至左外踝处约 18cm × 9cm 大小皮肤、第 2 ~ 5 趾伸趾肌腱、趾骨、足蹠骨背侧皮质缺损，趾跖、跖跗关节、距骨外露。左足背皮瓣远端术后 3 天开始肿胀、起泡、发紫，7 天后约有 6.5cm × 2.5cm 皮瓣坏死，切除黑痂及坏死组织至新鲜创面，植皮缝合，加压打包。

病例 2　患者，男性，65 岁，2001 年 9 月 19 日因左足背被机动三轮车致伤，使左足背自足趾至左外踝上约 5cm 处约 24cm × 9cm 大小皮肤、第 2 ~ 5 趾伸趾肌腱、趾骨、跗骨背侧皮质缺损，左外踝大部分缺损，骨段面外露，且患有 2 型糖尿病。左足背皮瓣中、远端 2 天开始肿胀、起泡，毛细血管反应较快，后发黑紫，至第 10 天开始远端皮瓣约有 6.5cm × 4.0cm 大小坏死，稍近端表皮坏死，分期清除坏死组织，至创面新鲜后植皮。

【原因分析】

皮瓣切取时近端小隐静脉被结扎切断，足部的静脉血经皮瓣蒂部由小隐静脉回流到皮瓣内，不能向近端回流，加重回流负荷，引起皮瓣内静脉淤血、肿胀，影响皮瓣成活，故切取皮瓣时或结扎远端小隐静脉或吻合近端小隐静脉。

【防治措施】

腓肠神经营养血管起于腘窝中间皮动脉，在小腿近半段随腓肠神经行于深筋膜下或腓肠肌内，发出的皮肤穿支少。走行至小腿中1/2交界才从深筋膜浅出并走行于深筋膜浅面。小隐静脉营养血管源自腘窝内侧或中间皮动脉，分支沿小隐静脉两侧下行，于小腿上1/4交界平面浅出深筋膜后行于深筋膜浅面，其中一支仅与小隐静脉伴行并发出侧支营养小隐静脉沿途皮肤。由于对小隐静脉营养血管的认识扩展了腓肠神经营养血管皮瓣的切取区域，增大了皮瓣的转移范围，但远端蒂转移皮瓣切取上界一般不超过小腿后侧中上1/3交界，因超过该水平，腓肠神经及其营养血管位于深筋膜深面不能包含于皮瓣中。且切取皮瓣过长时再加之蒂部长度，转行转位后张力难调，容易受压，张力过大，影响远端皮瓣血运。

腓肠神经营养血管蒂旋转时张力不能大，要通过明道旋转。因腓肠神经营养血管蒂至少含有3cm的筋膜，而足部皮肤较少，大量的组织通过暗道进行旋转较容易受压。而采用明道旋转，隧道宽松，无张力，又将小隐静脉远端结扎，皮瓣成活良好。

腓肠神经营养血管解剖位置固定，有足够长的蒂，皮瓣质地好、不臃肿，不牺牲主干血管，手术操作简单，成功率高，是修复足、踝部皮肤软组织缺损的最佳方案。

（余　健　马海燕　刘　丹　董建军）

参 考 文 献

1. 傅小宽，庄永青，林博文，等. 小隐静脉-腓肠神经营养血管皮瓣的临床研究. 中华显微外科杂志，2004，27:101.

2. 王云亭，林朋，李子荣，等. 远端为蒂的腓肠神经伴行血管岛状皮瓣修复下肢软组织损伤. 中华骨科杂志，1999，19:477-478.

73. 动静脉伴行不紧密型血管的皮瓣移植手术失误

皮瓣的成活必须有良好的血液循环。轴型血管皮瓣的重要条件，是在皮瓣供区内有供血来源的轴心动脉和回流的轴心静脉，术后能构成完整的区域性循环系统。在一般情况下，轴心动脉是与同名静脉紧密伴行，但是，在某些局部，轴心静脉与轴心动脉的伴行关系并不紧密，若不加注意，手术中未能将伴行静脉包括在血管蒂在内，将造成静脉回流障碍，导致手术失败。另外，动静脉伴行不紧密血管，作为受区吻合血管，不注意损伤或误扎伴行静脉，也会引起手术失败。

病例1 患者，男性，26岁，头顶部左侧烧伤后瘢痕秃发，面积15cm×10cm。先于头顶部右侧安放两个皮肤扩张器，经生理盐水扩张后2个月，在全麻下行右侧颞浅动脉皮瓣游离移植（经生理盐水扩张的皮瓣）术，将切取含头发的皮瓣，游离移植左侧秃顶处。皮瓣约12cm×9cm，血管蒂长约5cm，将左侧颞浅动脉与右侧耳前颞浅动脉吻合后，却找不到皮瓣上的伴行静脉，最后只有在皮瓣的远端找到一条直径约1.5mm的小静脉与受区的头皮静脉吻合，皮瓣顺利成活（图1）。

病例2 患者，男性，15岁，头顶部烧伤瘢痕13年，瘢痕突然增大半年，活检诊断为鳞癌。1996年6月在全麻下行头顶部鳞癌切除，右侧胸脐皮瓣游离移植修复术。将头顶鳞癌瘢痕切除后创面约15cm×10cm，切取腹壁下动静脉为蒂的胸脐皮瓣16cm×10cm，将腹壁下动脉与耳前颞浅动脉吻合，

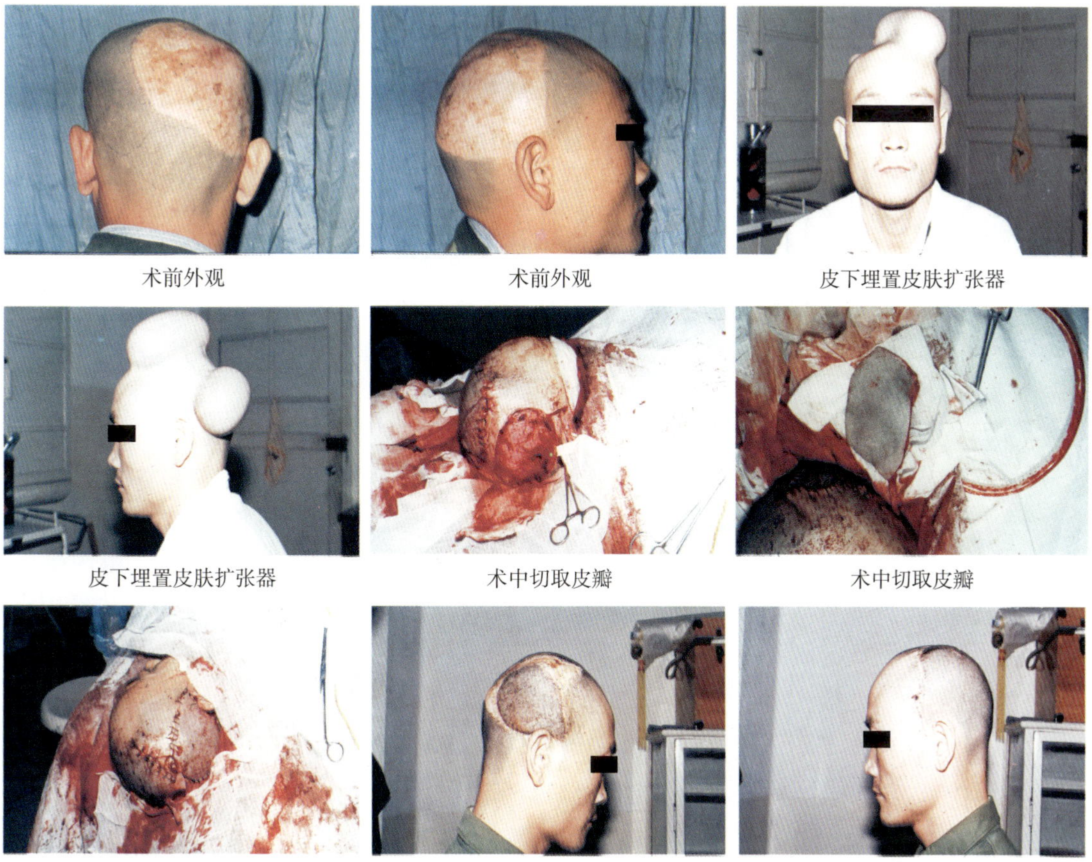

术前外观　术前外观　皮下埋置皮肤扩张器

皮下埋置皮肤扩张器　术中切取皮瓣　术中切取皮瓣

术中缝合皮瓣　术后皮瓣成活　术后外观

图1 病例1

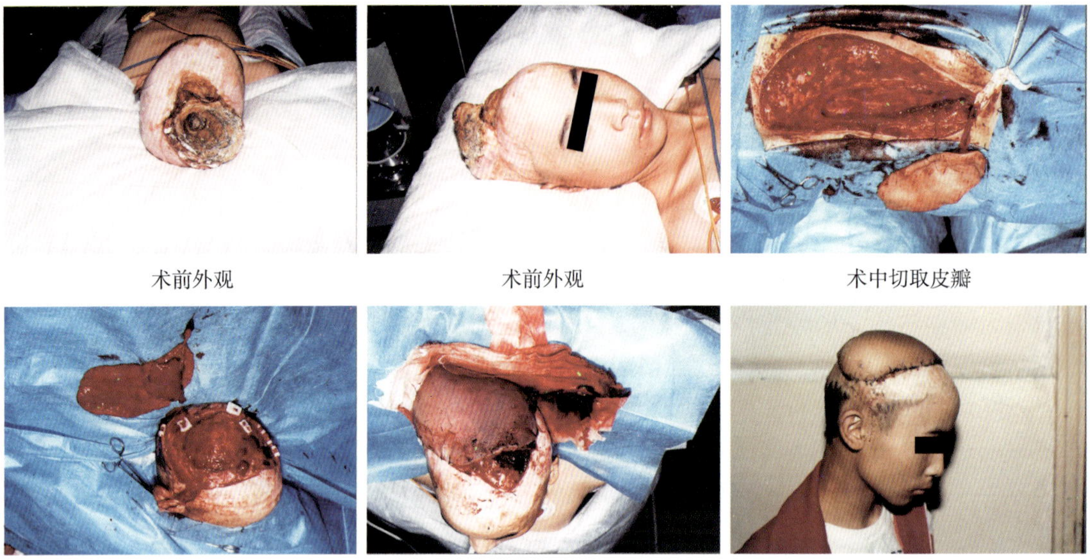

术前外观　术前外观　术中切取皮瓣

术中切取皮瓣　术中皮瓣发紫　术后皮瓣顺利成活

图2　病例2

腹壁下静脉与颞浅静脉吻合。松血管夹后很快发现皮瓣发紫，检查发现吻合的静脉由于与动脉伴行不紧密已被误结扎，重新行小静脉移植后静脉回流正常，皮瓣成活（图2）。

【原因分析】

颞浅动脉与颞浅静脉的伴行规律是在血管蒂根部，动、静脉伴行较紧密，随着血管分布的逐步展开，两者分支和属支间的距离越来越大，伴行静脉一般只有一条，2.3%的颞浅静脉缺如。病例1手术切取颞顶部皮瓣时只注意颞浅动脉，没有注意到颞浅静脉与颞浅动脉伴行不紧密，而未将颞浅静脉包含在皮瓣之内，吻合动脉通血后，找不到大的回流静脉，最后只能在皮瓣的远端找到一条小静脉与受区头皮静脉吻合，皮瓣才成活。病例2手术中按一般常规在游离颞浅动脉时，误认为颞浅静脉与其紧密伴行，而将距其2cm左右伴行静脉误认为是周围静脉而结扎，在吻合血管通血后，皮瓣发紫，才发现吻合的静脉近端已被误扎，行静脉移植后，皮瓣成活。

【防治措施】

1. 熟悉解剖　钟世镇将皮瓣静脉伴行不紧密分为三类：

（1）静脉一套，伴行不紧密类型　典型部位为颅面部。颅面部的皮瓣轴心动脉，只有一套伴行静脉，脐动脉与静脉名称虽然完全相同，但多数伴行关系并不紧密。

1）颞部皮瓣　轴心动脉是颞浅动脉，轴心静脉是颞浅静脉。其动脉与静脉的伴行规律如下：在血管蒂根部，动、静脉伴行较紧密，随着血管分布的逐步展开，两者的分支和属支间的距离越来越大。常用于移位再造眉毛的颞浅血管顶支和转位修复眶颊附近缺损的额支，均呈不紧密伴行关系。即使在伴行较紧密的血管蒂根部，仍有2.3%的颞浅静脉缺如。

2）额部皮瓣　前额部皮瓣常作为移位全鼻再造的供区。前额部正中皮瓣，其蒂部轴型血管是滑车上血管，而许多传统的参考书提及的眶上血管，并不是前额正中皮瓣的血管蒂。滑车上动脉与静脉伴行关系并不紧密。动脉恒定，由内眦角垂直上行，静脉较不恒定，都偏居于靠正中线附近。

3）枕部皮瓣　虽然临床上应用较少，但应用时必须注意，枕动脉与枕静脉仅在血管蒂根部伴行，随着分支分布的扩展，轴心动、静脉之间的伴行距离逐步加大。

4）面部皮瓣　面部静脉主干是面静脉，但这条静脉主干与面动脉并不紧密伴行。面动脉绕过下颌骨下缘进入面部的位置，恒定地居于咬肌前缘，而面静脉均位于咬肌浅面，两条主干血管距离达

1.0～1.5cm。而且面动脉主干多数并不延续到内呲部，分支变异较大。因此，面动、静脉的分支和属支的伴行关系不紧密。

（2）静脉两套，同名静脉伴行不紧密类型　典型部位为下腹部。下腹部皮瓣有两套静脉。

1）伴行静脉（深组）　这是一套管径十分细小的静脉，与3条腹股沟部浅动脉（腹壁浅动脉、旋髂浅动脉和阴部外浅动脉）紧密伴行。这种伴行静脉在一般解剖学教科书上未予描述，也没有命名。由于伴行静脉的管径过分细小，仅有轴心动脉直径的1/4～1/5，不能胜任引导皮瓣区域血液回流的任务，对皮瓣存活与否的影响很小，术中一般不加注意。

2）同名静脉（浅组）　这是一套管径粗大的静脉，在解剖学教科书上，均有正式命名，名称与腹股沟部的浅动脉相同，分别称为腹壁浅静脉、旋髂浅静脉和阴部外浅静脉。这3个同名静脉的外径与相应的动脉相比分别是：2.1∶1.3、2.1∶1.3、2.0∶1.5。上述数据表明，这些同名静脉粗于动脉，是引导皮瓣血液返流的主要渠道。但这套功能意义重大的同名静脉，与轴心动脉伴行并不紧密。因为3个腹股沟浅动脉均发自股动脉的上端，而同名静脉则全部汇入大隐静脉上部，在皮瓣血管蒂的根部，就因动脉起点与静脉汇入点相距较大，不可能紧密伴行。何况静脉与动脉的分支形式常常不一致，而增加了两者的不伴行性。

（3）无同名伴行静脉类型　典型部位为指背部。手部的血管分布与手的握持功能相适应：掌侧是受压部位，皮下静脉特别细小；背侧宽松，是利于血液回流部位，皮下静脉粗大稠密。因此，在指背部的血管分布，细小的动脉系统与粗大的静脉系统形成鲜明的反差。由于指背和手背到处都有丰富庞大的静脉网，成为细小动脉供血部位的回流渠道，随时随地均可汇入邻近的静脉网，所以指背的轴型动脉，都没有长段伴行的同名静脉。

我们临床上常遇到的是颞顶部皮瓣、下腹部皮瓣以及面部皮瓣，遇到此处的血管、需要特别注意。

2. 损伤或误扎静脉后的处理方法　手术中动脉由于搏动明显，术者容易辨认，而静脉不具备动脉那种便于辨认的特征，特别在解剖学伴行关系不紧密的局部，损伤的几率就比动脉大得多。对于损伤或误扎静脉的处理方法：①如果损伤或误扎静脉范围小，而静脉长度又够，可以将损伤段静脉切除，重新吻合；②如果损伤段范围大，切除损伤段后无法直接吻合，可行静脉血管移植；③对于移植皮瓣，可以先吻合动脉通血，找到较大的回流静脉后，也可以与受区的静脉做吻合，尽管不一定是动脉的伴行静脉，也可以得到满意的血液回流。

（徐永清）

74. 肱二头肌长头肌腱断裂治疗失误

肱二头肌是强有力的屈肘肌，同时也是前臂的旋后肌。其长头腱经肱骨结节间沟后进入肩峰下间隙前部，止于肩胛骨的盂上粗隆，在遭受强力外伤或在肌腱退行性变的基础上，可发生断裂。主要临床特征是突然肩痛和屈肘功能减弱。对于有肌腱退行性变基础的患者，在手术治疗时不仅要处理肌腱断裂，更重要的是解除造成患者肱二头肌长头腱退行性变的原因，才能取得良好疗效。

【病例介绍】

患者，男性，59 岁。晨起锻炼时突然感到肩部无力不适，至当地医院就诊，检查时发现左侧屈肘力量较右侧减弱，左上臂中下部可见一软组织包块，抗阻力屈肘时，包块增大，X 线检查无明显异常。当时考虑肱二头肌长头肌腱断裂可能性大，进行手术探查。术中见断腱位于结节间沟上方，断腱较细，无光泽，将两端断腱直接缝合，术后症状改善。但腱修复术后 3 个月，在无明显外伤情况下再次发生肌腱断裂，出现上述症状，第二次手术中见断裂肌腱明显退行性变、变细，无法修复，而将肌腱固定在肱骨结节间沟，以恢复屈肘功能。术后病理证实肌腱呈明显退行性变。术后 3 个月患者出现典型肩部撞击征（图 1），至我院住院行前肩峰成形术，术中在靠喙突处切断喙肩韧带，然后将肩峰前下突出部分连同附着之喙肩韧带一起切除。术后症状消失，4 年后复查，症状未再发，肩肘关节功能恢复正常（图 2、3）。

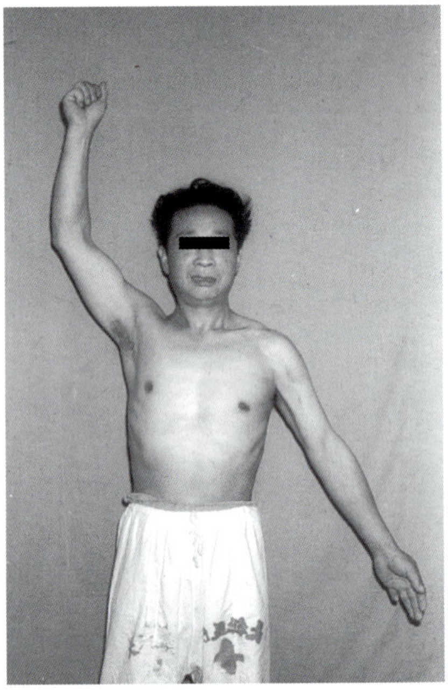

图 1　第三次手术前患者出现典型肩部撞击征

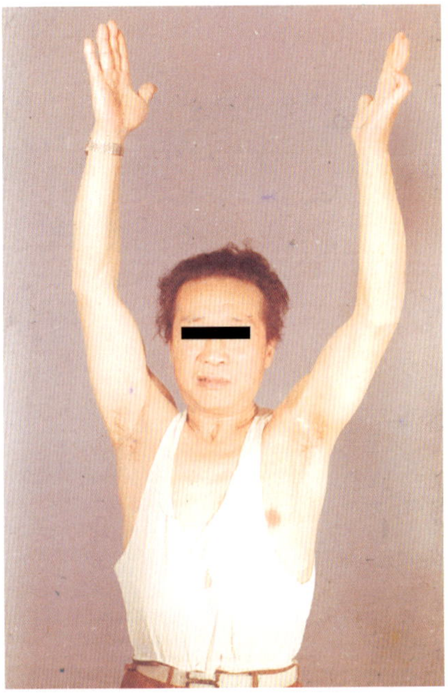

图 2　术后 6 个月肩部疼痛症状消失功能改善

【原因分析】

1. 首次处理失误分析　肱二头肌长头肌腱断裂多见于 40 岁以上患者，很少发生于年轻人。后者可见于年轻运动员在未做好准备活动的情况下，突然抗阻力屈肘，由于肱二头肌强烈收缩而引起此肌腱断裂，断裂部位往往发生在肌腱与肌腹连接部。而中年以上患者，由于肱二头肌长头腱在长期肩部活动中，反复遭受肩峰下撞击或在肱骨结节间沟由于长期遭受摩擦，使肌腱发生退行性变。断裂

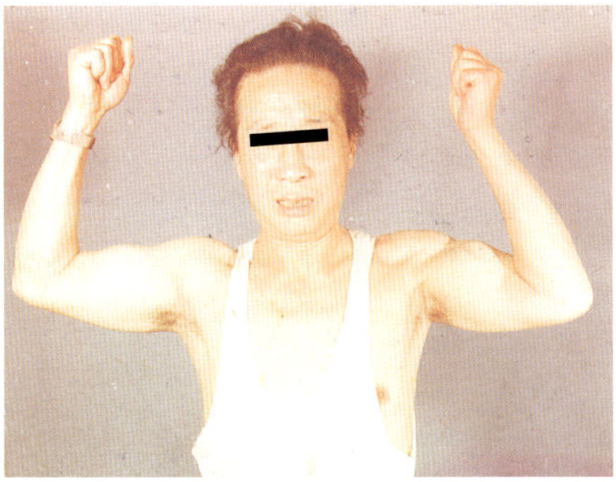

图3 术后6个月屈肘功能良好

发生前，肌腱在关节囊处往往已有粘连，当受到轻微外伤或肱二头肌用力收缩时，肌腱即可发生病理性断裂。断裂部位多在结节间沟上，肱二头肌长头腱与肩关节囊交界处。本例首次手术时，仅以肌腱新鲜断裂原则进行处理，直接将其缝合，而未对肌腱已有明显退行性变予以足够重视。此后由于缝合的肌腱本身已经退行性变，而且肩峰下撞击因素未能解除，因此很容易再次断裂。

2. 第二次处理失误分析 患者再次发生肱二头肌长头肌腱断裂，手术治疗时由于肌腱已发生严重退行性变，无法直接缝合，而将肌腱固定在肱骨结节间沟，以恢复屈肘功能。术后患者屈肘功能恢复尚可，但又出现明显的肩峰下撞击症状。这是由于肱二头肌长头腱通过结节间沟至肩胛骨的盂上粗隆，当肱二头肌保持张力时有阻止肱骨头上移、保持肩峰下间隙的作用，而肌腱固定在肱骨结节间沟后，就不能再起到限制作用，肩关节活动时肩峰下间隙变小，使肩峰下撞击更趋严重，因此患者出现典型的肩部撞击证。

【防治措施】

1. 对肱二头肌长头肌腱断裂要有足够的认识

（1）从解剖上认识，由于肱二头肌长头腱行经肩峰下间隙，在肩关节活动时遭受肩峰下部反复磨损和撞击，使肌腱发生退行性变，严重者可发生病理性断裂。

（2）断裂是退行性变的结果，为病理性断裂，断裂位置发生在肱二头肌长头腱与关节囊交界处。

2. 如何诊断肩部撞击征 对于40岁以上的中老年人，肩部撞击征是一种常见的肩部疾患。肩部撞击征又称肩峰下疼痛弧综合征，包括肩峰下滑囊炎、冈上肌腱炎、冈上肌钙化、肩袖断裂、肱二头肌长头腱鞘炎、肱二头肌长头断裂，它们有共同的临床特征。主要症状为肩部疼痛，以肩峰周围为主，有时涉及整个三角肌部。疼痛以夜间为重患者畏患侧卧位，严重者需长期服止痛药。其次是患肢无力，活动受限。当上臂外展到60°~80°时，出现明显疼痛，有时可感觉到肩关节被“物”卡住而不能继续上举。此时须将上肢内收并外旋，使大结节从肩峰后部通过才能继续上举。仔细体检，有如下特征：①压痛部位主要在肩峰下至肱骨大结节这一区域内；②肩关节被动活动时，可闻及明显的碎裂声或称捻发音；③肩关节主动外展活动时有60°~120°的疼痛弧，即开始外展时无疼痛，达60°时开始疼痛，超越120°时疼痛又消失；而被动活动时疼痛明显减轻，甚至完全不痛；④病程长者肩关节活动受限，主要表现为外展、外旋和后伸受限；⑤肩部撞击综合征试验阳性。检查时，患者取坐位，检查者位于背后，一手扶肩后，另一手将患者上肢向前上方快速推动，使肱骨大结节与肩部撞击，产生疼痛则为撞击综合征试验阳性。然后，用1%普鲁卡因10ml作肩峰下封闭，重复上述检查，则疼痛消失。此症为本病所特有，有助于与肩部其他疾患鉴别。大多数患者X线检查正常，少数严重患者可发现肱骨大结节硬化、囊性变，肩峰下面骨刺形成，冈上肌钙化，肩锁关节创伤性关节炎，肱骨头上移使肩峰下间隙变窄（<0.7cm）。肩关节造影主要用于鉴别肩袖是部分断裂还是完全断裂。肩关节造影的指征有：①年龄40岁以上的肩部慢性疼痛，保守治疗3个月症状无减轻，撞击试验阳性者；②轻微外伤引起肩部突然严重无力和活动受限者；③肱二头肌长头腱断裂伴有慢性肩痛史者；④肩肱关节不稳定性脱位或肩关节脱位后伴有肩部症状、年龄在40岁以上者。若造影发现肩肱关节和肩峰下滑囊互相交通，说明肩袖完全撕裂，应手术修复。

当患者已有肩部撞击征时，由于肱二头肌长头腱行经肩峰下间隙，肩关节活动时反复遭受肩峰下撞击摩擦（图4），久之使肌腱发生退行性变，肌腱变性、变细，在关节囊处往往有粘连，当受到轻微外伤或肱二头肌用力收缩时，肌腱即可发生病理性断裂。对于这一类患者，就诊时不能仅仅把考虑的重点局限在肌腱的断裂本身，更应该探究其原因。其常有较典型的病史，即无明显的外伤史，或仅有轻微外伤，尚不足以使正常的肌腱断裂，应考虑肌腱本身的退行性变，而询问其过去史可能会发现明确的肩部撞击征病史。

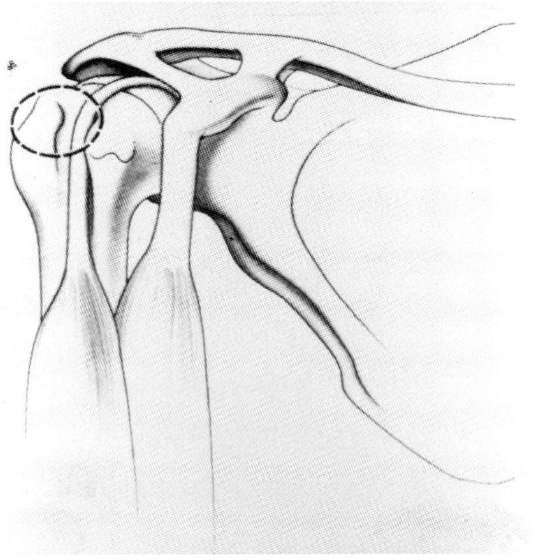

图4 肩部撞击征可引起肱二头肌长头腱退变

3. 治疗方案的选择 不管肌腱是完全断裂还是不完全断裂，由于有肩部撞击因素的存在，同时肌腱本身已有明显退行性变，保守治疗即使可以使症状缓解，也难免会再次发生肌腱断裂，引起严重的肩部撞击症状，因此均应采用手术治疗。对于手术方案，需要解决的根本问题是肩部撞击证，而不是肌腱的断裂。单纯的肌腱修复，或将断裂肌腱固定在结节间沟，只能是对症处理，不能消除病因，解决根本问题。如本例中第二次术后产生更严重的肩部活动受限，当该患者第三次手术切除喙肩韧带及肩峰前下部后，消除了撞击因素，症状也完全消失。因此，对中老年人肱二头肌长头腱断裂者，最好是以治疗肩部撞击证为主，行前肩峰成形并将肱二头肌长头腱固定在结节间沟。

4. 手术方法 高位臂丛麻醉，患者取仰卧位，患肩下垫薄枕。切口从肩峰后外侧，绕过肩峰至喙突，长约10cm。在肩峰与喙突间将三角肌纤维分开，或在离止点0.5cm处将三角肌前部自锁骨和肩峰附着部切下，并向下牵开即可显露喙突、喙肩韧带及肩峰下间隙。检查肩峰下滑囊及冈上肌腱有无病变，向下牵引上肢，检查肩峰下缘有无骨赘或突起。先在靠喙突处切断喙肩韧带，然后用薄形骨刀从前上向后下将肩峰前下突出部分连同附着之喙肩韧带一起切除，通常切除肩峰前下1/3以保留肩峰上部三角肌附着处（图5）。进一步检查肩峰下间隙软组织。伴有慢性肩峰下滑囊炎者，切除肿大、增厚的滑囊。肩袖撕裂者，作相应修复。检查断裂的肱二头肌长头腱，去除变性的部分，将长头腱固定在肱骨结节间沟。肱骨大结节有骨赘突起或其他不规则者，应凿除或修整。冈上肌有钙盐沉积者，应予清除。探查肩锁关节时，如有下列情况应考虑作肩锁关节切除：①术前X线片证实肩锁关节明显退行性变并有临床症状者；②术中探查见肩锁关节下表面有骨刺，磨损冈上肌腱者；③需要更大范围显露冈上肌腱，以修补广泛撕裂的肩袖者。一般是将锁骨外端切除，切除范围从其外端到喙肩韧带附着处，长2.5cm左右。当出现第二种情况时，仅将骨刺切除或斜行切除肩锁关节下半部，以扩大肩峰下间隙，便于冈上肌滑动。术后再次活动上肢，检查肩部撞击情况是否完全解除。对于术前肩关节活动受限者，应采用轻柔手法逐渐活动肩关节，松解粘连，增加肩关节活动范围。活动上肢，检查肩部撞击证情况是否完全解除。缝合三角肌。术后三角巾悬吊上肢，3周后开始肩关节功能锻炼。

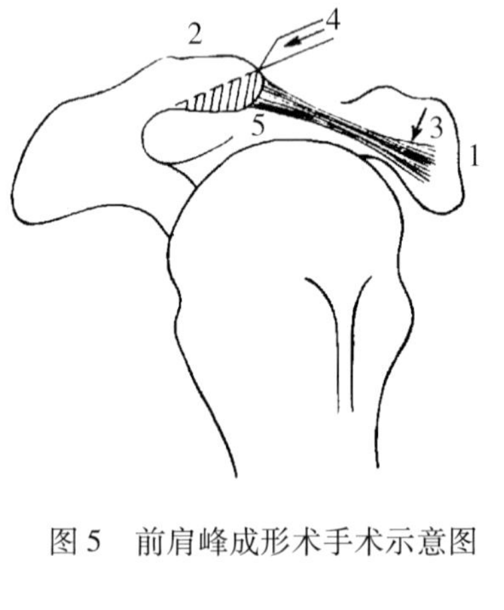

图5 前肩峰成形术手术示意图

5. 手术注意事项

（1）手术显露肩峰及喙肩韧带或采用切断三角肌或纵形切开三角肌方法，后者对肌肉损伤小，术后功能恢复快。

（2）喙肩韧带内侧有胸肩峰动脉肩峰支穿过，在切除喙肩韧带时应紧靠韧带操作，一旦损伤血管，应予结扎止血。

（3）由于三角肌附着于肩峰上部，而喙肩韧带附着于肩峰下部，术中仅切除肩峰前下部，这样既扩大了肩峰下间隙，消除了撞击因素，又保留了三角肌肩峰附着处。

（4）用锐刀切除肩峰前下部后，不能残留小碎骨片，以免术后形成新的骨刺而使症状复发。

（5）对于肩关节活动受限者，术中应用轻柔手法活动肩关节，此时可感到撕裂声，术中增加肩关节活动范围，有利于手术功能恢复。

（徐　镇　侯春林）

75. 坐骨结节压疮治疗的失误及处理

人在坐位时的负重功能主要由坐骨结节承担，当患者长期取坐位，尤其是低位截瘫患者长期坐轮椅时，容易发生坐骨结节压疮（亦称褥疮），在长征医院收治的156例压疮患者中，坐骨结节46例，占29%。而坐骨结节压疮一旦发生，常形成口小底大、管壁很厚的瘘管，反复发作，经久不愈，严重者可导致坐骨结节骨髓炎。非手术疗法很难奏效，而手术疗法如果处理不当，术后常发生切口不愈合，导致治疗失败。

【病例介绍】

病例1 患者，男性，32岁。因外伤致第3腰椎骨折合并截瘫，3年后并发左坐骨结节压疮，反复感染，在外院先后两次手术，但术后切口均愈合不佳，持续渗液，不久即发生感染而导致压疮复发。入院时压疮口小底大，窦道深达坐骨结节，并发坐骨骨髓炎。术中彻底切除压疮创面和窦道，清除病骨，利用股薄肌肌皮瓣局部转移覆盖死腔，术后创面一期愈合，2年半后复查，压疮未复发(图1)。

病例2 患者，男性，27岁。2年前因下胸椎骨折截瘫而并发右侧坐骨结节压疮，在外院予以清创、切除创面坏死组织，并直接缝合创面，术后不久即复发，伤口裂开，创面扩大。入院时压疮范围7cm×8cm，深达坐骨结节。术中彻底切除压疮创面，切取8cm×15cm股二头肌长头肌皮瓣，向近侧呈V－Y推进，一期闭合创面。术后皮瓣成活，伤口一期愈合。1年半后复查，压疮未再发(图2)。

【原因分析】

坐骨结节处组织是人在坐位时的主要负重部位，该处皮肤较厚，皮下组织致密，而坐骨结节表

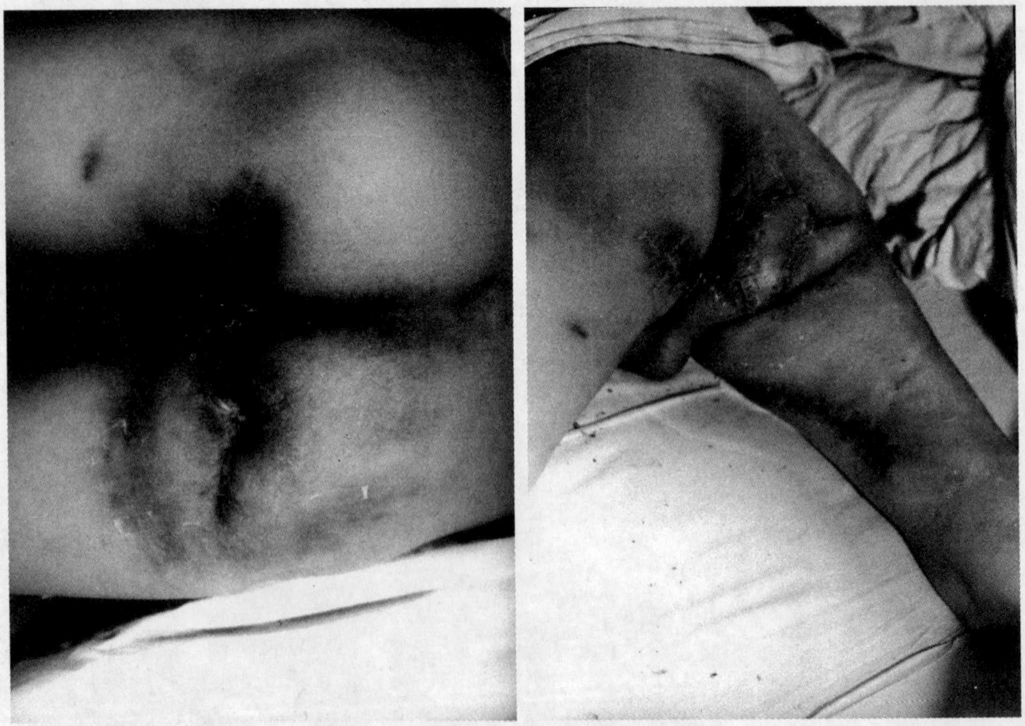

A　　B

图1　股薄肌肌皮瓣修复坐骨结节压疮

A：术前右坐骨结节部压疮；B：术后压疮一期修复。

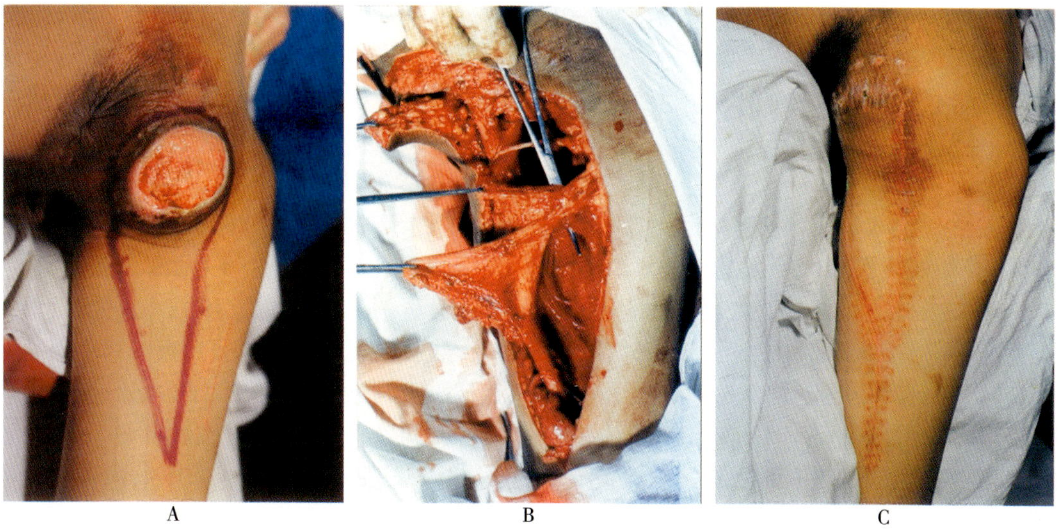

A　　B　　C

图2　股二头肌皮瓣修复坐骨结节压疮

A：术前；B：术中；C：术后。

面有滑囊覆盖，使周围组织可以在坐骨结节上滑动。由于该处受力面积小而受力较大，因此坐骨结节压疮一旦发生，常形成口小底大、深达坐骨结节的瘘管，并可波及滑液囊。由于引流不畅，使感染反复发作，形成管壁很厚的窦道，使压疮经久不愈，严重者可导致坐骨结节骨髓炎。用一般创面治疗方法来闭合坐骨结节压疮创面，常导致治疗失败，分析原因主要有如下几点：

1. 压疮切除不彻底　由于坐骨结节压疮的窦道很深，而管壁较厚，通常的治疗只对创面局部坏死组织进行处理，而窦道管壁常有部分保留，直接缝合以后，由于管壁组织的血供很差，常难以愈合，即使勉强愈合，受压后也极易复发；而对于已波及滑液囊的压疮，通常的处理很难做到完整的切除，创面缝合后由于持续的渗出而导致压疮复发。

2. 止血不彻底　坐骨结节压疮的特点是创面小，窦道深，当压疮切除以后，由于创面深，且窦道周围因炎症反应，出血多，如创面未能彻底止血，可逐渐在创面下形成血肿，而一旦血肿形成，使深部创面无法愈合，最终可因血肿经创面渗出，而形成新的窦道，造成压疮复发。

3. 未能消灭死腔　由于坐骨结节压疮口小底深，压疮切除后常形成明显的死腔，皮肤创面直接缝合不难，但不能消灭死腔，由于死腔的存在，压疮很难彻底治愈。

4. 术后处理不当　部分压疮手术后对于切口局部的处理常只用敷料进行表面覆盖，术后患者体位采用卧位，对患者术后护理不当，髋关节屈曲，使创面之间及创面与坐骨结节之间产生活动，造成创口缝合处张力增大，甚至切口裂开，而影响创面愈合。

【防治措施】

针对上述导致坐骨结节压疮治疗失败的原因，我们建议以下防治措施：

1. 彻底切除压疮病灶　对于坐骨结节压疮，手术切除时不仅要清除坏死组织，而且要把窦道壁、坐骨结节滑液囊、坐骨结节表面坏死组织以及周围一切血供较差的不健康组织彻底切除，建议沿窦道壁与周围正常组织交界处一次性分离切除，坐骨结节表面以骨凿清除，使创面为血运较好的组织。

2. 彻底止血　对于切除后形成的新鲜创面要彻底止血，包括小血管的出血，用电凝仔细止血，务使整个创面均无明显出血。

3. 创面缝合要无张力，必要时可进行组织瓣转移消灭死腔　对于一些范围较小的坐骨结节压疮，切除病灶后组织缺损不大，对合较轻松，创面血供也比较好，可以采用直接缝合的方法，只要术后处理得当，一般可以一期愈合。而对于创面深，死腔较大，应采用局部的组织瓣转移覆盖，既可以填充死腔，减少张力，也可以改善局部血运，利于切口的愈合。

4. 术后处理　术后创面的覆盖要采用加压包扎，尤其对于组织瓣转移的患者。如果患者可以配合的情况下，体位尽量多采用俯卧位，主要是为了防止患者的髋关节屈曲而增加缝合处张力，影响创面愈合。

5. 手术方法　手术通常采用腰麻，截瘫患者亦可无需麻醉，常规消毒铺单后，先用无菌纱布填塞入窦道，将管腔填实。在窦道口周围做环形切口，沿窦道壁与周围正常组织分界处以组织剪将其完整切除，包括已受波及的坐骨结节滑液囊，坐骨结节表面坏死组织用骨凿清除，以形成健康、相对无菌的创面，彻底止血后，可根据组织缺损情况，选择适当组织瓣填充覆盖。包括局部翻转皮下组织瓣、股薄肌肌皮瓣、股后肌皮瓣等。

（1）局部翻转皮下组织瓣　当创面皮肤缺损不大而局部血运尚可时，可以采用局部皮下组织瓣翻转进行覆盖。方法是将创面周围皮肤与皮下组织分离一定范围，暴露出部分皮下组织，然后根据创面缺损范围的大小，在皮下组织上做与创缘平行的切口，将切开的皮下组织向创口中心翻转对合，以填充组织缺损，创面可在无张力情况下一期闭合。

（2）股薄肌肌皮瓣　皮瓣设计：在耻骨结节与膝内侧半腱肌连线后面10cm范围内设计皮瓣。先标明耻骨结节下8cm处皮瓣的血管蒂位置，此点为皮瓣的旋转轴。从该点到皮瓣最远端距离应稍大于至创面最远端距离，按创面大小、形状画出皮瓣轮廓。若拟直接转移，则皮瓣范围较大，呈长椭圆形，皮瓣近端与创面有切口线相连；若通过皮下隧道转移，则皮瓣稍大于创面，并标明皮瓣近侧与远侧切口线（图3A）。

手术步骤：先做皮瓣远侧切口，找到股薄肌后先用纱布条提起肌肉，以判断皮瓣设计是否合理，必要时可调整位置（图3B），在皮瓣远侧将肌肉横断，然后由远而近掀起肌皮瓣，术中注意随时将皮肤与肌膜间断缝合，以免两者分离影响皮瓣血运。当解剖到该肌中上1/3处注意保护进入该肌血管蒂（图3C）。股薄肌肌皮瓣切取后可通过皮下隧道转移，亦可切开供区与受区之间正常皮肤直接转移来修复创面（图3D），供区创面一般可一期闭合。

（3）股后肌皮瓣　皮瓣设计：在股后设计倒三角形皮瓣，底边位于近侧与创面相连，宽度与创面横径等宽。股二头肌长头肌皮瓣偏后外侧，皮瓣尖端位于坐骨结节与股二头肌腱连线上（图4A）。半腱肌、半膜肌肌皮瓣位于后内侧，皮瓣尖端位于坐骨结节与半腱肌连线上，三者联合肌皮瓣则位于二者中间。

手术步骤：以切取股二头肌长头肌皮瓣修复坐骨结节压疮为例，患者取俯卧位，先作皮瓣下部“V”形切口，切开皮肤及深筋膜，在皮瓣远侧显

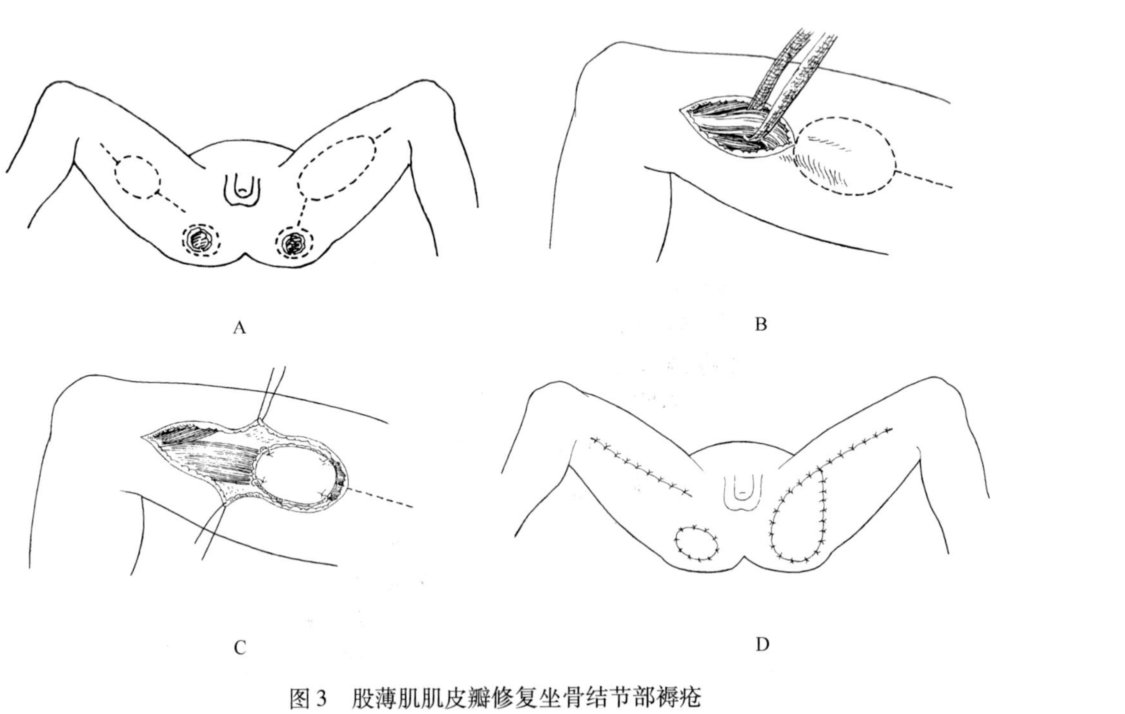

图3　股薄肌肌皮瓣修复坐骨结节部褥疮

A：肌皮瓣设计；B：肌肉游离；C：肌皮瓣切取；D：肌皮瓣转移。

露股二头肌长头。沿肌肉深面由远而近游离该肌，注意勿损伤由深面入肌的多个血管分支，在肌的中点上下沿肌前缘可找到主要血管束。最后作上部切口，将股二头肌起点从坐骨结节附着处切下，形成一个保留深层血管穿支的倒三角形肌皮瓣（图4B），向近侧推进修复坐骨结节压疮，其中肌肉部分填塞深腔，皮肤部分覆盖创面。若受区创面大，可在远端切断股二头肌长头（非瘫痪患者可行“Z”字形肌腱延长），以增加向近侧推进距离，最后呈Y形闭合全部伤口（图4C）。

（4）臀大肌下部肌皮瓣　皮瓣设计：是以臀下动脉为蒂的臀大肌下部肌皮瓣，沿臀大肌下缘画出弧形皮瓣切口线，皮瓣位于外侧（图5A）。

手术步骤：按设计作皮瓣下部切口，显露臀大肌下缘，用手指在臀大肌深面钝性分离，游离臀大肌至股骨附着处，将其切断后向上掀起肌皮瓣，术中一般不需要显露血管蒂，向内旋转修复坐骨结节部压疮（图5B）。供区可一期闭合（图5C）。

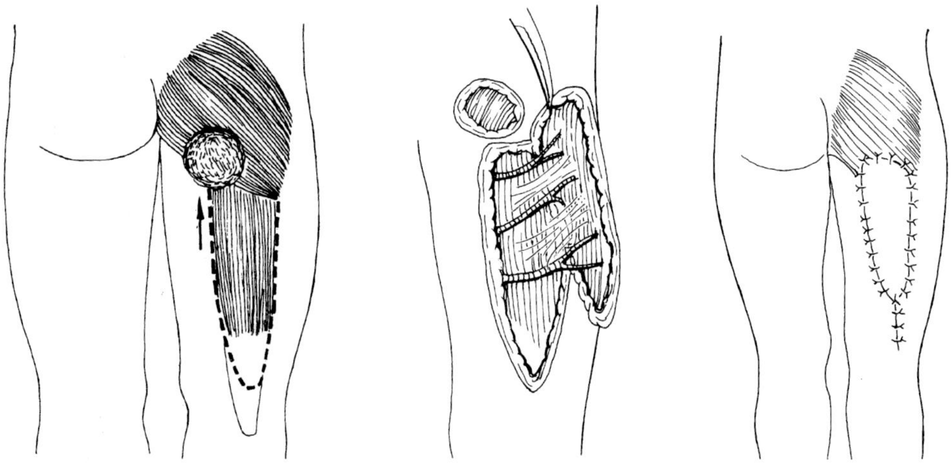

A　B　C

图4　股二头肌长头肌皮瓣修复坐骨结节褥疮

A：皮瓣设计；B：皮瓣切取；C：皮瓣推进。

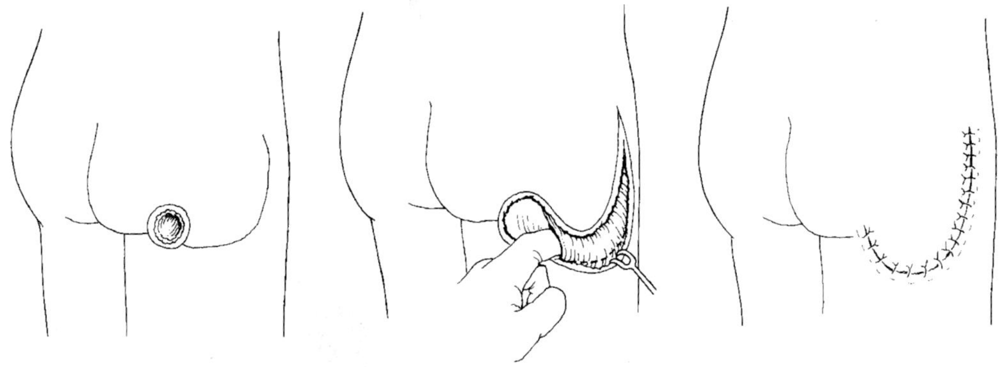

A　B　C

图5　臀大肌下部肌皮瓣修复坐骨结节压疮

A：皮瓣设计；B：皮瓣切取；C：皮瓣转移。

（徐　镇　侯春林）

76. 腓骨（皮）瓣移植的失误与处理

自 1975 年 Taylor 首次报道吻合血管的腓骨移植以来，该技术已在临床得到广泛应用，在治疗先天性胫骨假关节、四肢长管骨大段骨缺损、下颌骨缺损、骨肿瘤节段截除保肢手术、足跟再造等方面取得显著疗效。然而，有时由于术前、术中或术后某些环节处理不当，可导致腓骨（皮）瓣移植手术失败，甚至导致严重的供区并发症。腓骨（皮）瓣移植比较常见的并发症有：腓骨（皮）瓣坏死、骨髓炎、骨折不愈合、继发骨折、供区小腿骨筋膜室综合征、损伤供区重要神经血管等。

【病例介绍】

病例 1 患者，女性，40 岁，因右足车轮碾压伤 3h 入院。查体：右足跟和右踝部见 15cm × 8cm 皮肤软组织挫灭缺损，右足背远端见一横形长约 5cm 皮肤软组织挫裂创口，右足背动脉搏动弱，右足趾远端淡红色，毛细血管反应稍迟钝。X 线片显示右跟骨粉碎性骨折并骨质绝大部分缺损，距骨粉碎性骨折并骨质大部分缺损，后踝骨质缺损，跟距和距舟关节脱位。急诊一期行清创、部分撕脱皮肤原位缝合术，术中探查足踝部胫后动脉、胫神经长段缺损。待撕脱皮肤坏死界限清楚后二期行扩创、折叠腓骨皮瓣转位再造右足跟。术中腓骨皮瓣切取倒转后骨瓣和皮瓣创缘均渗血活跃，但是采用电动摆锯将腓骨瓣截成两段折叠重建足跟后再松止血带腓骨皮瓣创缘无渗血，经升温、输血扩容及药物解痉处理后骨皮瓣创缘仍无渗血。于是将右小腿下段胫后动脉与腓骨皮瓣的腓动脉近端通过浅静脉倒置移植吻合，骨皮瓣创缘仍无渗血。遂再将该倒置移植的静脉远端与腓骨皮瓣的腓动脉远端吻合，骨皮瓣创缘方才渗血。术后皮瓣肿胀明显，创面组织液化感染，皮瓣逐渐发黑坏死，而且右足远端部分皮肤软组织、踇趾和第 2 足趾也逐渐发黑坏死（图 1），最终选择右小腿截肢。

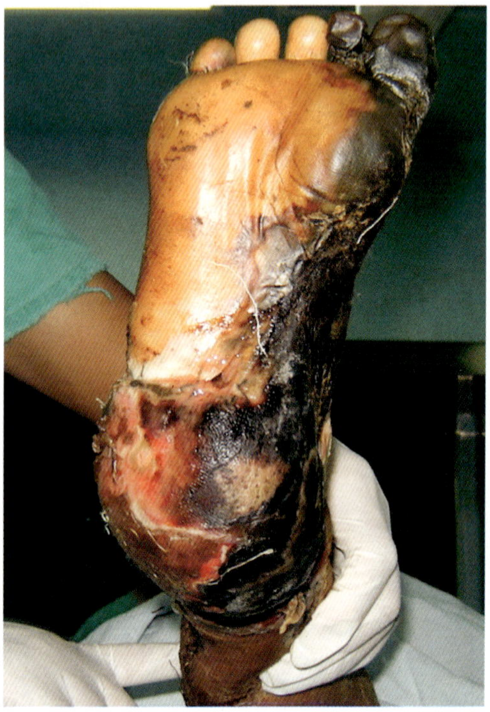

图 1 修复足跟的腓骨皮瓣坏死、右足远端部分坏死

病例 2 患者，女性，44 岁，因下唇麻木、下牙松动和右下颌肿胀 1 年入院。X 线片示右下颌骨骨质破坏，术前病理活检为牙龈鳞癌。联合口腔科行双侧下颌骨切除、双侧颈淋巴结清除和游离折叠腓骨瓣移植重建下颌骨，切取面积为 18cm × 5cm 的小腿外侧皮瓣修复口底软组织缺损，截取腓骨瓣长 22cm，供区创面直接缝合。术后移植的腓骨皮瓣成活，面颈部创面一期愈合。术后右小腿和右足肿胀、麻木，右小腿发生骨筋膜室综合征，小腿外

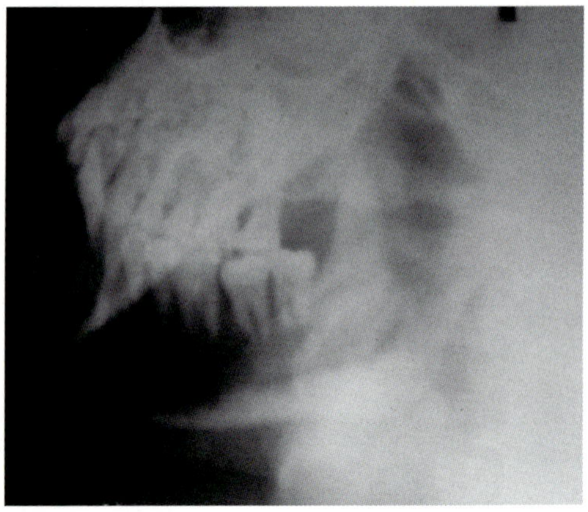

图 2 X 线检查示右下颌骨骨质破坏

侧皮肤及小腿肌群大部分缺血坏死，右小腿扩创后被迫再次行游离背阔肌皮瓣移植修复（图2～7）。

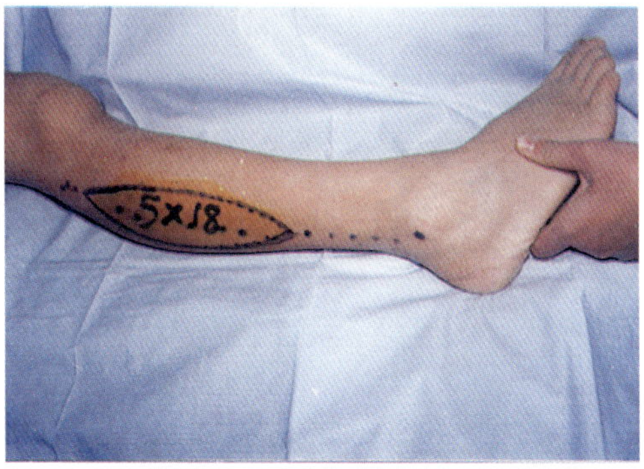

图3 设计腓骨皮瓣重建下颌骨及口底缺损

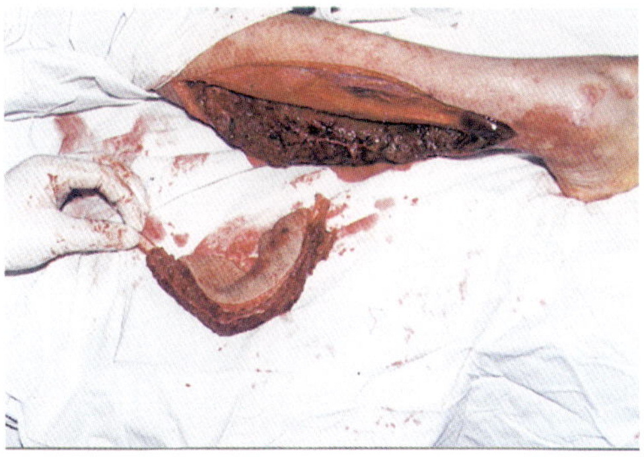

图4 切取下的腓骨皮瓣塑形

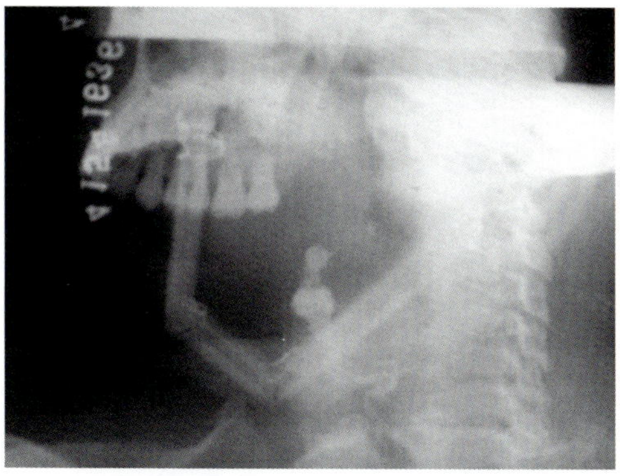

图5 腓骨瓣重建下颌骨术后X线片

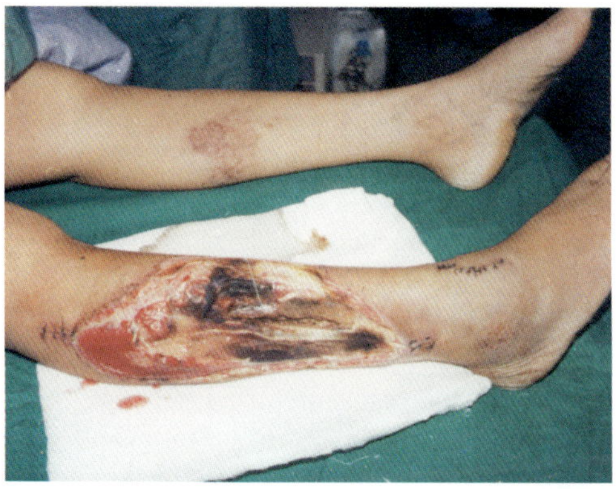

图6 右小腿发生骨筋膜室综合征肌肉坏死

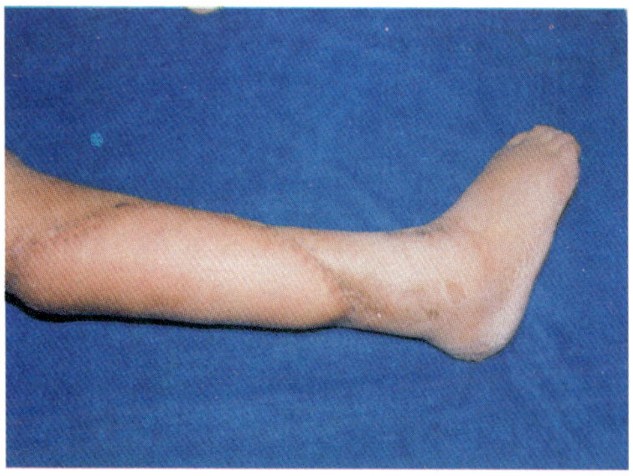

图7 游离背阔肌皮瓣修复术后

病例3 患者 男性，13岁。车轮碾压致右小腿中上段8cm×5cm的皮肤软组织缺损，胫腓骨骨折、胫骨骨缺损（长约5cm）、骨折端外露，足下垂、足趾及踝关节主动背伸障碍。伤后20天转我院行游离腓骨皮瓣移植，移植腓骨长10cm，分别插入胫骨骨髓腔，以克氏针固定；术后6个月随访见骨折已愈合，移植腓骨明显增粗，取出克氏针；术后2年跨越1米宽的水沟时致右胫腓骨再次骨折，再次行钢板内固定手术（图8～13）。

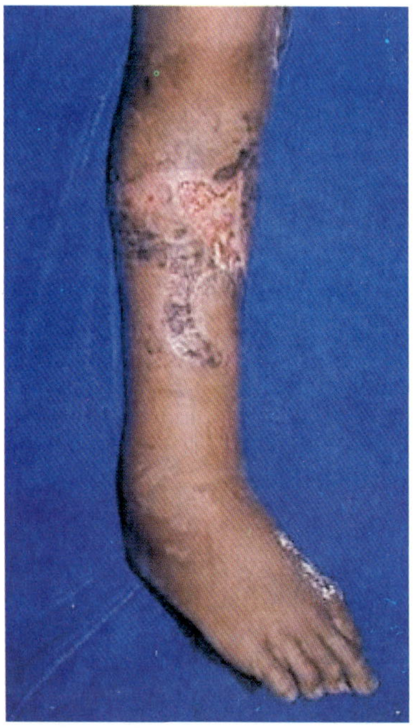

图8 胫骨骨缺损、骨折端外露

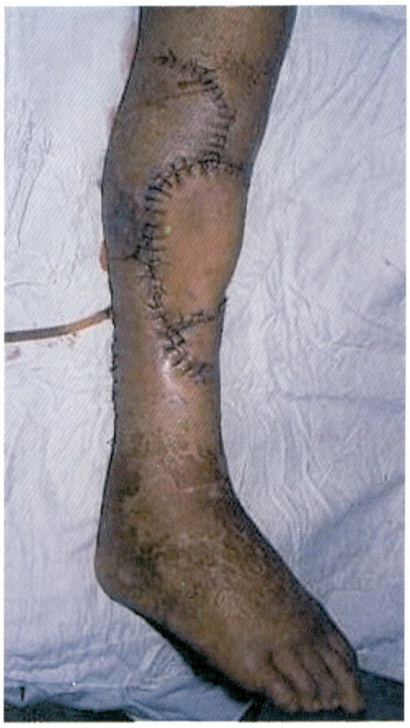

图 9　游离腓骨皮瓣移植

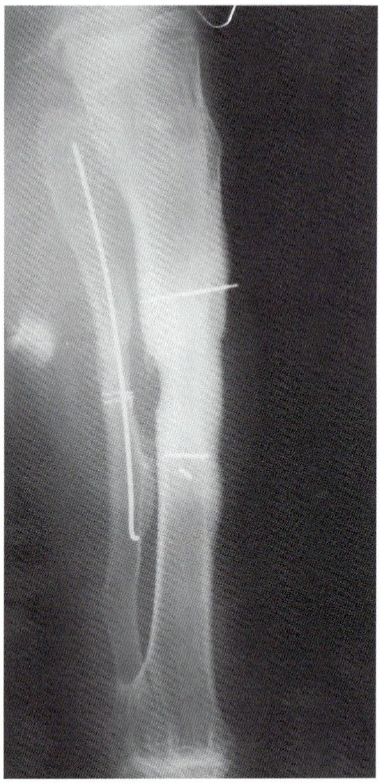

图 11　术后 6 个月 X 线片

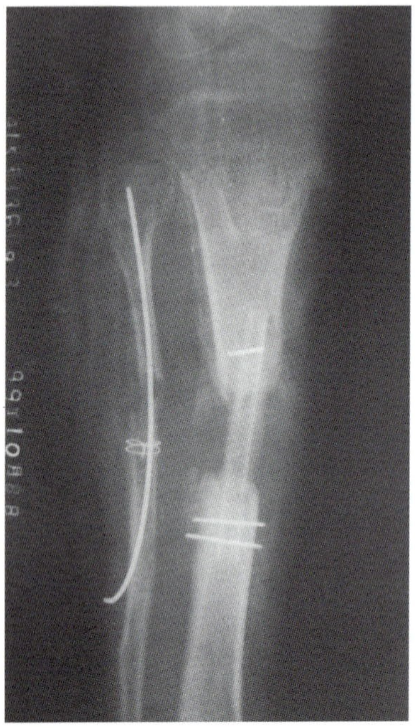

图 10　术后 X 线片

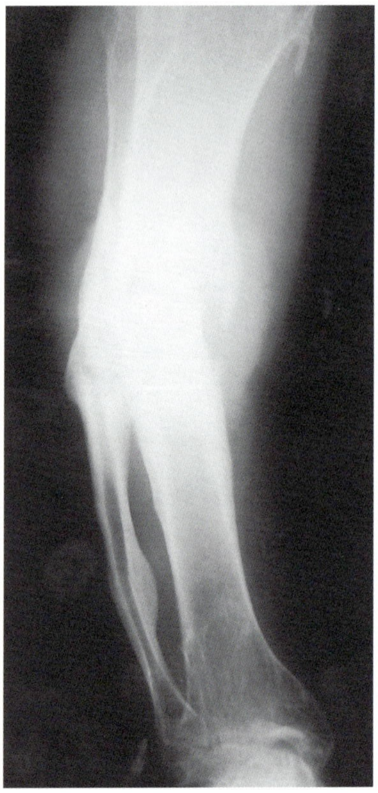

图 12　术后 2 年再骨折

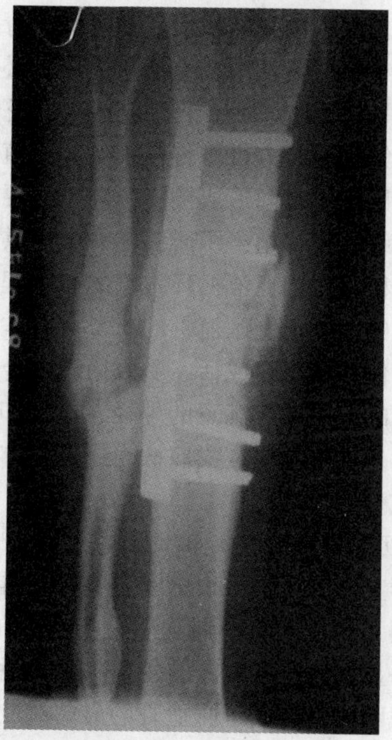

图 13 钢板内固定

【原因分析】

根据术前准备、术中操作和术后处理情况，作者分析认为，出现腓骨（皮）瓣坏死、移植腓骨再骨折及供区小腿骨筋膜室综合征等并发症大致有以下六种原因。

1. 手术适应证选择不当 通过对病例 1 的分析，不难发现导致手术失败主要原因之一就是手术适应证选择不当。患者右足跟和右踝部大面积皮肤软组织挫灭缺损，跟骨和距骨粉碎性骨折并大部分骨缺损，胫后血管、胫神经挫灭缺损，并且右足背远端有一较深的皮肤软组织挫裂创口，该创口有可能损伤了第 1、2 跖背动脉。右足血供靠胫前动脉和腓动脉供血维系，这种情况下再去切取同侧腓骨皮瓣，就牺牲了右足一条主要供血动脉——腓动脉。这样势必造成右足远端供血不足，从而导致术后右足远端部分缺血坏死；此外，患足创面血供不良，创面抗感染能力差，术后容易感染，皮瓣与创面基底的血供不容易重新建立。

2. 术前准备不充分 该类手术在术前准备方面，常犯的错误有：受区严重感染创面未有效控制、全身营养不良未能改善、供受区存在血管损伤或原发疾病而术前未行血管彩超或造影检查。受区感染创面未有效转换为清洁创面和全身营养不良可以导致创口感染难愈、慢性骨髓炎、骨折不愈合，甚至导致腓骨（皮）瓣血管栓塞而坏死。病例 1 术后腓骨皮瓣开始仅有皮瓣远端少部分缺血发黑，后来因为创口感染血管栓塞而导致腓骨皮瓣绝大部分坏死。由于供区和受区有时存在主要血管的损伤或疾病，假如术者术前考虑不充分，术前也未做血管彩超或造影检查，就有可能导致腓骨（皮）瓣坏死、供区足部血供不足甚至坏死。

3. 腓骨局部解剖因素 腓总神经紧贴腓骨小头下进入腓骨肌，分支为腓浅神经、腓深神经。腓浅神经在腓骨肌内行走时贴近腓骨，其运动支支配腓骨长短肌。腓深神经在胫前肌群间行走，位置也比较靠近腓骨，运动分支支配小腿伸肌群和趾短伸肌。胫前动脉在腓骨小头处紧贴腓骨小头下穿骨间膜进入胫前，与腓深神经伴行。腓动脉大部分发自胫后动脉，两者和胫神经在胫后深层肌群间行走，位于腓骨的后内侧，位置深，解剖显露困难。因此，在切取带血管蒂的腓骨移植时有可能发生血管和神经的损伤。

4. 术中操作方法不当 切取腓骨（皮）瓣时操作方法不当或动作粗暴，比较容易损伤腓血管和神经。截断腓骨或在施行腓骨折叠手术中，如果截骨器械落后、动作粗暴或没有注意保护腓血管蒂及其骨膜分支血管，就可能损伤腓血管蒂及其骨膜分支血管，而致手术失败。病例 1 术中腓骨皮瓣切取倒转后骨皮瓣创缘渗血活跃，但是将腓骨瓣截成两段折叠后腓骨皮瓣没有了血运，经解痉处理后骨皮瓣创缘仍无渗血。将胫后动脉与腓骨皮瓣的腓动脉近端通过浅静脉移植吻合后骨皮瓣创缘仍无渗血。然后再将该倒置移植的静脉远端与腓骨皮瓣的腓动脉远端吻合，骨皮瓣创缘方才渗血。术者回顾分析认为，这可能与术中截断腓骨制备折叠腓骨皮瓣时，动作操作不够轻柔、没有充分保护好腓血管蒂和骨膜血管有关。由于腓骨皮瓣术中温缺血时间长达 3 小时，经移植血管最终勉强恢复了腓骨皮瓣的血液供应，但术后皮瓣肿胀明显，出现皮瓣远端及其边缘发黑，后来因感染致腓骨皮瓣绝大部分坏死而不得不截肢。

5. 忽视了供区并发症的预防与术后监测 切取腓骨（皮）瓣携带肌袖较多，对局部肌肉损伤大，手术操作粗暴，手术中损伤胫前动脉或胫后动脉而没有修复，创面止血不彻底，腓骨皮瓣创面直接缝合张力较大，术后创口引流不充分等因素均可能导致术后小腿的局部肿胀，术后未能及时发现和有效处理，则会发生供区小腿的骨筋膜室综合征。病例2系我们开展的首例腓骨皮瓣，携带肌袖较厚，对腓骨周围肌肉的损伤大，术后局部组织肿胀明显，加至切取了5cm宽的皮瓣，供区直接缝合，术后第一天供区小腿和足背就开始明显肿胀、疼痛、麻木，但没有引起值班医生的重视，至术后第2天换药时，方才发现小腿外侧创周皮肤发黑坏死，拆开缝线见小腿肌肉已广泛缺血坏死，被迫再次采用游离背阔肌皮瓣移植，尽管最终保全了肢体，但是给患者增加了巨大痛苦和遗留下严重的下肢功能障碍。

6. 骨折骨性愈合并不说明能正常承受应力　病例3腓骨移植术后已愈2年，骨折达到骨性愈合，且移植腓骨已与胫骨一样粗细，但移植腓骨内部构建尚未能达到正常胫骨水平，因此不能像正常胫骨一样承受应力，故在跳跃时右足着地即发生了胫腓骨再骨折。

【防治措施】

腓骨（皮）瓣移植由于术前、术中或术后某一环节处理不当，即可导致腓骨（皮）瓣移植手术失败，甚至导致严重的供区并发症。因此，开展此类手术要尤为慎重。

1. 严格掌握手术适应证，避免盲目扩大手术指征　腓骨（皮）瓣移植或移位术适应于：①因先天性、外伤性或骨肿瘤瘤段切除后四肢长骨或下颌骨（软组织）缺损者；②四肢长骨或下颌骨因血源性、外伤性或放射性骨髓炎、骨坏死引起骨缺损者，但必须要求炎症得到了有效控制；③对骨缺损长度的选择目前尚无一致的看法，多数认为长骨骨干缺损应达6～8cm以上，采用腓骨瓣移植；④无全身或局部手术禁忌证；⑤四肢严重毁损伤选择腓骨（皮）瓣修复时，应遵循循证医学，至少应该患者的得大于失，同时受区创周组织有比较良好的血运。

2. 术前应该常规进行血管彩超或血管造影检查　不仅供区和受区肢体血管需要局部检查，而且相应的腔静脉也需要检查，以排除全身或局部的血管疾病，明确供受区局部血管变异和损伤情况。如有影响腓骨（皮）瓣成活的全身或局部的血管疾病和血管损伤，则应该更改手术方案。假如切取腓骨（皮）瓣后明显影响供区小腿或足部血运，也应放弃手术。

3. 受区创面感染的控制是移植手术成功的前提　感染创面必须先经过换药和清创，清除所有的坏死变性组织、炎性瘢痕组织和死骨（必要时分期多次清创），直到创面感染有效控制、炎性创面转换为较新鲜创面时方可作移植手术。移植组织瓣最终需与受区组织之间形成侧支循环，故要彻底地切除瘢痕组织，为移植组织瓣提供一个血供丰富的组织床。移植组织内血液循环重建的有效程度是移植组织成活的关键，受区血管的质量有着举足轻重的作用。要使移植组织成活，受区用于吻合的血管必须是健康的，必须有满意的外径、位置和血流。当受区血管条件很差时，我们认为最好的方法还是选用“桥式交叉吻合”。

4. 切取腓骨（皮）瓣时要注意保护好腓血管及其营养支　为了保护血管吻合支，在腓骨表面应携带骨膜和薄层肌袖；腓血管位于腓骨的后内侧，位置深，显露困难，暴露腓骨前、外侧后于上下截骨平面截断腓骨有利于腓血管的显露；制备折叠型腓骨（皮）瓣时，为了保证截断的骨段具有良好的血液供应，应从被截断处的前外侧作纵形切口，深达骨质，用小骨膜剥离子环形剥离，避免损伤弓形动脉和滋养血管。移植腓骨瓣骨折端一般采用克氏针和螺钉固定。为了固定更牢靠，可以辅以外固定支架固定。除了下颌骨重建时可以采用微型钛合金钢板固定外，一般应该避免使用钢板螺钉内固定，因其过多剥离骨膜可能破坏腓骨瓣血运。

5. 切取腓骨（皮）瓣时操作应该轻柔细致，尽量采用锐性分离，减少对供区组织的创伤。术中创面应该彻底止血，术后创口积血应该引流充分，避免创面积血肿胀、感染。切取较大的腓骨皮瓣时，若供区创面直接拉拢缝合张力大，则不宜勉强拉拢缝合，可以一期植皮修复。术后除了常规监测腓骨（皮）瓣血运外，也应该常规监测供区小腿和足部血运、肿胀和痛觉等情况。术后应常规消肿治疗，包括及时补充血、胶体液体。术后当发现供区小腿和足部明显肿胀、疼痛、麻木和肌肉被动牵拉剧痛时，应该高度警惕供区小腿骨筋膜室综合征的发生，及早做出相应的处理，避免小腿肌肉缺血坏死。

6. 胫骨骨缺损而局部皮肤软组织条件较好时，只需采用单纯的带血管蒂腓骨移植，为监测腓骨瓣血运，有报道采用带监测皮岛的腓骨移植。我们采用腓动脉桥接主干血管，利用重建的主干动脉远端的搏动来监测腓骨瓣的血运，取得了更好的效果（图14～19）。一方面，不需携带皮瓣，手术操作

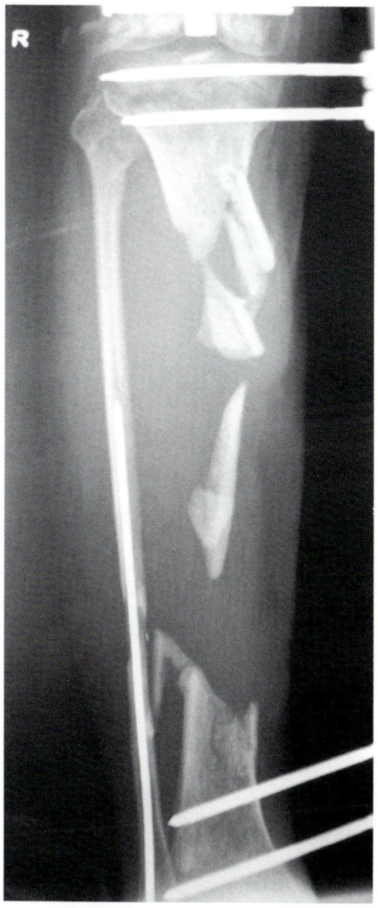

图 14 术前 X 线片胫骨骨缺损

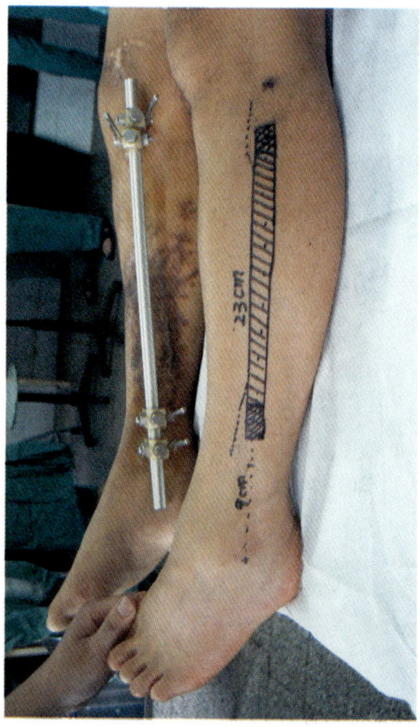

图 15 设计腓骨瓣移植

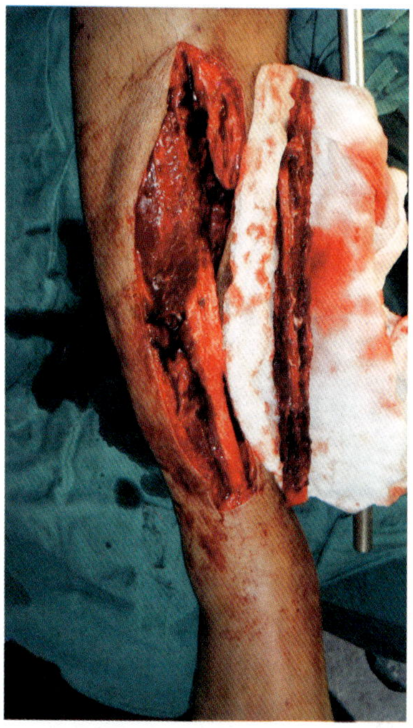

图 16 腓骨瓣仅携带少许肌袖

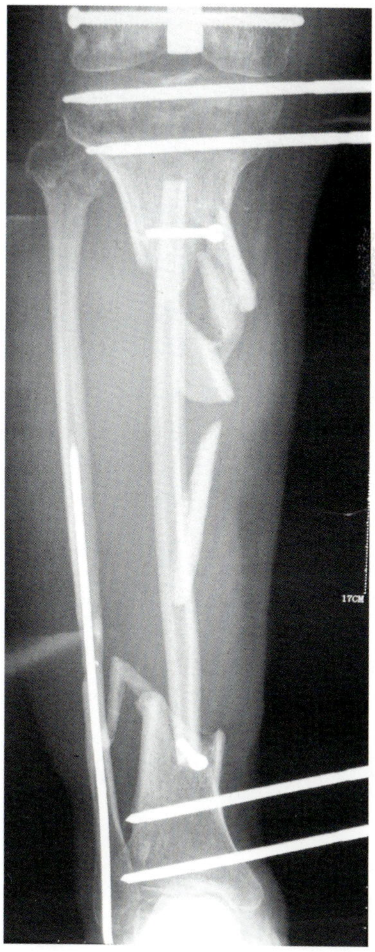

图 17 腓骨移植术后 X 线片

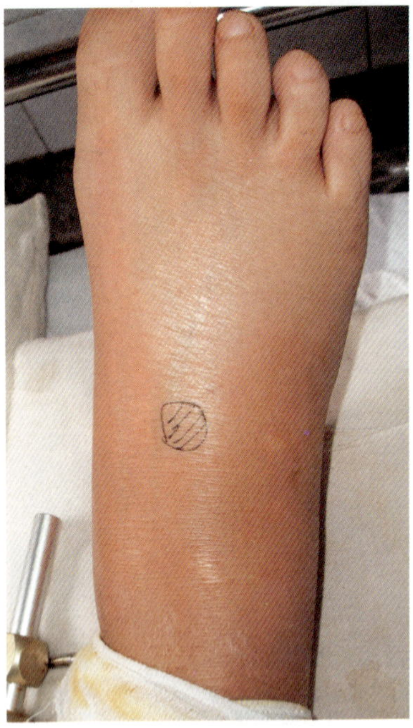

图18 采用观察足背动脉搏动监测腓骨瓣血运

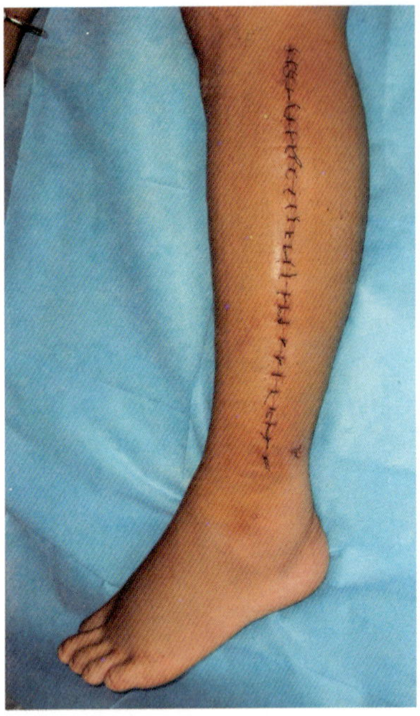

图19 术后供区切口愈合良好

较带监测皮岛的腓骨移植简单；另一方面，采用腓动脉桥接主干血管，重建了主干动脉的连续性，不影响足的血液供应；此外万一腓动脉近端吻合口栓塞，腓骨可通过远端吻合口逆行供血获得存活。但要求腓骨瓣两端携带一定长度的腓血管蒂，便于术中吻合，腓骨解剖同样尽可能少的携带肌袖，以减少对供区的损伤而使其创口良好愈合。

7. 腓骨移植患者术后往往需较长时间康复治疗，应尽早做主、被动关节活动，避免关节僵直、跟腱挛缩、足下垂。下肢股骨、胫骨骨缺损采用腓骨瓣移植时，应该避免过早下床负重行走。至少要术后3个月以上拍片复查，骨折处形成了明显的骨痂时，才能在保护下负重行走。腓骨移植愈合后随着功能锻炼和应力的不断增加，移植腓骨可以逐渐变得粗大，但其强度达到正常需要更长的时间，因此，术后应定期随访，告诫注意事项，腓骨构建未达到正常胫骨水平（骨小梁结构），应避免大的应力，以防再发骨折。

（唐举玉　谢松林）

77. 掌长肌腱移植的失误及处理

正中神经损伤在周围神经损伤中较为常见，通常由玻璃、刀等锐器所致。但由于掌长肌腱与正中神经在前臂下1/3节段紧密走行，临床亦可见切取掌长肌腱移植而致正中神经的医源性损伤，更有甚者，误把正中神经当做掌长肌腱切取，导致正中神经的医源性缺损而致严重手功能障碍。

【病例介绍】

病例1 患者，男性，21岁，刀砍伤致左中指屈曲障碍、麻木及环指完全离断，当时在广东一乡镇医院行急诊环指再植，中指肌腱修复，第三掌骨骨折内固定。术后2个月左中、环指屈曲障碍，再次到该院行中指屈肌腱粘连松解，切取掌长肌腱移植修复环指屈肌腱。术后出现左手桡侧3个半手指指腹痛觉完全消失，拇指对掌功能障碍。术后6个月因左拇、示、中、环指感觉及拇对掌功能无恢复转入我院手术治疗。术中探查发现掌长肌腱缺失，正中神经见两个膨大的假性神经瘤（图1），切开发现内部有许多较粗的丝线结（图2），切除假性神经瘤，向两端游离正中神经后屈腕位在手术显微镜下以8－0尼龙缝线直接缝合正中神经。术后3个月随访，左拇、示、中、环指痛觉恢复，拇对掌功能部分恢复。

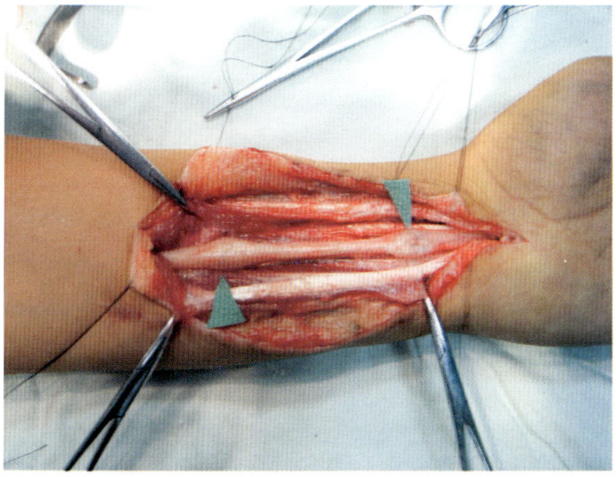

图1 误切正中神经移植修复肌腱缺损原位缝回后形成两个膨大的神经瘤

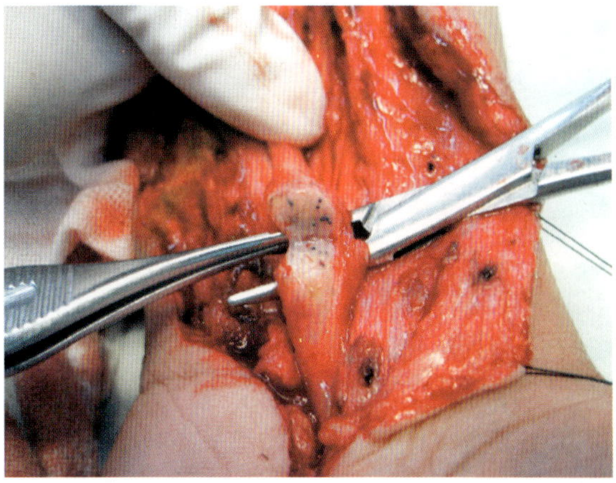

图2 正中神经假性神经瘤切开断面见较多1号丝线结

【原因分析】

掌长肌腱因其腱性部分长、功能相对次要、走行表浅且与肌腱受区位于同一术野，已被视为临床肌腱移植的首选供区，误把正中神经当做掌长肌腱切取，临床少见，作者分析，可能有以下原因。

1. 腕部解剖结构复杂 腕部分布有12条屈肌腱：桡侧屈腕肌腱、掌长肌腱、尺侧屈腕肌腱位于浅层，示、中、环、小指屈指浅肌腱位于中间，拇长屈肌腱和示、中、环、小指屈指深肌腱位于深面；桡动静脉走行于肱桡肌和桡侧屈腕肌之间；正中神经位于掌长肌与屈指浅肌腱之间，正中神经在前臂下1/3节段与掌长肌腱紧密走行；尺动静脉和尺神经位于尺侧屈腕肌的桡侧。不熟悉这些重要组织的解剖，就可能误伤或误切正中神经。

2. 解剖变异 文献报道掌长肌缺如占2%～7%，对这类病例若术前未发现，术中切取掌长肌腱时极易将正中神经误认为掌长肌腱而损伤。正中神经鱼际肌支也偶有变异，有时正中神经在腕管内发出鱼际肌支。假如术者没有意识到这一点，在做腕横韧带切除或其他腕掌部手术时，就有可能误伤鱼际肌支，导致拇对掌功能障碍。

中神经与肌腱辨别不清　腕部手术中止血不彻底，创面模糊，手术者缺乏手外科基本知识，对神经与肌腱鉴别不清，可能导致误切正中神经当做掌长肌腱移植。病例1误切正中神经移植修复环指屈指肌腱，神经已完全游离切断，在准备与肌腱吻合时发现系误切正中神经，尽管及时回植于原位，但因缝合方法粗糙，正中神经两断端之间完全是瘢痕连接，形成明显的假性神经瘤，导致了严重的手功能障碍。

【防治措施】

掌握好周围神经专科知识、解剖学基础和显微外科技术，对正中神经损伤诊断和治疗并不困难。对于正中神经的医源性损伤或诊治失误，可从如下三个方面着手防治。

1. 肌腱移植手术者必须熟悉腕部解剖结构，尤其是掌长肌腱和正中神经的解剖与功能特点及变异情况，并且应常规采用无血视野下手术，才能正确分辨腕部的解剖结构，避免误伤或误切正中神经。切忌盲目蛮干，否则将进一步加重患者的手功能障碍。

2. 掌握神经与肌腱的鉴别要点　神经与肌腱从外表或断面均有不同之处（如下表），具备手外科专科知识鉴别并不困难。

神经与肌腱鉴别要点

	神　经	肌　腱
表面色泽	奶白色，微黄	白色，光亮
营养血管	有	无
断面状况	有神经乳头	无神经乳头
腱旁系膜	无	有
触摸感	质柔有弹性	质硬无弹性
肌电反应	有	无

3. 进行肌腱与神经修复与重建手术的医生要求具备手外科专科知识和无创操作技术，选择无创缝线、规范的术式进行吻合，可望获得最好的功能恢复。

（唐举玉　谢松林）